DIE KRANKHEITEN DER NÄGEL

⟨SPEZIELLE DERMATOLOGIE VIII/2⟩

VON

DR. MED. JULIUS HELLER
A. O. PROFESSOR AN DER UNIVERSITÄT BERLIN

ZWEITE AUFLAGE

MIT 146 ZUM TEIL FARBIGEN ABBILDUNGEN

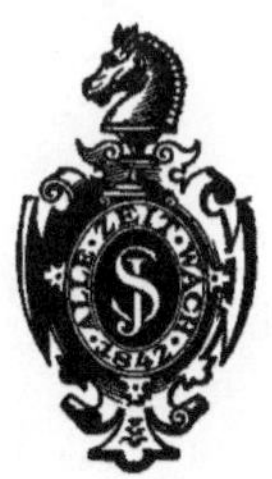

SPRINGER-VERLAG BERLIN HEIDELBERG GMBH

ISBN 978-3-642-89826-6   ISBN 978-3-642-91683-0 (eBook)
DOI 10.1007/978-3-642-91683-0

HANDBUCH DER HAUT=UND GESCHLECHTSKRANKHEITEN

BEARBEITET VON

A. ALEXANDER · G. ALEXANDER · J. ALMKVIST · K. ALTMANN · L. ARZT · J. BARNEWITZ
C. BECK · F. BERING · S. BETTMANN · H. BIBERSTEIN · A. BIEDL · K. BIERBAUM · G. BIRNBAUM
A. BITTORF · B. BLOCH · F. BLUMENTHAL · H. BOAS · R. BRANDT · C. BRUCK · C. BRUHNS
ST. R. BRÜNAUER · A. BUSCHKE · F. CALLOMON · E. CHRISTELLER · E. DELBANCO · O. DITTRICH
J. DÖRFFEL · S. EHRMANN † · J. FABRY · O. FEHR · J. v. FICK · E. FINGER · H. FISCHER · F. FISCHL
P. FRANGENHEIM · W. FREI · W. FREUDENTHAL · M. v. FREY · R. FRÜHWALD · D. FUCHS
H. FUHS · F. FÜLLEBORN · E. GALEWSKY · O. GANS · J. C. GAUSS · A. GIGON · H. GOTTRON
A. GROENOUW · K. GRÖN · C. GROUVEN · O. GRÜTZ · M. GUMPERT · R. HABERMANN
L. HALBERSTAEDTER · F. HAMMER · L. HAUCK · H. HAUSTEIN · H. HECHT · J. HELLER · G. HERX-
HEIMER · K. HERXHEIMER · W. HEUCK · W. HILGERS · R. HIRSCHFELD · C. HOCHSINGER
H. HOEPKE · C. A. HOFFMANN · E. HOFFMANN · H. HOFFMANN · V. HOFFMANN · E. HOFMANN
J. IGERSHEIMER · F. JACOBI · E. JACOBSTHAL · J. JADASSOHN · F. JAHNEL · M. JESSNER · S. JESSNER
W. JOEL · A. JOSEPH · F. JULIUSBERG · V. KAFKA · C. KAISERLING · PH. KELLER · W. KERL
E. KLAUSNER · L. KLEEBERG · W. KLESTADT · V. KLINGMÜLLER · A. KNICK · A. KOLLMANN
H. KÖNIGSTEIN · P. KRANZ · A. KRAUS · C. KREIBICH · O. KREN · H. KROÓ · M. KRUSPE
L. KUMER · L. KÜPFERLE · E. KUZNITZKY · E. LANGER · R. LEDERMANN · C. LEINER · F. LESSER
A. v. LICHTENBERG · P. LINSER · B. LIPSCHÜTZ · H. LÖHE · S. LOMHOLT · F. LUITHLEN · O. LÜNING
W. LUTZ · P. MANTEUFEL · H. MARTENSTEIN · H. MARTIN · E. MARTINI · R. MATZENAUER
M. MAYER · J. K. MAYR · E. MEIROWSKY · L. MERK † · HANS MEYER · G. MIESCHER · C. MON-
CORPS · G. MORAWETZ · A. MORGENSTERN · F. MRAS · V. MUCHA · ERICH MÜLLER
HUGO MÜLLER · RUDOLF MÜLLER · P. MULZER · O. NAEGELI · G. NOBL · F. W. OELZE
M. OPPENHEIM · E. PASCHEN · B. PEISER · A. PERUTZ · E. PICK · W. PICK · F. PINKUS
H. v. PLANNER · F. PLAUT · A. POEHLMANN · J. POHL · R. POLLAND · C. POSNER · L. PULVER-
MACHER · P. RICHTER · E. RIECKE · G. RIEHL · H. RIETSCHEL · J. H. RILLE · H. DA ROCHA LIMA
K. ROSCHER · O. ROSENTHAL · G. A. ROST · W. ROTH · ST. ROTHMAN · A. RUETE · P. RUSCH
E. SAALFELD · U. SAALFELD · H. SACHS · O. SACHS · F. SCHAAF · G. SCHERBER · H. SCHLE-
SINGER · E. SCHMIDT · S. SCHOENHOF · W. SCHOLTZ · W. SCHÖNFELD · H. TH. SCHREUS
J. SCHUMACHER · R. SIEBECK · C. SIEBERT · H. W. SIEMENS · E. SIGERIST · G. SOBERNHEIM
W. SPALTEHOLZ · R. SPITZER · O. SPRINZ · R. STAEHELIN · R. O. STEIN · G. STEINER
A. STÜHMER · G. STÜMPKE · P. TACHAU · L. TÖRÖK · K. TOUTON · K. ULLMANN · P. G. UNNA
E. URBACH · F. VEIEL · R. VOLK · C. WEGELIN · W. WEISE · J. WERTHER · L. WERTHEIM · P. WICH-
MANN · F. WINKLER · M. WINKLER · R. WINTERNITZ · F. WIRZ · W. WORMS · H. ZIEMANN
F. ZINSSER · L. v. ZUMBUSCH · E. ZURHELLE

IM AUFTRAGE
DER DEUTSCHEN DERMATOLOGISCHEN GESELLSCHAFT

HERAUSGEGEBEN GEMEINSAM MIT

G. ARNDT   B. BLOCH · A. BUSCHKE · E. FINGER · E. HOFFMANN
C. KREIBICH · F. PINKUS · G. RIEHL · L. v. ZUMBUSCH

VON

J. JADASSOHN

SCHRIFTLEITUNG: O. SPRINZ

DREIZEHNTER BAND   ZWEITER TEIL

BERLIN

VERLAG VON JULIUS SPRINGER

1927

Я. Ядассон.

Руководство по кожным и венерическим болезням.

т. XIII, часть II

Болезни ногтей.

(нем)

Берлин, 1927

Vorwort zur zweiten Auflage.

Als ich vor fast 30 Jahren an die Ausarbeitung einer monographischen Darstellung der Krankheiten der Nägel ging, betrat ich ein Gebiet, das methodisch-wissenschaftlich noch nicht erschlossen war. Die in den Lehrbüchern, Einzeldarstellungen von Krankheiten und in den Zeitschriften zerstreuten Beobachtungen mußten gesammelt, geordnet und ergänzt, das Bildermaterial beschafft, die Histopathologie wenigstens begonnen werden. In den 27 Jahren, die seit dem Erscheinen des Buches vergangen sind, ist der Onychopathologie eine so große Aufmerksamkeit gewidmet worden, daß es heute möglich ist, nicht nur einen Rohbau aufzuführen, sondern auch die einzelnen Teile des Gebäudes mit vielen Einzelheiten auszugestalten. Es war mir diese Arbeit um so leichter, als ich selbst in den vergangenen Jahrzehnten ein recht großes Material von seltenen Nagelkrankheiten zu beobachten Gelegenheit hatte, über die mir ausführliche Krankengeschichten und Bildskizzen zur Verfügung stehen. Ein Teil dieser Beobachtungen ist unter der Rubrik: „Zur Kasuistik seltener Nagelkrankheiten", I—XVII, fortlaufend in der Dermatologischen Zeitschrift veröffentlicht. Ein Jahr vor Abschluß der 2. Auflage habe ich methodisch die Kranken der inneren Abteilung der Berliner Krankenanstalten untersucht, um gewisse Beziehungen der Onychopathologie zu Erkrankungen innerer Organe festzustellen. *Diese* Art der Feststellung erschien mir besonders wichtig.

Ich schloß das Vorwort der ersten Auflage dieses Buches mit dem Bekenntnis zu den Worten meines Lehrers GEORG LEWIN:

„Unser Bestreben muß es sein, die Lehre von den Hautkrankheiten aus dem engen Fahrwasser der spezialistischen Anschauung in den breiten, fließenden und fruchtbringenden Strom allgemein klinischer Forschung überzuleiten."

Die Dermatologie hat sich in der Tat in dieser Richtung entwickelt; vielleicht ist sie heute *zu sehr* geneigt, das Eigenleben der Haut über den Beziehungen zum Gesamtorganismus zu vernachlässigen. Mit einer großen Kombinationskraft, mit einem beträchtlichen Aufwand von Phantasie werden Zusammenhänge als *erwiesen* angenommen, die erst der Feuerprobe einer nüchternen objektiven Kritik bedürfen. Mir schien es gerade bei Wahrung der oben skizzierten Stellung notwendig, in der Onychopathologie nicht von der Haut, sondern von der Organveränderung auszugehen. Ich stützte mich deshalb auf Krankheitsfälle, deren Diagnose durch lange Krankenhausbeobachtung bewährter Kliniker [1]) mit den Methoden der klinischen Diagnostik gesichert war, stellte den Zustand der Nägel objektiv fest, schloß alle Zufälligkeiten, gewerbliche Schädigungen usw. nach Möglichkeit aus. Mit Hilfe eines so gewonnenen Untersuchungsmaterials glaubte ich eine große Reihe von Fragen beantworten zu können, die zur Zeit im Vordergrund des Interesses stehen, und deren Entscheidung bisher mehr subjektivem Autoritätsglauben als kritischer Prüfung überlassen war. Ich habe in dem Buch diese meine Untersuchungen als K.-U. (Krankenhausuntersuchungen) bezeichnet.

---

[1]) Den Herren Krankenhausdirektoren und ihren Mitarbeitern bin ich für die bei meinen Untersuchungen mir gewährte Unterstützung zu größtem Dank verpflichtet.

Die Literatur ist, soweit irgend möglich, vollständig verwertet worden. Einzelne Lücken erklären sich durch die mangelhafte Ergänzung der ausländischen Literatur in unseren Bibliotheken infolge der Kriegs- und Nachkriegsverhältnisse. Der Umfang des Literaturverzeichnisses dürfte sich verdoppelt haben.

Eine wesentliche Änderung der Stoffanordnung war nicht erforderlich. Auch in dieser Auflage sind zuerst die Krankheiten des Nagelorgans als solche, sodann die Krankheiten der Haut mit Beteiligung der Nägel und schließlich die Krankheiten der Nägel bei Affektionen innerer Organe und des Gesamtorganismus behandelt. Ätiologisch und klinisch Zusammengehörendes ist möglichst vereinigt worden.

Bei der Darstellung der klinischen Bilder hat sich eine gewisse Ungleichmäßigkeit nicht vermeiden lassen. Das vorliegende Werk ist nicht nur ein *Lehrbuch*, es soll auch eine *Monographie* sein, die den Stand des Wissens wiederspiegelt und eine Fundgrube für weitere wissenschaftliche Arbeit darstellt. Es sind deshalb anscheinend unwichtige Kapitel sehr ausführlich bearbeitet und sehr reichlich mit Kasuistik ausgestattet, während wichtige Kapitel sich mit einer zusammenfassenderen Darstellung der Krankheitsbilder begnügen konnten, die sich allerdings dann auf eine Fülle genauer eigener Beobachtungen stützen. Ähnlich ist bei der Besprechung der Pathogenese einzelner Krankheiten verfahren.

Das Bildermaterial ist durch das Entgegenkommen der Herren Herausgeber des Sammelwerkes und des Verlegers Herrn Dr. med. h. c. FERDINAND SPRINGER reichlich: zu den 54 aus der ersten Auflage übernommenen Bildern sind 92 neue getreten. Die überraschende Fülle der Einzelheiten der Onychopathologie kommt gerade durch die bildliche Darstellung zur Geltung. Man wolle aber bei der Beurteilung nicht vergessen, daß die Reproduktion der auf kleinen Raum zusammengedrängten pathologischen Details auf der photographischen Platte nicht immer nach Wunsch gelingt. Der Wiedergabe farbiger Bilder sind natürlich Grenzen gezogen.

Während ich die 2. Auflage des Buches, soweit die Klinik in Frage kommt, als ein völlig neues Werk anzusehen mich berechtigt glaube, kann ich nur mit einem Gefühl wehmütiger Resignation über die pathologische Anatomie der Nägel berichten. Den eigenen Untersuchungen über die pathologische Anatomie des Nagelorgans der ersten Auflage kann ich nur eine beschränkte Anzahl eigener *neuer* anfügen. Die Kriegs- und Nachkriegszeit machte mir komplizierte histologische Arbeiten unmöglich. Alle Versuche jüngere Kräfte für die Bearbeitung der durch Technik und vor allem Materialbeschaffung schwierigen Aufgabe zu gewinnen, scheiterten, da mir keine öffentliche Arbeitsstelle zur Verfügung steht. Die Literatur hat fast keine Ausbeute gegeben. So bleibt mir nur übrig, selbst auf die Lücke in der Onychopathologie hinzuweisen, in der Hoffnung, daß andere da weiter arbeiten, wo mir die Ungunst des Schicksals die Fortarbeit verwehrte.

Möge das vorliegende Werk, trotz unvermeidlicher Mängel den Fachgenossen ein Bild des heutigen Standes der Onychopathologie sein!

Berlin, Mai 1927.

JULIUS HELLER.

Inhaltsverzeichnis.

Inhalt von Band XIII/1.

Pigmentanomalien. Von Professor Dr. E. MEIROWSKY-Köln und Professor Dr. R. HABER-
    MANN-Hamburg.

Kalkablagerung. Von Professor Dr. O. NAEGELI-Bern.

Amyloid. Von Privatdozent Dr. H. KÖNIGSTEIN-Wien.

Fremdkörper. Von Professor Dr. R. POLLAND-Graz.

Erkrankungen der Schweißdrüsen. Von Privatdozent Dr. J. K. MAYR-München.

Erkrankungen der Talgdrüsen. Von Professor Dr. R. O. STEIN-Wien.

Haare und Kopfhaut. Von Professor Dr. E. GALEWSKY-Dresden.

Anatomie.

Vorbemerkung. Die Anatomie der Nägel ist von FELIX PINKUS in Band I/1 dieses Handbuches vom Standpunkt des Hautanatomen behandelt. Da die Darstellung der Krankheiten der Nägel ein abgeschlossenes Ganze bilden sollte, konnte auf eine Schilderung der komplizierten Anatomie der Nägel an dieser Stelle nicht verzichtet werden. Es ist das für die Klinik und pathologische Anatomie besonders Wichtige in den Vordergrund gestellt. Die Anfügung von anatomischen Abbildungen ist mit Rücksicht auf das Werk von F. PINKUS absichtlich auf das Allernotwendigste beschränkt.

Als Nägel werden im gewöhnlichen Sprachgebrauch die Hornplatten bezeichnet, die die Streckseiten der letzten Phalangen der Finger und der Zehen bedecken. Anatomisch muß der Begriff etwas weiter gefaßt werden und dem Nagel die ihn erzeugenden, schützenden und befestigenden Teile der Haut zugerechnet werden. Es kann dabei zugegeben werden, daß eine scharfe Abgrenzung einzelner dieser Teile nicht möglich ist. Zweckmäßig ist es, den Begriff des **Nagelorgans** einzuführen.

Die Nägel setzen sich über den ohne Präparation sichtbaren Teil weiter nach hinten und nach den Seiten fort. Der vordere freie Rand ist der *Margo liber*, der hintere [1] verborgene der *Margo occultus*. Der verborgene hintere Teil ist die Nagelwurzel, *Radix unguis*, der sichtbare vordere der Nagelkörper, *Corpus unguis*. Der verborgene hintere Teil und ein von hinten nach vorn kleiner werdender seitlicher Teil des Nagels ist von den hinteren und den seitlichen Nagelwällen, *Vallum unguis*, bedeckt. Der unter dem Nagelkörper liegende Teil der Haut heißt Nagelbett, *Solum unguis*. Die Nagelplatte liegt zwischen Nagelbett und Nagelwällen in einer Vertiefung, die man Nagelfalz, *Sulcus unguis*, nennt.

Aus praktischen Gründen empfiehlt sich eine gesonderte Beschreibung der einzelnen Teile des Nagelorgans. Über die innigen Zusammenhänge dieser Einzelteile wird am Schluß gesprochen werden.

Nagelplatte.

Vielfach hat man (nicht ganz mit Recht) die Nagelplatte als ein ungeheuer verdicktes Stratum lucidum aufgefaßt. Jedenfalls umschreibt diese Bezeichnung klar die Lage und Stellung der Nagelplatten zu den übrigen Teilen des Nagelorgans.

Die Nagelplatte, vom Nagelbett losgelöst, gleicht ungefähr einer rechteckähnlichen, aber abgerundete Ecken zeigenden, nach oben konvex zusammengebogenen Hornscheibe, deren distaler (vorderer) Rand nach vorn schwach konvex, deren proximaler (hinterer) Rand schwach konkav (selten schwach

---

[1] Vorn = distal; hinten = proximal.

konvex), häufig leicht gezähnelt ist. Zur Lösung der Nagelplatte bei der *ana-tomischen* Präparation in toto aus ihrer Umgebung taucht man zweckmäßig den Finger in kochendes Wasser; man kann dann Nagel und Epidermis un-versehrt abziehen.

Nimmt man an, daß der vordere freie Rand des Nagels die Fingerkuppe nicht überragt, so steht die Größe des Nagels im Verhältnis zur Größe des Individuums. Genaue Maßangaben über das Verhältnis und seine eventuelle Modifikation bei den verschiedenen Rassen liegen bisher nicht vor. Auch über die Größenverhältnisse der einzelnen Finger- und Zehennägel zueinander fehlen exakte Untersuchungen. v. BRUNN gibt an, daß die Nägel der zweiten bis fünften Finger $1^1/_2$ mal so lang wie breit, der Daumennagel so lang wie breit, die Zehennägel noch breiter wie lang seien.

Nagelgröße.

Als Beitrag zu den wirklichen Größenverhältnissen der Nägel sei eine Angabe L. C. SCOTTS erwähnt, der bei 2 Mhehes aus Deutsch-Ostafrika folgende Maße feststellte:

		Breite in mm	Länge in mm			Breite in mm	Länge in mm			Breite in mm	Länge in mm
links	I.	16,5	11	links	I.	16,5	14,8	rechts	I.	17	14
„	II.	13	10	„	II.	12	13	„	II.	11,5	13,5
„	III.	13,5	9,5	„	III.	19	13	„	III.	13,5	13
„	IV.	12,5	9,0	„	IV.	12,5	11	„	IV.	12	12,5
„	V.	10,5	7,5	„	V.	10	9	„	V.	10	10,5

Nageldicke.

Die Dicke der Nagelplatte nimmt vom Margo occultus zum Margo liber und von den beiden Seiten nach der Mittellinie hin zu. ESBACH stellte die durchschnittliche Dicke der Nägel am freien Rande bei Männern = 0,384 mm, bei Frauen = 0,346 mm fest. Auf die Dicke des Nagels ist die Tätigkeit von Einfluß. ESBACH fand bei Kutschern, Gärtnern, Müllern eine durchschnitt-liche Dicke von 0,41, bei Schneidern, Kammerdienern, Malern = 0,362, bei weiblichen Dienstboten, Wäscherinnen = 0,362, bei Schneiderinnen, Wäsche-näherinnen = 0,305 mm. Am freien Rande ist das Dickenverhältnis in der Mittellinie zu dem an den Seitenrändern = 4:3 (nach ESBACH). v. BRUNN gibt die Dicke der Daumen- und Großzehennägel auf 0,62—0,65 mm, der mittleren Finger- und Zehennägel auf 0,41—0,46 mm und der kleinen Fingernägel auf 0,35—0,40 mm an.

Gestaltung des Nagelphalanxknochens.

Die Grundform des Nagels ist durch die Form des Nagelgliedes und letzteres durch die Form der Knochennagelphalanx zu einem wesentlichen Teil bestimmt.

Die folgenden auf sorgfältigste Messungen beruhenden Zahlenangaben R. FICKs beweisen, wie vorsichtig man geringfügige Größenveränderungen be-werten muß. Es zeigt sich immer mehr, welche Bedeutung im Einzelfall die individuelle Konstitution hat, die eben eine gewisse physiologische Breite bei Feststellung des Normalen anzuerkennen nötigt.

R. FICK unterscheidet *plumpe, dicke* (pachydaktyle Form), *schlanke, schmale* (lepto-daktyle Form) der Nagelglieder. Die Mittelform ist die mesotelodaktyle. Plumpe Nagelglieder haben breite, die anderen schmale Nägel. Der Längen-Breiten-Index schwankt zwischen 50% und fast 100%. Die Grenze zwischen plumper und schmaler Form liegt bei 63%. Die Unterschiede sind von der Ausbildung der Weichteile *und* des Knochens abhängig. Die knöchernen Nagelglieder sind jedoch schlanker als die ganzen Nagelglieder, weil ihre Breite beim Macerieren mehr abgenommen hat, als ihre Länge (die Breite wächst durch die Weichteile auf beiden Seiten, die Länge aber *nur* an der Spitze). Bei den Knochenfingern liegt die Grenze zwischen den Schmal- und den Plumpfingern bei einer Breite von 60% der Länge.

Nach FICKs Messungen schwankt die Nagelbreite

beim Zeigefinger zwischen 50,0% und 83,3% der Länge
„ Mittelfinger „ 55,8% „ 93,3% „ „
„ Ringfinger „ 52,8% „ 79,2% „ „
„ Kleinfinger „ 51,5% „ 67,1% „ „

Der Mittelfinger ist der plumpste, der Zeigefinger der schlankste. Bei den Nagelgliedern hat man außer den Längenverhältnissen noch zwei andere Formate zu unterscheiden. Die einen Nagelglieder sind mehr abgerundet, viereckig, vorne rundkuppig, manchmal förmlich „klumpig", andere hingegen mehr „kegelförmig", vorn fast „spitz zulaufend": bolodaktyle und oxydaktyle Form.

Eine Messung der Breite der sog. hufförmigen Rauhigkeit der knöchernen Nagelphalanx (s. h. der vorderen Breite, an der die Sehne der tiefen Fingerbeuger ansetzt) mit der Breite des Nagelgliedes (Knochen) an seiner Grundfläche ergibt Schwankungen von 45,4—93,3%.

Am Daumen   50 —78,0%
„ Zeigefinger 50 —83,3%
„ Mittelfinger 54,2—93,3%
„ Ringfinger   54,2—90,3%
„ Kleinfinger 48,4—90,0%.

Aus diesen Zahlen kann man die Klump- und Rundfingerigkeit von der Spitzfingerigkeit zahlenmäßig unterscheiden. Die Grenze der Oxy- und Bolodaktylie liegt bei 70%, d. h. Nagelglieder, bei denen die Hufrauhigkeit wesentlich mehr als 70% ihrer Grundbreite beträgt, dürften als klumpig oder rundkuppig erscheinen.

Schmalheit des Fingers bedingt keine Spitzheit. Nur beim Kleinfinger ist Schlankheit und Spitzigkeit vereinigt. Der Ringfinger hat ein schmales Nagelglied, das aber seltener spitz ist als das des Zeigefingers.

Nagelkrümmung.

Die Nagelplatte ist von einer Seite zur anderen nach oben zu konvex gekrümmt. Der Krümmungsgrad ist bei den einzelnen Individuen ganz verschieden; er wird durch pathologische Zustände wesentlich beeinflußt. An Stelle der konvexen kann eine platte, ja konkave Fläche treten. ESBACH unterscheidet 3 Typen der Krümmung, die durch im nebenstehenden Schemata angedeutet werden. ESBACH glaubt, daß starke Schweißabsonderung die stärkere Ausbildung der transversalen Krümmung bedinge. Die Nagelplatte ist auch in der Richtung von hinten nach vorn, d. h. in der Längsrichtung etwas gekrümmt. (Eine Zunahme der Krümmung findet sich beim „Doigt hippocratique").

Sehr genaue Untersuchungen über das Verhältnis der Länge zur Breite der Nägel, sowie über die Intensität der transversalen Krümmung stellte JOSEF VIGENER mit Hilfe geistvoller, bis auf 0,01 mm genauer Meßinstrumente an. Seine Indices entsprechen den bei der Schädelmessung üblichen. Das Verhältnis der Länge [1] (L) = 100 zur Breite (B) gibt den Längsbreitenindex; das Verhältnis der Breite (B) = 100 zur Höhe (H) den Breitenhöhenindex des Nagels. Es ist also der Längenbreitenindex $= \dfrac{100\,B}{L}$, der Breitenhöhenindex $= \dfrac{100\,H}{B}$. VIGENER fand alle Fingernägel der linken Hand ein wenig schmaler als die der rechten Hand. Ordnet man die Finger nach der abnehmenden Breite, so ergibt sich I, III, II, IV, V. Die transversale Krümmung der Nägel der linken Finger ist größer als an der rechten. Die Reihenfolge der einzelnen Finger, nach der zunehmenden transversalen Krümmung geordnet, ist folgende: II, I, III, V, IV.

Die Werte des Längenbreitenindex und Breitenhöhenindex schwanken in jedem Lebensalter, so daß für die Aufstellung von Durchschnittswerten eine größere Untersuchungsreihe

---

[1] Es ist anzunehmen, daß VIGENER die Länge des Nagels von dem hinteren Nagelfalz bis zur gelben Linie gemessen hat; ausdrücklich gesagt ist es nicht. VIGENER maß 81 vorwiegend jugendliche und weibliche Individuen, um die gewerbliche Abnutzung der Nägel auszuschließen.

nötig ist. So betrug z. B. bei einem 5jährigen Knaben der Längenbreitenindex 127,1, bei einem 13jährigen Knaben 71,4. VIGENER kommt zu dem Resultate, daß die Nägel des Menschen ausgesprochene Plattnägel sind, daß lange schmale Nägel mit starker transversaler und erheblicher longitudinaler Krümmung und stark entwickelten Sohlenhornrudimenten [1] als affenähnlich zu bezeichnen sind.

Das Resultat der sorgfältigen Untersuchungen VIGENERs am *Affen* an dieser Stelle zu geben erscheint zweckmäßig, weil die Bedeutung der anatomischen Untersuchung erst dadurch klar wird. Logisch wäre die Anführung im Abschnitt „Vergleichende Anatomie" richtiger gewesen.

VIGENER fand: In allen Stücken dem menschlichen Nagel ähnlich ist nur der Großzehennagel der anthropoiden Affen, da er allein ein Plattnagel ist, während alle übrigen Nägel Kuppennägel sind. Sieht man von der Kuppenform ab, so sind auch die Großzehennägel der katarrhinen [2] Affen den menschlichen Großzehennägeln in hohem Grade ähnlich, während die Großzehennägel der platyrrhinen Affen durch größere Länge, erheblichere transversale und stärkere longitudinale Krümmung sich bereits mehr von den menschlichen Großzehennägeln entfernen. Ein geringer Grad der Ähnlichkeit besteht zwischen den Daumennägeln der katarrhinen Affen und denen der Menschen, doch ist die Kuppenform der Affennägel unterscheidend. Im Längenbreitenindex und in der transversalen Krümmung herrscht am Daumennagel Übereinstimmung zwischen dem Menschen und dem katarrhinen Affen. Der Daumennagel der platyrrhinen Affen darf dagegen wegen der geringen Breite, der starken transversalen und longitudinalen Krümmung nicht als menschenähnlich betrachtet werden. Die Nägel der übrigen Finger und Zehen weisen keine Ähnlichkeiten mit den menschlichen Nägeln auf, abgesehen von der bei den Anthropoiden sich findenden Übereinstimmung der Längenbreitenindices mit denen des Menschen. Die katarrhinen Affen unterscheiden sich von den platyrrhinen meist durch geringe transversale und longitudinale Krümmung.

Aufgabe weiterer Untersuchung bleibt es, die Häufigkeit des Vorkommens affenähnlicher Nagelformen bei niederen Menschenrassen zu ermitteln.

Nageloberfläche.

Die beiden Oberflächen der Nagelplatte sind ziemlich glatt; die *obere* besitzt zuweilen feine parallele Längsleisten. Im höheren Alter ist die Ausbildung der Leisten die Regel, worauf zuerst SOPHIE MOLESCHOTT aufmerksam machte. Ich hatte Gelegenheit, an vielen Kranken, insbesondere an den Bewohnern einiger Siechenhäuser, die Tatsache zu bestätigen. Die durchscheinende Nagelplatte hat, von ihrer Unterlage isoliert, eine grau-gelbe Färbung; die Farbentöne des Nagels selbst werden durch seine durchscheinende Unterlage bestimmt. Der freie Rand ist grau-gelb durchscheinend; es folgt eine 0,5 mm breite gelbliche Zone als Ausdruck der Anlagerung der Hornschicht der Fingerspitzenhaut an die Unterfläche des Nagels. Diese Zone entspricht dem Sohlenhorn. Dann folgt eine beim Lebenden infolge Durchschimmerns des Blutes des Nagelbettes rosig, an der Leiche bläulich gefärbte Strecke, die am Daumen 10—12, an den mittleren Fingern 11—12 mm mißt und nach hinten durch eine sehr regelmäßige, dem vorderen Nagelrand parallele, also nach vorn konvexe Linie, abgegrenzt wird. Der Rest des Nagels, der über der Nagelwurzel liegt, erscheint weiß. Da der Nagelwall einen Teil der hinteren Nagelplatte bedeckt, in einem nach vorn konkaven Bogen aber über den Nagel hinzieht, so entsteht eine einer Bikonvexlinse gleichende Zone, die *Lunula*. Letztere ist am Daumen immer, an den anderen Fingern häufig sichtbar. Über die anthropologischen Eigentümlichkeiten der Lunula wird an anderer Stelle gesprochen werden (S. 46).

---

[1] BOAS hat gefunden, daß entwicklungsgeschichtlich die Übergangsstelle des Nagelbettes am Nagelwinkel in die leistentragende Haut der Fingerbeere dem Sohlenhorn der Huftiere entspricht. VIGENER fand auch bei einzelnen Menschen eine deutliche, ziemlich hohe, dorsoventral gerichtete, scharf abgesetzte Leiste, welche am rechten dritten Finger am höchsten ist. Eine starke Ausbildung dieses Sohlenrudimentes findet sich bei den höher stehenden Affen.

[2] Simiae catarrhinae = Affen der alten Welt, Schmalnasen; Simiae platyrrhinae = Affen der neuen Welt, Plattnasen; Anthropoiden = menschenähnliche Affen.

Die untere Fläche der Nagelplatte zeigt bei Auslösung der Gebilde durch Kochen aus den Falzen ein Relief der Leisten des Nagelbettes, das durch anhaftende Epithelmassen erzeugt ist (vgl. Abbildung in Rabls Arbeit in Bd. I des Handbuches von Mraček).

Bau der Nagelplatte.

Die Nagelplatte besteht aus abgeplatteten, polygonalen, verhornten, runden oder elliptischen Zellen, deren Durchmesser nach Arloing 27—36 μ beträgt. Besonders nach Zusatz von Kalilauge erkennt man einen Kern, dessen Durchmesser 7—9 μ groß ist (Arloing). Die Hornzellen sind in Lamellen angeordnet, die im allgemeinen parallel dem Stratum germinativum der Matrix verlaufen. Die Lamellen können aber auch in Bogenlinien und selbst in Form konzentrischer Kreise angeordnet sein. von Brunn hat in sehr geistvoller Weise nachgewiesen, daß die Schichtung der Hornzellenlamellen von der Konfiguration des Stratum germinativum abhängig ist. Bildet die Matrix eine der Nagelplatte parallele Schicht, so bilden die Hornzellen (auf dem Nagelquerschnitt) gerade, parallele Lamellen. Geht die Matrix um den hinteren Rand der Nagelplatte herum, so werden keine geraden Hornlamellen, sondern in Bogenlinien verlaufende gebildet. Konzentrische Kreisfiguren entstehen (auf dem Nagelquerschnitt) aus den Nagelzellenlamellen, wenn die Zacken des hinteren Nagelrandes allseitig von Nagelsubstanz produzierender Matrix umgeben sind.

Zwischen den Nagelzellen liegen geringe Mengen Luft in feinster Verteilung; besteht eine größere Anhäufung von Luftbläschen, so entstehen die weißen Flecken im Nagel, die beim Kapitel „Leukonychie" genauer beschrieben werden sollen.

Rabl gibt Einzelheiten über den Bau der Nagelzellen in den einzelnen Schichten. „Zur besonderen gegenseitigen Verankerung besitzen aber die Zellmembranen noch über diese äußerst enggestellte Leistchen, so daß an Schnitten ähnliche Bilder erzeugt werden, wie sie die Hornschicht der Haut liefert."

Die Längsleisten- bzw. Längsfurchenbildung ist beim gesunden jungen Menschen entweder nicht vorhanden oder nur ganz schwach ausgebildet; sie tritt bei pathologischen Zuständen und im Alter fast regelmäßig stärker auf. Dabei muß zugegeben werden, daß man häufig nicht in der Lage ist, Gründe für die Betonung der Leisten im Einzelfalle anzugeben. Dagegen sind diese Leisten als völlige Systeme an den Affennägeln (vgl. Fanny Bruhns) ausgebildet. Kölliker glaubt an eine Abhängigkeit der Längsstreifen und -Riffen von den in Längsreihen stehenden Papillen der Matrix. Es bilden sich von einzelnen Papillen säulenartige, durch die ganze Länge des Nagels ziehende Hornstränge, die auf dem Querschnitt eine konzentrische Anordnung der Hornzellen zeigen. Unna spricht von Hornfäden, welche auf der Oberfläche des Nagels hinziehen und vom hinteren Teil des Falzes stammen. Fanny Bruhns konnte trotz sorgfältigster Untersuchung für die sehr ausgeprägten Längsstreifensysteme der Affennägel keine Erklärung finden. Die Zahl der Längsriffe der Nagelplatte ist stets gering im Verhältnis zur Zahl der Papillen der Nagelmatrix. Nur beim *Nycticebus* entspricht die Zahl der Längsriffe der winzigen Nagelplatte genau derjenigen der Leisten im Coriumteil des Nagelbettes.

Nageleinpflanzungswinkel.

Die Nagelplatte ist natürlich nicht eingepflanzt, sondern als Produkt eines Teiles der Haut gewachsen. Der Ausdruck ist aber gut bildhaft für das Wachstumsrichtungsverhältnis der Platte zur Längsrichtung der knöchernen Phalanx. Beim normalen Menschen besteht zweifellos die Neigung der Platte, in einem ganz spitzen Winkel zur Längsrichtung des Knochens dorsalwärts zu wachsen. Bei pathologischen Prozessen ändert sich diese Wachstumsrichtung (hippokratische Krümmung, Onychogryphosis usw.). Bei den Affen besteht ausgesprochene Tendenz zum Wachstum vorlarwärts. Nach Fanny Bruhns verhalten sich die vier Affenarten, *Lemur, Cebus, Makakus, Schimpanse* in bezug auf diese volarwärts gerichtete Wachstumsneigung von 1:1,5:2:4.

Die Nagelwurzel und die Lunula.

Die Nagelwurzel ist der zum größten Teil im hinteren Nagelwall steckende proximale Abschnitt der Nagelplatte, der dünn beginnt und so weit reicht,

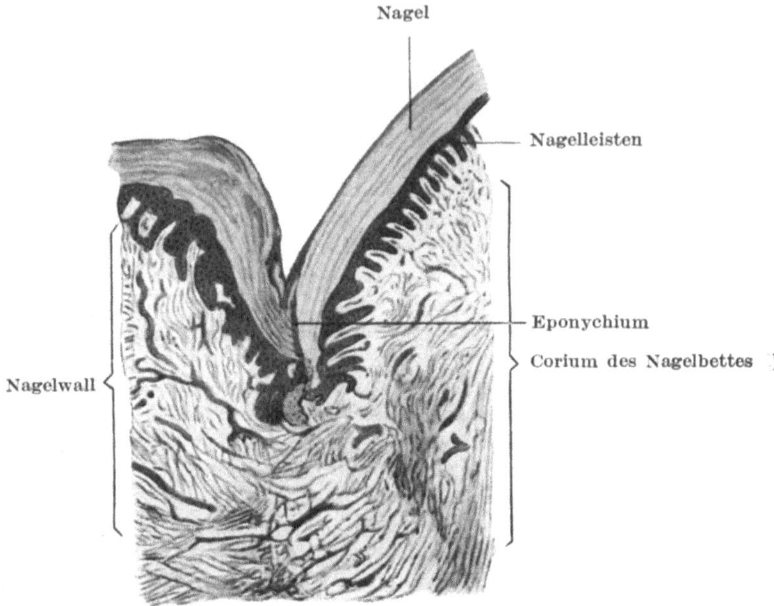

Abb. 1. Querschnitt durch den Nagel.

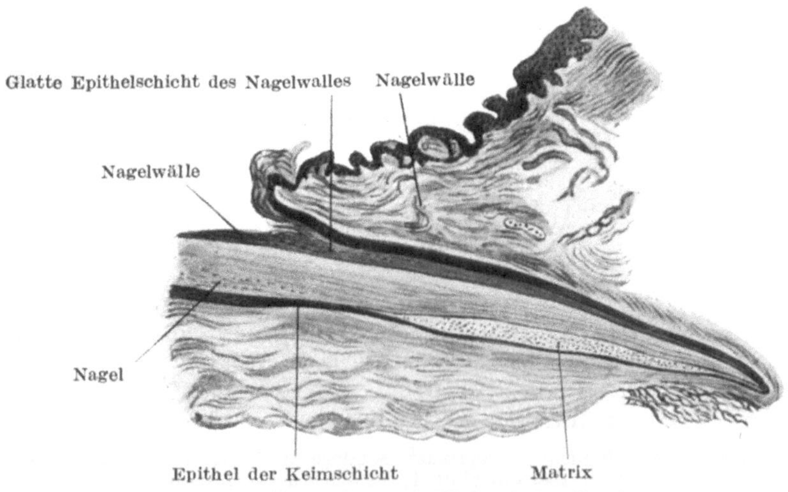

Abb. 2. Längsschnitt durch den Nagel.

bis die Platte ihre definitive Dicke erreicht hat. Es läßt sich nicht sagen, ein wie großes Stück der Lunularegion im Einzelfalle der Nagelwurzel zuzurechnen ist. Die Beantwortung vieler Fragen wird dadurch erschwert, daß am herausgezogenen Nagel[1]) die Lunula wenig deutlich ist. Im Bereiche der Nagelwurzel ist auch das Bett zur eigentlich produktiven Schicht umgestaltet (vgl. S. 11), nach RABL prägen sich aber die Leistenbildungen des Nagelbettes auch auf der dem Nagelbett zugewendeten Seite der Nagelplatte aus.

Die Lunulapartie der Nagelplatte gilt deskriptiv als ein Teil der hornigen Platte, genetisch aber ist die Lunulabildung doch wohl zum allergrößten Teil von der Gestaltung der Matrix, d. h. eines Teiles des Nagelbettes im weiten Sinne des Wortes abhängig. Das Wesentliche wird auf S. 12 gesagt. (Auch eine Theorie, die die Lunulabildung von Vorgängen im Nagelbettgewebe abhängig macht.)

Das Nagelbett.

Der Nagel ruht auf dem Nagelbett. Eine scharfe Abgrenzung der hinteren und unteren Grenze des Nagelbettes ist anatomisch unmöglich. Das Nagelbett geht ohne merkliche Scheidegrenzen in die Haut der Fingerkuppen und die übrige Fingerhaut über. Gewöhnlich nimmt man an, daß die untere Grenze des Nagelbettes durch das Periost der Nagelphalanx gegeben sei. Wir betrachten zunächst das Nagelbett in seiner Totalität, ohne den oberen, dem Nagel zugewendeten Teil.

Das Nagelbett kann in 3 Abschnitte geteilt werden:

1. Nagelmatrix (vom Beginn des Nagelbettes überhaupt bis zur distalen, d. h. vorderen Linie der Lunula reichend). Sie ist der nagelbildende, fertile Anteil.

2. Auflagefläche des Nagels (vom vorderen Rand der Lunula bis zur gelben Linie reichend). Sie ist der sterile, nicht nagelbildende Anteil.

3. Sohlenhornteil (reicht von der gelben Linie bis zur völligen Trennung von Nagelplatte und Nagelbett). Dieser Abschnitt bringt zwar Horn- aber keine Nagelsubstanz zum Nagel. Diese terminale Matrix des Nagels (nach BOAS) hat nur für die vergleichende Anatomie größeres Interesse.

Für die *anatomische* Betrachtung des Nagelbettes unterscheidet man zweckmäßig einen oberen und einen unteren Teil.

Der untere Teil des Nagelbettes.

Das Corium des Nagelbettes ist durch sehr feste Fasern innig mit dem Periost verbunden. Eine Verschiebung des Nagelbettes auf der Phalanx ist daher unmöglich. Wie innig die Verbindung ist, sieht man zu seinem Bedauern bei der anatomischen Bearbeitung. Bei seltenen pathologischen Objekten konnte ich die Nagelphalanx nicht vom Nagelbett loslösen, ohne das Präparat zu gefährden; es blieb daher nur übrig, den Knochen zu entkalken, dann in toto das Präparat zu schneiden. Ein eigentlicher Panniculus adiposus besteht nicht, das Bindegewebe enthält nur wenig Fett. Die Faserung des Corium ist sehr regelmäßig; ein Teil der Bindegewebszüge geht vom Periost aus senkrecht in die Höhe, der andere verläuft parallel der Längsachse der Finger (v. BRUNN). „Die Bindegewebszüge bestehen in der Tiefe aus groben Bündeln, jedes tauscht mit den gleichgerichteten feinere Bündel aus, wodurch also Maschenbildung zustande kommt. In den Maschenräumen verlaufen die Blutgefäße. Je weiter nach oben, desto mehr treten die Längsfaserzüge zurück, und erhalten die senkrechten Fasern die Oberhand. Sie treten schließlich allein in die Coriumleisten ein und lösen sich hier in Fibrillen auf." Auf S. 12 ist darauf hin-

---

[1]) Auf die Lösung der Nägel aus anatomischen Präparaten durch Eintauchen der Phalangen in heißes Wasser sei hingewiesen.

gewiesen, daß im Bereich der Lunula die Faserbildung eine besonders gestaltete sein soll.

BRAULT beschreibt 3 Typen von Anordnungen der Faserbildung und Richtung im Nagelbett, die mir aber wenig praktische Bedeutung zu haben scheinen.

Die elastischen Fasern.

Genauere Angaben über die elastischen Fasern des Nagelbettes macht SECCHI [1]). Er sagt: a) Senkrechter Querschnitt: Im Verhältnis zu anderen Gegenden ist hier das elastische Gewebe sehr wenig entwickelt, da ja das Nagelbett zum größten Teil aus fibrösem Bindegewebe gebildet wird. Man beobachtet 3 verschiedene Arten der Verteilung: In den Papillen, welche klein, hoch und dünn erscheinen, verteilen sie sich, in gewöhnlicher Weise aus der Tiefe zur Höhe ziehend, an Zahl verhältnismäßig spärlich und haften fest am Epithel. Im Derma subpapillare bilden sie ein dichtes und dickes Lager, das gleichsam ein Bogen-

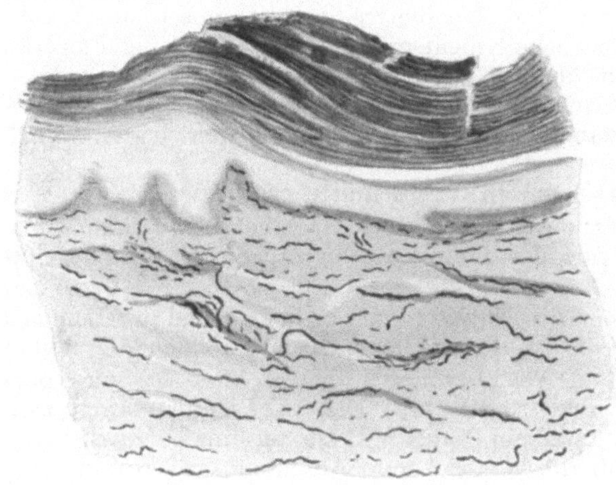

Abb. 3. Ägyptische Mumie um 1000 vor Christus. Goldplattierter Finger einer Prinzessin. Gute Färbung der elastischen Fasern mit Orcein. Schnitt durch die Fingerkuppe an der Nagelgrenze.

gewölbe darstellt, auf welchem die intrapapillären Epithelzapfen emporsteigen. Dies Verhältnis beobachtet man im mittleren und dem der Lamelle zunächst gelegenen Teil des Nagels, wo auch die Fasern des Papillarkörpers nur Ausstrahlungen dieses Bogens bilden. Je mehr man aber im Nagelbett nach vorn kommt, desto mehr entfernt sich dieser Bogen vom Papillarkörper und es tritt eine kompakte fibröse Schicht dazwischen, in welcher man nur spärliche dünne, elastische Fasern findet. Unter dem Bogen beobachtet man nur spärliche und dünne Fasern, aber in den Retinacula unguium (welche bekanntlich Bindegewebsstreifen sind, die divergierend vom Periost beginnen und senkrecht nach dem Nagelbett emporsteigen, wobei sie Zwischenräume für die Schweißdrüsen und die Gefäße übrig lassen) sind die elastischen Fasern sehr reichlich und verfolgen, vielfach geschlängelt, die Richtung derselben aus der Tiefe in die Höhe und bilden mit diesen Bändchen. b) Senkrechter Längsschnitt: An gut gelungenen Schnitten beobachtet man oberhalb der Retinacula von vorn nach hinten gehend, ein kompaktes Band von Fasern in Kreisbogenform, dessen Gipfel mit der Mitte des Nagels zusammenfällt; hier hängt es auch mit dem Papillarkörper zusammen, während es an der Peripherie von diesen entfernt ist, so daß der Bogen sowohl in Quer- wie in Längsschnitten ein vollkommen gleiches Verhalten zeigt. Man beobachtet ferner, daß die Fasern der Retinacula drei verschiedene Richtungen haben: Eine von vorn nach rückwärts, die zweite von rückwärts nach vorn und drittens im mittleren Teil senkrecht aus der Tiefe in die Höhe.

Ich kann nach eignen Präparaten, die ich allerdings von pathologisch veränderten Nägeln hergestellt habe, SECCHIs Anschauungen bestätigen.

----

[1]) Die das gleiche Thema behandelnde Arbeit von SPERINO ist mir nicht zugänglich.

Im Nagelwall ist das Verhalten der elastischen Fasern das gleiche, wie in der übrigen Haut.

Secchis und meine Präparate waren mit Unna-Taenzerschem Orcein gefärbt.

In der ersten Auflage dieses Werkes habe ich auf Seite 253—256 ausführlich über meine Untersuchungen an Mumiennägeln berichtet. Interessenten seien auf die Untersuchungen hingewiesen. Ich bringe hier nur eine Abbildung der vortrefflich erhaltenen, gut mit Orcein färbbaren elastischen Fasern einer vor fast 3000 Jahren einbalsamierten Ägypterin (Abb. 3).

Die Blutgefäße.

Die *Blutgefäße* des Nagels sind in oberflächliche und tiefere zu scheiden. Nach Arloing finden sich unter der Nagelwurzel vor der Lunula 3—4 stark verzweigte „Anses vasculaires papilliformes (retrolunulaires)". Von solchen „Blutgefäßpapillen" findet sich in der Lunularzone nichts. Die Leistenstrecke des Nagelbettes (von der Lunula bis zum gelben Streifen) hat einfache Blutgefäßverhältnisse; nur zuweilen sieht man eine rudimentäre Papillarschlinge. Die *tieferen* Blutgefäße des Nagelbettes sind zahlreich und anastomosieren vielfach miteinander.

Eine Folge dieses anatomischen Verhältnisses ist der schnelle Rückfluß des Blutes aus dem Nagel bei Druck auf denselben. Beschleunigt wird der Rückfluß noch dadurch, daß die Bogen, die die einzelnen Gefäßverbindungen bilden, von vorn nach hinten kürzer werden. Die Blutgefäßverteilung des Nagelwinkels und Nagelwalls weicht von der der übrigen Haut nicht ab. Die Capillaren haben nach Ancel einen Durchmesser von 0,011 bis 0,018.

Taylor unterscheidet 4 Zonen des Nagelbettes in bezug auf die Verteilung der Blutgefäße. I. Teil von der gelben Linie an beginnend, den distalen (vorderen) Teil des Fingerrückens, auf dem die Nagelplatte nicht aufliegt, umfassend. Serie geschlossener Capillarschlingen II. Teil des eigentlichen Nagelbettes zwischen vorderer Lunularlinie und gelber Linie. Intervalle zwischen den Blutgefäßen weiter. III. Lunulagebiet. Nur im oberen Teil einige Schlingen sowie einige Arterien. IV. Matrixteil proximal der bereits gebildeten Nagelplatte: Capillaranordnung gleicht der der Haut.

Renault betont, daß die Capillarschlingen zwar bis an die Nagelplatte hinaufsteigen, von ihr aber durch eine dünne Schicht des Stratum germinativum getrennt sind; nach Vitali dringen aber auch Capillarschlingen bis zur Mitte der Matrix vor.

Das Studium der Nagelcapillaren hat durch die Capillaro- resp. Dermatoskopie eine gewisse praktische Bedeutung gewonnen (vgl. S. 34). Allerdings konnte aus äußeren Gründen nur das Capillarsystem der zur Nagelplatte abfallenden Teile der Nagelwälle studiert werden.

Die Technik ist einfach. Man belichtet mit einer starken Lichtquelle (Liliputlampe des Dunkelfeldes) die Nagelwälle (oder Zwischenschaltung eines Wasserkästchens zur Absorbierung der Wärmestrahlen), betupft mit Öl oder Glycerin und legt ein Deckgläschen auf zur Untersuchung mit schwachen Objektiven.

Düster und Chon Song Shang stellten nach sehr zahlreichen Untersuchungen an gesunden Personen fest, daß $^2/_3$ der Capillaren 160—400 μ, $^1/_3$ 400—500 μ lang sind, die Breite des arteriellen Schenkels ist 10—30 μ, des venösen 50 μ. In einem 3 mm langen, 0,15 mm breiten äußersten Hautstreifen fanden sich 30—39 Schlingen (geringe Schwankungen). Reize treffen nicht allein die Capillaren, die Frage der aktiven Contractilität der Capillaren ist noch nicht entschieden.

E. Rosenberger hat vermittels der capillarmikroskopischen Untersuchung 4 Klassen von Capillaren an einem großen Untersuchungsmaterial festgestellt. 1. Haarnadelform, 2. Schlängelung ohne Anastomosen, 3. Halbmondform, 4. Teppichklopferform. Gruppe 1 und 4 sollen zum Blutdruck und zur Niere in Wechselbeziehung stehen, Gruppe 2 zur Schweißdrüse, Gruppe 3 zum Sympathicustonus.

Die Lymphgefäße.

Die Lymphgefäße des Nagels sind bisher wenig studiert. J. Neumann in seiner 1873 erschienenen kleinen Monographie: „Zur Kenntnis der Lymphgefäße der Haut" erwähnt Untersuchungen des Nagels gar nicht. Die genauesten Angaben macht Sappey in seinem großen Werke über die Lymphgefäße. Nach den prachtvollen Kupferstichen — im Text wird das Lymphsystem der Haut der Extremitäten nicht ausführlich behandelt — bilden die Lymphbahnen ein unendlich feines Netz von kleinen und kleinsten Lymphcapillären

vor allem in den Nagelwällen und in Fingerbeere. Die Enge der Maschen läßt es verständlich
erscheinen, daß bei leichten Verletzungen eine große Masse von Capillaren eröffnet wird.
Die leichte Resorption toxischer und septischer Substanzen von den Nagelwallwunden
aus wird dadurch erklärlich. Größere Lymphstämme finden sich im Bereich des Nagels
nicht. Von dem speziellen tieferen Lymphsystem des Nagelwalls (Derme péri-ungueal)
gibt SAPPEY an, daß es sich wenig von dem der Palmar- und Plantarregion überhaupt
unterscheidet. Es vereinigt sich einerseits mit dem Lymphsystem der Palma manus, anderseits mit dem Lymphsystem des Nagelbettes. Letzteres ist zuerst von SAPPEY dargestellt
worden. SAPPEY hebt hervor, daß es aus weniger dichten Maschen besteht, als das des Nagelwalls. Auf den feineren Bau des Lymphsystems, auf die Frage der Anfänge der Lymph-
capillaren kann natürlich hier nicht eingegangen werden.

Die Nerven der Nägel.

Eine Darstellung der Nerven des Nagelorgans hat großes praktisches Interesse. Wird man doch immer wieder zu der Vorstellung gedrängt, daß für alle
normalen und pathologischen Wachstums- und Entwicklungsverhältnisse
das Nervensystem eine entscheidende Rolle spielt. Leider ist die Kenntnis
vor allem des marklosen Nervensystems sehr lückenhaft.

Die großen Nerven, welche die einzelnen Finger resp. Fingerseiten versorgen, geben
natürlich auch die Äste für die Nägel ab. Trotzdem bestehen in der Darstellung des speziellen
Ausbreitungsgebietes bei den Autoren nicht unwesentliche Differenzpunkte. ZANDER hat
die Literaturangaben zusammengestellt. Eine Wiedergabe der einzelnen einander widersprechenden Ansichten kann wohl unterbleiben, da ZANDER selbst die genauesten Untersuchungen mit Hilfe einer neuen Methode [1]) angestellt hat. Es ergab sich folgendes: „Es
stehen der Innervation der Finger und der Zehen je zwei dorsale und zwei volare resp. plantare Nerven vor. Der dorsale und der volare und der dorsale und plantare Nerv einer Zehen-
seite sind durch feine Verbindungsfäden mehrfach miteinander verbunden. So sind die
Verhältnisse in Wirklichkeit, wenn die Dorsalnerven bis zu der Nagelbasis reichen, was
bei den Zehen meistens, bei den Fingern weniger häufig der Fall zu sein scheint. Zieht der
Rückennerv nicht so weit, so wird an Stelle der feinen Verbindungsfäden mit den volaren resp.
plantaren Nerven ein stärkerer Ast von letzterem dorsalwärts steigen und die vom Rücken-
nerven nicht versorgten dorsalen Abschnitte des Fingers innervieren. Es kommt vor, daß
ein dorsaler Zehennerv schon an der Basis des mittleren Gliedes sein Ende erreicht und daß
hier zum Ersatz ein Ramus dorsalis, wie er sonst bei den Zehen nicht vorkommt, aus den
plantaren Nerven hervorgeht. An den Fingern, an denen häufiger die distalen Abschnitte
des Fingerrückens keine direkten Beziehungen zu den Dorsalnerven erkennen lassen, kommen
solche ergänzenden Rami dorsales aus den Volarnerven häufiger vor. Ist der Dorsalnerv
kürzer, so daß er endlich nur bis zum proximalen Abschnitt des Nagelgliedes gelangt, so tritt
zur Versorgung der noch nicht versorgten Partie der distale Ramus dorsalis vikariierend
ein, welcher gewöhnlich in der Mitte des ersten Gliedes an dem Volarnerven entspringt.
Ist der Rückennerv sehr schwach ausgebildet, so daß er sich nur auf dem ersten Gliede
(Phalanx) oder noch etwa an der Basis des zweiten ausbreitet, so übernimmt ein Ramus
dorsalis, der an dem Metacarpophalangealgelenk aus den Volarnerven hervorgeht, seine
Funktion und versorgt den Fingerrücken bis zum Nagel hin entweder allein oder wird in
dem letzten Abschnitt durch den distalen Ramus dorsalis ergänzt. Besitzt der proximale
aus den volaren Nerven entspringende Rückenast die genügende Stärke, um bis zur Nagelbasis zu kommen, so entwickelt sich der distale Ramus dorsalis aus den volaren Nerven
nicht oder bleibt ein feines, nicht zum Fingerrücken gelangendes Ästchen.

ZANDER erklärt das eigentümliche Verhalten vergleichend-anatomisch und entwicklungsgeschichtlich. An sich ist es schwer verständlich, daß volare Fasern den Fingerrücken
und damit den Nagel innervieren. ZANDER nimmt nun an, daß die von den ventralen, d. h.
volaren und plantaren Nerven versorgten Partien im Laufe der individuellen oder Stammes-
entwicklung eine Lageveränderung durch Hinüberrücken von der ventralen auf die dorsale
Fläche durchgemacht haben.“

Die *Nerven* des Nagelbettes sollen nach ARLOING in starken, den Leisten parallelen
Bündeln das Corium durchziehen. Die große Schmerzhaftigkeit der Nagelerkrankungen
ist gerade durch den Reichtum des Nagels an Nerven erklärt. Ich habe mit der von mir
angegebenen modifizierten Osmiummethode (Berlin. klin. Wochenschr. 1895) sehr genau die

---

[1]) Aus einer Leiche wurde das Wasser völlig ausgewaschen und dünne hellgelbe Chrom-
säurelösung in die Aorta injiziert, bis Hände und Füße der Leiche wassersüchtig wurden.
Nach 3 Tagen wurden die Extremitäten in dünnen Alkohol gelegt. Die glänzend weißen
Nerven waren aus dem gelblichen Gewebe leicht herauszupräparieren.

markhaltigen Nerven des Nagelbettes untersucht. Ich habe diese Methode [1]) an sehr vielen
Präparaten der normalen und pathologischen Histologie der Haut erprobt und dadurch
eine auf viele Hundert von Untersuchungen gestützte Anschauung über den Reichtum
der Haut an markhaltigen Nervenfasern gewonnen. Ich kann nicht sagen, daß das Nagelbett
besonders reich an markhaltigen Fasern ist. KÖLLIKER (zitiert bei ANCEL) gibt an, daß Nerven
(markhaltige?) nur in der Tiefe, nicht an der Oberfläche des Nagelbettes vorkommen.
Überhaupt müssen meines Erachtens die Vorstellungen über den Nervenreichtum der Haut
doch modifiziert werden.

In der Haut *endigen von markhaltigen Nerven* nur sensible Fasern, bei denen eine dicho-
tomische Teilung relativ selten ist. Die Zahl der Fasern, welche im Plexus brachialis zur
oberen Extremität geht, ist doch schließlich keine unendliche. Da wir aber nur auf den
Schnitten, die senkrecht zur Haut geführt werden, einen ganz kleinen Teil der Hautoberfläche zur Ansicht bringen, können auch nur einige wenige Nervenendigungen sichtbar
werden. Ich verstehe hier unter Nervenendigungen das markhaltige letzte Stück einer
Nervenfaser. Über den weiteren „marklosen" Verlauf der Nervenfasern gibt meine Methode
keinen Aufschluß.

Ich habe nun nach meiner Methode eine ganze Anzahl von Nervenfasern im Nagelbett
gefunden und einige kleine Äste bis zu ihrer Auflösung in Primitivfasern verfolgen können.
Deutlich trat bei meiner Färbung de_ variköse Bau der Markscheide hervor.

Über die marklosen Nervenfasern des Nagelorgans sagt SZYMONOVICZ-KRAUSE (Lehrbuch
der Histologie 1924): In dem Stratum papillare des Nagelbettes sind nur uneingekapselte
Nervenknäule und intrapapilläre Netze vorhanden. In den oberflächlichen und tiefen Cutis-
schichten des Nagelbettes sind sehr zahlreiche baumförmige Endverzweigungen, einzelne
uneingekapselte Knäule und modifizierte VATER-PACINISche Körper gelegen. In den Epithelleisten finden sich nur die intraepithelialen Endverzweigungen. Nach SCHAFFERT enden
marklose Fasern frei in die ausfallenden Epithelleisten. Sensible Nerven enden teils in End-
büscheln, teils in GOLGI-MARCONISchen Körperchen. Nach DOGIEL und RUFFINI liegen
auch marklose Nervenendigungen als enge Netze im Nagelbett.

Der obere Teil des Nagelbettes.

Dieser Teil des Nagelorgans ist besonders wichtig. Er enthält die *aktiv
tätigen* Gewebsteile der *Matrix*, des *Nagelbettes*, des *Sohlenhorns*. Die größte
Zahl von Nagelerkrankungen beeinflußt gerade diese Teile durch Bildung
pathologischer Prozesse, wird aber selbst wieder durch die Reaktion dieser
aktiven Teile auf die pathologische Aktion beeinflußt.

Die Matrix ist der Teil des Nagelorgans, der allein mit Hilfe des spezifischen
Epithels normale Nagelsubstanz erzeugen kann. Pathologisches Gewebe in
Form nagelähnlicher Hornsubstanz (Polstergewebe) kann auch vom Nagelbett,
vielleicht auch vom sog. Sohlenhornteil gebildet werden

Eine genaue Abgrenzung der Matrixschicht zu geben ist nicht leicht. Proximal bildet eine Linie die Grenze, die wohl etwas weiter fingeraufwärts liegt
als der hintere gezähnte Rand der Nagelplatte, distal fällt die Grenze mit der
vorderen, nach vorn konvexen Linie der Lunula zusammen.

Das Corium besitzt im Bereich der Matrix Papillen, die im allgemeinen
niedrig sind und nur ausnahmsweise etwas länger werden; sie stehen dann nicht
senkrecht, sondern geneigt, die Spitze nach dem freien Rand des Nagels. In
der Mitte der Matrix etwa verschwinden die Papillen und machen einer glatten
Fläche Platz, auf welche sich nach vorn sehr flache und schmale Leisten erheben.
Diese Leisten treten in ihrer charakteristischen Eigentümlichkeit nur auf Längsschnitten durch das Nagelorgan hervor, während auf Querschnitten die Leisten
natürlich den Papillenquerschnittsbildern gleichen, eine Tatsache, die den Unge-
übten bei der Durchsicht von Nagelpräparaten leicht zu falschen Schlüssen führt.

---

[1]) Meine Methode ist folgende: Härtung der Präparate in Müller, Schneiden mit dem
Gefriermikrotom, Einlegen in 1%ige Osmiumsäure auf 24 Stunden bei 36° im Brutschrank,
Auswässern, Reduzieren in einem photographischen Entwickler, Auswässern, Oxydieren
in einer dünnen Lösung von übermangansaurem Kali, Auswässern. Einlegen in eine 2%ige
Oxalsäurelösung, Auswässern, dünner Alkohol, Alkohol absolutus, Nelkenöl, Balsam. Die
Nerven erscheinen tief schwarz auf hellgelber Grundlage.

Der distal von der Lunula gelegene Teil des Nagelbettes; das Nagelbett im engeren Sinne.

Vor der Lunula treten dann die Leisten plötzlich sehr viel stärker hervor, verlaufen einander parallel nach vorn und nehmen an Zahl beträchtlich ab, indem eine Anzahl von ihnen aufhört und dafür die übrigen höher werden und in größeren Abständen voneinander stehen. Unter dem hinteren Teil des Nagelkörpers zählt man 80—90, unter dem vorderen etwa die Hälfte Leisten. RABL schätzt die Zahl der Leisten fast 100—300. Das Epithel füllt, wie in der Haut überhaupt, die Lücken der Coriumpapillen und Leisten aus und gibt ein Negativ, wenn das Corium ein Positiv darstellt. Längs- und Querschnitte durch das Nagelbett haben daher ein ganz verschiedenes Aussehen. Die Höhe des Epithels beträgt im vorderen Teil vom Grunde der Leisten bis zur Nagelplatte 0,1 bis 0,13 mm, seine Mächtigkeit zwischen den Leisten 0,035 mm.

In der Übergangsstelle des Nagelbettes in den Fingerbeeren bildet das Corium ungewöhnlich hohe und schlanke Papillen von 0,55—0,78 mm Höhe. Den Papillen entspricht natürlich das Stratum mucosum.

Das Keimepithel der Nagelmatrix.

Das Keimepithel der Nagelmatrix erreicht eine Dicke von 0,14 mm; es besteht aus 6—10 Lagen polyedrischer, sich nach oben mehr abflachender Zellen, deren Protoplasma nur schwach gekörnt ist. An diese schließen sich 5—12 Lagen eigentümlich aussehender, bei auffallendem Licht bräunlich erscheinender Zellen, die bis an die untere Grenze der Nagelplatte reichen und in die Zellen derselben übergehen. Die bräunlich erscheinende Substanz sieht bei auffallendem Licht weiß aus und erzeugt dadurch mit die weiße Färbung der Matrixpartie des Nagelorgans.

Der Prozeß der Nagelbildung wird auf S. 26 besprochen. Hier sei nur gesagt, daß die frühere Auffassung, die Vernagelung beruhe auf Ausscheidung von Eleidin, widerlegt ist (DREYSEL und OPPEL). Auch die Hypothese, jene Ausscheidung von eigentümlich lichtbrechenden Substanzen sei durch einen spezifischen Stoff, das Onychin, bedingt (RANVIER), wird von neueren Untersuchern BRANCA, APOLANT abgelehnt. v. KÖLLIKER nahm stärkere Ausbildung der Intercellularbrücken an. v. BRUNN sieht das Wesentliche in der Ausbildung eines besonders gearteten Fibrillennetzes, das nur auf Längsschnitten erkennbar sei, auf Querschnitten als Pünktchen erscheine. Während RABL v. BRUNN nur teilweise unterstützt, kommt APOLANT zu Resultaten, die eigentlich die Lehre v. BRUNNs stützen (S. 26).

Eigenartig ist die Auffassung von MONTROSE T. BURROW, der die Entstehung der Lunulabildung von anatomischen Vorgängen im Nagel*bett* abhängig macht.

Das Bindegewebe des Nagelbettes unter der Lunula ist besonders eigenartig gestaltet. Die den Oberflächen dieser Zone nahe gelegenen Fibrillen verlaufen parallel dem unteren Rande der Nagelmatrix. Sie bilden eine dichte Grenzschicht ohne zahlreiche Gefäße. (Nur 1—2 Lagen von Capillaren.) In den tieferen Schichten sind die Gefäße zahlreicher. Die Schicht ist also sehr *dicht* und mit ganz wenigen papillären Erhebungen mit dem übrigen Gewebe verharzt. Man kann daher diese Schicht (Mangel der quer und schräg verlaufenden Fasern) leichter von der Unterlage trennen (vom Verfasser experimentell vorgenommen). Die Weißfärbung der Lunula ist eine Folge der Reflexion des Lichtes an der dichten Schicht der Nagelmatrix. An den übrigen Partien des Nagels ist ein Durchdringen des Lichtes infolge der Gestaltung der Schicht bis zu den Capillarverzweigungen leichter möglich.

Zweifellos feststeht, daß das *Nagelorgan* kein Stratum granulosum besitzt.

Wenn im folgenden noch von Onychinisierung oder Onychin gesprochen wird, so soll damit gesagt werden, daß die Nagelzellen die Veränderungen eingehen, die sie eben zu charakteristischen Organzellen machen, mag es sich um

Ausscheidung eines besonderen Stoffes oder um Bildung besonders angeordneter Zellfibrillen handeln.

Die Nagelwälle.

Die Nagelwälle sind modifizierte Hautduplikaturen. Der hintere und die seitlichen Nagelwälle gehen ohne scharfe Grenze ineinander über. Die letzteren treten allmählich mehr und mehr von der Nagelplatte zurück, so daß dieselbe etwa im distalsten Sechstel ihrer Breite von den Wällen unbedeckt ist. Stellt man sich vor, daß die harte Nagelplatte mit Gewalt in die Haut eingeschoben und letztere dadurch ebenso wie ein Papierblatt umgebogen ist, so versteht man am besten den Bau, obowhl natürlich die Genese eine ganz andere ist. Es liegt übereinander: 1. äußeres Blatt der Haut des Nagelwalls, 2. inneres Blatt des Nagelwalls, 3. die Nagelplatte, 4. das Nagelbett.

Der Bau der Nagelwälle ist der der Haut. Das obere Blatt hat gut entwickelte Papillen, das untere ist völlig papillenlos, stellt vielmehr eine 0,07 mm dicke Epithelzellenplatte dar. Beide Hautpartien haben ein wohl ausgebildetes Stratum granulosum und ein Stratum corneum (vgl. Eponychium). Die obere Hautfalte enthält Schweißdrüsen, die untere ist völlig drüsenlos bis völlig haarlos.

Die Streitfrage, ob auch die untere Hautfalte an der Nagelproduktion teilnimmt, ist heute im negativen Sinne entschieden.

Das Eponychium.

Die Frage nach der Bildung des Nageloberhäutchens und sein Verhältnis zum sog. Hyponychium ist viel diskutiert, ohne daß eigentlich viel für die Praxis Brauchbares sich ergeben hat. Es ist dies um so bedauerlicher, als dies Nageloberhäutchen (vgl. Pterygium unguis, Nietnägel, Kosmetik) praktisch wichtig ist.

Ich fasse das Eponychium als das Stratum corneum der Nagelwälle auf, das die Einfalzung der Haut zum Nagelfalz mitmacht und in früher embryonaler Zeit auch über die Nagelanlage fortzieht, in späterer embryonaler Zeit im Bereich des Nagelkörpers schwindet, zuweilen aber auch bei der reifen Frucht (vgl. später) gefunden wird. Es ist verständlich, daß die Ernährungsbedingungen für den umgebogenen Einfalzungsrand der Nagelwälle (besonders des hinteren) für das Stratum corneum (stärkster spitzer Winkel gerade der relativ dicken beiden Hornzellenblätter) ungünstiger wird. Es folgen daraus Eintrocknungsvorgänge, Einrisse und die bekannte Infektionsbereitschaft dieser Rißstellen.

Allgemeines.

Die Einzelschilderung der einzelnen Teile des Nagelorgans, die der gegebenen Art unseres Denkens nun einmal entspricht, hat dem wunderbaren, auch heute noch nicht völlig geklärten Altruismus der Einzelgebilde nicht Rechnung tragen können. Nur einige der sich aufdrängenden Fragen seien erörtert.

Die Abhängigkeit der *Form der Nagelplatte* von der Gestaltung der Matrix, von den Größenverhältnissen der knöchernen und der nichtknöchernen Phalanx, von der Gestaltung der Nagelwälle ist bereits erwähnt. Ebenso ist die *Lunulabildung* der Nagelplatten von den Verhältnissen der Matrixzellen des Stratum germinativum sowie von der Faserbildung und Gefäßverteilung des Corium der Matrix zum wesentlichen Teil abhängig. Der Tatsache, daß das *Nageloberhäutchen* beim Erwachsenen in der Regel im späteren embryonalen Leben zugunsten des frei wachsenden Nagels auf weiteres Wachstum verzichtet, war bereits gedacht. Ganz unverständlich ist es, wie die fest auf dem Nagelbett liegende und fest in die Falze eingefalzte *Nagelplatte* anfängt, sich *konti-*

nuierlich vorzuschieben, sich an gegebenen Stellen zu lösen, an anderen neu zu befestigen. Noch wunderbarer ist es, daß die *Lunula* ihre *Form* und *Größe stets bewahrt*, obwohl ihre optische Erscheinung nicht nur von der Ausgestaltung der Nagelbettteile, sondern auch von der der doch dauernd wechselnden Nagelplatte abhängt.

Histologisch-pathologische Technik der Nageluntersuchung.

In allen folgenden Abschnitten dieses Buches wird auf die bedauerliche Tatsache hingewiesen werden, daß die Histopathologie der Nägel seit dem Beginn des Jahrhunderts fast völlig vernachlässigt wurde. Selbstverständlich wird jeder Forscher alle bekannten Methoden heranziehen und eigene bilden. Ich selbst halte es für absolut erforderlich, Schnitte durch das ganze Nagelorgan trotz der Schwierigkeit der Technik herzustellen, weil nur so ein Verständnis für den Zusammenhang der Teile und des pathologischen Geschehens erkennbar ist. Da eine Trennung des Nagelbettes vom Periost nicht glatt möglich ist, muß der Schnitt auch durch die Phalanx gehen.

R. Ledermann hat in der Enzyklopädie der mikroskopischen Technik von Rudolf Kraus (S. 1020) eine Übersicht über den Stand der Technik der Nagelhistologie gegeben, die ich wiedergebe.

Technik Hellers: 1. Einlegen von den durch Formalininjektion konservierten Leichen entnommenen Nagelphalangen für einige Tage in Müllerscher[1] Flüssigkeit, um die Blutkörperchen in den Gefäßen zu konservieren. 2. Nach der Auswässerung Entkalkung in Salpetersäure (1:3—4) 4—6 Tage hindurch. 3. Nach erneuter Auswässerung Durchtränkung mit Alkohol, Äther, Celloidin in gewöhnlicher Weise.

Heller hält eine sehr sorgfältige Einbettung in Celloidin für erforderlich. Gewöhnlich läßt er die Phalanx 8—10 Tage in den Celloidinlösungen und entfernt vor dem Aufkleben auf dem Kork des Mikrotoms die volare Hälfte der Phalanx. Das Präparat wird in die Schnittrichtung, durch auf beide Seiten aufgesteckte Stecknadeln gestützt, gestellt. Um den Kork wird ein das Präparat um einige Millimeter überragender Papierrand gelegt, welcher mit Celloidin ausgegossen wird. Der Kork wird in ein Schälchen gelegt und durch andere Korkstücke vor dem Umfallen geschützt. Das Schälchen kommt in ein verschließbares Gefäß, dessen Boden 2—3 cm hoch mit Alkohol bedeckt ist. Unter Alkoholdämpfen erstarrt die Celloidinmasse, so daß nach 24—48 Stunden die Einbringung in Alkohol erfolgen kann.

Die Färbung kann alsdann mit allen möglichen Färbemethoden geschehen. Im einzelnen werden folgende Färbemethoden empfohlen:

1. Nach Guldberg zeigt, wenn man Schnitte von Nagel und Nagelmatrix mit verschiedenen Anilinfarben behandelt, z. B. mit Safranin, Methylenblau und Gentianaviolett, und nachher in salzsaurem Alkohol (Alkohol mit einigen Tropfen Salzsäure) entfärbt, die Nagelsubstanz eine größere Affinität zu den Farbstoffen und wird sogar noch intensiver gefärbt als die Kerne der Matrixzellen. Dasselbe geschieht an Schnitten von Präparaten, die vorher mit Kali bichromicum oder Chromsäure oder mit einem Gemisch von Chromsäure, Osmiumsäure und Essigsäure behandelt worden und nachher in Alkohol gehärtet sind. Die Nagelsubstanz färbt sich immer stark braun, wenn sie längere Zeit in einer dünnen Lösung (1—2%) von Kali bichromicum oder Chromsäure (/$\frac{1}{2}$%) gelegen hat. — Die Übergangszone erscheint bei frischen, in Alkohol gehärteten, mit Eisessig behandelten, wie bei den in Kali bichromicum (1—2%) oder in Chromsäure ($\frac{1}{2}$%) und sodann in Alkohol gehärteten und in Glycerin aufgehellten Schnitten als eine bräunliche oder graubräunliche, mehrschichtige Zellenlage.

---

[1] Formalinkonservierung ist vielfach vorzuziehen.

2. Zander läßt zur Unterscheidung der Zellschichten des Nagelgrundes eine wässerige 1%ige Lösung von Methylorange (von Trommsdorf in Erfurt) eine halbe Stunde oder zweckmäßig noch länger auf einen Schnitt einwirken. Dieser wird durchweg gelb gefärbt, besonders intensiv aber die von Zander so benannte „Begrenzungsschicht". Absoluter Alkohol entfärbt den Schnitt allmählich vollkommen. Am längsten wird die Farbe von der „Begrenzungsschicht" zurückgehalten. Kombiniert man mit dieser Tinktion noch eine reine Kernfärbung durch Alauncarmin, so erhält man bei rechtzeitigem Abschluß der Extraktion durch Alkohol sehr instruktive Bilder. Während die Epidermiszellen die violette Alauncarminfarbe annehmen, zeigt sich die Begrenzungsschicht mehr oder weniger intensiv gelb und die in ihr liegenden Kernreste bismarckbraun. Bequemer ist folgende Methode: Eine 1%ige wässerige Lösung von Methyleosin (Trommsdorf) färbt in wenigen Augenblicken dünne Schnitte prächtig rot. Die Zellkerne, in höherem Grade aber noch die Begrenzungschicht, nehmen einen dunkleren Ton an. Ohne Schaden kann man die Präparate selbst tagelang in der Lösung belassen; starker Alkohol extrahiert immer die Farbe bis zu einem gewissen Grade. Es besitzen die Körper der Epidermiszellen alsdann einen schwach rötlichen Hauch, die Kerne zeigen ein mattes, etwas ins Bläuliche spielendes Rot, die Begrenzungsschicht aber ist glänzend purpurrot gefärbt.

3. Schöne und lehrreiche Bilder liefert das von Weigert für die Untersuchung des Zentralnervensystems und von Michelsohn für dermatologische Zwecke empfohlene Säurefuchsin: 1. Färbung mehrere Stunden in konzentrierter, wässeriger Lösung von Säurefuchsin; 2. Abspülen in Brunnenwasser, bis keine Farbwolken sich mehr bilden; 3. Entfärbung in alkoholischer Kalihydratlösung, 4. Abspülen in destilliertem Wasser; Alkohol, Bergamottöl, Canadabalsam.

Echeverria empfiehlt direkte Einbettung des Nagels in Celloidin, Aufkleben auf Holz, das mit einem Einschnitt versehen ist, um die eine Ecke des Nagels hineinstecken zu können. Die Schnitte werden entcelloidiniert, kommen: 1. fünf Minuten lang in eine 1%ige Eosinlösung. 2. Nach Auswaschen in Wasser eine Minute in Gentiana-Anilin. 3. Nach Auswaschen in Wasser eine Minute lang lang in JK- und H_2O_2-Lösung. 4. Werden mit Fließpapier getrocknet und mit Pikroanilinöl entfärbt. 5. Xylol und Canadabalsam. Gefärbt: Zellkonturen und Bakterien.

Oder die Schnitte kommen für höchstens 10 Minuten in Gentiana-Alaunlösung, werden dann mit Wasser ausgewaschen, 1 Minute lang der JK- und H_2O_2-Lösung ausgesetzt, getrocknet, mit Pikroanilinöl entfärbt, dann Xylol, Canadalsam. Diese Methode ist für bakteriologische Untersuchungen vorzuziehen.

Vergleichende Anatomie.

Eine vergleichende Anatomie der Nägel ist bisher nicht vorhanden; eine solche zu geben, muß Aufgabe eines Zoologen[1] bleiben. Ich beschränke mich darauf, eine Reihe von Tatsachen aus der vergleichenden Anatomie zu geben.

Fast allgemein sind die Spitzen der Gliedmaßen der Säuger mit hornigen Bekleidungen ausgerüstet. Nach Pagenstecher, dem ich einen Teil der folgenden Ausführungen entnommen habe, gibt es eine Schafrasse, bei der die Hornbekleidungen noch bestehen, während die darunter liegenden Skeletteile geschwunden sind. Hornige Bekleidungen der Zehenspitzen fehlen nur an den

---

[1] Es sei auf die hervorragende Arbeit Fanny Bruhns: Der Nagel der Halbaffen und Affen, ein Beitrag zur Phylogenie des menschlichen Nagels im morphologischen Jahrbuch XI, 1910, hingewiesen.

vorderen Flossen der echten Wale gänzlich, während an den gleichen der
Sirenoiden Spuren davon, bei *Manatus* (einer Spezies der Seekühe) drei Nägel
die, übrigens verkalkte, Gliederung der Finger ähnlich wie bei den Seeschild-
kröten andeuten können. Auch kommen bei solchen Schwimmfüßen, an
welchen die Phalangenseiten äußerlich zu unterscheiden, aber durch Schwimmhäute verbunden sind, Minderungen in dieser Ausrüstung vor. Die ohrenlosen
Robben haben noch alle Füße mit guten gestreckten Krallen ausgerüstet, aber
bei den Stenorhynchinen (Seeleoparden) sind die der hinteren Füße rudimentär.
Bei den Ohrenrobben haben an den hinteren Füßen nur die drei mittleren von
den in schwieligen Lappen auslaufenden Zehen gut entwickelte Nägel dort,
wo die letzte Phalanx endet; die beiderseits an der Kante des Fußes stehenden hinteren Zehen und sämtliche vorderen haben höchstens Andeutungen
von Nägeln in scheibenförmigen hornigen Verdickungen. Das Walroß hat an
allen Fingern und Zehen kleine flache Nägel in einiger Entfernung vom Rande
der Schwimmhaut.

Wenn die Haut zwischen stabförmig verlängerten Fingern der Hand zu
Flugflächen ausgedehnt ist, wie bei den Fledermäusen, *fehlen die Krallen*;
mit Ausnahme derer an dem Daumen und bei fruchtfressenden, abgerechnet
Hypoderma und *Notopteris*, am Zeigefinger.

In Gattungen verschiedener Tierordnungen entbehren vereinzelte Finger
oder Zehen, namentlich in Zahl der Phalangen verringerte, der Hornbekleidung.
Es wird z. B. durch den Mangel des Nagels an dem auf eine Phalanx verringerten Hinterdaumen, ein Orang-Utan, *Simia satyrus*, von einem anderen,
Simia bicolor, unterschieden. Bei *Ateles* (Klammeraffe) ist der Vorderdaumen
nur selten benagelt; der Hinterdaumennagel fehlt *Didelphys* (Beutelratte)
und *Phaseologale* (Beutelbilch) und unter Verkümmerung des Daumens manchen
Nagern. Bei auf Mittelhand oder Mittelfußknochen beschränkten Fingern
und Zehen fehlen Hornbekleidungen so gut wie allgemein, können aber physio-
logisch durch, auch morphologisch verwandte, Hautschwielen ersetzt sein.

Die Gestalt des Nagels ist abhängig von Ausdehnung und Charakter des
Nagelbettes, von der Gestalt des Nagelfalzes, von der Energie des Wachstums
im allgemeinen und in den einzelnen Partien, von der Kombination mit Verhornung der Volarfläche, von der Art und dem Grade des Abschleifens.

Man kann die Nägel in Nägel = Ungues und Hufe = Ungula trennen.
Der Nagel bedeckt die Zehen- oder Fingerspitze nur von oben und allenfalls
auch an der Seite; der Huf umfaßt die Zehenspitze ringsum, schuhartig. Liegt
der Nagel nur der Oberseite der Zehenspitze flach und breit auf (wie beim
Menschen) so wird er *Plattennagel, lamna, Unguis lamnaris*, genannt; ist er
länger, schmal, leicht gewölbt und oft an den Seiten der Zehenspitze hinab-
reichend (wie beim Affen), so wird er *Kuppennagel, Unguis tegularis*, genannt;
ist er stark gewölbt, zugespitzt und seitlich zusammengedrückt (wie bei den
Raubtieren), so heißt er *Krallennagel, Kralle, falcula*.

Eine Anzahl von Abbildungen aus dem Werk von ELLENBERGER und BAUM
erklärt die Verhältnisse trefflich (Abb. 4).

Die Form der Nägel entspricht ihrer Funktion bei den einzelnen Tierarten.
Der Plattennagel der Menschen und meisten Quadrumanen ist mehr Stütze
als Schutz für die fein empfindenden Teile der Volarfläche. Je mehr der Nagel
sich dem Krallennagel nähert, desto mehr kommt er beim Greifen am Boden
in der Ortsbewegung, beim Erfassen und Verletzen der Beute, zur Verteidigung,
zum Scharren, zur Bloßlegung von Nahrung und unterirdischen Wohnungen
zur Verwendung. Daraus gehen schließlich, sobald die Sohle sich so stark an
der Hornbildung beteiligt, daß das ganze Gebilde die Spitze der Phalanx umfaßt,
die zum mächtigsten Scharren, wie bei Faultieren, messerartig eingeschlagenen,

zum Fassen beim Klettern benutzten Klauen und die Hufe hervor, welche mehr oder weniger abgestumpft, fast nur noch den durch Zehenzahlbeschränkung vereinfachten Gliedmaßenenden für einfachere Ortsbewegung Schutz verleihen. Die verschiedenen Formen gehen ineinander über.

Einer besonderen Betrachtung bedürfen die Hufe. Man unterscheidet die hornerzeugende Hufunterlage, die Fleischteile, „das Leben", von den Hufhornteilen. Beim Einhufer ist der dem Nagelbett entsprechende nur wenig vertiefte Fleischsaum in der Mitte abwärts konvex und minder als der freie Hufrand auswärts geschweift; hingegen greift er über auf die Volarfläche. Als Matrix schließt sich ihm ein Wulst der Huflederhaut an, Fleischkrone oder Kronenwulst genannt; dieser dringt an der Oberfläche mit Eckstrebenteilen zu den Seiten des Strahls weiter vor, als der Fleischsaum, und ist beim Pferde mit bis 6 mm langen Zotten besetzt. Von der Matrix wird die Hornkapsel produziert. Man unterscheidet an der Hornkapsel den Hornschuh oder Huf im engeren Sinne, die Hornwand, die Hornsohle, den Hornstrahl (vgl. Abb. 4).

Bei den *Bisulca* schließen unter Mangel der innersten Zehe und Verkümmerung der II. und IV. in verschiedenen Graden zu Afterklauen, die III. und IV. sich in der Regel zum gespaltenen Fuß zusammen. Bei den *Tylopoda* (Kamele),

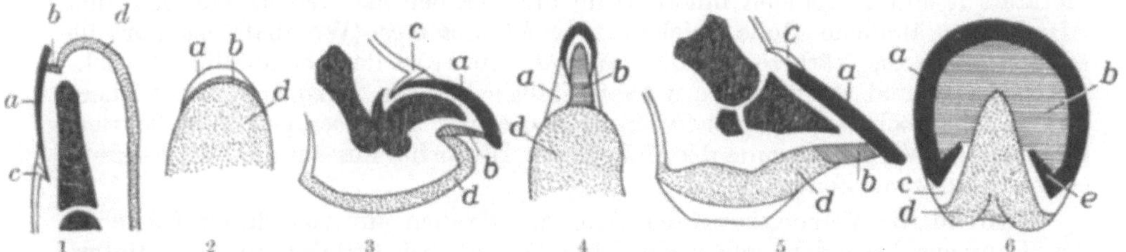

Abb. 4. Schemata des Zehenendorganes. Plattnagel des Menschen (1 u. 2); Kralle der Fleischfresser (3 u. 4); Huf des Pferdes (5 u. 6); im Medianschnitt (1, 3, 5) und in volarer Ansicht (2, 4, 6). Skeletgrundlage und Platte schwarz, Sohle schraffiert, Ballen punktiert. a Platte. b Sohle. c Dorsalteil. d Volarteil des Walles (Ballen). e Eckstrebe. (Nach Zietschmann.) (Aus Ellenberger und Baum: Handb. d. vergleichenden Anatomie der Haustiere. 16. Aufl. Berlin: Julius Springer 1926.)

Digitigrada oder *Phalangigrada*, ist die Stellung der Weichteile zwischen den beiden allein persistierenden und ganz auftretenden Phalangenreihen unvollkommen; es ist eine beiden gemeinsame schwielige Sohle von verschiedener Breite vorhanden; die vorliegenden letzten Phalangen sind klein und mit geringen nicht umfassenden und den Boden nicht berührenden Hufen versehen. Bei den übrigen Wiederkäuern umfassen die Hufe oder Schalen jedes Fußes die pyramidalen Hufglieder und haben zusammen etwa die Form des Pferdehufes. Sie sind voneinander ganz gesondert und so tief gespalten, daß die Phalangenreihen gegeneinander zangenähnlich verstellbar sind, eine Einrichtung, deren sich die Tiere beim Klettern bedienen. Die Sohle ist stärker ausgehöhlt als bei Einhufern.

Die *Giraffen* und *Antilocapra* entbehren der After- oder Achterhufe; es kommt dieser Mangel auch bei einzelnen *Antilopen* und Schafrassen vor. Bei den *Hirschen*, besonders dem *Reh* und dem echten *Moschus* sind die Afterhufe sehr groß. Sie drücken sich beim Moschus in der Fährte ab.

Der telemetakarpe Fuß mit zwei schlanken Knochen als Resten des II. und V. Metacarpus, welche zu den Seiten und hinten vom distalen Ende des vorderen Laufbeins gelegen, weit von der Handwurzel getrennt sind, hingegen mit den Phalangen artikulieren, gibt den ihn besitzenden *Hirschen* stärkere und vollständigere Funktion dieser Afterhufe und schützt gegen das Gleiten, macht die Hirsche geeignet zu raschen Bewegungen auf Berglehnen, Felsen,

Sumpfboden, Schnee. Die plesiometakarpen Füße mit zwei schlanken, kurzen abgesonderten splitterartigen Knochen als analogen Rudimenten auf der Hinterseite des Proximalendes des Laufbeins, unter Abtrennung der Phalangen dieser Finger durch weite Knochenräume bei *Cervulus*, unter Fehlen bei den übrigen, unter Zurückbleiben der proximalen Phalangen hinter den mittleren und den huftragenden bei *Dam-* und *Edelhirsch* ohne alle Muskeln an diesen Phalangen, haben hingegen durch Verbreiterung an den Sprunggelenken und Erleichterung und Vereinfachung an den distalen Teilen ein erhöhtes Sprungvermögen. Es bleibt den Afterklauen nur eine automatische Arbeit (PAGENSTECHER).

Die *Schweine* haben wie die Wiederkäuer im Mittelfuß nach Zahl und Durchgängigkeit vollkommen geschiedene vier Zehen; die äußere und innere sind verkürzt, treten zurück und werden Afterklauen, die beiden mittleren werden Hauptklauen. Beim *Flußpferd* liegen die vier Hufe in einer Reihe; bei den *Perissodaktylen* (Unpaarzeher) treten unter den bleibenden die äußeren stärker zurück als die inneren. Verwachsung mehrerer Hufe ist beim *Schwein* und virginischen Hirsch (Ausbildung normal), Fehlen beim Pferd beobachtet worden.

Bei den *Beutlern* kommt es vor, daß durch die mindere Entwicklung medialer Metatarsen und Phalangen innere Hufe und Krallen als Nebenkralle eine den Afterklauen ähnliche Rolle spielen. Bei *Phaseolomys* (Wombat) ist nur die äußerste Zehe die stärkste; bei *Phalangista* (Kusu) ist das ebenmäßige Zurücktreten der II. und III. deutlich, noch auffälliger bei dem *Känguruh*, bei welchem die II. Zehe höchstens in einer Spur angedeutet ist; bei *Choeropus* (Stützbeutler) stützt sich in Verkümmerung der V. Zehe der Hinterfuß nur auf die IV., während es vorn nur zwei Zehen gibt.

Während die Verringerung der Zahl der Krallen auf vier durch Eingehen des Daumens besonders gewöhnlich ist, kommt bei *Hunden* an den Hinterfüßen, für welche jene Verminderung meist eintritt, nicht allein bei gewissen edlen Rassen der Hinterdaumen mit seiner Kralle als Wolfsklaue zum Vorschein, sondern z. B. bei den *Bernhardinern* daneben eine sechste Kralle.

Differenzen in der Bekleidung der äußersten Phalangen zwischen vorn und hinten gibt es in der Art, daß die Vorderfüße zum Graben mit viel schwereren Krallen versehen sind, so besonders bei grabenden *Edentaten* (zahnarme), unterirdisch lebenden *Nagern*, *Wühlmöllen* und *Insektenfressern*, *Maulwürfen*. Differenzen an derselben Extremität zeichnen die Halbaffen aus, unter welchen die *Lemuriden* den hinteren Zeigefinger, *Tarsius* (Kobodmaki) auch den hinteren Mittelfinger mit Krallen, alle übrigen mit flachen Nägeln haben; *Chiromys* (Fingertier) hat aber nur die Daumen mit solchen versehen und *Galeopithecus* (Hautfaltenaffen) besitzt nur scharfe Krallen. Unter den Affen haben die *Arktopitheken* (Krallaffen) nur die Hinterdaumen mit Flachnägeln.

Die Retraktibilität der Krallen der *katzenartigen Raubtiere* mit Ausnahme der *Geparden* beruht darauf, daß, während die zweite Phalanx zum Auftreten dient, die dritte für gewöhnlich durch straffe Bänder in die Höhe gezogen und die von ihr getragene Kralle unter steifen Haaren der zweiten verborgen ist. Stark von der Seite zusammengedrückt bildet sie für die Wurzel der Kralle eine tiefe, knöcherne Scheide, wie das auch bei den Grabern geschieht. Der Flexor digitorum perforans zieht die Krallen im Gebrauch vor und schlägt sie ein. Beim Gehen außer Berührung mit dem Boden bewahren sie ihre Schärfe.

Besondere Eigentümlichkeiten bieten einige *Oktodontinennager*, *Ctenomys* (Kammratte), *Ctenodactylus* (Rattenart), *Pectinator*, indem sie, die erste Gattung an allen Hinterzehen, die andere nur an der inneren, über die Nägel gelegt, eine Art Kamm von Borsten oder von einer Reihe Hornspitzen neben ein paar Reihen von Borsten besitzen, Apparate, welche die Reinigung des plumpen, der Schnauze schwer in allen Teilen zugängigen Körpers von Schmutz und Ungeziefer erleichtern. Der *Biber* besitzt eine Art zweiten, flachen, vierseitigen Nagels nach unten und innen von dem spitzen Hauptnagel der zweiten Hinterzehe.

In der ersten Auflage dieses Buches sind einige Typen der Säugetiernägel nach Präparaten des zoologischen Museums zusammengestellt. Zum Vergleich der Größenverhältnisse sind menschliche Nägel danebengestellt.

Bei den jetzt lebenden Vögeln kommen an den Füßen drei nach vorn gerichtete Zehen vor, während eine vierte Zehe nach hinten gerichtet ist. Die Zehen haben krallenartige Nägel. Die nach hinten gerichtete Zehe fehlt bei einzelnen Arten, z. B. bei den *Alken.* Wo die einzelnen Zehen durch Schwimmhäute verbunden sind, ragen die Nägel über dieselben vor. Von den großen Laufvögeln haben *Casuar* und *Emu* drei Zehen; bei dem ersteren wird die innerste Zehe sehr groß; ihr Nagel wird 10—15 cm lang; bei den letzteren sind die Nägel mehr breit. Der *Strauß* hat nur zwei Zehen, von denen die eine besonders groß ist. Die Nägel sind verhältnismäßig kleiner als beim Casuar. Bei den Raubvögeln, z. B. *Guiana-Adler,* und bei den Eulen ist die Hinterzehe und ihr Nagel, bei den *Cochinchina-Hühnern* die Mittelzehe und ihr Nagel am meisten entwickelt. Letztere haben außer den vier Zehennägeln noch einen regelrechten Sporen. Sehr selten sind bei Vögeln Plattnägel anstatt Krallennägel, erwähnt seien als Plattnägler die Klasse der *Pelagodroma* (Sturmvögel).

Einige Vögel haben auch Flügelsporen, die von Knochenzapfen getragene Reste von Fingernägeln darstellen. In der 1. Auflage ist die *Anhima cornuta* (Hornwehrvogel) aus den Wäldern von Guiana abgebildet. Von den Reptilien haben die *Krokodilarten* fünf gut ausgebildete Krallen.

HAAKE hat darauf aufmerksam gemacht, daß bei gefangenen Vögeln, insbesondere Kanarienvögeln, die Nägel infolge der mangelnden Abnutzung beim natürlichen Gebrauch über das natürliche Maß hinaus wachsen. Die Rückbildung der hinteren Zehe der Lerchenvögel (Alauda arvensis) ist zurückgebildet, weil sie beim Laufen — die Lerchen sind Vögel, die soweit sie nicht fliegen, viel auf dem Erdboden sich bewegen — überflüssig ist. Ganz ähnlich bildeten sich die Hinterzehen bei anderen Vögeln (Strauß, Emu, Casuar, Flamingo usw.) ganz oder teilweise zurück. Überall aber wo diese Rückbildung nur teilweise erfolgt, kommt es zu einem exzessiven Wachstum der Nägel, weil eben die Abnutzung fehlt. Bei den Halbaffen (Lemuren) besitzt die zweite Zehe statt Plattennagel eine deutliche Kralle. Die Zehe ist zurückgebildet, weil sie beim Greifen (der Fuß ist ein Greiffuß) wenig gebraucht wird. Weitere Beispiele für den Zusammenhang: Nichtgebrauch, Verkümmerung von Zehen, übermäßiges Nagel- (Krallen-) wachstum finden sich auch bei Hunden, Hyänen, Wiederkäuern (Afterzehe besitzt häufig lange Krallen).

Im Tierreich finden sich noch nagelähnliche Gebilde an anderen Körperstellen. EDWARDS sieht in dem Stachel am Hinterende des Schwanzes des *Löwen* einen direkten Nagel. Dies Gebilde, das schon den Scholiasten zum HOMER bekannt war, findet sich auch beim *Puma,* beim *Auerochsen,* beim *Colobus* (Stummelaffe) und *Semnopithecus* (Schlankaffe) und endlich beim *Känguruh.* Nach LEYDIG handelt es sich nicht um ein Horngebilde, sondern um ein Aggregat von Hautpapillen. Der „Stachel" scheint daher eine Art Tastorgan zu bilden. EDWARDS hält auch die die Hörner der Rinder, Hammel und anderer Wiederkäuer an der Wurzel umgebenden Behälter (Etui) und die dachziegelförmigen Schuppen der Schuppentiere für nagelähnliche Gebilde.

2*

Die Entwicklung des Nagels.

Der Nagel entsteht, wie alle Epidermoidalgebilde, aus dem Ektoderm, aus dem auch das Zentralnervensystem sich entwickelt. Aus dem Mesoderm bilden sich die meisten Körpergewebe. Aus dem Entoderm geht das Darmepithel und die von ihm ausgestülpten Zellen derjenigen Drüsen, die in den Darm münden, hervor. Überall da, wo das Mesoderm vom Ektoderm durch die fortschreitende Bildung der pleuroperitonealen Hohlräume abgedrängt wird, bekommt es (ARLOING) den Charakter der Schleimhaut, während es im Kontakt mit dem Ektoderm fester und widerstandsfähiger wird und Papillen bildet. Da, wo beide Keimblätter sich zur Bildung der äußeren Haut vereinigen, bildet das äußere Keimblatt, z. B. bei den Articulaten Chitin, beim Amphioxus lanceolatus große prismatische Zellen, deren Kern in die Tiefe gedrängt ist. Bei den höheren Wirbeltieren bildet das äußere Keimblatt eine Anzahl von Lagen von Epithelzellen, deren tiefste Schichten auch die jüngsten sind. Charakterisiert sind die Zellen durch die Ausscheidung eines eigentümlichen Eiweißstoffes, des *Keratin*. Das Epithel folgt den durch die Papillen gebildeten Vertiefungen, es bildet zahnartige Fortsätze, Stacheln, Haare, Nägel, d. h. die Verteidigungsorgane der Tiere. BLAINVILLE hat vorgeschlagen, die epithelialen Organe mit den dazu gehörenden Muskeln und Drüsen als „Tissu et système phanérophore" zusammenzufassen.

Auf die Entwicklung der Extremitäten und insbesondere der Finger und Fingerglieder kann hier nicht eingegangen werden.

Das früheste Stadium der Nagelentwicklung sah wohl HENSEN bei einem menschlichen Embryo aus der Mitte der siebenten Woche. Die Hand hatte Ähnlichkeit mit der von der Sohle aus betrachteten Vorderextremität eines Carnivoren; die Polster waren bei zehenartiger Kürze und Dicke der Finger stark entwickelt. An Stelle der Nägel fanden sich an Händen und Füßen krallenartige Ansätze aus einem lockeren, nicht vom Mesoderm gestützten Gefüge von Epithelzellen bestehend, die sich sehr leicht abstießen. Die Nägel legen sich unter diesen Auswüchsen, den „Urnägeln", mit kleinen rundlichen Feldern an und scheinen durch echte Epidermisabstoßung vorbereitet zu werden. KÖLLIKER hält es jedoch für zweifelhaft, ob die HENSENschen Urnägel normale Bildungen sind, da bisher nur ZANDER Ähnliches gesehen hat.

ZANDER schließt aus dem Vorkommen der HENSENschen Urnägel, daß die erste Nagelanlage sich mehr auf der ventralen (volaren oder plantaren) Seite der Finger und Zehen befindet, als auf der dorsalen. Über das allmähliche Wandern der Nagelanlage hat ZANDER sehr bemerkenswerte Untersuchungen veröffentlicht.

Bei einem 9—10 Wochen alten Embryo überzieht die Haut in gleichmäßiger Dicke Finger und Zehen. Sie besteht (von innen nach außen begonnen) aus einer einfachen Zell nreihe (Anlage des Stratum Malpighii). Die Zellen sind großkernige, dunklere Kernfärbung annehmende Zylinderepithelien. Darüber wenige Schichten von polygonalen, deutliche Intercellularbrücken zeigende Zellen, die einen kleinen, schwächer tingierbaren Kern zeigen. Die Oberfläche bekleidet eine dünne Hornlage mit deutlichen flachen Kernen. Als erste Nagelanlage ist eine ringsum durch eine Einsenkung der gesamten Epidermis begrenzte Hautpartie anzusehen. Die Lage dieser Nagelanlage ist bei dem Embryo von 9—10 Wochen auf den verschiedenen Fingern und Zehen eine verschiedene. „Während nämlich bei der V. Zehe die eine Einsenkung der Oberhaut fast in der Höhe der Mitte der dorsalen Fläche der Endphalanx (auf dem Medianschnitt), die andere wenig unterhalb der Mitte der ventralen Fläche derselben gelegen ist, rückt bei dem Daumen die dorsale Einsenkung der Cutis bis nahe zu dem proximalen Ende der Endphalanx zurück und die ventrale bis zur volaren Spitze jener vor. Die anderen Finger und Zehen zeigen die vermittelnden Übergänge. Es läßt sich nun auf Sagittalschnitten durch die Mitte des Fingers der Beweis mathematisch geben, daß mit der zunehmenden Entwicklung des Fetus die Nagelanlage mehr und mehr dorsalwärts wandert. Verbindet man (stets auf einem Medianschnitt) die beiden Endpunkte der Nageleinsenkung durch eine Linie, so wird dieselbe mit der Achse der Phalanx einen rechten Winkel bilden, wenn die Nagelanlage auf der Fingerkuppe sitzen würde. Der Winkel wird um so kleiner werden, je mehr die Nagelanlage dorsalwärts wandert. Ist sie ganz dorsal, so sind die Linien parallel der Winkel gleich Null. Dieser mathematische Beweis ist ZANDER völlig gelungen. Je größer der Fetus wird, desto kleiner wird der Winkel, desto mehr liegt die Nagelanlage bzw. der Nagel dorsal. Der Grund für das Wandern ist rechnungsmäßig festzustellen. Es wächst die volare Haut der Finger schneller als die Phalanx und diese wiederum schneller als die dorsale Haut; es muß also allmählich die ventrodorsale Nagelanlage rein dorsal werden. Die Ungleichheit der einzelnen Finger desselben Fetus in bezug auf die Lagerung der Nagelanlage erklärt sich gleichfalls durch die Verschiedenartigkeit der relativen Größe und des relativen Wachstums der Phalangen.

Die Schilderung der allgemeinen Verhältnisse bei der Nagelbildung gebe ich nach der meisterhaften Darstellung KÖLLIKERs. Selbstverständlich ist jede Kritik unterblieben; nur einige unwesentliche Abkürzungen und Weglassungen haben stattgefunden.

Die erste Andeutung der Nagelbildung tritt in der zweiten Hälfte des 3. Monats auf und wird in der 13. bis 14. Woche deutlicher, zu einer Zeit, in der alle Phalangen noch knorplig sind. An der Dorsalseite der III. Phalanx erscheint ein leicht vertieftes Feld, das *primäre Nagelfeld — primärer Nagelgrund* von ZANDER. Proximalwärts und zu beiden Seiten wird das Feld durch einen leichten bogenförmigen Wulst, der ersten Andeutung des *Nagelwalles* und eine längs desselben verlaufende Furche, die hintere *Grenzfurche* begrenzt. Diese Furche ist am proximalen Ende des Nagelfeldes am deutlichsten und verliert sich ganz leicht am distalen Fingerende, während der Nagelwall hier allmählich in einen Wulst, den Nagelsaum, sich erhebt, der ganz vorn als starker Querwulst das Nagelfeld begrenzt. An der distalen Seite dieses Querwulstes oder unter demselben liegt eine Furche, die *vordere Grenzfurche*, in der die volare und dorsale Seite der Phalanx III zusammenstoßen.

An beiden Grenzfurchen, vor allem an der hinteren, dringt die Oberhaut in die Cutis vor und erzeugt am letzteren Ort später das epidermoidale Wurzelblatt des Nagels. Längsschnitte zeigen, daß der Nagelfalz bereits in Gestalt einer engen kurzen Cutisspalte in Anlage begriffen ist, in welche die Oberhaut mit dem dünnen *Wurzelblatte* sich einsenkt. Die Oberhaut der dorsalen Fingerseite ist bis zum Rande des Nagelwalles dünn; vor demselben verdickt sie sich, und von dieser Stelle geht das Wurzelblatt aus. Weiter nach vorn behält die Epidermis noch eine kleine Strecke weit eine größere Dicke, um dann gegen das mittlere Dritteil des Nagelfeldes sich wieder etwas zu verdünnen. Gegen die distale Grenzfurche zu wird die Oberhaut dicker und erreicht am Nagelraum bald eine solche Mächtigkeit, daß sie diejenige des Fingerrückens um das 6—8fache übertrifft. Unterhalb der distalen Grenzfurche, die ziemlich genau am Ende der verlängerten Längsachse der Phalanx III liegt, wird die Oberhaut wieder dünner und verschmächtigt sich gegen die Fingerbeere noch mehr, ohne die Zartheit derjenigen der dorsalen Seite zu erreichen.

Die Oberhaut besteht in der Tiefe aus einer einzigen Lage pflasterförmiger und kurz zylindrischer Zellen, weiter außen, je nach der Dicke der Epidermis aus zwei oder mehr Lagen mehr oder weniger abgeplatteter, polygonaler Elemente, zu äußerst aus einer oder zwei Lagen von Schüppchen. Eine Ausnahme bilden der Nagelraum und die angrenzenden Stellen des Nagelfeldes und die seitliche und vordere Grenzfurche, in denen blasenähnliche, oft mit höckeriger Oberfläche versehene Zellen gebildet werden, die ZANDER für aus tieferen Schichten emporgewanderte, abgestorbene und im Fruchtwasser aufgequollene Epidermiszellen gehalten hat. KÖLLIKER glaubt jedoch, daß es sich bei den Blasenzellen um abgestorbene umgewandelte *oberflächliche* polygonale Zellen handelt.

Die erste Bildung des Nagels fällt in das Ende des III. und den Anfang des IV. Fetalmonats und beginnt mit der Entwicklung einer einfachen Schicht

eigentümlicher Zellen unterhalb der Hornschicht des Nagelfeldes (Abb. 5).
Diese Zellen treten fast in der ganzen Länge des Feldes gleichzeitig auf; nur
eine kleine Zone unmittelbar vor der proximalen Grenzfurche und den vorderen
Rand des Nagelfeldes bleibt frei. Diese Zellen entwickeln sich aus den obersten
Elementen der MALPIGHIschen Lage des Nagelfeldes, in dem eigentümliche
Körner entstehen, die wie Eleidin eine große Verwandtschaft zu Farbstoffen
haben und nach ZANDER in Säurefuchsin sich schön rot färben. Im hinteren
Teil des Nagelfeldes sind diese Körnerzellen, die hier gröbere Körner enthalten,
von einem 2—3schichtigen Stratum corneum bedeckt, welches die unmittelbare
Fortsetzung desjenigen der dorsalen Seite des Nagelfalzes ist. Gegen den Nagelsaum zu findet sich noch eine Strecke weit eine Hornschicht über den hier feiner
gekörnten Zellen; am Nagelsaume dagegen wird dieselbe durch die oben erwähnte
Verdickung mit den oberflächlich gelegenen Blasenzellen vertreten, unter
welcher auch noch Körnerzellen in verschiedener Entwicklung vorkommen.
Die Körner sind rundlich, oder länglich rund, meist intracellulär; andere dagegen
stabförmig, oder verlaufen fadenähnlich durch die Zellen oder liegen der Zellen-
wand an. Die Körner sind in Acid. aet. glac. und Ammoniak unlöslich, werden
durch Hämatoxylin gefärbt, haben aber mikrochemisch Ähnlichkeit mit Eleidin.

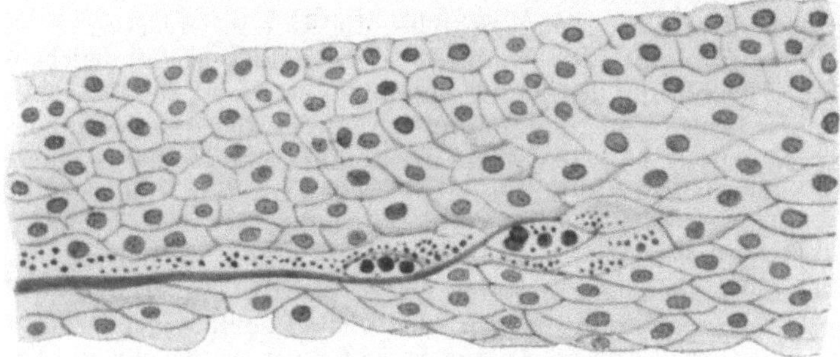

Abb. 5. Erste Anlage des Nagels. (Nach v. BRUNN.)

Aus der Körnerzellenanlage entwickelt sich der Nagel, der sich immer
weiter gegen die hintere Grenzfurche ausdehnt, endlich auch in das Wurzelblatt eindringt, was dadurch geschieht, daß immer neue Retezellen des Nagelfeldes Körner produzieren.

Im Anfang des IV. Monats ist die Nagelanlage eine in der Mitte des Nagelfeldes dickere, nach allen Seiten sich verschmälernde Platte, deren Zusammenhang aus schief gestellten Blättern deutlich erkennbar ist. Mikrochemisch
ist der Nagel durch Gelbfärbung mit Pikrocarmin, durch Rotfärbung mit
Säurefuchsin nachweisbar, während die die Nägel überziehende Hornschicht,
das Nageloberhäutchen = Eponychium von UNNA bei entsprechender Tinktion
carminrot, resp. ganz hellrot wird.

Am unteren und hinteren Rande des Nagels bleiben die Körnerzellen noch
lange erkennbar. Zugleich entwickelt sich an der unteren Fläche der Nagelwurzel eine dickere Lage der MALPIGHIschen Schicht mit größeren Elementen
in ihren oberflächlichen Teilen, in welchen die spätere Nagelmatrix nicht zu
verkennen ist. Anfänglich vor dem Nagelfalz gelegen rückt die Matrix gleichzeitig mit der Nagelwurzel in den Bereich des Falzes und ist schon am Ende
des V. Monats ganz in demselben oder im Wurzelblatt gelegen.

Das Wurzelblatt, anfangs nur aus einer Lage kurz zylindrischer Zellen
und einer einfachen Schicht abgeplatteter kernhaltiger Zellen bestehend, wird
länger und dicker, durch die Entwicklung von immer mehr Schichten abge-

platteter kernhaltiger Zellen in seinem Innern. Rückt nun die Nagelbildung vom Nagelfelde aus in das Wurzelblatt hinein, so entwickeln die mittelsten Zellen des Wurzelblattes Körner und wandeln sich in Nagelsubstanz um.

Derselbe Vorgang findet an der unteren Seite der Nagelwurzel im Bereich der Matrix statt, bis nach völliger Ausbildung des Wurzelblattes die Produktion am Wurzelrande nicht mehr der Vergrößerung, d. h. Verlängerung der Wurzel, sondern dem Längenwachstum des Nagels gilt.

Durch die Auflösung der Körner erhalten die Zellen dickere Wandungen und platten sich ab. Indem dieser Vorgang an der dem Nagel zugewendeten Seite der Körnerzellen beginnt und von da gegen die andere Seite fortschreitet, entstehen die Zacken, mit denen die Nagelsubstanz in die Körneranlage eingreift, welche alle nach vorn und abwärts gerichtet sind, wie die späteren Nagelblätter, deren Schichtung schon in derjenigen der Zellen der Nagelmatrix und der Körnerzellen angedeutet ist.

Die ersten Nagelplättchen entstehen in der proximalen Hälfte des Nagelfeldes etwa vor dem Nagelfalz in einer Gegend, wo die Epidermis des Nagelfeldes eine Verdickung als erste Anlage der Nagelmatrix besitzt. Die Nagelbildung rückt nach vorn vor, wo die Körnerzellen selbst noch im Nagelsaum Nagelplättchen zu liefern scheinen, und zweitens nach hinten. Hier im Bereich der Nagelmatrix ist die Bildung von Nagelplättchen eine beständige. Der Nagel verdickt sich dadurch rasch und verlängert sich durch Ansatz von der Wurzel her.

Sowie die Nagelmatrix und die Nagelwurzel in den Nagelfalz eintritt, liefert das denselben ausfüllende Wurzelblatt an seiner oberen Seite auch ein Stratum corneum, das mit dem Eponychium verschmilzt. Gegen das Ende der Fetalperiode geht das Eponychium im distalen Teile des Nagels verloren und erhält sich nur dicht am Eingang des Nagelfalzes mit beiden dasselbe zusammensetzenden Schichten.

Von der Zeit an, wo die Nagelwurzel und die Nagelmatrix hinten im Falz angelegt sind, beginnt das Längenwachstum des Nagels. Hierbei wird der vorderste dünnste Teil der Nagelanlage durch Abblättern eines Teils des Nagelsaumes frei, während der andere Teil desselben unter den Nagelrand zu liegen kommt und dieselbe. Stelle einnimmt, wie das Sohlenhorn der Tiere (Boas).

Bei dem dreiwöchentlichen Kinde sind die Epithelzapfen des Nagelbettes stärker geworden; am Grunde des Nagels haben sich 3—4 Papillen stärker entwickelt. Der jetzt gebildete Nagel ist stärker, als der des angeborenen, ist aber immer noch am freien Rande dünner als am Ausgang des Falzes. Die Decke des Falzes ist von dem erstarkenden Nagel etwas aufgerichtet worden. Ein Rest des Eponychium bleibt als eine vordere wulstige Lippe der Falzdecke bestehen. Die vordere Rinne des Fetallebens ist noch immer erkennbar.

Beim dreijährigen Kinde gleichen die Verhältnisse denen des Erwachsenen.

Kölliker gibt sehr genaue Schilderungen der Entwicklung der Nagelanlage in den einzelnen Monaten an den einzelnen Fingern und Zehen. Da auch bei den einzelnen untersuchten gleichalterigen Feten die Verhältnisse nicht immer die gleichen waren, so ergibt sich beinahe die Unmöglichkeit, Köllikers Ausführungen im Auszuge wieder zu geben[1]). Es scheint daher angebrachter, die Entwicklungsstadien der Nägel in den einzelnen Monaten des Fetallebens nach der kürzeren Darstellung Unnas zu schildern. Etwaige Wiederholungen lassen sich nicht vermeiden. Widersprüche zwischen beiden Autoren müssen zukünftige Originalarbeiten lösen.

---

[1]) Die Originalabhandlung umfaßt etwa 15 Druckseiten und ist nur bei Wiedergabe vieler Abbildungen verständlich.

Die kleinen Finger und Zehen zwei- bis dreimonatlicher Embryonen haben keine hinteren und seitlichen Nagelfalze, keinen freien Nagelrand. Der Eindruck einer Nagelplatte wird dadurch erweckt, daß die Oberfläche der letzten Finger- und Zehenglieder glatter und glänzender als die übrige Haut ist, und ohne einen deutlichen Wall zu bilden, der Unterlage straffer angewachsen ist. Die Zehenoberhaut besteht aus mehrschichtigem Epithel, welches zu unterst aus Zylinderzellen, dann aus 2—3 Stachelzellenreihen und zu oberst aus einigen Hornzellenlagen besteht. Die vordere und hintere Grenze des späteren Nagels wird nach vorn durch eine an der Fingerkuppe entlang laufende Rinne, nach hinten durch eine schräg nach innen und hinten eindringende Epitheleinsenkung gebildet. Diese Hautpartie ist durch festes Bindegewebe mit der knorpligen Endphalanx dicht verbunden. Sie besitzt ein kubisches Epithel (kein zylindrisches), eine schwächere Stachelschicht und eine dicke lamellöse Hornschicht. Letztere zieht vom Rücken des zweiten Gliedes über das Nagelglied und inseriert sich an der Fingerkuppe. Diese Hornschicht ist das *Eponychium*, das Nageloberhäutchen.

Bei einem $4^{1}/_{2}$ monatlichen Embryo ist die Finger- und Zehenbeere mehr entwickelt, wodurch das ganze Fingerglied an Umfang zugenommen hat. Vor der Rinne und hinter der Epitheleinsenkung bilden sich Papillen; es differenzieren sich also hinterer Nagelwall (bis zur Epithel-Einsenkung), Nagelbett (bis zur Rinne), Finger- oder Zehenbeere. Unter dem festen Eponychium entsteht die erste Ausdehnung des definitiven Nagels als eine kleine, auf dem Längsschnitt linsenförmige Anhäufung klarer und großer Stachelzellen am Ausgange der hinteren Epitheleinsenkung (Anlage des Nagelfalzes).

Beim sechsmonatlichen Embryo sind die klaren größeren, die späteren nagelbildenden, Zellen nach hinten in den Nagelfalz weiter eingedrungen und haben sich nach vorn unter dem Eponychium weiter vorgeschoben, wobei sie von vorn nach hinten verhornen, was man aus der Gelbfärbung bei Pikrocarminfärbung erkennt. In der Zeit hat Nagelwall und Nagelbett ein kubisches Epithel. Die Nagelzellen schieben sich auf der Stachelschicht unter der Hornschicht weiter nach vorn. Nagelwall und Zehenbeere enthalten reichlich Papillen und Knäueldrüsen. Dem vergrößerten Wachstum dieser Teile gegenüber bleibt die Nagelgegend auffallend zurück. Der Nagelfalz, obgleich um das doppelte vergrößert, reicht nicht mehr bis zu den Kondylen der Phalanx nach hinten und die obere Epithelrinne nicht mehr auf die Zehenkuppe nach vorn, sondern ist bei dem stetigen Wachstum der Phalanx auf den Rücken derselben verschoben, da sie mit dem Nagelwall immer noch durch das Eponychium zusammengehalten wird. Zu dieser Zeit entwickelt sich auch das Gefäßsystem mehr. Die beiden seitlichen Digitalarterien geben, genau der Epithelleiste und vorderen Rinne entsprechend, auf der Rückseite des Nagelgliedes zwei quere anastomosierende Gefäßbögen ab. Von diesen aus wird das Nagelbett mit sehr feinen arteriellen Capillaren versorgt, die in breite venöse übergehen. Die Fibrillenbündel, welche das Nagelbett bilden, gehen vom Periost der Unterseite der Endphalanx aus, strahlen am Kopf der Phalanx in Form eines breiten Fächers gegen die Zehenkuppe und nach oben und hinten gegen das ganze Nagelbett aus. An der Zehenkuppe wird diese Faserung schräg von Fasern gekreuzt, welche von der vorderen Nagelgegend herkommen, wodurch hier sehr weite Maschen entstehen, in welche Fettläppchen eingelagert sind. Am hinteren Teil des Nagelbettes biegen die letzten Ausläufer des Fächers wieder gegen das Periost der Oberseite der Phalanx um, wodurch hier gegen den Nagelfalz das Bindegewebe wieder etwas lockerer ist. Der Nagelfalz wird von Faserbündeln umsäumt, welche auf dem Längsschnitt quer getroffen, den hufeisenförmig gekrümmten Falz quer zur Fingerachse begleiten. Diese Anordnung der Cutisbündel macht begreiflich: einmal, daß der vordere Teil des Nagelbettes straff mit dem vorderen abgeplatteten Teile der Phalanx vereinigt ist, während der hintere Teil und noch mehr der Falz eine weichere nachgiebige Unterlage besitzen und daß die späteren Epitheleinsenkungen, sämtlich dem Verlauf des Bindegewebes folgend, mit der Spitze nach vorn gerichtet sind.

Bei einem achtmonatlichen Embryo liegt das Eponychium vor dem hinteren Teil des eigentlichen Nagels als ein breites vorderes Hornplättchen auf. Der vordere Teil der Zehenkuppe hat einen mächtigen Wulst von Hornschicht erzeugt, auf dem der unter dem Eponychium frei gewordene Nagel in ganz dünner Lage hinaufzieht. Mit Pikrocarmin färbt sich der ganze Nagel, auch seine vordere Verdünnung, gelb, während seine Unterlage rot mit einer bräunlichen Übergangszone an der unteren Fläche des Falzes wird.

Bei dem Nagel des Neugeborenen ist in der Haut zwischen Stachelschicht und Hornschicht die Körnerschicht aufgetreten, und zwar überall nur bis zur Grenze des Nagels. Vom Fingerrücken schlägt sie sich um den Nagelwall herum bis in die hinterste Ecke des Nagelfalzes, wo sie endet. Ebenso geht sie von vorn so weit unter den Nagel herunter, als dieser sich frei von der Haut abhebt. Auf dem vom Druck des Eponychium befreiten Nagelbett entsteht eine Epithelproliferation, durch welche zahlreiche Zapfen in der Richtung nach der Zehenbeere fortgeschoben werden. Makroskopisch reißt der vordere quere Hornwulst in den Mittelschichten ein und blättert auf das normale Niveau ab. Dadurch steht jetzt der über denselben hinweggekrochene dünne Nagel frei in die Höhe als jener papierdünne, zerknitterte Rand, der meist in den ersten Tagen nach der Geburt entfernt wird.

Zu etwas abweichenden Ergebnissen kommt in seinen sorgfältigen Arbeiten OKAMURA: 1. Das begrenzte *Nagelfeld* tritt schon bei Embryonen von 4,5 cm Rumpflänge auf. 2. Das *Eponychium* der Autoren ist nicht identisch mit dem WECLKERSchen Epitrichium, sondern entspricht der Hornschicht des Nagelbettes. Das darüber liegende Stratum entspricht dem Epitrichium, dasselbe wurde aber von den älteren Autoren nicht beobachtet. 3. Auf dem Nagelbett entsteht frühzeitig eine Hornschicht, welche in den späteren Stadien der Entwicklung, nachdem sich bereits die ersten Lamellen gebildet haben, eine Zeitlang besteht, um dann später abgestoßen zu werden. Diese Hornschicht ist als eine phylogenetische Vorstufe des Nagels, als ein primärer Nagel aufzufassen, der dem Eponychium der Autoren entspricht. 4. Im Gegensatz zu ZANDER und KÖLLIKER bewies OKAMURA, daß das *Keratohyalin* resp. die keratohyalinhaltigen Zellen mit der Nagelbildung nichts zu tun haben. 5. Die ersten Nagellamellen treten erst bei einem Embryo von 12 cm Rumpflänge auf; die erste Nagelbildung erfolgt demnach im V. Fetalmonat [ebenso CURTIS, dessen 3. Periode der Nagelbildung („l'ongle definitif") vom 5.—9. Monat sich erstreckt]. Die Ursachen der Kontroversen besteht darin, daß die älteren Autoren die erste Stelle der Nagelbildung nicht richtig erkannt haben. Beim Erwachsenen findet sich mehr oder weniger in den (hinteren?) Falz sich hinein erstreckend eine Zellgruppe, deren eigentümlicher Inhalt durch die Nagelplatte durchschimmert = Matrix. Dasselbe Verhältnis besteht beim Embryo. Die Umwandlung der Zellen zu Nagelzellen geschieht durch Ausscheidung von Körnchen, die sich schon durch die Form von den Keratohyalinkörnchen unterscheiden. Diese Nagelkörner quellen in Alkalien stark (in Säuren nicht), widerstehen der Verdauung. Es sind *wahre Keratingranula.*

CONGDON hat Messungen der durchschnittlichen Verhältnisse der Länge zur Breite des II. und IV. 1. Fingernagels c h i n e s i s c h e r F e t e n vom 5.—10. Monat vorgenommen. Er gibt folgende Tabelle:

Monat:	5.	6.	7.	8.	9. I. Hälfte	9. II. Hälfte	10. I. Hälfte
Durchschnittsverhältnis:	0,67	0,99	1,27	1,37	1,35	1,46	1,47

Die aus 139 Fällen festgestellten Mittelwerte sind aus ziemlich stark schwankenden Einzelwerten berechnet. (FORTUYN: Catalogue on human embryological Collection of the University of Peking. Chin. Medical. Journal, February 1927.)

Eine mehr physiologische als anatomische Beobachtung über die Farbenveränderung der Nagelgefäße bei Beginn der Atmung nach der Geburt macht ANCEL. Während vor der Abnabelung „schwärzliches" Blut die Nagelarterien durchfließt, beginnt mit der Atmung die Färbung heller zu werden.

Physiologie.

Die Physiologie der Nägel ist in den letzten 30 Jahren wenig gefördert;
sie ist auch heute noch nicht abgeschlossen. Der vorhandene Wissensstoff ist
willkürlich in einzelne Kapitel geteilt.

Verhornungs- bzw. Vernagelungsprozeß.

Morphologisches. Verhornung.

Zweifellos gehören die Nägel zu den Horngebilden. Die Beziehung der
Nägel zu den Haaren drückt J. HUTCHINSON treffend durch den Satz aus:
„It is convenient to think of a nail as a gigantic flattened hair".

Es ist zweckmäßig, eine Übersicht über den Stand unseres Wissens von
der Verhornung zu geben. UNNA definiert die Hornzellen als Oberhautzellen
(Zellen des äußeren Keimblattes), welche ein hartes, trockenes mehr oder weniger
transparentes Gewebe darstellen und sich durch Verdauungsfermente nicht
auflösen lassen. Die Hornzelle entsteht aus ursprünglich kernhaltigen, voll-
saftigen Zellen, die Wasser verlieren und schrumpfen, während das Proto-
plasmaeiweiß in Keratin übergeht (J. MUNK). Das Keratin ist ein Albuminoid.
UNNA unterscheidet 3 histologische Theorien der Verhornung, je nachdem das
Innere der Zelle, der Mantel der Zelle oder beide Teile als verhornt angesehen werden.

ZABLUDOWSKY glaubte fertiges Keratin im Innern der verhornenden Zellen
des Vogelschnabels gefunden zu haben; wahrscheinlich handelt es sich um
Keratohyalin, das ZANDER für Keratin hielt. Da aber das Keratohyalin verdaulich ist, kann es als Hornsubstanz gar nicht angesehen werden. WALDEYER
nimmt an, daß das Keratin aus einer Verbindung des Keratohyalins mit dem
Rest des Zellprotoplasmas hervorgehe.

REINEKE bezeichnet eine durch basische Anilinfarben nach bestimmter
Methode färbbare Substanz als Prokeratin. Nach REINEKES Anschauung
ist z. B. der Nagel nicht völlig verhornt, weil die Färbung nur in bestimmten
Zonen der Nagelzellen auftritt. Die Resultate der Verdauungsversuche haben
nun klar gezeigt, daß die Hornproduktion ausschließlich an den Zellmantel
gebunden ist. Bei Bildung eines Prokeratins müßten die einzelnen Zellen je
mehr sie sich von der Matrix entfernen, desto größere Mengen Keratin zeigen,
da sich ja die Hornsubstanz auf Kosten des Zellinhaltes vermehren müßte.
UNNA endlich will den Verhornungsprozeß ganz auf den Zellenmantel beschränkt
wissen. CAJAL nimmt an, daß zwar der Zellmantel der Hauptsitz der Verhornung sei; daß aber von ihnen aus sich in Form eines mehr oder minder stark
verhornten Netzes Fortsetzungen in das Innere der Zelle und selbst in den
Kern erstrecken.

APOLANT will gleichfalls die Verhornung an ein im Innern der Zellen vor-
handenes Fibrillennetz gebunden sehen. Er nimmt an, daß die Verhornung
und Keratohyalinbildung graduell in einem reziproken Verhältnis zueinander
stehen. Es kann aber auch exzessive Keratohyalinbildung ohne gleichzeitige
Verhornungserscheinungen, exzessive Keratinbildung ohne nachweisbare Kerato-
hyalinkörnerbildung einhergehen. Keratohyalinbildung ist weder die Ursache
noch die Folge der Verhornung, beide Prozesse laufen nebeneinander. Eine
gemeinsame Eigenschaft ist darin zu erblicken, daß die als Folge allmählicher
Entfernung von der ernährenden Matrix eintretenden Nutritionsstörungen
bei der *Fibrillensubstanz* der Zellen zur *Verhornung*, bei der *Interfibrillensubstanz*
zur *Keratohyalinbildung* führen.

Onychinisierung.

APOLANT hat gestützt auf umfangreiche Untersuchungen an der embryonalen Schweinsklaue die Frage der Onychinisierung eigenartig beantwortet.

RANVIER bezeichnete als onychogene Substanz die Körnelung, die in den oberen Schichten der Nagelmatrix liegt und bei Färbung mit Pikrocarmin braun tingiert wird. HENLE trat für die Realität des Onychins ein, WALDEYER verhielt sich zurückhaltend, UNNA leugnete sie und sah die Körner als Ausdruck der außerordentlich feinen Stacheln des Stratum mucosum der Matrix an. v. BRUNN faßte die Körner als querdurchschnittene Fibrillen auf. APOLANT bestätigt das Vorhandensein dieser Fibrillen durch verschiedene Tingierungsmethoden (VAN GIESON, KROMAYER) und wies durch die Verdauungsmethode die Verhornung dieser Fibrillen nach. Er hält das Onychin nicht für eine reelle Substanz, sondern für den optischen Ausdruck einer deutlicher hervortretenden Zellfibrillierung. Er glaubt den Widerspruch gelöst, daß das großkörnige Keratohyalin geringe, das feinkörnige Onychin starke Hornmassen liefert. APOLANT kommt zu dem Schluß, daß die Verhornung ausschließlich an die Zellfasern gebunden ist, daß sie in dieser Faser stets einen diffusen Prozeß darstellt, der niemals in Form von Körnchen auftreten kann. Diese Definition steht im Einklang mit den geringen chemischen Differenzen zwischen Eiweiß und Horn und Nagelsubstanz. Der Verhornungsprozeß in der Oberhaut und im Nagel ist derselbe. Der Unterschied liegt nur darin, daß die Fibrillen in den Zellen der Nagelmatrix ungeheuer viel dichter liegen und in sehr viel größere Anzahl vorhanden rind.

Die feineren chemisch-anatomischen Vorgänge bei der Verhornung.

UNNA und GOLODETZ zeigten, daß die Chemie des Keratins nur festzustellen ist, wenn man letzteres völlig von den Stoffen, mit denen es gemeinsam vorkommt, trennt. Die Oberhautepithelien bestehen aus einer längsovalen Hornhülle, in deren Innern Reste von Protoplasma und Zellkernen vorkommen, Nach Anschneiden der Zellen durch den Mikrotomschnitt kann in der Celloidineinbettung eine Verdauung erfolgen. Bei Nagelquerschnitten dagegen bleibt der Zellinhalt bei Verdauung in Salzsäurepepsinlösung unangegriffen. Will man die Eiweißkörper in den Nagelzellen wirklich verdauen, so muß man eine Vorbehandlung mit 40—60 % Kalilauge oder 5—50 % Chromsäure vorhergehen lassen.

Nach FASAL spielt sich der Verhornungsvorgang in folgender Weise ab.

Bei der Verhornung entstehen aus den gewöhnlichen löslichen Eiweißkörpern, die durch Pepsin, Trypsin und andere eiweißspaltende Fermente verdaut werden können, Eiweißkörper, die unlöslich und der Verdauung nicht zugänglich sind. Diese verhornten Gebilde. Keratine, sind für peptische und tryptische Enzyme nicht angreifbar; sie sind untereinander verschieden. Die meisten zeichnen sich durch hohen Schwefelgehalt aus, da die Cystingruppen in ihnen angereichert sind.

UNNA und GOLODETZ haben die Anreicherung der Keratine mit Tyrosin gezeigt. Die Glutaminsäure ist auch am Aufbau der Keratine stärker als an dem der Albumine beteiligt. Über eine aromatische Gruppe, insbesondere über das Tryptophan (Indolyl und Aminopropionsäure) hat FASEL Grundlegendes festgestellt. Die chemische Reinherstellung des *Tryptophans* muß im Original nachgesehen werden: Wichtig ist, daß bei der Untersuchung der Nägel auf diese Substanz letztere ihre Form im Gegensatz zur Haut (also trotz Verdauung und chemischer Behandlung) bewahren. Der quantitative Nachweis beruht auf einer Farbenreaktion. Tryptophan gibt mit Glyoxylsäure und konzentrierter Schwefelsäure eine intensive Färbung nach rotviolett. Es wurden Vergleichslösungen hergestellt: Rinderhorn ergibt ein Titer von 0,17 %, Haare zeigen kaum eine, die Nägel dagegen schwache *Tryptophan*reaktion. Die Oberhaut scheint halb soviel Tryptophan zu enthalten als das Casein, d. h. etwa 0,26 %.

UNNA und GOLODETZ wiesen die spezifische Färbbarkeit der Hornzellen (dunkelrot) mit MILLONschem Reagens als charakteristisches Merkmal neben der Unverdaulichkeit nach.

Nach UNNA besteht die menschliche Hornschicht der Fußsohle und das Ochsenhorn aus Keratin A, Keratin B und löslichen noch nicht näher gekennzeichneten Eiweißstoffen. Keratin A entspricht der Hülle der Hornzellen und bildet den widerstandsfähigsten Teil der Zellen. Chemisch besteht er aus C 53 %, H 7 %, S. 1,25 %, N 14 %, Asche 0,6 %. Keratin B sowie lösliche Eiweißstoffe bilden den Inhalt der Zelle. Keratin B besteht aus C 48 %, H 6,5 %, S. 2,2 %, N 15,6 %, Asche 0,5 %. Die menschliche Hornschicht besteht aus

13% Keratin A, 10% Keratin B. Der Rest sind lösliche Eiweißstoffe. Ochsenhorn besteht aus Keratin A 6%, Keratin B 30% und dem Rest löslicher Eiweißstoffe. Das Resultat dieser neuesten Arbeit ist die Feststellung des relativ *geringen Schwefelgehaltes* des Hornes. Die Befunde schwächen die Allgemeingültigkeit früherer Analysen ab. Das Keratin ist zwar reicher an Schwefel als das Eiweiß, es enthält aber lange nicht soviel Schwefel wie das aus der Schalenhaut des Hühnereiweißes hergestellte Keratin.

Es seien einige Analysen über Eiweiß und Hornsubstanzen angeführt:

	Eiweißstoffe (HOPPE-SEYLER)	Keratin (HOPPE-SEYLER)	Keratin (MERK)	Keratin (UNNA) Hühnereischalenhaut
C =	50—55%	50,3—52,5%	50,9—54,9%	49,78%
H =	6,9—7,3%	6,4—7,0%	6,4—6,94%	6,64%
N =	15—18%	16,2—17,7%	16,8—17,5%	16,43%
O =	21,3—23,5%	20,7—25,0%	19,6—21,9%	22,30%
S =	0,3—2%	0,7 —5%	2,54—5,34%	4,28%

Das Horn unterscheidet sich von Eiweiß nicht nur durch den erhöhten Schwefelgehalt, sondern auch dadurch, daß es bei der Zersetzung mehr Tyrosin an Stelle von Leucin, als Eiweiß gibt. Im Keratin scheint demnach eine Abspaltung oder Aufnahme von Phenol stattgefunden zu haben (Tyrosin ist eine Oxyphenylamidsäure). Jedenfalls unterscheidet sich das Keratin von dem Protoplasma der Matrixzellen, d. h. des Rete Malpighi chemisch noch anders als durch die Wasserabgabe. UNNA kommt zu dem Resultate, daß das Protoplasma der Oberhautzellen sich unter sukzessiver Aufnahme von Phenolschwefelsäure und Schwefel in die Zellperipherie aus den Körpersäften in Horn umwandelt.

Zusammenfassung über den Bau und den Chemismus der Nagelzellen.

UNNA und SCHUMACHER fassen kurz das Wissen über die Nagelzellen folgendermaßen zusammen:

„Die Nagelzellen unterscheiden sich von den Oberhautzellen bedeutend, indem bei ihnen auch der ganze Inhalt der Zellen, wenn auch in abweichender Art verhornt. Bringt man feine senkrecht zur größten Zellachse geschnittene, mithin angeschnittene Nagelzellen in Pepsinsäuresalz, so wird nichts von ihnen verdaut. Sehr stark oxydierende Säuren jedoch (Chromsäure und rauchende Salpetersäure) lösen den Zellinhalt in ähnlicher Weise auf, wie Pepsinsalzsäure mit dem Zellinhalt vorher Xanthoproteinreaktion gibt. Es hinterbleibt auch hier ein feines Hornnetz, das den Hüllen der Nagelzellen entspricht und aus dem äußerst widerstandsfähigen Keratin A der Nagelzellen besteht. Den Nagelzelleninhalt muß man, da er für Pepsinsalzsäure unverdaulich ist, als verhornt bezeichnen. Diese Substanz ist in schwachen Säuren unlöslich, aber in Alkalien, auch in Ammoniak und in Chromsäure und rauchender Salpetersäure löslich und hat auch bei den Nagelzellen dann deren Keratin B erhalten. Während Keratin A bei der Verhornung aus den unverhornten Membranen der Stachelzellen entsteht, entwickelt sich Keratin B aus dem Spongioplasma ihres Zellinnern. Die verhornte Oberhautzelle enthält nur wenig Keratin B, die Nagelzelle viel."

Die chemische Zusammensetzung des Nagels.

Das Gebiet der normalen und pathologischen Chemie der Nägel ist leider bisher wenig bearbeitet, so daß unsere Kenntnisse nicht sehr weit über das hinausgehen, was MATECKI bereits 1837 berichtete.

Nach MATECKI sind die Nägel der Fäulnis gegenüber ziemlich widerstandsfähig.

Bei 100° Temperatur werden sie ohne sonstige wesentliche Veränderung erweicht. Beim Verbrennen entwickeln sie den spezifischen Horngeruch; als Rückstand bleibt etwas schlecht riechendes Öl, eine geringe Menge Wasser, eine Spur Ammoniumcarbonat und metallisch glänzende Kohle. Bei fortgesetzter Destillation bleibt von den Nägeln nur phosphorsaurer Kalk und phosphorsaures Natrium übrig. Wasser erweicht die Nägel; Alkohol und Äther extrahieren Öl und Margarinsäure. Konzentrierte Schwefelsäure erweicht die Nägel, Salpetersäure löst schließlich die Nägel zu einer explosiblen Masse auf. Kocht man die Nägel mit Alkohol und übergießt mit konzentrierter Salzsäure, so entsteht eine violette bis blaue, beim Übergießen mit Salpetersäure eine hyacinthenähnliche (?), beim Übergießen mit Ammoniak eine orange Färbung. Kaustische Alkalien — nicht Ammoniak — lösen die Nägel auf. Durch Auslaugen mit Kali causticum nehmen die Nägel einen unangenehmen Geruch an und wandeln sich in eine leimartige Masse um.

Nach MOLESCHOTT löst Ammoniak die sehr spärliche Kittsubstanz der Nagelzellen in 24 Stunden auf. Die Zellen bilden unregelmäßige Polyeder und schließen einen runden Kern ein.

Kupferoxyd in Ammoniak läßt die Schüppchen des Nagels in $1^1/_2$ Stunden zu Polyedern, in 2—3 Stunden zu elliptischen Blasen aufquellen. Die Lösung greift die Kerne rasch an. Am besten erhält man gesonderte Nagelzellen mit deutlichen Kernen durch 3—5 stündige Einwirkung einer 27 %igen Kalilauge.

Es mögen einige ältere Analysen folgen:

Wassergehalt: Nach MOLESCHOTT besitzen die Nägel 13,74 % Wassergehalt; im Sommer ist der Gehalt konstant 30 % höher als im Winter.

Calciumphosphat: HAMMARSTEN fand größere Mengen von Calciumphosphat in den Nägeln.

Mineralbestandteile sind etwa zu 1 % Carbonate, Phosphate, Calciumverbindungen sind etwas mehr als in der Haut vorhanden. Der schwankende Calciumgehalt soll mit den wechselnden Mengen von Intercellularsubstanz (?) nach MULDER zusammenhängen.

Aschengehalt: Nach SCHLOSSBERGER 1 %; die entsprechenden Zahlen für andere Horngebilde lauten: Schildpatt 0,3 %, Horn 0,7 %, Fischbein 1,1 %, Federfahnen 1,8 %, Wolle 2 %.

Cystin: BUCHALA berechnete Cystin auf Trockensubstanz 5,15 %; dagegen in den Haaren 12,98 bis 19,53 %, in Rinderklauen 5,37 %, in Schweineklauen 2,17 %.

Fett: Nach LIEBREICHs Untersuchungen enthalten die Nägel Cholesterin und Cholesterinäther. Er konnte aus den 25 Jahre lang gesammelten Nagelschnitzeln (vgl. Abb. 6) eines Herrn, der seine Nägel stets sorgfältig gepflegt und von Verunreinigungen frei gehalten hatte cholesterinfreies Cholesterinwachs in fester Substanz gewinnen. Ermöglicht wurde der Nachweis durch die von SPIEGEL gefundene Trennung von Cholesterin und Cholesterinäthern durch Propylalkohol. Aus dem Gehalt der Nagelzellen an fettigen Substanzen geht übrigens die intracelluläre Produktion des Fettes hervor, da ja Drüsen nicht in Frage kommen können.

UNNA fand in den Nägeln weder Isocholesterin noch Oxycholesterin, dagegen stets freies Cholesterin in verschiedenen Mengen, jedoch kein reines Wollfett (Lanolin).

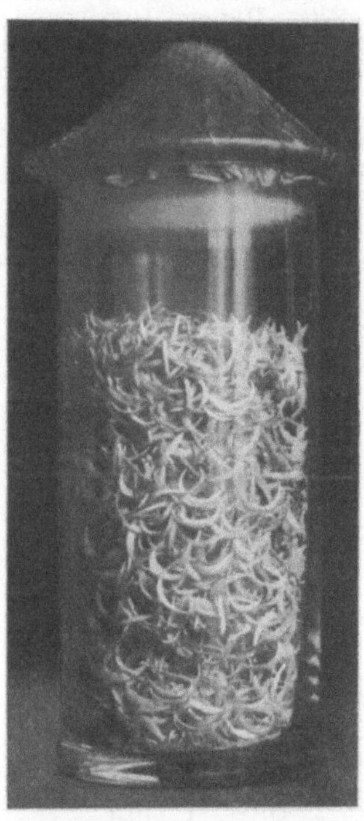

Abb. 6. 25 Jahre lang gesammelte Nagelabschnitte des Herrn K. (Anatom. Sammlung Berlin.)

Keratin: HAMMARSTEN betont das Vorkommen reichlicher Mengen von Keratin in den Nägeln. Leider fehlen exakte Angaben über Menge und Art des Keratins.

Es seien drei Elementaranalysen aus älterer Zeit zusammengestellt:

	MULDER SCHEIK	HOPPE-SEYLER	SCHERER
C	51 %	50,3—52,5 %	51,09 %
H	6,94 „	6,4— 7,0 „	6,82 „
N	17,51 „	16,2—17,7 „	16,90 „
O	21,75 „	20,7—25,0 „	—
S	2,8 „	0,7— 5,0 „	—

Auffallend ist der relativ geringe Schwefelgehalt des Nagels 2,8 % nach MULDER. Das Schildpatt enthält noch weniger Schwefel (2,22 %), Haare

enthalten 5%, Kuhhorn 3,42%, Pferdehufe 4,23%, Fischbein 3,60%
Schwefel.

Eine den modernen Anforderungen entsprechende Analyse verdanken wir
HEDWIG LANGECKER.

Die mit der Schere möglichst zerkleinerten Nägel werden bei 110° getrocknet und
der Wassergehalt bestimmt, sodann 5 mal mit Äther extrahiert. Der letzte Äther gab beim
Verdunsten keinen Rückstand mehr. Aus Materialmangel erfolgt die Fettextraktion nicht
quantitativ. Nach der Ätherkontraktion Trocknung. Stickstoff nach KJELDAHL bestimmt. Zur Schwefelbestimmung blieb die eingewogene Substanz mit 30 Tropfen konzentrierter Schwefelsäure 12 Stunden stehen; im bedeckten Tiegel $1/_2$ Stunde erwärmt,
1 Stunde der Säureüberschuß vertrieben, mit 5 Tropfen einer 30%igen Natronlauge abgestumpft, mit 4 g Soda und 0,5 g Natriumnitrat vermischt, 2 Stunden im Wasserbade
erwärmt, 1 Stunde im Trockenschrank getrocknet und unter allmählich gesteigerter Temperatur $1^1/_2$ Stunden bis zum Schmelzen erwärmt. Der Tiegel wurde nachgewaschen und
mit dem Waschwasser das Filter ausgewaschen. Das Filtrat wurde mit Bariumsulfat
gefällt. HEDWIG LANGECKER hat die Resultate ihrer Untersuchungen über die Chemie
der Nägel in den verschiedenen Lebensaltern in einer Tabelle zusammengestellt. Ich habe
die von LANGECKER vorgenommene Analyse eines von mir beobachteten Falles von Onychogryphosis und Ichthyosis simplex linearis angefügt. Schlüsse lassen sich, da das Material
noch zu klein ist, aus der Analyse nicht ziehen. Auffallend ist eigentlich nur der hohe
Aschengehalt des Falles von Onychogryphosis. Für die Richtigkeit der Analyse sprechen
die geringen Schwankungen der Befunde.

Analysenergebnisse in Prozenten.

Fall	Wasser	Ätherlösliches	Asche	Stickstoff		Schwefel	
		bezogen auf wasserfreie Substanz		bezogen auf wasserfreie, ausgeätherte Substanz			
27 Jahre ♂ Lungentuberkulose	10,56	0,34	0,42	15	14,7	3,12	2,93
29 Jahre ♀ Lungentuberkulose	10,51	0,76	0,64	16,4	16,6	2,67	2,42
56 Jahre ♂ Selbstmord	10,15	0,62	0,66	16,78	16,73	2,59	2,40
71 Jahre ♀ Marasmus	10,4	0,57	0,33	16,6	17	2,92	3,07
75 Jahre ♀ Atherosclerosis	10,1	0,15	0,32	16,6	16,8	2,88	2,87
Gemisch von Säuglingsnägeln	10,3	1,38	0,41	15,35	15,84	2,78	—
54 Jahre ♀ Onychogryphosis und Ichthyosis	11,42	1,0	1,46	16,44	16,37	2,47	—

Arsenikgehalt der normalen Nägel.

BILLETER und MARFURT bestimmten in 14 Leichen von männlichen Personen, denen in keiner Form absichtlich Arsen zugeführt war, den Arsengehalt der einzelnen Organe mit Methoden, deren Fehlerquelle nur ± 0,03 mg (sic.) war. Auf 100 g Organ (Berechnung der an allen Leichen gefundenen Werte im Durchschnitt) kamen an As-Gehalt in Milliomen = $^1/_{1000}$ Milligramm:

Nägel . . . 17,2	*Haare* . . . 9,7	*Haut*. . . 9,7
Thyreoidea . 13,1	Milz 8,75	Leber . . 11,1
Gehirn . . . 11,1	Herzfleisch . 9,9	Blut . . . 8,3
Knochen . . 8,25	Harn . . . 10,4	Lunge . . 9,5

Der As-Gehalt ist bei Greisen fast doppelt so groß wie bei Neugeborenen, er beträgt pro Kilo 0,0896 mg. Der ganze Körper enthält den zehnmillionsten Teil seines Gewichtes As.

Somatische Funktionen der Nägel.

Die Frage, welcher Art der Stoffwechsel der Nägel ist, kann heute noch nicht beantwortet werden. Man sollte annehmen, daß in der Haut vorhandene Pigmente oder Farbstoffe in die Zellen der Matrix und in die Nägel übergehen. Für Blutfarbstoffe trifft diese Annahme zu, für Gallenfarbstoffe nicht. Ich habe die Nägel einer seit langer Zeit an Icterus viridis infolge Carcinose leidenden Frau post mortem von einem Chemiker auf Gallenfarbstoffe mit negativem Erfolg untersuchen lassen.

Wahrscheinlich besteht eine gewisse Art von osmotischer Flüssigkeitsbewegung in den Nägeln. Für den Pferdehuf ist diese Tatsache leicht festzustellen, wenn man einen Huf mit Kautschuk umhüllt. Das Heraustreten von Flüssigkeitstropfen ist festzustellen. Es scheint auch, als wenn die Elastizität der lebenden Nägel mit einer Einfettung (Cholestearinfett?) zusammenhängt; der Schriftsteller HANS LEUSS beobachtete an sich während seines Zuchthausaufenthaltes infolge der völlig fettarmen Kost Schwund des Körperfettes und Sprödewerden der Nägel. Die Angabe, daß bei vielen Krankheiten des Gesamtorganismus die Nägel spröde und brüchig werden, bedarf in *jedem* Fall der Kritik; sie ist in ihrer *Allgemeinheit* sicher falsch.

Völlig unerklärt ist die von den erfahrensten Röntgenologen bestätigte Tatsache, daß bei Röntgenschädigung der Nägel letztere in ihrer Totalität erkranken. Es kommt also nicht zunächst zu einer Schädigung der Matrix mit langsamem Vorwachsen kranker Nägel, es kommt auch nicht zu einer vom freien Nagelrand aus proximal gewissermaßen aufwärts gehenden Affektion, sondern die Platte erscheint als Ganzes zu einer bestimmten Zeit geschädigt, ein Phänomen, das in der Onychopathologie ohne Analogon ist, aber für die Möglichkeit der Veränderung bereits angelegter und fertiger Nagelzellen spricht.

Die trophischen Nerven haben Einfluß auf die Pathologie der Nägel; es handelt sich aber stets um auf die Matrix, das Nagelbett, die Gefäße wirkende Faktoren, nicht um eine Beeinflussung der Nagelplatte als solche. Es seien hier experimentell-physiologische und pathologsiche Tatsachen zitiert.

Nach Durchschneidung des Nervus ischiadicus sah LONGET (zitiert bei ARLOING) Ausfall der Haare und Nägel beim Hunde.

Ich selbst habe mit GUMPERTZ vielfach Durchschneidung des Nervus ischiadicus bei Kaninchen zum Zweck des Studiums der Nerven der Haut mit Hilfe meiner Nervenfärbungsmethode ausgeführt, ohne ein Ausfallen der Nägel zu konstatieren. Dagegen sah ich bei einem Kaninchen, bei dem ich durch Sublimatinjektion das Krankheitsbild der Polyneuritis mercurialis erzeugt hatte (Dtsch. med. Wochenschr. 1896) Ausfall eines Nagels einer Vorderpfote (die Sublimateinspritzungen waren in der Gegend des Gesäßes gemacht worden).

Teleologische Funktion (Zweck) der Nägel.

Geschichtliches.

Thomas Bartholinus äußert sich (1669) über „Finis et usus unguium" folgendermaßen:
„Digitorum extremitates mollissimas tuere et munimentum duriciae praebere, ut commodius
melius et facilius fiat apprehensio. Sed etiam in pedibus, ut in statione resistere queant.
Unde male ille olim in unguibus commodo collocandis Deos aberasse dixit. II. Ad orna-
mentum: nam laesos ungues tegimus. II. Secundario ad fricandum, scalpendum et deferen-
dum. IV. Corpus humoribus superfluis et fulginibus liberare. V. Physiognomis et medicis
indicia vitae et sanitatis praebere, qui passim videantur Oneirocritica".

Die teleologische Bedeutung der Nägel geht am klarsten aus der vergleichenden Anatomie hervor. Zweifellos sind die Nägel ursprünglich ein Angriffs-, bezw. Verteidigungs-
organ. Bichat (Anatomie générale. Tome 2, p. 184: „L'homme n'a dans l'état naturel
qu'un toucher grossier et obscur; il faut seulement, qu'il saisit les objets destinés à sa
défense, à ses aggressions etc., qu'il grimpe surtout et qu'il s'accroche aux arbres pour s'y
soutenir: or ses ongles lui sont, sous ce rapport d'un grand avantage. Les ongles des orteils
affermissent les pieds dans la progression et mettent les extrémités des doigts à l'abri de
l'impression des corps durs". Lukrez sagt: „Arma antiqua manus *ungues* dentesque
fuerunt."

Physiologisches. Allgemeines.

Zur Ordnung der Haare des Körpers, also zum Kämmen, dienen manchen
Tieren (Lemuren, Echidna) besonders gestaltete Klauen und Nägel. Die Marsu-
palia benutzten sie im ausgedehnten Maße; einige verwenden die Vorderfüße
für die hintere, die Hinterfüße für die vordere Hälfte des Felles, so daß eine
Umkehrung der Haarrichtung eintritt. Jones spricht geradezu von Toiletten-
fingern.

Für die Füße des Menschen haben die Nägel keinen wesentlichen Zweck;
die Fingernägel erleichtern einige technische Arbeiten, während für andere
vielleicht ein Fehlen der Nägel und eine der übrigen Haut entsprechende Sensibilität des Rückens der III. Phalanx zweckmäßig wäre. Vielfach wird behauptet,
daß die Gefühlsempfindung feiner wird, wenn die fühlende Fingerbeere einen
Rückhalt an dem festen Nagel findet. Es wird bei der Vorstellung außer acht
gelassen, daß denselben Zweck, den der Nagel erfüllen soll, auch die dritte
relativ breite Nagelphalanx (Knochen) erfüllen würde. Bei einer Kranken,
der die Nägel fehlten (infolge von Epidermolysis bullosa hereditaria) konnte
ich keinen Unterschied in der Feinheit der Tastempfindung gegenüber der
Norm feststellen. Ein an angeborener Anonychie leidender Kranker Eichhorsts
konnte ohne Schwierigkeit Zither spielen.

Anderseits scheinen die Nägel aber auch die Tastempfindung nicht zu verhindern. Blinde Pferde tasten vorsichtig mit den Hufen, sie müssen also eine
durch den Huf fortgeleitete Tastempfindung haben (Arloing).

Bei Menschen wird auf den Fingernägeln schon eine Belastung von 1 g
als solche empfunden, während das entsprechende Gewicht für die Stirnhaut
0,002, für den Finger 0,005—0,0015 g ist (Landois)[1].

Einiges Interesse verdient auch das Verhalten der Körpertemperatur unter
den Nägeln. Brenner fand, daß bei 16,5° Zimmertemperatur die Körpertemperatur unter dem Nagel des Mittelfingers 28,3° und dem des linken Ringfingers 29,0°, unter dem des rechten Daumens 28,3° unter dem des rechten
kleinen Fingers 28,6° betrug. In einem anderen Fall schwankte die Temperatur
unter den Nägeln von 26,0—27,5°. Die Temperatur ist hoch genug, um eine
Vermehrung pathogener Keime möglich erscheinen zu lassen. (Vgl. Nagelmykosen.) Im Fieber ist auch die Temperatur unter dem Nagelbett erhöht.

---

[1] Untersuchungen über den *Raumsinn* des Nagelbettes fehlen ganz. In einem Falle
(20 jähriger junger Mann), in dem der rechte Zeigefingernagel durch eine paronychiale Eiterung
entfernt war, wurden zwei Zirkelspitzen in etwa 6 mm Entfernung getrennt wahrgenommen.

Nagelpuls. Onychographie.

Der Nagelpuls ist lange bekannt. G. F. FRANKUS DE FRANKENAU sagte bereits 1646: Imo et pulsus in apicibus digitorum et sic circa ungues magis obvius fortiores systoles et impulsus indicium exhibet in febribus quod Harvei fuit experimentum.

Auch heut noch hat der Nagelpuls, die mit den Herzkontraktionen rhythmisch zunehmende und abnehmende Rötung und Gefäßfüllung der subungualen Blutgefäße eine gewisse diagnostische Bedeutung bei Krankheitsprozessen, die mit Stauungen einhergehen. Ich habe allerdings auch Nagelpuls ohne eine feststellbare Ursache bei geringem Diabetes und bei frühzeitiger Arteriosklerose gesehen. Auffallend war die große Pulsamplitude 125—165 in einem Falle.

MAX HERZ hat 1896 einen Sphygmographen so ausgebaut, daß man unter einer frei schwebenden Pelotte einen Finger (Mittelfinger) legen kann. Mit diesem Onychographen kann man Onychogramme gewinnen, die eine gewisse

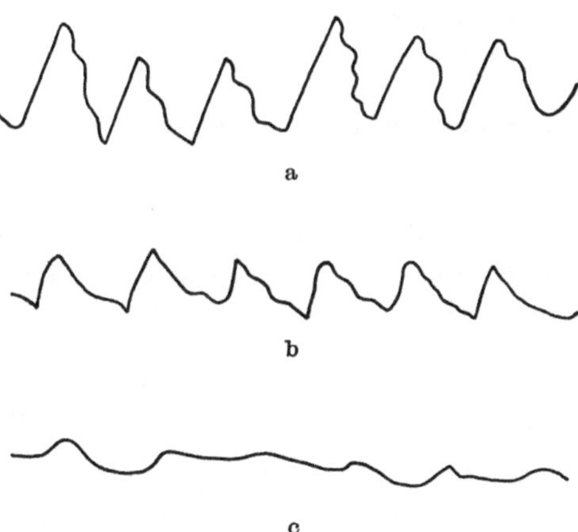

Abb. 7. Nagelpulskurven nach KREIDL.
a Nagelpuls bei Wärmeapplikation. b Normaler Nagelpuls. c Nagelpuls bei Kälteapplikation.

Ähnlichkeit mit den Pulskurven haben, in mancher Beziehung aber abweichen. Man hat mit diesem Apparat den „Nagelpuls" bei verschiedenen äußeren Reizwirkungen und bei den einzelnen Krankheiten untersucht.

Die Form der Nagelpulskurve ist verschieden. Bald sieht man nur grobe Atemschwankungen; bald Pulse, welche den Radialpulsen gleichen; bald sind beide Pulsarten voneinander verschieden, indem die eine einen einfachen, die andere einen komplizierten Bau zeigt, wobei das Onychogramm manchmal einer in den Details übertriebenen Radialpulskurve gleichkommt (vgl. Abb. 7). Die Onychographie gibt Aufschlüsse über die Weite und Nachgiebigkeit der kleinsten Gefäße der Fingerbeere. Eine Starrheit der Gefäße darf man vermuten, wenn es durch die sonst wirksamen Reize nicht gelingt, eine Reaktion an ihnen zu erzielen. Manche Zirkulationsstörungen (Fieber, Ikterus) äußern sich in charakteristischer Weise im Onychogramm.

Vermittels eines komplizierten Apparates konnte KREIDL auch die Zeiten feststellen, innerhalb welcher sich die Tonusschwankungen der Nagelblutgefäße abspielen. Der durch Kältereiz hervorgerufene Tonus ist z. B. nach 16 Minuten so abgeklungen, daß normale Verhältnisse wieder bestehen (Einzelheiten im Original) (vgl. Abb. 7).

Immerhin ist das Onychogramm mit Vorsicht zu benutzen, da es von Umständen abhängig ist, die sonst beim Schreiben des Pulsbildes größerer Arterien nicht in Frage kommen. Nach SCHNÜTGEN wird es beeinflußt durch die Tageszeiten und Temperatur, durch die Lage und Stellung des Untersuchers und dessen geistige Regsamkeit wie auch durch Ruhe und Bewegung im allgemeinen. Die Anwendung des Onychographen muß erlernt werden.

SCHNÜTGEN konnte durch gute Onychogramme den Einfluß des Trinkens von Wasser, kohlensaurer Getränke, Kaffee, Alkohol sowie des Tabakrauchens nachweisen. Die Methode hat wenig Anwendung gefunden.

Dermatoskopie.

Die Untersuchung der dünnen Hautschichten der Nagelwälle nach Aufhellung mit Cedernholzöl bei direkter starker Belichtung hat zu einer neuen Untersuchungsmethode, der *Capillaroskopie* bezw. *Dermatoskopie* geführt, auf deren Bedeutung hier nicht eingegangen werden soll. Die verschiedenen Formen der Nagelbettcapillaren sind auf S. 9 nach ROSENBERG geschildert. SAPHIER fand unter der Nagelplatte auffallend lange Capillarschlingen, welche im distalen Drittel des Nagelbettes unmittelbar vor den gelben Bändchen sich finden. Bei dicken Nagelplatten werden die Bilder verschwommen. Soweit Beobachtungen über die Capillaroskopie der kranken Nägel vorliegen, werden sie bei den betreffenden Affektionen erwähnt werden.

Hier mag eine moderne *„wissenschaftliche Nagelprobe“* erwähnt werden. Ein auf den Daumennagel gebreiteter Tropfen Milch muß seine Kohärenz bewahren. Läuft er auseinander, so liegt eine Milchfälschung vor (v. NOORDEN und SALOMON, Stoffwechsel).

Die Schnelligkeit des Nagelwachstums.

Versuche, die Schnelligkeit des Nagelwachstums zu beobachten, sind anscheinend schon von ROBERT BOYLE (Experiments and considerations about the porosity of bodies 1684) gemacht worden. BOYLE hielt die Nägel für porös, weil Metallsalze, insbesondere Gold- und Silbersalze, sie färben. Er beobachtete schon das Vorrücken der Flecken auf dem Nagel, gibt jedoch keine Zeitangaben. HALLER in BOERHAVES „Praelectiones academicae 1741“ sagt, daß der durch Goldlösung auf dem Nagel hervorgerufene Purpurfleck 3 Monate braucht, um vom Austritt der Nagelplatte aus dem hinteren Nagelfalz bis zum freien Rand zu gelangen. G. W. KRAFFT fand (1751), daß an seinem eigenen linken kleinen Finger der Nagel $^4/_9$ rheinische Zoll in 81 Tagen wuchs.

Die Messung des Nagelwachstums in neuerer Zeit ist meist so vorgenommen worden, daß man den stets wachsenden Abstand eines Höllensteinfleckes von einem Punkt des hinteren Nagelfalz als Maßstab nahm. Die Zahl der Fehlerquellen ist recht groß: der Höllensteinfleck hält sich nur 14 Tage, muß also erneuert werden; die Höllensteinflecke haben selbst eine gewisse Größe, das Ansetzen der Zirkelspitzen geschieht nicht stets an der gleichen Stelle usw. DUFOUR bestimmte den Messungsfehler auf $\pm 0,19$ für die rechte und $\pm 0,16$ mm für die linke Hand.

BERTHOLD fand das Wachstum der Nägel bei Kindern schneller als bei Erwachsenen, am langsamsten bei Greisen; es war im Sommer schneller als im Winter, so daß derselbe Nagel, welcher im Winter zu seiner Regeneration 132 Tage gebrauchte, im Sommer in 116 Tagen erneuert wurde. An der rechten Hand geht die Nagelbildung schneller vor sich. Das Nagelwachstum der verschiedenen Fingernägel ist nach der Länge der Finger (nicht der Nägel) verschieden. Es ergibt sich folgende Reihe: III, IV, II, V, I. Am rechten Mittelfinger wuchs der Nagel in 108 Tagen 12 mm, pro Tag also 0,11 mm. Zur Bildung der sämtlichen Nägel der linken Hand sind 33 Tage mehr erforderlich als zur Bildung der Nägel der rechten. Trotzdem wird an der linken Hand 0,003 Nagelmasse weniger produziert.

F. PRADIER stellte über die Schnelligkeit des Nagelwachstums an sich selbst Beobachtung an. Zur Zeit der Versuche war er 37 Jahre alt, völlig gesund. Er berechnete die Zeit, die eine am hinteren Nagelwall gemachte Höllensteinmarke bis zum Verschwinden brauchte.

<table>
<tr><td colspan="2" align="center">Linke Hand</td><td rowspan="2" align="center">Wachstums-
dauer</td><td colspan="2" align="center">Rechte Hand</td><td align="center">Wachstums-
dauer</td></tr>
<tr><td colspan="2" align="center">Länge der Nägel</td><td colspan="2" align="center">Länge der Nägel</td></tr>
<tr><td>Daumen . . .</td><td>= 16 mm</td><td>115 Tage</td><td>Daumen . . .</td><td>= 16 mm</td><td>112 Tage</td></tr>
<tr><td>Zeigefinger. .</td><td>= 11 „</td><td>96 „</td><td>Zeigefinger. .</td><td>= 11 „</td><td>83 „</td></tr>
<tr><td>Mittelfinger .</td><td>= 13 „</td><td>134 „</td><td>Mittelfinger .</td><td>= 13 „</td><td>111 „</td></tr>
<tr><td>Ringfinger. .</td><td>= 13 „</td><td>134 „</td><td>Ringfinger. .</td><td>= 13 „</td><td>114 „</td></tr>
<tr><td>Kleine Finger</td><td>= 11 „</td><td>114 „</td><td>Kleine Finger</td><td>= 11 „</td><td>112 „</td></tr>
</table>

Durschnittlich erneuerte sich ein Nagel in 106,5 Tagen. Nimmt man als durchschnittliche Länge eines Nagels 12,8 mm an, so wächst ein Nagel in 1 Tage 0,12 mm.

Dufour hat den Wachstumsverhältnissen der Nägel 598 Einzelbeobachtungen in 134 Serien gewidmet, von denen 75 die linke, 59 die rechte Hand betrafen. Um nicht mit zu kleinen Zahlen rechnen zu müssen, stellte er die Wachstumsgröße in der bekannten Weise für ein Intervall von 10 Tagen fest. Er suchte zunächst die Frage zu beantworten, ob das Wachstum der Nägel in all ihren Teilen gleichmäßig vor sich geht. Er teilte deshalb ideell die Nägel in 4, durch senkrecht auf der Fingerachse stehende Linien begrenzte Abschnitte[1]).

Nach Korrektur aller Fehlerquellen scheint es, daß der Daumennagel schneller wächst als die übrigen Nägel. Die übrigen Unterschiede sind unbedeutend. Als feststehend kann angesehen werden, daß im zweiten Viertel das Wachstum ein etwas schnelleres ist als im dritten und vierten. Für die Neubildung des kleinen Fingernagels sind 121, des Daumennagels 138, des Zeigefinger-, Mittelfinger- und Ringfingernagels 120—132 Tage erforderlich. Das Mittel ist 124 Tage.

Dufour brachte in der Mitte und an den Seiten Beoabchtungsflecke in der gleichen idealen Querebene der Nägel an. Er konstatierte so, daß die Punkte stets in gleicher Linie vorrückten, daß also das Wachstum in den Längensegmenten des Nagels gleichmäßig vor sich geht.

Die Schnelligkeit des Nagelwachstums scheint eine geringere zu werden, wenn der Nagel am freien Rande nicht beschnitten wird. Da durchschnittlich der Nagel in 10 Tagen 1 mm wächst, müßte seine Länge in 30 Jahren 1,095 m betragen. Nägel von 40—50 cm Länge sind aber auch in Ostindien, China, Siam die größten Raritäten. Wahrscheinlich nimmt mit der Länge des Nagels das Maß der auf die Erhaltung des Nagelzellen verwendeten Ernährungsflüssigkeit zu, das Maß der den Reproduktionszellen zukommenden Ernährungsflüssigkeit ab. Analoge Verhältnisse liegen ja beim rasierten und nicht rasierten Barthaar vor.

Aus 173 im Sommer, 98 im Winter angestellten Beobachtungen ergab sich für Dufour, daß die Schnelligkeit des Nagelwachstums im Winter 0,982 mm, im Sommer 0,987 mm innerhalb von 10 Tagen betrug.

Bei kleinen Kindern wurde sie auf 0,64, bei älteren auf 0,84—0,86 mm festgestellt. Trotzdem erneuern sich die relativ kleineren Nägel der Kinder in kürzerer Zeit als die der Erwachsenen (80—96 Tage).

Bernhardt stellte an sich selbst fest, daß das Wachstum am IV. linken Fingernagel in 59—60 Tagen 6 mm betrug. Er beobachtete, daß um 1 mm wuchs:

$$\text{der Nagel des linken IV. Fingers in } 9^3/_6 \text{ Tagen}$$
$$\text{ „ „ „ „ Daumens „ } 8^5/_7 \text{ „}$$
$$\text{ „ „ „ „ V. Fingers „ } 7^1/_{10} \text{ „}$$

Bei einem Studenten wuchs ein Nagel in 35 Tagen 4,5 mm, also 1 mm in 7,7 Tagen. Bernhardt maß die Entfernungen in der Weise, daß er quer über den Nagel senkrecht auf die Fingerachse einen Höllensteinstiftstrich zog und

---

[1]) Einzelheiten vgl. 1. Aufl. dieses Buches. Wachstum bei Nervenkrankheiten S. 326.

die Entfernung des hinteren Randes des Höllensteinstriches von dem hinteren Endpunkte der Mittellinie des Nagels mittels Millimetermaßes bestimmte.

In den hier gegebenen Zahlen spricht sich gewiß genügend die individuelle Verschiedenheit aus. Für praktische Zwecke darf man wohl annehmen, daß das Wachstum der Fingernägel pro Tag etwa ein Dezimillimeter beträgt (0,0001 m), muß aber die aus BLOCHs Untersuchungen sich ergebenden Unterschiede berücksichtigen.

BLOCH glaubt die Fehlerquelle DUFOURs durch seine Methode verringern zu können. Er markierte durch 2 parallel zur Längsachse des Nagels und senkrecht auf die Längsachse des Nagels gerichtete Striche einen Punkt der Nagelplatte; mit nach Art der Tätowierung in die Haut gebrachte chinesische Tusche markierte er einen zweiten Punkt auf der Dorsalfläche der III. Phalanx. Das Wachstum des Nagels entsprach der zunehmenden Entfernung des beweglichen Nagelpunktes vom feststehenden Hautpunkt (Schutz mit Kollodiumschicht). Gemessen wurde die Entfernung vermittels eines mit einer entsprechenden Halbkreisteilung 0,1 mm versehenen Zirkels. Mit dieser Methode experimentierte Referent an sich. 100 andere Individuen maß er in der Weise, daß er ein ∟-artiges Winkelmaß so an dem im Interphalangealgelenk der I.—II. Phalanx im rechten Winkel gebeugten Finger anlegte, daß der Nagel einer feinen Teilung anlag. Das Vorrücken eines oder mehrerer Punkte, die durch Kreuzung von Linien auf der Nagelplatte gewonnen waren, im Verlauf des Nagelwachstums gab einen Index für die Wachstumsschnelligkeit des Nagels. BLOCH kam zu dem Resultat, daß das Alter den wichtigsten physiologischen Faktor des Nagelwachstums darstellt. Die Schwankungen sind größer als man gedacht hat; nicht 0,09—0,1 mm, sondern 0,04—0,14 mm beträgt das tägliche Wachstum. Größer als 0,1 mm ist das Wachstum im Alter von 5—30 Jahren; im frühen Kindesalter ist es noch unter 0,1 mm, erreicht diese Größe erst im 3. Jahre. Vom 30.—60. Lebensjahre ist die Wachstumsgröße 0,1; nach dem 60. Lebensjahre sinkt sie auf 0,04—0,06 mm.

Das Nagelwachstum geht in gesunden Tagen absolut gleichmäßig vor sich. 2 markierte Punkte der Nagelplatte bleiben stets in gleicher Entfernung.

Erwähnt sei eine Angabe ALIBERTs, die RANKE „Der Mensch" zitiert, nach der der Nagel des Zeigefingers in einem merkwürdigen Fall 541 mm im Jahre gewachsen sein soll. Den Fall selbst konnte ich nicht finden; auch ist ein analoges 15mal die Norm übertreffendes Wachstum mir nicht bekannt geworden.

Die Quantität der Nagelproduktion.

Über die Mengenverhältnisse der Nagelproduktion überhaupt liegen nur wenige Beobachtungen vor. A. L. BENEDICT sammelte sorgfältig seine Nagelschnitzel; nach dem Trocknen ergab die in 7 Monaten gesammelte Quantität 1,56 g, was einer Jahresproduktion von 2,666 g entsprechen würde. In 90 Jahren würde sich eine Nagelproduktion im Gewichte von $^1/_4$ kg ergeben. BENEDICT stellte übrigens auch fest, daß eine nach Infektion bei einer Autopsie entstandene Marke auf einem Nagel in 5 Monaten um 11 mm vorrückte. Er berechnete daraus die ideelle Länge der Nägel in 90 Jahren auf 3,88 m. Wir haben früher auseinandergesetzt, wie wertlos derartige schematische Rechnungen sind. Die wichtigste Arbeit über die quantitative Nagelproduktion stammt von MOLESCHOTT.

MOLESCHOTT schnitt sich durchschnittlich alle 30 Tage die Nägel und bestimmte das Gewicht der abgeschnittenen Schnitzel. Er fand durchschnittlich für die rechte Hand 77 mg, für die linke 80 mg, was einem Verhältnis von 100 : 104 entspricht. Der rechte Fuß produzierte 60 mg, der linke 59 mg Nagelsubstanz.

Es erzeugen also in derselben Zeit die Hände 157 mg, die Füße 119 mg; es ist demnach die Produktion der Hände um 40 mg, also fast $^1/_4$ größer als die der Füße. Freilich darf man dabei nicht vergessen, daß bei den Kulturmenschen durch das Tragen unzweckmäßiger Stiefel einzelne Zehennägel verkrüppelt sind. Die Folge der Deformität kann aber eine geringere Nagelneubildung sein.

MOLESCHOTT bestimmte die Nagelproduktion nach den verschiedenen Jahreszeiten. Es ergab sich für die einzelnen Monate

	des Winters	des Frühlings	des Sommers	des Herbstes
Rechte Hand	72 mg	81 mg	81 mg	71 mg
Linke Hand.	82 „	81 „	82 „	72 „
Beide Hände	145 „	162 „	163 „	143 „
Rechter Fuß	55 „	64 „	61 „	60 „
Linker Fuß	57 „	58 „	55 „	65 „
Beide Füße	112 „	122 „	116 „	125 „
Füße und Hände . .	266 „	284 „	279 „	268 „

Es ergibt sich aus dieser Übersicht, daß die Nagelproduktion im Frühling am stärksten, im Sommer schwächer, im Herbst und Winter am schwächsten ist. Interessant ist der Umstand, daß im Sommer die Nagelproduktion an den Händen am stärksten ist, während sie an den Füßen nur wenig höher ist als im Winter. Zweifellos wird durch die stärkere Schweißsekretion im Sommer mehr weiche Nagelsubstanz durch unmerkliche Abnutzung der Gewichtskontrolle entzogen.

Die durchschnittliche Gesamtproduktion an Nagelsubstanz beträgt für das Jahr 3324 mg, für den Monat 277 mg, für den Tag 9,1 mg, d. h. 5 mg für die Hände, 4 mg für die Füße.

MOLESCHOTT fand ferner die durchschnittliche Nagelproduktion der Hände innerhalb von 24 Stunden

$$\begin{array}{lll}\text{in seinem 38. Lebensjahr} & = 5{,}7 \text{ mg} \\ \text{„ „ 54. „} & = 5{,}0 \text{ „} \\ \text{„ „ 69. „} & = 5{,}2 \text{ „} \end{array}$$

Legt man eine tägliche Produktion von 5,3 mg Nagelsubstanz für die Hände der Berechnung zugrunde, so müßten in 25 Jahren 58362 mg = 58 g Nagelsubstanz von den Fingern erzeugt werden. Herr Otto Kellner hat nach LIEBREICH 25 Jahre lang die jeden Freitag abgeschnittenen Nagelschnitzel gesammelt. Diese Sammlung kam in das Berliner anatomische Institut. Das Gewicht der Nägel betrug 51,5 g (vgl. die Abb. 6).

Nach BENECKE werden täglich von den Fingernägeln 0,0054 g, von den Fußnägeln 0,0059 g Hornsubstanz produziert.

ELLENBERGER und SCHEUNERT berechneten einen täglichen Verlust beim Menschen von 0,06 g an Haarsubstanz, von 0,04—0,2 g an Bart- und Nagelsubstanz. Für Hunde beträgt der Epidermisproduktionsverlust bei 30 kg Körpergewicht 1—2 g, für Pferde 5—6 g, für Rinder 15—20 g. Das Hufhorn erreicht beim Pferde 0,76 cm im Monat.

Künstliche Beeinflussung des Nagelwachstums.

In der Pathologie wird auf die das Nagelwachstum beeinflussenden Faktoren hingewiesen werden. Auch durch Änderung der Ernährung positive Resultate zu erreichen hat man versucht. DEICHSLER hielt die Zuführung von Leimen für günstig.

N. ZUNTZ gibt an, durch Einnahme von *Humagsolan* (1—1,5 g durch Hydrolyse verdaulich gemachte Hornsubstanz) an sich selbst einen Einfluß auf die Festigkeit der Nägel und die Resistenz der Epidermis gegen Reizungen und mechanische Schädigungen festgestellt zu haben. Ich habe in einigen Fällen gar keinen Erfolg von der Humagsolantherapie bei Nagel- und Haarkranken gesehen.

A. SIMONS glaubte durch Selbstversuch an den eigenen Fingernägeln den Nachweis erbracht zu haben, daß kleine *Röntgenstrahlenmengen* $^1/_6$—$^1/_3$ Erythemdosis bei 1 mm Al-Filter eine wachstumssteigernde Wirkung ausüben.

CZEPA markierte mit einem Stück Stahlblech, das 4,6 mm voneinander entfernt stehende feine Spitzen hatte (abgebrochene Stahlschreibfeder), durch einen Ritz den zu prüfenden Nagel so, daß er die eine Spitze auf der Grenze des Halbmondes aufsetzte und mit der anderen eine Ritze machte. Er stellte im Gegensatz zu A. SIMONS fest, daß das Wachstum der Nägel bei den einzelnen Versuchspersonen starken individuellen Schwankungen unterliegt und daß von einem wachstumsfördernden Einfluß der Röntgenstrahlen nicht die Rede sein kann.

Rechts- und Linkshändigkeit.

Es ist a priori wahrscheinlich, daß der vorwiegende Gebrauch einer Hand für die Entwicklung des Nagelorgans nicht ohne Folge sein kann.

REYNAULT hat 100 Rechtshändige und 5 Linkshändige gemessen. Er hat ebenso wie MINAKOW auf die Abplattung der Nägel Wert gelegt. Diese Abplattung wird durch Division der scheinbaren Nagelbreite (Entfernung der beiden Nagelecken voneinander auf kürzestem Wege gemessen) durch die absolute Nagelbreite (Entfernung der besten Nagelecken über der Nagelkrümmung gemessen) festgestellt. Wären die Nägel völlig abgeplattet, d. h. parallel gelagert zu einer Finger-Transversalebene, so wäre der Prozentsatz 100. Bei rechtshändigen Menschen sind die Nägel an der rechten Hand breiter als an der linken; der Unterschied schwankt zwischen 0,5—2 mm. Bei den Linkshändigen war es umgekehrt. In 3 Fällen, bei 1 Linkshändigen und bei 2 Rechtshändigen waren die Nagelbreiten gleich. Schwere körperliche Arbeit (z. B. bei Maurern, Erdarbeitern) vergrößert die Unterschiede in der Nagelbreite. Mit der Nagelbreite wächst die Abplattung, die also auch zum Teil von der physischen Arbeit abhängt. Die Vorstellung, daß stark gerundete Nägel für „aristokratisch" gehalten werden, hängt sicher mit der Beobachtung der Arbeiterhände zusammen. Keinesfalls darf die Nagelbreite und Nagelabplattung als *Rassemerkmal* angesehen werden. Neugeborene haben flache, Kinder runde Nägel. Gelegentlich findet man abgeplattete Nägel auch bei jungen Leuten, die *keine* physische Arbeit zu verrichten gehabt hatten.

MINAKOW hat diese Untersuchungen an 278 Personen, 240 Dragonern, 37 Studenten, 26 Neugeborenen, 3 kleinen Kindern, 2 linkshändigen Schwerarbeitern nachgeprüft. Linkshänder standen im ganzen 14 zur Verfügung.

Auf Grund sehr mühseliger Messungen [1]) konnte MINAKOW REYNAULTs Beobachtungen teilweise bestätigen, teilweise erweitern. MINAKOW weist auf die Bedeutung der verschiedenen Nagelbreiten der Hände für die *forensische Medizin* hin. Bei Personen, die beide Hände gleich gut gebrauchen können, sind die Indices der Nagelbreiten gleich. Ist bei Rechtshändern die Summe der Nagelbreiten rechts kleiner als links, so muß man an eine frühere Erkrankung der Nägel (direkte oder indirekte trophische Störung) denken. Die Breite der Nägel erlauben folgende Ordnung der Finger: I, III, IV, II, V. Die Abplattung folgt in ihrer Ausbildung denselben Gesetzen wie die Breitenausbildung. Nach der Höhe der Abplattung ergeben die Finger die Reihenfolge: II, I, III, V, IV. Starker Druck auf das Endphalangen, besonders bei gleichzeitigem tiefen und häufigen Beschneiden erhöht die Ausbildung der Abplattung. Die Dicke der Nägel steht in folgendem Verhältnis I = 60, II = 50, III = 46, IV = 42, V = 41. Je breiter die Brust des Menschen ist, desto breiter sind auch die Nägel.

Experimentelles Wachstum der Nägel an künstlich überlegend gemachten Leichenfingern.

KRAWKOW (Zeitschr. f. d. ges. exp. Med. Bd. 27, S. 156. 1922) gelang es, monatelang Finger von Leichen oder von amputierten Organen so zu konservieren, daß nach Durchspülung von Ringer-Lockescher Flüssigkeit durch die Gefäße Lebenserscheinungen wieder auftraten. Die Konservierung bestand in Austrocknung im Exsiccator und Aufweichung in Chloroformwasserdämpfen, in Einbringen des an der Schnittfläche über der Flamme sterilisierten Fingers in den Hals eines Erlenmeyerschen Kolbens, auf dessen Grunde sich Wasser, dem einige Tropfen Chloroform zugesetzt sind, befindet, in Einschmelzen des sterilisierten Unterendes des Fingers in flüssig gemachtes Paraffin. KRAWKOW

---

[1]) Eine Wiedergabe der Messungen ist nicht möglich.

beobachtete alle möglichen Lebenserscheinungen; Einwirkung von Adrenalin auf die Gefäßkurven, Schweißabsonderung nach subcutaner Pilocarpineinspritzung, Wachstum der Haare und auch der Nägel. In 1—2 Monaten sollen Nägel nach Messung des „deutlich ausgeprägten Nagelbettes"? 1,5 mm gowachsen sein. Bestätigung der Mitteilung wäre erwünscht.

Ethnologie.

Da heute die Menschenkunde in dem Vordergrund des Interesses steht, darf auch bei einer monographischen Darstellung der Nagelpathologie das große Gebiet nicht völlig übergangen werden.

WINKELMANN (Kunstgeschichte) weist darauf hin, daß an alten griechischen Statuen die Nägel mehr abgeplattet sind als bei den modernen Menschen; sie sind auch nicht nach vorn gebogen. Alle Verunstaltungen durch beengendes Schuhzeug fehlen an den Zehennägeln. Auch die sorgfältige anatomische Details berücksichtigende Darstellung auf ägyptischen Bildwerken ist bemerkenswert.

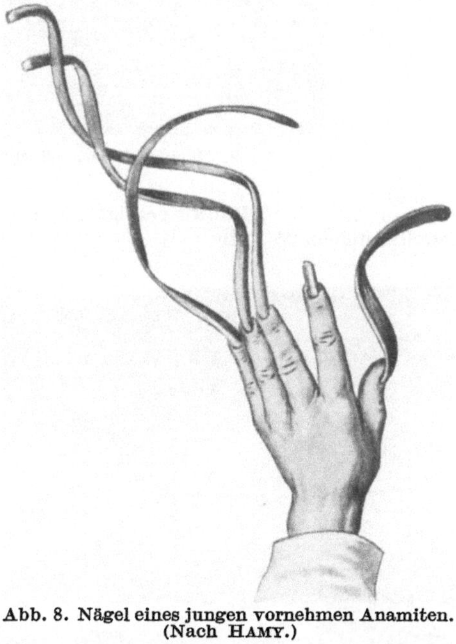

Moden der Nagelpflege.

Asien und Afrika.

Nach PLOSS-BARTHELS (Das Weib) haben die Weiber der zu den Dravidischen Stämmen in der Süd-Indien zugehörigen Berubu-Kodo, Vokaligara-Sekte, in der Gegend vor Bangulore (Provinz Mysore) eine besondere Feier, die Band-Devuru-Zeremonie, welche darin besteht, daß den Müttern derjenigen Kinder, welchen die Ohren und Nasen durchbohrt werden sollen, die Endphalangen der Ringfinger und der kleinen Finger der rechten Hand amputiert werden. Ein Goldschmied nimmt unter besonderen Zeremonien die Operation mit einem Meißel vor. Das abgetrennte Nagelglied wird in eine Schlangenhöhle gestellt, als Opfer für Dhana-Devuru.

Bei den Japanern ist Pflege der Nägel eine allgemeine Sitte. Auch Angehörige

Abb. 8. Nägel eines jungen vornehmen Anamiten.
(Nach HAMY.)

der niederen schwer arbeitenden Stände erhalten sich ihre schönen Nägel. Gelehrte Japaner lassen einen oder einzelne Nägel möglichst lang wachsen.

. Die klassischen Länder für die Pflege der Nägel sind China, Siam, Anam, Tonkin, Cochinchina, Java, Indochina. Die Sitte der vornehmen[1] Asiaten, die Nägel möglichst lang wachsen zu lassen und das Wachsenlassen der Nägel zu einer Art Sport auszubilden, ist schon lange wissenschaftlich bekannt. Bereits 1698 berichtet ROSINIUS LENTILIUS über diese eigenartige Sitten. Nägel von 3—4 cm Länge sind gewöhnlich, von 10—12 cm an nicht selten. Den Rekord im Nagelsport erreichte ein junger Anamit, dessen 40—45 cm lange Nägel Abb. 8 nach HAMY zeigt. Häufig wird der Nagel des Zeigefingers kürzer gehalten, um wenigstens etwas die Hand gebrauchen zu können. In manchen Fällen sind die langen Nägel völlig normal gewachsen. So ist im Berliner anatomischvn Institut ein etwa 10 cm langer Nagel vorhanden, der in seinem Wachstum sich von den normal beschnittenen nicht unterscheidet. Fast regelmäßig haben die Nägel die Neigung sich volarwärts klauenartig zu krümmen.

---

[1] WELLS-WILLIAMS (The middle Kirgdom) hebt ausdrücklich hervor, daß die Sitte, lange Nägel zu tragen, verhältnismäßig selten ist und nicht überall als Zeichen guten Geschmacks gilt.

Recht häufig ist die spiralförmige Krümmung der Nägel (vgl. Abb. 8). Meines Erachtens nach hängt diese Krümmung mit der unregelmäßigen Gestaltung der Matrix zu-

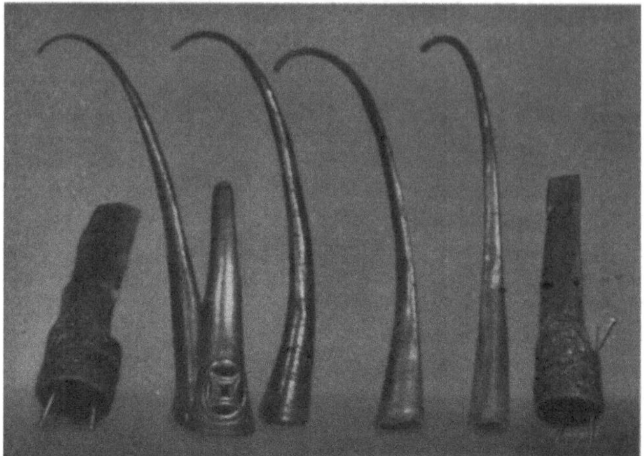

Abb. 9. Nagelschützer. (Berliner Museum für Völkerkunde.)

sammen, die, wie v. BRUNN gezeigt hat, häufig keine einfache glatte Ebene, sondern eine gewellte Fläche ist. Die Folge davon ist eine eigentümliche Anordnung der Hornlamellen des Nagels und eine spiralige Krümmung der frei über die Fingerkuppen ragenden Nagelteile.

Um diese Riesennägel zu schützen, hat die asiatische Industrie eine reichhaltige, den einzelnen Geschmacksrichtungen entsprechendes Lager von Nagelschützern aufzuweisen. Abb. 9 gibt eine Zusammenstellung der im Berliner ethnographischen Museum vorhandenen aus reinem Silber, teilweise sehr kunstvoll ziselierter Nagelschützer.

Trotzdem erscheinen die langen Nägel häufig unrein grau, da der in die Spalten und Risse eindringende Schmutz nur schwer zu entfernen ist.

Auch bei den Malaien (nach SKEAT) tragen die Frauen, die sich mit exotischen Tänzen und theatralischen Darstellungen beschäftigen, ausnahmslos eine Garnitur von künstlichen Nägeln (Changgeri). Zuweilen wird ein kleiner Pfau oder ein anderer Vogel mit Hilfe einer Kette an der Spitze dieser mehrere Zoll langen künstlichen Messingnägel (Nagelschützer?) befestigt (Abb. 10).

Abb. 11 zeigt einen Fakir in charakteristischer Stellung mit langen Nägeln nach einer Zeichnung des Berliner Völkerkunde-Museums.

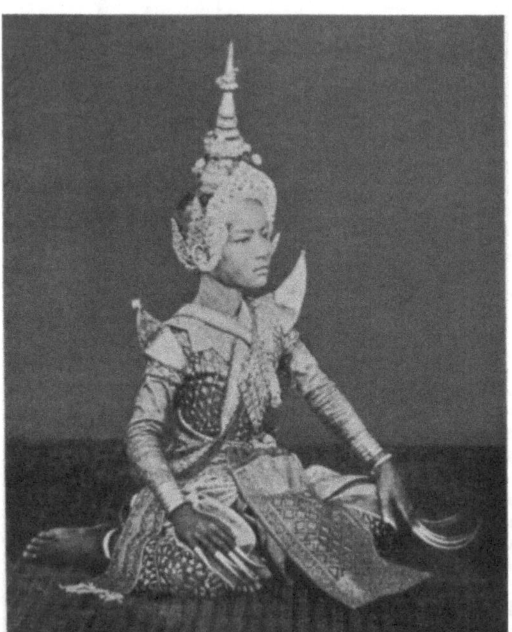

Abb. 10. Siamesische Schauspielerin.
(Berliner Museum für Völkerkunde.)

ROSINIUS LENTILIUS gibt an, daß die Malabarenbewohner die Nägel der linken Hand bis zur Länge eines halben Fingers wachsen lassen, um die Hand als Kamm „loco pectinis" benutzen zu können. Ob hier ein Irrtum vorliegt, mag dahingestellt bleiben. Bemerkenswert ist folgende, praktische Benutzung des Daumennagels, von der eine Federskizze des Berliner ethnographischen Museums kundgibt. In Hinterindien machen die Schreiber in den sehr lang gewachsenen Nagel des rechten Daumens ein Loch, durch das sie den Schreibpinsel stecken.

Ganz frei sind wir von Anklängen an die asiatische Sitte nicht und — auch früher nicht gewesen. Zu allen Zeiten scheinen Zierbengel durch lange Nägel den Eindruck der Vornehmheit haben erwecken wollen. *Treffend* sagt MOLIÈRE im Misanthrope:

„Est-ce par l'ongle long qu'il porte au petit doigt.

Qu'il c'est acquis chez vous l'estime où l'on le voit"?

Die von älteren Autoren aufgestellte Behauptung, daß die erwähnten Völkerschaften ihre Fußnägel lang wachsen lassen, wird durch die Fußbekleidung widerlegt.

Die bekannte Mißgestaltung des Fußes der Chinesinnen durch die engen Schuhe (goldene Lilien) hat natürlich auf die Nägel gleichfalls Einfluß. In der Literatur findet sich keine Angabe über das Verhalten der Nägel an den verkrüppelten Füßen. Nach einer im Berliner ethnographischen Museum vorhandenen Photographie sind alle Nägel erhalten, aber ähnlich atrophisch und deformiert, wie wir sie auch bei den Damenfüßen der „Kulturländer" finden.

Ob die Behauptung älterer Autoren (z. B. BLECH), daß die Siamesen 2 Nägel an der kleinen Zehe haben, irgend eine positive Grundlage hat, kann ich nicht entscheiden.

In Afrika ist die Sitte, die Nägel lang wachsen zu lassen, weit verbreitet (HABERLÄNDER, Globus, Bd. 34, S. 191). LINGSTONE fand in Makoloke lange nie beschnittene Nägel; CAMERON fielen am Thronfolger von Kanyenye die enorm langen Nägel der linken Hand auf, welche er als Zeichen, daß er nicht nötig habe zu arbeiten, trug. Auch auf der Goldküste gelten lange Nägel als vornehm, die Nägel werden völlig schmuckfrei gehalten. Kaufleute nahmen Goldstaub durch sie auf und bedienten sich derselben als Hohlmaß. Ähnliches wird aus Guinea berichtet. Alte Darstellungen beweisen, daß bei den afrikanischen Völkern bereits in frühester Zeit diese Sitte bestand.

Die Färbung der Nägel ist in *Asien* und *Afrika* mit Henna viel geübt worden. Sie war schon 1000 vor Christo bei den alten Ägyptern üblich. Die Mumiennägel zeigen noch heute deutlich die Färbung. Auch heute ist in Ägypten die Färbung der Nägel üblich. Die Vergoldung der Nägel, die an ägyptischen Mumien recht häufig ist, scheint jetzt nicht mehr vorzukommen[1]).

Die Färbung der Nägel findet sich auch bei vielen anderen Völkerschaften, z. B. bei den Birmanen, bei den Tscher-

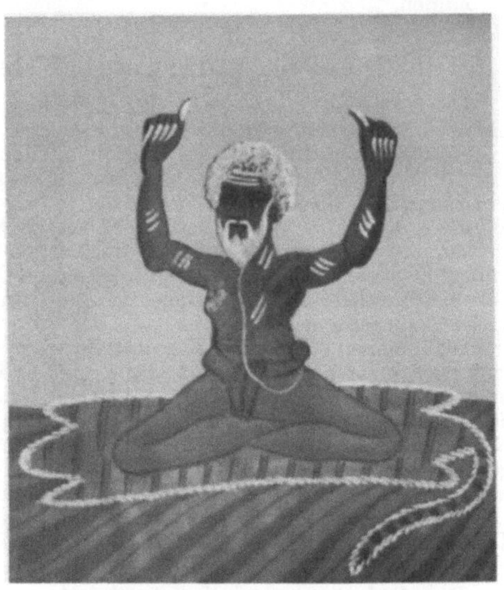

Abb. 11. Fakir mit langen Nägeln.
(Berliner Museum für Völkerkunde.)

kessen, den Persern, bei den Frauen des Sultans von Anjouan und bei Völkerschaften Algeriens. Auch bei den Albanesen kommt die Rotfärbung der Nägel vor. Die Zigeuner sollen die ganze Zehe färben, angeblich um sich besser vor der Kälte zu schützen. Nach CHEVERS färben in Indien die männlichen Muhamedaner die Nagelfläche und das Ende des kleinen Fingers, die weiblichen die Handteller, Finger, Fingernägel, Fußsohle und Zehen mit Henna. Henna, der Farbstoff der Lawsonia inermis, wird zur Rotfärbung der Haare und vor allem der Nägel gebraucht. Die Blätter (3 mal, im Frühjahr, Sommer, Herbst gepflückt) werden getrocknet und zu Mehl gemahlen, entweder mit Wasser zu Brei angerührt oder mit Galläpfelabkochung in Öl, Weinstein, Indigo verarbeitet. Zur Nagelfärbung wird Hennamehl mit Citronensaft oder Alaun- oder Weinsteinauflösung vermengt. Der Teig bleibt 24 Stunden liegen, die rotgelbe Farbe bleibt mindestens eine Woche auf den Nägeln erhalten. Meist werden die Finger bis zum Handgelenk, die Füße bis zu den Knöcheln gefärbt.

Die Hindufrauen färben Hände und Füße carminrot mit Aultha, die Indier der unteren Klasse mit beiden Farbstoffen. Da der Farbstoff nach LACASSAGNE unzerstörbar färbt und bis zur völligen Degeneration den Nägeln anhaftet, kann man in Ländern, in denen die Sitte der Färbung besteht, nach dem BEAUschen Gesetz (vgl. dies) gewisse Schlüsse für forensische Zwecke aus dem Verhältnis des gefärbten zum ungefärbten Nagel ziehen.

---

[1]) Übrigens erwähnt auch VIRGIL (Aeneis Lib. VIII): Praefulgens unguibus aureis unde statim eleganter auro mansueverat unguem.

Amerika und Australien.

Nach HUMBOLDT bringen die Ottomaken Curare unter die Nägel ihrer Daumen, um einen Feind oder ein Jagdtier lähmen zu können.

In Brasilien lassen die Frauen die Nägel der Zeigefinger lang wachsen, um sie beim Zitherspielen zum Anreißen der Saiten zu benutzen. Nach einer Mitteilung HOLLÄNDERs tragen noch heute reiche Brasilianerinnen dauernd in Gesellschaft Handschuhe und legen dieselben auch beim Essen nicht ab, um die Pigmentierung des Nagelbettes zu verdecken, welche ein Überbleibsel einer Mischung mit Negerblut in einer der vorhergehenden Generationen ist. Die Nägel erscheinen bei den Mischlingen (Quaternonen) eigentümlich veilchenblau.

ANTONIO DE REMESAL berichtet, daß die Urbewohner von *Chiapan* (Guatemala) lange schmutzige, Raubtierkrallen gleichende Nägel hatten, die sie nie beschnitten, die nur durch Abnutzung kürzer werden.

Nach BONGAINVILLE ließen die *Tahitianer* alle Nägel der Finger mit Ausnahme der Mittelfinger lang wachsen. Dieser Brauch ist sicher bei den Südseebewohnern heute abgekommen.

Die Nägel im Volksglauben der außereuropäischen Völker.

Die Nägel im Liebesleben. Im indischen Liebesleben spielen die durch die Nägel im Liebesrausch hervorgebrachten Verletzungen der geliebten Person, die „Liebsmale", eine so große Rolle und haben den indischen Theoretikern der Liebeskunst soviel Stoff zu umständlichen Schilderungen gegeben, daß R. SCHMIDT in seiner Monographie über das Liebesleben der Inder dem Gegenstand 13 große Seiten widmet. Der überaus „feurige Liebhaber" schafft sich an den Nägeln besonders scharfe Spitzen an, um diese Male besser hervorrufen zu können. Es gab besondere Vorschriften zur Erzeugung der sog. *Nägelmale* beim Geschlechtsverkehr oder bei den einleitenden Liebkosungen. Es handelt sich um leichte durch Einkrallen hervorgerufene Hautverletzungen, die in der Ekstase die Liebenden einander beibrachten und die je nach der aufgewendeten Energie längere oder kürzere Zeit sichtbar blieben. Einzelne Körperteile werden bevorzugt, wenn aber das Rad der Liebeslust ins Rollen gekommen ist, dann gibt es keine Unterschiede mehr zwischen erlaubten und unerlaubten Stellen. „Die Nägel der linken Hand — die der rechten nutzten sich bei den verschiedenen Hantierungen so wie so ab — sollen frisch geschnitten und mit 2—3 Spitzen versehen sein, mit einem erlöschenden Streifen, gleichmäßig glänzend, weich und geschmeidig", das sind die guten Eigenschaften der Nägel. Die erotischen Schriftsteller beschreiben eingehend die verschiedenen Male. Nur das klingende Mal ist ein knipsendes Geräusch des Daumennagels an anderen Nägeln; die andern als Kreis, Halbmond, Linie, Tigerkralle, Pfauenfuß, Hasensprung, Lotosblatt bezeichneten sind reale meist durch die Nägel anderer Finger hervorgebrachten Male.

Die Bedeutung der Nagelbeschneidung. Bei den Malaien besitzt das erste Beschneiden der Fingernägel, wenn auch in geringerem Grade als das erste Haarschneiden und Durchbohren des Ohres als Gegenstand abergläubischer Vorstellungen rituellen Charakter. In *Indien* beschließt der junge Brahmane seine Lehrzeit mit einer Reihe Zeremonien, zu denen auch das Nägelschneiden gehört (Vorschrift in Pârakaron Hausregel: Nachdem er saure Milch oder Sahne gegessen hat, lasse er sich Schopf, Haare, *Nägel* beschneiden).

Nach dem babylonischen *Talmud* sollen die Nägel nur am Freitag beschnitten werden, und zwar in bestimmter Ordnung und außerhalb des Hauses. Die Nagelschnitzel sollen verbrannt oder versteckt werden.

Die Israeliten pflegten zur Zeit der Trauer ihre Nägel nicht zu schneiden. Mephisobeth ließ ihre Nägel wachsen, solange David im Elend verblieb. Die Rabbiner ließen die Daumennägel lang wachsen, um die Beschneidung besser vornehmen zu können.

Im V. Buch Mose, XXI, 10, heißt es: Wenn der Herr, dein Gott, dir deinen Feind in die Hand gibt und du siehst unter den Gefangenen ein schönes Weib und hast Lust an ihr, sie zum Weibe zu nehmen, so führe sie in dein Haus und laß ihr die Haare abscheren und die Nägel pflegen.

Ob hier Beschneiden, Adaptieren, Wachsenlassen gemeint ist, ist unwesentlich; jedenfalls soll die Kosmetik der Nägel beim bräutlichen Schmuck betont werden.

Auch im alten *Ägypten* bestand nach PLUTARCH ein Verbot des Beschneidens der Nägel an Festtagen.

Die Bedeutung der Nagelschnitzel ist eine mannigfache. In den heiligen Büchern der Paria (SHAYART) ist ein Gebet enthalten, das man über die Nagelschnitzel beten soll, weil sonst die bösen Geister sich ihrer bemächtigen und daraus Waffen verfertigen. Die Juden verbrannten und versteckten die Nagelschnitzel. In *Tahiti* sucht der Zauberer (zitiert nach ELLIS) die abgeschnittenen Nägel (und Barthaare), Speichel und andere Ausscheidungen sich zu verschaffen, über die er in der Hütte Gebete und Zauberformeln spricht.

Nach CREVEAUX begraben einzelne amerikanische Volksstämme in *Surinam* die Nägel und Haare ihrer im Kriege gefallenen Häuptlinge mit großem Pomp, wenn sie die Leichen nicht mitnehmen können. In *Neukaledonien* bewahren sich die Einwohner der *Loyalitätsinseln* die Fingernägel Verstorbener, die sie zum Teil aus der Leiche herauspräparieren, weniger als Reliquen als als Objekte mystischer Gebräuche auf.

Die Nägel als Heilmittel. In *Macao* befestigt der Arzt Tigernägel am Bauch von Kindern, die keine Milch nehmen wollen (nach FAYE).

Die Nägel im Volksglauben der europäischen Nationen.

Eine Übersicht über die abergläubischen Vorstellungen, die die Völker Europas mit den Nägeln verknüpfen, ist wohl durch das Interesse gerechtfertigt, das jeder Blick in die Volksseele verdient.

Das Beschneiden der Nägel. Bei den Römern wurde das Abschneiden der Nägel sorgfältig von besonderen Heilkünstlern, den Tonsores ausgeführt. Die römischen Damen hatten besondere „Servae" für die Pflege ihrer Nägel. An Festtagen war das Schneiden der Nägel verboten. PLINIUS berichtet, daß in Rom die Sitte bestand, die Nägel zur Zeit der Nundinae (neunter Tag, Markttag) nicht zu beschneiden. Auch während der Seereise beschnitten die Römer die Nägel nicht. In der *Edda*-Sage wird das Schiff *Nagelfar* (Nagelfähre) erwähnt, das aus den Nägeln der Toten, denen man die Nägel nicht vor der Bestattung beschnitten hatte, erbaut ist. Auf ihm sollen die Riesen zum Kampf gegen die Götter ausfahren, wenn die Götterdämmerung naht. In *Schweden* gilt das Beschneiden der Nägel am Freitag für unglückbringend. In *Mecklenburg* schneidet man sich am Freitag vor Sonnenaufgang oder nach Sonnenuntergang zuerst die Nägel der rechten Hand, dann die des linken Fußes, dann die der linken Hand und dann die des rechten Fußes, vermutlich um ein Kreuz zu bilden. Der Sonntag ist für die Prozedur verboten (WUTTKE).

Das erste Mal dürfen (WUTTKE) den Kindern die Nägel nicht abgeschnitten werden, sondern müssen von der Mutter abgebissen werden (Schlesien, Tirol), sonst bekommen die Kinder „Nagelwurz" (Wetterau) oder lernen stehlen (Sachsen).

Mystische Bedeutung der Nagelschnitzel. In *Franken* heilte ein römisch-katholischer Pfarrer seine Kranken durch Vergraben der Haare und Nagelschnitzel in die Erde. Nach ULRICH JAHN gräbt man ausgekämmte Haare oder abgeschnittene Nägel unter die Stalltüre oder Schwelle seines Feindes, um ihn zu verrufen. Alles Böse, alles Leid des Verrufenden teilt sich dem Feinde oder dessen Vieh mit. Gräbt der Verrufene die Haare oder Nägel aus und verbrennt sie, so ist der Zauber gebrochen. In der *Schweiz* besteht (nach STOLTE) noch heute der Aberglaube, daß man von den Menschen Tod und Siechtum verzaubern kann, wenn man ihnen Nagelschnitzel zum Trinken gibt. In *Steiermark* sammelt man bei Wassersucht die Nagelabschnitte des Kranken in einem Säckchen aus rotem Taffet, das man einem in fließendes Wasser gesetzten Krebs auf den Rücken bindet.

Wie FRANKENAU erwähnt, glaubt man, das Fieber hemmen zu können, wenn man Nagelabschnitte des Kranken vor Sonnenaufgang an fremde Türen nagelte (THOMAS BARTHOLINUS, Histor. anat. centur. IV vent. III, Vol. 66). Andere nehmen an, die Krankheiten schwinden, wenn man Fischen Nagelabschnitte anhefte und die Fische dann wieder schwimmen läßt. Auch Krebse und (in *Oldenburg*) wilde Vögel, die die unter Eiweiß gemischte Nagelschnitzel fressen, tun dieselben Dienste. Ein fernerer Aberglaube läßt Zahnschmerzen aufhören, wenn man die Nägel am Freitag schneidet bezw. (in Schwaben und im Vogtland) in Papier gewickelt in ein Baumloch steckt. Von Händen und Füßen abgeschnittene Nägel vertreiben, wenn sie dem Kranken auf den Leib gebunden werden, die Wassersucht. Die Dänen geben nach BLECH ihren Toten die abgeschnittenen Nagelschnitzel mit in das Grab. Die Posaunen der Engel sollen aus diesen Nagelschnitzeln gemacht werden. Nagelschnitzel in eine zu diesem Zweck angebohrte Eiche gebracht, sollen Podagra mildern oder sogar auch abwenden. Die verlorenen Kräfte gewinnt ein Kranker wieder, wenn er Nagelschnitzel in die Wurzel eines Kirschbaumes bringt und das künstlich gemachte Loch wieder sorgfältig verstopft. Ähnlich kuriert man in Steiermark durch Vergraben der Nagelschnitzel den Rheumatismus. In Niederösterreich beschneidet man bei Gicht die Nägel kreuzweise.

Abgeschabte Nägel, aber auch Ohrenschmalz, Haare, Schweiß, Blut unter gewissen Formeln oder ohne solche werden in der *Oberpfalz* Liebesträuken beigemischt.

Selbstverständlich stehen auch die Nägel in Beziehung zum Teufelsglauben. RONHAUT erzählt, daß eine Frau aus ihren gryphotisch veränderten Fingernägeln den Teufel austreiben ließ, was bei der Häufigkeit dieser Medikation zur Zeit des Hexenwahnsinns nicht weiter verwunderlich ist.   SHAKESPEARE läßt in der Komödie der Irrungen Dromio von Syrakus (IV, 3) sagen: Sonst fordern Teufel wohl ein Stückchen Nagel, ein Haar, einen Strohhalm, Tropfen Blut usw."

Auf einer an sich richtigen, nur falsch gedeuteten Beobachtung beruht die Vorstellung vom *Wachstum der Nägel nach dem Tode.*

ARISTOTELES (Lib. III der Hist. anim. II) sprach die Anschauung aus, daß die Nägel nach dem Tode noch wachsen.   Die Bedeutung, die ARISTOTELES für die Medizin des Mittelalters hatte, macht es verständlich, daß diese Ansicht immer wieder ausgesprochen wurde. PLOTINUS z. B. (um 1580) nahm an, daß in der Leiche noch Lebenskraft genug zurückbleibt, um ein Wachsen der Nägel zu erklären.   Auch HALLER (Element. physiolog. T. V, Sect. I, XVI, p. 276) berichtet noch, daß an dem seit 205 Jahren einbalsamierten Leichnam der Catharina Vieri die Nägel so stark gewachsen seien, daß sie jährlich geschnitten werden mußten.

Aber schon 1624 wendete sich JOH. RUDOLPH CAMERARIUS gegen diese Lehre.   Zwar beobachtete er auch an einem seit 25 Jahren zu anatomischen Zwecken aufbewahrten Leichnam dies anscheinende Wachstum: „Ungues a me resectos crebrius increscere et ad priorem magnitudinem mox redire animadverti."   Er gibt aber selbst die Erklärung „marescente carne et cute", durch die Eintrocknung der Haut schrumpfen die Gewebe langsam mehr und mehr, so daß die in der Haut sitzenden Horngebilde stärker hervortreten „und schließlich bis an ihre letzten Enden sichtbar werden."   Auch RUYSCH (1638 bis 1731) tritt für diese völlig sachgemäße Auffassung ein.   Man kann sich von der Tatsache der Schrumpfung der Weichteile an Mumiennägeln überzeugen.

Die Nägelmißbildungen werden natürlich auch durch *Versehen der Schwangeren* erklärt. HERSTER (1718) erwähnt folgende Beobachtung: Eine schwangere Frau wurde von einem Huhn am linken Daumen gekratzt.   Ihr neugeborenes Kind hatte einen mißgestalteten linken Daumen, der einen einem Hahnensporn ähnlichen Krallennagel zeigte.

Zu vielen abergläubischen Deutungen haben die *weißen Flecke* der Nägel, die Leukopathia punctata, Veranlassung gegeben.   Sie sollten „Glück" bedeuten; in *Bayern* glaubte man, daß der Besitzer dieser Flecken soviele Jahre am Leben bleibt, als er weiße Nagelflecke besitzt.   Am *Rhein* hält man dagegen den Träger dieser harmlosen Nagelveränderung für einen Lügner.   Gelbe Flecken an den Fingerspitzen bedeuten Tod, Unglück und Verdruß.

Die Chiromantie hat die Kunst aus der Form und Gestalt der Nägel zu prophezeien in ein System gebracht.

So erwähnt z. B. LENTILIUS, daß um 1698 in Rothenburg a. d. Tauber ein Kurpfuscher namens BLUMENSTOCK lebte, der auch die Erkrankungen aus den mehr oder weniger blassen und frischen Farbentönen der Nägel diagnostizierte.

Das große vollständige Universal Lexicon (Leipzig und Halle 1740) gibt eine interessante Zusammenstellung der chiromantischen Lehre in bezug auf den Nagel.

Schmale und lange Nägel der Füße bedeuten Weisheit und vollkommenen Verstand, breite eine gute Leibeskonstitution, runde Geilheit und Wollust.

Ausführlicher wird über die Fingernägel berichtet:

1. Lange Nägel bedeuten eine. „gute Natur"; ein solcher Mensch ist jedoch sehr mißtrauisch.   2. Lange und breite Nägel weisen auf einen Verschwender, der gleichzeitig noch furchtsam ist, hin.   3. Lange schmale, den Adlerklauen ähnliche Nägel zeigen einen ehrgeizigen, herrschsüchtigen Menschen an.   4. Der Besitzer „mittelmäßiger" runder Nägel ist eine „gute Natur", ein Freund geheimer Wissenschaften.   5. Kleine runde Nägel sind das Zeichen eines obstinaten, zornigen, verdrießlichen Menschen.   6. Große umgebogene oder gekrümmte Nägel markieren einen aufgeblasenen ehrgeizigen Schikaneur, Betrüger und Verführer.   7. Kleine gebogene Nägel weisen auf ehrgeizige, hoffärtige Leute, die mit Gewalt sich hervortun wollen, hin.   8. Dicke und „fleischige" Nägel offenbaren einen faulen und trägen Menschen.   9. Rote und fleckige Nägel zeigen cholerische, unordentliche, grausame Menschen an.   10. Lange und blasse Nägel finden sich bei schwachen und kranken Leuten, die zu Fiebern, Betrügerei und Hurerei geneigt sind.   11. Blasse und blanke Nägel sind ein Zeichen der Melancholie, eines kurzen Lebens und geschwinden Todes.   12. Die Besitzer schwärzlicher Nägel sind ökonomische, materiell gesinnte Menschen.   13. Von verschiedener Bedeutung sind weiße und schwarze Punkte auf den Nägeln.   Teilt man die Nägel in drei Teile, so bedeutet jeder Teil 4 Wochen, die bis zur Erfüllung des durch den weißen oder schwarzen Punkt angekündigten Ereignisses vergehen.   14. Das Zeichen muß, um wirksam zu sein, in der Mitte des Abschnittes stehen.   15. Die weißen oder rosenroten Punkte und Streifen bedeuten Glück, die schwarzen oder dunklen Unglück, nach den Eigenschaften der Planeten, denen die einzelnen Finger zugeeignet sind.   16. z. B.: Weiße Punkte auf dem Daumennagel verheißen Glück im Krieg oder bei der Heirat, schwarze das Gegenteil.   17. Weiße Flecke auf dem Zeigefinger zeigen Ehre und Ruhm, auf dem Mittelfinger Glück bei der Erbschaft an usw.

CAMILLUS BALDUS weicht übrigens, wie BLECH erwähnt, in Einzelheiten von dieser Deutung ab.

Auch im Jahre 1925 ist eine „Chirologie", eine Krankheitsdiagnose aus Nagel, Form, Farbe und Zeichen in München erschienen. Auf schematischen Zeichnungen wirrt der Autor Richtiges und Falsches in der üblichen Art der Laienpraktiker durcheinander.

Es sei schließlich noch ganz kurz die ärztlich-therapeutische Verwendung der Nägel erwähnt. Man sieht jedenfalls, daß die Organotherapie nicht gerade ohne Vorbild ist. Wunderbarerweise sind die Nägel nie bei Nagelerkrankungen gegeben worden. SCHRÖDER (Pharmacop Lib. V, c. T. V, No. 94) sagt: „Ungues cient vomitus intus assumpti tum in pulvere tum in infusione". Dem Kranken müssen die abgeschnittenen und geschabten Nägel ohne sein Wissen beigebracht werden. (Heute gibt man Humagsolan, wenn man an Industriereklame glaubt.)

ROSINIUS LENTILIUS sagt in seinen Miscellaneis medico practico (III. 133): Vomitorium. R. rasur. unguium bene mundat. Infusio ex his in vino albo vinumque illud redditur emeticum innoxium.

Nach FAYE sollen die Nägel des Hinterfußes der Elentiere gegen Epilepsie nützlich sein. Wenn die Tiere ermüdet sind, sollen sie in eine Art epileptische Krämpfe verfallen. Sie erholen sich wieder, wenn sie an den Nägeln ihrer Hinterfüße nagen.

Auf eine allerdings falsch verstandene Beobachtung ist die Anschauung zurückzuführen, daß die Nägel als Zeichen der Rechtzeitigkeit der Geburt angesehen wurden. Man nahm an, der 7 Monate alten Frucht fehlen Haare und Nägel vollständig.

Die Schmerzhaftigkeit des Ausreißens der Nägel hat sicher dazu geführt, diese Operation auch bei der Folterung anzuwenden. Auch die alten Römer, die Chinesen, die Türken, einzelne nordamerikanische Indianerstämme kannten diesen grausamen Brauch.

Die Bedeutung der Nägeleindrücke prähistorischer Menschen in Töpferwaren.

Vor einigen Jahren wurde in der der Bronzezeit angehörenden Fundstelle zu Corcelettes am Ufer des Neuenburger Sees eine Scherbe gefördert, die mit den Eindrücken einiger Fingerspitzen versehen war. Wegen der schlanken Gestalt und der Schmalheit der Fingernägel schrieb Professor FOREL diese Eindrücke den Händen einer Frau, der Töpferin von Corcelettes, zu. Da Menschen mit schmalen ovalen Nägeln gewöhnlich auch schmale Hände und ein schmales Gesicht besitzen, so kann man sich das Äußere jener prähistorischen Töpferin ungefähr ausmalen. Eine andere Scherbe mit Fingereindrücken beschreibt Generalarzt Dr. MEISNER (Korresp.-Blatt d. dtsch. anthropolog. Ges.). Sie gehört einem Gefäß an, auf welchem die Nägeleindrücke lediglich zu Orientierungs- zwecken angebracht wurden. Die Scherbe stammt aus dem am Strand bei Rutzau gelegenen steinzeitlichen Kehrichthaufen, welcher durch Prof. CONWENTZ untersucht worden ist. Der Nagel von der Rutzauer Scherbe ist breiter und weniger gewölbt als der der Töpferin von Corcelettes. Die Nägel pflegen nun um so breiter und flacher zu sein, je mehr die betreffende Hand sich grober Arbeit widmet; daher sind die Nägel der linken Hand meist schmäler und gewölbter als die der rechten, und aus demselben Grunde sind die Nägel der Männer meist flacher und etwas breiter als die der Frauen. Man könnte daher die Eindrücke an der Rutzauer Scherbe einem männlichen Individuum, dem Töpfer von Rutzau, zuschreiben. Beachtet man nun, daß kurze, breite, flache Nägel meist kleinen untersetzten Menschen mit großem Brustumfange zuge- hören, so kann man sich auch die Natur jenes prähistorischen Handwerkers von der Helaer Bucht einigermaßen ausmalen.

Die ethnologische Bedeutung der Ausbildung der Lunula

ist bisher noch nicht Gegenstand genauer Untersuchung gewesen. Versteht man unter „Lunula' den bei mäßiger Ausbildung des Nageloberhäutchens sichtbaren Teil der anato- mischen Lunula[1]), so kommen in der Tat auffallende Verschiedenheiten vor. Selbstverständ- lich besitzen alle Nägel aller Rassen Lunulae; es variiert nur die Größe des vom hinteren Nagelwall frei bleibenden Abschnittes. Vielfach ist behauptet worden, daß die Neger keine

---

[1]) Über die Anatomie der Lunula vgl. S. 13. Auch F. PINKUS, Bd. I/1 des Handbuchs, S. 268 und Ethnologie, S. 274.

Lunula besitzen. Ich habe bei einigen, verschiedenen Völkerstämmen angehörenden Negern, die sich in Berlin aufhielten, in der Tat mich überzeugt, daß die Lunulabildung eine recht geringe ist. An den Daumen sah ich manchmal, an den Fingern sehr selten wohl ausgebildete Lunulae. Zahlenangaben haben ohne systematische Untersuchung keinen Wert. Stärkere Ausbildung der Lunulae fand sich bei den Angehörigen indischer Völker, die ich in einer Berliner Ausstellung daraufhin untersuchte. ESBACH hat eingehendere Untersuchungen über die Häufigkeit der Lunulabildung in den einzelnen Provinzen Frankreichs angestellt. Er hat dazu die Rekruten der Pariser Garnison, die aus Angehörigen aller Provinzen Frankreichs sich zusammensetzt, benutzt. Er fand gute Lunulabildung bei Rekruten aus:

Artois-Picardie	in 76 %
Alsace-Lorraine-Franche-Comté, Poitou, Limousin	„ 60 „
Lyonnais, Bourbonnais, Auvergne, Isle-de-France, Orléanais, Bretagne	„ 50 „
Berry, Bourgogne, Nivernais	„ 46 „
Picardie	„ 43 „
Paris	„ 28 „
Normandie	„ 18 „

Auffallend ist die Häufigkeit der Lunulabildung in den Landesteilen, in denen die Bevölkerung sehr stark mit germanischen Elementen durchsetzt ist.

Ich selbst habe seit 1 Jahr auf die Lunulabildung bei meinem Krankenmaterial geachtet. Versteht man unter Lunulabildung das deutliche Hervortreten der Lunula an den normal gepflegten Fingernägeln des II.—IV. Fingers. — am Daumen ist bei den Europäern eine Lunula wohl stets sichtbar — so fällt die Häufigkeit zur Lunulabildung bei den Germanen in der Tat auf. Trotz der oft mangelhaften Pflege der Nägel sieht man häufig sehr wohl ausgeprägte Lunulae bei Arbeitern und Arbeiterfrauen, während die bestgepflegten, von Manicures besorgten Nägel der anderen Gesellschaftsschichten angehörenden Personen keine Lunulabildung am II.—V. Finger zeigen.

Die Nägel im Sprachgebrauch.

Das Wort Nagel[1]) stimmt der Lautverschiebung gemäß mit den nur den Begriff jeder Horndecke ausdrückenden sanskritisch der „nakha(s)“, das nakha(m), wovon sanskritisch der nakhara(s), dessen -ar gleiche Ableitung wie jenes -al im althochdeutschen nakal ist. Altslavisch heißt der Nagel der nog’t, russisch der nógot, litauisch der nagas (auch = Huf, Klaue), griechisch mit vorgeschlagenem o der onyx. Durch Wandlung des chi in ss wird aus nychiein nyssein = *ritzen, schrammen, stechen, bohren*. Da onyx zugleich Huf, Klaue bedeutet, ist die abgeleitete Bedeutung des Nagels, d. h. des zum Einschlagen benutzten Stück Eisens oder Holz verständlich. Im Gothischen fand sich wohl das Wort nagla (annageln = ganaglgabe).

Im Mittelhochdeutschen hießen die Nägel: Nagel Plur. nágele, nágel, negele, negel (1420). Mit Schwinden des g der nayl. Althochdeutsch hieß der Nagel „nakal oder nagal (Plural nagalâ). Später auch nagul, nagil.

Vielfach wird das Wort „Nägel“ bildlich verwendet.

Im Griechischen entspricht εἰς ὄνυχα bis auf den Nagel völlig dem ad unguem. Ὀδοῦσι καὶ ὄνυξι wörtlich „mit Zähnen und Nägeln“ = „mit Händen und Füßen“ hat im Französischen seine Analogie. Ἐκ κορυφῆς ἐς ἄκρους ὄνυχας, von Kopf bis zur Zehe, ist gleichfalls im Lateinischen durch den Ausdruck ab imis unguibus ad verticem summum vertreten. Ἐξ ὀνυχῶν = ex unguibus bedeutet vom Innern heraus, von Grund aus. Δι ὄνυχος ἐπ’ ὄνυχος εἰς ὄνυχα bis auf den Nagel, unserem bis aufs Haar entsprechend, wird mannigfach verwandt. Ex ungue leonem, ἐξ ὀνύχων λέοντα sind ja auch im Deutschen gebräuchliche Redewendungen geworden. Ἐκ τῶν ὀνύχων τεκμείρεσται an den Krallen erkennen, d. i., das Ganze an den charakteristischen Teilen erkennen, ist ein Ausdruck, der den Beweis gibt, welche Bedeutung die Griechen den Nägeln als Unterscheidungsmerkmal der einzelnen Tierklassen, aber auch als Symptom für gesunde und krankhafte Zustände beilegten.

Im Lateinischen ist die Verwendung des Begriffes „unguis“ mannigfach. „Mordere ungues“ oder „ungues corrumpere dentibus“ schließt neben der realen Bedeutung gleichzeitig den Begriff der Reue oder des Verdrusses ein. „Medium unguem ostendere“ galt als Zeichen der ärgsten Schmähung, da der Mittelfinger als unzüchtig angesehen wurde. Sprichwörtlich wurde „unguis“ gebraucht in folgenden Redewendungen: „Ab imis unguibus adusque summos capillos“ (Apul. met. 3,21) = Vom Kopf bis zu den Zehen oder „Ab imis unguibus ad verticem summum“ (Cic. Rosc. conc. 20). A recta conscientia transversum

---

[1]) WEIGAND, Deutsches Wörterbuch. Gießen 1878.

unguem non oportet discedere" (Cic. ad Attic. 13,20) = „Weiche keinen Finger breit von Gottes Wegen ab". „Non ungue latius" bedeutet gleichfalls keinen Finger breit. „De tenero ungui" = von Kindesbeinen an. „Ad unguem" oder in „unguem" heißt bis auf die Nagelprobe, ein von den Bildhauern entlehnter Ausdruck, welche mit den Fingernägeln zuletzt die Glätte ihrer Arbeit prüfen, ist also mit „bis auf das Haar" zu übersetzen. Der Ausruf „Homo cuius pluris unguis quam tu totus es" (Petr. 57, 10) hat bekanntlich im Deutschen seine Analogie.

Die deutsche Sprache verwendet bildlich den Nagel, um einen gewissen Grad der Kleinheit auszudrücken, wie in der Redensart „nicht um einen Nagel breit zurückweichen". Der Ausdruck Nagelprobe ist vielleicht so zu erklären, daß der Zecher das Trinkgefäß umkehrte und zeigte, daß dasselbe so gründlich geleert war, daß kein Tröpfchen mehr auf den darunter gehaltenen Daumennagel zu entleeren war. Wahrscheinlicher ist aber, daß der Ausdruck von der mittelalterlichen Sitte herrührt, die Innenwand eines Trinkgefäßes mit konzentrischen Reihen von Nägeln zu versehen, von denen jede einen Teil des Gesamtmaßes bezeichnete.

Im Französischen sagt man von einem Menschen, der sich zu verteidigen weiß: Il a bec et ongles. Die Phrasen: il a esprit jusqu'au bout des ongles, il a du sang jusqu'au bout des ongles sind verständlich. Streng strafen heißt: Donner sur les ongles. D'ALEMBERT sagt in einem Brief an VOLTAIRE: C'est bien assez de me couper les ongles moi-même de bien-près sans qu'un censeur vienne encore à me les couper au sang. Bemerkenswert ist die Redewendung: „Mme. de M. qui est d'ARZENSON jusque sous les ongles." Ronger les ongles, die Nägel kauen, wird auch bildlich wie im Deutschen gebraucht.

Im Deutschen wird der Nagel als Symbol ganz verschieden angewendet. Die *Nägel als Abwehrorgan!* „An den weichen Finger stêt vil lihte vor ein harter Nagel (Minnesänger). Von der Frau: Sie wirft nach angeborener Art die Nägel ins Gesicht, die Finger in den Bart (RACHEL); die sich so lang es hilft mit stumpfen Nägeln wehrt (WIELAND). „Laßt es Fünfzig (Angreifer) gegen meinen großen Nagel sein" (SCHILLER, Räuber). *Ich habe mir damals nur erlaubt, mich mit stumpfen Nägeln zu wehren* (BISMARCK, Reden, Bd. 15, S. 168).

Der Nagel als Symbol der Kleinheit und Exaktheit! Ein „Nagelbreit zurückweichen", „und scherte mich nicht einen nagelgroß um ihren stolzen Aufputz". Was Opitz hat geschrieben, das kannst du ... und sagt es ohne Buch auf einem Nagel her.

Nagelkauen als Zeichen der Verlegenheit: Der Hans und die Grete sind Bräutigam und Braut, der arme Peter die Nägel kaut (HEINE). *Der Nagel als entferntester Körperteil kommt zuerst mit einem herannahenden Unglück, dem Feuer bei der Abwehr in Berührung.* Das Feuer brennt uns unter den Nägeln: Der Dichter freut sich am Talent, an schöner Geistesgabe, doch wenn's ihm auf die Nägel brennt, begehrt er irdische Habe (GOETHE).

Geschichtliche Notizen zur Lehre von der Nagelpathologie.

HIERONYMUS MERCURIALIS teilt in seinem „Liber de decoratione", Venetiis 1585, die Anschauungen der Alten über die Genese und den Zweck der Nägel mit: Fiunt enim ea ipsa cute, ut saepe docuit Aristoteles praesertim vero 10 sect. probl. 65 et 2) de gener. animal. cap. 4. Nam dicebat ARISTOTELES, Aethiopum ungues propterea nigros esse, qua fiunt ex cute, et ut originem atque finem bene comprehendatis, HIPPOCRATES in lib. de carnibus seu de principiis dixit, ungues fieri ex materia excrementitia crassa, glutinosa et terrestri., demandata ab ossibus atque ab articulis ad extremitatis cutis; ut propter hoc dixerit ARISTOTELES 4 c. 2 de gen. animal: „hominem miminis omnium animalium unguibus esse donatum eo quod terreno excremento minime omnium exuberet et propter hoc etiam solebat dicere PLINIUS ungues esse veluti clausuras ipsorum nervorum. Finis autem propter quem ungues producti sunt, fuit appositus a PLATONE in Timeo. Sed GALENUS (I de us. parc. c. 7 et 8) disputans adversus PLATONEM voluit potissimum usum in corpore nostro unguium esse, ut fieri possit apprehensio firma et stabilis.

LEDERER gibt in seiner Dissertation, 1834, folgende kurze Übersicht über die Entwicklung der Ansichten von der Genese der Nägel:

EMPEDOKLES sagt: Unguem per congelationem e nervo constituisse. Bei ARISTOTELES heißt es: ἐκ νεῦρον. Unter νεῦρον ist nicht „nervus", sondern „tendo" = Sehne zu verstehen. CELSUS meint: „Ungues a nervis orti indurescunt ideoque non ossi sed carni magis radicibus suis inhaerent". PLINIUS äußert sich: „Clausulas nervorum summas esse ungues". Die Ärzte des Mittelalters schlossen sich der Anschauung nicht alle an, besonders FOESIUS, SCAFFLIONUS, RIOLANUS. Sie glaubten: „Ungues esse ultimam tendinis moventis digitos extremitatem extra carnem et cutem aeri oppositam." CHIRAC sagt: „Ungues a tendinibus musculorem extensorum digitorum oriri." Diese Anschauung nahmen BARTHOLIMUS, VESALIUS SPIGELIUS auf und meinten: „Ungues circa radicem ligamento connexos esse cum digito." REALDUS COLUMBUS wich zuerst etwas von dieser Auffassung ab und erklärte, die Nägel gingen teils von der Haut, teils von den Extensorensehnen aus. Ganz irrtümlich war die Ansicht von RUYSCH, MALPIGHI, BOERHAVE, die einen Ursprung der Nägel aus den Nerven annahmen.

Die von DOLÄUS zitierte Ansicht von BLANKARDUS, die Nägel seien „ex pilis in vicem concretis" entstanden, entspricht schon unserer modernen Anschaung, die in der Tat eine große Analogie zwischen den beiden hornigen Anhangsgebilden der Haut gefunden hat. Man hat geradezu den Nagel ein Riesenhaar genannt.

Wie die Humoralpathologie des 18. Jahrhunderts die Pathogenese der Nagelkrankheiten auffaßte, zeigte eine Bemerkung VERDUCS (1710). Wenn der Ernährungssaft „acris'" wird, spalten sich die Nägel; enthält er dagegen „des particules roides et piquantes", so tritt eine Krümmung des Nagels ein. JOHANNES DOLÄUS erklärt das Einwachsen der Nägel folgendermaßen:

„Unguis ex Cartesianorum sententia se defodit sub carne a liquore nutritio in unguium tabulas copiosius affluente eosque supra modum inflante, sed cum tubuli ad unguium latera constituti liberius extendi possint, abundatiorem succum nutritium excipiunt a quo supra requisitos fines excrescentes subjectam carnem subeunt et in ea se defodiunt".

Die speziellen Anschauungen der Autoren früherer Zeiten über die pathologischen Zustände werden bei den einzelnen Kapiteln besprochen werden. Hier sei nur kurz die Entwicklung der Literatur der Nägel skizziert. Die erste Monographie stammt von GEORGIUS FRIDERICUS FRANCUS DE FRANKENAU und ist betitelt: Onychologia curiosa sive de unguibus. Jenae 1646. Gegen Ende des 18. und in der ersten Hälfte des 19. Jahrhunderts wurden wichtige Beobachtungen über die Pathologie der Nägel gemacht. Eine große Zahl von Dissertationen beschäftigt sich mit der Anatomie, Physiologie und Pathologie der Nägel. Ein Teil derselben ist eine getreuliche Abschrift älterer Dissertationen und enthält kaum eine neue Beobachtung. Als Fundstätten für historisches Material sind die Dissertationen von BLECH und LEDERER hervorzuheben. In der zweiten Hälfte des 19. Jahrhunderts bringen französische Thesen viel brauchbare Beobachtungen. Insbesondere ist die Dissertation von ANCEL und die Habilitationsschrift von ARLOING zu erwähnen. Merksteine in der Anatomie und Physiologie der Nägel sind die Arbeiten von KÖLLIKER, VIRCHOW, UNNA, in der Pathologie von BEAU, GUENTHER, ARLOING, ARNOZAN u. a.

Die erste moderne unter Berücksichtigung des vorhandenen Material gefertigte Monographie ist die erste Auflage dieses Werkes: Die Krankheiten der Nägel, Berlin, A. Hirschwald 1900, gewesen. In den vergangenen 27 Jahren ist die Kasuistik der Nagelaffektionen gewaltig bereichert worden; die Fortschritte der einzelnen Zweige der Medizin sind auch diesem Spezialgebiet zugute gekommen. Freilich ist es heute schwieriger als früher, Kritik an dem beigebrachten Tatsachenmaterial zu üben, weil die Autoren, bewußt oder unbewußt in Abhängigkeit von jeweilig herrschenden Theorien, objektiv zweifellos vorhandene Befunde an den Nägeln deuten und umdeuten. Recht wenig ist die Histopathologie seit 1900 gefördert worden (vgl. Einleitung); nur ganz vereinzelt haben wissenschaftliche Arbeiter Fragen der Physiologie, des normalen und pathologischen Stoffwechsels, der pathologischen Chemie behandelt.

Allgemeine Pathologie.

Die Häufigkeit der Nagelerkrankungen.

Eine Übersicht über die Häufigkeit der Nagelerkrankungen kann kaum gegeben werden. Die Nagelerkrankung kann eine lokalisierte, kann das Symptom einer Hautkrankheit, einer Allgemeinaffektion sein. Aber auch der Begriff „Krankheit" ist für das Nagelorgan nicht fest umgrenzbar. Längs- und Querstreifenbildung, Leukonychie, leichte Änderung der longitudinalen und transversalen Krümmung, gewerbliche Schädigungen und Abnutzungen bedeuten für den Träger nur dann eine beachtenswerte Abweichung von der Gesundheit, wenn er sich berechtigt glaubt, auf die Pflege des Organs großen Wert legen zu müssen. Dem für die Onychopathologie interessierten Forscher werden Abweichungen auffallen, die ein anderer Arzt nicht beachtet.

Dementsprechend ist auch mit den Angaben medizin-statistischer Werke nicht viel anzufangen.

Im Jahrgang 1—5 des klinischen Jahrbuches wird über 307616 Patienten, die die chirurgischen Universitätskliniken Preußens besuchten, berichtet. 1090 litten an eingewachsenen Nägeln, d. h. 0,3%.

Weit geringer ist die Zahl der Nagelerkrankungen in den Universitätspolikliniken für Hautkranke. Nur 0,13% der Kranken waren in der Rubrik „Nagelkrankheiten" untergebracht. Unter 35853 poliklinischen Kranken wurden bei 48 Nagelerkrankungen diagnostiziert. Wahrscheinlich ist auch diese Zahl viel zu hoch und nur durch Hinzurechnung vieler Fälle von Unguis incarnatus entstanden. Im Jahrgang 2 des Jahrbuches werden unter 8781 Kranken 32 Nagelaffektionen, im Jahrgang 4 unter 7113 Kranken 6 Nagelaffektionen aufgeführt.

In den Jahresberichten der Charitépoliklinik für Hautkrankheiten wurden in den Jahren 1904/05, 1905/06, 1906/07, 1908/09 auf das Vorkommen (isolierter?) Nagelerkrankungen geachtet, während in den Statistiken der Vorjahre nur Panaritium und Paronychia besonders erwähnt wurden. Unter 15355 Hautkranken fanden sich 23 spezielle Nagelkrankheiten = 0,15%₀ (16 Frauen und Kinder, 7 Männer). Selbstverständlich sind hier nur die auf das Nagelorgan beschränkten Dermatosen berücksichtigt.

In den Übersichten über die Frequenz großer Universitätskliniken finden sich nur vereinzelte Nagelkrankheiten notiert. G. N. MEACHEN sah z. B. in London unter 12293 dermatologischen Fällen 22 = 0,17% Nagelkranke. Meine eigenen Zahlen beweisen nichts, da mir verhältnismäßig viel seltene Nagelerkrankungen zugehen. CHARLES WHITE hat den bemerkenswerten Versuch gemacht, 485 Fälle von Nagelstörungen eingehend zu analysieren (Tab. S. 50).

Einzelheiten der Tabelle und der folgenden Darstellungen über Geschlecht, Alter, Rasse, Beschäftigungsart der Nagelkranken beweisen nicht viel, da über die Zusammensetzung der Bevölkerung überhaupt und der Klientel im besonderen Angaben fehlen. Unter 372 Fällen von Psoriasis, Ekzem, Traumen, Paronychia, Gewerbedermatitis finden sich 159 Iren, 110 Amerikaner, 40 Juden, 11 Deutsche. Unter 305 Fällen (ohne Psoriasis) sind

Disease (symptom) \ Number of Cases	Eczema (107)	Trauma or felon (72)	Paronychia (68)	Psoriasis (67)	Professional dermatitis (62)	Syphilis (28)	No apparent cause (9)	Tinea favosa (8)	Alopecia, bad teeth, bad nails (5)	Xeroderma (5)	Arthritis deformans (4)	Dermatitis herpetiformis (4)	Burn (4)	Pus under nail (3)	Biting of nails (3)	Acromegaly (3)	Dermatitis exfoliativa (3)	Tinea trichophytina (3)	Keratosis pilaris (3)	Tuberculosis verrucosa (2)	Nervous shock (2)	X-ray dermatitis (2)	Vitiligo (2)	Pruritus (2)	Psorospermosis (2)	Raynauds disease (2)	Ichthyosis (2)	Argyria (1)	Acro-arthritis (1)	Phthisis pulmonalis (1)	Hydro-estivale (1)	Pityriasis, rubra pilaris (1)	Injured spine (1)	Myxedema (1)	Neurasthenia (1)	Totals (485)
Round punctate depression	27	1	11	27	14	—	2	—	1	—	—	1	—	2	—	—	1	—	1	—	—	—	—	—	—	—	—	—	1	—	—	—	—	—	—	89
Transverse depression	51	26	57	27	17	5	6	2	1	2	1	3	1	3	1	—	—	2	1	—	1	—	1	2	—	—	1	—	—	—	—	1	1	—	—	213
Vertical depression	1	9	4	1	2	1	—	—	—	—	1	—	—	1	—	—	—	—	—	—	—	—	—	—	—	—	—	—	—	—	—	—	—	—	—	20
Vertical ridge	28	22	10	7	11	1	5	—	1	2	2	1	—	—	—	1	—	1	—	1	—	1	—	1	1	—	1	—	1	—	—	—	—	1	—	99
Transverse ridge	4	4	12	3	4	1	1	2	—	—	1	—	—	—	1	—	1	1	—	—	1	—	—	—	—	—	—	—	1	—	1	—	1	—	1	40
Discoloration	16	12	33	27	13	11	8	7	1	—	1	—	2	1	—	1	1	3	—	2	1	—	—	—	—	—	—	1	1	—	—	—	—	—	1	143
Hypertrophy { of plate	14	18	8	22	15	5	4	5	1	—	—	—	—	—	—	1	2	1	1	—	—	1	—	—	—	—	—	—	1	—	—	—	1	1	—	101
Hypertrophy { of bed	14	18	8	22	15	5	4	5	1	—	—	—	—	—	—	1	2	1	1	—	—	1	—	—	—	—	—	—	1	—	—	—	1	1	—	101
Atrophy	14	2	9	12	15	5	4	3	—	1	—	—	—	2	2	1	—	1	—	—	—	—	—	—	—	—	—	—	1	—	—	—	—	—	—	72
Separation from bed	24	15	21	37	13	11	5	7	1	—	—	2	—	—	—	1	1	1	—	1	1	—	—	—	—	—	—	—	—	—	—	—	—	—	—	141
Exfoliation on surface	13	5	19	8	7	7	1	—	—	—	1	—	2	—	—	—	—	—	—	—	—	—	—	—	—	—	—	—	—	—	—	—	—	—	—	63
Brittleness	22	6	11	14	18	4	6	1	1	1	1	—	—	—	—	1	1	—	—	—	—	—	—	—	—	—	—	—	—	—	—	—	—	—	—	87
Flatness and koilonychia	11	9	7	5	25	1	5	—	—	—	—	2	—	—	—	—	3	1	—	—	1	—	—	—	—	—	—	—	—	—	—	—	—	—	—	70
Opacity or honeycombing with air	5	1	4	12	1	8	2	1	—	—	1	—	—	—	—	1	—	—	—	—	—	—	—	—	—	—	—	—	—	—	—	—	—	—	—	36
Crumbling with erosion	1	3	2	7	2	—	3	6	—	—	—	—	—	—	—	1	2	—	—	—	—	—	—	—	—	—	—	—	—	—	—	—	—	—	—	27
Lustreless	11	2	5	4	1	2	1	—	1	—	—	—	—	—	—	2	—	—	—	—	—	—	—	—	—	—	—	—	—	—	—	—	—	—	—	29
Broken nail	3	1	11	6	—	3	—	2	—	—	—	—	—	—	—	1	1	1	1	—	—	1	—	—	—	—	—	—	—	—	—	—	—	—	—	31
Anonychia { permanent	10	7	9	5	4	6	—	1	—	—	—	3	—	—	—	1	—	—	—	—	—	1	1	1	—	—	1	1	—	—	1	—	—	—	—	52
Anonychia { temporary	10	7	9	5	4	6	—	1	—	—	—	3	—	—	—	1	—	—	—	—	—	1	1	1	—	—	1	1	—	—	1	—	—	—	—	52
Increased convexity	11	8	3	6	3	3	2	—	—	—	—	—	—	—	—	1	—	1	—	—	—	—	—	—	—	—	—	1	1	—	1	—	1	1	—	43
Onychogryphosis	—	4	—	—	—	—	—	—	—	—	—	—	—	1	—	1	—	—	—	—	—	—	—	—	—	—	1	—	—	—	—	—	—	—	—	7
Leuconychia	5	—	1	—	—	—	—	—	—	—	—	—	—	—	—	1	—	—	—	—	—	—	—	—	—	1	—	—	—	—	—	—	—	—	—	8
Hyperesthesia	—	—	—	—	—	—	—	—	—	—	—	—	—	—	—	—	—	—	—	—	—	—	—	—	—	—	—	—	—	—	—	1	—	—	—	1

94 in der Hauswirtschaft tätig. Das Lebensalter 30—40 Jahre überwiegt, bei der Psoriasis 20—30 Jahre. Behandelt wurden 163 Männer, 208 Frauen, an Paronychia 13 Männer, 55 Frauen, an Psoriasis 41 Männer, 25 Frauen.

Die Häufigkeit der einzelnen Nagelerkrankungen wird in den besonderen Kapiteln, soweit möglich, besprochen werden. Nach meinen systematischen Untersuchungen von etwa 18000 Krankenhauspatienten ist die Zahl der symptomatischen Nagelveränderungen recht gering, wenn man mit Kritik die zufälligen, mit der Grundkrankheit nicht in Verbindung stehenden Affektionen ausschaltet.

Einteilung der Nagelkrankheiten.

In der ersten Auflage dieses Werkes habe ich die Einteilung der Nagelerkrankungen von WILSON und ANCEL wiedergegeben. So interessant diese tastenden Versuche vom historischen Standpunkte sind, so wenig sind sie unserem heutigen diagnostischen Können entsprechend. Sie sind in dieser Auflage fortgeblieben. Das damals gewählte Einteilungsprinzip habe ich beibehalten, da das Grundgesetz a potiori fit denominatio sich in der heutigen Medizin mit ihrer stark betonten Tendenz, die Ganzheit des Organismus in den Vordergrund zu stellen, sich mehr, als ich vor 30 Jahren ahnen konnte, durchgesetzt hat. Bei jeder Nagelkrankheit muß entschieden werden: Handelt es sich um eine idiopathische Affektion oder um ein Symptom einer Haut-, Organ- oder Allgemeinkrankheit. Je nach der Beantwortung der Frage wird die Nagelkrankheit einzuordnen sein. Das nach strengster Kritik geübte Streben waltet vor, Nagelkrankheiten als *Symptom* einer übergeordneten Störung im Hautorgan oder im Gesamtorganismus anzusehen. Eine Onychogryphosis, die nach einer Nervenverletzung entsteht, wird in ätiologische Abhängigkeit von der Nervenläsion gebracht, wenn nicht besondere Gründe dagegen sprechen. Freilich wird zu fordern sein, daß für diesen supponierten Zusammenhang ein experimenteller, pathogenetischer oder klinisch-statistischer Beweis auch wirklich beigebracht wird. Einfach nicht bewiesene Analogieschlüsse weise ich, z. B. bei der Lehre von den endokrinen Störungen, zurück. Leider läßt sich bei dieser Betrachtungsweise nicht ganz vermeiden, daß das nach Möglichkeit durchgeführte Bestreben, Zusammengehörendes auch zusammen zu bringen, zuweilen empfindlich gestört wird, so daß die klinisch gleiche Nagelaffektion (Onychogryphosis) an verschiedenen Stellen geschildert wird. Schließlich ist ja bei jeder Betrachtung komplizierter Naturvorgänge diese Konzession an dem unserem Denkvermögen nun einmal immanenten Triebe, schematisch zu ordnen, unvermeidlich. Wiederholungen sind nach Möglichkeit vermieden. Die von mir gewählte spezielle Einteilung ergibt sich aus der Inhaltsangabe am Beginn des Bandes.

Bevor die einzelnen Erkrankungen geschildert werden können, müssen eine Reihe von allgemein wirkenden das Nagelorgan beeinflussenden Faktoren abgehandelt werden.

Allgemeine, das Nagelorgan beeinflussende Faktoren.

Einfluß der Erblichkeit.

Seit der ersten Auflage dieses Werkes ist die Lehre von der Erblichkeit recht erheblich ausgebaut worden. Auch das Tatsachenmaterial hat sich ansehnlich vermehrt. Es ist ja verständlich, daß die im Sinne des Wortes auf der Hand liegenden Nagelveränderungen dem Laien nicht unbekannt bleiben, wenn sie als eine in der Familie erbliche Besonderheit auftreten. Trotz der

auf die Frage gerichteten Aufmerksamkeit der Erbforscher und der Dermatologen ist die Zahl der wirklichen Beobachtungen nicht sehr groß. Gegen alle
Berichte läßt sich der Einwand machen, daß nur in ganz wenigen Fällen die
angeblich erkrankten Familienmitglieder wirklich untersucht wurden, daß Angaben der Kranken als Tatsachen angesehen werden mußten. Bei der Wichtigkeit der Frage sollen die vorhandenen Beobachtungen, geordnet nach der
klinischen Nageldiagnose, geschildert werden. Freilich ist es mir zweifelhaft,
ob wirklich *alle* angeblich erkrankten Familienmitglieder stets die *gleiche* Nagelaffektion gehabt haben, ob nicht mangelnde Übung in der Untersuchung der
Nägel bezw. mangelnde Objektivität der zur Zeit herrschenden Strömung
gegenüber zum Schematisieren verführt hat. NOBL beobachtete z. B. bei
eigener Untersuchung Nagelerkrankungen *verschiedener Art* (Onycholysis
foliacea, lamellöse Abblätterung bei 4 Kranken derselben Familie in 2 Generationen). Wir geben hier nur das für die Erblichkeitsfrage Wichtige; die Krankheitsfälle selbst werden in den betreffenden Abschnitten behandelt.

Anonychie, Mangel der Nägel, kommt selten in reiner Form vor, meist ist
sie mit einer Onychatrophie einzelner Finger oder Zehen verbunden. P. JACOB
beschreibt Anonychie bei 3 Geschwistern. O'NEILL schildert Anonychie der
Finger und Zehen bei einem Kranken, dessen 2 Schwestern gleichfalls nagellos
waren. MENGE gibt den Stammbaum eines Säuglings mit angeborener Anonychie
der Finger und Zehen im Diagramm[1]).

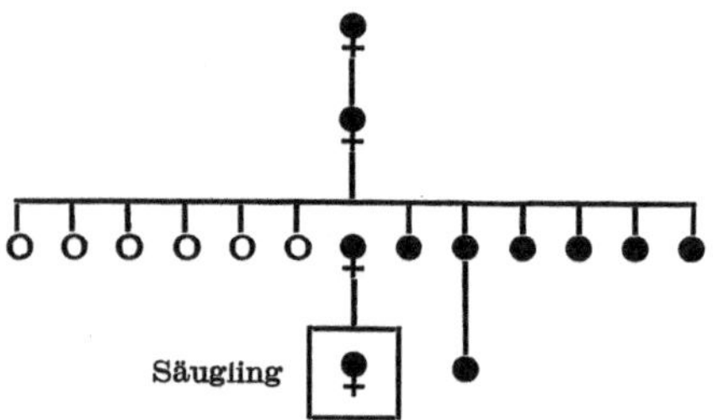

Abb. 12. MENGE: Beobachtung von familiärer
Anonychie.

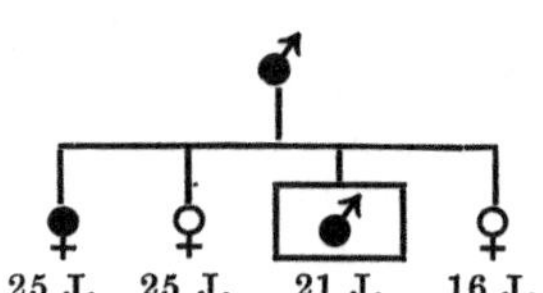

Abb. 13. EBSTEIN: Anonychia
pollicum familiaris.

Eine auf die Daumennägel beschränkte familiäre Nagellosigkeit, eine
Anonychia pollicum familiaris schildert E. EBSTEIN. Bei einem 21jährigen, seit
der Geburt völlig blinden Kranken, fehlen seit der Geburt die Daumennägel
ganz. Das gut ausgebildete Nagelbett ist sehr empfindlich. Eine Schwester
des Kranken hatte die gleiche Affektion, der Vater hatte an beiden Daumen
eigentümlich spitz zulaufendende Nägel (vgl. Diagramm Abb. 13 und den Fall
NORMAN TOBIAS Abb. 17 sowie Kapitel: Onychatrophie acquisita S. 121).

Familiäre Anonychie mit Onychatrophie sah MOST bei einem Kinde, dessen
4 Geschwister die gleiche Affektion zeigten, während das 5. frei war. Der Vater
soll ebenso wie seine 5 Brüder und ihre Mutter dieselbe Anomalie gehabt haben.
Das Diagramm würde also lauten (vgl. Abb. 14).

LAVROVS (Medizinskaja myesch. Bd. 3, Nr. 1, p. 59) Fall betrifft einen 35 jähr.
von Potatoren abstammenden Syphilitiker, dessen Mutter mit totaler Anonychie geboren war. Er zeigte 2 normale Nägel, 6 fehlten völlig, der rechte
4. Finger wies ein Cornu cutaneum (?) auf; die übrigen Nagelphalangen zeigten
nur Rudimente und häutige Nagelbettüberzüge (keine innere Organerkrankung).

---

[1]) In den Diagrammen bedeutet ♀ = Weib, ♂ = Mann, ⚇ = kranke Frau, ⚇ = kranker
Mann, ○ = Geschlecht unbekannt. Das Zeichen des beschriebenen Patienten ist im
Diagramm umrandet. Besonderheiten sind bei jedem Diagramm bemerkt.

Onychatrophie neben Verkümmerung der Augenbrauen und *Hyperthyreoidismus* beobachtete R. HOFMANN in einer Familie bei 9 Personen (vgl. Abb. 15).

PIRES DA LIMA beschreibt eine familiäre Onychatrophie der Finger und Zehen. Die Nagelplatten waren entweder normal groß, aber streifig, an der Oberfläche stark rauh von Furchen und Gruben durchzogen, dachfirstartig gebogen oder in feine durchsichtige Häutchen verwandelt, zu halbmondförmigen, nur wenige Millimeter breiten, lunulalosen Plättchen verdünnt oder in noch anderer Weise atrophisch. Die Affektion war nur in der *weiblichen Linie* erb-

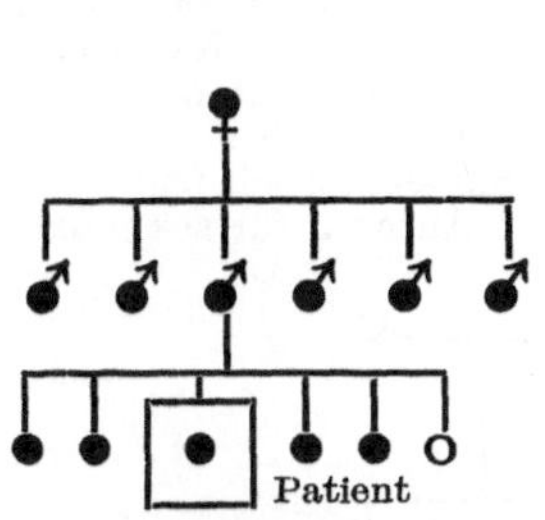

Abb. 14. MOST: Familiäre Anonychie und Onychatrophie.

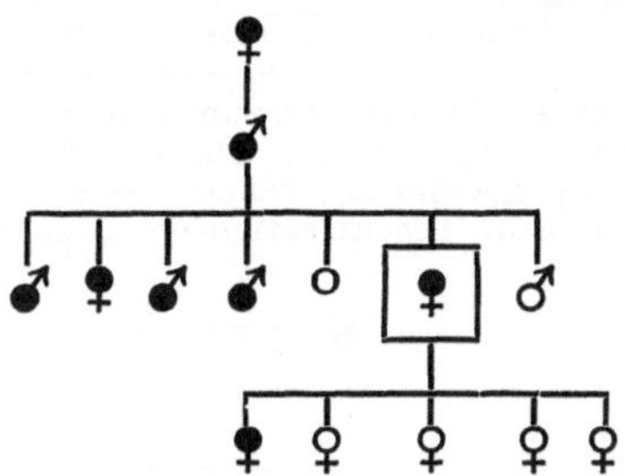

Abb. 15. R. HOFMANN: Familiäre Onychatrophie, Verkümmerung der Augenbrauen, Hyperthyreoidismus.

lich; sonstige Degenerationszeichen fehlten. Von der normalen Stammutter stammten 9 Kinder, von denen nur 2 *Zwillingsschwestern* die Anomalie zeigten; eine dieser Schwestern hatte 4 Kinder, von denen 3 an der Atrophie der Nägel litten; diese 3 Mädchen stammten aus 2 Ehen. Die Beobachtung ergibt das Diagramm Abb. 16.

Direkte Vererbung (keine Rezessivität) findet sich in einer Beobachung NORMAN-TOBIAS. 25 Personen in 4 Generationen, 12 Nagelkranke. Fehlen der Daumennägel, Ersatz durch Hornmassen, mittelschwere Onychorhexis

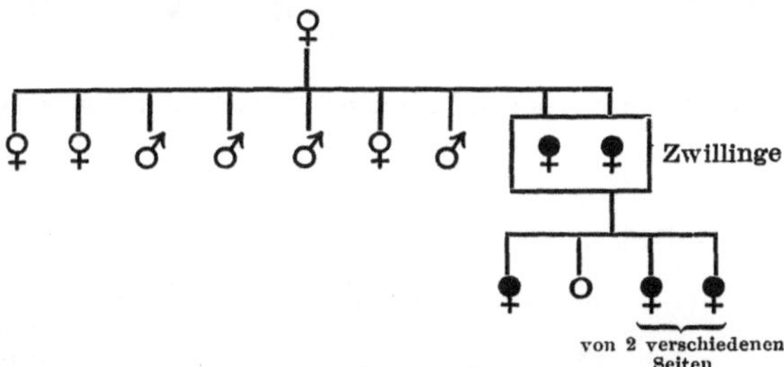

Abb. 16. PIRES DA LIMA: Familiäre Onychatrophie.

der übrigen Finger und warzige Wucherungen unter dem freien Nagelrande auf dem Nagelbett (Abb. 17).

Starke Tendenz einer Vererbung zeigte die Nagelaffektion einer von CLOUSTON (in Huntingdon) beschriebene französisch-kanadische Familie. 30—40 Kanadier in 3 Generationen, die von *einem* Ahnherrn stammten, zeigten von früher Kindheit an feinen, spärlichen Haarwuchs. Die an der Spitze konkaven, an den Seiten konvexen Nägel brauchten in der Kindheit nicht geschnitten zu werden. Unter den Nagelkonvexitäten fanden sich subunguale Hornmassen. Zur Zeit der Pubertät wurden die Nägel entzündet und schmerzhaft, so daß die Patienten nicht arbeiten konnten. Schließlich kam es zum Abfall der Nägel. Nur wenige Familienmitglieder zeigten die Erscheinung nicht.

Gleichfalls die *Haare und die Nägel* betrifft die von NICOLLE und HALLIPRÉ beschriebene Familienkrankheit (von den 54 6 Generationen angehörenden Individuen wurden 36 (22 Männer, 14 Frauen) befallen.

Bei einem 18jährigen Idioten mit völliger Atrophie der Schilddrüse waren die Haare sehr dünn, weiß, leicht im Büschel ausreißbar. Die Haare gleichen völlig den Flaumhaaren, so daß die Grenzen der behaarten Kopfhaut kaum festzustellen waren. Die Nägel der Hände verbreiten einen furchtbaren, durch antiseptische Waschungen nicht zu bekämpfenden Geruch. Die Nagelphalanx — die Finger waren sonst normal — war an allen Fingern gerötet, geschwollen, vergrößert. Die längsgestreiften Nägel waren länger und dicker als normal, rauh, mit Schüppchen bedeckt; sie neigten zur distalen Krümmung. Dabei waren sie zerbrechlich, teilweise gespalten und zerschlitzt. Einige waren aus der Falz herausgehoben. Ihre Färbung war gelb, der freie Rand schwarz. Die Nagelwälle waren der Sitz von Geschwüren, die zum Teil bis unter den Nagel sich erstreckten und den Abfall der Nägel zur Folge hatten. Die Nägel der Zehen waren ähnlich, aber weniger intensiv befallen. Syphilis und Lepra sind ausgeschlossen. Die Krankheit soll seit frühester Jugend bestanden haben. Die Affektion der Nagelwälle halten die Autoren für sekundäre Infektionen.

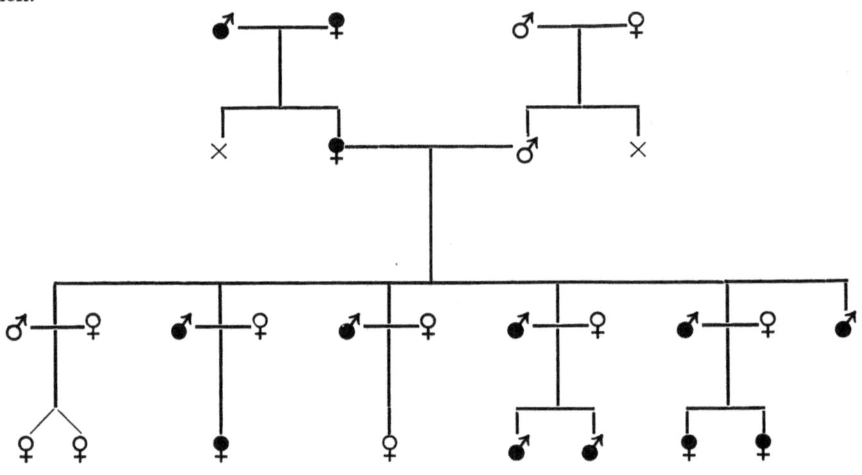

× = unbekannt.

Abb. 17. NORMAN TOBIAS: Familiärer Mangel der Daumennägel.

Es erkrankten:

in der I. Generation 1 von 1
„ „ II. „ 1 „ 1
„ „ III. „ 5 „ 5 bekannten Individuen (eine Anzahl Individuen
jung gestorben)
„ „ IV. „ 13 „ 15 „ „ (4 unbekannt)
„ „ V. „ 13 „ 25 „ „
„ „ VI. „ 3 „ 7 „ „

Sehr bemerkenswert ist eine Familientafel von BARRETT. Unter 61 Familienmitgliedern in 5 Generationen fand sich 14mal Haar- und Nagelerkrankung. Die Haardeformität wechselte in ihrer Intensität sehr stark (Haarverlust und schwache Ausbildung der einzelnen Haare, die Nageldeformität soll ziemlich einförmig gewesen sein. Bei einzelnen nagelkranken, aber auch nagelgesunden Familienmitgliedern bestanden Symptome von Myxödem und Hyperthyreoidismus. Die Nageldeformität bestand in einem Defekt der vorderen Partie von $^1/_2$—$^1/_4$ Zoll von der Fingerkuppe aus nach rückwärts gerechnet. Die Lunula fehlte; der freie Rand der Nägel war verdickt und abgebrochen. Die Oberfläche war nicht geriffelt, glatt. Auf dem Nagelbett fanden sich gelegentlich Spuren von Eiterung. Finger und Zehen waren gleichmäßig befallen. BARRETT

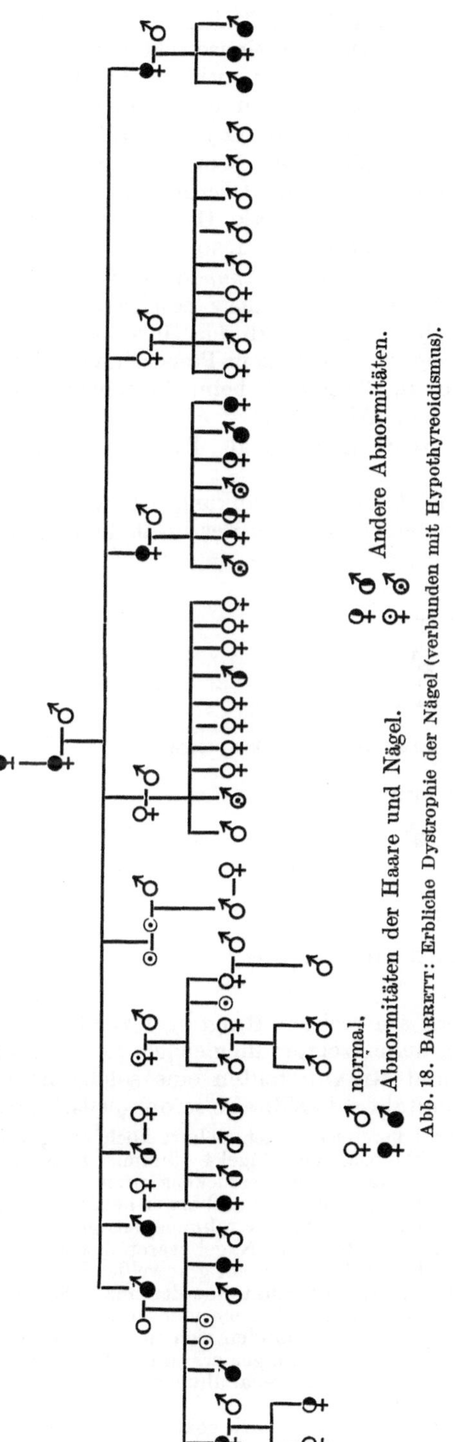

Abb. 18. BARRETT: Erbliche Dystrophie der Nägel (verbunden mit Hypothyreoidismus).

Abb. 19. WILSON: Familiäre Hyperkeratosis subungualis.

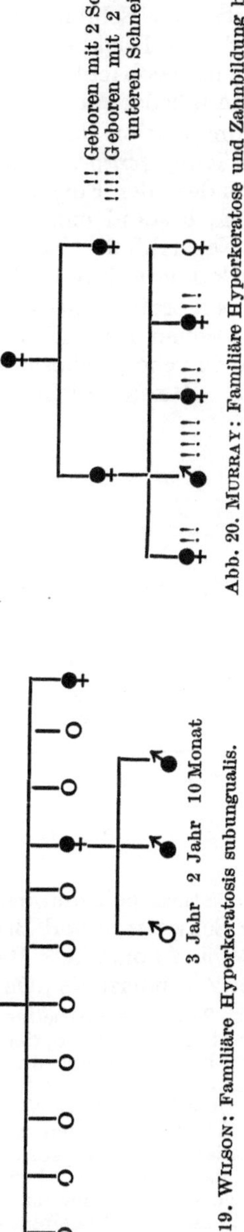

Abb. 20. MURRAY: Familiäre Hyperkeratose und Zahnbildung bei der Geburt.

will einen wandelnden Typus der Nageldeformität herausfinden. In der Familie
kamen (wie wohl in jeder) eine ganze Anzahl Degenerationserscheinungen vor.
Bei 2 Familienmitgliedern wurden Symptome von Hypothyreoidismus festgestellt. In einem 3. Falle wurde die Schilddrüse klein und hart gefunden.
In allen anderen bestanden keine Veränderungen der Thyreoidea (Abb. 18).

Bereits bei der Schilderung der Onychatrophien war bemerkt worden, daß
auch neben den Rückbildungssymptomen, *subunguale Überproduktionen* vom
Nagelbett aus beobachtet werden. Erbliche subunguale Hyperkeratose von
7 Familienmitgliedern in 3 Generationen beschreibt WILSON (vgl. Abb. 19).

Eine Kombination der familiären *Hyperkeratosis subungualis* mit der *familiären Ausbildung fertiger Zähne bei der Geburt* hat MURRAY beschrieben. Die
Nägel, besonders der Finger, waren am freien Rande durch Hornmassen abgehoben. Es bestand eine besondere Neigung zur Ekzem-Panaritiumsbildung
und zum Nagelabfall. Besonders löste die Tätigkeit beim Wäschewaschen
derartige sekundäre Entzündungen aus (vgl. Abb. 20).

Ein Hyperkeratosis unguium totalis stellte EBSTEIN als Familienkrankheit
in 3 Generationen fest (Abb. 21).

Direkte Onychogryphosis als erbliche Familienerkrankung ist wiederholt
beschrieben. BLECH berichtet über einen seiner Freunde, der im 9. Lebensjahr

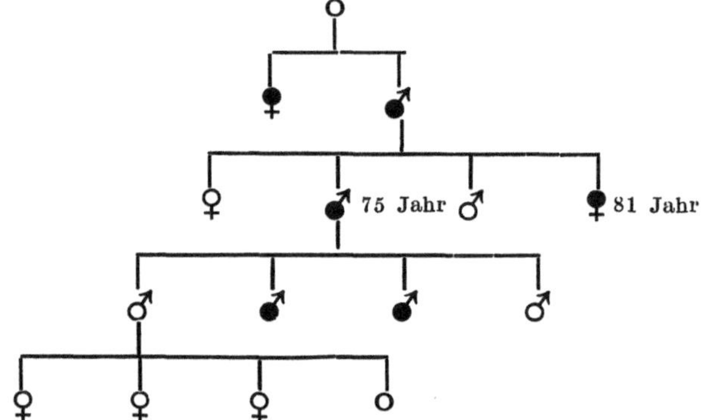

Abb. 21. EBSTEIN: Familiäre Hyperkeratose.

ein richtiges stark gekrümmtes Nagelhorn am rechten Ringfinger zeigte. Die
Mutter, die Schwestern und Brüder des Kranken zeigten im gleichen Lebensalter
genau dieselbe Anomalie. BROCHARD und RIGAUD teilten eine solche Beobachtung bei 2 Brüdern als „Onyxie congénitale et héréditaire scrophuleuse" mit.

Bei einem 24jährigen Arbeiter, dessen Nägel bereits seit der Geburt hochgradig verändert waren, betrug die Dicke der gewulsteten, klauenartigen Nägel 4—5 mm. Die Matrix
bildete einen beinahe 5 mm über dem Hautniveau des Fingerrückens prominierenden
Wulst. Sobald der Kranke die Hände in eine die Nägel reizende und erweichende Flüssigkeit taucht, schwoll der ganze Nagel an und es entleerte sich eine rahmige, eitrige Flüssigkeit. Die erkrankten Partien waren sehr schmerzhaft. Die Nägel waren beträchtlich
verkürzt. Zwischen den Nägeln und dem Nagelbett befand sich ein grauweißes Zwischengewebe, das man stückweise abkratzen konnte. Zuerst erkrankt war der linke Daumen,
der zur Zeit geheilt war; eine nach oben zu konkave Linie lief, 1 cm vom hinteren Nagelwall entfernt, über die Nagelplatte. Die übrigen Nägel befanden sich in verschiedenen
Stadien der Erkrankung; am meisten ist der rechte kleine Finger erkrankt, dessen beide
seitlichen Nagelwälle geschwürig zerfallen waren. Bei Jodoformbehandlung erfolgt erhebliche
Besserung.

Der ziemlich gleichaltrige Bruder des Kranken hat lange, stark gekrümmte, gleichsam
in der Längsrichtung gefaltete Nägel. Zwischen Nagel und Nagelbett fand sich ein starkes,
schmutzig gefärbtes Horngewebe. Die Nagelphalangen waren trommelschlegelähnlich

deformiert. Besonders an den Ringfingern war die Nagelphalanx wie eine große Olive angeschwollen. Auf dem Nagelbette waren große, grau belegte Ulcerationen vorhanden, deren eitrige Sekretion den Nagel zum größten Teil korrodiert hatte. Der rechte Zeigefingernagel war im Vernarben begriffen, der Nagel selbst atrophisch.

Bei beiden Brüdern ist ererbte oder erworbene Syphilis ausgeschlossen, die sonstige Anamnese ergibt nichts Bemerkenswertes. Der Vater soll an derselben Erkrankung gelitten haben. (Leider ist nicht erwähnt, ob Trichophytie sicher auszuschließen ist. Der Autor sieht in der familiären Erkrankung den Ausdruck einer skrophulösen Diathese.)

Sehr stark war die Onychogryphosis der Großzehen in KÖHLERs Fall ausgeprägt. Die halbkreisförmig gebogene Großzehennagelplatte 7,5 cm Länge und 0,25—1 cm Dicke; sie überdeckte die II. und III. Zehe. Die gleiche Krankheit kam bei der Mutter, der Großmutter und der Tochter vor.

EISENSTAEDT beschreibt eine bei 3 Brüdern neben *Dystrophie der Kopfhaare, der Augenbrauen und Augenlider* vorkommende *starke Hypertrophie des Nagelbettes*, d. h. Hyperkeratosis subungualis als Familienerkrankung. Das Diagramm (Abb. 22) lautet:

Vererbbarkeit der *Onychorhexis* beschreibt NOBL bei 4 Mitgliedern derselben Familie in 2 Generationen, SPRINZ bei Bruder, Schwester und deren Vater, DUBREUILH und FRÈCHE sogar bei 5 Geschwistern; *Koilonychie:* EDDOWS bei einer Frau, deren sämtliche Geschwister und deren Vater, HELLER bei 2 Brüdern; *Koilonychie* verbunden mit *Platonychie:* WÄLSCH in 3 Generationen beim Großvater, mehreren Kindern und 2 Enkelkindern; *Nagelekzem:* ALLEN bei Großvater und Enkeln, HELLER bei 2 Brüdern; *Pachonychie:* JADASSOHN und LEWANDOWSKY bei 2 Geschwistern; *anormales Wachstum des rechten rauh werdenden Zeigefingernagels*, stets im 9. Lebensjahr beginnend (?): BLECH bei Mutter,

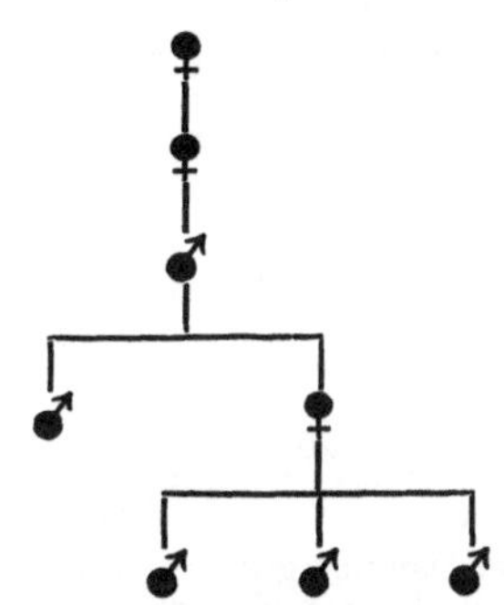

Abb. 22.
EISENSTAEDT: Multiple kongenitale Degenerationserscheinungen.

Sohn und Tochter; *idiopathischer Nagelwechsel:* MONTGOMERY bei einem Manne, dessen Mutter und 2 Onkeln mütterlicherseits. Auch *Leukonychie* ist als Familienkrankheit, und zwar gemeinsam mit multipler Atherombildung von W. BAUER geschildert. Das Diagramm Abb. 23 bezeichnet mit ◐ Leukonychie, mit ◕ die Atheromfälle, mit ◒ die zweifelhaften Leukonychiefälle, mit ● die Leukonychie und Atheromfälle.

ARLOING beobachtete allgemeine „Leukochromie" der Hand- und Fußnägel (gleichzeitig Längsstreifung und Rauheit der Nagelplatten) bei einem 20jährigen jungen Manne, deren Vater die gleiche Anomalie zeigte, während der Großvater nur weiße Flecke auf den Nägeln gehabt hatte. Auch LAWRENCE sah Leukonychie bei Vater und Sohn.

Onycholysis partialis seminularis fand M. FRIEDMANN bei 2 Schwestern, in deren Familie angeborener Katarakt in 4 Generationen bei 11 Individuen festgestellt war. Auch die beiden nagelkranken Schwestern litten an *Schichtstaar*.

Hippokratische Nagelkrümmung kann sich, worauf bereits MATECKI aufmerksam machte, in phthisischen Familien bei Eltern und Kindern finden; das Phänomen spräche nicht unbedingt für die Erblichkeit des Symptoms. Es gibt aber Familien, in denen die Trommelschlegelfinger erblich sind, ohne daß in allen Fällen Tuberkulose, Herzerkrankung usw. die Erscheinung erklärt. EBSTEIN gibt 2 Diagramme (Abb. 24).

(Über die Nägel der *Cagots*, die man für Nachkommen Lepröser hält, S. 73 und Abschnitt Lepra.)

Ist die Nagelerkrankung ein Symptom, das durch eine in der Ascendenz
und Descendenz vorkommende Krankheit bedingt wird, so kann man eigentlich
nicht von einer erblichen Übertragung der Nagelmißbildung durch die Generationen sprechen. Es kann deshalb auf Mitteilungen wie die von FOLLET (Vater
und Tochter, Diabetes und Nagelabfall), SEDGWICK (Frau und 2 Töchter, Querfurchen auf den Nägeln) ebensowenig Wert gelegt werden, wie auf familiäre
Nagelpsoriasis.

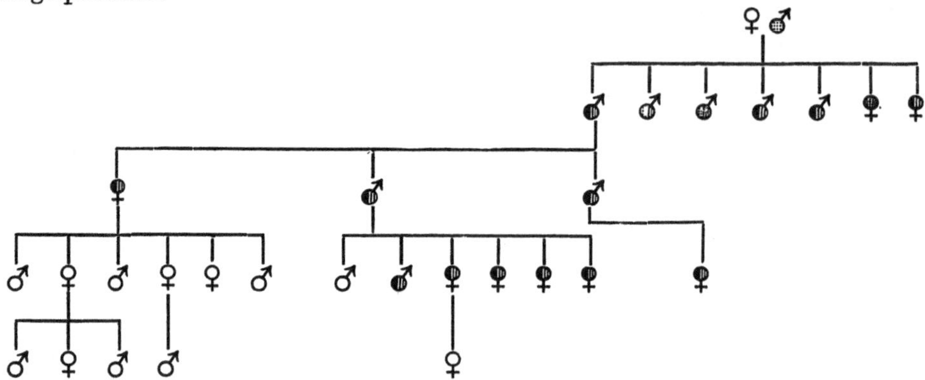

Abb. 23. W. BAUER: Familiäre Leukonychie und multiple Atherombildung.

Berichte über erbliche Übertragung *erworbener* Krankheiten können wir heute nicht
als brauchbare Grundlagen für Schlüsse anerkennen und müssen sie umdeuten. DARWIN
berichtet von einem Herrn, bei dem es infolge von Erfrierung zur Zerstörung der Haut
beider Daumen gekommen war. Es entstand eine Hauterkrankung; die Fingernägel blieben
schmal, kurz und verdickt. Die älteste und dritte Tochter zeigte dieselbe Erkrankung,
die übrigen Kinder blieben verschont. Falls es sich um RAYNAUDsche Krankheit gehandelt
hat, wäre an eine erbliche Konstitutionsübertragung zu Trophoneurosen zu denken.

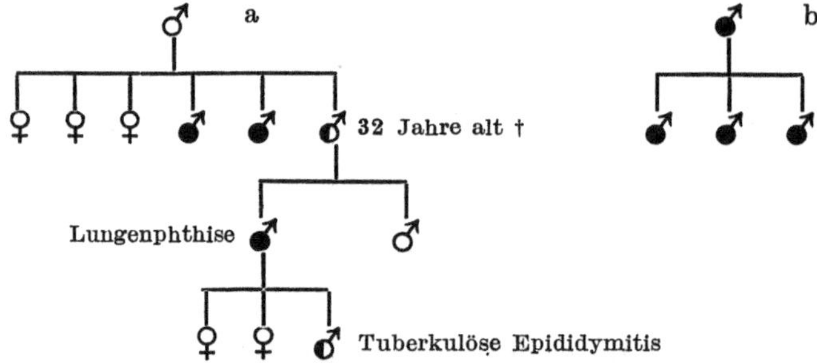

Abb. 24. a EBSTEIN: Familiäre hippokratische Nagelkrümmungen. b Arzt: Vater und zwei
Brüder, keine Tuberkulose, kein Herzfehler. (Vgl. auch Abb. 116.)

Allgemeine Gesetze lassen sich bisher nicht aufstellen. Weder ein Überwiegen eines Geschlechtes, noch eine Erblichkeit durch ein Geschlecht, noch
ein bestimmtes Zahlenverhältnis der kranken zu den gesunden Mitgliedern
der Familie ist festzustellen. *Diese* Tatsache muß betont werden, Schlüsse
für oder gegen die sog. Erblichkeitsgesetze sollen daraus nicht gezogen werden.
    In einer Reihe von Fällen kommen Nageldeformitäten mit Zeichen einer
gewissen Degeneration (Schichtstar, Haarmängel, bei der Geburt fertige Zehen-
entwicklung usw.) vor, in anderen Fällen sind die Nagelmißbildungen vergesellschaftet und vielleicht auch abhängig von endokrinen Störungen. Weit häufiger
aber sind die Nagelveränderungen für den Gesamtorganismus belanglose
Störungen.

Nicolle und Halipré heben die Neigung der Familienkrankheiten in den späteren Generationen zu schwinden hervor, ein Vorgang, der uns im Lichte der modernen Erbforschung verständlich ist.

Einwirkung starker psychischer Alterationen auf die Nägel.

Die in der älteren Literatur vielfach besprochene Frage von dem großen Einfluß plötzlich eintretender starker seelischer Erregungen auf die Horngebilde, die immer wieder durch Mitteilungen von plötzlichem Ausfall der Haare und Nägel durch Erzählungen von plötzlichem Ergrauen neues Diskussionsmaterial erhielt, dürfte heute als im negativen Sinne beantwortet angesehen werden. Im Weltkriege sind bei den kriegführenden Völkern Millionen den denkbar größten seelischen Erschütterungen ausgesetzt worden, fast alle haben durch Hervorhebung ihrer Rentenansprüche Veranlassung gehabt, mit ihren persönlichen Erlebnissen hervorzutreten: kein einwandfreier Fall ist bekannt geworden.

Wir werden daher die früheren Berichte von Nagelabfall nach einer Teufelserscheinung (Kannegiesser) von kongenitaler Onychogryphosis nach „Versehen der schwangeren Mutter an einem Adler mit gewaltigen Klauen" ins Reich der Fabel verweisen, Mitteilungen über Nagelausfall nach Gewitter (Beobachtungen von Arago, Cooper-Todd, Tyson, Foly) durch Einwirkung elektrischer Kräfte (kalte Blitzschläge) erklären. Die Beobachtung von Moritz (1786) dürfte sich auf eine sich selbst verstümmelnde Hysterica beziehen. Die Frau bekam stets am Ende des 1. Schwangerschaftsmonats einen „Anschuß" in das Nagelglied; es entstand ein zur Knochennekrose führendes Panaritium. In den 7 Schwangerschaften erkrankten zuerst die am leichtesten erreichbaren linken Finger: links III, II, V, I, rechts I, V, I. Vielleicht hat auch Raynaudsche Krankheit vorgelegen.

Unbestritten bleibt die Tatsache, daß *länger dauernde* seelische Erregungen ebenso wie körperliche Leiden einen Einfluß auf die Nagelbildung haben. Im Kapitel Quer- und Längsfurchenbildung soll das Tatsachenmaterial gegeben werden. Die bei Geisteskranken sich findenden Nagelstörungen sind aber nach meinen eigenen Beobachtungen stets der Ausdruck einer somatischen Störung. Delirien, akute Mania, paralytische Anfälle gehen doch mit erheblicher Beeinflussung des Gesamtorganismus einher. Nagelerkrankungen bei Geisteskranken (vgl. das Kapitel) sind durchaus nicht häufig.

Eine mir verwandte Frau, über deren Lebensschicksale ich genau unterrichtet bin, bekam 1886, kurze Zeit, nachdem ihr Mann an der progressiven Irrenparalyse erkrankt und in eine Irrenanstalt gebracht war, ein auf die Fingerspitzen und die Nägel beschränktes Ekzem. Die Erkrankung der Nägel trat mehr in den Vordergrund als die ganz unbedeutende Hautaffektion. Die Dame reiste in mehrmonatlichen Intervallen zu dem erkrankten Gatten. Sobald sie von der sie psychisch natürlich ungeheuer angreifenden Reise zurückkam, begann ein neuer Schub der Erkrankung der Nägel aufzutreten. 4—5mal wurde dasselbe Phänomen beobachtet. Die Dame hat weder vorher noch in den 22 Jahren bis zu ihrem Tode jemals an Erkrankungen der Nägel oder irgendeiner anderen Hautaffektion gelitten. Einen ähnlichen Fall beschreibt Vérité. Bei einer jungen Frau stellte sich eine „Dystrophie unguéale" ein, unmittelbar nachdem eine Heirat, die sie lebhaft ersehnt hatte, sich nicht verwirklicht hatte. Die Besserungen und Verschlimmerungen der Nägel fielen zeitlich genau mit den Besserungen und Verschlimmerungen ihres nervösen Zustandes zusammen.

Einfluß der Schwangerschaft.

Bei den Kühen bildet sich durch die Veränderung des Gesamtorganismus während der Trächtigkeit ein Ring um die Hörner; beim Menschen scheint die mit der Gravidität verbundene Umstellung des Stoffwechsels nur ganz selten eine Bedeutung für das Nagelorgan zu haben. Foggie berichtet, daß bei einer

Frau in 6 Schwangerschaften stets im 5. Schwangerschaftsmonat ein Nagelleiden aufgetreten sei, das er als Psoriasis auffaßte (vgl. dieses Kapitel, S. 212).

GRISOTTI sah trophische Nagelstörungen bei einer Frau von der 4. Gravidität an stets in der Schwangerschaft auftreten. Er nimmt als Ursache Schwangerschaftstoxine an. (Vgl. auch S. 69 unten.)

Es sei an den oben zitierten Fall von MORITZ erinnert.

Die Querfurchen auf den Nägeln als Zeichen einer voraufgegangenen Ernährungsstörung des Organismus.

Unter dieser Kapitelüberschrift soll eine Gruppe pathologischer Veränderungen der Nägel behandelt werden, die sensu strictiore nicht als eigentliche Nagelerkrankung aufgefaßt werden können. Es handelt sich um rißartige, mehr oder weniger tiefe, stets quer über den Nagel, d. h. also senkrecht auf die Längsachse des Fingers verlaufende Furchen, die bei sonst völlig intaktem Nagel bei völlig normaler Haut der ganzen Nagelphalanx einige Zeit nach schweren Schädigungen des Organismus auftreten. Abgesehen davon, daß diese Bildungen höchst interessant sind als Zeichen, wie jeder Teil des Körpers von Allgemeinerkrankungen in Mitleidenschaft gezogen wird, haben sie auch noch eine gewisse praktisch-diagnostische Bedeutung. Auf ihren Wert in der gerichtlichen Medizin soll an anderer Stelle eingegangen werden. Dagegen ist es natürlich übertrieben, wenn LÉON PARISOT sagt: Der Nagel und die Epidermis sind der Spiegel, der treu die Ernährungsstörungen wiederspiegelt, die Fieber und konstitutionelle Krankheiten in unserem Organismus hervorgerufen haben. Das Wort PARISOTs: ,,Montre-moi ton ongle et je dirai que tu es'' spricht mehr für den Esprit des Franzosen als für die nüchterne Beobachtungsgabe des Arztes.

Historisch sei bemerkt, daß zuerst REIL (Memorat. clinic. Fascicul 3 p. 206. Halae 1792) auf die Querfurche aufmerksam wurde. Er sagt: Plures mihi homines a febre maligno convalescentes occurrebant, quibus ungues penitus albescentes more capillorum decidebant. Hoc vitio minore gradu exsistente ungues omnes manuum et pedum circa radices, linea alba semilunari notantur qua superata febre cum lunula parallela prodit, usque dum post plures menses' ad apices unguium promota abscidentur.

BEAU lenkte 1846 zuerst die Aufmerksamkeit der wissenschaftlichen Welt wieder auf die Querfurchenbildung als ,,Caractère séméiologique retrospectif tiré de l'état de l'ongle.'' Eingehender haben sich WILKS, VOGEL und WAGSTAFFE u. a. mit ihnen beschäftigt.

Als Äquivalente der BEAUschen Furchen muß man die quer über den Nagel verlaufenden, weißen Linien ansehen, die eigentlich auch eine Art Leukopathia striata darstellen. Auf ihre Genese wird später (S. 126) eingegangen werden.

Die vergleichende Pathologie zeigt, daß Veränderungen horniger Anhangsgebilde der Haut als Folgen von Ernährungsstörungen nicht selten sind.

Recht viele Analogien mit der Bildung der Querfurchen der Nägel des Menschen hat die Ringbildung auf den Hufen der Pferde. Alles Wichtige ist in HELLER, ,,Vergleichende Pathologie der Haut'' zusammengestellt. Aus der Tiefe der Furchen, aus der Höhe der durch die Furchen voneinander getrennten Abschnitte des Hufes sind Rückschlüsse auf Dauer und Intensität der Krankheit in demselben Maße wie aus den Querfurchen der Nägel möglich.

Bei den Kühen tritt stets nach der Geburt eines Kalbes ein Ring an der Wurzel beider Hörner auf. In betrügerischer Absicht, um das wahre Alter der Kühe nicht erkennbar zu machen, werden diese Ringe nicht selten abgefeilt. Bei den Schafen entstehen in der Wolle soviel Abteilungen, als man im Winter das Futter gewechselt hat. Bei Vögeln wachsen nach einem harten Winter die Federn, insbesondere die Federbärte mangelhaft. Dieselbe Beobachtung hat man z. B. bei gefangenen und schlecht gefütterten Falken gemacht. Auch die Haare neugeborener Kälber sollen schlecht entwickelt sein, wenn die Kuh während der Trächtigkeit schlechte Nahrung gehabt hat.

Seit dem Erscheinen der ersten Auflage dieses Buches ist den Querfurchen der Nägel weit mehr Beachtung geschenkt worden als das früher der Fall war. Das Tatsachenmaterial ist heute so reichlich, ich selbst verfüge über so viele Beobachtungen, daß eine vollständige Kasuistik überflüssig ist. Es soll an einer Reihe von Typen das Wesen dieses praktisch gut verwertbaren Symptoms geschildert werden. Allgemeine Schlüsse folgen später. Die Querfurchen treten nach Eingriffen in die Ökonomie des Stoffwechsels auf. Schwere, den Organismus schädigende und schwächende fieberhafte und fieberlose Krankheitsformen, aber auch Änderungen der Ernährungsweise sind als Ursachen anzusehen. Eine individuelle Disposition (Konstitution) ist erforderlich, da die Furchenbildung durchaus nicht ein regelmäßig auftretendes Symptom ist.

Änderungen der Ernährung.

An Säuglingen hat man eine *physiologische Querfurche* festgestellt.

SCHICK sieht in dem Übergang von fetaler zur extrafetalen Ernährung eine Störung des ganzen Stoffwechsels, die analog der Gewichtsabnahme in den ersten Lebenstagen ist. Am Ende der 4. Lebenswoche erscheint am hinteren Nagelwall eine nach vorn konvexe, wallartige Linie, die in den folgenden Tagen deutlicher wird und etwa am 90. Lebenstage den freien Rand bei ihrer Wanderung über die ganze Länge des Nagels erreicht. Häufig ist sie auf dem Daumennagel zuerst sichtbar. Nach dem Durchschnitt von 250 exakten Messungen befindet sich diese „physiologische Nagellinie" der Säuglinge vom hinteren Nagelwall entfernt am Lebenstage:

30—39 Tage 0,5 mm   60—69 Tage 3,0 mm   90—100 Tage 4,2 mm
40—49　 „　 1,4　 „ 　 70—79 　 „ 　 3,3　 „
50—59　 „　 2,3　 „ 　 80—89 　 „ 　 3,6　 „

Für forensische Zwecke kann diese Linie Bedeutung haben (vgl. das Kapitel). Alle Störungen, die das Wachstum des Körpers beeinflussen, können das Vorrücken der Nagellinie hemmen.

JADASSOHN erwähnt gelegentlich der Besprechung der ersten Auflage dieses Buches den Fall eines Kollegen, bei dem sich Querfurchen auf den Fingernägeln ausgebildet hatten, nachdem er eine streng vegetarische Lebensweise angenommen hatte, die ihm anscheinend nicht bekam, da er sie bald wieder aufgab.

Vielleicht hängt auch die Selbstbeobachtung des amerikanischen Dermatologen JACKSON (jährlich im Frühling tiefe Furchenbildung auf beiden vierten Fingernägeln) mit einer Änderung der Ernährung zusammen.

Störung des Stoffwechsels durch schwere, die Ernährung beeinträchtigende, fieberlose Krankheit.

Nach einer verhältnismäßig leichten, wenige Tage dauernden mit katarrhalischem Ikterus einhergehenden, den Patienten aber sehr angreifenden *Magendarmerkrankung* sah ich bei einem 70jährigen Kollegen typische Querfurchen auf allen Fingernägeln. Ich sagte dem Kollegen fast genau die Zeit der früheren Erkrankung, von der ich nichts gewußt hatte, an.

PAPILLON sah bei einem Melancholiker, der interkurrent an *Abdominaltyphus* erkrankt war, 14 Tage nach der Entfieberung an allen Fingernägeln,

vor allem an den beiden Daumen Querfurchen. 14 Tage später waren die 1 bis
$1^1/_2$ mm breiten Furchen bereits 1—2 mm von dem hinteren Nagelwall entfernt.

Bei schweren *gastrischen Störungen* konstatierte BEAU auf beiden Daumennägeln des Kranken transversale Furchen. Aus der Entfernung derselben von
dem hinteren Nagelfalz schloß er, daß vor etwa 1 Monat bereits eine erhebliche Störung des Allgemeinbefindens vorhanden gewesen sein mußte, was
nachträglich durch die Anamnese bestätigt wurde. SOUFFLET gibt eine wichtige
Selbstbeobachtung. Am 15. 7. 1859 litt er an einer heftigen Magenverstimmung,
die ein völliges Darniederliegen der Kräfte im Gefolge hatte. Im September
bemerkte er an der Austrittstelle jedes Nagels aus der hinteren Falz, besonders
ausgesprochen an den Daumen eine transversale Furche, deren Tiefe in der
Mittellinie des Nagels am größten war; am 14. 11. hatte dieselbe das zweite
Drittel des Nagels überschritten, am 5. 4. 1860 wurde der letzte Rest abgeschnitten. Ähnlich ist der Fall G. THINS. Nach einer 3 Wochen dauernden
Magenverstimmung wurde eine grübchenähnliche Furche in der Mittellinie
der Fingernägel sichtbar, die erst nach 5 Monaten den freien Rand erreichte
und abgeschnitten wurde. PAPILLON fand auf den beiden Daumennägeln eines
Paralytikers, der an 4 Wochen dauernder Diarrhöe gelitten hatte, 2 Furchen,
die 1 mm voneinander und vom hinteren Nagelwall entfernt waren, 9—10 Wochen
später betrug ihre Entfernung vom hinteren Wall 6 mm.

ULMO Y. TRUFFIN sah in 2 Fällen von *Icterus gravis* 4 und 3 Monate nach
dem Krankheitsbeginn tiefe Querfurchen auf allen Fingernägeln. Im ersten
Falle muß das Nagelwachstum ziemlich stark verlangsamt gewesen sein, denn
nach 4 Monaten war die Querfurche erst wenige Millimeter von dem hinteren
Falz entfernt. Der „neue" Nagel, d. h. der proximale war noch recht klein,
der distale, d. h. der „alte", war von dem proximalen nicht nur durch eine
Furche, sondern auch durch seine stärker erhöhte Lage getrennt. In der
Seitenansicht stellte sich ein entsprechendes Bild. Es liegt sehr nahe anzunehmen, daß in Wahrheit der „neue" Nagel schon viel weiter vorgerückt
war, als es den Anschein hat. Aus analogen Beobachtungen möchte ich annehmen, daß er bereits unter dem „alten" ziemlich weit nach vorn gewachsen
war: weil eine völlige Kontinuitätstrennung zwischen dem „alten', und dem
„neuen" Nagel bestand, konnte der alte von dem hinter ihm wachsenden
nicht mit der gewöhnlichen Schnelligkeit vorgeschoben werden.

Da, nach der Zeichnung ULMO Y. TRUFFINs zu urteilen, die Niveauunterschiede
zwischen altem und neuem Nagel im zweiten Falle weniger ausgesprochen
waren, ist es verständlich, daß trotz völliger Kontinuitätstrennung zwischen
den beiden Nägeln der alte Nagel, d. h. also die Querfurche 3 Monat nach
der Erkrankung 5 mm von dem hinteren Falz entfernt war. Nimmt man an,
daß während des Icterus gravis 4 Wochen — 28 Tage — das Nagelwachstum
ganz geruht hat und nimmt man ferner an, daß der Nagel in der Rekonvaleszenz
normal pro Tag 0,1 mm gewachsen ist, so mußte er nach 2 Monaten = 60 Tagen
6 mm gewachsen sein. Eine gewisse Verlangsamung des Nagelwachstums
erscheint deshalb wahrscheinlich.

ROESER beobachtete bei sich selbst nach *Gastrohepatitis*, WILKES bei einem
Patienten nach Diarrhöe Querfurchen. Auf ROESERs bemerkenswerte Selbstbeobachtung werden wir noch zurückkommen.

EGER konstatierte bei einer 59jährigen Frau 6—8 Wochen nach einer schweren
toxischen Gastroenteritis auf den Fingernägeln eine seichte Querfurche, hinter
der sich eine wallartige Auftreibung erhob. Die rechte Hand war mehr als die
linke, die Daumen und Zeigefinger am stärksten befallen. Erst in $^1/_2$ Jahr erreichte der Prozeß seinen Abschluß.

Nach *Appendicitis* sahen FLOWER und WILKES Querfurchenbildung.

Ich selbst beobachtete auf allen Nägeln eines 54jährigen an *Myokarditis* leidenden Mannes (Abt. Prof. Dr. RICHTER, Krankenhaus Friedrichshain) zwei Systeme von ziemlich breiten Querfurchen. Es ließ sich feststellen, daß die Furchen vor 7 und 5 Monaten entstanden sein mußten, d. h. zu einer Zeit, in der der Kranke an schweren Allgemeinerscheinungen, insbesondere an hochgradigem Ödem gelitten hatte.

Es folgen *Säuglinge* betreffende Fälle. Den ersten berichtet LEOPOLD. In der 4. Lebenswoche erkrankte ein mit künstlicher Ernährung aufgezogenes Kind an „Atrophia mesaraica". Infolge der Ernährung durch eine Amme erholte sich das Kind wieder nach einer Krankheitsdauer von 14 Tagen. In der 10. Lebenswoche zeigten alle Fingernägel einen nach Angabe des Vaters während der Rekonvaleszenz entstandenen Wulst. Proximalwärts von dem Wulst lag eine quer verlaufende rinnenartige Furche, deren Tiefe etwa 1 Linie betrug. Der nachwachsende Nagel war normal.

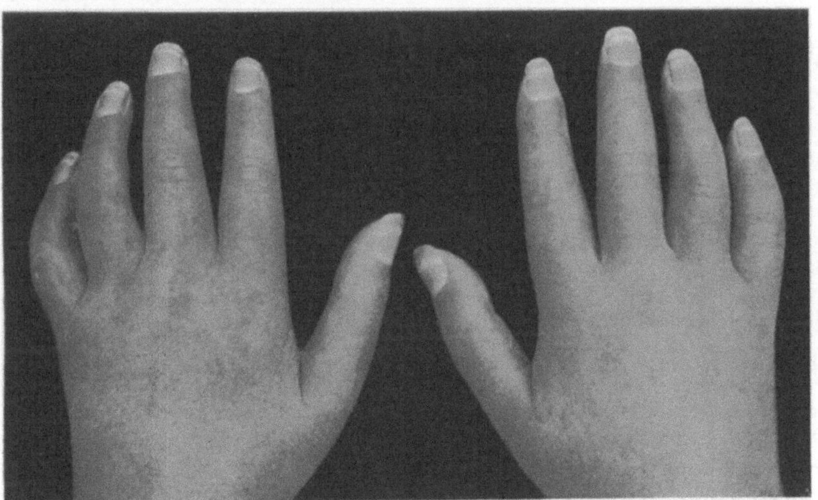

Abb. 25. Weiße Querfurchen auf den Nägeln nach Selbstmordversuch mit Arsen.
(Krankenhaus Neu-Kölln: Prof. ZADECK.)

L. FÜRST sah bei einem 5$^1/_2$ Monat alten atrophischen Kinde, das kongenital nicht mit Syphilis oder Skrofulose belastet war, jedoch viel an Krämpfen gelitten hatte, auf allen Nägeln der rechten Hand und den Nägeln des II., III., V. Fingers der linken Querfurchen, welche die Nägel in eine kleine proximale und größere distale Hälfte teilten. Die Furche war so tief, daß sie zur Kontinuitätstrennung Veranlassung gab. Dadurch wurde der alte Nagel langsamer vorwärts geschoben, so daß unter ihm schon ein Teil des neuen sichtbar war. Bei leichten äußeren Einwirkungen (Hängenbleiben der Nägel) fiel die vordere Hälfte ab. Es ist nicht festzustellen, ob die Atrophie oder die Krämpfe den wichtigsten ätiologischen Faktor darstellen. Auf einen von mir bei kongenitaler Syphilis beobachteten Fall (3 Monate alter Säugling) wird im Abschnitt Syphilis eingegangen werden.

Akute Arsenvergiftung.

Hier mag auch ein Fall aus der Abteilung des Krankenhauses Neu-Kölln, Oberarzt Dr. ZADECK erwähnt werden. Ein 43jähriger Mann hatte nach einem Selbstmordversuch mit arseniger Säure 3 Wochen lang schwerste Enteritis. Eine Polyneuritis arsenicalis vor allem der oberen Extremitäten zwang ihn zur Krankenhausbehandlung. Im Krankenhaus wurde (vgl. Abb. 25) eine Querlinie auf allen Fingernägeln festgestellt, die allmählich sich über die Nagelplatte vorschob. Es handelte sich nicht um eine Furche, sondern um eine 2 mm breite weiße Zone. Als ich den Kranken am 20. 7. 1925 sah, ließ sich aus der Lage dieser Zonen auf den Daumennägeln die Entstehung 6 Monate zurückdatieren. Der Suicidversuch war 5 Monate vorher gemacht worden. Es muß also eine Verlangsamung des Nagelwachstums infolge der Arsenintoxikation bzw. infolge der Arsenneuritis angenommen werden. Zwei völlig analoge Fälle (Polyneuritis nach akuter Arsenvergiftung und Bildung weißer Querfurchen auf Hand- und Zehennägel) beschreibt W. PASCHKOW (Fol. neurolog. Bd. 60, Heft 1).

Fieberhafte Erkrankungen[1]).

Respirationstractus: Pneumonie, Phthisis pulmonum, Tuberkulineinspritzungen.

RONDON machte 1860 eine schwere 16 Tage dauernde Pneumonie durch. Erst nach 4 Monaten bemerkte er auf seinem 18 mm langen Daumennagel eine Querfurche, die 12 mm von der Austrittstelle des Nagels aus den hinteren Teilen entfernt war. Auch auf den anderen Fingernägeln war das Symptom sichtbar, aber weniger ausgeprägt. RONDON glaubt, daß das langsame Wachstum mit der Nutritionsstörung zusammenhängt. VOGEL berichtet von einer 38jährigen Frau, die bereits 10 Wochen nach einer schweren fieberhaften Pneumonie an allen Fingern charakteristische „anämische“ (wohl leukonychische) Streifen und an beiden 13 mm langen Daumennägeln deutliche 3 mm von dem hinteren Falz entfernte Querfurchen zeigte. Diese Querfurchen waren auf den übrigen Nägeln nur angedeutet. Dagegen blieben die Nägel einer 63jährigen Frau, nach schleichender Pneumonie mit geringem Fieber, zwar „anämisch“, aber sonst normal.

Bei einem Herrn beobachtete ich etwa 6 mm von der Nagelmatrix entfernt quer über alle Fingernägel verlaufende etwa 1—1,5 mm breite Zonen mangelhaft vernagelten Gewebes inmitten der sonst völlig gesunden Nägel. Ich sagte dem Patienten und dem ihn behandelnden Arzte sofort, daß der Patient vor etwa 100 Tagen eine länger dauernde schwere Erkrankung durchgemacht haben müsse. Es stellte sich heraus, daß der Patient vor 3 Monaten an einer schweren hoch fieberhaften Pneumonie gelitten hatte.

LEOPOLD betrachtete das Nagelwachstum als prognostisch günstig bei Phthise.

Ein 35jähriger Schmied, hereditär nicht belastet, litt an Phthise; er entleerte täglich 2—2½ Spucknäpfe voll Sputum, das mit Blut und kleinen Stückchen gangräneszierenden Lungengewebes untermischt war. Täglich Morgenschweiße, zunehmende Abmagerung. Bei interner Behandlung mit Morphin. acetic., Creosot und vegetabilischer Kost nach 8 Wochen Besserung. Während dieser Zeit wurde die Farbe der Nägel mehr weiß, diese selbst durchsichtiger und glatter. Sie wachsen mehr gerade aus. Die Lunula, deren vorderen Rand bis dahin konkav nach vorn gesehen hatte, wird wenigstens an einzelnen Nägeln normal. An einigen Nägeln sah man einen nach vorn konvexen weißen Streifen auf einem blassen, nach vorn konkaven liegen. Auf allen Nägeln fanden sich Querfurchen, die langsam vorrückten. Nach einer vorübergehend aufgetretenen Verschlimmerung bildet sich ein zweites System von Furchen aus.

Nagelfurchen nach einer „durch eine Pneumonie komplizierten Lungenphthise“ beobachtete ALLIOT. Bei einem 38jährigen seit 2 Jahren an Lungenphthise leidenden Postillon trat eine doppelseitige Pneumonie auf, die so schwer verlief, daß das Ableben des Kranken 14 Tage nach Beginn der Erkrankung bevorzustehen schien. Wider Erwarten Besserung nach 4 Wochen. Der Kranke bemerkte selbst eine Querfurche auf den Fingernägeln gerade an der Austrittsstelle des Nagels aus dem hinteren Falz.

W. FISCHER sah Querfurchenbildung auf allen Fingernägeln bei einem Phthisiker nach voraufgegangener Tuberkulinbehandlung. Unter Berücksichtigung der Verlangsamung des Nagelwachstums während der Fieberperiode

---

[1]) Die folgende „Einteilung“ der zu Querfurchen Veranlassung gebenden Krankheiten strebt nur eine gute Übersicht an.

ließ sich feststellen, daß die Entstehung der Furchen und der Beginn der Tuberkulineinspritzungen zusammenfielen. Die gleiche Beobachtung machte E. RIECKE.

Verdauungstractus: Angina, Parotitis.

Zweimal beobachtete ROTH nach schweren *Anginen* bei sich selbst Querfurchen. Die erste Angina dauerte 3 Wochen; einige Zeit nach der Genesung werden Querfurchen (besonders ausgeprägt am Daumen) auf allen Nägeln festgestellt. Die parallel verlaufenden Längsriffen der Nägel wurden nicht alteriert, sondern setzten sich jenseits der Querfurche ohne Unterbrechung fort. Beim Vorrücken der Querfurchen zeigte sich, daß der proximal gelegene Teil der Nägel nicht den normalen Glanz hatte und eigenartig matt erschien. Diese Veränderung war 3 Monate nach Beginn der Erkrankung besonders deutlich bemerkbar. Bei der zweiten Erkrankung maß ROTH die Entfernung der Querfurchen von der hinteren Nagelfalz wiederholt. Er stellte fest, daß der Nagel meist $^1/_2$ mm und nur bei einzelnen Fingern 1 mm pro Woche wuchs.

ULMO Y. TRUFFIN sah nach einer Parotitis suppurativa Querfurchen auf den Nägeln beider Daumen. Nach 5 Monaten fand sich die Querfurche im vorderen Drittel des Nagels.

Lokale und allgemeine Wundinfektionen, Erysipel, gonorrhoische Arthritis und Epididymitis.

WILLIAM ANDERSON (Nachtrag zur Arbeit WAGSTAFFES) gibt eine Selbstbeobachtung. Juni 1888 machte er ein Erysipel des Gesichts und des Kopfes durch, das nach 10 Tagen abheilte, nachdem 8 Tage lang Fieber, Durchfall, Erbrechen, Schlaflosigkeit, Darniederliegen der Appetenz bestanden hatten. Nach schneller Rekonvaleszenz zeigen sich 3 Wochen, nachdem das Fieber geschwunden war, an der hinteren Falz aller Fingernägel, vor allem jedoch an beiden Daumen, Querfurchen, die nach 3 Monaten die Mitte der Nägel erreicht hatten, nach 6 Monaten der Schere verfielen. Die Furchen waren in ihrer Mitte am tiefsten. Gleichzeitig mit der Nagelveränderung begann ein langsamer Ausfall der Haare, Augenbrauen und Augenlider, der nach 2 Monaten aufhörte.

MONTGOMERY sah nach einer schweren Streptokokkeninfektion mit Knotenbildung (Phlebitis?) einige Monate nach der Heilung tiefe Furchen an allen Finger- und Zehennägeln auftreten.

G. BEHREND schildert bei sich selbst Querfurchen, die nach einer tiefgehenden Vereiterung der Achseldrüsen herbeiführenden Phlegmone entstanden waren.

JORDAN stellte nach einer gonorrhoischen Arthritis bei einem 32jährigen Manne Querfurchen der Nägel fest, die „stärker als normal" pigmentiert waren. Vielleicht hat es sich um Blutungen in die Nagelmatrix gehandelt.

Im Gegensatz dazu waren in einem von mir beobachteten Fall die Querlinien leukonychisch.

Rh., Ingenieur, erkrankte am 23. 8. 1897 an einer schweren rechtsseitigen Epididymitis. Patient lag 3 Wochen im Bett; seiner Angabe nach hat er 14 Tage lang gefiebert. Am 24. 10. trat er mit einer neu entstandenen Epididymitis dextra in meine Behandlung. Das Fieber dauerte diesmal nur 4 Tage. Am 15. 12. stellte Patient sich mir wieder mit einer linksseitigen Nebenhodenentündung vor. Im Mai 1898 bemerkte ich auf den Fingernägeln 3 Systeme von Querfurchen. Die Querfurchen auf den Nägeln waren zum großen Teil weiß, der Leucopathia unguium entsprechend; bei schräger Beleuchtung sah man jedoch an einzelnen Nägeln deutlich eine Vertiefung längs des Querbandes.

Als Beispiel für die Verteilung der Furchensysteme mögen folgende Angaben dienen:

Fingernägel	I. Furche	II. Furche	III. Furche
R. II.	Nur angedeutet	Deutlich. 7 mm[1]) ·	Deutlich. 6 mm
R. III.	Deutlich etwas vertieft 12 mm	Deutlich. 8 mm	Deutlich. 6 mm
R. IV.	—	Deutlich, Furche sichtbar, 7 mm	Deutlich. 5 mm
R. V.	—	Deutlich. 6 mm	Deutlich. 5 mm
L. II.	—	Furche undeutlich	—
L. III.	Deutlich. 10 mm	—	Deutlich. 5 mm
L. IV.	Deutlich. 10 mm	Deutlich. 7 mm	—

Die Querfurchen können wohl kaum anders als das Symptom der Störung des Gesamtorganismus durch die 3 Epididymitisattacken aufgefaßt werden. Die Lage der Furchen auf den Nägeln, ihre Entfernung voneinander und von dem hinteren Nagelwall stimmen mit den Angaben über das Nagelwachstum im ganzen überein. Freilich scheint der Nagel etwas langsamer als gewöhnlich gewachsen zu sein.

Allgemeine Infektionskrankheiten.

Typhus abdominalis, Typhus exanthematicus.

DA COSTA (erwähnt bei SHOEMAKER) beobachtete bei einem im schweren typhoiden Fieber in das Krankenhaus eingelieferten Knaben weißliche querverlaufende Furchen auf den Nägeln. Er schloß auf eine vorhergegangene Fieberattacke. Im Verlauf der Krankheit zeigte es sich, daß die Furche eine so tiefe war, daß der Nagel durch sie in 2 Teile geteilt wurde. Hinter der Furche wuchs der Nagel von der Matrix aus weiter und schob den vorderen abgelösten gewissermaßen vor sich her.

Auch EGER beschreibt das Auftreten weißer Furchen bei auffallender Blässe nach einem Typhus. Der Prozeß begann 9 Wochen nach der Erkrankung an dem mittelschweren Abdominaltyphus.

CURSCHMANN (C. HIRSCH in KRAUS-BRUGSCH) bemerkte häufig hinter der Querfurche (d. h. proximal) eine breite wallförmige Verdickung und Erhebung des Nagels, die offenbar während der Rekonvaleszenz als Zeichen der gehobenen Ernährungsverhältnisse gebildet wurden.

VOGEL scheint wiederholt die Furchenbildung beim Typhus exanthematicus gesehen zu haben — Fälle beschreibt er nicht —. Er bemerkt, daß noch 9 bis 10 Wochen nach Ablauf der Erkrankung Spuren der Furchenbildung vorhanden waren. In einem Fall von v. JAKSCH entstand sogar eine 1 mm breite BEAUsche Querfurche auf allen Fingernägeln, die 3 Monate nach Ablauf des Typhus die Nagelmitte erreicht hatte.

Influenza.

Bedenkt man die Häufigkeit der als Volksepidemie auftretenden Influenza, so fällt die Seltenheit der trophischen Nagelstörungen auf. WILSON beobachtete an sich selbst $19^1/_2$ Wochen nach einer 2 Wochen dauernden Influenza auf allen Fingernägeln 17 mm vom hinteren Nagelwall entfernte Querfurchen. L. MERIAN und F. PINKUS scheinen die BEAUschen Linien als Folgeerscheinung der Influenza öfter gesehen zu haben. GERTRUD WESENBERG beschreibt sogar bei 12 Kranken Veränderungen der Haare und Nägel. Die 3 letztgenannten Autoren müssen ein ganz besonderes Krankenmaterial gehabt haben; ich habe ganz abgesehen von der eigenen Klientel bei der Durchsicht von etwa 18000

---

[1]) Die Zahlenangaben entsprechen der Entfernung der Querfurche von dem hinteren Nagelwall.

Krankenhauspatienten innerer Abteilungen keinen einzigen einschlägigen Fall feststellen können.

Rheumatismus, Gicht.

VOGEL sah bei einem 6jährigen Knaben nach einem mit heftigen Fieberbewegungen verlaufenden Rheumatismus acutus an allen Fingernägeln Querfurchen auftreten, die wider die Regel am Daumen am schwächsten entwickelt waren. Ich selbst sah bei einem 30jährigen Stellmacher, den ich an einem schweren, in Etappen auftretenden fieberhaften Gelenk- und Muskelrheumatismus behandelt hatte, im hinteren Drittel beider Daumen kleine Furchen. Diese Furchen verliefen nicht über die ganze Breite des Nagels, sondern waren nur in der Mitte in einer Ausdehnung von 2—3 mm sichtbar.

Es sei gleich hier auf eine Veränderung der Nägel beim Rheumatismus eingegangen, die LANCERAUX (zitiert bei SHOEMAKER) erwähnt und die streng genommen nicht hierher gehört. LANCERAUX bemerkte, daß bei Rheumatismus infolge der Ernährungsstörung die Nägel gefurcht (furrowed), verdickt und schuppig sind. Unter 208, 132 Männer und 76 Frauen, betreffenden Fällen fand er die Affektion 80mal. Ohne Krankengeschichten zu geben, erwähnen DOUTRELEPONT und WAGSTAFFE das Vorkommen der Querfurchen nach Gicht und lithämischen Zuständen.

Ich selbst habe bei einem jungen Mädchen, das nach fieberhaftem Gelenkrheumatismus an schwerem Herzklappenfehler litt, 2 leukonychische Querstreifen auf allen Fingernägeln gesehen. Besonders gut waren diese zarten weißen Querbänder auf rechtem III. und rechtem IV. ausgeprägt. Es ließ sich feststellen, daß vor 6 und 5 Monaten schwere Fieberattacken des Grundleidens stattgefunden hatten (Abt. K. H. Friedrichshain Prof. Dr. LIPPMANN). Bei einer 63jährigen Frau konstatierte ich auf allen Nägeln 1,2 cm von dem hinteren Nagelwall entfernt 2—2,5 mm breite vertiefte Gruben (rainure). Es wurde festgestellt, daß 5 Monate vorher im Krankenhaus eine 17 Tage dauernde Fieberperiode bestanden hatte.

FEER machte die interessante Beobachtung, daß bei 2 Kranken, die an akutem Gelenkrheumatismus erkrankt waren, die deutlich ausgeprägten Querfurchen Scharlacherkrankungen entsprachen, die vor $1^1/_2$ bzw. 4 Monate bestanden hatten, vom Gelenkrheumatismus also unabhängig gebildet waren.

Keinesfalls ist aber das Symptom häufig. Die geschilderten Fälle sind die einzigen, die ich unter etwa 100 schweren Rheumatismuskranken feststellte. Ganz besondere Aufmerksamkeit habe ich dem ROSENAUschen Zeichen gewidmet.

Punktförmige Depressionen, ROSENAUsches Zeichen.

ROSENAU beobachtete an einem großen Krankenmaterial eine vor allem nach akutem fieberhaften Rheumatismus und nach Chorea auftretende Nagelveränderung, die in Auftreten von kleinen stecknadelspitzen bis stecknadelkopfgroßen Vertiefungen, die meist unregelmäßig zerstreut auf der Nagelplatte saßen, aber sich auch in transversalen oder longitudinalen Linien anordneten. Ihre Zahl schwankt von 1—22, sie werden mit dem wachsenden Nagel vorgeschoben und schließlich abgeschnitten. Der Versuch, sie mikroskopisch zu untersuchen mißlang. Die rechte Hand, der Zeige- und Ringfinger, waren besonders bevorzugt. Frühestens 5 Wochen nach der Fieberattacke wurden diese Depressionen gesehen. ROSENAU erklärt ihre Entstehung durch lokalisierte Störung der Onychinisation. Bemerkenswert sind die Zahlen:

	Kranke	Symptom positiv	Symptom negativ	Positiv
Akuter fieberhafter Rheumatismus. .	33	31	2	93,9 %
" " " Untersuchung früher als 5 Wochen nach dem Anfall	4	0	4	0 "

	Kranke	Symptom positiv	Symptom negativ	Positiv
Chorea	8	8	0	100 %
Choreauntersuchung früher als 5 Wochen vor dem Anfall	4	0	4	0 „
Aktive Tuberkulose	65	46	19	70,8 „
Kontrollfälle	200	9	192	4,5 „

Meine eigenen an 61 Kranken vorgenommenen Untersuchungen haben die Ansichten Rosenaus nicht bestätigt. Ich habe das von ihm geschilderte Symptom nicht konstatieren können.

Scharlach, Masern, Malaria.

Die Querfurchenbildung bei *Scharlach* ist lange bekannt. Ulmo Y. Truffin berichtet, daß Lorrain 2 Fälle gesehen habe. Ich verfüge über 3 Beobachtungen. Abb. Taf. I, Nr. 9, 1. Aufl. stellt den Fall eines 28jährigen Schaffners dar, der auf der ersten medizinischen Klinik der Charité eine schwere Infektion durchgemacht hatte. Ausführliche Untersuchungen hat Feer veröffentlicht. Er glaubt, daß das Phänomen mit zunehmender Dicke der Nagelplatte an Deutlichkeit zunehme. Zweifellos ist auch die Intensität der Krankheit von Bedeutung. In einem meiner Fälle war die Querfurche so tief, daß der vordere Teil der Nagelplatte leicht mit der Pinzette hätte entfernt werden können.

Bei *Masern* beschreibt Vogel in 2 Fällen Veränderungen. Es handelt sich um Kinder, die vor 8—10 Wochen die Krankheit durchgemacht hatten. Das eine hatte an jedem Daumennagel eine schwache nur in der Mitte erkennbare Querfurche, an den übrigen Nägeln nur geringe anämische Streifen und matteren Glanz. Bei dem zweiten Kinde war nur partielle Entfärbung und matter Glanz festzustellen. Feer beobachtete häufig, wenn auch seltener als bei Scarlatina, Querfurchenbildung bei Masern: von 14 Fällen 3mal, während es bei 8 Scarlatinafällen niemals vermißt wurde.

Harligan sah 3 Monate nach dem Exanthem Abfall aller Nägel und Regeneration derselben mit Ausnahme beider Daumen-, beider Zeigefinger- und beider Mittelfingernägel sowie der Großzehennägel. Diese Nägel wurden teilweise dünn und längs gespalten wiedergebildet, teilweise sistierte die Neubildung ganz, so daß das Nagelbett ganz frei lag.

Feer glaubt, daß die Querfurchen bei Scharlach tiefer seien, schärfer abfallen, während sie bei Masern sich mehr terrassenartig absenken.

Bei *Malaria* hat W. Fischer mehrfache Querfurchenbildung beschrieben (vgl. das Kapitel).

Pellagra.

Sutton bildet in seinem Handbuch einen Fall von Pellagra ab, bei dem (wahrscheinlich während einer Exazerbation der Krankheit) schätzungsweise 2 mm breite weiße Querbänder auf allen Nägeln der Finger entstanden waren. Diese Äquivalente der Beauschen Linien (durch mangelhafte Onychinisierung und sekundäre Luftimbibition anscheinend von 60—75 Tagen entstanden) waren auf allen Nägeln gleichmäßig vorgerückt.

Äußere Verletzungen.

Es ist ohne weiteres verständlich, daß auch äußere Verletzungen eine Störung der allgemeinen Ernährungsverhältnisse herbeiführen können, die sich in einer Querfurchenbildung manifestiert. Ja, J. S. Doutrelepont (Reils Archiv 1800) beobachtete bei 2 Personen, die im Duell penetrierende Brustwunden erhalten hatten, „halbmondförmige Eindrücke an den Wurzeln aller Nägel der Hände und Füße". Doutrelepont nimmt an, daß die Veränderung im Moment der Verwundung entstanden sei und langsam mit dem Nagel nach vorn gewachsen sei. BEAU hat gerade nach Knochenverletzungen die Beobachtungen gemacht, die dem von ihm genau beschriebenen trophischen Symptom den Namen „BEAU-sche Linien" gegeben haben. ZINSSER erwähnt den Fall eines Feuerwehrmannes, der nach Sturz von 10 m Höhe eine Radiusfraktur davontrug. 6 Wochen später waren auf allen Fingernägeln (außer dem Daumen) Querfurchen sichtbar. DAVISON glaubt an einen Stillstand des Nagelwachstums nach schweren Frakturen (Lancet, 22. 7. 1897). ROESER sah zum dritten Male Querfurchen auf seinen Nägeln nach voraufgegangener Exstirpation einer Geschwulst entstehen. LANGDON DOWN konstatierte bei einem sich selbst genau beobachtenden Herrn nach wiederholter Ulceration der Cornea weiße querstehende über die ganze Nagelplatte sich erstreckende Streifen. Auch die Zehennägel waren befallen. Als ätiologisches Moment kam in diesem Falle auch geistige Überarbeitung in Frage. WAGSTAFFE sah nach einem durch Trauma herbeigeführten Bruch der Metacarpalknochen, welcher Lagerung der Hand und des Vorderarms auf eine Schiene nötig machte, auf allen Fingern der verletzten Hand Querfurchen. RIECKE fand Querfurchen auf den Fingernägeln eines 28 jährigen Briefträgers, der eine schwere Verbrennung durchgemacht hatte. Die Nägel waren vom Pulverdampf schwarz gefärbt und hoben sich deshalb beim Wachsen gut von den nachwachsenden jungen Nägeln ab. In dieses Gebiet gehört wohl auch die Querfurchenbildung nach dem *Puerperium*. BEAU spricht bereits in seiner ersten Publikation von einem Einfluß des Wochenbettes. MENARD beobachtete bei einer Frau nach einer 36 Stunden dauernden Entbindung eine typische Querfurchung. Auch auf den Zehennägeln war die Veränderung wenigstens angedeutet. (Vgl. S. 59 über die Seltenheit des Symptoms bei Schwangeren.)

Geistige Überanstrengung, psychische Erregungen.

Eine der wenigen Krankenbeobachtungen, in der „geistige Überanstrengung" als Grund für die Furchenbildung angeführt wird, ist die oben zitierte LANGDON DOWNS. WAGSTAFFE sah allerdings auch bei sich selbst nach starker geistiger Anstrengung die Querfurchen auftreten, gibt aber leider keine näheren Angaben. Er erwähnt auch vorübergehend einen Kranken, bei dem die Störung gleichzeitig mit heftigem Kopfschmerz auftrat.

Anhangsweise möchte ich hier erwähnen, daß ein sehr gebildeter Herr (Regierungsbaumeister) mir angab, daß er während des Examens eine starke Ausbildung der Querriffe auf seinen Nägeln beobachtet habe.

Hierher gehört wohl auch eine Beobachtung WILKS. Ein 50jähriger Mann litt am 28. August und 8. Oktober heftig und lange — zum zweiten Male 3 Tage lang — an der *Seekrankheit*. Es entstanden auf seinen Fingernägeln 2 Systeme von Querfurchen, deren Abstand dem Wachstum der Nägel innerhalb der Zeit vom 28. August bis 8. Oktober entsprach. —

ULMO Y. TRUFFIN berichtet, daß ein Arzt wenige Tage nachdem er seine sehr anstrengende wissenschaftliche Arbeit für die Konkurrenz um ein Internat vollendet hatte, auf den „Wurzeln" aller Fingernägel Querfurchen beobachtete, die auch durch das Gefühl als wirkliche Vertiefungen festzustellen waren. Am meisten ausgeprägt waren die Furchen am linken Zeigefinger.

ULMO Y. TRUFFIN gibt ferner die Krankengeschichte eines Dienstmädchens, das im 6. Monat der Gravidität, wahrscheinlich als ihr Zustand ihr unzweifelhaft wurde, heftige Sorgen und Gemütsbewegungen empfand. 4 Monate später wurden bei ihr 4 mm von der hinteren Falz auf allen Fingernägeln Querfurchen festgestellt. In diesem Falle wirkten schon zwei Momente, Schwangerschaft und psychische Depression zusammen.

Nerven- und Geisteskrankheiten.

Als Beispiel sei eine Beobachtung HUTCHINSONs angeführt. Er beobachtete bei einem jungen leberleidenden Manne alle 4—6 Wochen tonische Krämpfe der Extremitätenmuskulatur. Die Muskeln waren völlig „steif" und subjektiv unbeweglich. Diese Zustände schwanden nach einigen Tagen. Diese „Krampfanfälle" manifestierten sich auf den Nägeln durch Querfurchen, die in ihrer Aufeinanderfolge dem zwischen den Anfällen liegenden Zeitraum entsprechen.

Weitere Mitteilungen finden sich im Abschnitt über die Nervenkrankheiten und Psychosen.

Die Furchenbildung bei Geisteskranken ist von PAPILLON eingehend studiert worden. Auf eine Reihe Einzelheiten auf diesem Gebiete wird bei der Besprechung der Nagelerkrankungen bei den Psychosen eingegangen werden. Hier sei nur erwähnt, daß PAPILLON unterscheidet: I. Querfurchen bei Geisteskranken, entstanden durch interkurrente somatisch-viscerale Krankheiten. II. Querfurchen bei chronischen Geisteskranken, entstanden durch akute Exazerbationen (Delirien, akute Manien); III. Querfurchen bei chronischen Geisteskranken, entstanden ohne äußere wahrnehmbare Ursache.

Allgemeines.

Die Querfurchen treten nach akuten, kurzdauernden, den Stoffwechsel des Organismus stark beeinflussenden Zuständen, nicht aber nach langdauernden, zur allmählichen Konsumption des Körpers führenden Krankheiten (Tuberkulose, Carcinom usw.) auf. Die Zahl der Querfurchen hängt vielfach mit der Zahl der Anfälle zusammen; die Entfernung der einzelnen Furchen läßt Schlüsse auf das zwischen den Anfällen liegende Zeitintervall zu. Warum im Einzelfall Furchen entstehen, ist ganz unbekannt. Weder gichtische „Disposition" (WAGSTAFFE) noch die Gestaltung der Nagelplatten selbst (dicke Nägel, HUTCHINSON) spielen eine Rolle; die „individuelle Konstitution" muß unser Nichtwissen verschleiern. Ebenso ist es unbekannt, warum alle, einzelne, bestimmte Nägel erkranken. Die Zehennägel sind selten beteiligt. Wahrscheinlich zeigt sich die trophische Störung an allen Nägeln, deutlich ausgeprägt ist sie nur an allen Nägeln in einem Teil der Fälle. Eine Häufigkeitsskala der Beteiligung der einzelnen Finger aufzustellen (I, III, II, V, IV WAGSTAFFE) hat keinen Wert.

Die Furchen entstehen durch Störung der Nagelproduktion in der Matrix. UNNA nimmt auch eine vasomotorische Komponente an. Im Fieber besitze das Blutgefäßsystem der Nagelmatrix einen erhöhten Turgor. Der sich bildende Nagel wird gegen die Nagelwälle gedrückt, wachse schneller und werde dünner. Abgesehen davon, daß gar nicht immer Fieber vorhanden war, hat die Theorie nichts Überzeugendes. Ebensowenig besitzt ANCEL einen Beweis für das von ihm behauptete völlige Aufhören des Nagelwachstums während des (typhösen) Fiebers. Wir müssen uns mit der Tatsache des verminderten Wachstums während der fraglichen Zeit begnügen.

Sehr klar wird die Wachstumsbehinderung durch Störung der Zirkulation in dem Falle HUTCHINSONs, in dem tonische Krampfanfälle die Ursache der Furchenbildung war. Der Zeitpunkt, in welchem die Querfurchen sichtbar werden, hängt demnach von einer Reihe von Faktoren ab: 1. Mehr distale oder proximale Lage der pathologischen Affektion der Matrix. 2. Schnelligkeit des Wachstums des Nagels. 3. Länge der unter dem hinteren Nagelwall liegenden Matrix. 4. Zustand des Nageloberhäutchens. 5. Größere oder geringere Aufmerksamkeit des Beobachters.

Dementsprechend sah THIN 21, ANDERSON 28, BEAU 30, SOUFFLET 42 Tage nach dem Krankheitsbeginn die Furchen auftreten. Nehmen wir ein Nagel-wachstum von 0,1 mm pro Tag an und schätzen wir die durchschnittliche Länge des verdeckt liegenden Teils des Nagels auf 3—4 mm, so würde eine gerade am Beginn der Nagelmatrix gelegene pathologische Störung nach 30—40 Tagen unter dem hinteren Nagelwall hervortreten. Nach 5—6 Monaten haben die Querfurchen oft den freien Nagelrand erreicht und werden abgeschnitten. Vielfach (eigene Beobachtungen) sind sie aber länger wahrnehmbar. Man muß mit einer Verlangsamung des Nagelwachstums in der Zeit der Krankheit und wahrscheinlich auch der Rekonvaleszenz rechnen. Mindestens innerhalb eines halben Jahres können sie also ein diagnostisches Merkmal bieten und eventuell forensische Bedeutung haben.

Die Tiefe der Querfurche ist verschieden; meist nur Bruchteile von Milli-metern tief, betrug sie in einem Fall VOGELs 1 mm. Auch in dem von mir be-obachteten postscarlatinösen Fall waren sie beträchtlich tief. BEAU zieht mit Recht aus der Tiefe der Furchen einen Schluß auf die Intensität der voran-gegangenen Krankheit.

VOGEL und WAGSTAFFE betrachten gewissermaßen als leichte Andeutung der Furchenbildung das Auftreten querverlaufender anämischer weißer Streifen.

Es ist anzunehmen, daß die weißen Querlinien dadurch entstehen, daß von der Matrix zur Zeit der allgemeinen trophischen Störung Nagelzellen gebildet werden, die leichter sich mit Luft imbibieren als die normalen Zellen (vgl. Kapitel Leukonychie). Ich selbst habe diese leukonychischen Streifen bei akutem Rheumatismus, Arsenvergiftung und Epididymitis gesehen.

Ist der hinter der Furche liegende, also nachwachsende Teil des Nagels in seinem Wachstum alteriert? ROTH hebt hervor, daß dieser Teil des Nagels seinen normalen Glanz verloren hat. Er stellte das Wachstum der Nägel an dieser Stelle auf 0,5—1,0 mm per Woche fest. Da die Norm etwa 0,7 mm be-trägt, so kann von einer wesentlichen Abweichung nicht die Rede sein. WAG-STAFFE[1]) bezeichnete in 3 verschiedenen Fällen die Wachstumsschnelligkeit auf 0,12, 0,087 und 0,071 mm pro Tag.

Die Fehlerquellen bei all diesen Berechnungen sind sehr groß. Ich nehme an, daß nach Schwund der auslösenden Ursache das Wachstum des nach-wachsenden Nagels als normal anzusehen ist.

Kommen diese Querfurchen auch spontan, d. h. ohne voraufgegangene Krank-heit vor? WAGSTAFFE konnte in 50 Fällen nur einmal den ätiologischen Faktor nicht ausfindig machen. Unter 20 Studenten, die er genau untersuchte, fand er Furchenbildung bei 2; es stellte sich heraus, daß gerade diese Scharlach und Masern (wann?) durchgemacht hatten. Ich habe in jedem Falle die Ur-sache der Querfurchung feststellen können.

Auf der Furchenbildung infolge von lokalen Haut- und Nagelerkrankungen wird an anderer Stelle eingegangen werden.

E. RIECKE beobachtete eine große Zahl Querlinien, die nach dem freien Nagel-rande zu konkav, einander parallel über die Nagelplatte fortzogen. Sie sollen durch Zurückschieben des Nageloberhäutchens entstanden sein. Vielleicht hat es sich um Eczema medianum striatum unginum (vgl. das Kapitel Ekzem) ge-handelt.

Über die *mikroskopische Anatomie* der Nagelquerfurche scheint nur PAPILLON gearbeitet zu haben. Er erwähnt, daß allein die Dicke der Nagelplatte, d. h. wohl der den Nagel zusammensetzenden Hornschichten verringert ist. Nagel-bett, Nagelmatrix usw. scheinen leider nicht untersucht zu sein.

---

[1]) WAGSTAFFE gibt andere Maße an, die der Einfachheit wegen umgerechnet wurden.

Die pathologische idiopathische Längsleistenbildung.

An anderer Stelle ist darauf hingewiesen worden, daß im Alter normalerweise fast auf jedem Nagel Längsleisten auftreten; bei einzelnen Krankheiten (Ekzemen) kommt eine verstärkte Ausbildung von Längsleisten als Nebenbefund vor. Bei geistiger Überanstrengung scheinen gleiche Veränderungen aufzutreten; ein Kollege (Stabsarzt Dr. Biek) und ein Regierungsbaumeister gaben mir mit Bestimmtheit an, daß sie während der Examensarbeiten eine stärkere Ausbildung der Längsleisten der Nägel der Finger an sich beobachtet hätten.

Die Längsleistenbildung als *einziges pathologisches* Symptom ist aber recht selten. Bei vielen anderen Störungen findet sie sich als begleitendes Phänomen. Es ist in den betreffenden Abschnitten stets darauf hingewiesen worden (vgl. z. B. Sklerodermie, Pachyonychie usw.).

Ein exzessiver Grad der Längsleistenbildung findet sich bei der *Onychorhexis*

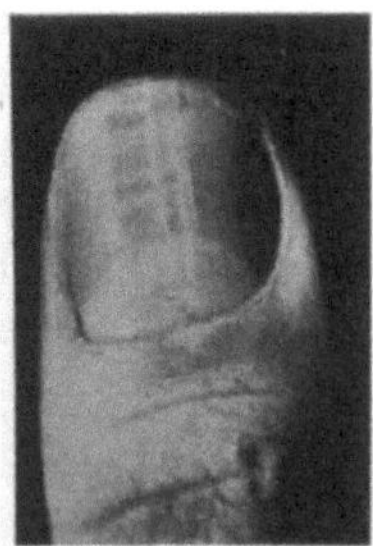

Abb. 26. Akute Längsstreifenbildung bei
einem jüngeren Manne.
(Geistige Überarbeitung Ursache?)

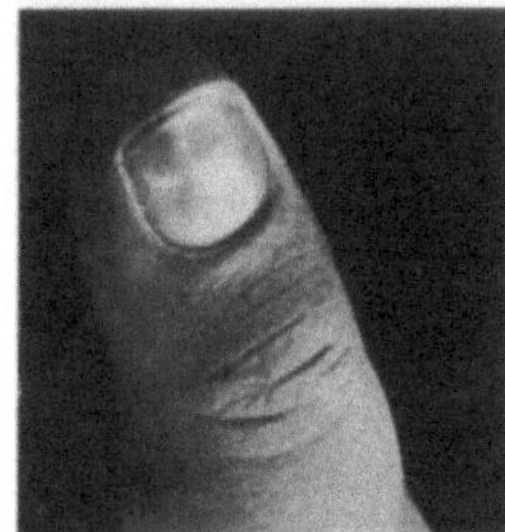

Abb. 27. Kantenbildung der Nagelplatte.
(Nach Jordan.)

(vgl. das Kapitel). Hier liegt aber auch stets eine starke Brüchigkeit der Nagelplatten vor.

Ganz selten ist bei der Längsleistenbildung eine Umbildung dieser Leisten in eine Reihe perlähnlicher Erhebungen. Sie ist bei Nervenverletzungen (vgl. S. 323) als pathognomonisches trophisches Phänomen beschrieben; ich sah einen sehr gut ausgebildeten Fall bei einer 77 jährigen an Marasmus senilis leidenden Frau (Abt. Prof. Bleichröder-Berlin).

Kantenbildung der Nägel.

Jordan hat zuerst die oben genannte Affektion beschrieben. Bei einer 21jährigen Frau (ohne wesentliche Anamnese) zeigten die Nägel links I, II, IV, V, rechts III, IV, V eine bald stärker, bald schwächer ausgebildete vertikale Kante, die den Nägeln ein giebelartiges Aussehen gab. Am stärksten ist die seit etwa 10 Monaten beobachtete Affektion am linken Daumen ausgebildet. Die Kante ist am freien Nagelrande durch eine weißlich gefärbte, grübchenartige Einsenkung markiert (vgl. Abb. 27). Diese Kantenbildung ist natürlich streng von den durch Schnittwunden entstandenen Längsnarben zu trennen, was bei einiger Aufmerksamkeit auf die Narbe am hinteren Nagelwall leicht möglich ist. Ich habe diese Jordansche Kantenbildung sehr oft gesehen, ohne sie in irgendeine Beziehung zu pathologischen Prozessen bringen zu können. Mit innersekretorischen Vorgängen hat sie sicher nichts zu tun. Nicht selten ist eine doppelte Kantenbildung, die ich z. B. an der gelähmten und atrophischen Hand eines 44 jährigen Tabikers (Abteilung Prof. Dr. Schuster) sah. Am besten war das Phänomen am II., III., V. Finger ausgesprochen. Die sonst normalen Nägel zeigten sehr zahlreiche und gut ausgebildete Längsstreifen. Ein schematischer Querschnitt der Nägel zeigte etwa nebenstehende Form. Dieselbe Erscheinung sah ich auf der gleichen Abteilung bei einem an einem Erweichungsherd im oberen Halsmark leidenden Manne. Die Finger der rechten Hand waren durch Überreizen der Flexoren in die Hohlhand eingeschlagen. Rechts II. und III. und links II. und III. zeigten die doppelte

Kantenbildung mit noch stärkerer Herausarbeitung des Mittelstückes. Die Beobachtungen sind zu vereinzelt, um Schlüsse daraus zu ziehen. Es waren unter 500 chronischen Erkrankungen des Zentralnervensystems die einzigen.

Bei einem an Nephritis mit starker Hypertonie (Riva Rocci 240—111) leidenden 53 jährigen Mann sah ich neben psoriatischen Veränderungen an einigen sonst gesunden Fingernägeln die von Jordan beschriebene Kantenbildung.

Gleichzeitiges Vorkommen von Nagel- und Haarkrankheiten.

Die Kasuistik der gleichzeitigen Erkrankung der Horngebilde hat für gewisse Erblichkeitsfragen, für die Endokrinologie und für unsere Kenntnis vom Hornstoffwechsel Interesse. Leider ist es bisher nicht möglich, Gesetze für das gleichzeitige Vorkommen der Erkrankungen der Horngebilde aufzustellen; noch scheint blinder Zufall zu herrschen. Eine Sammlung von Bausteinen muß genügen.

Als familiäre und sicher vererbbare Eigentümlichkeit kommen *spärlicher Haarwuchs* und Onychogryphosis bei den sog. *Cagots* vor. Es sei daran erinnert, daß es sich keineswegs um Kretins handelt, bei denen bekanntlich das Kopfhaar gut entwickelt ist.

Nach Zambacco-Pascha und Magitot sind die *Cagots* Nachkommen Lepröser, bei denen die Lepra in abgeschwächter Form vorkommt. Die Cagots sind bekanntlich ein Volksstamm gewesen, der in den südwestlichen (Pyrenäen) Provinzen Frankreichs verachtet und isoliert von der übrigen Bevölkerung im Mittelalter lebte. Noch heute sind viele historische Erinnerungen, Häuser, Kirchen, Taufbecken u. a. der Cagots vorhanden, eine Reihe von Familien wird als von Cagots stammend bezeichnet; Roussel fand jedoch diese Cagots durchweg gesund und normal, Magitot stellte zwar bei einzelnen Krankheitserscheinungen fest. Er fand bei diesen den Cagot-Typus darstellenden Individuen ebenso wie Lajard u. a. eine eigentümlich blasse, fast gelbliche Gesichtsfärbung, spärlichen Haarwuchs auf dem Kopf sowohl wie an anderen Körperstellen und als wichtigstes Merkmal eine Nagelaffektion. Er unterscheidet zwei Formen. Bei der einen sind die Nägel der Hände und Füße am freien Rande von dem Nagelbett gelöst und im Querdurchmesser halbkreisförmig so gebogen, daß zwischen Nagelplatte und Nagelbett eine mit Detritus ausgefüllte Höhle entsteht. Bei der zweiten Form ist außer der Onycholysis auch das Ende der Nagelplatte deformiert, aufgespalten und ausgehöhlt. Die Epidermis der Nagelwälle zeigt viele schmerzhafte Rhagaden und Risse. Bei unsauberen Individuen finden sich im Detritus der Nagelhöhlen auch Würmer, die natürlich nur sekundäre Verunreinigungen darstellen. Die großen Zehennägel sind meist nicht befallen. Die Affektion ist erblich, aber nie angeboren. Erst längere Zeit nach der Geburt finden sich die ersten Zeichen. Sehr interessant sind die erblichen Verhältnisse der Affektion:

<table>
<tr><td colspan="2" align="center">Fall I.</td><td colspan="2" align="center">Fall II.</td></tr>
<tr><td align="center">Vater = Cagot</td><td align="center">Mutter = normal</td><td align="center">Pierre L. = Cagot</td><td align="center">V. L. = normal</td></tr>
<tr><td align="center">Marie C. = Cagot</td><td align="center">Amelie C. = Cagot</td><td colspan="2" align="center">Eloise L. = Cagot verheiratet
mit V. = normal</td></tr>
<tr><td align="center">Sohn   Tochter</td><td align="center">Sohn   Tochter</td><td align="center">Andre   Marie</td><td align="center">Lucie</td></tr>
<tr><td align="center">‖   ‖</td><td align="center">‖   ‖</td><td align="center">‖   ‖</td><td align="center">‖</td></tr>
<tr><td align="center">normal   Cagot</td><td align="center">normal   Cagot</td><td align="center">Cagot   normal</td><td align="center">Cagot</td></tr>
</table>

Ob nun die Cagots wirklich Nachkommen Lepröser oder wie Th. Roussel will, Nachkommen versprengter Teile der Westgoten (Can-gots) sind, muß dahingestellt bleiben.

Andere angeborene familiäre und individuelle Erkrankungen.

Die im Kapitel Einfluß der Erblichkeit S. 51 geschilderten, ganze Familienstämme betreffenden Beobachtungen von Hoffmann (gleichzeitige Verkümmerung der Augenbrauen), Clouston (spärlicher Haarwuchs), Nicolle und Hallipré (Umbildung der Haare zu Flaum), Eisenstaedt (Dystrophie der Augenbrauen und Kopfhaare) gehören hierher. Edmond Fournier berichtet über eine allgemeine Agenesis pilorum bei 5 Familienmitgliedern aus 3 Generationen, bei welchen gleichzeitig eine „Onyxie" der Fingernägel bestand. Auch

FISCHER beschreibt kongenitale Anonychie und Anomalien der Haare. Gelegentlich sind Nagelerkrankungen Zeichen einer allgemeinen Entwicklungsstörung. Der Fall von NICOLLE und HALLIPRÉ ist in diesem Sinne aufzufassen. HUTCHINSON beobachtete 2 Fälle von Zwergwuchs mit fehlenden Haaren und Nägeln. M. JOSEPH sah eine ähnliche Kranke mit zurückgebliebener Körperentwicklung. Bei R. TILLEYs Patientin bestand Atrophie der Nägel der Augenbrauen und Augenlider. JONES und AITKIN fanden neben angeborenem Haarmangel, unregelmäßig gestellte Zähne, verbildete Fingernägel.

Besonders bemerkenswert ist der folgende Fall:

Kongenitale Onychogryphosis aller Finger- und Zehennägel beschreibt C. MÜLLER bei einem 14jährigen Mädchen, das an einem kongenitalen Mangel der Haarbildung litt. Augenbrauen fehlten ganz, Augenwimpern fast ganz, die Haare der Kopfhaut waren sehr dünn und spärlich; an beiden Extremitäten fanden sich typische Psoriasisefflorescenzen. Die Fingernägel zeigten das bekannte Bild der Onychogryphosis; die etwa dreifach verdickten Nägel sind stark transversal gekrümmt, so daß das schmale, erhabene Nagelbett gewissermaßen zwischen die zusammengebogene Nagelplatte eingeklemmt ist. Starke Hyperkeratosis subungualis. Die Nägel neigen zu Entzündungen. Nachdem der dritte rechte Nagel wegen Panaritium operativ entfernt war, wuchs er in gleicher Mißgestalt wieder, bekam nur eine etwas schiefe Wachstumsrichtung. Die Erkrankung der Fußnägel war weniger ausgesprochen.

Erworbene Alopecia areata und Nagelerkrankungen.

Bei ARNOZANs 41jährigem Patienten bestand Alopecia barbae. Von den starke Längsstreifung zeigenden Fingernägeln fielen symmetrisch in der Reihenfolge IV, V, III, I, II ab. Die Fingernägel wuchsen normal nach, während die Zehennägel, die bis auf links III. und IV. abgefallen waren, sich *nicht* ergänzten. An einzelnen Fingern fielen auch die Haare auf der Rückseite der Phalanx I aus.

DUBREUILH und FRÈCHE beobachteten bei einem 40jährigen nervösen Offizier, der seit 4—5 Jahren an einer Alopecia areata des Kopfes, des Bartes, der Genitalhaare litt und bei dem einzelne Herde spontan heilten, während neue sich bildeten, *Onycholysis* des rechten II. und III. Der Zustand der Nägel besserte und verschlimmerte sich konform den dyspeptischen Zuständen, an denen der Kranke litt.

BULKLEY sah gleichzeitig mit einem schweren Anfall von Alopecia areata Querfurchen auf den Fingernägeln sich bilden. STEIN konstatierte sogar schwere trophische Nagelveränderungen. STEINs Beobachtung ist darum so wichtig, weil er bei einer Kranken zweimal Alopecia areata und die trophischen Störungen der Finger- und Zehennägel feststellte. Es müssen also gemeinsame Ursachen vorgelegen haben. Bei der ungeheuren Mehrzahl der Alopecia areata-Fälle kamen Nagelerkrankungen *nicht* vor. Es ist bemerkenswert, daß die Autoren mehrfach die große Intensität der fleckförmigen Kahlheit, die schließlich zur totalen Alopecia führte, bei gleichzeitiger Nagelerkrankung betonen.

Alopecia totalis maligna.

E. W. WENDE sah bei einer 9jährigen Polin während einer aus fleckförmiger entstandenen allgemeinen Alopecia die Nägel sich verdicken. Später wurden sie dünn, brüchig, streifig, dunkler, am freien Rande aufgesplittert. Die Zehennägel waren verdickt. Auch AUDRY fand bei einem 30jährigen Manne, bei dem innerhalb von $2^1/_2$ Jahren aus einer herdförmigen eine totale Alopecie geworden war, der freie Nagelrand von rechts I, III, V, links II, IV wegbröckelnd, von oberflächlichen Einrissen durchzogen. Der Prozeß begann gerade auf links II. Der Haarverlust war von einer vitiliginösen Hautentfärbung begleitet. AUDRY hat in noch 2 Fällen Nagelveränderungen bei Alopecia areata gefunden.

LEVIN sah gleichfalls bei einem jungen, seit $1^1/_2$ Jahren an allgemeiner totaler Alopecia areata leidenden Manne eine Nagelerkrankung. Die Nägel der Hände und Füße wurden gelb, wie mit Tabakslauge übergossen; es bildeten sich Längsrisse an der Nagelsubstanz und schließlich blätterte diese bis auf einen kleinen Rest der Nagelwurzel ab. Der Nagel wuchs wieder, wurde wieder kränker, ohne daß eine Beziehung zum Haarwachstum zu konstatieren war.

SABOURAUD beobachtete bei sehr starker Alopecia Verdickung der Nägel durch Luftinfiltration.

HEUSS beschreibt bei einem 56jährigen Lehrer, der an einer totalen malignen Alopecia litt, diffuse graugelbe Trübung und starke Längsleistenbildung, verbunden mit teilweiser Querleistenbildung der Nägel. Vielfach bestand auch eine feine, nadelstichartige Grübchenbildung, besonders in der Lunulagegend; die freien Ränder waren verdickt und zeigten Defekte, die durch Abfall kalkartiger, trocken weicher Hornbrocken entstanden waren. Ähnliche Fälle beschrieben DARIER und LE SOURD.

R. O. STEIN sah bei einem 20jährigen, seit einem Jahr an totaler Alopecia areata maligna leidenden Manne Verdünnung der Nagelplatten, Ausbildung von Riefen und Grübchen, ja Umbildung zu unförmigen Gebilden.

Durch die Schnelligkeit der Entwicklung ist ein Fall ausgezeichnet, den ich selbst behandelt habe. Der 43jährige anamnestisch etwas mit Tuberkulose belastete Groß-kaufmann hatte 1912 als Soldat in Rußland an einer Alopecia areata gelitten, die aber trotz unvollkommener Behandlung geheilt war; 1925 waren wieder 2 Stellen von fleckförmiger Kahlheit aufgetreten, aber bald geheilt. Winter 1925/26 litt Patient an einer trockenen Pleuritis (Fieber nur bis 38,2⁰). Wegen dieser Affektion suchte er, zumal da er durch geschäftliche Sorgen stark deprimiert war, einen Schweizer Wintersportplatz auf. Eine hier aufgenommene Photographie zeigte ein ungewöhnlich volles Haupthaar. Während das All-gemein- und auch das Gemütsbefinden sich sehr gut besserte, trat in den folgenden Monaten ein rapider Haarausfall ein, der zur absoluten Enthaarung (Kopf, Gesicht, alle Körper-haare, selbst Hirci und Vibrissae) führte. Im Frühjahr begannen auch die Nägel zu erkranken. Nur die Platten zeigen Veränderungen, die aus kleinen Defekten, rissigen Streifen, Buckeln, Vertiefungen bestehen. Hautklinisch würde ich das Bild als das eines subakuten Nagel-ekzems bezeichnen. Die ganze Körperhaut, auch die der Finger, ist durchaus normal; kein Zeichen von Ekzem und Psoriasis (auch früher nie vorhanden gewesen). Es hat nun durch hervorragende interne Kliniker die genannte Untersuchung auf endokrine Störungen stattgefunden. Die Sella turcica ist röntgenologisch normal befunden, der Grundumsatz ist nicht pathologisch verändert; an der Schädelbasis ist bei der Röntgenphotographie nichts Abnormes gefunden. Die Organotherapie (Hypophysenpräparate) hat einen Erfolg nicht gebracht. Ich persönlich möchte auch in diesem Fall mehr an den Einfluß des (vegetativen?) Nervensystems denken. Ob die von diesem Gesichtspunkt aus eingeleitete Therapie Erfolg hat, bleibt abzuwarten.

Alopecia und Nagelerkrankungen nach schweren
Allgemeinkrankheiten.

TROISFONTAINE berichtet über Alopecie und periodischen Nagelabfall bei einer 33jäh-rigen Frau einige Monate nach starken, ohne bekannten Grund einsetzenden Delirien. Inner-halb 4 Wochen (stets im Februar) fielen alle Kopfhaare aus, die Nägel wurden trocken, brüchig, locker und fielen schließlich ab. In 3 Monaten erfolgte Besserung, so daß am Jahresende Restitutio ad integrum erfolgt war. Dieser Vorgang wiederholte sich in 4 Jahren.

Ich selbst fand 1911 bei einem 25jährigen gesunden, kräftigen Manne, der während seiner Soldatenzeit Typhus gehabt hatte und ein Jahr später seine gesamten Körperhaare verloren hatte (*kein* Wiederwachsen in den folgenden Jahren), starke Koilonychie mit partieller subungualer Hyperkeratose. Die Nagelerkrankung hatte erst 3 Jahre nach dem Typhus eingesetzt, als gerade die totale Alopecie sich in ihrem höchsten Grade ent-wickelt hatte. Eine Spätfolge des Typhus muß angenommen werden, da der Kranke noch an anderen nervösen Störungen seit dem Typhus litt (Schwerhörigkeit), anfallsweise auftretenden Kopfschmerzen usw.

Kongenitale Mißbildungen.

Kongenitale Mißbildungen der Nägel kommen im Verein mit anderen Stö-rungen der Formation als Ausdruck konstitutioneller Minderwertigkeit vor. Es werden in diesem Buch eine beträchtliche Zahl solcher Fälle an verschiedenen Stellen angeführt, weil die Unterordnung der Einzelbeobachtung unter all-gemeine Gesichtspunkte, z. B. Erblichkeit, gleichzeitig vorhandene andere kongenitale Dermatosen, die Trennung unvermeidlich machte. BRÜNAUER beschreibt bei einem 9jährigen Knaben Dyskeratosis congenita palmaris et plantaris, Onychogryphosis, Cornua cutanea, Leukokeratosis mucosae oris, Schmelzdefekte der Zähne, Dystrophia corneae utriusque. Die Nagelmiß-bildungen bei den *Cagots*, die familiären Nagelerkrankungen, sind auf S. 51 und 73 genau geschildert. Trotzdem darf man nicht annehmen, daß Nagel-affektionen ein häufiges und typisches Vorkommnis bei konstitutioneller Minderwertigkeit ist. Eine genaue Durchsicht der Insassen der Dalldorfer

Idiotenanstalt ergab nach dieser Richtung hin sehr wenig Ausbeute (vgl. Kapitel *Idiotie*).

Kongenitale Anonychie (Mangel der Nägel) und kongenitale Onychatrophie (Verkümmerung der Nägel).

Eine strenge Scheidung zwischen Nagelmangel und Verkümmerung der Nägel ist schwer möglich, da in vielen Fällen eigentlich nur Gradunterschiede vorliegen. Nur sehr selten fehlen *alle* Nagelplatten so vollständig, daß *nur* das Nagelbett vorhanden ist. Vielfach besteht an einzelnen Fingern oder Zehen Anonychie, an anderen Onychatrophie. Versuche, die Beobachtungen scharf trennen zu wollen, bleiben ergebnislos und willkürlich. Immerhin sollen hier nur die Fälle berücksichtigt werden, in denen fast völliger Nagelmangel oder wenigstens eine starke Verkümmerung vorlag. Pathognomonisch für alle Beobachtungen ist die *intrauterine* Entstehung. Ist die Nagelveränderung durch eine Krankheit (z. B. Syphilis, Pocken) oder durch einen Unglücksfall (Trauma, Erfrierung, Verbrennung usw.) entstanden, so gehört sie nicht hierher.

OTTO beschreibt diese Bildungshemmung an einem Präparate des Berliner anatomischen Museums. BLECH erwähnt diesen Fall und bemerkt, daß weder an den Händen noch an den Füßen Spuren von Nägeln nachweisbar waren. MATECKI beschreibt ein Präparat (Nr. 2888) des Breslauer anatomischen Museums, das den völligen angeborenen Mangel sämtlicher Nägel der Hände und Füße demonstriert. WILSON berichtet in seinem Lehrbuch der Hautkrankheiten, daß er mehrere Fälle von Anonychia congenita gesehen habe. PETERSEN stellte in der Petersburger medizinischen Gesellschaft 1894 einen 30 jährigen an rezidivierender Syphilis leidenden Mann vor, der angeborene Anonychie hatte. In der Diskussion bemerkte TARNOWSKI, daß auch er in seiner Sammlung Hände mit angeborenem vollständigen Nagelmangel besitze.

P. JACOB beschrieb Anonychie bei einem 14 jährigen Russen.

Von Geburt an waren die Nägel der Finger und Zehen nur rudimentär entwickelt, an den meisten Fingerspitzen fehlten Hornplatten ganz, sie waren durch eine weiche Haut ersetzt, die mit den Finger- und Zehenkuppen direkt verwachsen war. Niemals wurde ein Wachstum der Nagelrudimente festgestellt. Die Haarentwicklung war normal, die Zahnbildung defekt. Sehr bemerkenswert ist die Tatsache, daß zwei Geschwister des Kranken dieselbe Mißbildung nach Angabe der Eltern des Patienten zeigten. Eine Schwester soll an dem Ringfinger der linken Hand überhaupt keine Andeutung einer Nagelbildung gezeigt haben.

EICHHORST beobachtete gleichfalls einen an Rheumatismus leidenden 24 jährigen Tiroler Zitherspieler, dem von Geburt an alle Nägel an Händen und Füßen fehlten. Nagelbett und Nagelwälle waren gut ausgebildet; doch schien das Nagelbett etwas mehr in seiner Breiten- als in seiner Längenausdehnung verkleinert zu sein. Die das Nagelbett überziehende Haut war glatt, etwas glänzend, nur im vorderen Drittel etwas verdünnt. Die Sensibilität war die gleiche wie auf der übrigen Haut. Beim Berühren der das Nagelbett bedeckenden Haut mit einem scharfen Gegenstand, z. B. einem Nagel, erschien dieselbe zarter und weicher als die sonstige Körperhaut. Der Patient konnte seine Tätigkeit (Zitherspielen), sowohl wie auch alle übrigen für ihn erforderlichen Funktionen ausführen, ohne durch den Mangel der Nägel im geringsten belästigt zu werden. Haar- und Zahnbildung des Kranken waren durchaus normal. Ähnliche Mißbildungen sind in der Familie des Kranken nicht vorgekommen.

KERN konstatierte Anonychie an allen Finger- und den meisten Zehennägeln eines 23 jährigen Mannes. Nagelwall und Nagelbett sind erhalten, an Stelle des freien Nagelrandes findet sich eine leichte Hyperkeratose der Fingerbeere. Beschwerden fehlen. Nur die I. und II. Zehe beiderseits tragen ein dünnes kleinlinsengroßes Hornschüppchen, beide IV. Zehen haben dünne, weiche Nagelplatten.

BERGÉ und WEISSENBACH beschreiben eine 37 jährige hysterische Patientin, die von Geburt an keine Fingernägel hatte; an den Endphalangen kann man das Nagelbett feststellen; die Nagelfalze fehlen. Histologisch findet sich das Fehlen der Matrix; die Epidermis des Nagelbettes hat stark verdickte Hornschichten; die Cutis ist wenig infiltriert. Das Kind der Patientin war normal.

Die Anonychie ist in einzelnen Fällen als familiäre und vererbbare Anomalie beschrieben. Die Fälle sind im Kapitel Erblichkeit S. 52 zusammengestellt.

Wie die übrigen kongenitalen Mißbildungen, kommt auch Nagelmangel als Fehler der Formation im Verein mit anderen kongenitalen Defekten vor. FISCHER will diese verschiedenen angeborenen Mißbildungen durch Koppelung von Erbfaktoren in demselben Chromosom erklären. Gelegentlich kann auch die Sprengung bestehender Koppelungen zur Erklärung von kongenitalen Störungen der Formation herangezogen werden. FISCHER betrachtet z. B. blonde Haare und blaue Augen als eine solche häufig vorkommende Koppelung von Erbeigenschaften. Für die Onychopathologie ist die Zahl der Beobachtungen bisher viel zu klein, um Theorien aufstellen zu können.

Wichtig ist eine Beobachtung DOMBROWSKIS, weil die Anonychie der Zehen durch die Verkümmerung der knöchernen Nagelphalanx r + 1 I nur durch das Fehlen von Phalangen der Zehen II—V röntgenologisch erklärt wurde (Münch. med. Wochenschr. Nr. 51, 1926). Weitere Fälle haben kasuistisches Interesse.

Angeborene Anonychie und Onychatrophie in Verbindung mit Klumpfußbildung links, Calcaneus valgus-Stellung des rechten Fußes, Contracturen des Knie- und Hüftgelenkes, abnorme Rotation des Unterschenkels und Defekten der Patella beschreibt MOST. Die Knochenveränderungen werden als intrauterine Belastungsdeformitäten erklärt; ein

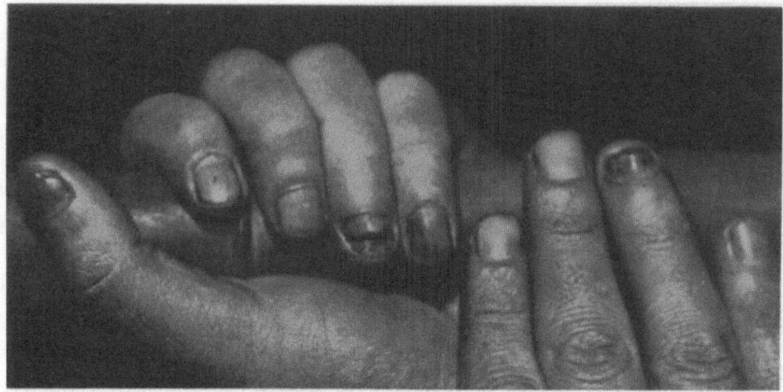

Abb. 28. Angeborene (?) Onychatrophie einzelner Nägel eines russischen Arztes.
Besserung im Laufe der Jahre.

Trauma während der Schwangerschaft erwähnt. Die Daumen waren völlig, die Zeigefinger fast nagellos; die anderen Finger zeigten nur Längswulste mit Spuren von Nagelsubstanz. Der linke II. Nagel war fast normal. Die Krankheit war familiär.

Eine angeborene, sehr stark rudimentäre Nagelbildung, also keine eigentliche Anonychie beschreibt v. AMMON. Der große Zehennagel ähnelte einem Hundenagel; an den übrigen blickten nur dürftige Spitzen aus den Enden der Zehen hervor. Die zweite Zehe war jedenfalls infolge des Druckes ein wenig verschoben und hatte sich größtenteils auf die große Zehe gelagert, an der dritten Zehe endlich bemerkte man eine Andeutung von Amputatio fetalis.

Eine von Dr. ZEIS gemachte, auf die beiden großen Zehen beschränkte Beobachtung von Anonychie bildet AMMON in seinem Atlas der angeborenen chirurgischen Krankheiten des Menschen ab. An den großen Zehen fehlte fast jede Spur eines Nagels, an der zweiten, dritten und vierten waren nur dürftige Rudimente der Nägel vorhanden. Die Affektion war ganz symmetrisch. Nach der übrigens ganz schematischen Zeichnung waren die Nagelrudimente der II.—IV. Zehe nicht ganz unbedeutende Reste.

In einem eigenen, eine 67 jährige Frau betreffenden Fall bestand angeborene Anonychie der Zehen, Onychatrophie und Onychdystrophie der Hände. Die Anomalien der Fingernägel sollen sich erst in der Kindheit gezeigt und im Laufe der Jahre verschlimmert haben. Patientin scheint an schwerer Rachitis gelitten zu haben. Zur Zeit bestehen arteriosklerotische Erweichungsherde im Gehirn und Lähmungen. Status der Nägel:

Rechter Fuß: I kleiner Nagelstumpf in Form einer kleinen Platte, II, III, V fehlen fast ganz, IV dünne deformierte $^1/_3$ große Platte. Linker Fuß: I—III fast völliges Fehlen des Nagels, IV $^2/_3$ dünne Platte, V kleine Hornschuppen. Rechte Hand: I Koilonychie,

II $^1/_3$ nach oben wachsende dicke Nagelplatte, III kleine Platte in der Mitte des Nagels, IV erhalten, deformiert, längsstreifig, V erhalten, schwer gekrümmt, längsstreifig. Linke Hand: I, III, IV erhalten, Koilonychie, II fast normal, längsstreifig, V $^1/_2$ deformiert.

Partielle kongenitale Nagelmißbildung.

Als partielle Onychatrophie mag folgender Fall gelten:

Bei einer 76 jährigen Dame war der Nagel des linken Zeigefingers von Geburt an pathologisch verändert. Der mäßig stark gewölbte 10 mm breite Nagel (rechter II. dagegen 16 mm breit) bedeckte nur etwa die Hälfte der Fingerbreite (20 mm). Besonders schien der äußere Nagelwall breit zu sein. Der hintere Falz zieht vom ulnaren nach dem radialen Fingerrand schräg aufwärts; ebenso bildet der vordere Rand der Lunula eine schräg nach oben bis zum Anfang des letzten Nagelplattendrittels verlaufende Linie, die erst im letzten Viertel der Nagelplatte wieder nach abwärts zu steigen beginnt. Ein Trauma wurde bestimmt in Abrede gestellt.

Zweifelhaft ist es, ob der als Moulage im Musée des Hospital St. Louis befindliche als „Lésions congénitales des ongles" bezeichnete Fall (Nr. 1362 und 934) hierher gehört. Die

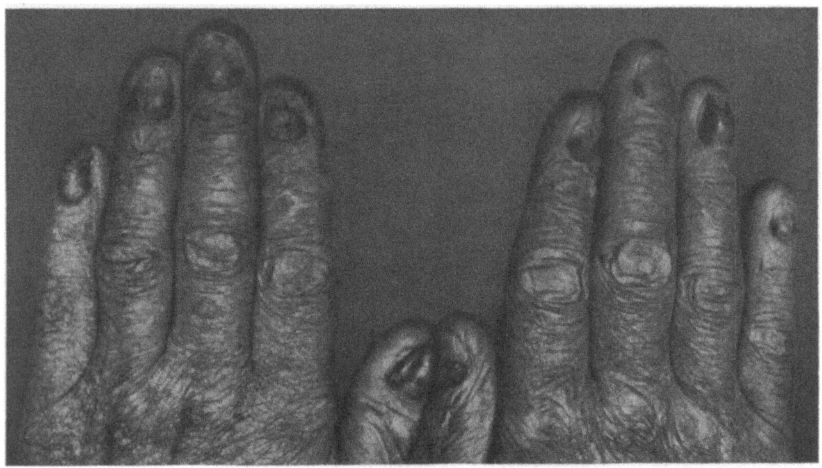

Abb. 29. Angeborene Nageldeformität. (Eigene Beobachtung.)

Nägel an beiden Händen und Füßen fehlen fast völlig; auf einzelnen Nagelbetten ist eine ganz schwache Ausbildung von Hornschüppchen vorhanden. An der kleinen rechten Zehe finden sich kleine rote Geschwüre; die Nagelphalangen der Finger der rechten Hand sind etwas aufgetrieben, die Haut derselben ist gerötet. Da die beiden Moulagen 5 Jahre nach einander angefertigt waren und den Charakter der trophischen Affektion darstellen sollten, so kann der Fall eigentlich nicht zu den Anonychien, die eine angeborene, stabil bleibende Mißbildung darstellen, gerechnet werden.

Eine Sonderstellung nimmt eine Beobachtung ALLAN JAMIESSON ein:

22 jähriges Mädchen, bei dem alle Nägel (vielleicht mit Ausnahme der Daumen) direkt aus der den Fingerrücken bedeckenden Epidermis herauszuwachsen schienen. Die Nagelplatten waren auffallend dünn, wurden jedoch gegen den freien Nagelrand zu dicker und härter und zeigten Neigung in der Längsrichtung zu splittern. Unter dem Anfangsteil der Nagelplatte befand sich eine gewisse Menge von hornigem Polstergewebe, dessen Menge nach vorn zu abnahm, so daß die Nagelplatte gewissermaßen einer schiefen Ebene glich. Die Krankheit *soll seit der Geburt* der Patientin bestanden haben; eine Schwester litt gleichfalls an der Deformität.

Die Abb. 29 soll einen nicht analysierbaren Fall von Nageldeformität darstellen.

Makrodaktylie (Riesenwuchs).

Die *Makrodaktylie* ist eine Teilerscheinung des Riesenwuchses; letzterer ist als ein Fehler der embryonalen Anlage aufzufassen. Dementsprechend unterscheidet er sich durch sein Auftreten in frühester Kindheit (wahrscheinlich ist er schon bei der Geburt vorhanden) von der erst im extrauterinen Leben entstandenen auf einer Erkrankung der Hypophysis beruhenden *Akromegalie.* Die Makrodaktylie kommt an allen oder einzelnen Fingern und Zehen vor, tritt häufig mit anderen Mängeln der Formation auf, steigert sich in ihrem Mißverhältnis zu den normal großen Körperteilen bei fortschreitendem Wachstum. Beim echten Riesenwuchs ist das Knochensystem, beim falschen sind die Weichteile (Lipomatosis) beteiligt.

Die Nägel sind bei der Makrodaktylie meist gut und entsprechend der Größe der Nagelglieder selbst ausgebildet. Einige Maße sollen die Tatsache festlegen:

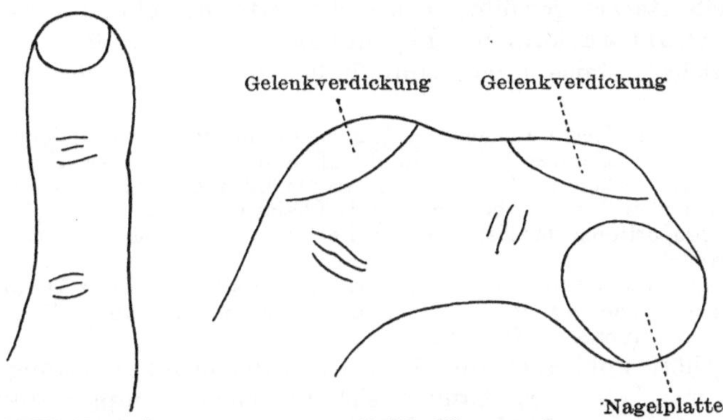

L. IV. Normal.   R. IV. Riesenwuchs.

Abb. 30. Riesenwuchs. 52 jähr. Patient der Nervenabteilung des Siechenhauses Berlin.

Fall Sprinz: Fingerlänge rechts und links I. = 63 mm, II. = 90 mm, III. = 130 mm, IV. = 120 mm, V. = 75 mm.

Nagelgröße links in mm . . 27 : 22   24 : 18
Länge Breite   Länge Breite

„   rechts . . . . . 15 : 13   14 : 13
Länge Breite   Länge Breite

Im folgenden gebe ich einen Fall aus der Abteilung des Herrn Prof. Dr. Schuster (Siechenhaus der Stadt Berlin). Es handelt sich um eine Konturenzeichnung.

Riesenwuchs. Pet. L., 52 Jahre. Poliomyelitis seit dem 2. Jahre, völlige Lähmung der Unterextremitäten. Rechter V. in früher Jugend amputiert. Größe des rechten IV. Nagel: Länge 17 mm, Breite 17 mm, scheinbare Breite 14 mm. Linker IV. Länge 7 mm, Breite 12 mm. Die Auswüchse an der Seite des rechten IV. entsprechen Gelenkverdickungen (Abb. 30).

Bei einer 8 jährigen Idiotin der Dalldorfer Anstalt fand ich folgende Konturen der Finger links II und III (Abb. 31).

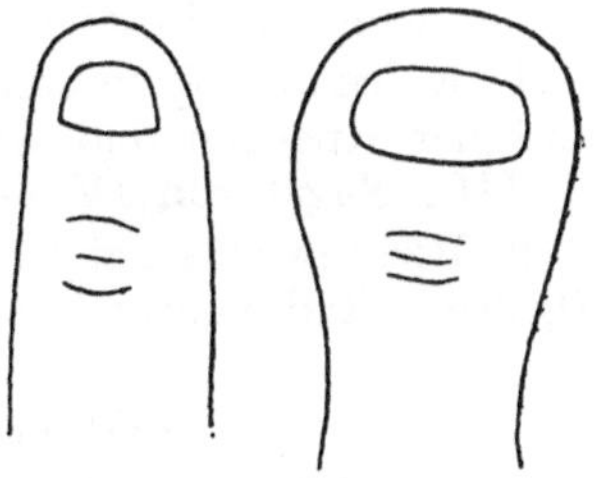

Es mögen noch einige Fälle mit Veränderungen der Nägel folgen.

L. II.   L. III.

Abb. 31. Konturenverdickung. Riesenwuchs.

Fischer: *Angeborener Riesenwuchs des rechten Armes. Trophische Ulcerationen und Störungen der Sensibilität.* 17 jähriger Dienstknecht; arbeitete von Jugend an mehr links. Die krankhaften Veränderungen treten unter heftigen, vom Ellenbogen ausgehenden und in die Finger ausstrahlenden Schmerzen auf. Umfang des rechten Daumens am Nagelglied im Verhältnis zum linken 8 : 6,7 cm. Nagelbreite 1,8 : 1,5 cm. Umfang des Mittelfingers am Nagelglied 7,6 : 6,5 cm. Nagelbreite 1,6 : 1,4 cm. An den Nagelwällen fanden sich Narben von kleinen und größeren, bis 1 cm im Durchmesser erreichenden Geschwüren.

H. Isaac stellte folgenden Fall in der Berliner Dermatologischen Gesellschaft vor: 25jähriger Techniker behauptet, seit 6—7 Jahren Veränderungen aller Nägel bei gleichzeitigem Wachsen der Nagelphalangen festgestellt zu haben. Die Nagelglieder sind erheblich gerötet und geschwollen. Auf den Nägeln findet sich eine geringe Furchenbildung. Die Zehennägel sind stark erkrankt, besonders I. und II, rechter III.—V. fehlen, linker III.—V. normal. Der Fall wurde von neurologischer Seite als Riesenwuchs gedeutet.

Wenn auch die Messungsergebnisse der Nägel bei Riesenwuchs wenig Wert beanspruchen können, da nie angegeben wurde, wie im einzelnen gemessen wurde, da nie der Krümmung usw. Rechnung getragen wurde, so darf doch als feststehend betrachtet werden, daß eine wirkliche Vergrößerung der Nägel wenigstens in einigen Fällen vorkommt. Man mag mit Erb die Veränderungen folgendermaßen schildern: ,,Die Nägel sind erheblich verbreitert, in ihrer Wölbung verändert, teils stärker gewölbt, teils mehr platt, manchmal verlängert, nicht selten aber auch abnorm kurz, brüchig, auffallend längsgerichtet, rasch wachsend.

Habs berichtet einige interessante Fälle von *Riesenwuchs, kombiniert mit Syndaktylie.*

Bei einem 4 Jahre alten Mädchen, bei dem schon unmittelbar nach der Geburt Riesenwuchs festgestellt wurde, waren beiderseits die II. und III. Zehe verwachsen. Ihre Länge betrug links 4,2 (III. Zehe) und 4,4 (II. Zehe), rechts 3,2 (III. Zehe), 3,3 cm (II. Zehe). Die Dicke der syndaktylen Zehen nahm von der I. Phalanx nach der Nagelphalanx zu. Die Nagelgröße ist proportional der Zehengröße; die Nägel selbst sind stark verdickt und mit Querriffen versehen.

Bei einem 22jährigen Dienstmädchen waren gleichfalls die linken II. und III. Zehen total verwachsen. Jede der beiden Zehen hat einen für sich ausgebildeten, auffallend breiten und dicken, quergestreiften Nagel.

Hierher gehört wohl auch die *Akropachie*, die meist eine kongenitale Mißbildung zu sein scheint. Es handelt sich um einen Symptomenkomplex, bei dem es zu einer Verdickung der Endphalanx durch periostale Auflagerung und zu artikulären Wucherungsprozessen kommt. Andere Teile des Knochensystems können beteiligt sein. Bei Kindern ist das Syndrom öfters beobachtet; es können symmetrische Finger und Zehen erkranken; die Endphalangen sind kolbig verdickt. Die Nägel sind glasartig hart, gekrümmt, geriffelt und cyanotisch (Gegensatz zu den normalen Nägeln bei der Akromegalie).

Falscher Riesenwuchs, einseitige Vergrößerung einzelner Gewebe, Lipomatosis.

Es seien nur 2 Beobachtungen Fischers referiert:

1. Kolossale Lipomatosis des linken Beines, verbunden mit Riesenwuchs einzelner Knochen und Atrophie anderer. Kleine Nagelrudimente der Zehen, I.—III., Nägel von IV.—V. wenig entwickelt.

2. Riesenwuchs am vorderen Teil des Fußes. Keine Funktionsstörung des Gliedes. Rudimentär entwickelte Nägel.

Mikrodaktylie, Brachydaktylie, Adaktylie.

Auch bei der Mikrodaktylie bleiben die Nägel meist unverändert. Annandale erwähnt den Fall eines 12jährigen Mädchens, dessen beide V. Finger auffallend kurz waren. Die Verkürzung beruhte auf dem Mangel des dritten Phalanxknochens. Trotzdem waren die Nägel normal entwickelt. Bei einem gleichfalls von Annandale erwähnten 14jährigen jungen Mädchen bestand der rudimentäre linke Zeigefinger nur aus Haut und Nagel.

Bei der *Adaktylie*, der Mißgestaltung der Hand oder des Fußes durch Fehlen von Fingern oder Zehen, bei den durch *amniotische Querfurchen* hervorgerufenen Verunstaltungen der Finger, bei der *Ektrodaktylie*, der Bildung von Fingern an anderen Stellen als an der Mittelhand — z. B. Bildung an der Schulter, Fall von OTTO — scheinen nur die durch die Fehlbildung notwendig gegebenen Nagelveränderungen vorzukommen.

Syndaktylie.

Die Metatarsi und Zehen sind bis etwa zum 75. Tage des Fetallebens vereinigt. Erst später tritt Differenzierung und Trennung der einzelnen Finger ein. Die Syndaktylie ist also eine *Hemmung* der normalen Entwicklung, deren Ursache unbekannt ist. Je nach der Größe der Hemmung ergibt sich Verwachsung der Haut allein, der tiefen Hautschichten und Sehnen, Verschmelzung der Knochen.

Je nach der Art der Verwachsung (oder mangelnden Differenzierung) unterscheidet man Syndactylia cutanea, carnosa, ossea. Meist fehlen Nagelveränderungen, vielfach sind die einzelnen Fingernägel trotz der Verwachsung gut zu trennen, wenn auch an den anein-

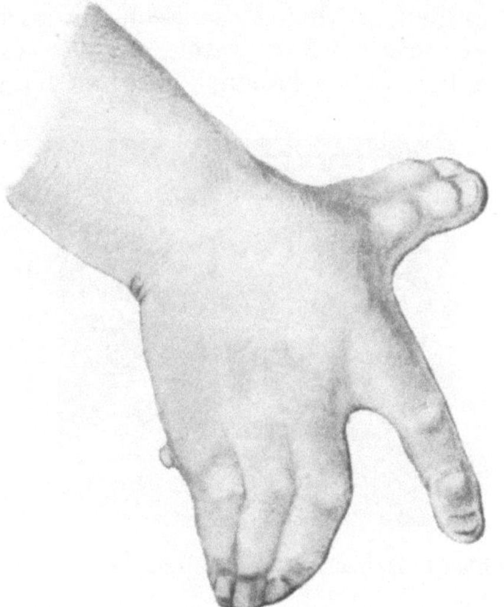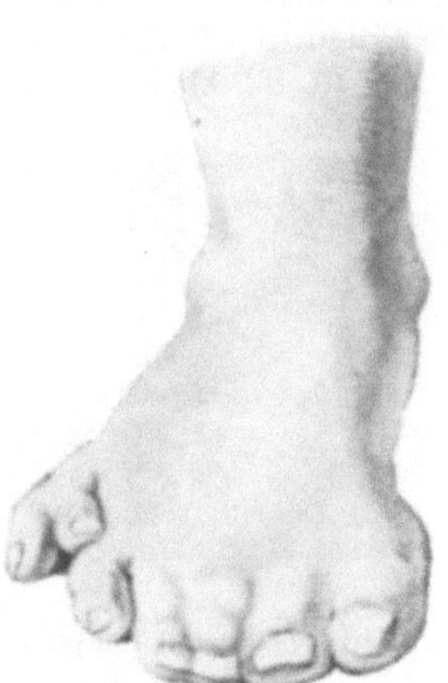

Abb. 32. Syndaktylie mit teilweiser Verschmelzung der Nägel.

anderstoßenden Rändern Anpassungen der Form auftreten. v. AMMON beschreibt eine völlige Verschmelzung der linken III. und IV. Fingernägel zu einem tiernagelähnlichen Gebilde.

LEDERER erwähnt ein Präparat des Breslauer anatomischen Museums, das eine syndaktylische Verwachsung von drei Fingern mit einem gemeinsamen Nagel darstellt. In der Freiburger Sammlung befinden sich nach OTTO die Hände eines berüchtigten Diebes, deren II.—IV. Finger total verwachsen sind. Alle *vier* Finger haben, ähnlich wie beim Schwein, einen einzigen Nagel.

Abb. 32 bringt Beispiele.

Syndaktylie und Polydaktylie

kommen gemeinsam vor. Meist ist eine Phalanx doppelt angelegt. Sie erscheint dann ungewöhnlich breit. Gelegentlich zeigt sich die Mißbildung durch doppelte Lunula an (vgl. Abb. 33, die den Daumen eines bekannten Berliner Arztes darstellt). Röntgendurchleuchtung klärte die Anatomie.

Abb. 34 zeigt eine doppelte Nagelbildung der II. Zehe.

SPRINZ beschreibt eine mit Syndaktylie kombinierte Polydaktylie der beiden Großzehen. Der gemeinsame Nagel (bis auf eine feine Streifung normal) war 39 mm breit (normal etwa 19 mm). Das Röntgenbild zeigte, daß der erste Metatarsus und die erste Phalanx anscheinend durch Verschmelzung mit einem überzähligen Knochen stark verbreitert sind; diese Verschmelzung besteht auch an der Nagelphalanx, die distalen Enden sind jedoch voneinander getrennt.

Phokomelie.

Die Mißbildung, bei der die Hände ohne Zwischenschaltung der langen Extremitätenknochen unmittelbar an der Schulter sitzen, ruft keine Nagelveränderungen hervor.

Polydaktylie.

Die Polydaktylie ist eine bereits in frühester Zeit studierte Mißbildung. In Samuelis II Vers 20 heißt es: „Und da war ein langer Mann, der hatte 6 Finger an seiner Hand und 6 Zehen an seinen Füßen." Bei den Hyamiten in Südarabien leben seit vielen Jahrhunderten Familien, in denen die Sechsfingerigkeit erblich ist. Da die Familienmitglieder unter sich heiraten, so gibt es Familien, in denen alle Individuen 24 Finger und Zehen haben. GRUBER fand unter 274 Fällen in 157 die oberen, in 32 die unteren, in 82 beide Extremitäten

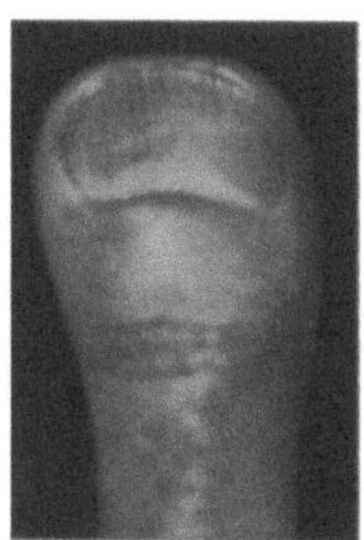

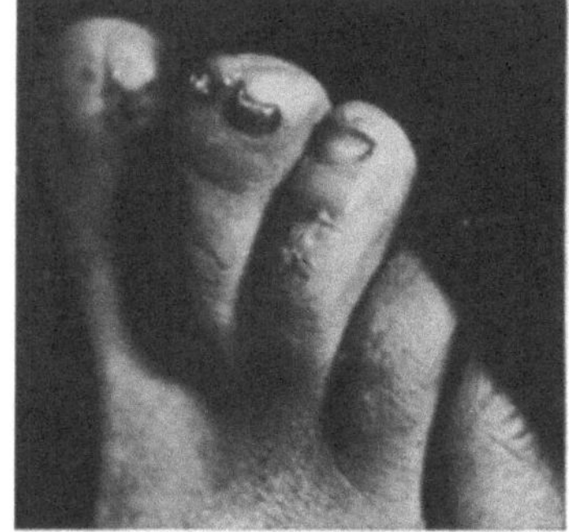

Abb. 33. Doppelte Nagel- und Lunulabildung.   Abb. 34. Doppelte Nagelbildung der 2. Zehe.

befallen. Weder bei den Menschen mit 6, noch mit 7—8 Fingern sind Nagelveränderungen beobachtet. In 2 Fällen GRUBERs von Zehnfingerigkeit waren sogar alle 40 Nägel normal. Auch bei den Individuen, bei denen die überzähligen Finger nur als kleine Anhängsel auftreten, sind die Nägel normal und proportioniert. Über Nagelgestaltung bei gleichzeitiger Syndaktylie ist oben berichtet.

Anomalien in der Nagelbildung beschreibt allein v. AMMON. Bei einem 6 Monate alten Kinde waren die 5 Finger der linken Hand wohlgebildet; neben dem fünften entsprang aus dem äußeren Rand des Metacarpus ein überzähliger sechster, der klein, mehr zehenähnlich war. Er hatte einen mißgestalteten, zu kleinen, länglichen Nagel. Anatomisch zeigte sich in ihm das Rudiment einer Phalanx. Nur geringe Andeutungen von Nägeln waren bei demselben Kinde an dem von der ersten Phalanx des Ringfingers mittels eines sehnenartigen Stranges abgehenden, häutig-knöchernen Anhange, dem Rudiment eines überzähligen Fingers, vorhanden. Eine ganz analoge Formation, gleichfalls mit einem schwachen Nagelrest fand sich an der entsprechenden Stelle des linken Fußes.

Über einen Fall von symmetrischer Poly- und Syndaktylie berichtet im Arch. f. Kinderheilk. Bd. 17. 1894, FR. SCHERER:

Gut entwickeltes Kind einer gesunden Mutter. Die Hände stellen ein muschelförmiges, scheinbar aus 7 Fingern bestehendes Gebilde dar. Die Finger bis zur Spitze verwachsen. Die beiden Finger radialwärts sind durch eine Furche von den übrigen getrennt und besitzen einen gemeinsamen breiten Nagel, stellen also scheinbar nur einen Finger dar. Die übrigen sämtlich verwachsenen Finger sind alle durch eine deutliche Furche voneinander getrennt, jeder besitzt sein eigenes Skelet und einen *krallenartigen Nagel.* Die einzelnen Finger sind so dicht gestellt, daß die *Nägel nebeneinander keinen Raum haben und sich dachziegelförmig übereinander lagern.* Dies gilt für den III.—VI. Finger, während der VII. beiderseits dem Däumling als ein mit einem kleinen Nagel versehenes, sehr bewegliches Anhängsel ohne erkennbares Skeletstück aufsitzt.

Die Heterotopie der Nägel ist früher für einen Fehler der Formation gehalten worden, sie ist eine Folge zerstörender (oder chirurgischer) Prozesse am Knochengerüst der Hände oder Füße. Sie ist dementsprechend bei Knochenerkrankungen S. 363 behandelt.

Diffuse generalisierte, angeborene Keratosis.

Ichthyosis.

Die Ichthyosis simplex, serpentina, hystrix tritt zwar erst in den ersten Lebensjahren sichtbar in die Erscheinung, gehört aber als nicht erworbene, sondern im Keim angeborene Affektion zu den kongenitalen Keratosen.

Nagelveränderungen spielen *keine* große Rolle, wenn auch gelegentlich Brüchigkeit und leichte Hyperkeratose konstatiert wird.

GASSMANN hat in 3 Fällen Nagelveränderungen gesehen. Einmal kam es zur Ausbildung stecknadelkopfgroßer Grübchen auf den Fingernägeln, ähnlich wie beim Ekzem. In einem anderen Falle wurden an einem Zeigefinger und 2 Zehen Querfurchen sowie aufgehobene und aufgesplitterte freie Nagelränder gesehen. Bei einem dritten Falle von partieller Ichthyosis hystrix war die Haut der Nagelwälle ebenso wie die der ganzen Fingerkuppe schilfernd; die Nagelplatten zeigten feine Längsleisten und einige Querfurchen. Es hatte sich eine dünne Hornplatte (Eponychium?) über die Nägel geschoben. Auch an den Fußnägeln zeigten sich unbedeutende Veränderungen.

Über schwere Nagelveränderungen bei der Ichthyosis ist wenig bekannt.

GIOVANNI gibt die Krankengeschichte eines 13 Jahre alten Mädchens, das seit frühester Kindheit an Ichthyosis hystrix litt.

Die Nägel sollen schon von Geburt an mißgestaltet gewesen sein. Zur Zeit der Beobachtung sind sie von hochgradig ichthyotisch veränderter Haut umgeben. Sie sind dicker als normal; ihr Dickendurchmesser schwankt von 2—14 mm. Die Nägel der Füße sind im allgemeinen dicker als die der Hände. Ihre Basis, d. h. ihr Querdurchmesser ist um 1—6 mm kürzer als die normaler gleichalteriger Individuen. Die Nägel zeigen eine doppelte Änderung ihrer Wachstumsrichtung; sie weichen mit ihrem vorderen Teil bald nach innen, bald nach außen von der Achse der Phalangen und erheben sich in fast vertikaler Richtung von ihrem Bette. In ihrer Form ähneln die Nägel kegelförmigen Stümpfen, Prismen, Parallelopipeden. An der an vielen Stellen rauhen und zerfressenen Oberfläche sind in verschiedenen Richtungen verlaufende Rinnen vorhanden. In einzelnen Nägeln finden sich Höhlungen, die sich mit den vom Holzwurm im Holz gegrabenen vergleichen lassen. Die normal der Lunularregion entsprechende Partie des linken Großzehennagels befindet sich im Stadium der „Auflösung". Ähnlich verhält sich der in der Mitte eine Längsspalte zeigende Zeigefingernagel. Die Nägel sind alle glanzlos, undurchsichtig, gelblichweiß bis dunkelkastanienbraun. Im Gegensatz zu der Hypertrophie der Nägel steht die fast totale Alopecie des ganzen Körpers. Die Hypertrophie der Nägel belästigte die Kranke sehr; das periungueale Gewebe bekam leicht Einrisse, die zu Entzündungen Veranlassung gaben, welche ihrerseits Verlust der Nägel herbeiführten. Die neugebildeten Nägel erreichten nicht wieder die Dicke der abgefallenen.

Die mikroskopische Untersuchung der Nägel — ein spontan abgefallener Zehennagel konnte in toto untersucht werden — ergab auf Längsschnitten eine Zusammensetzung aus verschieden dicken Säulen, die in der Richtung des Nagelbettes verlaufen und übereinander gelagert sind. Auf dem Querschnitt bieten die Hornplatten an den einzelnen Säulen eine charakteristische Anordnung in konzentrischen Schichten dar. An anderen Stellen ist die Anordnung der Hornmassen so unregelmäßig, daß keine Beschreibung möglich ist. Bei allen Nägeln ist die Trennung der einzelnen Schichten sehr hervortretend. Außerdem durchfurchen wirkliche Kanäle in verschiedenen Richtungen die Nägel. Auf Querschnitten erscheinen diese Kanäle rund, oval oder ganz unregelmäßig. Die Kanäle sind entweder das Zentrum der Hornsäulen oder durch das Auseinanderweichen der Hornlamellen bedingt. Auch Höhlungen von allen möglichen Formen finden sich in den Kanälen. Alle Hohlräume sind mit einer homogenen, wenig oder gar nicht gefärbten breiigen Masse gefüllt, in der man auch Leukocyten, Mikroorganismen und von außen eingedrungene Fremdkörper (Staub, Schmutz) findet. GIOVANNI will auf diese Einlagerungen die dunkelkastanienbraune Färbung der Nägel zurückführen.

Einen ganz analogen Fall hatte ich in Paris im Hospital St. Louis zu sehen Gelegenheit. Die von mir aufgenommene Photographie zeigt die Verhältnisse. Die Ichthyosis der Hohlhände war eine ganz enorme. Die Abb. 35 zeigt sowohl die Hautveränderung als auch die Nageldeformitäten. Deutlich tritt die Abweichung der Nägel von ihrer normalen Längsrichtung hervor. Weniger gut ist die Onychogryphosis und die Abhebung der Nägel vom Nagelbett sichtbar.

Der folgende Fall kann eine DARIERsche *Psorospermose* gewesen sein:

DUHRING sah bei einem 7 jährigen Knaben die Haut des ganzen Körpers mit Ausnahme der Augenlider, des Penis, des Hodensackes schmutzig gelblich-

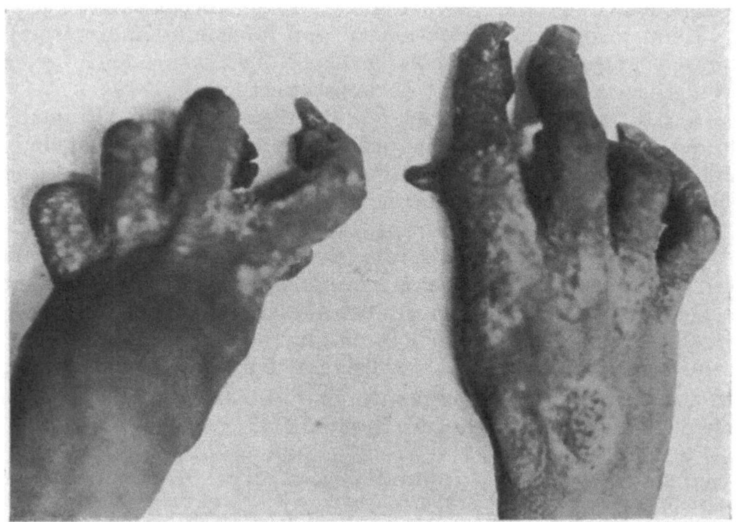

Abb. 35. Angeborene Deformität, Ichthyosis hystrix stärksten Grades.
(Beobachtung im Hospital St. Louis, Paris.)

grün gefärbt. Besonders an den unteren Extremitäten fanden sich pemphigoide Eruptionen und Narben der letzteren. Auf den Narben fanden sich gelblichrötliche Knötchen, die bei Druck einen breiähnlichen Inhalt entleerten. Während die Nägel am II. Finger und an der großen Zehe links fast völlig geschwunden ist, sind andere durch Wucherung vom Nagelbett aus in die Höhe gehoben, verdickt und gekrümmt nach aufwärts und rückwärts gebogen. Die Färbung dieser Nägel ist grauschwärzlich. Sensibilitätsstörungen waren nicht vorhanden.

Sehr gering war die Beteiligung der Nägel in einer Beobachtung E. HEUSS, trotzdem die Ichthyosis hystrix gut charakterisiert war. Großzehennägel stark in der Mitte verdickt, in der Breite verringert, krallenartig nach vorn und unten verlängert; Fingernägel (Hand stark von Ichthyosis befallen) normal.

Ich selbst sah bei Ichthyosis hystrix linearis einer 54 jährigen Frau starke Gryphosis der beiden Großzehennägel. Die Zehennägel rechts und links II waren typische Hörner. Auch rechts IV hornartig. Beide III. Nägel waren am äußeren Zehenrande implantiert, gleich als wenn die Matrix seitlich verschoben wäre. Die Ichthyosis soll seit frühester Kindheit bestanden haben, erstreckte sich in ihren Ausläufern auch auf die Zehen (Abb. 36).

Wahrscheinlich ist auch die gewaltige Bildung wahrer Nagelhörner im Falle OHMANN-DUSMENIL auf Ichthyosis zurückzuführen (vgl. S. 91).

Auch GILETTI erwähnt Onychogryphose bei Ichthyosis hystrix.

Bemerkenswert sind endlich Ichthyosisformen, bei denen die eigentliche Erkrankung verhältnismäßig zurücktritt oder durch seltene trophische Begleiterscheinungen modifiziert ist, während die Nägel starke Deformitäten aufweisen. VIDAL beobachtete ein 13jähriges Mädchen, das an Knie- und Fußgelenken sowie Ellenbogen ziemlich stark gerötete Flächen von verschiedener Größe hatte, die aus kleinen, stecknadelkopfgroßen, nicht hervorragenden Punkten zusammengesetzt waren. Mikroskopisch wurde Ichthyosis nachgewiesen. Die Nägel sind erheblich verdickt und verbreitert, gefurcht, am freien Rande zurückgebogen; sie erinnern an Klauen. Einige Nägel sind ausgefallen und deformiert wiedergewachsen. Die letzten Phalangen sind atrophisch. Die ganze Affektion war kongenital.

In einem Fall LEBERTs (Keratosis cornea diffusa), der einen 17jährigen jungen Mann betraf, sollen durch das Vorwärtswachsen der Nagelwurzel die

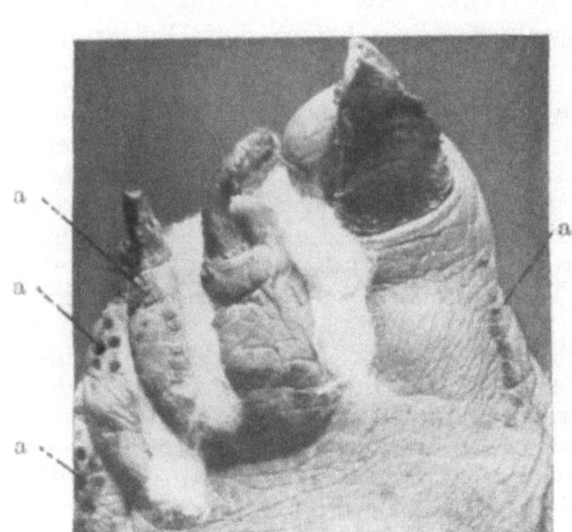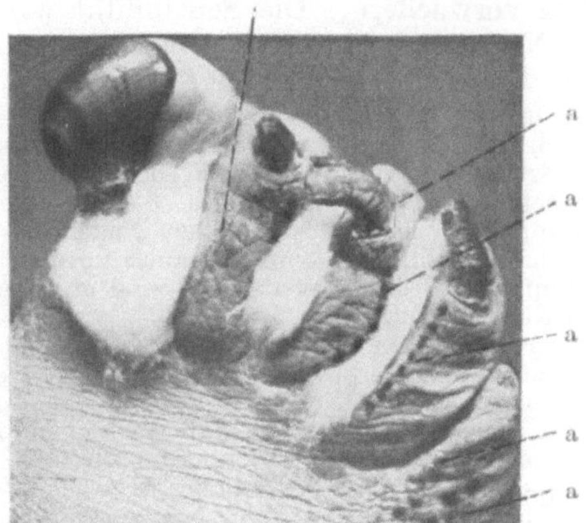

Abb. 36. Onychogryphose und Ichthyosis hystrix (linearis).
(Die Linien weisen auf die Krankheitsherde a.) (Eigene Beobachtung.)

eigentlichen Nägel kürzer, trockener und mehr längsgestreift gewesen sein, als normal. Da der Fall aber mit Favus kompliziert war, ist gerade für das Verhalten der Nägel bei der Ichthyosis wenig aus ihm zu entnehmen.

Die beiden stärksten bekannt gewordenen Fälle von Ichthyosis hystrix betreffen wohl die berühmten Stachelschweinmenschen, Gebrüder Lambert. TILENIUS, der eine gute, mit 2 kolorierten Tafeln versehene Beschreibung der beiden Patienten gab, erwähnt keine Nagelveränderung. Obwohl die Ichthyosis auf der Dorsalseite des abgebildeten Daumens des jüngeren Lambert sehr stark entwickelt ist, ist doch der Nagel ganz unbeteiligt.

Auf die *Ichthyosis congenita*, im engeren Sinne das *Keratoma malignum diffusum congenitum*, wird später eingegangen werden.

Keratoma hereditarium palmare et plantare.

Wenn auch das Keratoma hereditarium naturgemäß die Hand- und Fußflächen befällt, so hat man doch Übergänge auch auf die Dorsalseite beobachtet. DUBREUILH bildet eine Moulage der Sammlung des Hospital St. Louis ab (La Pratique Dermatologique), in der gewaltige Wucherungen horniger Massen sich auf den Nagelwällen der linken Fußzehen befinden, die zum Teil die Nägel etwas gehoben hatten (18 Fälle in 4 Generationen).

Thost fand bei einem Kranken die Nägel sämtlicher Zehen mißgestaltet.
Der rechte Großzehennagel ragte wie ein kleines Horn an der Seite der Zehe
heraus und war nach abwärts gekrümmt (Verdrängung durch keratotische
Massen). Die Nägel der kleinen und der mittleren Zehe sind wenig entwickelt
und sehr weich. Die Fingernägel der gleichfalls stark erkrankten Hände sind
normal. Von Jacobis Fällen (Vater, Sohn und Tochter) waren beim Vater die
Nagelwälle der Finger sehr weit nach vorn geschoben, so daß sie einen Teil der
Nagelplatten bedeckten; sie waren zerrissen und bluteten leicht. Die Zehen
sind stark gekrümmt, so daß die Nägel anormal stark nach vorn gerichtet sind;
sie sind klein; die Nagelwälle sind weniger als an den Fingern zerrissen. Auch
bei der Tochter sind die Fingernagelwälle, wenn auch geringer als beim Vater,
zerrissen. Giovanni fand die Nägel wenig verändert, die Hornschicht auf den
Nagelwällen war verdickt. Ginglinger sah bei einer Mutter, deren Sohn und
Tochter gleichfalls an Akrokeratoma hereditarium litten, die Zehennägel klauenartig vorwuchern. Die Sensibilität war herabgesetzt. An den Händen waren
die Nägel entsprechend der eigenartigen spitzverlaufenden Form der Phalangen
sehr klein.

Guélain beschreibt eine familiäre Keratodermie, die in 4 Generationen 7 Personen
befiel. Die Nagelaffektion scheint mehr durch den Sitz der Dermatose bedingt zu sein,
als Erbgesetzen zu folgen. Die Tochter des Ahnherrn dieser Familie hatte auf der rechten
V. Zehe ein 10—12 mm langes, 5—6 mm breites gryphotisches Nagelhorn und starke
schuppige Hyperkeratose auf dem Nagelbett, die übrigen Nägel sind „crochus", im Längsdurchmesser stark gekrümmt, sonst normal. Am rechten Fuß sind alle Nagelwälle mit
Schuppen bedeckt, Nagel I—III sind crochus, IV—V gryphotisch. An den Händen sind
die Nägel normal.

In der dritten Generation hatte ein 23 jähriger Mann an der IV. linken Zehe Onycho-
gryphosis. In der gleichen Generation hatte eine 41 jährige Frau Onychogryphosis der
V. rechten Zehe und eine Verdickung des Nagelbettes und der Nagelplatte der IV. linken
Zehe. Bemerkenswert ist, daß bei einem befallenen Familienmitglied interkurrent ein
Nagelekzem der Finger auftrat, das in einiger Zeit wieder heilte. Die sonst an den Fuß-
nägeln vorkommenden Veränderungen sind durch Schuhdruck bedingt.

Die Unabhängigkeit der Nageldeformitäten von der Vererbbarkeit der Keratodermie
selbst ist wichtig.

Kongenitale Dyskeratosen.

Erich Schäfer hat unter der in der Überschrift genannten Bezeichnung,
gestützt auf eine eigene und 13 Literaturbeobachtungen, ein Krankheitsbild
aufgestellt, das durch folgende dyskeratotische Veränderungen charakterisiert
ist: Follikuläre Keratosen acneiformer Art, besonders an den Knien und Ellenbogen, *Veränderungen der Nägel*, insbesondere *Pachonychie*, Leukokeratosen
der Mundschleimhaut, symmetrisch circumscripte Plantar- resp. Palmar-
keratosen, Hyperhidrosis, Haaranomalien. In Schäfers Zusammenstellung
werden in allen 14 Fällen *pachonychische Veränderungen* angegeben, während
die übrigen Symptome in den einzelnen Fällen zum Teil fehlen. Schäfer beschreibt die Nagelveränderungen eines 12 jährigen Kranken, die bereits bei der
Geburt auffielen, folgendermaßen:

Die Nagelplatten der Fingernägel sind an ihrem Rande bis zu $^3/_4$ cm dick, lateral vom
Falz losgelöst und tütenförmig eingerollt, so daß, von vorn betrachtet, die Figur eines Omega
entsteht. Subunguale Keratome dick und fest, ohne Schichtung. Alle Fingernägel überragen den freien Rand der Fingerbeere um etwa $^1/_2$ cm. Sie sind (bis auf einen durch Unfall
deformierten) völlig gerade, an ihrem Ursprung meist breit, glatt, verschmälern sich nach
oben; am Ursprung gelbweiß, ohne Lunula; distalwärts wird die Färbung dunkler. Die
Fußnägel sind ähnlich gestaltet, aber durch Schuhdruck mehr deformiert.

In Brettauers Fall handelt es sich um einen 9 jährigen Knaben. Handteller und Fußsohlen sind von Hornmassen' seit der Geburt bedeckt, die nur
kleine Partien normaler Haut hervortreten lassen. Auch an der Wangenschleim-
haut und der Cornea finden sich hyperkeratotische Prozesse.

Die Fingernägel sind verdickt, trübe, glanzlos, zum Teil aufgelockert, zum Teil gewulstet und in der Längsachse der Finger eingerollt. Der freie Rand ist durch subunguales Horngewebe verdickt; teilweise scheinen sie dem gleichfalls hornartig verdickten lateralen Nagelfalz hornartig aufzusitzen. Die Haut der Endphalangen, auch der Nagelwälle, ist entzündlich gerötet. An den Fußnägeln ist die Gryphose und subunguale Hyperkeratose noch deutlich.

Hierher gehört auch der Fall JADASSOHNs und LEWANDOWSKYs, der als *Pachyonychia congenita* von den Autoren bezeichnet wurde. Der Bruder der 15 jährigen Patientin soll dieselbe Nagelveränderung gehabt haben.

Eine kongenitale Dyskeratose ist der von H. W. SIEMENS als Keratosis follicularis beschriebene Fall:

Ein 10 jähriger Schüler hat seit frühester Jugend (1. Lebensjahr) follikuläre Keratosis, besonders an Ellenbogen, Knie, Nates, Ober- und Unterschenkel, Umgebung des Mundes. Daneben bestand circumscripte Keratose der Palmae und Planta. Die Fingernägel waren zum Teil seitlich abgelöst, zeigten teilweise leichte *Pachyonychie.* Auf den Nagelplatten sind Querfurchen, terrassenförmige Abblätterung, auf den aufgeworfenen rissigen Nagelwällen wenige Efflorescenzen. Die Endphalangen waren etwas aufgetrieben. An den Füßen wird Pachyonychie der Groß- und vor allem der Kleinzehen festgestellt. Die Mutter der Kranken zeigte bereits als 10 jähriges Kind an den Füßen die gleichen, an den Händen nur auf die Nagelwälle beschränkte unguale Affektionen. Auch bei der Mutter bestand follikuläre Keratose der Haut.

Hier mag eine Beobachtung BABICEKs über nicht ererbtes und nicht familiäres Keratoma palmare et plantare angefügt werden. Keratose auch an den Ellenbogen und Knien. Lokale Hyperhidrose der Handteller und Fußsohlen und Onychogryphosis.

Erythrodermie congénitale ichthyosiforme.

BROCQ beschreibt bei dem von ihm gezeichneten Krankheitsbild, das durch die Bevorzugung der Beugeseiten, vor allem der Gelenkfalten, durch den charakteristischen, die ichthyotischen Partien umgebenden roten Hof, durch das starke Hervortreten der Hyperkeratose charakterisiert und von ähnlichen Dermatosen abgegrenzt, ist ein allerdings nur bei einzelnen Kranken vorkommendes, vermehrtes und beschleunigtes Wachstum der Anhangsgebilde der Haut, der Haare und Nägel (VIDALs Hyperepidermotrophie). Bei den Patienten müssen die Nägel, deren Form und Aussehen durchaus normal sein kann, 2—3 mal so häufig beschnitten werden als bei gesunden.

(Die gonorrhoischen Keratodermien sind im Kapitel *Tripper* abgehandelt.)

Ichthyosis congenita im engeren Sinne, Keratoma diffusum malignum congenitum.

Auf das Wesen dieser eigenartigen auch bei Kälbern vorkommenden Affektion (vgl. HELLER: Vergleichende Pathologie der Haut) kann hier nicht eingegangen werden. Nur die allerschwersten Fälle sind lebensunfähig, werden als Feten im 7.—8. Schwangerschaftsmonat ausgestoßen oder sterben bald nach der Geburt. Ich hatte Gelegenheit 3 Feten (Universitätsklinik für Frauenkrankheiten Berlin) genauer zu untersuchen. Bei allen aus den letzten Schwangerschaftsmonaten stammenden Früchten waren Hände und Füße dorsalflektiert. Die stark geschwollene und gespannte Haut zeigt die charakteristische Teilung in große Felder, über den Gelenken kleine Blutungen. Die Nägel der Finger und Zehen sind auffallend klein und weich, überragen die Fingerspitzen nicht; die Nagelwälle sind wenig entwickelt.

Mikroskopische Untersuchung. Zum Vergleich wurde der Nagel eines etwa gleichalterigen normalen Fetus herangezogen. Auf einem Querschnitt durch den normalen Nagel des Fetus treten die seitlichen Nagelwälle deutlich hervor; die Nagelplatte, 0,043 mm dick, zeigt bereits die normale gelblich-weiße

Färbung; sie liegt auf einem 0,06 bis 0,08 mm dicken Stratum mucosum auf, das vor allem an den seitlichen Nagelwällen deutlich entwickelte Zapfen zeigt. Das Nagelbett besteht noch ganz aus embryonalem, zellreichen Gewebe, ist arm an Gefäßen, zeigt kein subcutanes Fettgewebe. Die Phalanxanlage ist deutlich.

Ganz anders bei der Ichthyosis congenita. Die Verhältnisse werden durch die Zeichnung Abb. 37 dargestellt. Die Abbildung ist ein Kombinationsbild aus verschiedenen Schnitten. Nagelwälle sind im Sinne des Wortes nicht vorhanden; zwei leichte Einsenkungen der Epidermis der Fingerhaut deuten die Einpflanzungsstellen des Nagels an, stellen also die Falze dar

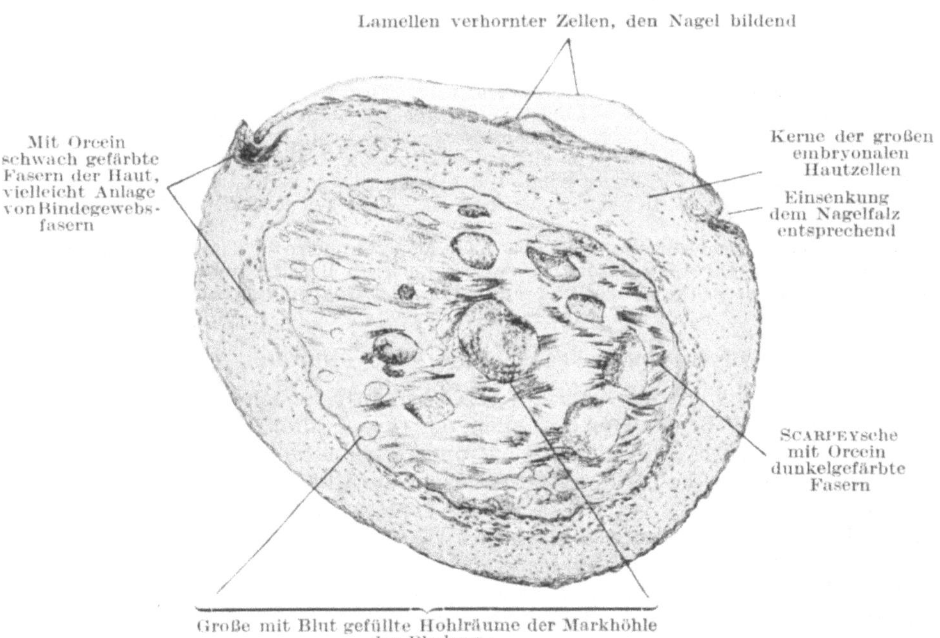

Abb. 37. Ichthyosis congenita. (Querschnitt durch den Daumen.)

(vgl. Abb. 37). Die Fingerhaut besteht aus großen epithelartigen Zellen, die einen deutlichen Kern erkennen lassen (Abb. 37). 8—10 konzentrierte Ringe dieser Zellen stellen die ganze Dicke der Fingerhaut dar. Diese Haut ist sehr dünn, ihre Dicke verhält sich zum Durchmesser der Phalanx = $^2/_9$, während normal das Verhältnis $^{30}/_7$ für die Haut und $^1/_1$ für das Nagelbett ist. Mit anderen Worten: Während bei einem normalen Fetus die Haut etwa 4 mal so dick ist wie die Phalanx, ist sie bei der Ichthyosis congenita nur $^1/_4$ oder nur $^1/_{16}$ der normalen Dicke. Die Haut ist nur 0,4 mm, das Nagelbett nur 0,5 mm dick. Um die zentral gelegenen Zellen der Fingerhaut haben sich eigentümlich streifige, fadenförmige Gebilde abgelagert, die mit Orcein schwach braun gefärbt werden (Abb. rechts). Es handelt sich zweifellos um eine beginnende Faserbildung. Diese Faserbildung ist sehr gering im Nagelbett, stärker nur an den Einsenkungsstellen, welche den Nagelfalz andeuten. Leisten, Rete, Retezapfen fehlen ganz; auf einer etwa im Verlauf des Rete des Nagelbettes ziehenden, etwas dunkler gefärbten, ganz freien Schicht liegt das Gebilde auf, das man als Ersatz der Nagelplatte ansehen muß (Abb. 37). Es besteht aus einigen Lamellen, an

Rißstellen fasernder, anscheinend etwas verhornter Zellen, deren Konturen jedoch nicht zu erkennen sind. Diese Lamellen färben sich schwach mit Orcein und Pikrin. Ihre Gesamtstärke beträgt höchstens 0,02—0,03 mm.

Kurz möchte ich auf die Verhältnisse der Phalanx eingehen. Letztere besteht aus einem System außerordentlich erweiterter, strotzend mit Blut gefüllter Gefäße, von denen einzelne 0,43 mm Durchmesser haben. Zuweilen sieht man auf Querschnitten Gefäßquerschnitt neben Gefäßquerschnitt [1]). Zweifellos ist eine hochgradige Stauung in den Gefäßen des Knochenmarks vorhanden, die allmählich zur Gewebsatrophie des für Phalanx und Knochenmark angelegten embryonalen Gewebes geführt hat, anderseits aber durch gewaltige Volumenzunahme (s. oben) des an die Stelle der Phalanx getretenen Gewebes auch die Entwicklung der Weichteile des Fingers beeinträchtigt hat. Um die Gefäße findet man Faserbündel, die stets in einer Richtung durchschnitten sind, also kein Netzwerk bilden. Sie färben sich intensiv mit Orcein. WALDEYER und KRAUSE sehen in ihnen SCARPEYSCHE Fasern.

Ob bei den Kindern, die vor oder kurz nach der Geburt gestorben sind, der gleiche Prozeß vorgelegen hat, soll nicht entschieden werden. Die Unterscheidung zwischen manchen Formen von Ichthyosis hystrix und Keratoma congenitum diffusum mag kaum möglich sein.

CASPARY fand bei einem $1^1/_2$jährigen Knaben, bei dem die Ichthyosis congenita festgestellt war, die Nägel der Finger glanzlos, stark konvex gekrümmt, die Zehennägel konisch zulaufend, durch Auflagerungen von Hornmassen auf dem Nagelbett emporgehoben.

LANG erwähnt ein $2^1/_2$ Jahre alt gewordenes Kind, dessen Finger in den Gelenken gebeugt, dessen Nägel gekrümmt waren.

Wahrscheinlich gehört auch der Fall BEHRENDs, von ihm der angeborenen idiopathischen Hautatrophie zugerechnet, hierher:

Die Haut der Finger war „sklerodaktylisch". Der linke Ringfinger war im 6. Lebensmonate von einem dünnen fadenartigen Strang umschnürt worden, vertrocknet und ohne Eiterung abgefallen (Daktylolyse). Die Nägel der Finger und Zehen waren gryphotisch. Die an den freien Enden schmäler werdenden grünlich gefärbten Nagelplatten wurden durch ein auf dem Nagelbett befindliches aus Hornmassen bestehendes Polster aufgehoben. Die Nägel der Finger glichen Hühnerkrallen. An den beiden Daumen und Zeigefingern waren die deformierten Nägel im 5. Lebensmonat abgefallen und durch normale Nägel ersetzt worden.

Eigentliche während des Lebens entstandene Nagelerkrankungen.

Onychogryphosis [2]).

Unter Onychogryphosis fasse ich alle die Krankheitsprozesse zusammen, die zur Bildung großer, verdickter, die Finger- und Zehenkuppe überragender, anormal gestalteter und gerichteter Nagelgebilde führen. Die Abweichung von der Norm ist wesentlich, so daß ein gepflegter, ungewöhnlich langer Siamesennagel nicht als gryphotisch bezeichnet werden kann. Die Onychogryphosis ist wohl mehr als ein Symptom einer allgemeinen oder lokalen Störung des Organismus oder des Nagelorgans anzusehen. Bei dem jetzigen Stand der Diagnostik bleiben jedoch noch eine beträchtliche Zahl von Fällen zurück, in denen wir unsere Unkenntnis mit dem Worte „idiopathisch" verschleiern müssen. Wenn

---

[1]) Auf der Zeichnung konnte der Deutlichkeit halber die starke Gefäßbildung nicht völlig wiedergegeben werden.
[2]) Vgl. S. 110: Allgemeine Bemerkung über Stellung der Onychogryphosis im System.

auch die symptomatische Onychogryphosis in den entsprechenden Kapiteln der verursachenden Krankheit behandelt wird, so erscheint eine kurze Berücksichtigung ihres Wesens auch an dieser Stelle berechtigt.

Geschichtliches.

Selbstverständlich hat eine so augenfällige Erkrankung wie die Onychogryphosis schon früh die Aufmerksamkeit der Ärzte und Laien erregt. Schon in der Bibel (Daniel IV, 30) heißt es, daß die Nägel des in Geisteskrankheit verfallenen Nebukadnezar „wie Vogelklauen" wurden.

MUSAEUS beschrieb 1716 die 6 Zoll langen Nägel eines 16 jährigen Mädchens, SAILLANT machte die Krankengeschichte der „Veuve Mélin, dite la femme aux ongles" 1770 zum Gegenstand einer Publikation. LOCKE (Phil. Transaction, Nr. 231) beobachtete einen jungen Menschen, der an der Spitze aller Finger Hörner bekam, die anscheinend durch Verdickung und Verlängerung der klauenförmig gebogenen Nägel sich gebildet hatten. Die seit 3 Jahren bestehende Krankheit war nach den Pocken entstanden. Ein Horn war 4 Zoll lang. ASH (Philosophical Transactions, Vol. 15) beschrieb Hörner bei einem 14 Jahre alten Mädchen, die zwischen den unvollkommenen Nägeln und der Haut in Fingerlänge hervorwuchsen. Zweifellos handelt es sich um Onychogryphosis; die „unvollkommenen Nägel" waren keine Nägel, sondern pathologische Hornbildung vom *Nagelbett* aus[1]).

Begriffsbestimmung.

UNNA hat mit Recht darauf aufmerksam gemacht, daß eine Bestimmung des Begriffs Onychogryphosis sehr schwierig ist. Findet man einen mehrere Zentimeter über der Zehenbeere hinausragenden, nach vorn gekrümmten, glasharten Zehennagel, so wird die Diagnose keine Schwierigkeit machen. Hat man nun diesen Nagel bei Beginn der Bildung der Deformität durch sorgfältige Pflege, Beschneiden, Befeilen usw. verändert, so wird an Stelle des typischen gryphotischen Nagels eine allerdings der normalen Nagelplatte entbehrende, die Form eines hornartigen Nagelgebildes ungefähr wahrende Bildung übrig bleiben, deren Diagnose nicht ohne weiteres möglich ist. Es wird weiter unten versucht werden, allgemeine Kriterien für die Onychogryphosis anzugeben. Hier soll nur auf die Schwierigkeit der Begriffsbestimmung aufmerksam gemacht werden.

SCHWIMMER hat in seinem Aufsatz über die Nägel in EULENBURGS Realenzyklopädie die Onychogryphosis als Onychauxis bezeichnet. Zweifellos wird jeder gryphotische Nagel größer als ein normaler sein. Will man aber von einer Hypertrophie eines Organs sprechen, so muß man den Nachweis führen, daß das Organ mehr produziert als konsumiert. Beim Nagel können aber die Verhältnisse so liegen, daß nicht mehr Nagelsubstanz *erzeugt* wird, als normal, daß aber weniger Nagelsubstanz der *Vernichtung anheimfällt* als normal, daß also die scheinbare Hypertrophie, die Onychauxis, nur einer Minderkonsumption entspricht. Der geringere Verbrauch kann dadurch hervorgerufen werden, daß die Nagelzellen eine größere Adhärenz besitzen als normal, so daß die natürliche Abnutzung der Nägel beim Gebrauch geringer wird. Durch eine veränderte Wachstumsrichtung des Nagels kann der in die Höhe wachsende Nagel (der kleineren Zehen) vor der Abnutzung (beim Gehen) mehr geschützt werden. Durch eine pathologische Verhornung vom Nagelbett aus können mangelhaft verhornte Massen sich dem Nagelkörper anlehnen und damit eine Vergrößerung des Nagels vortäuschen. Freilich genügt ein Querschnitt, um deutlich den Nagel von dem Pseudonagel zu trennen. Diese Faktoren, die veränderte Wachstumsrichtung und die größere Härte, wirken auf einen dritten Faktor, das Maß der Pflege ein. Sie machen das Beschneiden schwierig und

---

[1]) Weitere geschichtliche Daten geben RAYER und SCHLEICHER.

oft schmerzhaft. Ein Nagel, der wächst und dadurch, selbst wenn er deformiert ist, lang wird, ist aber ebensowenig hypertrophisch wie das lange Frauenhaar dem kürzeren Männerhaar gegenüber. Um die Frage zu entscheiden, ob eine Hypertrophie bei der Onychogryphosis vorliegt, müßte man die Nägel an einer bestimmten Marke in bestimmten Intervallen schneiden, müßte man das vom Nagelbett gelieferte Material von dem eigentlichen Nagel trennen und die Nagelproduktion mit der normalen vergleichen. Solche Untersuchungen fehlen völlig. NAEGELI, der kolossal vergrößerte Nägel nach einem Intervall von 4 Jahren maß, ohne daß eine Beschneidung der Nägel inzwischen stattgefunden hatte, konnte nur ein Wachstum von 2 mm feststellen.

Es muß also dahingestellt bleiben, ob bei der Onychogryphosis wirklich eine Mehrproduktion von Nagelsubstanz stattfindet. Eine solche würde stattfinden, würde also eine wahre Hypertrophie darstellen, wenn die Nagelmatrix in den hinteren und seitlichen Falz hineinwüchse, so an Flächenausdehnung gewönne und eine breitere und dickere Nagelplatte erzeugte, wie es zwar nicht als selbständige [1]) Erkrankung, wohl aber bei der *Akromegalie* und dem Riesenwuchs sich findet, vielleicht auch bei Enchondromen (vgl. d. Kapitel) vorkommen.

Nach Darlegung der Schwierigkeiten der Definition möchte ich unter Onychogryphosis *eine durch verschiedene Ursachen hervorgerufene anomale Wachstumstendenz des Nagels verstehen, welche unter mehr oder weniger starker Beteiligung einer vom Nagelbett ausgehenden Hornproduktion zu Veränderungen der ganzen Nagelplatte in ihren verschiedenen Durchmessern führt und fast immer mit einer Zunahme der Konsistenz und Kohärenz der eigentlichen Nagelzellen einhergeht.*

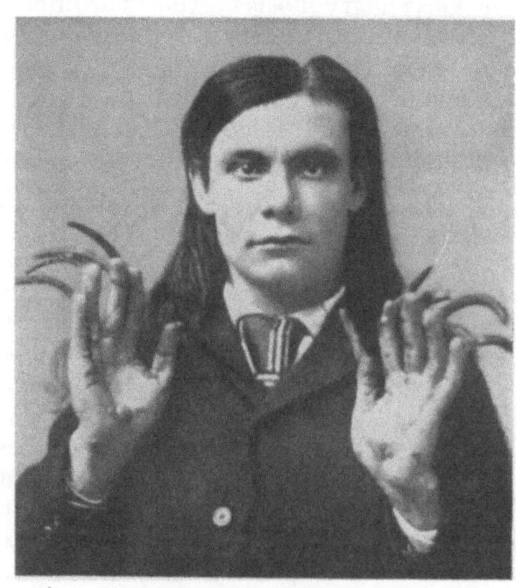

Abb. 38. Gewaltige Onychogryphose aller Finger, höchstwahrscheinlich Ichthyosis hystrix. (Fall von OHMANN-DUSMENIL.)

Ätiologie.

Es soll zunächst die Ätiologie der *symptomatischen* Onychogryphosis erörtert werden.

1. In einer ganzen Reihe von Fällen rufen lokale Nagelorganerkrankungen den Reiz hervor, der zur Bildung des gryphotischen Nagels Veranlassung gibt. Es seien hier unter Verweisung auf die entsprechenden Kapitel *Syphilis* (FOHN), *Pocken* (LOCKE), *Pemphigus, Trichophytie, Ichthyosis, Psoriasis* (REHM) genannt. Höchstwahrscheinlich ist der Fall OHMANN-DUSMENILs (Abb. 38) auf Ichthyosis hystrix zurückzuführen.

2. Verständlich ist die häufig beim *Hallux valgus* beobachtete Gryphosis des Großzehennagels (Abb. Taf. I, Nr. 5, 1. Aufl.). Die Nagelplatte wächst in einer

---

[1]) Vielleicht entspricht eine Beobachtung KEYES, die mir leider nur im Referat zugänglich war, diesem bisher nicht beschriebenen Krankheitstypus, der *Megalonychosis*. — KEYE beschreibt bei einem 48jährigen Schneider eine Megalonychosis der Finger- und Zehennägel. „Die Nägel eines großen Mannes scheinen auf eine kleine Hand aufgesetzt zu sein." Die Veränderung wurde von der Mitte der 20er Jahre an bei dem Patienten bemerkt; eine besondere Ursache war nicht festzustellen.

anderen Richtung als der der Längsrichtung der schräg nach innen gerichteten
Zehe. Der Widerstand des Schuhzeugs ist die eine, die verkehrte Wachstumsrichtung die zweite Kraft. Die Wachstumsrichtung wird nach dem Parallelo-
gramm der Kräfte bestimmt. Eine Dynamik der Wachstumsvorgänge in der
Haut ist leider bisher nicht geschrieben.

3. Die schwersten Fälle von Onychogryphosis, besonders der Finger, sind
nach peripherischen (nicht selten nach zentralen) Nervenverletzungen (sehr
seltene Erkrankungen) beschrieben. Es sei auf diese Kapitel verwiesen.

4. Strittig ist die Bedeutung der Zirkulationsstörung für die Entstehung
der Onychogryphosis. Die Thrombophlebitis ist eine häufige Erkrankung.
Abgesehen von meinen früheren Erfahrungen habe ich bei meinen systematischen Untersuchungen in den Krankenhäusern genau auf Nagelveränderungen geachtet, ohne positive Resultate sammeln zu können.

Wichtig sind folgende Beobachtungen Léon Parisots (zit. bei Ancel):

Ein 56jähriges Fräulein erkrankte an einer Thrombose der tiefen Venen des rechten
Oberarms (starkes Ödem, heftige Schmerzen). Die Nägel der rechten Hand vergrößerten
sich, wurden 4—5 cm, die Daumen sogar 6 cm lang. Die Nägel des Zeigefingers hatten
Neigung, aus der Falz herauszuwachsen. Alle Nägel waren quer- und längsgestreift und verdickt.

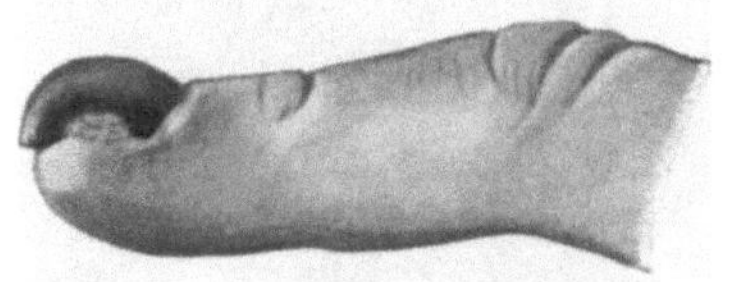

Abb. 39. Onychogryphose
nach Trauma der Finger.

Huchard sah nach einem Aneurysma arterio-venosum die Nägel gedreht und ge-
wunden wachsen und um 3 cm die Nägel der anderen Seite überragen.

Von besonderem Interesse sind die Angaben von Schleicher (aus Nobls Klinik).

Während Nobl in seinem grundlegenden
Werke „Der variköse Symptomenkomplex" eigentlich nur gelegentlich Onychosen
als Folgen der Phlebitis nennt und nur wenige Fälle von subungualer Hyperkeratosis bei Elephantiasis erwähnt, fand Schleicher unter 43 von 53 Fällen
(81 %) von Varicenbildung Onychogryphosis oder subunguale Hyperkeratose.
Nur 2 Patientinnen gaben als Ursache enges Schuhzeug an (in der Korsettzeit
hat nie eine Frau zugegeben, daß sie ein „enges" Mieder getragen habe!).
Schleicher hebt hervor, daß in 4 Fällen einseitiger Varicenbildung die Kranken
die Nagelveränderung nur an der erkrankten Extremität hatten; in einem Falle
geringer Nagelveränderung bestand nur geringe Phlebektasie.

Unverständlich bleibt bei Schleichers Darstellung nur eine Tatsache:
Wie war es möglich, daß seit dem Bestehen der wissenschaftlichen Medizin eine
so nahe liegende ätiologische Verknüpfung zweier doch recht häufiger und leicht
konstatierbarer Symptome nicht festgestellt worden ist? Der Grund liegt
meines Erachtens in der Begriffsbestimmung des Symptoms „Onychogryphosis".
Wer sich die Mühe nimmt, z. B. Anatomieleichen zu durchmustern, der sieht
sehr bald, daß zumal in der breiten Masse des Volkes normale Fußnägel eine
Seltenheit sind. Der Schuhdruck bewirkt außerordentlich häufig eine subunguale
Hyperkeratose und eine veränderte Wachstumsrichtung der Nägel. Man tut
deshalb besser, den Begriff Onychogryphosis an den Zehen auf wirklich exzessive
Formen zu beschränken und lieber sog. Anfangsfälle nicht pathogenetisch
zu werten. Ich bin deshalb auch dazu gekommen, die Untersuchungen fran-
zösischer Autoren über den Einfluß der progressiven Paralyse (vgl. das Kapitel
S. 352) als nicht sehr beweisend anzusehen. Schleicher hat völlig Recht,
daß Zirkulationsstörungen *einen* Faktor für die Entstehung der Onychogryphosis
darstellen; nur sind sie nicht entscheidend[1]). Die diabetische und Altersgangrän

---

[1]) Meiner Auffassung entsprechend haben auch Ärzte, die ein ungewöhnlich großes Material
von Fußgeschwüren behandeln, nicht dieselben Resultate erhalten wie Schleicher. Herr
Dr. N. Brann-Berlin, der vor dem Kriege täglich 5—600, jetzt noch 2—300 Kranke mit
Beinleiden täglich sieht, schätzt die Zahl der Onychogryphosen auf kaum 1 %, obwohl
er gerade den Nagelveränderungen Aufmerksamkeit gewidmet hat.

z. B. macht doch sicher jahrelang vor ihrem sichtbaren Auftreten (vgl. meine anatomischen Untersuchungen S. 106) Zirkulationsstörungen, keineswegs aber Onychogryphosis. Wie aber verschiedene Schädlichkeiten zusammenwirken müssen, zeigt der weiter unten zitierte Fall.

5. Auch endokrine Störungen hat man als Ursache der Onychogryphosis ansehen wollen. STRANDBERG hat versucht, die Annahme wahrscheinlich zu machen, daß in seinem Fall von Onychogryphosis der Finger und Zehen eine 9 Jahre vorher überstandene Diphtherie eine endokrine Schädigung herbeigeführt habe, die einerseits zur Bronchopneumonia chronica, anderseits zur Nagelerkrankung Veranlassung gegeben habe. Die Nägel waren dicker, stärker im Querdurchmesser gebogen, aus den Falzen herausgehoben und auch im Längsdurchmesser gekrümmt. Bei meiner, fast 600 Fälle endokriner Störungen umfassenden Untersuchung habe ich keine Onychogryphosis feststellen können.

Kombination verschiedener ätiologischer Noxen.

Die Onychogryphosis wird selbst bei Einwirkung eines an sich die Affektion begünstigenden Faktors doch relativ selten beobachtet. Wahrscheinlich ist das Zusammentreffen einer Reihe von Noxen erforderlich. Der folgende selbstbeobachtete Fall wirft auf die Genese ein Licht.

60jährige Frau, etwas Arteriosklerose, starke *Varicenbildung* beider Unterschenkel, mäßig starke *Plattfüße*, beide Großzehen in *Hallux valgus*-Stellung; links nur etwas mehr als rechts. Patientin erlitt 1916 einen komplizierten Bruch des *linken* Knöchels. Heilung protrahiert, Entwicklung eines stark juckenden, zeitweise nässenden, zu dunklen Pigmentierungen führenden varikösen Ekzems. Seit 1921 hat sich der linke Großzehennagel zu einem erst in die Länge wachsenden, später halbkreisförmig gekrümmten Horn entwickelt, das 2 cm hoch ist, 2 cm im Krümmungsdurchmesser zählt. Die wirkliche Länge beträgt 4 cm. Der rechte Großzehennagel ist völlig normal, zeigt nicht einmal Schuhdruckdeformitäten. Trotz des Hallux valgus also hier keine Onychogryphose. Zweifellos hat der Knöchelbruch für die Zirkulation eine Behinderung mit sich gebracht, deren Resultat die zum Eczema varicosum und zur Onychogryphosis führende trophische Störung (Reizung) ist. Die Varicen einerseits und der Hallux valgus anderseits schufen krankheitsbereite Hautbezirke.

Noch weniger ist über die Ätiologie der *idiopathischen Onychogryphosen* bekannt.

1. In einzelnen Fällen kommt die Onychogryphosis als kongenitale Krankheit vor. SCHWIMMER umschreibt unsere Unkenntnis der Genese, wenn er von Reizzuständen spricht, die auf eine embryonale Alteration zurückzuführen sind[1]). Feststeht, daß bei diesen Kranken auch andere Zeichen einer Störung der Formation sich finden. So litt ein von SIMPSON beschriebenes Mädchen außer an Onychogryphosis der Finger und Zehen auch an Ichthyosis. Dieselbe Hautstörung bestand bei den Kranken OHMANN-DUSMENILs und FOHNs. Es soll gleich hier die Beschreibung solcher Fälle folgen:

Bemerkenswert ist eine angeborene Onychogryphosis der Finger, die ich bei einem 24jährigen Japaner (Student) beobachtete. Vom rechten V. war die Nagelphalanx ganz verkümmert, nur ein 1 mm breites Nagelreststückchen war noch vorhanden. Linker V., IV., II. zeigten Neigung zur Onychogryphosis. Nagelplatten abgehoben, im Querdurchmesser gekrümmt, verdickt. Die Platte schien in dem hinteren Nagelfalz schief implantiert. Linker IV. wuchs etwas, linker II. ziemlich erheblich radialwärts, während linker V. stark ulnarwärts wuchs. Daß hier bei der sicher angeborenen Anomalie Fehler der Formation vorliegen, ist klar. Eine Erklärung des bisher nicht beschriebenen Falles kann ich nicht geben.

Bei der 11jährigen Patientin SIMPSONs standen die Nägel der Hände schief nach oben gerichtet und hatten eine Länge von $1/2-3/4$ Zoll. Sie wuchsen sehr schnell und mußten daher häufig beschnitten werden. Das Abschneiden der Nägel war schmerzhaft; bei der Operation floß eine helle Flüssigkeit aus. Die nach oben gerichtete Schiefstellung war

---

[1]) Eine Klärung der Frage kann ich auch nicht in der völlig unbewiesenen Hypothese SCHLEICHERs erblicken, die Ursache des Phänomens sei eine intrauterine venöse Hyperämie. Haben etwa die Menschen, die mit einem Herzfehler (Offenbleiben des Foramen ovale) geboren werden, kongenitale Onychogryphosis?

natürlich nur durch ein zwischen Nagelbett und Nagelplatte liegendes Zwischengewebe möglich. Die Fußnägel waren ähnlich mißgestaltet, nur war ihre Schiefstellung weniger hochgradig.

Fohns Patientin war eine 25jährige, kachektische Bäuerin, die seit ihrer frühesten Kindheit die zur Zeit der Beobachtung bestehende Nageldeformität hatte. Die Nägel mußten ihr stets nach einer gewissen Zeit geschnitten werden, sollten nicht heftige Schmerzen eintreten. Die Schmerzhaftigkeit machte ihr auch jede schwere Arbeit unmöglich. Auf der ganzen Haut des Körpers fanden sich ,,Rauhigkeiten und halbkugelige Hervorragungen von Hirsekorngröße"; teilweise liefen die letzteren in dünne Hornspitzen aus. Die Nägel der Finger und Zehen beschreibt Fohn als kompakt, zylindrisch. Die Nägel sitzen mit breiter Basis auf; in einem spitzen Winkel von 30° sind sie von ihrem Nagelbett abgehoben. Die Struktur der Nägel war gleichmäßig hornartig, diaphan, die Oberfläche glatt, deutlich quergestreift. Die stumpfen Spitzen der Nägel waren seitlich gegen die Ulnar- resp. Fibularseite abgeflacht, die Längsachsen gekrümmt. Ein Teil der Nägel zeigte in der Längsrichtung eine bald nach oben, bald nach unten konkave Höhlung (im Original genau beschrieben). Es betrug:

| | Länge | | Umfang an der Wurzel | | Umfang an der Spitze | |
	rechts	links	rechts	links	rechts	links
I.	6,3 cm	3,7 cm	3,5 cm	3,4 cm	3,2 cm	3,3 cm
II.	6,5 ,,	3,6 ,,	3,4 ,,	3,2 ,,	2,5 ,,	2,6 ,,
III.	5,1 ,,	4,8 ,,	3,2 ,,	3,1 ,,	2,5 ,,	2,6 ,,
IV.	5,0 ,,	4,2 ,,	2,7 ,,	3,0 ,,	2,1 ,,	2,1 ,,
V.	4,75 ,,	4,1 ,,	2,25 ,,	2,2 ,,	1,9 ,,	1,9 ,,

Die Länge des Nagels der rechten großen Zehe betrug 6,2; sein Umfang 3,8—3,5 (Basis-Spitze); die Maße der kleinen Zehe 4,2, 2,1, 1,5. Druck auf die Zehennägel war sehr schmerzhaft, das Gehen unmöglich. Fohn beabsichtigte operative Entfernung aller Nägel, Nagelwurzeln und Nagelbetten in Narkose.

Der dritte von Ohmann-Dusmenil beschriebene Fall betrifft einen zur Zeit der Beobachtung 30 Jahre alten Mann, bei dem senkrecht auf jedem Nagelbett ein 10 cm langes, gegen den Handrücken hin leicht gekrümmtes Horn aufsaß. Die Handflächen zeigen beiderseits (besonders die rechte) starke hornige Massen. Auf den Palmarseiten der Finger fanden sich zahlreiche kleine hornige Verdickungen. Derselbe Befund an den Zehennägeln. Nach bestimmter Aussage der Angehörigen waren die Nagelveränderungen angeboren. Ein ähnliches Bild der Affektion gibt Abb. 35, die eine Onychogryphosis gleichende Nagelveränderung bei Ichthyosis hystrix (Beobachtung im Hospital St. Louis) darstellt.

Müller beobachtete bei einem 14jährigen Mädchen, die einzige überlebende von 4 Geschwistern, eine kongenitale Onychogryphosis. Die Finger waren stärker, die Zehen weniger befallen. Die Nagelplatten waren stark auf dem verschmälerten Bett im Querdurchmesser zusammengebogen, so daß sie einen etwa $^2/_3$ geschlossenen Zylinder bildeten. Daneben bestand Haaranomalie: Völliges Fehlen der Augenbrauen, Verkümmerung der Wimpern, dünne Kopfhaare, vor allem auf dem Vorderkopf. Einige typische Psoriasisplaques. Schilddrüse etwas vergrößert, Intelligenz normal.

Auch als *familiäre Erkrankung* ist Onychogryphosis beobachtet worden. Fälle von familiären und erblichen Krankheiten von Blech, Köhler und Brochard-Rigaud sind auf S. 56 referiert. Auch Billroth (vgl. S. 96) hat die Affektion bei Mutter und Kind festgestellt (vgl. Kapitel Erblichkeit S. 51). Trotzdem reicht das vorhandene Material nicht aus, um die Onychogryphosis als circumscripte Genodermatose, d. h. als keimplasmatisch bedingte Affektion im Sinne Meirowskys zu erklären. Meirowsky selbst erwähnt auch in seinem Buch die Nagelaffektion nicht.

2. Das höhere Lebensalter bietet nach meiner Ansicht günstigere Bedingungen für die Entwicklung der Onychogryphosis. Abgesehen von der Disposition des höheren Alters zu pathologischen Hornbildungen überhaupt (Cancroide, Hauthörner) ist ein verstärktes Wachstum der Vibrissae und Hirci, der Nasen- und Ohrhaare, im Alter die Regel. Die Nägel selbst zeigen im Alter eine stärkere Ausbildung der Längsstreifen, welche nach meinen Untersuchungen nur durch eine Verbreiterung des Nagelbettes mit konsekutiver Einknickung infolge der Unnachgiebigkeit des Nagelfalzes zu erklären ist.

3. Der Einfluß des Schuhdrucks und der mangelnden Pflege ist sicher für viele Fälle von Erkrankung der Zehennägel nicht zu verkennen. Es wird später

bei der Schilderung der Pathogenese ausführlich auf die Bedeutung dieses Faktors eingegangen werden.

Klinisches Bild.

Über die Entwicklung der Onychogryphose läßt sich weniger sagen als über die meisten anderen Affektionen. Die angeborene, in früher Kindheit oder im späteren Leben entstandene Krankheit entwickelt sich so langsam und allmählich, daß die Kranken oder ihre Umgebung meist keine genauen Angaben machen können. Dauerbeobachtungen in Krankenhäusern können nicht gemacht werden; in Siechenhäusern haben sie das Interesse der Ärzte nicht erweckt. Es kommt dazu, daß jeder in ärztliche Behandlung kommende Fall durch die sofort einsetzende, wohl stets in der leicht möglichen Entfernung des Nagels bestehenden Behandlung in seiner Entwicklung gestört und beeinflußt wird, so daß das monströse Wachstum der Nägel, wie es hier in Abbildungen gezeigt wird, nur ganz ausnahmsweise beobachtet werden kann. Kranke, die sich mit der Konservierung von Leiden abfinden, die sie bei jedem Schritt und jeder Be-

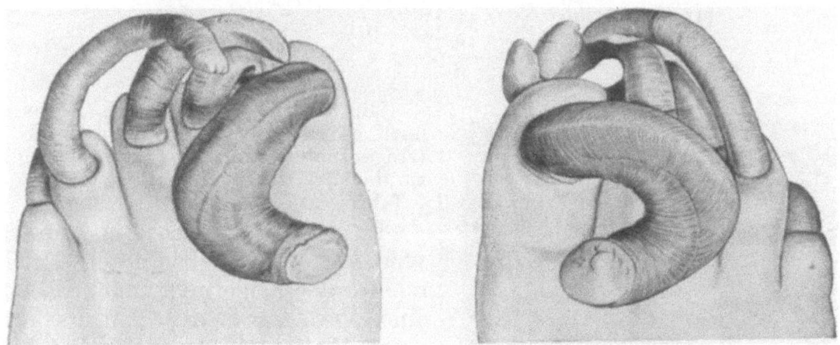

[Abb. 40. Onychogryphosis stärksten Grades. (Fall von NAEGELI.)

wegung stören, müssen besondere Ziele verfolgen (Schauobjekt zu sein, krankhafte religiöse Vorstellungen usw.).

Es kann daher kaum gesagt werden, wie schnell oder wie langsam sich die Gryphose der Nägel ausbildet. Es ist sicher recht selten, daß die gewaltigen Nagelveränderungen, die STRANDBERG beschreibt, in 13 Monaten zustande gekommen sind (vorausgesetzt natürlich, daß die Angaben der Kranken zutreffen). In einem meiner Fälle wurde eine Entwicklungsdauer von 3 Jahren angegeben. Derselbe Kranke behauptete auch, daß alle Nägel gleichzeitig erkrankten, während andere ein Nacheinander angeben. Die Angaben sind stets unsicher und mit Vorsicht zu bewerten. Etwas mehr läßt sich über die Ausdehnung der Erkrankung sagen. Erkrankungen einzelner Nägel, auch bei der sog. idiopathischen Onychogryphosis sprechen für lokal wirkende Ursachen. Es trifft dies vor allem für die Fußnägel zu. Hier sind es in erster Linie die Großzehen, die ja auch bei der ungeeigneten Form, die vielfach das Schuhzeug hat, am meisten äußeren Schädlichkeiten ausgesetzt sind. Auf die Bedeutung des Hallux valgus ist bereits hingewiesen worden. Die Launen anatomiefremder Schuhproduzenten kann aber auch andere Zehen zum Objekt des größten Druckes machen, wenn der Bau des Fußes dem gewöhnlichen Schema nicht entspricht. Ich sah bei einer 50jährigen Dame (Hallux valgus) symmetrisch starke Gryphosen der beiden III. Nägel, die zusammengerollten, glatten Hörnern glichen. Trotz des gleichen Druckes können die Nägel verschieden stark erkranken. NASH beschreibt ein 9 Zoll langes nach dem Fußrücken zu gebogenes Nagelhorn der

linken Großzehe einer 69jährigen Frau, die den Beginn des Prozesses, der allmählich, wenn auch im geringen Grade, alle Zehen befallen hatte, 20 Jahre
zurückdatierte.

Wie stark die Verbildung der Fußnägel werden kann, zeigen einige Fälle
NAEGELIs (Abb. 40):

Eine 72jährige, in ärmlichen Verhältnissen lebende, an Choroiditis und Katarakt leidende
Frau litt seit 20 Jahren an einer Anomalie der Zehennägel. Sie war an das Haus gefesselt,
ging nur in großen Filzschuhen, beschäftigte sich etwas mit Klöppelarbeit. Sie überstand
noch eine croupöse Pneumonie und starb vier Jahre später an Lungenentzündung. Jeder
Zehennagel bildet ein dreiseitiges Prisma, welches an den äußeren Enden abgestumpft
ist. Auch die Kanten des Prismas sind abgerundet. Die spiralige Drehung der Nägel betrug
80—100°, war unabhängig von der Krümmung. Die Oberfläche der Nägel war etwas rauh
und blättrig und zeigte unregelmäßige Riffelung. Die Maße an den geschrumpften Spiritus-
präparaten der Füße waren:

		Rechts.		Links.	
		Länge	Dicke	Länge	Dicke
Zehennagel	I.	140 mm	17—91 mm	140 mm	20—22 mm
„	II.	90 „	11—12 mm	102 „	11 „
„	III.	90 „	11 „	75 „	12 „
„	IV.	75 „	10 „	90 „	11 „
„	V.	35 „	8 „	42 „	10 „

Die Messung der großen Zehennägel
nach dem Tode der Kranken ergab eine
Längszunahme von 2—3 cm im Verhältnis
zu der bei der ersten Beobachtung vor
4 Jahren aufgenommenen Größe.

In einem von ANCEL zitierten,
von ALIBERT beobachteten Fall erreichte der Zeigefingernagel, nachdem
eine Verletzung des Fingers durch
einen Hufschlag stattgefunden hatte,
die Länge von 20 cm.

MUSAEUS (1716) gibt die Krankengeschichte eines 16jährigen Mädchens, bei
dem die Nägel „ohne Ursache“ die Länge
von 6 Zoll (150 mm) erreichten. Die weiß-
rötlichen aus übereinanderliegenden Schuppen bestehenden Nägel fielen nach 3—4 Monaten ab und wurden durch neue ersetzt.
An den Ellenbogen-, Hand-, Knie- und
Fußgelenken sproßten hornartige Krusten
hervor, die mit der Substanz degenerierter
Nägel übereinstimmten. (Es scheint sich
um Ichthyosis congenita gehandelt zu
haben.)

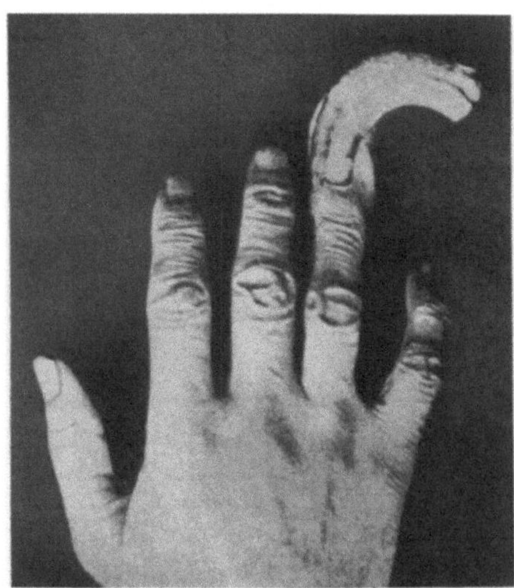

Abb. 41. Hornartige isolierte Onychogryphosis
des rechten 4. Fingers.

Erkranken einzelne Zehen und einzelne Finger, so wird man vorsichtig
nach der Ätiologie forschen. So glaubte der sehr erfahrene GRAHAM LITTLE
trotz negativen Trichophytenbefundes an die mykotische Ätiologie der Nagelerkrankung eines 6jährigen Knaben, der gryphotische, von der Unterlage ab-
gehobene, $^1/_2$ Zoll lange, nach unten gekrümmte Nägel an den Daumen, linker III.
und linker Großzehe zeigte. Der Knabe hatte viel in Pferdeställen sich auf-
gehalten. Einen seltenen Fall isolierter hornartiger Onychogryphosis des
rechten Ringfingers entnehme ich einer französischen Dissertation.

Die Onychogryphosis *kann* alle Finger und Zehen befallen. Diese Kasuistik
ist nicht sehr groß.

BILLROTH: 20jähriges Mädchen und ihr Kind hatten seit drei Jahren Onychogryphosen
aller Finger und Zehen. Kein Trichophyt, kein Einfluß der Behandlung.

Gaston und Vieril: 25 jähriger, an kongenitaler Polyurie leidender Mann, seit drittem Lebensjahr Eburneation aller Finger- und Zehennägel. Es hat sich wohl mehr um Skleronychie (Pachonychie) gehandelt. (Ursache: Trophische Störungen angenommen.)

Balzer und Mercier: 60 jähriger Mann, Alkoholist, Arteriosklerotiker und Lungenemphysematiker, seit sechs Jahren alle Fingernägel stark erkrankt. (Ursache: Atrophische Störungen angenommen.)

Moty: 22 jähriger Soldat; alle Finger- und Zehennägel erkrankt. (Ursache: Influence trophique générale de nature hystérique.)

Strandberg: 18 jähriger Mechaniker; keine Anamnese von Bedeutung. Fingernägel stark verdickt, vergrößert, im Längs- und Querdurchmesser gekrümmt. Die lateralen Ränder besonders distal einwärts gekehrt; die vordere Nagelhälfte ist von der Unterlage gelöst. Der so sichtbar werdende Teil des Nagelbettes ist mit einem in Lamellen angeordneten Polster versehen. Die Nägel sind schmutzig graugelb, proximal heller, distal dunkler;

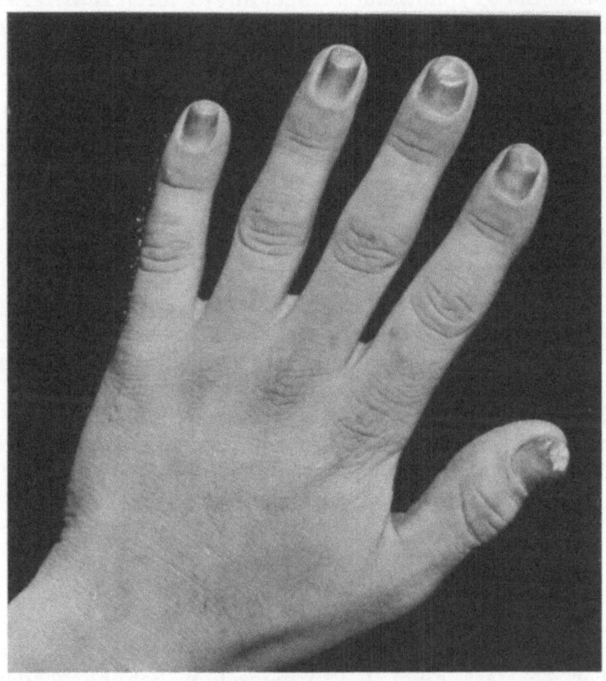

Abb. 42. Onychogryphosis der Finger. Übergang zur Pachonychie. (Fall von Strandberg.)

sie scheinen langsam zu wachsen. Die eigenartige Bildung der Fußnägel veranschaulicht Abb. 43. Die Funktion der Finger, vor allem bei feiner Präzisionsarbeit, ist beträchtlich gestört. (Trichophyten nicht gefunden.)

Heller (eigene Beobachtung): 30 jähriger Mann zeigt Symptome angioneurotischer Störungen: leichtes Schwitzen, Erröten, Dermographismus, Tremor der Hände, Lidflattern, Neigung zu Durchfällen; keine organische Nervenkrankheit; *keine* nachweisbare Schilddrüsenveränderung. Seit drei Jahren angeblich Veränderung aller Nägel. Onychogryphosis sehr deutlich an Fingern rechts II—V, links I, weniger rechts I, links II—V; an den Füßen sehr deutlich rechts und links I, weniger links und rechts II.

An den Händen Keratosis subungualis deutlich. Da der Patient Soldat ist, so sind die Fingernägel so gehalten, daß mehr die Wachstumsrichtung, Abhebung und Krümmung, als die Länge der Nagelplatten das Leiden anzeigt. Patient übertreibt die subjektiven Beschwerden, um vom Militär entlassen zu werden. Er gibt mit Bestimmtheit an, daß alle Nägel zu gleicher Zeit erkrankt sind, d. h. ein ekzematöses Vorstadium gefehlt habe.

In allen Fällen von Onychogryphosis ist eine Beteiligung des Nagelbettes festzustellen. Will man gerade diese Bildung besonders betonen, so kann man von Keratoma unguale sprechen. M. Oppenheim stellte einen solchen, einen

30 jährigen Kranken betreffenden Fall (Finger und Zehen affiziert) der Wiener dermatologischen Gesellschaft vor. Hier waren die unveränderten seitlich jedoch stark zusammengedrückten Platten durch starke Wucherungen vom Nagelbett aus emporgehoben. Auch die Mutter des Kranken zeigte dieselbe Anomalie. Ich selbst sah einen analogen auf beide V. Zehen beschränkten Fall bei einem 5 jährigen etwas an Ekzem leidenden Knaben, dessen Vater von mir an Syphilis behandelt war. Schuhdruck kam bei dem Kinde ebensowenig wie kongenitale Lues ätiologisch in Frage. Die beiden völlig gleichartig gestellten Nägel glichen 0,8 cm langen, 0,3 cm dicken Krallen, das subunguale Horngewebe war gleichmäßig gerifft.

Die äußere Gestalt der gryphotischen Nägel ist sehr von der Umwelt abhängig. Will man sich die Form der gryphotischen Nägel mit all ihren Bizarrerien erklären, so muß man sich über die Genese klar werden. Die Darstellung der allgemein bekannten Formen durch Abbildungen erübrigt sich (vgl. die Abbildungen der 1. Auflage).

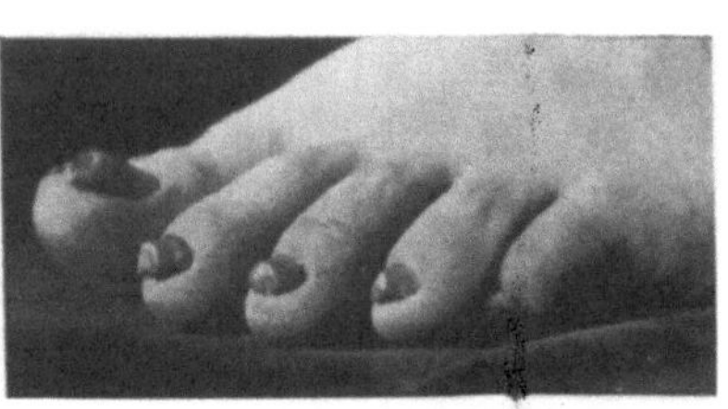
Abb. 43. Onychogryphosis der Zehen. Übergang zur Pachonychie. (Fall von STRANDBERG.)

Die Färbung der gryphotischen Nägel ist im Einzelfall das Produkt einer Reihe von miteinander und gegeneinander wirkender Faktoren. Die Imbibition von Luft wird weiße, das Eindringen von Staub- und Schmutzpartikel grauschwarze Farbentöne bewirken. Eine starke Vermehrung der Hornzellen, eine Verdichtung des Gewebes wird die Transparenz verringern und den gelben Farbenton des Horngewebes stärker nuanciert hervortreten lassen. Von Einfluß wird die nur teilweise vollendete Onychinisierung der Zellen, der Einschluß unverhornter Zellen sein. Die vom Nagelbette gelieferten Hornwucherungen werden einen anderen Farbenton als das Produkt der Nagelmatrix zeigen. Wie die Form, so muß die Farbe bei der Onychogryphosis in jedem Falle analysiert werden.

Pathogenese.

Es kann keinem Zweifel unterliegen, daß Schuhdruck Deformierungen der Nägel bedingt, die große Ähnlichkeit mit der Onychogryphosis haben. Man könnte vielleicht von einer „forme fruste" der Onychogryphosis sprechen. Während man aber bei fast allen Kulturmenschen Schuhdruckdeformitäten der Nägel findet, ist doch die eigentliche Onychogryphosis recht selten, wie systematische Untersuchung von Leichen in Sektions- und Anatomiesälen, von Insassen von Altersheimen, Irrenanstalten und Siechenhäuser mir darboten. Der Beweis, daß der Schuhdruck nur ein, keineswegs das auslösende Moment der Affektion darstellt, soll später erbracht werden.

UNNA hat VIRCHOWS Auffassung der Genese der Onychogryphosis sich zu eigen gemacht. Ich gebe einen Auszug von UNNAS Darstellung, der die Kritik folgen soll. VIRCHOW unterscheidet drei Arten gryphotischer Nägel: plattenförmige, kegelförmige, die in ihrer Reihenfolge eine stufenmäßige Verschlimmerung einer durch Schuhdruck auf die Zehenbeere erzeugten Deformität darstellen. Durch äußeren Druck wird das Nagelbett verkürzt, zusammengeschoben, gefaltet, gewulstet. Ist durch den Druck die Veränderung einmal eingeleitet, so ist zu ihrer weiteren Entwicklung ein Fortbestehen des Druckes gar nicht nötig. (Es ist bekannt, daß die meisten Onychogryphosen stärkster Art bei bettlägerigen Kranken gefunden werden.) Die wesentliche primäre Veränderung ist stets die Verkleinerung des Nagelbettes, mit der die Erweiterung des hinteren Nagelfalzes verbunden ist. Die Zehenbeere ist verkleinert, vom vorderen Zehenrande fällt die Zehenhaut steil nach abwärts ab. Bei den geringen Graden der Onychogryphosis wird das Nagelbett muldenartig vertieft und entfernt sich dadurch von der unteren Seite des Nagelkörpers. Dadurch oder durch Aufhebung des Druckes (?) proliferiert die Stachelschicht des Nagelbettes und erzeugt ein abnorm hohes und schmales Leistensystem, anderseits ein immer stärker werdendes Polster von Hornschicht. Durch dieses wird die Nagelplatte vom Nagelbett abgehoben (vorher war die Vertiefung des Nagelbettes als primär angegeben worden). Die Dicke des Hornpolsters nimmt vom freien Rande nach der Lunula zu ab. Die subunguale Hornschicht hat anfangs den Charakter der Fingerbeerenepidermis. Nach der Lunula fehlt die Körnerschicht. Hier finden sich Epitheleinsenkungen in die Cutis des Nagelbettes und die Degenerationsherde in der Hornschicht, die bei den stärkeren Formen der Onychogryphosis regelmäßig zu einer Art Marksubstanz führen. Die Nagelplatte zeigt in diesem Stadium vermehrte Konsistenz, Wulstungen, dunklere gelbliche Färbung. Der hintere Falz ist weit offen und von einem stärkeren Hornblatt (Rest des Eponychiums) ausgefüllt. Auf Längsschnitten decken sich die einzelnen Nagelschichten nicht mehr in so großem Umfange wie normal. Der Nagel zeigt durch einen plötzlichen Wechsel seiner Wachstumsrichtung eine Art Terrassenbildung, die VIRCHOW auf vorübergehende Störungen in der Nagelbildung, UNNA auf den verschiedenen Widerstand der Hornbildung vom Nagelbett aus zurückführen.

Bei fortgesetztem Druck auf die Zehenbeere vertieft sich das Nagelbett noch mehr muldenförmig; sein hinterer Abschnitt vor der Lunulargrenze schiebt sich zu einem hohen Wall zusammen, der auf Längsschnitten einen oft mehrere Millimeter hohen Kamm bildet. Die Nagelplatte ist als horniger Kegel aufgerichtet, wird nach vorn von der weicheren, vom Nagelbett gebildeten Hornmasse bekleidet. Der hintere Falz liegt weit offen und bildet eine flache Grube. Hebt man den gryphotischen Nagel ab, so sieht man zwei quer über das Nagelglied verlaufende unvollständig getrennte Gruben, deren vordere das Nagelbett, deren hintere den hinteren Nagelfalz darstellt. Die Nagelplatte wurzelt nicht nur in der hinteren Grube, sondern auf der hinteren, abschüssigen Seite des Walles. Die Höhe des Walles, die vordere abschüssige Seite und der größte Teil der vorderen Grube erzeugen die Hornsubstanz des Nagelbettes (also kann doch von der Verkleinerung des Nagelbettes gewiß nicht die Rede sein). Mikroskopisch und mikrochemisch läßt sich die Nagelsubstanz (keine Zellkonturen, Pikrinfärbung) sehr genau von der Nagelbetthornsubstanz (Zellkonturen, Carminfärbung) unterscheiden.

Der auf dem hinteren Abschnitt des Nagelbettes entstandene von starken Gefäßen durchzogene Wall wirkt wie eine riesige Papille und veranlaßt die gewaltige Produktion von Hornzellen, die dieselben Aufquellungen und Erweichungen zeigen wie Hauthörner. Durch die Konfluenz der Erweichungsherde entstehen vollständige Markräume, in denen sich fädige Fibrin- und gelegentlich Blutreste finden. In dem vorderen Abschnitt der Hornschicht findet sich stärkere Epithelzapfenbildung von der Stachelschicht aus. Es folgt nach oben eine hohe suprapapilläre Schicht, eine sehr spärliche Körnerschicht und eine breite basale Hornschicht. Die Körnerschicht fehlt vielfach ganz.

Die krallenartigen Nägel entstehen durch fast gänzlichen Schwund des Nagelbettes, indem sie die vordere Grube bedeutend verschmälert und der Wall zwischen beiden Gruben — allerdings nicht um ebensoviel — verbreitert. Auch die hintere Grube wird schmaler. Die Gruben öffnen sich nach oben; der Wall steigt senkrecht empor und wird fast zur alleinigen Basis des gryphotischen Gebildes. Indem er von vorn her in das Gebiet der Lunula einschneidet, ändert sich deren Biskuitform zur völligen Halbmondform. So wird lediglich durch den fortwirkenden Druck und die Zusammenschiebung der Gewebe von vorn her die Matrix der Nagelplatte oder jetzt die Matrix des Nagelkeratoms aus einer runden Fläche zu einer halbmondförmigen. Daher haben auch die am stärksten gryphotischen Nägel einen halbmondförmigen Querschnitt.

UNNA schildert im einzelnen, wie aus einem kegelförmigen Nagel ein spitzer Hohlkegel und schließlich eine Kralle wird. Meines Erachtens nach ist diese Umbildung, so geistvoll ihre Erklärung ist, noch nie beobachtet worden, ich habe den Eindruck gewonnen, daß für die Form des gryphotischen Nagels die Produktion von Hornmassen von seiten des Nagelbettes ausschlaggebend ist. Eine Kralle, im Sinne der vergleichenden Anatomie, wird übrigens nie gebildet. Die nach der Volarseite gerichtete Fläche des Nagels entbehrt doch immer auf einer größeren oder geringeren Strecke der wirklichen Nagelsubstanz. Eine teilweise zusammengebogene Platte ist noch kein Hohlgebilde.

Zweifellos recht hat UNNA, wenn er die Drehungen, Windungen des Nagelkeratoms, sowie dessen Neigung, nach dem Dorsum zu zu wachsen, auf die entsprechende Produktion von Polstergewebe vom Nagelbett aus zurückführt.

Den Schluß der Entwicklung sieht UNNA darin, daß Krallen von jahrelanger Entwicklung an der Basis immer schmaler und hohler werden. Schließlich fällt die Hornschicht des Nagelbettes ganz fort, und der gryphotische Nagel wird allein von der Hornplatte (?) gebildet, welche, wie eine Halbröhre den mittleren Nagelwulst umgebend, aus der stummelartig verkürzten Nagelphalanx entspringt. Das Endstadium nähert sich damit der Nagelatrophie.

Es muß meines Erachtens nach der Beweis erbracht werden, daß die Atrophie der Zehenkuppe eine primäre ist. Mir erscheint es wahrscheinlicher, daß die Zehenkuppe sekundär atrophiert, weil ihr der Halt durch das bei der Onychogryphosis nach oben wachsende Nagelbett genommen ist.

UNNA hält im Gegensatz zu VIRCHOW und RAYER den Prozeß der Onychogryphosis für nicht entzündlich, gibt aber doch zu, daß die Onychogryphosis eine „traumatische Entzündung mechanischen Ursprungs" sein kann.

Ich habe aus UNNAS Darstellung wiederholt den Eindruck gewonnen, daß er die Verkürzung des Nagelbettes, die VIRCHOW schon betont, als gleichbedeutend mit der Atrophie des Nagelbettes betrachtet. UNNA sagt auf S. 891 seiner Histopathologie: „Der von vorn her wirkende Druck führt nun zu einem *fast gänzlichen Schwunde* des Nagelbettes..—" Eine Atrophie des Nagelbettes tritt nun nach meinen Erfahrungen gar nicht ein. Ich habe den Flächeninhalt des Nagelbettes, als dessen untere Grenze ich eine parallel der höchsten Stelle des Knochens verlaufende Linie annahm, in einem Fall von kolossaler Onychogryphosis der IV. Zehe mit dem Flächeninhalt einer durch Schuhdruck nur ganz wenig deformierten (also quasi normalen) IV. Zehe auf Schnitten durch die ganze Zehe verglichen und einen sehr bedeutend größeren Inhalt des Nagelbettes der onychogryphotischen als des Nagelbettes der normalen Zehe gefunden. Viel einfacher aber war es, die mikroskopischen Präparate aufeinander zu legen. Da das Nagelbett in seiner ganzen Ausdehnung makroskopisch zu erkennen ist, kann man ohne weiteres sehen, daß von einer Atrophie gar keine Rede ist.

Die Darstellung VIRCHOW-UNNAs ist so außerordentlich klar und einleuchtend, sie erklärt viele Formen der Onychogryphosis so befriedigend, daß ich mit einem gewissen Bedauern Einwendungen schwerwiegendster Art gegen sie mache. Die ganze Schuhdrucktheorie versagt bei der Onychogryphosis der Fingernägel. UNNA supponiert, um diesem Einwand zu begegnen, eine „allgemeine Hautatrophie, die geradeso wie der Druck von vorne her durch zentripetalen Zug eine Verkürzung des Nagelbettes und eine Freilegung des hinteren Falzes zur Folge gehabt hat". Hätte dieser „Druck" Einfluß, so müßte bei allen

Fällen hochgradiger Sklerodaktylie Onychogryphosis vorhanden sein, während das Gegenteil die Regel ist. Ein von WÖLFLER beschriebener Fall von Onychogryphosis bei angeblicher Sklerodermie ist sicher als Glossy-skin und trophische Nagelveränderung infolge von Nervenverletzung aufzufassen (vgl. das Kapitel). In einem von mir genau untersuchten Fall von Onychogryphosis der Fingernägel infolge von Nervenverletzungen (aus der Klinik von Prof. v. BERGMANN) war die Haut zart und weich infolge Nichtbenutzung der Hand, keineswegs aber atrophisch. Eine Verkürzung des Nagelbettes konnte mikroskopisch ausgeschlossen werden (vgl. später). Eine Verkürzung des Nagelbettes fand ich auch bei einem mit Glossy-skin einhergehenden Fall (Klinik von Prof. LESSER) bei der makroskopischen Untersuchung nicht. Auch bei sehr großer Onychogryphosis der II.—V. Fußzehe einer Anatomieleiche waren Verkürzungen der Zehenbeere makroskopisch und mikroskopisch nicht nachzuweisen. Für die Großzehen liegen die Verhältnisse komplizierter, ich werde später darauf eingehen. Schwer vorstellbar ist für mich die Art und Weise, wie das fest auf der Phalanx liegende Nagelbett „zusammengeschoben" werden soll. Eine Abflachung der Zehenbeere beeinträchtigt doch das Nagelbett kaum. Eine Atrophie des Knochens und der Zehenbeere habe ich bei meinen mikroskopischen Untersuchungen nie festgestellt. Ich bemerke gleich hier, daß ich fast stets Übersichtsschnitte durch die ganze Phalanx nach Entkalkung der Knochen und Erweichung der Nägel (Kalilauge) gemacht habe.

Eine Beobachtung aus der Tierpathologie spricht mit großem Nachdruck gegen die mechanische Theorie. Onychogryphosis kommt nicht selten an der Afterklaue der Hunde vor. Ich selbst habe solche Fälle beobachtet. Diese Klaue berührt bekanntlich gar nicht den Boden; der Einfluß irgendwelcher mechanischer Momente ist also ganz ausgeschlossen. In einem von mir beobachteten Fall eines älteren Hundes war der Nagel der beiden Afterklauen in völlig spiralig aufgewundene Hörner umgewandelt[1]).

Die Kritik könnte auf viele Einzelheiten ausgedehnt werden, was aber nicht nötig ist, wenn die Grundlagen der Theorie als nicht zutreffend erwiesen sind.

Ich sehe in der Onychogryphosis eine trophische Störung [2]), die durch direkte oder indirekte Reizung des Nagelorgans veranlaßt ist. Diese Reizung kann von dem zentralen oder peripherischen Nervensystem ausgehen (vgl. die Kapitel), sie kann durch entzündliche Krankheiten des Nagelorgans, Lepra, Syphilis, Pocken, Trichophytie bedingt sein, durch Traumen des Nagelbettes und der Nagelwurzel, durch veränderte Stellung der Nagelphalanx (Hallux valgus) ausgelöst und unterhalten werden. Dieser Reiz wirkt auf alle Teile des Nagelorgans; er manifestiert sich ferner mikroskopisch durch Rundzelleninfiltration. Ziemlich früh scheint es zu einer Bildung von Hornsubstanz oder eigentlich von unvollständig verhornten Zellmassen vom Nagelbett aus zu kommen. Diese Hornmassen bilden ein „Polster" zwischen Nagelplatte und Nagelbett. Selbstverständlich sind sie nur der Ausdruck einer zur Proliferation führenden Reizung des Nagelbettes. Dies Nagelbett nun zeigte beträchtliche Veränderungen. An Stelle der schmalen Leisten finden sich in einzelnen Fällen Papillen, die manchmal ganz beträchtliche Länge haben. Das Stratum corneum ist recht deutlich ausgeprägt. In den hochgradigsten

---

[1]) Über Onychogryphosis der Tiere wird ausführlich von mir in dem entsprechenden Band dieses Handbuches berichtet.

[2]) Für diese Auffassung sprechen auch die seltenen Fälle, in denen bei Abwesenheit aller irgendwie in Frage kommenden ätiologischen Faktoren Finger- und Zehennägel gleichzeitig gryphotisch werden. Eine solche einwandfreie Beobachtung beschreibt z. B. BILLROTH (Archiv f. klin. Chirurg. Bd. X).

Fällen sind die Papillen eigenartig verzweigte Gebilde, die sogar einige seitliche Sprossen zu haben scheinen. Ich konstatierte dies bei einem Fall von Onychogryphosis infolge von Nervenverletzung. In diesem Falle konnte ich auch im Corium des Nagelbettes eine ziemlich bedeutende Rundzelleninfiltration als Zeichen chronischer Entzündung nachweisen. Die pathologischen Verhornungsprozesse werden auch durch die Bildung von Epithelperlen in dem Rete des Nagelbettes gekennzeichnet. Die Bildung dieses Polsters geht nicht überall mit gleicher Intensität vor sich; die Menge dieser Hornproduktion, insbesondere ihre Quantität an den verschiedenen Stellen des Nagelbettes bedingen zum großen Teil die Gestalt des gryphotischen Nagels.

Der gleiche Reiz, der im Nagelbett die erhöhte Produktion anregt, bewirkt eine gesteigerte oder vielmehr veränderte Produktion von Nagelzellen in der Nagelmatrix.

Es muß, wie erwähnt, dahingestellt bleiben, ob wirklich eine größere Produktion von onychinhaltigen Zellen stattfindet, jedenfalls besteht eine innigere Verbindung der Zellen, deren Folge eine erhöhte Konsistenz des Nagels ist. Stets wird der Nagel auch bedeutend dicker als normal. Die Wachstumsrichtung wird durch das Horngewebe des Nagelbettes bestimmt. Ein Faktor, der zweifellos für die Widderhornkrümmungen des gryphotischen Nagels und für viele sonstige paradoxe Gestaltveränderungen verantwortlich zu machen ist, ist die ungleichmäßige Bildung von Nagelzellen in den einzelnen Abschnitten der Nagelmatrix.

Bei den stärksten Formen der Onychogryphosis kommt noch ein drittes Moment hinzu, die nur teilweise passive Umgestaltung der Form des Nagelbettes.

Schon makroskopisch erscheint das ganze Nagelbett als ein kegelförmiges Gebilde, das von der Nagelphalanx aus sich erhebt und dessen Spitze unter der tiefsten Höhlung des eigentlichen Nagels liegt. Die Basis jedes gryphotischen Nagels gleicht dem Boden einer Champagnerflasche. Der Höhlung der Flasche entspricht die Spitze des kegelförmigen Nagelbettes. Die Nagelwälle ragen an beiden Seiten wie kleinere Kegel hervor.

Ich habe in drei Fällen festgestellt, daß auch die Phalanx sich an der Bildung des Kegels beteiligt, daß also mit der Onychogryphosis eine subunguale Exostose verbunden ist.

Alle diese Neubildungsprozesse beeinflussen einander, so daß der eine die Wirkung des anderen unterstützt. Für die Onychogryphosis der Fußnägel kommt als beeinflussendes Moment selbstverständlich die Wirkung des Schuhdruckes und aller sonstigen äußeren, die vergrößerten Nägel betreffenden Reizungen (therapeutische Maßnahmen usw.) hinzu. Ich sah z. B. nach der dritten, von hervorragenden Chirurgen vorgenommenen, „Totaloperation" des eingewachsenen Nagels bei einem an Pes planus leidenden Manne den gryphotischen Großzehennagel völlig umgeschlagen wieder wachsen. Die konkave Rückseite des Nagels sah nach oben, die eigentliche Oberfläche des Nagels sah auf die unmittelbar unter ihr liegende Haut der II.—I. Phalanx.

Zweifellos war hier durch Narbenbildung im Nagelbett dem aus der übrig bleibenden Nagelmatrix wieder wachsenden Nagel ein Widerstand gesetzt worden, der ihn zwang, nach oben zu wachsen. Da das Nagelbett durch die Operation entfernt war, wurde kein Polstergewebe gebildet, der in die Höhe wachsende Nagel fand keinen Halt, wurde durch Schuhdruck umgelegt und so in völlig umgekehrter Richtung, d. h. rückwärts nach der Ferse hin zu wachsen gezwungen.

Es wäre eine leichte Aufgabe, die Form jeder Onychogryphosis ähnlich zu erklären; die Entwicklung der Widderform, der Schneckenform, der Krallenform ergibt sich als das Resultat der Wirksamkeit der geschilderten Faktoren.

Es kann der Phantasie der Leser überlassen bleiben, für den Einzelfall die Rekonstruktion selbst zu vollziehen.

Die seit dem Erscheinen der ersten Auflage dieses Buches erschienenen Kritiken dieser Theorie haben mich nicht veranlaßt, eine Änderung meiner Ansichten vorzunehmen. In der Darstellung ist eine Antikritik meiner Kritiker enthalten.

Pathologische Anatomie.

Ich habe leider neue Untersuchungen über Onychogryphosis nicht machen können. Einige Versuche, die harten schwer schneidbaren Nägel mit der P. SCHULZEschen Diaphaniemethode vorzubehandeln, sind ganz gut gelungen,

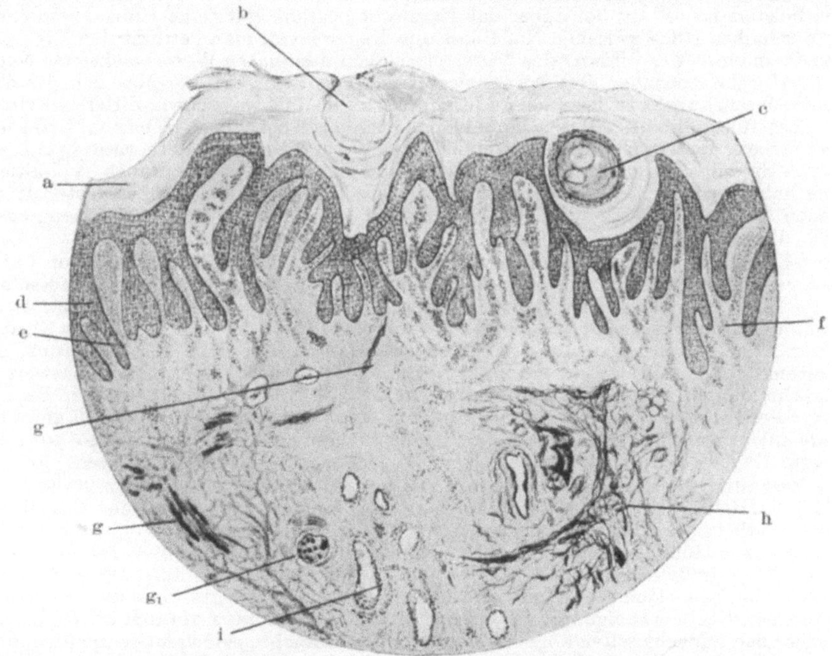

Abb. 44. Onychogryphosis nach Nervenverletzung. Schnitt durch das Nagelbett. a Pathologische Hornbildung des Nagelbettes (Polster). b Lücke und ausgefallene Epithelperle. c Epithelperle. d Hypertrophische (akanthotische Leisten des Nagelbettes). e Kleinzellige Infiltrate der Cutis zwischen den Leisten. f Gefäßneubildung. g Markhaltige Nervenfasern. g_1 Nervenquerschnitte. h Elastische Fasern. i Erweiterte Gefäße des Nagelbettes.

haben aber wesentlich Neues nicht ergeben. Ich wiederhole die Resultate, die in der ersten Auflage dieses Buches gegeben werden.

Onychogryphosis infolge von Nervenverletzung.

Der von mir untersuchte Fall stammt aus der Klinik Prof. VON BERGMANNS. (Abbildungen s. 1. Auflage.)

Die besten Übersichtsbilder ergeben Längsschnitte durch die ganze Nagelphalanx des III. Fingers. Die Herstellung derselben war außerordentlich schwierig; mußte doch durch die stark verdickte Nagelsubstanz, durch das mächtige, unter der Nagelplatte sitzende, sehr leicht bröckelnde, mangelhaft verhornte Polsterlager, durch Nagelbett und Knochen geschnitten werden. Die Nagelplatte stellt einen vollständigen Kreisabschnitt dar. Wäre die Nagelplatte wenige Millimeter länger, so würde sie ein vollständiger Halbkreis mit einem Radius von etwa 6 mm sein. Die Dicke der Nagelplatten schwankt auf dem Längsschnitt zwischen 0,6 mm, unmittelbar nach Beginn der eigentlich fertig gebildeten Platten

im hinteren Nagelfalz [1]) 1,3 mm in der Mitte und 0,7—0,5 mm am freien Rande. Die Bildung
von eigentlicher Nagelsubstanz ist in ganz normaler Weise erfolgt. In mit Pikrocarmin
gefärbten Schnitten scheint die Nagelsubstanz in toto gelb gefärbt; nirgends sieht man
„rote" Einlagerungen, die ein sicherer Beweis für mangelhaft „vernagelte" Zellen wären.
Unter der Nagelsubstanz liegt ein Zwischengewebe, das von VIRCHOW treffend mit dem
Namen Polster bezeichnet wurde. Es beginnt 4,5 mm vom hinteren Nagelende, wird langsam mächtiger und mächtiger. Immer mehr weicht Nagelbett und Nagelplatte auseinander;
schließlich beträgt die Dicke des Polsters 4 mm. Das Polster (vgl. Abb. 44) besteht zum
größten Teil aus verhornten Zellen, die jedoch kein Onychin enthalten. Bei Färbungen
mit Eosin und Hämatoxylin bleibt die Nagelplatte ganz ungefärbt, während das Polstergewebe rot tingiert wird. Bei Pikrocarminfärbung wird das Polster so gelb wie die Nagelplatte selbst. Das verhornte (aber nicht vernagelte) Gewebe bildet ein ganz grobes Maschenwerk, dessen größte und derbste Züge auf Längsschnitten schräg in der Richtung von dem
freien Rande zum hinteren Nagelwall als entgegengesetzt der Wachstumsrichtung des
Nagels verlaufen. Der unmittelbar dem Stratum mucosum des Nagelbettes aufliegende
Teil des Polsters ist relativ homogen, das Netzwerk beginnt erst seine Hauptentwicklung
etwa in der halben Höhe zwischen Nagelbett und Nagelplatte; man gewinnt den Eindruck,
als habe die in einer, der Bildung des Nagelbettes nicht adäquaten Weise wachsende Nagelplatte die Hornlamellenzüge gewissermaßen abgesprengt. Ein Teil der Maschen des oben
erwähnten Maschenwerks ist leer; ein anderer größerer Teil ist mit schwer differenzierbaren
Massen ausgefüllt, die bei Pikrocarminfärbung sich rot, bei Eosin-Hämatoxylinfärbung
sich blau färben. Es handelt sich um Gebilde, die ich bei anormalen Verhornungsprozessen
infolge von Syphilis, bei den Clavi syphilitici [2]) und bei den Cornua cutanea syphilitica [3])
gefunden habe, es sind sicher mangelhaft verhornte Zellkerne bzw. Zellkernreste. In der
homogenen Zone finden sich hier und da rundliche, hornzwiebelartig zusammengesetzte
Lamellenzüge.

Der Übergang vom Stratum mucosum in die Hornschicht vollzieht sich auf Längsschnitten ganz unregelmäßig, während normal natürlich nur ein gleichmäßiger Längsschnitt
durch eine Leiste sich zeigt. Ein Stratum granulosum ist nicht vorhanden; nur da, wo die
Epidermis der Fingerbeere in das Nagelbett übergeht, erscheint ein deutliches Stratum
granulosum, das anscheinend aus 4—5 Zellagen besteht. Ich habe den Eindruck, daß
das Stratum granulosum weiter proximal beginnt, als normal. Sehr bemerkenswert ist
die Tatsache, daß ein deutliches Stratum granulosum das Stratum mucosum der Papillen
der Fingerbeere abschließt. Über diesem Stratum granulosum erheben sich noch gewaltige
verhornte (nicht vernagelte) Massen. Das große Polster entwickelte sich also *parakeratotisch* vom Nagelbett und in *normaler Weise* von dem Epithel der Fingerbeere aus.

Das Verhalten der Nagelleisten ist am besten auf Querschnitten festzustellen (vgl.
Abb. 44, S. 103). Die Höhe der zwischen den Leisten des normalen Nagelbettes
liegenden Epithelzapfen beträgt höchstens 0,087 mm; ihre Breite etwa 0,043 mm. Dagegen beträgt die Höhe der Zapfen in meinem Falle 0,48 mm; die Breite 0,087 mm. Weit
mehr als die Vergrößerung in die Breite fällt die Formveränderung auf. Die Retezapfen
(Abb. 44 d) sind (auf Querschnitten) in handschuhartig verzweigte Gebilde verwandelt.
Eine baumastartige Verzweigung, wie sie bei spitzen Kondylomen vorkommt, findet sich
nicht, oder doch nur sehr selten angedeutet. Ich habe ähnliche, jedoch lange nicht so große
Bildungen nur an den Cutispapillen der Glans penis eines rituell circumcidierten Mannes
gefunden [4]). Das Stratum mucosum des Nagelbettes schließt auf dem Querschnitt nach oben
nicht in einen gleichmäßig verlaufenden Bogen ab, sondern bildet eine ganz unregelmäßige,
wellige, von Einbuchtungen unterbrochene Linie. Dementsprechend schwankt die Dicke
des auf dem Rete liegenden Stratum corneum, einer Schicht, die dem normalen Nagel
fast ganz fehlt, von 0,17—0,51 mm. In dieser Schicht finden sich Epithelzwiebeln in allen
Stadien der Entwicklung (Abb. 44, b und c). Völlig entwickelte, nur aus ineinander gerollten
Hornlamellen bestehende, finden sich neben solchen, die ihre relative Jugend an dem sie
umgebenden, aus wohl charakterisierten Retezellen bestehenden Mantel dartun. An einzelnen Stellen kann man deutlich die beginnende Abschnürung der Epithelperlen vom Stratum mucosum verfolgen.

Als nebensächlicher Befund sei erwähnt, daß das erwähnte Stratum corneum sowie
der innere Kern der Nagelleisten nach meiner Nervenfärbemethode schwarz gefärbt wird,
also fetthaltig sind. Wahrscheinlich handelt es sich um ein Cholestearinfett (Lanolinversuche
LIEBREICHS und LEWINS, vgl. Physiologie der Nägel).

---

[1]) Man erinnert sich, daß die Nagelplatte mit einer nach hinten spitz verlaufenden
Fläche in die hintere Nagelfalz eingesetzt ist.

[2]) G. LEWIN: Clavi syphilitici. Arch. f. Dermatol. u. Syphilis. 1893.

[3]) G. LEWIN und J. HELLER: Cornua cutanea syphilitica. Internat. Atlas seltener
Hautkrankheiten XII.

[4]) Vgl. Verhandlungen der Berlin. dermatol. Ges. 1893.

Das Corium des Nagelbettes zeigt als wichtigste Veränderung zunächst starke Zellinfiltration. Vor allem findet sich letztere innerhalb und unmittelbar unter den Leisten (Abb. 44, d). Aber auch in den tieferen Schichten, vor allem um die Gefäße, ist die Rundzellenansammlung beträchtlicher. Die kleinen Gefäße selbst sind stark erweitert (Abb. 44, f und i). Die Zellinfiltration ist selbst in dem Fettgewebe der Subcutis der Fingerbeere deutlich. Zweifellos handelt es sich um ein im Zustande hochgradiger Entzündung befindliches Organ.

Nirgends ist jedoch eine Spur von Eiterung festzustellen. Ebensowenig kann man an irgend einer Stelle eine ungenügende Ernährung konstatieren. Dementsprechend sind auch die elastischen Fasern im allgemeinen normal entwickelt [Abb. 44, h[1])]; nur sind sie (in Orceinpräparaten) auffällig spärlich zwischen den Leisten und unmittelbar unter ihnen.

Die sonstigen, im Gebiet des Nagels vorkommenden Gebilde, z. B. Schweißdrüsen an der Fingerkuppe und in den Nagelwällen sind nicht verändert.

Von allerhöchstem allgemeinen pathologischen Interesse ist das Verhalten der *Nerven*. Die Onychogryphosis muß in diesem Fall mit absoluter Bestimmtheit auf eine Nervenverletzung zurückgeführt werden. Die VIRCHOW-UNNAsche Theorie von der Entstehung der Onychogryphosis durch Verengerung des Nagelbettes infolge von Schuhdruck (vgl. Teil I) versagt hier völlig. Selbst der kühne Versuch UNNAs, seine Theorie für die Onychogryphosis der Hände dadurch zu retten, daß er einen Druck der infolge von Glossy-skin sich retrahierenden Haut der Fingerbeere annimmt, hilft in meinem Falle nicht, da das Nagelbett durchaus nicht verkleinert war, wie exakte Messungen ergaben, und Glossy-skin gar nicht vorlag.

Es wurden nun die großen Nervenstämme der Hand herauspräpariert und an verschiedenen Stellen untersucht; es wurden Kernfärbungen mit Alauncarmin, Färbungen der Markscheiden nach WEIGERT und HELLER, Färbungen der Degenerationen nach MARCHI gemacht, es wurden Quer- und Längsschnitte angelegt. Ich bemerke, daß ich gerade über Degenerationserscheinungen der peripherischen Nerven aus Anlaß meiner Versuche über experimentelle Polyneuritis mercurialis [2]) viel gearbeitet habe und die Technik absolut beherrsche. *Die Nerven erwiesen sich als völlig gesund.* Mein Urteil ist auch von Herrn Privatdozenten Dr. ROTHMANN, der meine Präparate genau durchsah, bestätigt worden.

Es wurden ferner die sensiblen markhaltigen Nervenendigungen in der Fingerhaut nach Präparierung eines kleinen Hautastes nach meiner Nervenfärbungsmethode untersucht.

Besonders genau wurde das Nagelbett nach meiner Methode untersucht. In fast allen Schnitten fanden sich relativ zahlreiche Nerven (Abb. 44, g und g₁). Kleine Stämme konnten ziemlich weit verfolgt werden; zuweilen konnte das Aufsteigen einzelner isolierter Fasern bis in die Leisten beobachtet werden. *Krankheitserscheinungen an den markhaltigen Nerven waren nicht festzustellen.* Die eigentümlichen Degenerationserscheinungen, die GUMPERTZ bei Tabikern und nach experimentellen Ischiadicusdurchschneidungen beim Kaninchen beobachtete, sind nicht vorhanden.

Die in wenigen Worten dargelegten negativen Resultate einer sehr umfangreichen und mühevollen Untersuchungsreihe beweisen natürlich gegen die *nervöse* Theorie gar nichts. Mit meiner Methode sind nur die markhaltigen Nerven darstellbar. Über die marklosen fehlen alle Kenntnisse. Noch wichtiger wäre eine Darstellung für die Gefäßnerven. Hier muß die Forschung der Zukunft einsetzen.

Idiopathische Onychogryphosis.

Die Histopathologie der Onychogryphosis gehört meines Erachtens nach zu den schwierigsten Gebieten der Histologie überhaupt. Zunächst ist es in vorgeschrittenen Fällen nicht oder kaum möglich, vermittels der heute üblichen Untersuchungsmethoden brauchbare Übersichtsschnitte zu erhalten. Die Härte des Nagels ist eine enorme. Will man ihn durch Kalilauge erweichen, so gelingt es wohl leicht, die äußeren Schichten zu durchtrennen und von ihnen brauchbare Präparate zu gewinnen. Läßt man den gryphotischen Nagel so lange in Kalilauge bis auch der Kern weich geworden ist, so ist der größte Teil des Nagels in eine Detritusmasse aufgelöst, vor allem aber der Nagel von seiner Unterlage, dem Polster, aus verhornten, nicht vernagelten Zellen abgelöst. Das Schneiden durch einen Rest des Nagels, die harten Polstermassen, das Nagelbett und den verdickten Knochen ist nur unter Opferung des Mikrotommessers möglich. Viel unangenehmer aber ist noch der Umstand, daß durch die Drehung des wachsenden gryphotischen Nagels (vgl. Abb. 46 und 47) alle Teile aus der gewohnten Lage gerückt werden und Längs- und Querschnitte deshalb ganz verzerrte Bilder geben. Ich werde daher ohne eine Kritik der VIRCHOW-UNNAschen Anschauungen nur meine Präparate beschreiben.

---

[1]) In der Zeichnung konnte nur ein Teil der elastischen Fasern angedeutet werden.
[2]) Verhandlungen der Vereins für innere Medizin. Dtsch. med. Wochenschr. 1895.

In den Abb. 45, 46 und 47, die absichtlich nur skizziert sind, ist der Versuch gemacht, die verschiedenen Stadien der Onychogryphosis zur Darstellung zu bringen. Auch diese Skizzen entsprechen genau von mir angefertigten Präparaten.

Leichte onychogryphotische Verdickung infolge Schuhdrucks.

Die Präparate stammen von einer Zehe (IV), die die bekannten, an dem Fuß fast jedes modernen Menschen vorkommenden Nagelverdickungen zeigte.

Auf einem Querschnitt durch die Nagelmatrix erscheint die Nagelplatte stark verdickt bis 1,92 mm, während die Nagelmatrix und das Nagelbett bis zum Knochen selbst 2,43 mm dick ist. Die Nagelplatte enthält zahlreiche, in Lamellen angeordnete schwarze Einsprengungen, die als lufthaltig anzusehen sind. Das Epithel der an dieser Stelle zapfenlosen Matrix ist normal. Sehr gut ist das Capillarnetz und das Blutgefäßsystem sichtbar. Am meisten fällt an dem Präparat auf, daß die Mitte der Nagelplatte und des dazu gehörenden Nagelbettes durch zwei entsprechende Einknickungen gewissermaßen aus dem Ganzen herausgearbeitet ist. Vom Periost an erhebt sich das ganze Nagelbett wie ein sanft aufsteigender

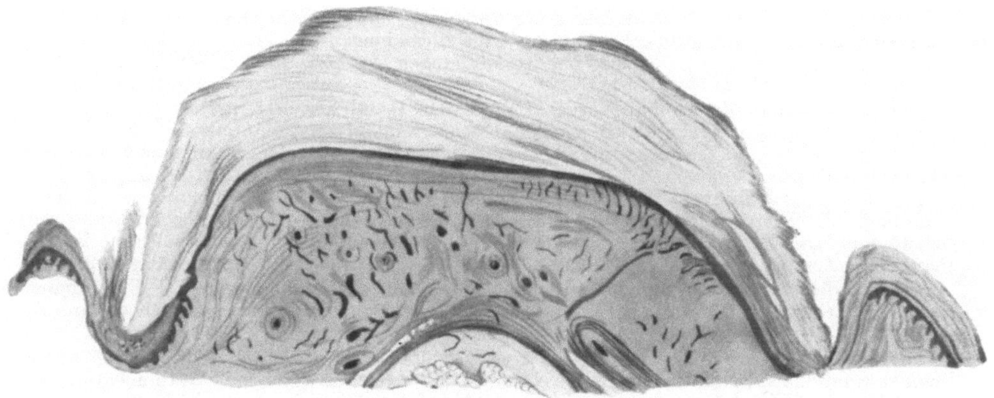

Abb. 45. Schuhdruckdeformität mäßigen Grades.

Hügel nach einer ganz abgerundeten Spitze zu, während normal die Querschnittsfigur einen Halbkreis darstellen müßte.

Diese „Hügelbildung" tritt an einem durch die Mitte des Nagels gelegten Querschnitt eines Falles *stärkerer Schuhdruckdeformität* noch mehr hervor (vgl. Abb. 45). Verfolgt man den Verlauf der Leisten, so kann man das teilweise ganz steile Ansteigen und Abfallen sich deutlich machen. Die eigentliche Nagelplatte ist verdickt, wenn auch in geringerem Maße, als in dem oben erwähnten Fall (0,7 mm). Die ganz abnorm stark gekrümmte Nagelplatte bedeckt ein halbkugeliges Zwischengewebe (Polster), das aus mehr oder weniger verhornten, aber nicht onychinhaltigen Zellen besteht. Seine Dicke beträgt bis 2 mm. In diesem Gewebe liegen Hohlräume, die durchscheinende, sich schwach mit Alauncarmin färbende runde Gebilde enthalten. Färbungen nach GRAM, die zuerst von P. ERNST für das Stadium der pathologischen Verhornung verwendet wurden, zeigen, daß die Polstermassen mäßig reich an Elementen sind, die durch ihre blaue Färbung ihre mangelhafte Verhornung anzeigen.

Vom Nagelbett sind Leisten und Epithelzapfen gegen die Norm etwas vergrößert (0,2 mm). Ein Stratum granulosum ist nirgends vorhanden. Da, wo das Nagelbett die Spitze des Hügels bildet, finden sich auffallend stark entwickelte Gefäße. An der allmählich abnehmenden Färbung kann man den Übergang von den Zellen des Rete zu den verhornten Zellen des Polstergewebes verfolgen. Es geht aus allen Schnitten hervor, daß das ganze Polster eine Produktion der Zellen des Nagelbettes ist.

Das Bindegewebe des Nagelbettes ist nicht merklich verändert, nur die Gefäße sind zweifellos vergrößert und prall mit Blut gefüllt (Druck?). Die Capillarnetze treten auffallend deutlich hervor. Die elastischen Fasern (Orceinfärbung) waren distinkt gefärbt.

Sehr bemerkenswert ist, daß auch der Knochen in den Prozeß mit hineingezogen ist. Der Spitze des Hügels entsprechend tritt auch eine Knochenlamelle etwas exostotisch hervor.

Mittelstarke Onychogryphosis.

Die Präparate stammen von einer Leiche, deren sämtliche Zehennägel in etwa 3—4 cm lange hornartige Gebilde umgewandelt waren. Querschnitte durch das Nagelbett geben eigentlich nur einen höheren Grad der soeben geschilderten Veränderung (vgl. Abb. 46).

Betrachten wir das Nagelbett ohne die Hornteile auf Querschnitten. Die seitlichen Falze sind dadurch stark vertieft, daß die beiden seitlichen Nagelwälle senkrecht emporgerichtet sind. Die Tiefe von der Spitze des seitlichen Nagelwalls bis auf den Grund des Nagelbettes beträgt 3,85 mm. Die Entfernung von dem Grund eines Nagelfalzes bis zum Grund der anderen beträgt 3,5 mm. Auf dieser Grundlinie erhebt sich wieder eine das Nagelbett darstellende Erhebung von etwa 3,7 mm Höhe und 3,9 mm Breite. Für diese, einem oben abgeflachten Gebirgskamm (Tafelberg) ähnliche Erhebung bildet eine breite Knochenleiste die Basis. Man gewinnt die Überzeugung, daß das Wachstum und die Wachstumsrichtung von Knochen und Nagelbett sich einander angepaßt haben. Über das Verhalten der Kerne und elastischen Fasern des Nagelbettes wird weiter unten bei der Beschreibung der anatomischen Verhältnisse des stärksten Grades von Onychogryphosis berichtet werden. Von Interesse ist, festzustellen, daß eine wesentliche Vergrößerung der Leisten, wie sie bei

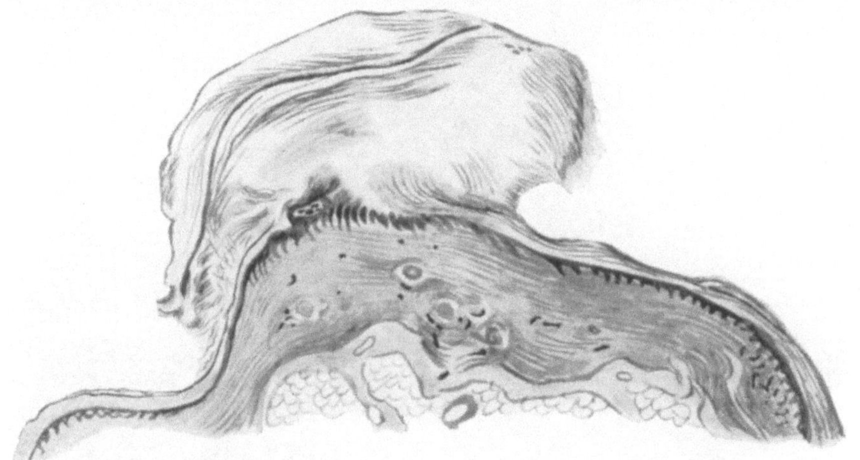

Abb. 46. Schuhdruckdeformität, Onychogryphosis mittleren Grades.

der Onychogryphosis der Fingernägel infolge von Nervenverletzung beobachtet wurde, *nicht* besteht. Der Unterschied zeigt sich schon dadurch, daß bei Ablösung des gryphotischen Nagels das ganze Rete an dem Nagel bleibt, während die tief in das Corium des Nagelbettes eindringenden und sich in dem letzteren verzweigenden Epithelleisten des gryphotischen Fingernagels, mit dem Nagelbett auch nach Ablösung der Nagelplatte in Verbindung bleiben, ja auch das Stratum corneum festhalten.

Die Horngebilde erfordern, im Querschnitt betrachtet, eine ausführlichere Beschreibung. Aus der Tiefe der seitlichen Falze wuchern Massen nur teilweise verhornter Zellen hervor, die den Hohlraum zwischen dem Nagelwall und der gryphotischen Nagelplatte auszufüllen bestimmt sind. Die Nagelplatte (sit venia verbo für ein Krallengebilde) zieht aus der Tiefe des Falzes als eine an einzelnen Stellen 0,7—1,4 mm dicke, an den medianen Rändern vielfach usurierte Platte nach aufwärts. Da der ganze Nagel ein schräg nach oben und aufwärts gerichtetes Horn darstellt, so kann ein senkrecht zur Fingerachse das Nagelbett durchschneidender Schnitt nicht den die beiden aufwärts gehenden Teile der Nagelplatte verbindenden Abschnitt zeigen. Der ganze Raum zwischen den aufwärts gehenden Teilen der Nagelplatte wird ausgefüllt durch Hornmassen, die vom Nagelbett produziert sind. Diese Bildung scheint *parakeratotisch*, also ohne Stratum granulosum vor sich zu gehen. Die Hornmassen zeigen die bereits wiederholt geschilderten färberischen Eigentümlichkeiten; schwache unregelmäßige Färbung mit Alauncarmin, teilweise Färbung nach der GRAMschen Methode. Unmittelbar über der höchsten Spitze des Nagelbettes liegen eigentümlich geschichtete, hyalin durchscheinende Massen von halbkugeligen Gebilden. Zweifellos handelt es sich um Zellkonglomerate, die auf einer niedrigen Verhornungsstufe stehen geblieben sind. Solche hyaline Kugeln sind auch in anderen Bezirken des Hornkegels vorhanden. Epithelperlen, wie sie bei dem Ekzem und der Onychogryphosis der Fingernägel nach Nervenverletzungen beschrieben sind, finden sich nicht.

Onychogryphosis stärksten Grades.

Die Präparate stammen von einem sehr stark gryphotisch verändertem Großzehennagel (vgl. Abb. 47). Vollständige Übersichtsbilder herzustellen ist unmöglich, da die Nägel selbst so hart werden, daß ein Schneiden größerer Strecken mißlingt. Querschnitte durch das Nagelbett zeigen das Wesentlichste.

Zunächst fällt der völlig veränderte Knochenquerschnitt auf. Er gleicht einem ungefähr gleichschenkligen Dreieck, dessen Spitze, nach oben gerichtet, der höchsten Stelle des Nagelbettes entspricht. Das eigentliche Knochengewebe ist stark entwickelt. Das Nagelbett ist zu einem, einem Vulkan gleichenden, oben abgestumpften Kegel geworden, dessen Basis über 2 mm unter der Spitze des seitlichen Nagelwalls liegt. Der Kegel steigt von dieser Basis 4,9 mm in die Höhe. Seine abgestumpfte Spitze ist im Querschnitt noch 1,7 mm breit. In die Gruben, die durch die seitlichen Nagelwälle und das kegelförmig ansteigende Nagelbett gebildet werden, greifen die hornartigen Ausläufer des gryphotischen Nagels ein. Das

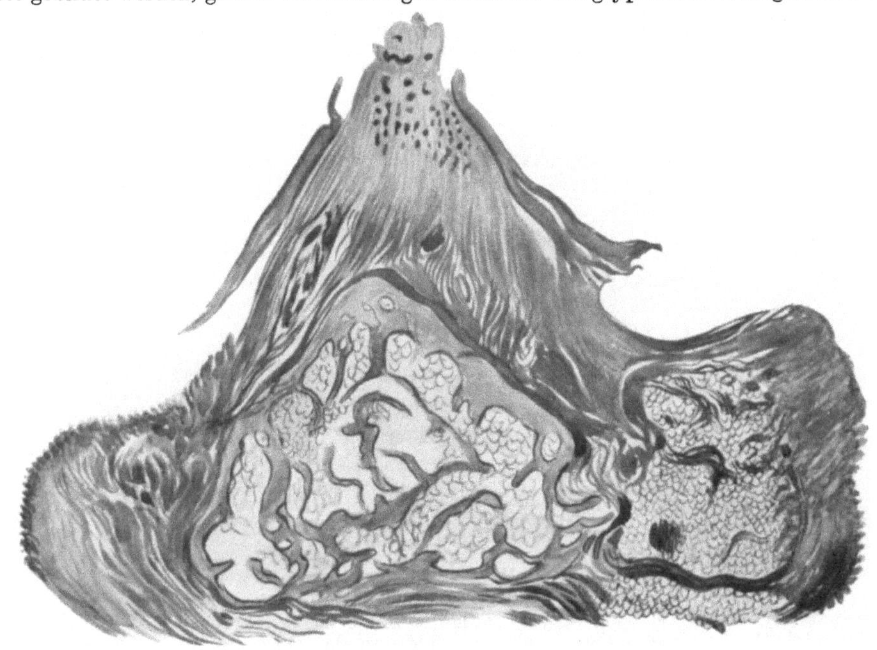

Abb. 47. Onychogryphosis stärksten Grades.

Nagelbett bildet nur ganz niedrige, wenig ausgebildete Leisten, deren Höhe im Querschnitt 0,13 mm beträgt. Dagegen ist das Gefäßsystem ganz ungewöhnlich ausgebildet. Ein dichtes Netz von Gefäßen, deren Wände 0,18—0,1 mm dick sind, durchzieht den ganzen Kegel (vgl. Abb. 47). Da durch die Formalininjektion der Leiche und die nachfolgende Härtung in Müller die Blutkörperchen in den Gefäßen (Venen) erhalten sind, ist die Erkennung der ganzen Ausdehnung des Gefäßsystems leicht. Die Entwicklung der Blutgefäße läßt den regen Stoffwechsel, der bei der Onychauxis vorgeht, ahnen.

Auf dünnen Schnitten, die allein quer durch das abgelöste Nagelbett (Paraffineinbettung) gelegt sind, kann man eine sehr mäßige Vermehrung der Kerne um die Gefäße feststellen. Eine Rundzelleninfiltration, wie sie bei der nach Nervenverletzung entstandenen Onychogryphosis des Nagelbettes beobachtet wurde, ist nicht vorhanden.

Der gryphotische Nagel selbst besteht nur zum kleinsten Teil aus onychinhaltiger Substanz. Ich habe von einem Elfenbeinarbeiter mit einer Doppellaubsäge einen dünnen Sägeschnitt herstellen und denselben auf Schmirgelpapier fein schleifen lassen. Es zeigte sich, daß nur die äußere Schale des Nagels aus eigentlicher Nagelsubstanz besteht, während die übrige zur Gryphose Veranlassung gebende Masse aus mehr oder weniger verhornten, relativ weichen Massen sich zusammensetzt. Diese Masse ist so bröcklig, daß der Versuch ausgeschlossen erscheint, aus ihr, wie aus Horn oder Knochen, irgend einen Gegenstand drechseln zu wollen. Trotzdem kann man an diesem, *ohne Anwendung* irgendwelcher chemischen Substanzen hergestellten Nagelschliff erkennen, daß bei der Onychogryphosis auch eine wirkliche Onychauxis vorliegt. Die Dicke der Nagelplatte schwankt zwischen 1,2 mm bis 1,5 mm gegen normal 0,63—0,65 mm. Behandelt man Schnitte der Nagelsubstanz nach GRAM oder mit Pikrocarmin nach vorhergehender Anwendung von Kalilauge, so sieht man, daß ein großer Teil der anscheinend ganz vernagelten Zellen nicht nur nicht onychinhaltig, sondern sogar nicht einmal ganz vollständig verhornt ist, da er die Blaufärbung (GRAM) resp. Carminrotfärbung annimmt. Selbstverständlich sind die dem Nagelbett am nächsten liegenden als die jüngsten Schichten am reichsten an solchen unfertigen Nagelzellen. Ganz fehlen diese mangelhaft vernagelten Zellen aber in keiner Schicht des gryphotischen Nagels. Sie unterscheiden ihn dadurch von dem normalen.

Diagnose.

Die Diagnose der Onychogryphosis ist leicht, schwierig ist zuweilen die Ätiologie. Nicht daß eine Onychogryphosis vorliegt, ist zu erkennen, sondern welche spezielle Ursache die letztere hervorgerufen hat. Erst nach Ausschließung aller Noxen darf man sich mit der Annahme einer idiopathischen Onychogryphosis begnügen. Die ätiologischen Momente, die für die Onychogryphosis in Frage kommen, sind auf Seite 91 aufgeführt. In beginnenden und wenig ausgesprochenen Fällen ist die Differentialdiagnose gegenüber „Eczema unguium" nicht möglich.

Als Beweis, wie schwer die Unterscheidung zwischen Onychogryphosis und Nagelekzem werden kann, sei eine von SHOEMAKER zitierte Beobachtung RICKETTS angeführt:

32 jährige Frau, Deutsch-Amerikanerin, vor einem Jahr schmaler farbloser Fleck auf Zeigefingernagel; langsam der ganze Nagel und die übrigen Nägel ähnlich affiziert, Nagelwälle hypertrophisch, kongestioniert, etwas schmerzhaft. Nägel verdickt, sehr hart, wachsen in die Höhe, so daß Federmesser ohne Schmerzen bis zur Wurzel geführt werden kann. Jeder Nagel bildet eine Halbkugel, die nur mit dem hinteren Ende im Nagelfalz befestigt ist. Keine Zeichen von Syphilis.

Therapie.

Die Onychogryphosis der Nägel wird am besten symptomatisch behandelt. Mit starken Knochenscheren nach vorangegangenen erweichenden Bädern (mit Zusatz von Soda, Pottasche, Seife) schneide man die Hornmassen ab und feile den Rest glatt. Im allgemeinen löst sich der auf dem konischen Nagelbett sitzende flaschenförmig ausgehöhlte Nagel sehr leicht vom Nagelbett. Das Nagelbett selbst umwickle man mit Streifen von Teer oder Salicyl enthaltenden Kautschukpflastern. Sehr gut haben sich mir die Beiersdorfschen Präparate bewährt. Der Prozentsatz an Medikamenten ist sicher nicht von großer Bedeutung (Teer 10—20⁰/₀, Salicyl bis 40⁰/₀), viel wichtiger ist die feste Umwicklung mit dem die Vertrocknung verhindernden undurchlässigen Stoff, sowie die Wirkung der dauernden Kompression auf die stets enorm erweiterten Blutgefäße. An den Fußnägeln wird man die Therapie wohl seltener anwenden als an den Fingernägeln. SCHWIMMER (Realenzyklopädie) rühmt noch lokale oder allgemeine Schwefelbäder und lokale Anwendung von Emplastrum spermaceti und Unguentum emolliens. Unrichtig erscheint mir chirurgische Radikalbehandlung. Die Entfernung der Nagelplatte hilft nur palliativ, da die erkrankte Matrix und das pathologisch veränderte Nagelbett stets wieder einen mißgestalteten Nagel erzeugen werden. Die gänzliche Zerstörung der Anhangsgebilde des Nagels (gleichviel ob durch Exstirpation oder durch thermische Kauterisation) hat aber für den Kranken einen Zustand im Gefolge, der weit lästiger ist, als die Onychogryphosis selbst. Für die Fingernägel verbieten schon kosmetische Gründe die Totalexstirpation. Finger ohne Nägel entstellen die Hand ungemein. Dazu kommt, daß der geringste Rest von übrig bleibender Nagelmatrix oder Nagelbett Nagel- oder Hornrudimente produziert, die dem Kranken sehr lästig werden. Ich habe zufällig zwei Kranke beobachtet, denen die Großzehennägel mit Matrix und Bett von den hervorragendsten Chirurgen wegen eingewachsener Nägel total

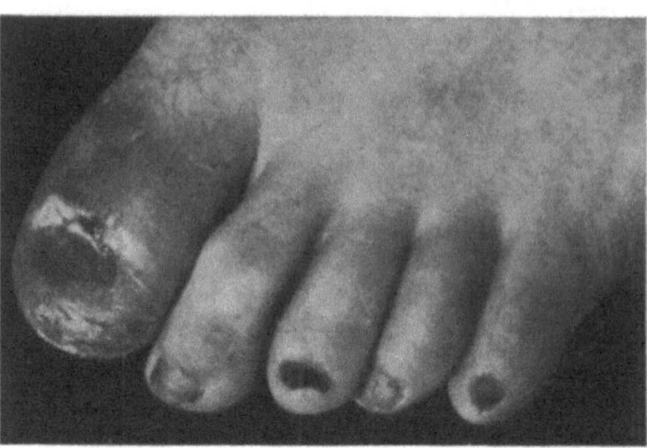

exstirpiert waren. In dem einen Fall war viermal, in dem anderen dreimal operiert worden. In dem einen Fall wuchs ein deformierter Nagel aus einem Matrixrest heraus, in dem anderen bildeten sich wieder und wieder neue Hornrudimente in der dünnen, die Nagelphalanx bedeckenden Narbenhaut. Diese Patientin zeigte übrigens auch, wie ein fehlender Großzehennagel einen Fuß fast unbrauchbar machen kann. Unbedeutende Verletzungen (Stöße, Fußtritte), die bei normalen Füßen keine Folgen haben, ver-

Abb. 48. Operation des Großzehennagels wegen Onychogryphosis.

ursachen sehr starke Schmerzen und schwer heilende Verletzungen. Wenn unter Umständen eitrige Prozesse bei Unguis incarnatus die Totalexstirpation indizieren, so sind diese Gründe bei der Onychogryphosis nicht stichhaltig.

Vielleicht kann in seltenen Fällen an der Großzehe die Lefèbresche Radikaloperation (vgl. Eingewachsener Nagel) nützlich sein.

Morphologische Nagelveränderungen, die mangels einer exakten Diagnose zur Zeit als idiopathische Nagelerkrankungen angesehen werden müssen.

Unter dieser etwas langen Bezeichnung müssen eine erhebliche Anzahl von Nagelerkrankungen gemeinsam behandelt werden, die eine exakte Diagnose bei dem Stand unserer Kenntnisse nicht zulassen. Da nur in Ausnahmefällen Nagelkranke Jahre und Jahrzehnte von einem interessevollen Fachmann beobachtet werden können, sind wir in bezug auf die Vergangenheit auf unklare Angaben, in bezug auf die Entstehung meist auf Vermutungen angewiesen, die nur selten durch die spätere Beobachtung auf ihre Richtigkeit geprüft werden können. Ich stehe auf dem Standpunkt: Für die Diagnose ist in erster Linie die Krankheit des Organismus, in zweiter Linie die Krankheit der Haut, in dritter die Krankheit des Nagelorgans maßgebend. Im letzten Falle *allein* handelt es sich um eine idiopathische Nagelerkrankung, eine Diagnose, die fällt, wenn eine Erkrankung übergeordneten Charakters nachgewiesen wird. Es muß natürlich sich um Zusammenhänge handeln, die pathogenetisch (anatomisch, bakteriologisch, therapeutisch effektiv) oder statistisch erweisbar sind[1]).

Die Reihenfolge soll so gewählt werden, daß zuerst die Affektionen behandelt werden, die eigentlich nur Symptome, keine Krankheitsentitäten sind.

Ausfall und Ablösung der Nagelplatte.
Onychomadesis. Onycholysis.

Der anscheinend so einfache Vorgang der Ablösung und des Ausfalls der Nagelplatte ist in Wahrheit so kompliziert, daß ein Teil der in der Literatur niedergelegten Fälle durch Verwechslung ganz verschiedener Prozesse für die wissenschaftliche Verwertung wertlos ist. Zunächst ist zu unterscheiden der idiopathische primäre und der sekundäre Prozeß. Eiterungen, Blutungen,

[1]) Es sind Gründe vorhanden, zu dieser Gruppe auch die Onychogryphosis zu rechnen. Weil aber diese Affektion in ausgesprochenen Fällen doch eine wohl charakteristische Krankheit darstellt, habe ich sie besonders behandelt.

Entzündungen aller Art können die Verbindung der Nagelplatte mit Nagelbett und Nagelmatrix lösen und zu einem Nagelabfall führen. Alle diese sekundären Vorgänge sind bei den betreffenden Grundleiden behandelt. Es gibt aber recht zahlreiche Fälle, in denen ohne, d. h. natürlich ohne bekannte Grunderkrankung die völlig normale Nagelplatte sich von dem Nagelbett löst. Der Prozeß schreitet von der Peripherie, vom freien Rande des Nagels nach dem Zentrum, d. h. nach der Nagelwurzel zu vor. Es kommt bei ihm nicht zu einem eigentlichen Nagelabfall; der gelöste Teil des Nagels bleibt an Ort und Stelle oder verfällt der Schere. Diesen und nur diesen Prozeß nenne ich Onycholysis. Es kann sich um *Onycholysis partialis* und *totalis* handeln. Die Onycholysis kann ein einmal auftretender, kurze oder längere Zeit bleibender, dann heilender Zustand sein oder ein sich in bestimmten Zeiträumen wiederholendes Krankheitsbild darstellen; *Onycholysis intermittens.*

Es kann aber auch zu einem verhältnismäßig schnell auftretenden Lösungsprozeß der Nägel kommen, der dann z. B. bei einem ganz leichten Trauma zum Ausfall oder besser Abfall der Nägel führt. Diesen Prozeß nenne ich *Onychomadesis.*

Μάδησις bedeutet bei Hippokrates Ausfall, z. B. *τῶν τριχῶν* Haarausfall. Der Ausdruck Onychomadesis erscheint mir daher prägnant. Die Termini Alopecia unguium und Defluvium unguium sind sinnwidrig. Eine Fuchskrankheit, *ἀλώπηξ*, d. h. Räude kommt ebensowenig in Frage wie ein „Abströmen" der Nägel. Auch Onychoptosis bezeichnet nicht die charakterisierten Vorgänge, da Ptosis einen Fall bedeutet, der eine Verschiebung eines Organs von einer Stelle des Körpers nach einer anderen, eine Senkung, zur Folge hat (Enteroptosis).

Onychomadesis, totaler Nagelabfall.

In dem Schrifttum der früheren Jahre finden sich einige Fälle der Onychomadesis, denen aber große Skepsis entgegengebracht werden muß, nach seelischen Erregungen und nach Gewittern (Blitzeinwirkungen).

Nach einer Beobachtung KANNEGIESSERs geriet ein Schneider in furchtbare Aufregung, weil er Spuren des Teufels gesehen zu haben glaubte (KANNEGIESSERs Arbeit stammt aus dem Jahre 1744). Der Patient war „wie gelähmt". Einige Tage später ging die Haut der Hände mit den Nägeln wie Handschuhe ab. (Chirotecas unguibus ornatas attulit.) PATER sah (1591) bei dem Sohn eines Arztes Abstoßung großer Hautfetzen, verbunden mit Ausfall der Zähne und der Nägel. RAYER (zitiert bei FRANZ) erwähnt gleichfalls einen Fall, in dem die Haut der Hände mit den Nägeln handschuhförmig abgestoßen wurde. Nach einem halben Jahr waren die Nägel wieder gewachsen. Man darf wohl annehmen, daß die Autoren eine vorangegangene Krankheit (Scharlach?) übersehen haben. Zweifelhaft muß es bleiben, ob in drei Fällen, in denen der Nagelausfall nach *Gewittern* auftrat, der ausschlaggebende ätiologische Faktor in der psychischen Alteration oder in der Wirkung gewisser beim Gewitter erzeugter hochgespannter elektrischer Ströme und bestimmter Strahlen zu suchen ist.

FRANZ ARAGO erzählt in einem nachgelassenen Werke, „Le Tonerre", daß der II. Offizier eines Kriegsschiffes durch einen das Schiff treffenden Blitzstrahl ganz leichte Verletzungen am Kopf erlitt. Schon am nächsten Tage bemerkte er beim Rasieren, daß die Barthaare gewissermaßen dem Messer auswichen. Nach und nach gingen Kopf-, Bart-, Schamhaare, Augenlider und Augenwimpern aus. Später fielen die Nägel der Finger gänzlich ab, während die Zehennägel unverändert blieben. COOPER TODD (zitiert bei KAPOSI) sah einmal nach Blitzstrahl Verlust der Haare und Nägel. TYSON berichtet von einem 44jährigen Seiler, der im Freien geschlafen hatte und durch einen plötzlichen Donner aufgeweckt wurde. 2—3 Tage später stellte der Kranke Ausfall der Haare fest. Innerhalb von zwei Wochen gingen alle Körperhaare und die Nägel der großen Zehe und der Daumen aus. Sieben Jahre darauf waren die Haare noch nicht wieder gewachsen.

Ganz ähnlich ist eine Beobachtung FOLEYs. Einem Manne fielen, nachdem er ein Unwetter in der Hudson-Bay durchgemacht hatte, die Haare und Nägel aus. Kein Mittel zur Heilung blieb unversucht. Leider geht aus dem Referat SHOEMAKERs — die Originalarbeit FOLEYs war mir nicht zugänglich — nicht hervor, ob ein Blitz das Schiff resp. den Patienten selbst getroffen hat.

Der Zeitpunkt des Nagelausfalls in dem Falle ARAGOS, die eigentümliche Beschränkung der Alopecia unguealis auf die großen Zehen und Daumen im Falle TYSONS beweist, daß an direkte lokale traumatische Schädigungen durch den Blitzstrahl nicht zu denken ist.

Sehr merkwürdig ist diesen Berichten gegenüber die Tatsache, daß im Weltkriege, in dem viele Millionen Menschen den denkbar größten seelischen Erschütterungen ausgesetzt gewesen sind, Beobachtungen über Nagelabfall nicht gemacht wurden (soweit bekannt). Auch die Röntgenbestrahlung hat nie zu einem plötzlichen Abfall der Nägel, sehr häufig dagegen zur Schädigung geführt (vgl. Röntgenschädigungen).

Ein Teil der Fälle erklärt sich wohl durch lokale und Allgemeinkrankheiten (Tabes, vgl. das Kapitel), ein anderer Teil dürfte irgend einen, jetzt nicht mehr erkennbaren Beobachtungsfehler enthalten.

Ob man zwei von THIBIERGE unter der Bezeichnung Sidération unguéale (Phlebitis, Absterben der Nägel) beschriebenen Fälle hier anführen soll, ist fraglich. I. 32 jähriger, vor zwei Jahren mit Syphilis infizierter Mann, zur Zeit keine Luessymptome. Nägel weniger transparent als früher, dunkelgelb, stark gekrümmt, zeigen keine Spur von Wachstum. Abfall noch nicht beobachtet. II. In dem anderen ähnlich verlaufenden Fall fielen die Nägel ab und wurden durch normal nachwachsende ersetzt. Der Arrêt de croissance war also nur scheinbar. Der Einfluß der Syphilis ist schwer abzuschätzen. THIBIERGE legt den Nachdruck auf das mangelhafte Wachstum der Nägel.

Onychomadesis intermittens seu recidivans.

Unter dieser Bezeichnung sollen die früher „idiopathischer Nagelwechsel" genannten Beobachtungen zusammengefaßt werden. Ein Fall, in dem die Nägel zu bestimmten Zeiten regelmäßig abgestoßen wurden, wie etwa die Hirsche ihr Geweih abstoßen, ist nicht bekannt.

Meist handelt es sich um die Großzehennägel. HILBERT konstatierte an seiner großen rechten Zehe fünfmal, an der linken viermal Nagelwechsel. Zuerst wurden im September 1880 die Nägel lose und fielen nach einigen Wochen ab. Unter dem alten Nagel hatte sich bereits neuer gebildet. HILBERT schob diesen Nagelwechsel auf Überanstrengungen bei einer Hochgebirgstour. Im September 1881, 1882, 1883 trat jedoch derselbe Nagelwechsel ein, 1884 fiel nur der Nagel der rechten Zehe ab. POUGET erwähnt, daß PITRES an sich selbst 12 Jahre hindurch Abfall der Nägel der großen Zehe beobachtet habe. Die Originalmitteilung PITRES konnte ich leider nicht auffinden. Mit Rücksicht auf die Häufigkeit des Nagelabfalls bei der Tabes (vgl. den Abschnitt) wird eine exakte Untersuchung des Nervensystems in solchen Fällen sehr zweckmäßig sein. ·

Ich selbst stellte an meinem rechten Großzehennagel einen bereits dreimal erfolgten partiellen Abfall des stark ekzematös deformierten Nagels fest. Alle irgendwie in Frage kommenden Noxen (insbesondere mir bekannte größere Traumen, Gicht, Arteriosklerose) möchte ich ausschließen. Die Affektion wurde durch einen einige Stunden dauernden, sehr intensiven Schmerz eingeleitet, machte morgens vorübergehend Symptome aktiver Hyperämie (subjektives Hitzegefühl, starkes Klopfen, intensive Rötung der Nagelwälle) und führte in ganz unregelmäßigen Intervallen von 1—5 Jahren zur Ablösung von etwa $^2/_3$ der Nagelplatte. Die Platte war wohl etwas arrodiert, hatte aber ihren Zusammenhang als starres, ja verdicktes Horngebilde völlig gewahrt.

Weitere Beobachtungen müssen auf diesem bisher fast unerforschtem Gebiete Klarheit schaffen.

Unklar wird durch das Vorhandensein der Syphilis ein sonst recht wichtiger Fall MONTGOMERYs:

Es handelte sich um einen aus Frankreich gebürtigen Gärtner, in dessen Familie wiederholt ähnliche Krankheiten vorgekommen sein sollen.

Der Kranke hatte vor zwei Jahren Lues akquiriert; die Syphilis hatte jedoch keinen Einfluß auf die bereits vorher vorhandene Erkrankung. Der Patient gab an, daß 1—2 Nägel stets abgefallen seien; 1—2 erkrankten alle 7—8 Monate. Die Nägel werden immer trüber, gelbweiß, beginnen stets vom Nagelbett von hinten nach vorn sich zu lösen und fallen schließlich ab. Nach dem Abfall wächst in 3—8 Monaten ein neuer, ganz normaler nach. Alle subjektiven Symptome fehlten. Der Kranke gab an, daß, wenn der Daumennagel der einen Hand abgefallen war, der kleine Fingernagel derselben Hand sich abzulösen begann. In ähnlicher Beziehung standen Ring- und Zeigefinger. MONTGOMERY konnte die einzelnen Stadien des Prozesses feststellen. Alle nur in Frage kommenden Krankheiten der Haut und des Gesamtorganismus sind ausgeschlossen.

Onychomadesis simplex und intermittens et recidivans kommt *symptomatisch* öfter vor, z. B. sah L. FÜRST das Phänomen bei einem Kinde, bei dem tetanische Krämpfe vorangegangen waren; DUHRING beschreibt dreimaligen Nagelwechsel bei einem an Epidermolysis bullosa leidenden jungen Mann; TROISFONTAINE beobachtete sogar viermaligen Nagelwechsel, verbunden mit stets neuen Schüben von Alopecia areata; SEGAY und ARNOZAN sahen Nagelabfall und Alopecia areata barbae et dorsi digitorum (vgl. Alopecia und Nagelerkrankungen, S. 73).

Es muß aber bei diesen Fällen stets die Frage aufgeworfen werden, ob eigentlich wirklich eine besondere Krankheit vorliegt, ob nicht der wiederholte Nagelabfall nur ein Symptom eines Rezidivs (Forme fruste) der Grundkrankheit gewesen ist (z. B. FÜRSTs Fall vorangegangener Tetanie, vgl. endokrine Störungen).

Onycholysis.

Die Onycholysis, „Décollement de l'ongle" der Franzosen, „Separation of the nails from bed" der Engländer ist als Symptom so häufig, daß WHITE unter 485 Nagelerkrankungen 141 Onycholysen feststellte (24 bei Ekzem, 15 bei Trauma, 21 bei Panaritien, 37 bei Psoriasis, 11 bei Syphilis usw.). Diese Berechnung gibt zu geringe Zahlen. Alle Prozesse, die sich auf dem Nagelbett abspielen und die die Produktion eines neuen Gewebes oder die Absonderung einer pathologischen Flüssigkeit zur Folge haben, führen zur Lösung der Nagelplatte vom Bett. Diese Trennung bleibt auch bestehen, wenn die Platte mit der Zwischensubstanz, die Zwischensubstanz mit dem Bett noch zusammenhängt, weil alle die Beziehungen, die die transparente Platte zu dem Nagelbett hat, mit deren optischen und trophischen Folgen aufgehoben sind. Es ist zwecklos alle Möglichkeiten, die zu der symptomatischen Onycholysis führen, aufzuzählen.

Eine *Onycholysis idiopathica partialis und totalis* nehme ich *nur* da an, wo das gleichzeitige Bestehen ätiologisch wichtiger lokaler oder allgemeiner Erkrankungen ausgeschlossen werden kann. Unter Allgemeinerkrankungen verstehe ich Affektionen des Nervensystems, der endokrinen Drüsen, des Stoffwechsels. Allgemeinstörungen, die mehr eine konstitutionelle Schwäche darstellen, erfahrungsgemäß aber nicht in ätiologischem Zusammenhang mit Nagelerkrankungen stehen, z. B. leichte Grade von Chlorosen, berechtigen heute *noch* nicht von einer symptomatischen Onycholysis zu sprechen.

Die Zahl der reinen Fälle ist nicht sehr groß, wenn man nur die Nagelaffektionen berücksichtigt, bei denen auf dem Nagelbett sich *keine* pathologischen Vorgänge, abgesehen von einer ganz leichten Schuppenbildung, abspielen. Während bei der Hyperkeratosis subungualis ein festes Horngewebe auf dem Nagelbett die Platte, die völlig fest bleibt, hebt, ist bei der Onycholysis die Nagelplatte abgehoben und liegt frei auf dem Nagelbett. Der Zwischenraum ist von kleinen, feinen, leicht entfernbaren Hornschüppchen und Schmutzpartikeln ausgefüllt. Bei gut gepflegten Nägeln bedingt die zwischen Platten und Bett liegende Luftschicht durch totale Reflexion des Lichtes, daß der gelöste Teil der Platte weißgelb sich von dem normal befestigten rosarötlich erscheinenden hinteren Teil abhebt.

Ich habe die Affektion zuerst 1900 genauer beschrieben. EDDOWS hat sie als „Separation of the nails" (RADCLIFF CROCKERS Lehrbuch) vielleicht vorher beobachtet, ohne daß die Aufmerksamkeit auf diese Erkrankung hingelenkt wurde. Von den von DUBREUILH und FRÈCHE veröffentlichen sieben Beobachtungen von Décollement des ongles entspricht nur eine (57 jährige Köchin an Epitheliom der Vulva operiert) dem von mir aufgestellten Krankheitstypus. WHITE gibt an, fünf Fälle von „Separation of the nails" gesehen zu haben, erblickt aber wohl in der Onycholysis keine besondere Krankheit. Ich habe über zehn eigene Fälle genauere Notizen.

Haut- und Allgemeinerkrankungen wurden stets ausgeschlossen (immer Untersuchung auf Trichophytie). Es handelte sich um 4 Männer (Rechtsanwalt, Assessor, 2 Kaufleute) und 6 Frauen (1 junge Baronesse, 1 Verkäuferin, 3 Hausfrauen, 1 Wirtschafterin) im Alter von 14—49 Jahren. Bei den jugendlichen weiblichen Patientinnen konnte von Chlorose gesprochen werden, die übrigen Frauen und Männer waren durchaus gesund. Hyperidrosis der Hände bestand in 7 Fällen, war aber in 3 nicht vorhanden. Der 40 jährige Rechtsanwalt litt an Alopecia praematura, eine 47 jährige Wirtschafterin hatte auffallend dünnes Haar. Ich ziehe aus diesen Tatsachen keine Schlüsse. Äußere Noxen (Einwirkung von Sodalösung bei hauswirtschaftlicher Betätigung) können keine Rolle spielen, da meine 4 männlichen Kranken Geistesarbeiter in guter bürgerlicher Lebensstellung waren.

Die Nagelablösung beginnt stets am freien Rande und schreitet nach dem hinteren Nagelwall zu fort. Dies Fortschreiten kann fast gleichmäßig auf allen Nägeln erfolgen (Dermatol. Zeitschr. Bd. VIII, H. 3). Eine Messung ergab bei einer 21 jährigen Verkäuferin folgende Zahlen in mm. Die erste Zahl bedeutet die Länge des festhaftenden, die zweite die des gelösten Nagelteils.

<table>
<tr><td colspan="2">R e c h t e   H a n d</td><td colspan="2">L i n k e   H a n d</td></tr>
<tr><td>I = 6 + 14 mm</td><td></td><td>I = 7 + 12 mm</td><td></td></tr>
<tr><td>II = 6 + 10</td><td>„</td><td>II = 7 + 10</td><td>„</td></tr>
<tr><td>III = 5 + 12</td><td>„</td><td>III = 6 + 10</td><td>„</td></tr>
<tr><td>IV = 5 + 11</td><td>„</td><td>IV = 4 + 10</td><td>„</td></tr>
<tr><td>V = 4 + 9</td><td>„</td><td>V = 5 + 7</td><td>„</td></tr>
</table>

In zwei weiteren Fällen bestand die gleiche, ich möchte sagen, symmetrische Ausbildung der Onycholyse; in vier anderen aber waren die abgelösten Partien nicht nur verschieden groß, sondern bildeten auch nach hinten zu eine ganz unregelmäßige Abschlußlinie. (Diese Tatsachen sind gegenüber der Aufstellung „zentraler" Theorien wichtig.) Ein bestimmter Typus der Erkrankung läßt sich, trotzdem eine Anzahl von Kranken die Reihenfolge der Affektion der einzelnen Finger genau angeben, nicht aufstellen. Die Fußnägel waren im allgemeinen *nicht* in den Prozeß hineingezogen. Genaueres läßt sich nicht aussagen, da die bekannten Schuhdruckdeformitäten so subtile Krankheitsbilder, wie die idiopathische partielle Onycholysis, durch sekundäre Prozesse verursachen.

Bei einem 36 jährigen Kaufmann aus den Oststaaten bestand auf einzelnen Nägeln eine feine Tüpfelung, die an Ekzem erinnerte; andere Symptome von Ekzem waren nicht festzustellen. Gewisse Veränderungen an der gelösten Nagelplatte sind als sekundär anzusehen, z. B. Abbrechen der Platten, Riffelung und Zähnelung des übrig gebliebenen Nagelrestes usw.

Interessant ist die Tatsache, daß bei einer 26 jährigen Hausfrau rechts und links, also *völlig symmetrisch*, die Nägel II, III, IV erkrankten, I und V gesund waren. Die beiden III. sollen seit frühester Kindheit eine (angeborene) Verbildung gezeigt haben. Angeblich soll an der linken Hand die Erkrankung durch eine lange Zeit vorher erfolgte Quetschung entstanden sein. Hyperidrose bestand. Der Fall ist bemerkenswert durch die Häufung ätiologischer Noxen.

Die Therapie ist die des Ekzems. Röntgen wurde bei einem meiner Kranken in einem Krankenhaus vergeblich versucht. DUBREUILH und FRÈCHE ordinieren Axung. porci, Vaselin. āā 5,0, Ichthyol. 25,0, Dermatol. 1,0. Innerlich Arsen oder 1 g Jodkalium pro Tag. Ich rate: Heiße Handbäder, Einpinselung mit Rp. Anthrasol. 15,0, Acid. salicyl. 5,0, Ol. olivarum 30,0. Auch Rp. Acid. salicyl. 5,0, Resorcin 3,0, Glycerin 10,0, Spiritus 25,0. Einwickelungen der Nägel mit starken Dosen von Teer, Ichthyol, Salicyl enthaltenden Pflastern [UNNAS *Paraplaste* (Beiersdorf)] sind zu empfehlen.

Eigenartige, mit einer Erkrankung des Nervensystems einhergehende Fälle dürften eine besondere Therapie erfordern.

DUBREUILH und FRÈCHE sahen bei einer älteren, stark nervösen und seelisch deprimierten Köchin die Onycholyse mit anfallsweise auftretenden heftigen Schmerzen in den Oberextremitäten verbunden. Befallen waren rechter I stark, linker I—IV mäßig. Die Behandlung brachte zwar Besserung, $1/_2$ Jahr später aber traten wieder akute Schmerzanfälle und große Temperaturempfindlichkeit in den Vordergrund. Es kam zur Schwellung und Rötung der Nagelwälle (nie jedoch zur Eiterung). Dieser Fall dürfte dem „Formes frustes der RAYNAUDschen Erkrankung oder der *Erythromelalgie* anzureihen sein. Die Frage der periarteriellen Sympathektomie könnte hier erwogen werden.

(Über den Zusammenhang der Onycholysis partialis mit kongenitaler Lues vgl. S. 267.)

Koilonychie (Aushöhlung der Nägel, Spoon-nails).

Die Schüsselbildung der Nagelplatte, von mir *Koilonychie* genannt, ist sicher in den allermeisten Fällen ein Symptom eines lokalisierten Nagelekzems. Als idiopathisch wird man sie nur da auffassen dürfen, wo andere Merkmale des Ekzems fehlen. In den meisten Krankengeschichten finden sich auch Hinweise auf ekzematöse Prozesse. Eine gewisse Dellenbildung ist ja bei den meisten Nagelekzemen festzustellen, das Wesen der *Koilonychie* besteht aber darin, daß der *ganze* oder der *größere* Teil der Nagelplatte eine schüsselförmige Gestalt erhält (vgl. Abb. 49).

Die Affektion ist wohl zuerst von BALL (Affection singulière des ongles, 1874, Gazette medicale de Paris) erwähnt. RADCLIFF CROCKER beschrieb sie in seinem Atlas der Hautkrankheiten als „Spoon-nails" (Löffelnagel).

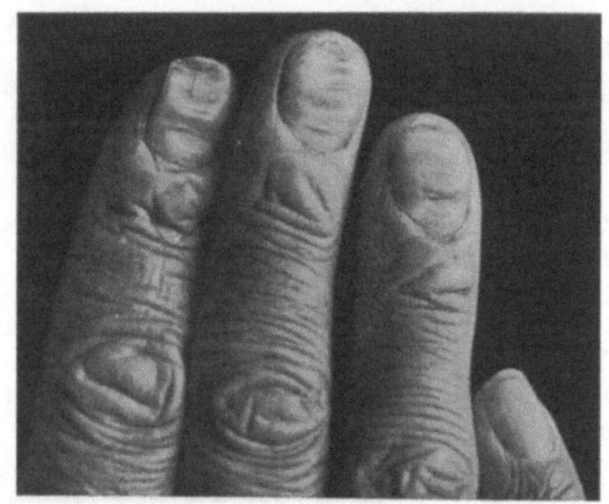

Abb. 49. Koilonychie (kombiniert mit Ekzem).

Allgemein bekannt ist sie erst nach meiner Publikation über *Koilonychie* geworden.

Ich möchte an zwei Krankengeschichten das Wesen der Koilonychie darlegen.

Ich selbst beschrieb ein 25 jähriges etwas chlorotisches Dienstmädchen, das seit $1^1/_2$—2 Jahren an der allmählich ihre Arbeitsfähigkeit ungünstig beeinflussenden Krankheit litt.

Bei den am meisten erkrankten Nägeln II, III, IV der rechten Hand sind an jeder Nagelplatte zwei Zonen zu unterscheiden. Die vordere (distale) reicht von dem freien Rande bis etwa zum Beginn des vorderen Drittels der Nagelplatte. Den Abschluß bildete eine unregelmäßige Linie, die dadurch entstanden ist, daß in die aufgelockerte Nagelsubstanz Staub- und Schmutzpartikel gedrungen sind. Dieser vordere Teil des Nagels ist nämlich in einem Zustand, der der ekzematösen Veränderung der Nägel entspricht. Die einzelnen Teile der Nagelsubstanz zeigen nicht mehr das feste Gefüge des normalen Nagels, sondern kleine Sprünge, Riffelungen, Auflagerungen, undurchsichtige Stellen usw. auf. Der freie Rand des Nagels ist verdünnt, unregelmäßig eingekerbt; er sieht wie angenagt aus.

Die eigentlich Interesse verdienende Veränderung beginnt zwischen jener oben skizzierten Grenzlinie und der Nagelwurzel. Während der Nagel normal eine ziemlich stark *konvex* nach oben gekrümmte Platte darstellt, ist dieser Teil des Nagels nach oben *konkav* gebildet. Es entsteht so auf der Höhe des Fingers eine schüsselförmige Vertiefung. Dieselbe war auf dem am meisten affizierten II. und III. rechten Finger so bedeutend, daß 8—10 aus einem Augentropfglas in diese „Schüsseln" entleerte Tropfen Wasser auf dem Nagel, oder vielmehr in dieser Nagelvertiefung, liegen blieben.

Der Nagelfalz ist durchaus normal. Irgend eine pathologische Veränderung an der Haut der dritten Phalanx ist nicht zu konstatieren. Auch die Nägel der Zehen sind völlig normal. Onychomycosis ist ausgeschlossen. Die Therapie, Einwicklungen der Nägel mit Teer-Paraplast (Beiersdorf), führte zur völligen Heilung.

RILLE beobachtete den folgenden Fall:

35jährige Bauerstochter (wegen Ulcus cruris aufgenommen), sehr groß, mager, anämisch. Die Fingernägel sind sehr dünn, das Nagelbett flach. Der mittlere Teil der Nagelplatte flach, schalenförmig ausgehöhlt, gegen den freien Rand hin völlig gebogen. Die Nagelplatte ist ziemlich glatt, zeigt oberflächliche Längsstreifung. Die Nagelerkrankung *soll seit der Kindheit* bestehen. Zehennägel normal. In der Familie keine ähnliche Erkrankung.

Das anscheinend so einfache Bild der Koilonychie zeigt aber doch mannigfache bemerkenswerte Einzelheiten.

WILSON fand in der Koilonychie eine familiäre Erkrankung, die sieben Mitglieder der gleichen Familie in drei Generationen befiel. Auch WAELSCH konnte Erblichkeit in drei Generationen (Großvater, ein Teil seiner Kinder, zwei Enkel) festsellen, allerdings lag hier mehr eine Platonychie (Abplattung) als eine Koilonychie vor. EDDOWES sieht in den Löffelnägeln eine familiäre Eigentümlichkeit, ich selbst sah die Affektion bei zwei Brüdern als angeborene Deformität. Auch RIECKE erwähnt den Fall einer 38jährigen Frau, die seit der Kindheit an dieser Affektion litt. Die vier Kinder dieser Frau zeigten die gleichen Anomalien, ohne jemals Symptome von Ekzem gehabt zu haben.

Abgesehen von der familiären Disposition begünstigen doch ekzemauslösende Schädlichkeiten den Eintritt der Deformität. In BALLS Beobachtung wird bei einem Pharmaziegehilfen die dauernde Berührung mit der zur Reinigung der Gefäße benutzten Pottaschelösung als Noxe angegeben. In zwei meiner und RILLES Fall handelte es sich wohl um ähnliche auslösende Schädlichkeiten (Dienstmädchen, Wirtschafterin und Bauerntochter). Chlorose spielt mehrfach (OHMANN-DUSMENIL, HELLER u. a.), Erfrierung gelegentlich (RIECKE) eine Rolle. Syphilis, Neurasthenie, Nagelknabbern (HOWARD FOX) dürften als ätiologische Faktoren nicht zu werten sein. Ebensowenig können äußere Traumen ausschlaggebend sein.

Bei einem 30jährigen Schornsteinfeger (eigene Beobachtung), der seine Hände in einwandfreier Weise pflegte und den Ruß nur mit Bürste ohne scharfe Stahlinstrumente aus dem Unternagelraum entfernte, zeigten einzelne Nägel, besonders rechter I, II, III so große Gruben, daß 17 aus einer Augenpipette entleerte Wassertropfen in einer Nagelgrube Platz hatten. Die naheliegende Vorstellung, daß äußere Verletzungen (frischer Mörtel usw.) die auslösende Ursache waren, mußte aufgegeben werden, weil die Intaktheit einzelner Nägel und die Seltenheit der Affektion bei den Schornsteinfegern dagegen spricht.

Über evtl. Zusammenhang mit Morbus Basedow vgl. das Kapitel S. 306.

Die Zahl der erkrankten Männer und Frauen dürfte gleich groß sein.

Die Nagelplatten selbst neigen am Rande zu Einrissen, werden häufig als dünn geschildert; BERING spricht sogar von lamellösen Abblätterungen; ein Fall von GRAHAM LITTLE, der ein junges Mädchen mit verdickter Nagelplatte betrifft, nimmt eine besondere Stellung ein. Auch die Angabe CHAIRMANNS, die Nägel seien bei seinem Kranken (30jährigen Manne) leicht zerreibbar (friable) gewesen, ist ungewöhnlich.

Gelegentlich kommen auch einmal Rauhigkeiten und Längsstreifung vor; der Glanz ist verringert (LITTLE). Die Färbung der Nägel ist wiederholt also weniger intensiv, als normal angegeben worden. MAX JOSEPH glaubte in seinem Fall an eine Kombination mit Leukonychie. Es ist freilich auch denkbar, in solchen Fällen durch die veränderten Druckverhältnisse eine Ischämie der Gefäße des Nagelbettes, die eine Leukonychie vortäuscht, anzunehmen.

Nur ausnahmsweise werden *alle* Nägel gleichmäßig affiziert. HOWARD FOX betont die Symmetrie der Erkrankung von I, II, III. Auch bei HOWES Patientin waren beide Daumen und Zeigefinger erkrankt. Die Zehennägel sind bisher nicht als erkrankt beschrieben.

Wichtig für die Pathogenese ist die Frage der subungualen Hyperkeratose. Würde eine solche immer an den peripherischen Rändern des Nagelbettes gebildet, so wäre die Entstehung der zentralen Höhlung durch die peripherische Aufbiegung der Nagelplatte erklärt. Solche Fälle sind von TELLING, GRAHAM LITTLE, FRÈCHE u. a. beschrieben. In einem meiner Fälle bestand sehr starke, in einem anderen angedeutete Hyperkeratose. In der Mehrzahl der Fälle aber *fehlt* doch eine Hornbildung vom Nagelbett aus; sie wurde absolut vermißt in meiner, den Schornsteinfeger betreffenden Beobachtung. Es bleibt nur übrig, Schrumpfungsprozesse in der Mitte des Nagelbettes mit fester Verlötung von Nagelplatte und Nagelbett anzunehmen. Der Mangel histologischer Untersuchungen ist sehr bedauerlich.

Der Verlauf der Koilonychie ist ganz verschieden. In den Fällen, die nicht kongenitalen Ursprungs sind, soll sich die Krankheit in $3^1/_2$ Monaten (Fall TELLING), in 4 Monaten (Fall CHAIRMANN), in $1^1/_2$ Jahren (Fall HELLER) entwickelt haben.

Die Behandlung wird zweckmäßig antiekzematös sein. In einzelnen Fällen (HELLER, BERING) hat sich Umwicklung mit Pflastern, denen Medikamente

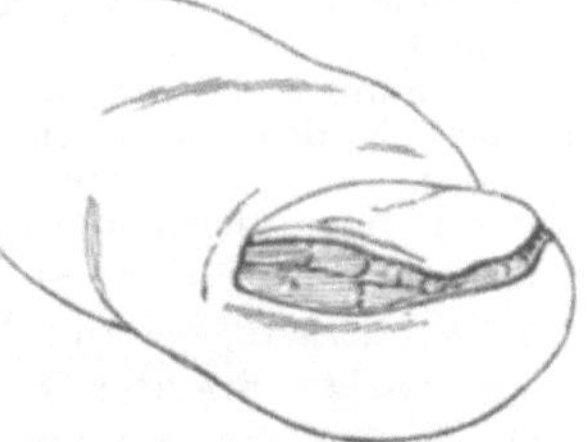

Abb. 50.
Hyperkeratosis subungualis.
(HANS V. HEBRA.)

inkorporiert waren, z. B. Paraplasten, bewährt. Es ist möglich, daß die Zug- und Druckwirkung einigen Einfluß hat.

Hyperkeratosis subungualis.

HANS V. HEBRA beschrieb als Hyperkeratosis subungualis zuerst einen Fall, den ich den lokalisierten Ekzemen zurechnen würde.

Vier Monate vor Beginn der Beobachtung erkrankten beide Daumen, linker II. und rechter III. Diese Nägel zur Zeit am meisten affiziert. In einem Monat alle übrigen Finger erkrankt; zuletzt vor sechs Wochen linker V. Zuerst bemerkte der Patient eine hochgradige Empfindlichkeit längs der Ränder der Nägel sowie Verdickung und gleichzeitige Fissurierung des freien Randes. Die Finger wurden für die leichteste Beschäftigung unbrauchbar. *Status*: Zwischen Nagelplatten und Nagelbett ist eine graue oder grünlich-schwärzliche Substanz eingeschoben, die als blättrige Masse mit spitzem Instrument leicht hervorgeholt werden kann. Die Masse besteht aus gewucherter verhornter Epidermis. Je nach der Dauer der Erkrankung reicht die Masse einige Millimeter weit oder bis zur Lunula unter die Nägel. Das Wachstum der Nagelplatte ist durch die subunguale Wucherung beeinflußt. Der Nagel ist gehoben, biegt sich am freien Rande wieder nach abwärts. Je länger an den einzelnen Nägeln der Prozeß dauert, desto mehr ist die Nagelplatte verändert; an den zuerst erkrankten ist sie lamellös rissig. Das eigentliche Längenwachstum der Nägel hat keine Veränderung erlitten. Ähnlich, aber im geringeren Grade, waren die Zehennägel erkrankt. „Ausätzung" des erkrankten Gewebes mit dem Thermokauter in 18 Sitzungen führte nach einigen Monaten zur Heilung (vgl. Abb. 50). Die mikroskopische Untersuchung schloß Onychomycosis aus.

UNNA beobachtete einen typischen Fall, in dem er sämtliche Fingernägel samt der Hornschicht des Nagelbettes operativ entfernte. Die Nagelplatten waren gesund, nur vielfach gebogen; die bröcklige, weiche, von Spalten durchzogene Hornmasse, die den Längsleisten des Nagels entsprechend längsgestreift war, war deutlich von der Nagelplatte zu trennen. Die Hornmasse war am vorderen Rande $^1/_2$ cm dick und nahm proximalwärts zur Lunula und nach den Seitenrändern ab. Mikroskopisch ergab sich eine normale Größe der Nagelbettleisten, die von Spindelzellen und Leukocyten erfüllt waren und scharenweise in das Epithel auswanderten. Die Stachelzellenschicht des Nagels war erheblich verdickt. Ein Stratum granulosum fehlte völlig. Die Hornzellen behalten fast alle ihre Kerne. Sie sind in ganz unregelmäßigen Massen und Zügen aufgestapelt und bilden ein Maschenwerk, wie bei der Onychomycosis. In die „Markräume" des subungualen Horngewebes dringt teilweise Luft ein. In den tiefer gelegenen, in die die Luft nicht gelangt, finden sich Nester von blasig aufgetriebenen, kugeligen Epithelien. UNNA legt großen Wert auf das Vorkommen ungeheurer Mengen von Kokkenschwärmen in den obersten Lagen der subungualen Hornschicht. Sie erfüllen untereinander kommunizierende Spalten des Horngewebes. Diese Kokken sind 0,8—1,2 μ groß, traubenförmig angehäuft, zuweilen auch in Ketten von 3—4 Gliedern angeordnet. Von dem Staphylococcus aureus unterscheiden sie sich hauptsächlich durch ihre regelmäßige kugelrunde Form und den Mangel der Leukocyten in ihrer nächsten Umgebung. UNNA schließt aus dem Verhalten der in der Umgebung der trübe, schlecht tingibel und aufgequollen erscheinenden Hornzellen, daß die Kokken die Hornzellen direkt erweichen. UNNA trennt die Mikroorganismen von den Ekzemkokken und den Eiterkokken und hält sie für die spezifischen Erreger der Erkrankung. Bei der Leichtigkeit, mit der Verunreinigungen in das subunguale Horngewebe eindringen können, sind wohl weitere Beobachtungen erforderlich, ehe die spezifische Bedeutung des Mikroorganismus als sicher angenommen werden darf.

TELLING beobachtete eine trockene, warzige Wucherung am distalen Rande des Nagelbettes, die die Nagelplatte aufhob und V-förmig nach der Nagelwurzel zu ausdehnt. Die Entwicklung hatte nur $3^{1}/_{2}$ Monate gedauert.

NOBL berichtet von einem ätiologisch mit kombiniertem Herzklappenfehler (Stauung) in Verbindung stehenden in sechs Wochen zur Entwicklung gelangten Fall (28 jähriges Mädchen), in dem es zu einer Rarefizierung der Nagelplatte, also zur Onychatrophie gekommen war. Alle Finger und Zehen waren befallen; die Nagelplatte hatte ganz absonderliche Formen angenommen, die subungualen Hornmassen wurden haselnußgroß.

Das Symptom der subungualen Hornbildung sieht man aber bei allen möglichen Prozessen, bei der Schilderung der chronischen Ekzeme, der Psoriasis, der Pityriasis rubra, der Onychomykosen, der subungualen Tumoren, der Onychogryphosis usw. kommt man ohne Hervorhebung dieser pathologischen Keratose des Nagelbettes (vgl. die anatomischen Untersuchungen) nicht aus. Eigentlich findet sich eine subunguale Hyperkeratose bei jedem Zustand chronischer Entzündung des Nagelbettes, wenn die Matrix so weit funktioniert, daß sie eine völlig oder wenigstens ausreichend normale Nagelplatte produzieren kann. Praktisch wird man am wenigsten fehlgehen, wenn man bei Ausschluß aller anderen diagnostischen Möglichkeiten ein lokalisiertes chronisches Ekzem des Nagelbettes annimmt (vgl. Kapitel Ekzem).

Skleronychie.

UNNA versteht unter *Skleronychie* einen von Ekzem zu trennenden, alle Finger- und Zehennägel befallenden Zustand, in dem bei völligem Fehlen sonstiger pathologischer Symptome die Nagelplatten von hinten bis vorn verdickt, unelastisch, hart, rauh, undurchsichtig, gelbgrau und lunulalos sind. Öfter treten Längsstreifen stark hervor; die ganze Oberfläche ist von Höckerchen oder Vertiefungen übersät. Luftimbibition der Nägel ist nicht vorhanden, das Nagelbett ist gesund. Wahrscheinlich handelt es sich um eine besondere Nagelmatrixerkrankung mit spezifischer Nagelzellenveränderung.

Ich möchte auch die Skleronychie nur als Symptom betrachten, das bei Ekzemen, Schuhdruckdeformitäten, Onychogryphosis, Syphilis (STRANDBERG) u. a. als erworbene Krankheit, aber auch als *kongenitale Dyskeratose* vorkommt. (Vgl. kongenitale *Pachonychie* JADASSOHN-LEWANDOWSKYs und STRANDBERGs, S. 97.)

Platonychie.

Unter dieser Bezeichnung habe ich 1906 die Umwandlung der gewölbten Nagelplatte in eine der Längsrichtung der Finger parallel verlaufende bzw.

platte Hornscheibe beschrieben. Die Affektion scheint auch *angeboren* und mit Koilonychie verbunden vorzukommen; es ist ja verständlich, daß bei der Umwandlung der nach oben konvex gewölbten in eine nach oben konkav gestaltete Platte ein Zwischenstadium der oben genannten Art eintreten muß. WÄLSCH sah die Affektion in drei Generationen, Großvater, ein Teil der Kinder, zwei Enkel. Die durch subunguales Horngewebe gewissermaßen platt gehaltene Nagelplatte war sehr dünn, neigte an den Rändern zu Einrissen. Auch SCHLEICHER beschreibt bei einem 45jährigen Patienten mit Onychogryphosis aller Zehen, seit Kindheit bestehende Platonychie aller Finger.

Ich selbst habe wiederholt die Platonychie durch gewerbliche Tätigkeit bedingt gesehen. Ein Glasierer der Porzellanmanufaktur hatte mit Wasserglas verflüssigte Glasurmassen auf Porzellanstücke aufzutragen und mit der Volarfläche des Daumens zu verreiben. Beide, etwas längsgestreift, sonst aber normale Daumennägel waren fast ganz eben; die Nägel waren 24 mm breit, die Volarfläche (durch Druck!) atrophisch. Der Grad der Platonychie läßt sich leicht objektiv feststellen, wenn man einen in Millimeter geteilten Maßstab auf die Nagelbreite legt: normale Adhärenz 2 mm, bei Platonychie 8 mm.

Onychoschisis.

Unter Onychoschisis versteht man die Spaltung der Nagelplatte in zwei übereinanderliegende Hornlamellen. Ob freilich die wenigen beschriebenen Fälle wirklich dieser Definition entsprechen, ob die untere Hornplatte wirklich alle Eigenschaften einer aus onychinhaltigen Zellen bestehenden Gewebsmasse gehabt hat, wäre nur durch die (leider fehlenden) anatomischen Untersuchungen zu entscheiden gewesen. So

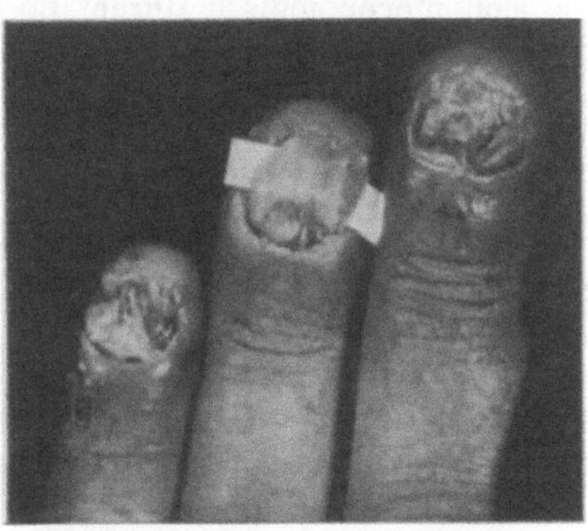

Abb. 51. Akutes Nagelekzem. Onychoschisis vortäuschend. Fall von Dr. URBACH-Wien.

könnte man in dem wohl ein Ekzem darstellenden Fall URBACHS[1]) auf Onychoschisis schließen, wenn die anatomische Struktur der unteren Platte bekannt wäre. Die Frage, ob etwa eine Scheidung von zwei einander parallel wachsenden Nägeln durch Scheidung der Matrix erfolgt ist, muß unbeantwortet bleiben (Abb. 51).

Onychoschisis symmetrica et lamellina.

Als *Onychoschisis symmetrica lamellina* beschreibt EHRMANN eine bei einer 35jährigen gesunden Frau an beiden Zeigefingernägeln beobachtete, durch die Flächenspaltung der Nagelplatten in zwei übereinanderliegende Lamellen charakterisierte Affektion. Zwischen beide Lamellen konnte man ein zugespitztes Hölzchen oder ein Kartenblatt bis zu $^2/_3$ der Nagelbreite vorschieben. Kurzschneiden der Nägel verbesserte den Zustand, während beim Langwachsen Verschlimmerung eintrat. Die obere Nagellamelle war etwa rauh, zeigte kleine Poren und Grübchen, sowie weiße Längsstreifung. Die untere Lamelle war eine richtige Nagelplatte, keineswegs etwa eine subunguale Hyperkeratose. Eine Bildung BEAUsscher Querfurchen, Lösung der Nagelplatte innerhalb der Furche und Steckenbleiben der alten Nagelplatte in den Falzen bei gleichzeitigem Vorwärtswachsen der neuen unter der alten, ist ausgeschlossen.

WECHSELMANN beobachtete bei einem an Nagelekzem leidenden Maler (auch die Haut der Fingerspitzen war befallen) an dem am meisten erkrankten rechten Zeigefingernagel eine Längsspaltung der Nagelplatte in zwei Lamellen, zwischen die man ein Kartenblatt schieben konnte. Der Längsschnitt des Nagels stellt die Figur eines Y mit anliegendem unteren (Nagelbett) Schenkel und zwei divergierenden oberen (Nagelplatte) Schenkeln dar.

---

[1]) Herr Dr. URBACH-Wien hat mir die Abbildungen freundlichst zur Verfügung gestellt.

Bei Behandlung mit Bädern und grüner Seife und Verbänden von Ung. plumbi vasel. heilte das Nagelekzem in drei Monaten.

Popper (K. V. Wiener dermatol. Ges. 8. 11. 1917) rechnet eine lamellöse Aufsplitterung (1—3 mm) der Nagelplatte vom freien Rande her zur Onychoschisis. Bei der 15jährigen Patientin ist vor zwei Jahren die Affektion unter heftigen subjektiven Beschwerden und Symptomen allgemeiner Blutwallung, die mit ischämischen Zuständen wechselt, aufgetreten.

Vielleicht hat Rayer eine Onychoschisis im Auge, wenn er von einem 70jährigen Stellmacher spricht, dessen verdickte Fingernägel aus mehreren übereinander liegenden Lamellen bestanden. An den meisten war der vordere Rand der Nägel schief und schräg abgeschliffen, so daß man die einzelnen Schichten deutlich erkennen konnte. Sie waren um so dicker, je oberflächlicher sie waren. Es kann sich natürlich auch um einen ekzematösen Prozeß mit Wucherungen vom Nagelbett aus gehandelt haben.

Onychorhexis.

Unter Onychorhexis ist eine leichte Brüchigkeit der Nägel zu verstehen, die sich morphologisch durch die starke Ausbildung von tiefgehenden Längsfurchen äußert, so daß eine erhebliche Konsistenzverminderung eintritt. Über die Anatomie wissen wir wenig, über einen veränderten Chemismus nichts. Will man ein Krankheitsbild überhaupt aufrecht erhalten, so darf man nur die oben skizzierten Prozesse berücksichtigen. Umwandlung der Nägel in völlig in der Form veränderte, bröcklige Hornmassen, wie sie bei Ekzem, Psoriasis, Trichophytie usw. vorkommen, liegen außerhalb des Rahmens des Krankheitsbildes.

Über die Ätiologie ist nichts Sicheres bekannt.

Eine Andeutung von Onychorhexis (sehr stark ausgeprägte Längsleistenbildung mit Neigung zum Splittern des leukonychisch veränderten freien Nagelrandes) sah ich bei einer 40jährigen an Gicht leidenden Dame.

Familiäre Onychorhexis bei vier Personen derselben Familie (zwei Generationen) beschreibt S. Nobl. Seit frühester Jugend besteht „die Neigung der in allen Fällen äußerst dünnen, flach über das Bett streichenden, spröden, träge wachsenden Nagelplatten parallel zu den Längsleisten einzureißen und sich in dicht rhagadierte Flächen umzuwandeln.‟

Treutlein (Münch. med. Wochenschr. 1910. Nr. 16) beobachtete an sich selbst als Symptom der durch den schnellen Übergang vom Meer zu dem 3000 m hoch gelegenen La Paz (Bolivien) bedingten Störung neben Atmungsbeschwerden und Rissigwerden der Haut der Lippen und des Gesichtes Sprödewerden der Nägel an Fingern und Zehen. Die Nägel splitterten beim Schneiden wie Glas.

Besonders wichtig sind die Beobachtungen von Dubreuilh und Frèche.

Der erste am meisten charakteristische betraf einen 20jährigen, die Zeichen geistiger Degeneration tragenden Mann. Derselbe war trotz Schulbesuch bis zum 13. Jahre Analphabet; der Vater des Kranken war Alkoholiker und nervös, die Mutter anscheinend hysterisch. Die Nagelaffektion wurde zuerst im 3. Lebensjahre beobachtet. Die Mutter glaubte, das Spielen des Kindes mit Sand verantwortlich machen zu sollen, überzeugte sich aber bald, daß die Annahme irrig war. Alle Fingernägel sind längsgestreift. Außer dieser Längsstreifung ist die Oberfläche der Nagelplatte völlig bedeckt von ganz kleinen, kaum $1/2$ mm voneinander entfernten Furchen, als sei sie mit Sandpapier abgerieben. Die Nagelplatte ist verkleinert, erweicht, im Niveau der Wurzel eindrückbar. Der atrophische freie Rand ist gezähnelt. Alle Nägel sind im Längsdurchmesser gekrümmt, so daß der freie Rand fest dem Nagelbett aufliegt. Die Längsfurchen gehen zum Teil durch die ganze Nagelplatte, zum Teil hören sie im ersten Nageldrittel auf. Meist sind die Furchen durch Schmutzimbibition schwarz gefärbt. Die Lunula ist nicht sichtbar. An den Wurzeln der beiden Daumennägel ist die Spaltung und konsekutive Abstoßung von Nagellamellen so groß, daß der ganze Nagel wurmstichig erscheint. Es besteht keine Hyperkeratosis subungualis; die Untersuchung auf Hyphomyceten ist negativ. An den Füßen bestehen ähnliche, aber weniger charakteristische Veränderungen.

Die drei anderen Beobachtungen von DUBREUILH und FRÈCHE betreffen einen 66jährigen Mann, ein 10¹/₂jähriges Mädchen und einen 23jährigen Mann. Die Fälle waren typisch charakterisiert durch die Entstehung von Fissuren der obersten Nägellagen, aber weniger ausgesprochen als der erste genau beschriebene Fall. Sehr deutlich tritt stets der Parallelismus der Fissuren hervor. Bemerkenswert ist der Umstand, daß in zwei Fällen die Nägel abgeplattet erschienen. In der das 10¹/₂jährige Mädchen betreffenden Beobachtung waren sehr dünne Nägel eine Familieneigentümlichkeit.

Als erstes Symptom der Psoriasis sah ich Onychorhexis bei einem 38jährigen Patienten (vgl. Abschnitt Psoriasis).

Die mikroskopische Untersuchung (es wurden nur Nagelschnitzel verarbeitet) ergab, daß zunächst die Nagelleisten sich vergrößern und dadurch dem Nagel ein kanneliertes Aussehen geben. Erst dann entsteht die Spaltung, die der Richtung der Leisten folgt. Nur bei intensiven Fällen erfolgt eine Schrumpfung des ganzen Nagels als Folge der allmählichen Abblätterung. Ätiologisch nahmen DUBREUILH und FRÈCHE eine trophische Störung an, die bei verschiedenen Krankheiten auftreten kann, besonders aber bei solchen, bei denen das „Nervensystem" eine gewisse Rolle spielt.

Sehr charakteristisch treten die von DUBREUILH und FRÈCHE geschilderten Veränderungen in einem von UNNA beobachteten Fall (Abb. 22, I. Aufl.) hervor.

Hapalonychie[1]).

Eine Erweichung der Nagelsubstanz ist durchaus nicht selten. Jede damit vermehrte Schweißsekretion hat eine Erweichung der Nagelplatten zur Folge. Therapeutisch nutzen wir ja die Quellungsfähigkeit der Nägel durch Bäder mit Alkalien oder Ätzungen mit Kalilauge usw. aus. Ich sah einen an Onychogryphosis der Zehen leidenden jungen Mann, der sich den rechten Großzehennagel bis zur Lunula langsam abgeschnitten hatte. Er hatte die erweichte Platte nach oben gewendet und nach und nach entfernt. Bei Kranken mit spastischen Lähmungen nach *Apoplexie* (vgl. das Kapitel S. 347) habe ich beobachtet, daß die dauernd in die Handfläche eingeschlagenen Finger so stark erweichte Nägel haben, daß eine auf Maceration der Hornsubstanz zurückzuführende Gelbfärbung sich über große Teile der Platten ausgedehnt hatte. Ich möchte den Terminus „Hapalonychie" für die Fälle bewahrt wissen, in denen es sich um wirkliche Erweichung sonst normaler Nägel handelt. Ich werde daher KAPOSIs Beobachtung, trotzdem der Autor diesen Namen selbst wählt, abtrennen. Es handelt sich um Folgen einer seit 10 Jahren bestehenden Nagelpsoriasis, die durch Eiterung kompliziert war. Es hatten sich membranöse Platten gebildet.

Dagegen gehören die Eierschalennägel (Egg-schell-nails) J. NEVENS HYDEs hierher. HYDE sah bei drei sklerotischen an Hyperhidrosis und lokalen Zirkulationsstörungen leidenden Frauen ganz weiche, nach oben leicht umbiegbare, Neigung zur Onycholyse zeigende weißrötlich gefärbte Nägel, die in ihrer Farbennuance auffallend der zarten inneren Eihaut glichen.

Onychatrophie.

Die Onychatrophie ist das Ergebnis einer außerordentlich großen Zahl von lokal destruierenden und allgemeinen, die Nägelproduktion herabsetzenden Prozessen, also ein Symptom und keine Krankheit. Dementsprechend sind die Beobachtungen bei der Schilderung der veranlassenden Krankheit wiedergegeben.

---

[1]) ἁπαλός = weich, zart.

Eine gewisse Willkür der Rubrizierung ist unvermeidlich, da atrophische Prozesse mit dystrophischen und hypertrophischen einhergehen. Der reinste Fall von Atrophie wäre dann gegeben, wenn in der Zeiteinheit kein neues Nagelmaterial gebildet würde. Ob wirklich das Nagelwachstum völlig sistiert, ist nicht bekannt. Beobachtungen, daß die Nägel langsamer als normal gewachsen sind, habe ich im Kapitel Nervenverletzungen (S. 321) wiedergegeben. Angaben der Kranken, sie brauchten ihre Nägel nicht mehr zu schneiden, weil letztere nicht mehr wüchsen, sind nur vorsichtig zu bewerten. Der Faktor der schnellen Abnutzung spielt eine große Rolle.

Bei einer recht erheblichen Zahl von Menschen ist eine Onychatrophie, die stets zugleich eine Onychodystrophie angeboren (vgl. Kap. S. 52). In manchen Fällen mag wenigstens die *Anlage* zur Onychatrophie angeboren gewesen sein, wenn auch die Affektion selbst sich erst später entwickelte. Stets ist dann mit einer Erfolglosigkeit der Therapie zu rechnen.

In der Literatur sind ganz verschiedenartige Prozesse mit dem Namen Onychatrophie bezeichnet. Einige Beispiele.

M. WINKLER fand bei einem 25 jährigen Mädchen Fehlen des linken IV. (Ersatz durch eingesunkenes narbiges Nagelbett); linker II. atrophisch, an der Radialseite verdünnt, stark verkrümmt und längs gefurcht. Der Nagelwall setzt sich häutig brillenförmig auf den Nagel fort, während der Falz verstrichen ist. An allen anderen Fingern ist die Platte gräulich getrübt, wenig glänzend, mit Längsleisten und Furchen besetzt.

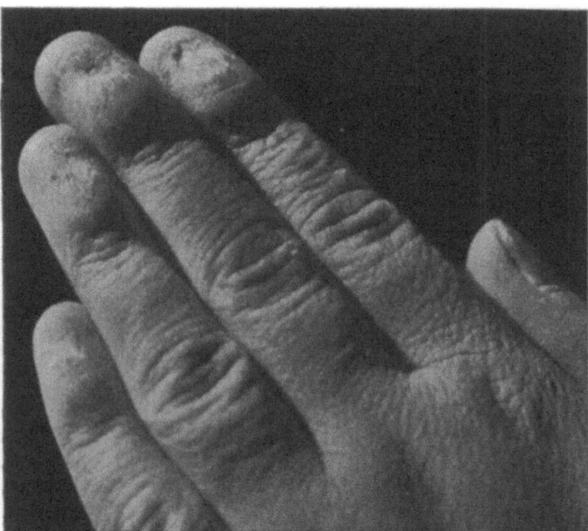

Abb. 52. Anonychie, angeblich infolge von Erfrierung.

Ähnlich ist die rechte Hand verändert, auch hier der IV. Nagel am stärksten gekrümmt. Arsen hatte trotz jahrelangen Gebrauches nur vorübergehenden Erfolg. Die Erkrankung wird von WINKLER der Onychorhexis zugerechnet und als atrophisch erklärt. Störungen an inneren Organen wurde nicht festgestellt.

FOXWELL beschreibt die Krankengeschichte eines 19 jährigen Mädchens, bei dem sechs Finger- und drei Zehennägel bis auf kleine Stümpfe atrophiert waren. Es blieben kleine, pergamentartige Platten, die augenscheinlich vom Nagelbett produziert waren, zurück. Der Beginn der Fingernagelerkrankung datiert 12, der der Zehennagelaffektion 2 Jahre zurück. Die Anamnese ergibt keine Ätiologie (auf Onychomykose ist nicht untersucht worden). FOXWELL ist geneigt, die verlangsamte Zirkulation bei dem etwas bleichsüchtigen Mädchen für die Entstehung der trophischen Störung verantwortlich zu machen.

LINDSTREM beobachtete einen 21 jährigen Mann, dessen Nägel seit seiner Kindheit des Wachstums ermangelten (?). Das Nagelbett war verdickt, warzig, schmerzhaft. Die Nägel lösen sich leicht ab, der Abfall ist von einer ziemlich intensiven Blutung begleitet. Die Nagelphalanx hat Trommelschlägelform, ist verdickt. Syphilis ist anamnestisch, Onychomykosis mikroskopisch ausgeschlossen. Da die Extremitäten kalt und feucht, die Empfindlichkeit der Wirbelsäule erhöht, die Haut, Gefäße und Sehnenreflexe gesteigert sind, glaubt LINDSTREM an eine Beziehung der Nagelerkrankung zum Rückenmark.

Abb. 52 zeigt einen Fall von Anonychie, der angeblich nach einer Erfrierung im frühen Kindesalter eingetreten sein soll, vielleicht aber eine kongenitale Deformität darstellt. Er betraf eine 20 jährige Patientin der Prostituierten-Abteilung der Charité.

Leukonychie. Leucopathia unguium.

Das Auftreten weißer Flecke auf der Nagelplatte hat zu allen Zeiten die Aufmerksamkeit der Ärzte und Laien erregt. Inwiefern von letzteren die Nagelveränderung speziell für chiromantische Zwecke verwendet wurden, ist weiter oben auseinandergesetzt. BARTHOLINUS sagt: „Maculae illae albae, quae in unguibus interdum in adolescentia apparent, a calore vegeto proveniunt, qui delitescentia excrementa ad ungues protrudit et ab aliis separat hisce heterogeniis." PLENK glaubt, daß die „Selene" nach Analogie mit der Knochencaries durch Caries sicca des Nagels entstehe. Die Bezeichnungen für die weißen Nagelflecke waren und sind: Selene, nubeculae $N\varepsilon\varphi\acute{\varepsilon}\lambda\eta$, mendacia, flores unguium, Nagelblüten, Gift spots (WILSON), „flowers" oder „lies" (HUTCHINSON), Canities unguium (GIOVANNI).

Morphologisch teilt man die Leukonychie ein in 1. Leuconychia punctata, 2. striata, 3. totalis. Die Leuconychia punctata ist ein sehr häufiger Befund, die anderen Affektionen sind relativ seltener, aber werden doch viel öfter heute beobachtet, als man früher annahm.

Nosologisch unterscheidet man zweckmäßig a) die Leuconychia traumatica, b) die Leuconychia constitutionalis, c) die Leuconychia idiopathica, d) die Leuconychia spuria.

Chronologisch will BRAUS die Leuconychia acuta von der Leuconychia chronica trennen. Abgesehen von einzelnen akut, durch Traumen entstandenen Fällen dürften alle leukonychischen Affektionen chronisch sein.

Das Kapitel der Leukonychie ist in neuester Zeit zu einem Tummelplatz der Systematiker geworden, die sich bemühten, die Affektion in die spanischen Stiefel einer gerade in Mode stehenden Theorie einzuschnüren (u. a. W. BAUER: Leukonychie und Konstitutionspathologie). Es geht für den geschulten Dermatologen nicht an, das gleichzeitige Vorkommen einzelner häufiger Dermatosen, z. B. Atherome, Lichen pilaris usw. ätiologisch für die Erklärung einer seltenen Affektion zu verwerten, wenn jede Regelmäßigkeit des Zusammentreffens der Symptome fehlt. Es soll daher das Tatsachenmaterial möglichst objektiv gegeben werden. Es ist durchaus möglich, daß gerade eine pathologisch-anatomisch so einfach zu erklärende, pathologische Erscheinung wie die Leukopathie der Nägel ätiologisch verschiedene Ursachen hat.

Pathogenese.

Die Weißfärbung der Nägel geschieht zweifellos durch Eintritt von Luft und totale Reflexion des Lichtes an den Luftbläschen, die zwischen den Nägelzellen liegen.

Man kann sich leicht überzeugen, daß bei einem Bruch der Nagelplatte durch ein Trauma sofort eine Partie des Nagels an der Einbruchstelle weiß wird. Die Luft dringt an den Rißstellen ein; gewöhnlich wird wohl der eingebrochene Nagelabschnitt durch die Schere entfernt; geschieht dies nicht, so scheint aber doch die Luft sehr bald wieder aus der verletzten Stelle zu entweichen. Es besteht hier ein Gegensatz zu dem Verhalten bei der eigentlichen Leukonychie, auf die ich noch zurückkomme.

Auch die *pathologische Anatomie* spricht für diese Genese.

Die erkrankten Partien erscheinen nur bei *auffallendem* Licht weiß, bei *durchfallendem* sind sie dunkel. Einlegen der Schnitte in Canadabalsam oder Essigsäure läßt die schwarzen Punkte bei durchfallendem Licht verschwinden: UNNA hebt mit Recht hervor, daß der Lufteintritt ein sekundäres Phänomen ist; daß als das Primäre eine Art Erweichung der Nagelsubstanz anzusehen ist. Damit im Einklang steht die klinische Erfahrung im Falle UNNAS, daß die Nägel des Kranken so weich waren, daß Abschneiden gar nicht erforderlich war, sondern die freien Enden stets gewissermaßen abgenutzt wurden.   In Morrissons Beobachtung lagen die Luftbläschen hauptsächlich in der mittleren Schicht des Nagels und waren hier von hinten oben schräg nach vorn abwärts gelagert. In Unnas Beobachtung lagen sie vor allem im oberen und unteren Teil des Nagelquerschnittes.   Unna fand ferner, daß die untere Fläche des Nagels besonders starke Vorsprünge zeigte, die außergewöhnlich entwickelten Leisten des Nagelbettes entsprechen mußten.   Er nimmt eine Vermehrung des auf den Leisten des Nagelbettes unter der Nagelplatte liegenden Horngewebes (Zwischengewebe) an, führt auf dieses die Aufbiegung des vorderen Nagelrandes zurück.   Es soll auch die Eintrockung der Nagelplatte und der Eintritt von

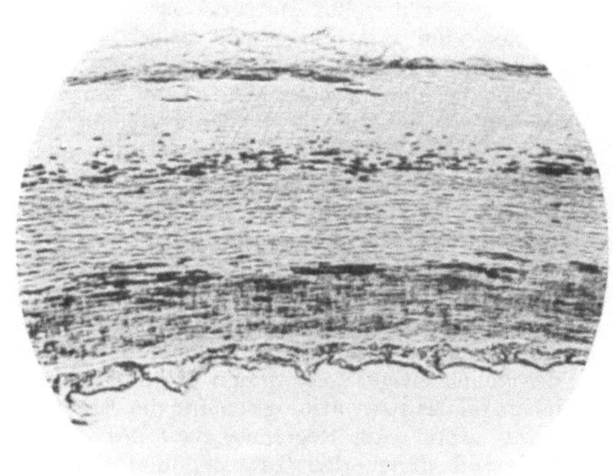

Abb. 53. Leuconychia totalis. Schnitt durch Nagelplatte.
Lufthaltige Zellen erscheinen im Mikroskop dunkel (vgl. Abb. 54 Dunkelfeldaufnahme).

Luft durch diese anormale Verhornung erklärt werden.   Ich halte diese Auffassung für unwahrscheinlich.   In einem Falle von Onychogryphosis infolge von Nervenverletzung, den ich genau untersucht habe, war die Nagelplatte durch die enorme Wucherung des Zwischengewebes sehr stark abgehoben. Es war aber keine Spur von Leukonychie zu konstatieren.

In einem sehr charakteristischen Fall von Leuconychia totalis habe ich selbst mikroskopische Untersuchungen von Nagelabschnitten vorgenommen (vgl. Abb. 53). Die zahlreichen Luftbläschen in dem Präparat rufen den Eindruck einer Pigmentablagerung hervor.   Bemerkenswert ist die Zunahme der Luftimbibition mit der Tiefe des Schnittes. Am meisten Luftbläschen sieht man in den unmittelbar dem Nagelbett aufliegenden Teil der Nagelplatte.   Die gezackte Schlußlinie entspricht natürlich dem Relief der Nagelleisten.   Das ganze Präparat ist ein Beweis, wie wichtig die Gestaltung der tieferen Schichten bzw. des Nagelbettes für das Aussehen der ganzen Nagelplatte ist.   Die Transparenz der Oberschichten läßt auch die Färbung tieferer zur Geltung kommen.

Den Beweis, daß in dem sofort nach der Einbettung photographierten Präparate (die Diffusion der Luftbläschen in den Canadabalsam war damit verhindert) die für Luft angesprochenen Gebilde wirklich Luft waren, gibt die Photographie im Dunkelfeld. Hier treten die Luftbläschen als hell leuchtende weißliche Gebilde gegenüber dem weit dunkleren Nagelgewebe hervor (Abb. 54).

Der Nachweis der Luftbläschen in einem nach langwieriger Vorbereitung hergestellten Schnitt ist natürlich nicht möglich.

Zweifellos beruht aber die Leukonychie nicht allein auf einer mechanischen Luftimbibition. ARLOING (zitiert bei VILLEBRUN) nahm ein gelegentliches Vorkommen eines Stratum granulosun im Nagelbett und eine damit im Zusammenhang stehende pathologische Verhornung an. Wollte man selbst diese Möglichkeit zugeben, so muß man eine normale Hyperkeratose und damit gerade Ausbleiben der Leukopathie wie in den Warzen und Hörnern erwarten. Ich habe deshalb bereits 1900, vor allem auf Grund klinischer Beobachtungen eine mangelhafte, von der Matrix ausgehende Bildung von Nagelzellen, die den Lufteintritt zwischen die Zellen ermöglicht, zur Erklärung des Vorgangs angenommen.

Auch HEIDINGSFELD führt auf Grund eigener (leider nicht völlig ausreichend geschilderter Untersuchungen) die Leukonychie auf eine Verhornungsanomalie zurück. Im Bereich der Leuconychia striata (HEIDINGSFELD untersuchte einen Fall, der auf traumatischer Grundlage beruhte) behalten die Zellen ihre Kerne und ursprüngliche Form. Die Kernfärbefähigkeit bleibt erhalten. BRAUNS konstatierte diese Kernfärbungsfähigkeit im Bereiche der Leukonychie (Fall von Leuconychia totalis) mit Hämalaun. Selbstverständlich schwankte die Intensität der Färbung je nach der Stärke der pathologischen Prozesse (normal = ungefärbt). In van Gieson-Präparaten dringt das Säurefuchsin in die luftgefüllten Räume, bringt deren Wandungen zum Quellen und wird in diesen Räumen festgehalten.

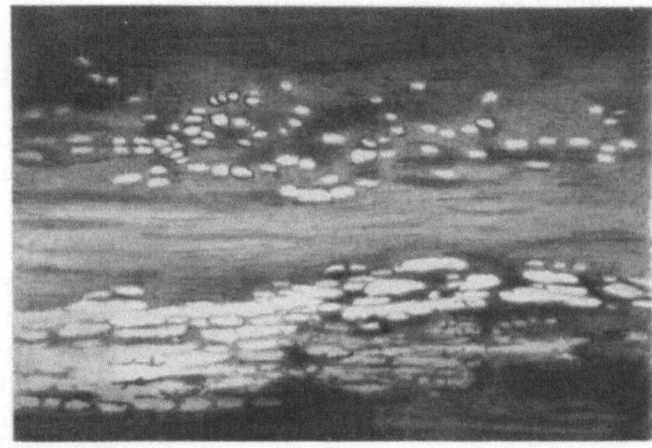

Abb. 54. Leuconychia totalis. Schnitt durch die Nagelplatte. Mit Luft imbibierte Zellen im Dunkelfeld hell.

Des historischen Interesses halber sei erwähnt, daß RENAULT (zitiert bei VILLEBRUN) die Leukopathie auf den Fettgehalt der Nägel zurückzuführen versuchte.

Symptomatik.

Für die Schilderung des Symptomenbildes ist die Trennung in *Leuconychia punctata, striata, totalis* zweckmäßig, obwohl natürliche Übergänge zwischen den einzelnen Formen vorkommen.

In allen Fällen von Leukonychie muß eine gewisse Disposition zur Erkrankung angenommen werden. Die äußeren Noxen lösen nur den Prozeß aus, wenn endogene Faktoren ihn ermöglichen oder exogene Schädlichkeiten werden reaktionslos ertragen, wenn die endogenen Bedingungen der Entstehung der Leukonychie ungünstig sind. Nur so läßt es sich erklären, daß die gleiche Schädlichkeit nicht stets die gleiche Wirkung hat.

Leuconychia punctata.

Die häufigsten Ursachen der Leuconychia punctata sind sicher Traumen, die bei der Pflege der Nägel, insbesondere beim Zurückschieben der Nageloberhäutchen eintreten. Ich selbst, der nie diese „Glücksflecke" auf meinen Nägeln beobachtet hatte, sah eine solche stecknadelkopfgroße weiße Stelle entstehen und langsam über die Nageloberfläche wandern. Revidiert man zu irgend einem Zwecke die Nägel von Krankenhauspatienten, so kann man klar erkennen, wie die „Nephele" unguium bei den wenigen Kranken mit

„manicürten“ Nägeln überwiegen, während sie doch viel seltener bei den ungepflegten Nägeln angetroffen werden. Natürlich sieht man auch bei den zur harten Körperarbeit verwendeten Händen der Arbeiter diese Nagelblüten.

Ich stelle mir vor, daß nicht etwa nur eine direkte Verletzung der Nagelmatrix erfolgt; ich denke vielmehr an leichte fortgeleitete Entzündungen, die auf die Trophik des Nagelorgans Einfluß haben, die Erzeugung normaler Nagelzellen verhindern und die Luftimbibition begünstigen.

Übergänge von der Leucopathia punctata zur Leucopathia striata kommen vor; einzelne weiße Flecke können reihenförmig aneinander liegen oder Halbmondform annehmen.

Es ist nicht von der Hand zu weisen, daß fortgesetzte chemische Einwirkungen in ähnlicher Weise wie Traumen wirken. Ein gebildeter Herr gab mir an, daß er $^1/_2$ Jahr lang täglich in seiner Behausung starke Solbäder genommen habe (Einfluß einer medizinisch-populären Schrift). Es habe sich eine ausgedehnte Leuconychia punctata entwickelt, die nach Abbruch der sonderbaren Kur wieder schwand. Vorher hat er nie die Affektion gehabt.

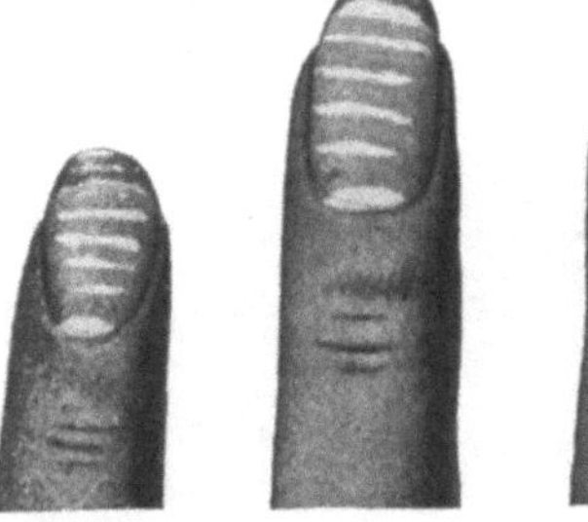

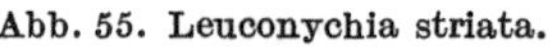

Abb. 55. Leuconychia striata.

Leuconychia striata.

Ausgebildete Fälle der Leuconychia striata geben ein so überraschendes Bild (vgl. Abb. 55), daß es den Ärzten wohl stets auffallen muß. Die Seltenheit der Beschreibung spricht für die Seltenheit des Vorkommens.

Es gibt Fälle, in denen *Verletzung* der Nagelplatte beim Zurückschieben des Oberhäutchens die Ursache darstellen. HEIDINGSFELD beschreibt mehrere Fälle bei jungen Damen, in denen die Zwischenräume zwischen den einzelnen weißen Streifen auf den Nagelplatten den Zeitintervallen zwischen zwei kosmetischen Nageloperationen entsprachen, wenn man die Schnelligkeit des Nagelwachstums auf 0,1 mm pro Tag annimmt. Die rechten Nägel waren der geringen Geschicklichkeit der linken Hand entsprechend stärker befallen. Vorsicht bei der Nagelpflege, Vermeidung stählerner Instrumente genügte zur Heilung.

Die traumatische Genese der weißen Nagelstreifen oder ihre Entstehung durch äußere Einwirkungen überhaupt, für die z. B. HUTCHINSON eintritt, trifft aber nur in einer Reihe von Fällen zu.

In anderen sind *trophische Störungen* die Ursache. Wichtig ist hier der Fall BIELSCHOWSKYs:

Bei einem 40jährigen Potator entwickelte sich eine zunehmende Schwäche der Extremitäten. Die Extensionsfähigkeit der Hände war ganz aufgehoben, die ersten Phalangen der Finger konnten nicht gestreckt werden, die Kraft der Muskeln war gering, der Gang schwerfällig, jedoch nicht ataktisch. Die elektrische Erregbarkeit für den faradischen Strom war herabgesetzt. Es wurde multiple Neuritis diagnostiziert. Als die Krankheit nach einigen Tagen (Zeit leider nicht genau angegeben) sich besserte, bemerkte der Patient am proximalen Ende der Nagelfalze aller Fingernägel ein weißes Pünktchen, das allmählich zu weißen Querstreifen anwuchs. Die größte Breite dieser Streifen betrug 1,3 mm. Die Färbung war milchweiß. Sonst waren die Nägel völlig normal. Die weißen Streifen rückten mit dem Nagel bis zum freien Ende vor. Ein Rezidiv erfolgte nicht.

BIELSCHOWSKY selbst faßt die Nagelveränderung als trophische Störung auf.

Ebenso charakterisiert ist ein von mir beobachteter Fall:

25jährige Schneiderin, seit zwei Jahren rezidivierender akuter fieberhafter Gelenkrheumatismus; im Anschluß Herzklappenerkrankung. Auf den sorgfältig gepflegten Nägeln beider Hände finden sich etwa im vorderen (distalen) Viertel der Platte zwei zirka 1 bis

1¹/₂ mm breite, deutlich sich abhebende weiße Streifen. Sie zeigen nicht die weiße Porzellanfarbe mancher Fälle von Leuconychia striata, sondern eine weißrötliche Transparenz, die der Lunula gleicht. Ich rechnete sofort aus, daß die Patientin im August und September schwere Fieberanfälle gehabt haben mußte. Die Patientin gab die Tatsache zu. Eine Depression, eine Furche (BEAUsche Linie) war nicht vorhanden (Krankenhaus Friedrichshain, Abtl. Prof. LIPPMANN).

Hier sind die drei Fälle von Leuconychia striata *arsenicalis* von C. T. ALDRICH (Cleveland) anzureihen.

I. Frau, nach Tentamen suicidii mit Arsenik an allen Nägeln der Hände, weniger deutlich der Füße halbmondförmige, der Lunula parallel verlaufende, weiße Streifen von etwa ¹/₁₆ Zoll Breite, daneben kleienförmige Abschuppung, Haarausfall und Keratosis der Handteller und Fußsohle, sowie eine hochgradige Neuritis. II. Mann mit multipler Neuritis nach selbstmörderischer Arsenikvergiftung zeigte an den Fingernägeln die gleichen weißen Streifen. III. 29jähriger Potator, gleichfalls starke Arsenikvergiftung bei Selbstmordversuch, zeigt die gleichen weißen Streifen. Keine sonstigen Nagelveränderungen. Mit Rücksicht auf die Schnelligkeit des Nagelwachstums stimmt die Entstehung der Weißfärbung mit der Zeit der Vergiftung überein.

Einen ähnlichen Fall beobachtete ich selbst (vgl. S. 63).

Vielleicht besteht in dem am schönsten ausgebildeten Fall MORRISSONs (vgl. Abb. 55) eine *Beziehung zur Menstruation.*

Bei einer 20jährigen, an Acne leidenden chlorotischen jungen Dame begann einige Monate vor Beginn der Beobachtung an der Lunula die Bildung von quer über den Nagel verlaufenden weißen Zonen. Die einzelnen weißen Streifen rückten mit dem Wachstum des Nagels vor.

Nach der Abbildung zu urteilen, muß etwa im Verlauf von 3—4 Wochen eine neue Ursache zu einer leukonychischen Veränderung eingetreten sein. Die Produktion der weißen Nagelpartie dauerte 8—10 Tage, es trat dann wieder ein 3—4 Wochen dauerndes Intervall normaler Verhältnisse ein. MORRISSON äußert sich nicht über die Genese der einzelnen Streifen; mir erscheint die oben geäußerte Auffassung wahrscheinlich (vgl. Querfurchenbildung).

Als Fehler der Konstitution, als *kongenitale Mißbildung* muß man den Fall R. LAWRENCEs ansehen. LAWRENCE sah bei einem Herrn mittleren Alters weiße bandartige Streifen auf den Fingernägeln, die seit der Geburt bestanden haben sollten. Der 5jährige Sohn dieses Mannes zeigte dieselbe, jedoch nicht so deutlich ausgeprägte Affektion. BERGMANN beobachtete ein 9jähriges Mädchen, bei dem wohl auch eine angeborene Abnormität vorhanden war. Das Kind hatte keine ausgeprägte Streifenbildung, die Summe der weißen Stellen war aber größer als die der normal gefärbten Nagelsubstanz. Hierher gehört auch der Fall STOUTs.

Die Beobachtung zeigt nach der beigegebenen Skizze deutlich den Übergang der drei Leukonychiaformen, der Leuconychia punctata, striata und totalis ineinander. Der linke V. Fingernagel entspricht z. B. dem Bilde der Leuconychia punctata, der rechte II. dem der Leuconychia striata, der II. fast dem der Leuconychia totalis. Der Patient, ein 21 Jahr alter Mulatte, seinem Beruf nach Kellner, will seit frühester Jugend die Affektion gehabt haben. Bemerkenswert ist, daß auch die Fußnägel in gleicher Weise verändert waren. Die Nägel aller rechten und der I. und II. linken Zehe zeigten bandartige weiße Streifen.

KNOWLEY SCHLEY berichtete über eine 30jährige Psoriasiskranke, die an allen Nägeln, vor allem an denen der Daumen (hier 6) weiße Streifen zeigte. Ihre Großmutter soll die gleiche Affektion gehabt haben. Ich selbst sah in einem Krankenhaus ein junges Mädchen, das mit Bestimmtheit angab, sie habe ihre Leucopathia striata et punctata (es handelte sich um keinen reinen Fall von Leucopathia striata) seit früher Kindheit.

Es gibt aber auch Fälle, in denen irgend eine ätiologische Noxe nicht festgestellt werden kann:

31jähriger Referendar leidet seit 10—15 Jahren an Leuconychia striata. Seit 4—5 Jahren wesentliche Verschlimmerung des Leidens, ohne jede nachweisbare Ursache. Alle 10 Fingernägel, am geringsten rechter I. und rechter IV., befallen. Lanula gut ausgebildet, Nagelplatten an sich normal. 4—5 Systeme von weißen 1—1,5 mm breiten Streifen, zwischen denen 2 mm breite normale Bezirke liegen. Zuweilen zeigen die weißen Partien eine feine

Strichelung. Die Linien sind auch auf den Lunulis durch ihre intensivere Weißfärbung zu erkennen. Sie entwickeln sich zeitlich gemeinsam auf allen Nägeln. Ein Jahr später gab der Herr an, daß auf dem bis 1903 fast gesunden Nagel rechter IV. unter seiner Beobachtung die Affektion begonnen und zur Bildung von drei weißen Linien geführt habe.

Als *Leuconychia striata mediana* möchte ich folgenden Fall eigener Beobachtung ansehen:

Patientin ist eine 25jährige Stenotypistin, deren Mutter geisteskrank (Paranoia?) ist. Die Anamnese der Patientin ist ohne Belang, eine besondere Pflege der Nägel, etwa durch Benutzung scharfer Metallinstrumente hat nicht stattgefunden. Sie hatte zwar immer gelegentlich unbedeutende weiße Flecke auf den Nägeln, aber erst vor zwei Jahren nahmen die Flecke so zu, daß weiße Linien entstanden, die stets die mittleren beiden Viertel der Nagelplatte aller Nägel einnahmen. Fast stets finden sich vier halbmondförmig zueinander zwar parallele, aber in verschiedenen Abständen liegende weiße Bezirke. Die Nägel sollen relativ schnell wachsen. Das Bild gleicht mutatis mutandis dem des von mir beschriebenen Eczema striatum medianum unguium. Vor vier Jahren soll die Patientin durch Liebeskummer starke Aufregung gehabt haben.

Leuconychia totalis.

Die totale Weißfärbung der Nägel ist eine seltene Affektion. Es sind bisher kaum 20 Fälle beschrieben. Sie scheint verhältnismäßig früh aufzutreten, wird jedenfalls meist bei jüngeren Personen festgestellt (was bereits BARTHOLINUS betont). In der Regel sind die Fingernägel allein befallen, am häufigsten alle Fingernägel erkrankt. Wo die Entwicklung der Krankheit beobachtet werden kann, wird der Beginn von der Lunula aus festgestellt. Vielfach bleibt ein Restbezirk normal gefärbter Nagelsubstanz unmittelbar vor der gelben Linie, als an der distalsten Partie der Nagelphalanx, übrig. Die Färbung wird als elfenbeinweiß (GIOVANNI), bläulichweiß (JOSEPH), kreideweiß distal, bläulichweiß proximal (UNNA), porzellanweiß (HELLER) geschildert.

Nach den neuen Beobachtungen kann an der Bedeutung der Konstitution nicht gezweifelt werden.

BAUER beschreibt eine *familiäre* Leuconychia totalis, die mit multipler Atherombildung vergesellschaftet war; es sollen 16 Familienmitglieder in drei Generationen die Affektion gehabt haben (vgl. S. 57, Angeborene Mißbildungen). GUTMANN fand die Affektion bei einem 30jährigen Manne, dessen Vater und Onkel. Auch TÖRÖK und FORCHHEIMER halten die Leuconychia totalis für eine angeborene Mißbildung.

Wenn auch eine gewisse Disposition zweifellos besteht, so sprechen doch Beobachtungen für die Auslösung der Veränderung durch endogene Organismusstörungen. So beobachtete BERNARD BELLET plötzlich auftretende Leukonychie in unmittelbarem Anschluß an dyspeptische Störungen nach einer *Amöbenenteritis*. In einer beträchtlichen Zahl von Fällen haben die Kranken die allmähliche Entstehung der Erkrankung und ihr Fortschreiten selbst beobachtet. (Der Beginn der Krankheit lag zurück: einige Monate: JOSEPH, einige Jahre: HELLER, BETTMANN, 15 Jahre: UNNA.)

Zweifellos kommt die Leuconychia totalis bei Menschen vor, die auch sonst noch Zeichen nervöser Störungen darbieten. Wieviel Wert man auf diese Begleiterscheinungen legen will, ist Temperamentssache. Ganz ohne nervöse Störungen ist wohl kein Mensch des 20. Jahrhunderts. Es seien einige Fälle berichtet: ABRAHAM sah bei einer 28jährigen, anämischen Frau einen unter nervösen Begleiterscheinungen auftretenden, auf einen bandförmigen Bezirk der Stirnhaargrenze beschränkten Haarausfall; ein Jahr darauf färbten sich alle Fingernägel ohne sonstige Störungen der Zirkulation weiß. Ähnliche Beobachtungen machte PERNET, BROCQ und SOURD-DARIER. Bei BETTMANNs 23jähriger Patientin bestand eine ziemlich ausgedehnte Vitiligo des Nackens, des Bauches, des Rückens, der Mittelhand und der Stirn (*nicht* der Finger);

daneben wurden Urticariaschübe, vikariierend für das Ausbleiben der Menses, epileptiforme Konvulsionen, Akroparästhesien, Akrohyperästhesie und Akrocyanose, die gleichsfalls anfallsweise auftraten, beobachtet. Es erkrankte nur der proximale Abschnitt der Nägel, der distale blieb normal gefärbt. Die sonst normalen Nägel wuchsen langsam. BETTMANN will für die vasomotorisch-trophischen Störungen Autointoxikationen heranziehen.

Bemerkenswert ist die Beobachtung BALLETs. Bei einem Patienten entwickelte sich im Anschluß an eine schwere Amöbenenteritis, die zur Gewichtsabnahme von 12 kg geführt hatte, eine vom hinteren Nagelwall aus sich allmählich über die ganze Nagelplatte ausdehnende „Leuconychie généralisée".

In den Anamnesen werden Rekonvaleszenz nach Typhus (GIOVANNI), Rachitis (FORCHHEIMER), Anämie und Chlorose (O. ROSENTHAL), Rheumatismus und Endokarditis (WEBER und KRIEG) erwähnt; pathogenetisch sind solche Angaben nur vorsichtig zu verwerten, da es Fälle gibt, in denen die Anamnese völlig versagt. G. THIBIERGE und HUFNAGEL z. B. sahen an drei Nägeln der-

selben Hand totale Weißfärbung der Nagelplatten; UNNA beschreibt einen typischen Fall (Abb. s. 1. Aufl.), der alle Fingernägel betraf, ich selbst fand bei einem sonst gesunden Herrn völlige Leuconychia totalis (vgl. Abb. 56), ohne daß in diesen Fällen eine Ursache feststellbar war.

Trophische Störungen in der Produktion des Nagelmaterials müssen natürlich immer angenommen werden, wir sind zur Zeit nur nicht in der Lage, Einzelheiten anzugeben.

Der Prozeß beginnt immer an der Lunula oder genauer gesagt, er geht immer von der Matrix aus. Dementsprechend erscheint die Lunula als

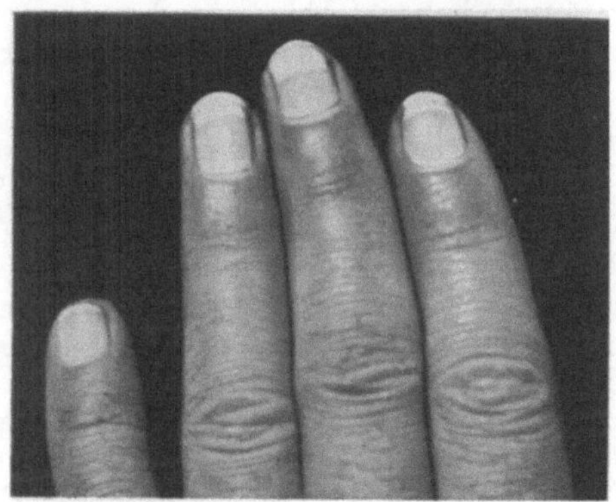

Abb. 56. Leuconychia totalis.

noch weißer als sonst hervortretende Sichel. In den Fällen JOSEPHs und BRAUNs war noch an der Fingerkuppe ein schmaler Saum normal gefärbter Nagelsubstanz vorhanden, es läßt sich daraus in der Tat der Schluß ziehen, daß der Beginn des Prozesses etwa drei Monate zurückliegen mußte, was mit den Angaben des Kranken übereinstimmt. Wenn in UNNAs Fall Trümmer deutlicher Querstreifung, besonders an den Daumen, noch vorhanden waren, wenn in GIOVANNIs Beobachtung an einzelnen Fingern die Weißfärbung vom freien Rande nur bis in die Mitte des Nagels reichte und dort allmählich in den normalen Nagel überging, so liegt es nahe, die Erklärung in einer intermittierend wirkenden pathogenen Noxe zu suchen. Der Auffassung UNNAs, daß im Falle GIOVANNIs der Lufteintritt vom vorderen Nagelrande her eingetreten ist, kann ich nicht beitreten, da der Nagel außerhalb der Matrix nur noch passiven Veränderungen unterliegt. Ein einfaches Eintrocknen gibt doch aber, wie die Erfahrung an abgeschnittenen Nägeln zeigt, durchaus noch nicht die Möglichkeit des Lufteintrittes.

Sehr vorsichtig sind Angaben der Kranken über Schmerzhaftigkeit bei der Leuconychia totalis zu bewerten, da sie nur ganz vereinzelt gemacht werden. UNNAs Kranker bemerkte nach dem Abschneiden der Nägel ein unangenehmes Gefühl in den Fingerspitzen, das sich erst wieder verlor, wenn die Nägel gewachsen waren.

JOSEPHs 20 jähriger Bäcker wurde durch distale Schmerzhaftigkeit der Finger belästigt. In der Krankengeschichte des an zahlreichen nervösen Störungen leidenden Kranken Bettmanns dagegen ist trotz genauer neurologischer Untersuchung *keine* Hyperästhesie der Nägel erwähnt.

Sonstige Veränderungen an den Nägeln sind selten; in Parker Webers und Kriegs Fall bestand ein geringer Grad von Koilonychie.

Die *Diagnose* dürfte wenig Schwierigkeiten machen; allerdings muß man die Leucopathia spuria (vgl. unten) ausschließen. Trotzdem gibt es Fälle (Thibierge und Hufnagel), in denen eine Entscheidung gegenüber der Leucopathia spuria nicht leicht ist.

40 jähriger Bäcker, wegen Lues I ins Hospital aufgenommen, zeigt auf den Nägeln links II, III, V eine seit 2 Jahren bestehende Leukonychie, die oberhalb der normalgefärbten Palmapartie begann und sich über die vordere Fläche der Nagelplatte erstreckte. Letztere war rauh, kreideähnlich längs- und quergestreift, die weißen konzentrisch gestreiften Nagelplatten erinnerten etwa an Muschelschalen. Sonstige Veränderungen (Dickendurchmesser, Krümmung) fehlten. Der Kranke kratzte mit seinem Federmesser die Nageloberfläche so weit wie möglich ab, so daß die pathologische Weißfärbung und die Farben verschwanden.

Man kann hier an ein Ekzem denken, wofür die Oberflächenveränderungen sprechen. Imbibition von Luft und Mehlstaub kann eine Leukonychie vorgetäuscht haben. Abkratzen der obersten Schichten brachte ja die Weißfärbung zum Schwinden. Diagnostisch schwierig war folgende eigene Beobachtung:

Bei einem Fleischer, der vorwiegend mit der Zubereitung von eingesalzenen Därmen (Auslandsware) zu tun hatte, hatte sich auf den Nägeln links I—III, rechts I—V eine totale Weißfärbung mehr oder weniger großer Nagelabschnitte gebildet. Die inmitten völlig normal transparenten Nagelgewebes liegenden Partien waren eigentümlich opak, erschienen verdickt. Es mußte an eine Wirkung des Salzwassers um so mehr gedacht werden, als nach Aussage des Kranken ein Arbeitskollege dieselbe Anomalien zeigte. Im Krankenhaus (Neukölln, Oberarzt Dr. Zadeck) war diese Veränderung von Tag zu Tag besser geworden.

Die *Therapie* wird wohl meist vergeblich sein; der Gedanke Ephraimsons, die weißen Stellen fortzuschaben, ist abzulehnen, weil die Luftimbibition gerade die tiefen Schichten mehr als die oberflächlichen betrifft. Man kann Polierpulver aus Pulv. Stanni. oxyd. 10, Carmin 0,1 versuchen (Joseph). Von Färbungen mit alkoholischen Eosinlösungen kann nichts als Unannehmlichkeiten für die Patienten erwartet werden. Die Parfümerietechnik stellt eine ganze Anzahl von Carmin enthaltenden Stiften (aus Wachs) zur Färbung der Nägel zur Verfügung.

<h3 style="text-align:center">Leuconychia spuria.</h3>

Die Luftimbibition kommt bei verschiedenen Nagelerkrankungen als sekundäres Symptom vor. Beinahe pathognomonisch ist die Weißfärbung einzelner Nagelpartien bei der Trichophytie; ich halte es für unzweckmäßig deshalb von einer *Leuconychia trichophytina* zu sprechen. Auch bei *Psoriasis* und *Onychogryphosis* kann eine Luftimbibition wohl vorkommen, obwohl ich mich keines Falles erinnere. Die durch akute Traumen herbeigeführte Luftimbibition mit folgender Leukonychie ist nur ein schnell vorübergehendes Symptom.

Die „Eierschalen-Nägel" wurden bei der Erweichung der Nägel, Hapalonychie, behandelt.

<h3 style="text-align:center">Albinismus.</h3>

Es ist recht zweifelhaft, ob die Angaben Dalpès, daß die Nägel der Albinos nicht bis zum Fingerende, sondern nur bis zur Hälfte des Nagelbettes reichen, auf eine größere Zahl von Untersuchungen sich stützen. Ich kann die Angabe nicht bestätigen. Rille fand, daß nur bei einem von zwei total albinotischen Brüdern die mattglänzenden, etwas brüchigen, einige weiße Flecke zeigenden Nägel verkürzt waren.

<h3 style="text-align:center">Vitiligo.</h3>

Bei ausgedehnter Vitiligo, selbst bei Erkrankung der Fingerrücken scheint eine Veränderung der Nägel selten vorzukommen. Lombardo glaubte bei seiner

60jährigen an Vitiligo des Handrückens leidenden Patientin eine dunklere
Pigmentierung der Nägel im Anschluß an die Hyperpigmentierung der angrenzenden Hautpartien feststellen zu können. Die hellere Färbung anderer
Nägel führt er auf Kontrastwirkung gegenüber den stärker pigmentierten
zurück. Eine eigentliche Leukonychie wurde nicht festgestellt. Ich sah bei
einem an Polyneuritis und Vitiligo der Fingerrücken leidenden Kranken (Abteilung Oberarzt Dr. ZADECK) zwar keine weiße Veränderung der Nagelplatten;
es war aber entsprechend den überpigmentierten Zonen der Fingerhaut auf
einigen Nägeln eine 1—2 mm breite dunkelpigmentierte, quer durch das Nagelbett verlaufende Linie zu erkennen.

Farbenveränderungen der Nägel.

Zwischen primären und sekundären Farbenveränderungen ist prinzipiell
zu unterscheiden. Die Farbenveränderungen durch berufliche und gewerbliche
Tätigkeit werden besonders behandelt werden (vgl. das Kap. S. 372). Hier
sollen nur die durch pathologische Vorgänge ausgelösten beschrieben werden.

Primäre Farbenveränderungen

sind große Seltenheiten. Wenn man die tief gelb-grünliche Färbung der Nägel
bei schwerstem Icterus viridis am Lebenden sieht, glaubt man an die Färbung
der Platten selbst und nicht an das Durchscheinen der unter der Nagelplatte
liegenden Gewebe. Aber bereits die der Leiche entnommenen Platten erscheinen
gar nicht gefärbt. Ich habe in einem Fall von allerschwerstem chronischen
Ikterus, der an Carcinom der Leber zugrunde ging, von einem Chemiker die ganze
Masse der Fingernägel auf Gallenfarbstoff untersuchen lassen. Das Resultat
war völlig negativ.

Den einzigen beachtenswerten Fall von *Gelbfärbung* der Nägel im definierten Sinne
hat SCHLEY bei einem 23jährigen Mann beobachtet. Im Verlauf weniger Monate wurden
alle Nägel (die Fußnägel im geringen Grade) gelb, nachdem der Patient wegen eines Schanker-
geschwürs eine Quecksilberkur durchgemacht hatte. Allerdings sollen die Nägel auch im
Wachstum etwas zurückgeblieben und etwas verdickt gewesen sein. Behandlung mit
Jodglidin und Salicylsalbe brachte Heilung. Falls ein syphilitischer Ikterus vorgelegen
hat, handelt es sich natürlich um sekundäre Färbung.

Braunfärbung der Nägel bei einer 24jährigen Frau, die, seit zwei Jahren
verheiratet, in steriler Ehe lebte, sah LEIBKIND. Patientin hatte vor vier
Jahren eine Unterleibsoperation durchgemacht. Die Nägel sind weich, glatt,
so kurz, daß der Nagel die Kuppe nicht überragt. Ätiologisch wurde an
Sekretionsstörungen gedacht, ohne daß ein Beweis für die Ansicht beigebracht wurde (vgl. Kapitel *Psoriasis*: Dunkelfärbung der Nägel als frühes
pathognomonisches Symptom).

Vermehrung des Rassenpigmentes und Nävusbildung mit Pigmentierung der Nagelplatte.

Vermehrung des Rassepigments, also *physiologische Hyperpigmentierung* beschreibt
OCHS bei einer 37jährigen Negerin. Es fanden sich auf allen Fingernägeln 1—4 parallel
zueinander verlaufende $^1/_8$—$^3/_6$ Zoll breite, tiefdunkel pigmentierte Zonen, die im scharfen
Kontrast zu dem fast durchsichtigen Nagelrest standen. Die Affektion soll seit der Geburt
bestehen.

Im Anschluß an diesen Fall soll über eigene anatomische Untersuchung
über die Ablagerung des Rassenpigmentes berichtet werden. Eine Anatomieleiche (ungarischer Zigeuner) zeigte eine so dunkle Färbung der Haut, daß an
Morbus Addisonii gedacht werden konnte.

Auf Querschnitten durch den mittleren Teil des Nagels ergab sich, daß braunschwarzes Pigment in ganz geringer Menge im Corium unregelmäßig zerstreut liegt. Die einzelnen Pigmentkörnchen sind sehr klein. Die Massen grobkörnigen Pigmentes, die ich beim Morbus Addisonii in Schnitten aus der Rückenhaut fand, konnte ich nicht feststellen. Eine besondere Anordnung in der Lage des Pigmentes (um die Gefäße) oder eine Bevorzugung einzelner Schichten besteht nicht. Weitere Untersuchungen auf diesem Gebiete sind durchaus erforderlich.

Bei stark pigmentierten Rassen ist wiederholt die Ausbildung totaler oder partieller, bandartiger Pigmentierungen auf den Nagelplatten beschrieben. Es ist wohl richtiger von einer Nävusbildung zu sprechen und den z. B. von TEMPLETON bewiesenen Übergang des Pigmentes auf die Nagelplatten anzunehmen, als den irreführenden Ausdruck *Melonychie* zu gebrauchen.

ORSINI DE CASTRO beschreibt bei einem 25 jährigen Mann, der an vielen Naevi pigmentosi litt, am Nagel des linken Zeigefingers einen Nävus, der angeblich im Anschluß an eine schwarze Riefe der Nagelplatte aufgetreten war. ALEIRO sah einen ähnlichen, den rechten Daumennagel betreffenden Fall. Es handelt sich in beiden Fällen um Brasilianer. Es ist bekannt, daß gerade in Brasilien häufig eine dunkle subunguale Pigmentierung als letztes Zeichen einer Blutmischung mit Negern oder Eingeborenen festgestellt wird.

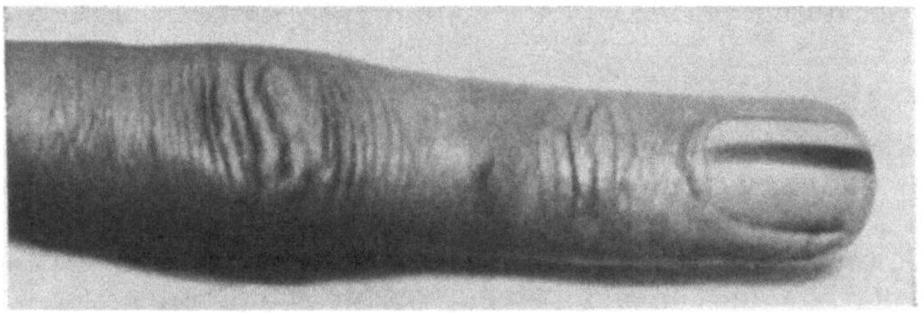

Abb. 57. Bandförmige Pigmentierung des Nagels. (Nach TEMPLETON.)

TEMPLETON beobachtete bei einer 28 jährigen Farbigen, die $^1/_8$ weiße Blutmischung hatte, auf dem linken IV. Fingernagel eine ursprünglich haardünne, allmählich aber 3 mm breit gewordene tief dunkle, scharf strichförmig abgegrenzte Partie. Die Färbung ging durch die ganze Dicke des Nagels, ja war sogar auf der Unterfläche der Nagelplatte noch stärker. Histologisch konnte vor allem in den tiefen Schichten starke Pigmentanhäufung in den Nagelzellen nachgewiesen werden; während die oberen Zellagen geringere Mengen enthielten. Das Pigment war eisenfrei, das Melanin färbte sich mit keinem Farbstoff. TEMPLETON wies überzeugend nach, daß Blutungen, Arsengebrauch, Parakeratose mit Übernahme von Rassenpigment in die nicht normal vernagelten Zellen auszuschließen ist, daß in der Tat ein Naevus pigmentosus des Nagelbettes vorliegt (Abb. 57 u. 58).

Auch MONTGOMERYs Fall, einen 36 jährigen Juden betreffend, ist hier anzureihen. Ob Patient stark pigmentiert war, ist nicht gesagt. Auf einem Daumennagel bildete sich gleichfalls eine durch die ganze Dicke der Platte gehende dunkel gefärbte Partie, die für Ausdruck eines Nävus angesehen wurde. Patient hatte allerdings Syphilis, Ekzem, leichte Röntgendermatitis gehabt, der Nagel war 2 Jahre vorher ausgefallen und wieder gewachsen (vgl. später Onychia pigmentosa syphilitica).

Blutimbibitionen der Nägel

bedingen eine primäre Färbung, wenn Blutfarbstoffe bei der Produktion des Nagels zwischen und in die Nagelzellen gelangen und eine Färbung der Nagelplatten bedingen. Diese Affektionen sind im Kapitel Nagelblutung S. 136 abgehandelt.

Sekundäre Farbenveränderungen.

Sekundäre Farbenveränderungen der Nägel werden dadurch bedingt, daß entweder die Nagelplatte völlig transparent bleibt und das Nagelbett mit anomaler Färbung durchschimmert, oder daß unter der Nagelplatte sich Prozesse abspielen, die die Transparenz verändern. Auf alle diese Vorgänge muß bei der Besprechung der einzelnen Erkrankungen eingegangen werden. Hier kann nur Grundlegendes angedeutet werden.

Hyperämien, Stasen, Anämien, Angiospasmen, Chlorosen, Polycythämien, Ikterus und Pigmenterkrankungen beeinflussen, wenn sie die Haut der Finger in Mitleidenschaft ziehen, durch die veränderte Färbung des Nagelbettes das

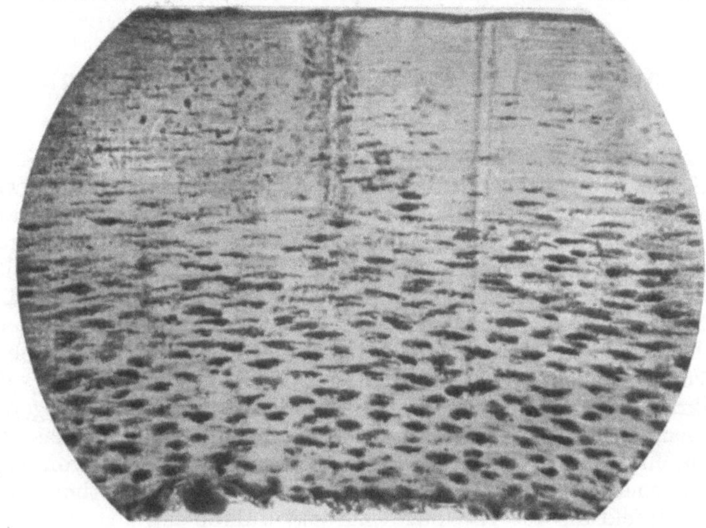

Abb. 58. Mikroskopisches Bild von Abb. 57. Pigmentierung der tief gelegenen Nagelzellen. (Nach TEMPLETON.)

Aussehen der normalen transparenten Nagelplatten. Die Lunula verschwindet durch diese pathologischen Vorgänge nicht.

SCHOCH (Dermatol. Wochenschr. 1925. S. 12) berichtet über eine bei einem 48jährigen Manne beobachtete Chromidrosis idiopathischen, nicht bakteriellen Ursprungs, die bei wiederholten Krankheitsschüben zu einer dunkelbraunen Färbung der Nägel Veranlassung gab. Mit Alkohol und Äther konnte der Farbstoff nicht von den Nägeln entfernt werden. Die Krankheitsattacken setzten nach Infektion oder Intoxikation mit Schwindel, Sensoriumstrübung, allgemeinem Schweißausbruch ein. Wurst- oder Fleischvergiftung ist ausgeschlossen. Ein analoger Fall soll beschrieben sein.

Als sekundär ist wohl auch die Färbung der Nägel in einem Falle VÖRNERS von *Onychia pigmentosa* nach Syphilis anzusehen.

Es kam zu einer Papelbildung auf den Nagelwällen und auf dem Nagelbett. An einzelnen Fingern wurde der Nagel von der Unterlage (nach Schwund der subungualen Papel) abgehoben und der Unternagelraum wohl mit Schmutz imbibiert. An beiden Zeigefingern scheinen bei den Papelbildungen Blutungen in der Matrix stattgefunden zu haben. Die Substanz der fest aufliegenden Nagelplatten blieb bei tiefem Abschaben gleichmäßig schwarz gefärbt. Mikroskopisch fanden sich die Hornzellen gelb bis schwärzlich gefärbt. Kalilauge und Alkohol ließen die Zellfärbung verschwinden, was gegen Pigment spricht.

Pathologische Prozesse des Nagelbettes verändern die Farbe der Nägel vielfach und in ganz verschiedener Weise. Vermehrung des subungualen Horngewebes, Verdickung der Nagelplatte, Eindringen von Luft unter den Nagel (durch Abhebung der Platte von der Unterlage [Onycholyse]) oder durch Eindringen in das Nagelgewebe (Leukonychie), Blutungen unter die Nagelplatte und in die Nagelsubstanz, Eiteransammlung, Zerfall des Nagelgewebes durch chemische Zersetzung und Eindringen von Saprophyten und pathogenen Krankheitserregern (Schimmelmykosen, Blastomykosen), traumatische und idiopathische Defektbildungen (Tüpfelung, Furchenbildung) sind von Einfluß auf die Färbung. Einzelheiten werden bei der Schilderung der Pathogenese und Morphologie der einzelnen Krankheiten gegeben werden.

(Über Melanoblastome vgl. das Kapitel: Subunguale Geschwülste.)

Krankheiten des Nageloberhäutchens (Eponychium).

Neid- oder Niednägel.

Unter Neid- oder Niednägeln [1]) (Envies, Nagelwurzeln, Agnails) versteht man oberflächliche spaltförmige Einrisse der Hornschicht der Nagelwälle. Ihre Entstehung geht wahrscheinlich so vor sich, daß das infolge mangelhafter Kosmetik unbehindert über die Nagelplatte wachsende Nageloberhäutchen, das ja nur eine Fortsetzung der Epidermis der Nagelwälle bildet, eintrocknete. Diese Eintrockung ist vielleicht durch eine nicht ausreichende Ernährung der auf dem Nagel liegenden Hornzellen zu erklären. Das eintrocknende Nageloberhäutchen hat die Neigung, einzureißen; diese Risse pflanzen sich dann auf die Epidermis der Nagelwälle fort. Diese Niednägel sind Eingangspforten für Infektionskrankheiten, insbesondere für Syphilis. Zweifellos dringen auch die Mikroorganismen, die lokale Eiterungen veranlassen, vor allem das Panaritium hervorrufen, hier ein. Anzunehmen ist, daß manche Form von sogenannter kryptogenetischer Septicämie gerade bei Chirurgen und Pathologen auf eine unbemerkte Infektion der Niednägel zurückzuführen ist.

Die Behandlung besteht in dem Abschneiden der Epidermisfetzen mit einer gekrümmten scharfen Schere und Verklebung der kleinen Wunde mit Pflaster, Traumaticin, Kollodium. Es sei übrigens hier erwähnt, daß manche Haut Kollodium nicht verträgt, so daß die bei Bewegungen aufspringende Kollodiumschicht zu neuen Rissen der Hautschicht Veranlassung gibt.

Prophylaktisch ist bei dem kleinen Leiden, für das' einzelne Individuen sicher besonders disponiert sind, sorgfältige Pflege des Nagels zu empfehlen (vgl. Kosmetik).

Pterygium unguis.

Eine in alten Schriften vielfach genannte Krankheit ist das „Pterygium unguis". Zweifellos ist der Name eine Bezeichnung für eine Reihe ganz verschiedener Prozesse, bei denen der Nagel von einer Schicht Gewebe überdeckt wird, welches keine Nagelsubstanz enthält.

MARCUS AURELIUS SEVERINUS THARSIENSIS gibt 1646 folgende Schilderung: S. 280 De unguium pterygio: „Digitorum potissimum pollicum secus ungues exulceratorum est hypersarcosis sive ex pedum offensione sive ex reduviae neglecta et ab inflammatione in pus conversa profecta. Acris materia diu sota intus et non excussa ad radicem unguis exedit

---

[1]) Der Name entstammt dem niederdeutschen nydnagel. Mit Nieten (drücken) hat das Wort nichts zu tun. Der Name Neidnagel (envies) erklärt sich aus dem Volksglauben, nach dem der Träger der Affektion von jemanden mit Neid angesehen werde.

et unguem nedum ipsum sed et os conterit, unde odor gravis et extremi digiti tumor ac livor. Pterygium unguium est ex genere nomarum."

EPHRAIMSON (1833) unterscheidet ein Pterygium verum und spurium. Dringt das Nageloberhäutchen weiter vor als normal, bedeckt es mehr als die Hälfte des Nagels, so besteht ein *Pterygium unguis spurium*; bedecken andere Teile den Nagel, wuchern insbesondere über den Nagel fungöse Excrescenzen, wird ein Teil des Nagels zerstört, so besteht ein *Pterygium unguis verum*. Letztere Affektion ist natürlich kein Morbus sui generis.

Als Ficus unguium bezeichnet WILSON das Zurückweichen des hinteren Nagelwalles und des Nageloberhäutchens bis zur Nagelwurzel. RAYER sah diese Affektion bei Gerbern; WILSON will sie bei chronischer Entzündung beobachtet haben.

Eine der Beschreibung EPHRAIMSONs gleichende Beobachtung machte ich an der (Anatomie-) Leiche eines 80—90 Jahre alten Mannes. Das Nagelhäutchen bedeckte die Nägel bis über die Mitte.

Die mikroskopische Untersuchung geschah auf Längsschnitten. Im Präparat erstreckte sich das Nageloberhäutchen noch 2 mm weit über die Nagelplatte. Zweifellos war eine beträchtliche Schrumpfung und teilweise Ablösung durch die vielen Manipulationen, die zur Herstellung der Schnitte erforderlich waren, geschehen. Die Dicke des Nageloberhäutchens betrug 0,26—0,39 mm. Das Eponychium ist ein Stratum corneum. Bruchstücke dieser Hornschicht lassen sich noch nach dem Aufhören des zusammenhängenden Eponychium bis fast zum Ende des Nagels verfolgen. Sehr schön kann man feststellen, wie das Nageloberhäutchen sich aus zwei Schichten zusammensetzt, von denen die eine von der Nagelplatte, die andere vom hinteren Nagelwall kommt. Bei Alaun-Carminfärbung ist das vom hinteren Nagelwall herstammende Stück durch einen ganz schwach rot gefärbten Saum von den völlig verhornten Partien des Nagels zu trennen.

Als ein *Pterygium spurium congenitum* kann man eine Affektion bezeichnen, die ich bei einem 14 Tage alten, hereditär nicht belasteten und keine Zeichen von Lues darbietenden Knaben sah. An beiden Großzehen war der freie Nagelrand noch von einer Art Kuppe von Epidermismassen bedeckt. Die Nagelplatten hatten sich noch nicht völlig von dem verdickten Eponychium frei gemacht. Anscheinend durch Zersetzungsvorgänge in der sich zwischen Nagelplatte und Eponychium gebildeten Tasche war es zu einer ganz unbedeutenden Eiterung gekommen. Die Schilderung der Nagelentwicklung auf S. 20 macht den Vorgang als eine Art Entwicklungshemmung verständlich. Erwähnt sei, daß das Kind als Zeichen sonstiger Entwicklungsstörungen zwei symmetrische cristaähnliche Exostosen auf den Stirn-Scheitelbeinen zeigte.

Hierher gehört wohl auch eine Beobachtung H. RAMSAY SMITHs.

Bei einem neugeborenen Mädchen gingen die Nägel ohne deutliche Grenzen in die Haut der Fingerkuppen über. An Stelle des freien Randes war eine weiß durchscheinende Linie sichtbar. Anscheinend war hier der Nagel weniger dicht (?). Der Nagel überzog also hufartig die Fingerkuppe. Nach einer Woche brach der Nagel nicht an der durchscheinenden weißen Linie, sondern an dem am meisten nach außen liegenden Rande durch. Einige Nägel wurden mit der Schere aus der sie umgebenden Epidermis freigemacht. Nach weiteren 14 Tagen trennte sich das frei werdende Stück mehr und mehr von der Fingerkuppe und wurde weiß, was auf die Anwesenheit von Luft hinwies. Nach einem Monat waren die Nägel normal, nur haftete ein Stück weit dem freien Nagelrande noch Epidermis der Fingerkuppe an. An den Füßen war nur an der großen Zehe die Affektion in geringerem Maße vorhanden. SMITH stellte sich vor, daß das Stratum lucidum den Nagel bildet. In diesem Fall soll auch das Stratum lucidum der Fingerkuppe sich an der Nagelbildung beteiligt haben. Nach der Geburt hat die letztere pathologische Bildung aufgehört.

Nicht selten sieht man bei Nagelgliedverletzungen Zustände, die an das von älteren Autoren geschilderte Krankheitsbild des Pterygiums erinnert. Durch Narbenzug werden bei einer Heilung per secundam Teile der hinteren oder der seitlichen Nagelwälle über die Nagelplatte gezogen, so daß ein Teil der letzteren zwar nicht von einem „Häutchen", wohl aber von einer Hautpartie überdeckt ist. Der übrig bleibende Teil der Nagelplatte kann durchaus normal weiterwachsen. Leider liegen keine anatomischen Untersuchungen vor. Ich möchte annehmen, daß durch die Verletzung die Matrix nach vorn gezogen ist (also eine Art Heterotopie) und daß der Defekt durch ein vom Nagelwall ausgehendes Narbengewebe gedeckt ist.

Hypertrophische Prozesse des Nageloberhäutchens sieht man auch bei trophischen Prozessen nach Nervenverletzung (vgl. S. 320). Auch *Verrucae* perionychiales ziehen das Eponychium in Mitleidenschaft.

Erkrankungen der Lunula.

Die verschiedenen Auffassungen über die anatomischen Grundlagen der Lunulabildung sind auf S. 12 geschildert, auf S. 45 die ethnologische Bedeutung der Lunulabildung behandelt. Die eventuell nach Rassenzugehörigkeit, sicher nach der Konstitution *wechselnde* Ausbildung der Lunula überhaupt, erschwert sehr die Umgrenzung der als pathologisch anzusehenden Veränderungen. Es ist daher z. B. unmöglich auszusagen, ob bei einer an Akromegalie leidenden Frau (Abteil. Prof. Dr. HUBER, Schöneberg-Berlin) an den sehr großen Händen und den entsprechend gestalteten Nägeln der völlige Mangel der Lunula, der z. B. auf den ganz gut gepflegten Daumennägeln bestand, als pathologisches Symptom anzusprechen ist. Selbstverständlich kommen Lunulaveränderungen bei allen pathologischen Färbungen, Imbibitionen, bei allen die Konsistenz der Nagelplatte beeinflussenden und ihre Struktur schädigenden Prozesse, bei allen pathologischen Bildungen vom Nagelbett aus vor, wenn der krankhafte Vorgang sich eben im Bereich der Lunula abspielt. Es fragt sich nur, ob unabhängig von derartigen Prozessen, Lunulaveränderungen sich finden. Ich selbst habe bei einem Falle von Trichophytie, bei dem die Pilzwucherung auf den distalen Teil des Nagelorgans beschränkt war, eine ganz unregelmäßige Gestaltung der vorderen distalen Grenzlinie der Lunula gesehen. (Abb. 1. Aufl.)

BÖWING (in R. L. MÜLLER: Die Lebensnerven) beschreibt bei einem Fall von Polyneuritis ein langsames, dem Wachstum entsprechendes Vorschieben der Lunula. Die Kürze der Darstellung und die beigegebene Abbildung erlaubt nicht, die Möglichkeit anderer Auffassung zu erwägen.

(Lunulaveränderungen bei Verletzungen vgl. S. 142, bei Rachitis vgl. S. 296.)

Blutungen in das Nagelorgan.

Traumatische Blutungen.

Blutungen des Nagelorgans kommen hier nur in Frage, soweit sie Blutungen des Nagelbettes und der Nagelmatrix darstellen. Blutungen der seitlichen Nagelwälle unterscheiden sich in nichts von den gewöhnlichen Hämorrhagien der Haut, sie kommen wenigstens in beträchtlicherem Umfange wohl kaum ohne gleichzeitige Blutungen des Nagelbettes vor.

Die Blutungen sind meist *traumatische*. Äußere, die Nagelplatte treffende Gewalteinwirkungen, insbesondere Quetschungen, führen zur Ruptur der Gefäße der Nagelwurzel und des Nagelbettes. Ist die Nagelplatte intakt geblieben, so sammelt sich das Blut unter dem Nagel an und scheint als dunkelblauroter größerer oder kleinerer Fleck durch den Nagel durch. Da das Blut eine für Licht undurchlässige Deckfarbe ist, so kann das Licht einer unter die Fingerkuppe gebrachten Lichtquelle (z. B. elektrische Lampe) die Blutschicht nicht durchdringen. Die Blutung wird sich demnach als ein entsprechend großer, dunkler Fleck gegenüber dem hell aufleuchtenden normalen Nagel darstellen. Bei Blutungen unter oder in der Nagelwurzel ist diese Tatsache von Bedeutung.

Es ist anzunehmen, daß die Größe und der Sitz der Blutung das fernere Schicksal des Nagels bestimmen. Eine relativ geringe, auf das Nagelbett beschränkte Blutung führt zu einem Extravasat, das langsam resorbiert wird, nachdem es die bekannten Farbenveränderungen durchgemacht hat. ANCEL erwähnt eine Beobachtung, nach der eine subunguale Blutung 3 Monate lang bestehen blieb, ohne daß die Nagelsubstanz eine Veränderung erlitt. Nach meinen Erfahrungen tritt die Rückbildung in der Regel viel früher ein. ANCEL gibt an, daß bei starken Blutungen das Horngewebe der Nagelplatte vom Blut imbibiert wird. Die Tatsache ist nur verständlich, wenn die Blutung in der Nagelmatrix erfolgt oder wenn bei dem Trauma die Nagelsubstanz Veränderungen erlitten hat. Daß der normale Nagel sich nicht mit Blut (etwa so wie mit Höllenstein) imbibiert, zeigt die tägliche Erfahrung der Ärzte bei Operationen an ihren eigenen Nägeln. Wird ein Teil der Nagelplatte bei dem Trauma verletzt und mit Blut derartig durchtränkt, daß eine rein subunguale Hämorrhagie zu bestehen scheint, so kann in der Tat eine lokal auf die anscheinende Blutung beschränkte Nekrose eintreten. Ich hatte Gelegenheit, diese Tatsache an einem Fall festzustellen und zu photographieren. Deutlich sieht man auf der Abbildung, wie mitten in der Nagelplatte ein lochartiger Defekt besteht. Hier ist nur das Stück der Nagelplatte ausgefallen, das unmittelbar nach der Verletzung des Kranken blutig imbibiert gewesen war.

Prognostisch und pathogenetisch wichtig ist die Frage: Wann wird bei einer Nagelblutung die Nagelplatte abgestoßen? Das Ergebnis meiner Beobachtungen in den letzten 25 Jahren bestätigt die in der ersten Auflage dieses Werkes ausgesprochene Ansicht. Der Nagelabfall ist von der Art der Blutung in die *Nagelmatrix* abhängig. Praktisch überzeugt man sich gut von der Ausdehnung und dem Sitz der Blutung, wenn man den verletzten Finger durchleuchtet. Die lichtundurchlässige Lackfarbe des Blutes tritt deutlich hervor.

Ich verzichte auf die Wiedergabe einer großen Zahl von Krankengeschichten, die meine Ansicht stützen könnten. Vielleicht hat RAYER dieselbe Auffassung gehabt, wenn er angibt, daß der Nagel abfalle, wenn er „ébranlé jusque dans la racine" sei. Die Theorie erklärt den Nagelabfall bei anscheinend schwachen Traumen und das Erhaltenbleiben bei starken Gewalteinwirkungen.

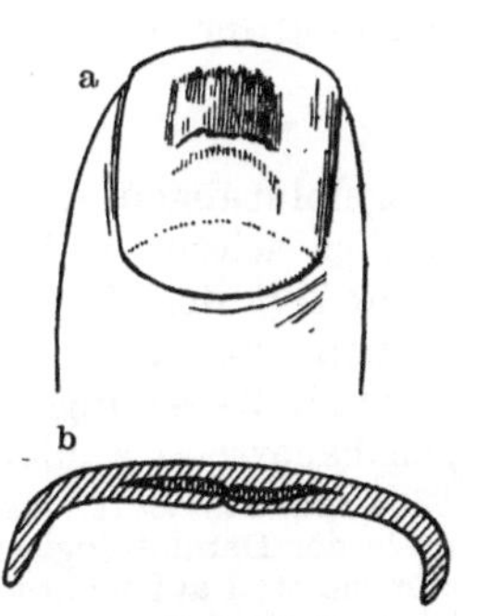

Abb. 59.
Blutung in die Nagelsubstanz.
(Nach v. EBNER.)

Es ist durchaus nicht notwendig, daß die Blutung im hinteren Nagelwalle einer Blutung in die Nagelmatrix entspricht. Ich möchte daher glauben, daß die interessante Selbstbeobachtung des Anatomen v. EBNER doch das oben genannte Gesetz nicht umstößt.

v. EBNER erlitt im Juni ein Trauma des linken Daumens, Hautblutung in die Fingerhaut bis zum Gelenk von unter oder in das proximale hintere Drittel der Lunula. Erstere schwand in normaler Art und Zeit, letztere blieb und rückte allmählich vor. Im Oktober kam die hintere Grenzlinie der allmählich zu einem Rechteck von 6:8 mm gewordenen Hämorrhagie unter dem hinteren Nagelfalz vor. Der nachwachsende Teil war leicht gewulstet. Im November und Dezember wurde ein tägliches Vorrücken der Blutung von 0,09 (normal 0,6) festgestellt. Ende Januar wurde beim Beschneiden des Nagels eine Extravasathöhle eröffnet, deren Gestalt die Abbildung 59 b gut zeigt.

Der Boden der Extravasathöhle war eine 0,1 mm dicke Schicht, während die Decke 0,5 mm erreichte. Das Blut ist zweifellos zwischen die weichen Matrixzellen gedrungen, hat sie auseinandergedrängt und ist so mit dem wachsenden Nagel vorgeschoben worden; die bereits verhornten Zellen waren undurchdringlich. Der untere Boden der Extravasathöhle ist von der Matrix gebildet, die noch nicht durch die Blutung geschädigt war. v. EBNER weist darauf hin, daß das Eponychium nicht an der Nagelbildung teilnehmen kann, weil der dorsale Teil der Haut völlig durchblutet war, der obere Abschnitt des fertig gebildeten Nagels aber keine Blutspuren enthielt.

Die *Diagnose* wird durch die Anamnese erleichtert. Immerhin wird man zuweilen den Angaben der Kranken mißtrauen und an *symptomatische* Hämorrhagie denken müssen. Die Farbenveränderungen der intraungualen Blutungen sind nicht so charakteristisch wie die der Hautblutungen. Eine etwas bräunliche

Farbennuancierung ist häufig. Ist durch partielle Onycholyse der Zutritt von Wasser und anderen Stoffen zum durchbluteten Nagel möglich, so kann man Übergang zu Schwarzfärbungen feststellen.

Über die *Prognose* ist das Wesentliche bei der Schilderung der Pathogenese gesagt. Durchleuchtung mit der elektrischen Lampe, Feststellung der Blutung in der Nagelmatrix erlauben das Voraussagen des Nagelabfalles.

Die *Therapie* der akuten Hämorrhagien ist symptomatisch (kühlende Umschläge). Bei starker Blutansammlung unter dem Nagel (vorausgesetzt, daß es sich wirklich um ein Extravasat, nicht um eine Blutimbibition des Nagelgewebes handelt) hat man früher (EPHRAIMSON) den Nagel angebohrt, um das gestaute Blut zu entleeren. 1923 machten die Amerikaner (G. BESCH-ARANA und N. TAGLIOVENKI) diese Öffnung mit der zahnärztlichen Trephine. Die Furcht CHASSAIGNACS (1854) vor der Gefahr der Infektion des durchbluteten Gewebes ist heute unberechtigt.

Bei Blutungen durch eingedrungene Fremdkörper sind letztere natürlich zu beseitigen. Bei wirklich starken Blutungen in die Nagelmatrix scheint mir nicht die von KÖNIG vorgeschlagene Abschabung des Nagels, sondern dessen Entfernung (er wird ja doch abgestoßen) am zweckmäßigsten.

Vikariierende Nagelblutung.

Nagelblutungen, die vikariierend für die Menstruation eintreten, sind außerordentlich selten. v. LESSER berichtet über einen Fall von Dysmenorrhöe, bei dem zur Zeit der Menses Blutungen in das Nagelbett mehrerer Finger auftraten. QUADRAL (zitiert bei KROPH) beschreibt eine am Tage vor der Menstruation auftretende 3—4tägige Blutung aus dem Nagelglied, die sechs Jahre in diesem Typus beharrend anhielt.

Eine *klimakterische, vikariierende Nagelblutung* habe ich selbst bei einer 50jährigen Dame in der Dermatologischen Zeitschrift beschrieben. Ich glaubte diese Diagnose stellen zu müssen, weil auf mehreren Nagelplatten dunkle Flecke aufgetreten waren, die mit den üblichen Methoden als Blutungen gedeutet werden mußten. Sie lagen so, daß man ihre Entstehung auf den Zeitpunkt zurückführen mußte, an dem die Menses der in den Wechseljahren befindlichen Patienten erwartet wurden, aber ausgeblieben waren. Die Flecken waren langsam über die Nagelplatten gewandert. Prof. F. PINKUS, der mir die Patientin seinerzeit überwiesen hatte, hat mir mitgeteilt, daß ähnliche Flecke jedoch auch in den letzten Jahren, in denen von einer Menstruation nicht die Rede sein konnte, aufgetreten seien. Ein Urteil über den Fall ist mir selbst nicht möglich.

KEITLER hat das ganze vorhandene Material über vikariierende Menstruation kritisch gesichtet. Er erwähnt sieben Fälle von Blutungen in die Haut, keine in das Nagelorgan.

(Vgl. auch Nagelblutungen nach akutem fieberhaften Muskelrheumatismus, S. 315.)

Symptomatische Nagelblutungen.

Nagelblutungen sind ein Symptom, das bei vielen Krankheiten sich findet. Es ist bei der Schilderung der einzelnen Affektionen stets an dieses Symptom gedacht worden. Selbstverständlich ist hier nur von *reinen* Hämorrhagien, nicht von Blutungen die Rede, die ulceröse Prozesse begleiten.

Von Hautkrankheiten seien erwähnt: *Pemphigus acutus*, bei dem die Nagelblutung ein Äquivalent der Blaseneruption darstellt, *Purpura, Morbus maculosus, Skorbut,* BARLOWsche *Krankheit.* (Vgl. die Kapitel.)

Gefäßveränderungen spielen bei der Entstehung der subungualen und ungualen Hämorrhagien eine gewisse Rolle.

MONTGOMERY beschreibt kurze Zeit nach einer Apoplexie Blutungen unter die Fingernägel; MAC LEOD sah das gleiche Symptom bei einem 53jährigen, an Herzfehler leidenden Manne. Auslösende Ursache sollen hier Hantierungen in heißer Sodalösung gewesen sein. Ich selbst beobachtete im Verlauf der gonorrhoischen Endokarditis eines 50jährigen Herrn, die zu Gehirnembolie und Exitus führte, ein purpuraähnliches Exanthem. Es kam auch am III. und IV. rechten Fingernagel zu subungualen Hämorrhagien. Die Hautblutungen waren durch capilläre Embolien von Staphylokokken (*nicht* Gonokokken) hervorgerufen.

Muskelkrämpfe sind vielleicht auch der Grund von Blutungen. BÉRARD und LUMIÈRE stellten in fünf von sieben *Tetaniefällen* subunguale Hämatome fest. Das subungual entleerte Blut ist übrigens ein guter Nährboden für Tetanusbacillen. Die Nagelblutungen bei *Epilepsie, Tabes, Paralyse* und *Gehirnkrankheiten* überhaupt dürften ungezwungen durch äußere Traumen erklärt werden, die gerade die in ihrer Gebrauchsfähigkeit mehr oder weniger stark beeinträchtigten Acren treffen. Sie sind übrigens durchaus selten.

WEIR MITCHELL sah 10 Tage nach einer Verletzung des N. medianus bei einem Kinde Blutungen unter dem Nagel auftreten. Die Nägel wurden später schwarz.

Eine Altersveränderung der Nagelgefäße, die zu Blutungen Veranlassung geben könnte, scheint nach meinen eigenen sehr ausgedehnten Untersuchungen an alten Leuten nicht zu bestehen.

Blutungen, die nur die erste Phase einer späteren schweren Erkrankung bilden, sind natürlich hier nicht erwähnt. Bei der RAYNAUDschen Erkrankung kann die Blutung die spätere Gangrän einleiten.

<h2 style="text-align:center">Idiopathische Nagelblutungen[1]).</h2>

Es gibt Fälle von Nagelblutungen, in denen alle Versuche der Klärung der Pathogenese scheitern, in denen die Tatsache der idiopathischen Blutung konstatiert werden muß.

FORDYCE beobachtete bei einer 45jährigen, sonst gesunden Frau anfangs ganz kleine Blutungen der Nagelmatrix, die sich schließlich über das ganze Nagelbett ausdehnten. Die ganze Phalanx war dabei bis zum Gelenk hin geschwollen. Der Nagel schien vollkommen tot zu sein, d. h. nicht zu wachsen. Die Fingerspitze erscheint daher schmal und rund. Der Prozeß hat innerhalb von 15 Jahren fast alle Nägel befallen.

Einen bemerkenswerten Fall habe ich in der ersten Auflage dieses Werkes sehr ausführlich beschrieben und abgebildet. Ich gebe nur das Wesentliche wieder.

28jährige Frau, bei genauester Untersuchung auch des Nervensystems nichts Anormales festzustellen; Anamnese ohne Belang. Seit 2—3 Jahren Bildung schwarzblauer Flecke in den Nägeln fast aller Finger und beider Großzehen. Teilweise Onycholyse; Ausbildung von Längsstreifen und einigen leukonychieartig veränderten Partien. Mikroskopisch im Unternagelraum ausgelaugte rote Blutkörperchen. Blutreaktion nach PERL negativ. (Mikroskopische Untersuchung später.) Trotzdem Blutung zweifellos. Die Onycholyse hatte den Zutritt von Wasser usw. gestattet; es war wohl der unter dem Nagel sitzende Teil der Blutung völlig ausgelaugt.

<h2 style="text-align:center">Mikroskopische Untersuchungen von Blutungen in das Nagelorgan.</h2>

In dem oben geschilderten Falle von idiopathischer subungualer Blutung, der auf S. 193 der 1. Aufl. genau beschrieben wurde, ergab die Untersuchung der Nagelschnitzel wenig Charakteristisches. Die makroskopisch schwarzbraun erscheinende Masse unter den Nägeln zeigte eine ganze Anzahl runder, schollenförmiger Gebilde, die sehr wohl ausgelaugte, rote Blutkörperchen sein konnten. Die Eisenreaktion gelang nicht. Es ist dies negative Resultat auch völlig verständlich, wenn man sich vorstellt, daß die Hände der Kranken in ihrer Wirtschaft täglich häufig mit Wasser, Sodalösungen usw. in Berührung kamen. Die geringe Menge Blutfarbstoff, die unter den Nägeln zwischen den Hornmassen sich evtl. fand, war eben ausgelaugt worden.

Ganz anders lagen die Verhältnisse in einem Fall von *traumatischer subungualer* Blutung. Die Menge des extravasierten Blutes, vor allem in den vordersten Nagelpartien, war eine

---

[1]) *Skorbut* ist als Allgemeinerkrankung besonders behandelt (vgl. das Kapitel).

erheblich größere; der Kranke hatte nach dem Trauma seine Hände weit mehr geschont; insbesondere waren Waschungen unterblieben. Untersucht wurde ein Nagelschnitzel. Der Fall selbst bot sonst kein Interesse. Der Querschnitt durch die Nagelplatte zeigte normale Verhältnisse. Noch in Verbindung mit der Nagelplatte standen hornige Fortsätze, die meines Erachtens nach den Zwischenraum zwischen den Nagelleisten auszufüllen bestimmt waren.

Legt man einen Schnitt in 2%ige wässerige Ferrocyankalilösung und dann in Glycerin, dem $^1/_2$ Salzsäure zugesetzt ist, so nimmt der ganze Schnitt eine blaue Färbung an (Berlinerblau). Die Färbung ist so intensiv, daß in weiter Ausdehnung auch das Celloidin gefärbt wird. Die Konservierung der Farbenveränderung ist ohne Schwierigkeit in Glycerin und nach entsprechender Vorbereitung auch in Balsam gelungen.

Verletzungen.

Unter „Verletzungen" sollen hier nur die äußeren mechanischen, den Nagel plötzlich treffenden Insulte verstanden werden. Soweit sie zu Blutungen Veranlassung geben oder gewöhnliche Vorkommnisse der gewerblichen Berufsarbeit sind, sind sie in den betreffenden Abschnitten besprochen worden.

Verletzungen der Nagelplatte allein sind ohne Bedeutung, der nachwachsende Nagel sorgt in der entsprechenden Zeit für Entfernung der beschädigten Stelle. Es scheint aber auch eine Art Eliminierung der Verletzungsstelle dadurch vor sich zu gehen, daß die Nagelzellen in der Umgebung teils abgestoßen, teils mechanisch entfernt werden. Daß auch durch ein verstärktes Wachstum der die Nagelplatte zusammensetzenden Zellagen, die der Verletzung folgende Verdünnung wenigstens teilweise ausgeglichen werden kann, erscheint mir wahrscheinlich, da Nageldefekte, die an der proximalen Grenze des Nagels entstanden sind, bei ihrem Fortschreiten über den Nagel mehr und mehr undeutlich werden.

Über das Eindringen von Fremdkörpern unter den Nagel ist im Abschnitt Onychie und Blutung gehandelt. Die Ansicht, daß besonders häufig nach einer subungualen Blutung Trismus und Tetanus aufträte, gewinnt eine erneute Bedeutung durch die Tatsache, daß Tetanusbacillen wiederholt aus dem Unternagelraum gezüchtet worden sind.

Durch scharfe Gewalteinwirkung kann der Nagel ganz oder teilweise aus seinem Bett luxiert und in das Nagelbett oder die Nagelmatrix hineingepreßt werden. Der scharfe Rand sieht dann aus der bald entstehenden Ulceration hervor. Die Entfernung der Nagelsplitter ist zur Heilung ebenso nötig, wie die Eliminierung anderer Fremdkörper.

Nach König (Lehrbuch) haben Busch und Segond auf eine eigentümliche Rißfraktur der Kleinfingernägel hingewiesen. Bei sehr starker Flexion reißt die Strecksehne mit einem Stück des Knochens, an dem sie endet, ab. Die Verletzung ist künstlich an der Leiche zu erzeugen. Symptome sind Flexion des Nagelgliedes, das aktiv nicht gestreckt werden kann und geringe Ekchymose der Gelenkgegend. Passiv kann die Phalanx gestreckt werden; sie kehrt aber, sobald sie losgelassen wird, in die Flexionsstellung zurück.

Hier mag auch kurz auf den in das Gebiet der Chirurgie gehörenden Ersatz des Nagelgliedes eines Fingers, im besonderen des Daumens durch Transplantation eines Zehengliedes (Nicoladoni) hingewiesen werden. Auch eine *chirurgische Nagelimitation* ist von v. Hacker versucht worden. (Vgl. Kapitel: Eingewachsener Nagel, S. 151.)

Ist von dem Trauma außer der Nagelplatte die Nagelmatrix und das Nagelbett betroffen worden, so entstehen in der Regel Verletzungen, welche einen dauernden Einfluß auf die Struktur der Nagelplatte haben. Häufig sind Längsschnittnarben. In einem von mir beobachteten Falle war die Verletzung vor

30 Jahren erfolgt. Der Nagel zeigt in solchen Fällen eine der Schnittrichtung entsprechende longitudinale Knickung; das heißt: die durch den Schnitt gebildeten Nagelhälften bilden einen mehr oder weniger 180⁰ sich nähernden Winkel miteinander. Nach meinen anatomischen Untersuchungen bewirkt sowohl eine Narbe in der Matrix als auch im Nagelbett die dauernde Veränderung. Die durch den Schnitt gebildeten Hälften der Nagelmatrix und des Nagelbettes werden bei der Heilung etwas gegeneinander verschoben. Bei tiefen Querschnitten mit Verlust des Nagels kann man auf dem Nagelbett die Bildung eines narbigen Querwulstes beobachten, der den neuen Nagel entsprechend beeinflußt (Abb. 60).

In einzelnen Fällen werden durch Narbenzug Teile der Nagelwälle auf Teile des Nagelbettes gezogen, verwachsen hier und geben zu einer entsprechenden Deformierung Veranlassung.

Die Verschiebung einzelner von einem Trauma betroffener Teile der Nagelmatrix ist nach meinen Untersuchungen die häufigste Ursache der bleibenden Deformierung. Die Mannigfaltigkeit der Bilder ist eine sehr große. So habe ich einen Fall untersucht, in dem die eine

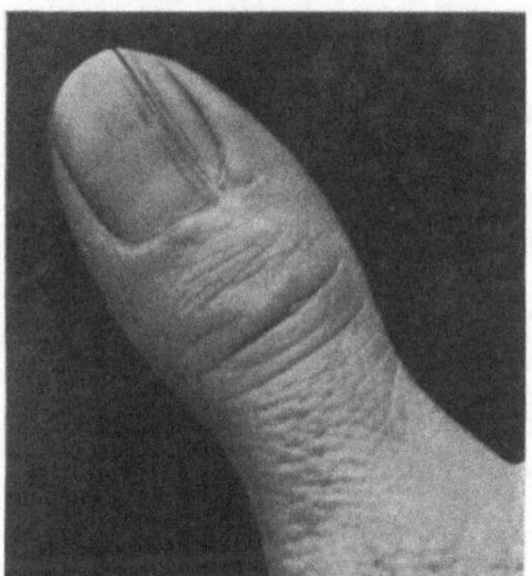

Abb. 60. Tiefe Narbenbildung der Nagelplatte, des Nagelbettes, der Nagelmatrix.

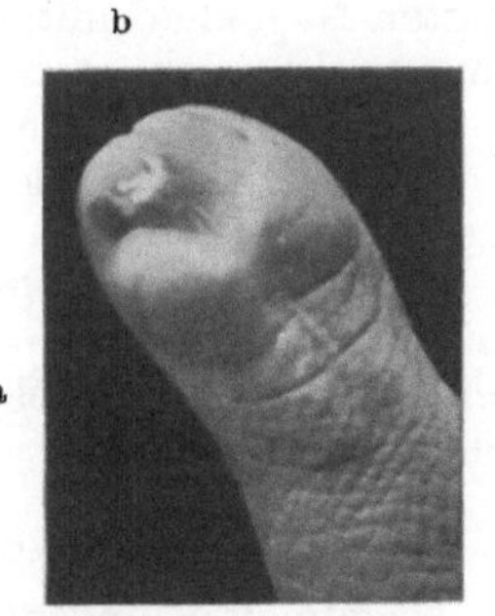

Abb. 61. Eigentümlich [mantelartige Gestaltung des Nagelrestes (a), anderer Nagelrest (b).

Hälfte des Nagels völlig normal war. Die histologische Untersuchung zeigte, daß ein Teil der Matrix abgesprengt war und ein Stück Nagel produzierte, das unter einem anderen Teil des Nagels wuchs. Es lagen also hier stellenweise zwei Nägel übereinander, von denen der untere nur ein abgesprengtes Stück des oberen darstellte. Häufig erfolgt von seiten des Nagelbettes infolge des Narbenreizes eine pathologische Hornproduktion, wie dies bei vielen pathologischen Prozessen vorkommt. Dies aus unregelmäßig verhornten Epithelien gebildete Polster scheint durch den Nagel durch und gibt ihm eine opak-gelbliche Färbung. Besonders deutlich treten diese Veränderungen bei halbseitiger Nagelverletzung hervor. Zweifellos sind auch Narbenbildungen in der Nagelmatrix für die anormale Produktion der Nagelplatte verantwortlich zu machen.

Fälle von sog. Verdoppelung des Nagels sind z. B. von SIDDING-Wien und HOLLSTEIN-Berlin beschrieben. Ersterer fand die durch ein vor 15 Jahren erfolgtes Trauma entstandene Nagelverdoppelung so eigenartig, daß zuerst an eine kongenitale Anomalie gedacht wurde (76jährige Frau); letzterer sah am linken Daumen zwischen Interphalangealgelenk und ursprünglichem Nagel einen zweiten Nagel hervorwachsen, der regelmäßig geschnitten werden mußte. Der von mir vertretenen Auffassung entsprechend, war der linke Restnagel kleiner als der gesunde rechte.

Durch Verlagerung der traumatisch gelösten Nagelmatrix erklärt sich die Heterotopie (vgl. das Kapitel).

Für die Entstehung einer sehr merkwürdigen traumatischen Nageldeformität (vgl. Abb. 61) kann ich nur eine Hypothese anführen. Bei einem Manne war infolge einer Verletzung (alles Nähere war dem Kranken unbekannt) der den Stumpf der Daumennagelphalanx bekleidende Nagel in einen, mindestens $^2/_3$ der Fingerkuppencircumferenz umhüllenden Hornmantel verwandelt worden. Ich stelle mir vor, daß durch die Verletzung oder durch die Heilungsvorgänge die Matrix quergeteilt und die Teile der Matrix nebeneinander gelagert worden sind, so daß dieser Mantelnagel gebildet werden konnte.

Als Residuum einer Nagelverletzung fand ich an einem mit zwei Systemen von Längsleisten versehenen Daumennagel eine ganz unregelmäßig geformte, nach vorn anstatt mit einer halbmondähnlichen, mit einer vielfach gekrümmten Linie abschließende Lunula.

Wichtig ist die von mir wiederholt beobachtete Bildung des Narbenkeloïds des Nagelbettes, da es Deviation der Nagelplatte und konsekutive Mißbildungen zur Folge hat.

Als eine besondere Form der Nagelverletzungen sind die durch *Schuhdruck* erzeugten Nageldeformitäten aufzufassen. Zweifellos liegt hier ätiologisch eine Summe vieler sich stets wiederholender Verletzungen zugrunde. Die Affektion ist sicher eine der häufigsten Krankheiten (sit venia verbo) der Kulturmenschen. Nosologisch spielen eine große Menge verschiedener Prozesse durcheinander. Atrophie und Hypertrophie, Erweichung und Verhärtungen, Blutungen und Eiterungen, Produktion von Nagelbetthornmassen, Änderung der Wachstumsrichtung durch Änderung der Zehenstellung beteiligen sich an der Entstehung der Schuhdruckdeformation. Allgemeingültiges läßt sich naturgemäß nicht geben.

Pathologische Anatomie.

Alle die Nagelmatrix und das Nagelbett in größerer Ausdehnung treffenden Traumen scheinen zu bleibenden Veränderungen und Deformierungen Veranlassung zu geben. Zunächst sollen besprochen werden:

Die Längsnarben des Nagels.

Die Längsnarben sind ein außerordentlich häufiger Befund bei der arbeitenden Klasse. Durch ein scharfes, schneidendes Instrument wird eine wohl meist per primam heilende Verletzung hervorgebracht. Die Verletzung hinterläßt eine Narbe, die bis zum Lebensende des Individuums eigentlich unverändert bleibt. Auf dem Nagel zeigt sich die Narbe dadurch, daß die beiden durch den Schnitt getrennten Nagellängshälften in einem mehr oder weniger stumpfen Winkel zusammenheilen. Auf Querschnitten zeigt sich ein Knick in dem dem Querschnitt der Nagelplatte entsprechenden Kreisabschnitt. In dem von mir untersuchten Falle betrug der Winkel etwa 115°, im Bereich des freien Nagelrandes 136°. Es wird also der Knick vom proximalen zum distalen Ende des Nagels flacher. Eine sonstige Veränderung der Nagelplatte, des Nagelbettes, der Nagelwälle und der Nagelwurzel ist nicht vorhanden. Die Leisten des Nagelbettes und die Nagelmatrix, die Gefäße und die sonstigen Gewebselemente erscheinen im Bereich des Knickes ganz unverändert. Färbt man jedoch mit Orcein die elastischen Fasern des Präparates, so kann man im Bereich der Schnittstelle eine beträchtliche *Abnahme der Fasern* feststellen. Man kann daraus einen gewissen Schluß auf die Größe der Narbe machen.

Halbseitige Nagelverletzung.

Bei einer Anatomieleiche fand ich einen Daumennagel, dessen eine Hälfte makroskopisch völlig normal war, dessen andere jedoch mäßig deformiert gewachsen war. Die scharfe Abgrenzung beider Teile ließ erkennen, daß eine Verletzung mit einem schneidenden Instrument stattgefunden haben mußte. Unter der erkrankten Hälfte schimmerte das Nagelbett viel mehr gelblich durch, als unter der gesunden (vgl. Abb. in der 1. Aufl.).

Querschnitte, in der üblichen Weise vorbereitet und mit Alauncarmin gefärbt, ergeben folgendes:

Die Nagelplatte der erkrankten Hälfte besteht nicht aus gleichmäßigen, der normalen Nagelquerkrümmung entsprechend verlaufenden Lamellen von Hornzellen, sondern bildet wellige Züge, die der eigenartigen Konfiguration des Leistensystems folgen. Besonders deutlich sieht man die Verhältnisse bei Färbung nach GRAM. Wie ERNST gezeigt hat, kann man die GRAMsche Färbung für das Studium der Verhornung benutzen. Nach meinen Versuchen färben sich nach GRAM die noch nicht völlig verhornten bzw. „vernagelten" Zellen. Die Leisten zeigen nicht die normale Zeichnung. Das Rete des Nagelbettes bildet ein gleichfalls wellig verlaufendes, sich in einzelnen Vorsprüngen über das Niveau des Normalen erhebendes Band, dessen Dicke stellenweise bis 0,323 gegen normal 0,0875 mm beträgt. Die normale Leistenentwicklung fehlt ganz. Dagegen sieht man zuweilen von den Epithelleisten außer den nach oben gehenden Erhebungen Zapfen, die bis 0,32 mm lang werden, in die Tiefe dringen. Das Capillarnetz, das wie in der Haut die Papillen im regelmäßigen Typus die Nagelleisten versorgt, fehlt, dafür fallen außerordentlich viele und dicke

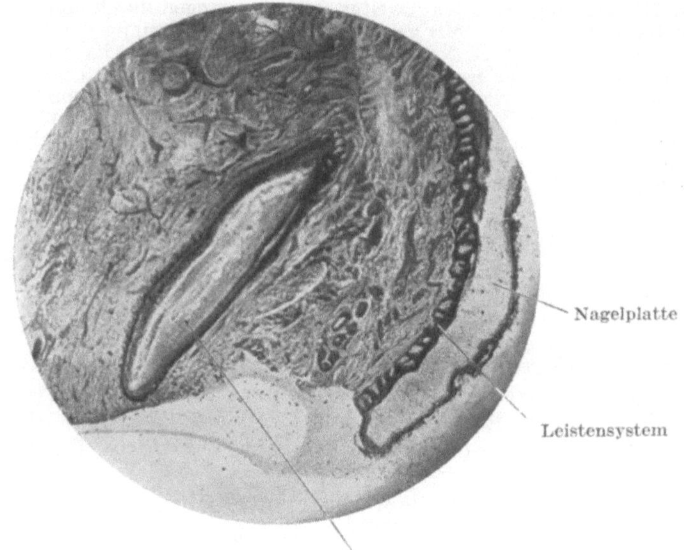

Abb. 62. Traumatische Nagelerkrankung. Absprengung eines Nagelstückes. Wahre Heterotypie.
(K in Okular. JAHRsche Kamera.)

größere Gefäße auf, die mit Rücksicht auf ihre dünnen Wandungen als Venen oder größere Lymphstämme angesehen werden müssen.

Interessante Aufschlüsse geben die mit Orcein-Thionin gefärbten Präparate. Die Tinktion geschah in der Weise, daß erst für 24 Stunden mit Orcein-Alkohol-Salzsäure gefärbt, mit Alkohol differenziert und dann etwa $1/2$ Stunde lang mit einer relativ dünnen Alkohol-Wasser-Thionin-Lösung gegengefärbt wurde. Es zeigte sich, daß im Bereich der Narbe das Corium des Nagelbettes relativ arm an elastischen Fasern war. Während die elastischen Fasern in den Nagelwällen und in der normalen Nagelbetthälfte in großen Massen in der bekannten Anordnung sich finden, treten sie gewissermaßen an der Grenze der Narbenfläche zurück und grenzen die letztere ab. Freilich nicht absolut. Es finden sich noch immer eine nicht ganz kleine Zahl feiner typisch braun gefärbter Fasern, die das Narbengebiet durchziehen. Ob die Fasern neu gebildet, oder bei dem Vernarbungsprozeß übrig geblieben sind, muß dahingestellt bleiben.

Auch bei diesem Falle zeigt sich eine anscheinend bei Nagelverletzungen häufige und für die Erklärung mancher klinischen Erscheinungen nicht unwichtige Tatsache, die ich anatomische oder wirkliche Heterotopie einzelner Nagelteile nennen möchte. Durch die Verletzung oder vielleicht auch durch den Heilungsprozeß werden einzelne Teile der Nagelmatrix aus ihrer Umgebung abgelöst und veranlaßt, an einer ganz falschen Stelle normale Nagelsubstanz zu bilden. So wachsen stellenweise zwei anatomisch völlig ausgebildete Nagelplattenstücke, die miteinander in keiner Verbindung stehen, so *übereinander*, daß der obere von dem unteren durch eine mehr oder weniger dicke Lage von Nagelbettsubstanz getrennt ist (vgl. Abb. 62). Man kann feststellen, daß in dem Fall von halbseitiger Verletzung die verletzte Nagelmatrixhälfte aus ihrem seitlichen Falz herausgehoben wurde. Die großen seitlichen Papillen sind deutlich noch an der Matrix sichtbar. Der Nagelwall der verletzten Seiten ist ganz zurückgedrängt. Seine normal der Nagelplatte aufliegende Fläche hat nun ein Stück Nagel erzeugt, das die Verbindung mit dem abgehobenen eigentlichen Nagel herstellt. In Schnitten, die distal von der Matrix gelegt sind, fehlte das Verbindungsstück; dafür sieht man ein entsprechend großes Stück Nagel unter dem Hauptnagel von demselben durch eine 0,175 mm dicke Schicht Nagelbett getrennt.

Wie solche Heterotopien zustande kommen, beweist ein Schnitt durch den hinteren Nagelwall eines anscheinend durch Trauma schon makroskopisch in schwer zu beschreibender Weise deformierten Zeigefinger(?)nagels [1] einer Anatomieleiche. Der Schnitt zeigt, daß der ganze hintere Nagelwall, sowie die anstoßenden Partien der beiden seitlichen Nagelwälle mit geschnitten worden sind. Schon daraus geht hervor, daß kein Schiefschnitt vorliegt. Es wurde selbstverständlich stets senkrecht zur Fingerbeere geschnitten. Dieser eine Schnitt nun zeigt, daß die Nagelmatrix in drei Segmente auf der Schnittlinie zerfällt. Das erste ist 7,4 mm lang, von dem zweiten 0,76 mm langen durch eine 0,78 mm breite Schicht vom Gewebe des Nagelwalls getrennt. In einer Entfernung von 3 mm folgt dann wieder ein 1,43 mm langes Stück Nagelmatrix. Das erste Segment hat anfangs eine Dicke von 0,2 mm und verdickt sich nach der Mitte zu keulenförmig bis 0,8 mm. Man vergesse nicht, daß es sich um einen Nagelquerschnitt im Bereich der Matrix handelt. Das zweite Segment stellt einen ovalen Körper von etwa 0,87 mm Länge und nur 0,43 mm Breite dar. Das dritte Segment besteht eigentlich nur aus Nagelmatrix ohne Nagelplatte. Da die sichtbare Nagelplatte sich genau entsprechend ihrer Anlage entwickeln muß, begreift man die abenteuerlichen Nagelbildungen, die infolge der Matrixverletzungen entstehen können.

(Die pathologische Anatomie der Schuhdruckdeformität ist im Kapitel Onychogryphosis S. 106 behandelt.)

Onychie. Nagelentzündung.

Unter Onychie (Nagelentzündung) wurden früher [2] eine so große Zahl verschiedener pathologischer Prozesse zusammengefaßt, daß ihre Darstellung einen besonders großen Raum einnahm. Mit der Zunahme des diagnostischen Könnens mußten immer mehr ätiologisch geklärte Fälle abgesondert werden.

Zweckmäßig wird man aus dem Gebiet der Nagelentzündungen die Fälle herausgreifen, die eine durch ein Trauma bedingte lokale Infektion eines oder auch (sehr selten) mehrerer Nägel darstellen, die die Neigung haben, progredient auf andere Gewebe und Organe sich auszudehnen und akut zu verlaufen. Sie gehören zu den Panaritien.

Panaritium. Paronychie.

Mit der Annahme, daß Panaritien und Paronychien epidemisch auftreten, muß man sehr vorsichtig sein. Die Häufung dieser Erkrankungen bei Militär und Marine zu gewissen Zeiten erklärt sich mit der Neueinstellung von Rekruten und mit der Wirkung der Jahreszeiten, die natürlich das Auftreten von Frostschäden und sekundären Infektionen begünstigen. Dr. LANGE-Rügen schilderte mir z. B. das Auftreten von „Epidemien" von Paronychien bei ländlichen Arbeitern nach der Düngung mit künstlichem Dünger (Superphosphaten, Thomasmehl). Selbstverständlich wird diese Arbeit nur zu gewissen Jahreszeiten vorgenommen.

ZUR VERTH unterscheidet neun Arten von Panaritium: I. Oberfläches Panaritium der Haut. II. Tiefes Panaritium des Fingers. III. Tiefes Panaritium der Hand. I. teilt er

---

[1] Da ich nur die erkrankten Nagelglieder von der Anatomie nach meiner Klinik mitnahm oder gesendet bekam, ist die an sich wohl gleichgültige genaue Bestimmung des Fingers unterblieben.

[2] Bereits in der altindischen Medizin, in dem Sammelwerk Sussruta wird das Nagelgeschwür: „cipya" erwähnt.

ein in 1. Hautpanaritien, 2. Unterhautpanaritien, 3. Nagelpanaritien, 4. Schwielen-
phlegmonen. Diese Unterteilungen haben nur theoretischen Wert, meist ist Haut-, Unter-
haut- und Nagelpanaritium vergesellschaftet, wenn die Infektion in der Nähe des Nagelorgans vor sich geht. Das Panaritium im allgemeinen ist eine häufige Erkrankung. Nach
PRINZIG kommen auf 1000 unter Beobachtung stehenden Männern im Alter von 15 bis
34 Jahren 70, im Alter von 35—54 Jahren 42, im Alter von 55—75 Jahren 3,2 Panaritienfälle.
Eine Prädisposition schaffen gewisse Berufe, die zu mechanischen Verletzungen und sekundärer Infektion Veranlassung geben, z. B. Schlosser, Mechaniker, Tischler, Köchinnen,
werktätige Hausfrauen, Fleischer, Tierpfleger, Kutscher, Schweizer. Von den Soldaten
erkranken besonders Pioniere, Trainangehörige und Kavalleristen. Für das Nagelpanaritium gelten dieselben begünstigenden Bedingungen. So erklären sich die Panaritien-
epidemien, die früher viel Aufsehen machten. EDDY sah das gehäufte Auftreten der Erkrankung bei jungen Matrosen, die ihre erste größere Reise (Segelschiff) nach Amerika und Ostindien machten. SILLEBRUNE beschreibt eine Panaritienepidemie in London 1766—1767,
bei einem spanischen Linienregiment 1834—35. Auch 1847—1854 sah man Massenerkran-
kungen in England, Schottland, Frankreich, Italien, Vereinigten Staaten von Amerika,
auf den Antillen, am Cap. 1865—1873 waren von 9462 chirurgischen Kranken des Belfort-
Hospitals 217 = 2% an Onychia maligna erkrankt, davon 187 Mühlenarbeiter und 30 Maurer.
MAC CORMAC führt eine Statistik Mr. CALL. ANDERSONs an, nach der unter 11 000 Fällen
von Hautkrankheiten 10 Onychien vorkamen.

Eine besondere Rolle spielt aber die durch das Manicuren bedingte Infektion.
KÖRBL stellte 32 solche Manicure-Infektionen zusammen; er hält die Zurück-
drängung des Eponychiums durch scharfe Instrumente für besonders schädlich, weil bei diesem Eingriff nicht nur die die Nageltaschen schützende und
abschließende Epidermishülle entfernt wird, sondern weil durch ihn leicht
Verletzungen gemacht werden, die bei den folgenden der Nagelpflege dienenden
Maßnahmen infiziert werden. KÖRBL sah als Folge der Manicure-Infektion
8 Nagelparanitien, 7 Sehnenpanaritien, 5 Knochenpanaritien, 4 Gelenkpana-
ritien, je 2 Hand- und Armphlegmonen, eine septische Thrombophlebitis,
1 Erysipeloid, 3 Erysipele (vgl. Nagelekzem).

Es ist nicht angängig, die Panaritien ätiologisch durch Infektion mit einem
einzigen Mikroorganismen erklären zu wollen (FINDEL: Staphylokokken).
KEPPLER fand unter 89 mikroskopisch und bakteriologisch untersuchten Fällen
43 mal (50%) Streptokokken, 31 mal Staphylokokken, 7 mal Diplokokken,
3 mal Kokken und Bakterien gemischt, 5 mal keine Erreger [1]).

Bemerkenswert sind experimentelle Versuche von HADEN und JORDAN. Sie injizierten
Reinkulturen von Eitererregern, und zwar von Streptococcus non haemolyticus, Streptococcus faecalis, Streptococcus salivarius, die von zwei an *Onychien* leidenden Patientinnen
gezüchtet waren, Kaninchen intravenös. Der Streptococcus non haemolyticus war aus
dem Blut, die anderen aus den Zähnen der Nagelkranken gezüchtet. Die Versuchstiere erkrankten zum Teil an Onychien der Vorder- und Hinterfüße; aus den Nagelbett-
entzündungsherden der Tiere ließen sich die Streptokokken wieder züchten. Die Zahn-
erkrankung der Patientin war als Sekundärinfektion von dem Nagelbett aus angesehen.

Der klinische Verlauf des Nagelpanaritium hängt ab von der Konstitution
des Kranken, der Art und Virulenz des Infektionserregers, dem primären Sitz
der Erkrankung (Nagelwall, Nagelbett, Nagelmatrix, Nagelumgebung) und in
sehr großem Umfange von der Art der Therapie.

Die Unterscheidung zwischen „Paronychie" und „Panaritium subunguale"
ist nicht immer leicht; die Affektionen vergesellschaften sich leicht. Charakteristisch für subunguale Prozesse ist der unerträgliche, bohrende Schmerz und die
Empfindung des Klopfens. Zweckmäßig ist die Durchleuchtung des Fingers
mit einer elektrischen Lampe, die Eiteransammlungen, vor allem wenn der
Eiter mit Blut gemischt ist, klar anzeigt.

Die Schilderung der Komplikationen, die aus dem Fortschreiten des Prozesses
auf die Knochen bzw. auf die übrigen Phalangen, Mittelhand usw., in Metastasen
und Allgemeinstörungen sich ergeben, gehört in die Lehrbücher der Chirurgie.

---

[1]) Über Paronychien durch Hefepilze, Tuberkelbacillen und andere Mikroorganismen
vgl. die Kapitel.

Die *Differentialdiagnose* ist meist leicht; Entstehung, akuter Verlauf, lokale Symptome der Entzündung, die Schmerzhaftigkeit sind recht charakteristisch. Bei subakutem Verlauf, vor allem bei Erkrankung mehrerer Finger müssen eine große Anzahl anderer Erkrankungen ausgeschlossen werden. Es seien die die häufigsten Irrtümer veranlassenden genannt: Ulcera mollia, Primäraffekt, Lues ulcerosa, manche gewerblichen Erkrankungen, z. B. Onychie der Zuckerbäcker, Tuberkulose, Rotz u. a. Einzelne Erkrankungen (vgl. S. 147) können nur durch bakteriologische Untersuchungen festgestellt werden.

Die *Prognose* des akuten Nagelpanaritiums ist abhängig von der Art der Infektion und von dem Grad der Ausdehnung des Prozesses. Wenn es auch die erste Aufgabe des Arztes sein muß, das Fortschreiten einer Infektion nach allgemein chirurgischen Grundsätzen zu bekämpfen, so soll man doch berücksichtigen, daß auf dem kleinen Terrain einer Nagelerkrankung überflüssig große Eingriffe schwere Entstellungen nach sich ziehen können. Im Abschnitt „Nagelverletzungen" ist gezeigt worden, welche Folgen die einzelnen Eingriffe in die Struktur des Nagelorgans haben. Insbesondere vermeide man nicht absolut nötige Zerstörungen der Matrix (Anwendung des scharfen Löffels).

Die *Therapie* ist auf diesem Grenzgebiet zur Chirurgie von der Stellung des Arztes zu den chirurgischen Tagesströmungen abhängig. Man vergesse nicht, daß große Unterschiede in der Art des Krankenmaterials das Urteil des einzelnen beeinflussen, daß die virtuose Ausbildung einer Methode im modernen Krankenhaus mit geschultem Personal andere Resultate ergibt, als in der privaten Praxis.

Im allgemeinen soll man nicht zu lange mit dem chirurgischen Eingriff warten, insbesondere keine Zeit mit den nach meiner Erfahrung völlig wirkungslosen Einspritzungen von Vaccins und unspezifischen Reizkörpern verlieren.

Einige Tage mag man Seifenbäder, feuchte Umschläge mit essigsaurer Tonerdelösung (1:5—10) 5—10% Thiollösung, Alkohol 80% versuchen. Auch Okklusivverbände mit grauer Salbe sind warm empfohlen (DENKS, HÄRTEL). Umlegen von Staubinden für einige Stunden kann durch Beförderung der Hyperämisierung nützlich wirken. Sobald man Eiter festgestellt hat, inzidiere man nach chirurgischer Methode möglichst breit. Zuweilen bei Beschränkung der Eiterung auf die oberflächlichen Partien des Nagelwalls genügt Abtragung der Oberhaut mit der COWPERschen Schere.

Hat sich der Prozeß primär oder sekundär unter dem Nagel entwickelt, so muß die Nagelplatte entfernt werden, was in lokaler Anästhesie (OBERST) durch einen Zug mit der Kornzange oder den PÉANschen Klemmen geschieht. Meist ist die Nagelplatte durch die Eiterung gelöst; arbeitet man schnell, so ist der Schmerz erträglich, der Suggestion halber kann man ja Chloräthyl lokal anwenden.

Kompliziert ist die partielle Entfernung des unter dem hinteren Nagelwall liegenden Teiles der Nagelplatte, der Nagelwurzel. Es werden entsprechend den seitlichen Falzen Längsschnitte durch die Haut des Fingerrückens gemacht, der hintere Nagelwall umgeklappt und mit einer spitzen Schere der vereiterte proximale Teil der Nagelplatte (die Nagelwurzel) abgeschnitten. Der vordere distale Teil der Platte soll als Schutz auf dem Bett liegen bleiben. Er wird später spontan abgestoßen und durch den nachwachsenden neuen Nagel ersetzt.

Die Vorteile dieser KANAVELschen Operationsmethode erscheinen mir gering gegenüber dem Nachteil, daß der eitrige Prozeß unter dem restierenden Nagelabschnitt bereits vorhanden sein, resp. sich nach der Operation unter dem Nagelrest entwickeln kann.

Bei jeder chirurgischen Therapie muß an die Folgen des Eingriffs in bezug auf die Kosmetik gedacht werden.

Erkranken mehrere Finger zu gleicher Zeit oder schnell hintereinander an leicht verlaufenden akuten Paronychien, so handelt es sich meist um andere Prozesse als den oben geschilderten. Artefakte, berufliche Schädigungen, verkannte Syphilis kommen in Betracht. Der Befund der eigentlich überall vorhandenen Staphylokokken (KUMER) beweist nichts.

Sekundäre Nagelerkrankung bei spastischen Fingerphlegmonen.

DUBREUILH und FRÈCHE beobachteten bei einem Arzt im Anschluß an eine septische Phlegmone und Absceßbildung der Hand einen plötzlichen Stillstand des Nagelwachstums. Im Verlauf der fieberhaften Wundinfektion (Verletzung bei Sektion eines an Osteomyelitis gestorbenen Kindes) hatte sich eine knochenharte Schwellung an der Basis der Nägel gebildet, die noch fünf Wochen nach der Infektion bestand. Durch die anfangs angewendete Sublimatlösung waren alle Nägel gleichmäßig braun gefärbt worden, der nachwachsende Nagel war naturgemäß weiß. Diese weiße Zone gab den nachgewachsenen Teil des Nagels an. Sie war am Daumen 5 mm, am III. und II. Finger 4 mm, am V. 1 mm, am IV. 0 mm groß. Erst nach acht Wochen begannen die Nägel von IV und V zu wachsen. DUBREUILH und FRÈCHE schildern noch einen ähnlichen, aber nicht so einwandfreien Fall bei einer 41jährigen Frau, bei der der Stillstand des Nagelwachstums nach einer Krankenpflege, bei der die Patientin viel Borsäure benutzte, entstanden sein soll.

Subakute und chronische, meist an mehreren Fingern oder Zehen vorkommende Nagelentzündungen (Onychia maligna).

Aus der großen Gruppe der bösartigen Nagelentzündungen müssen zunächst einige Fälle herausgehoben werden, in denen durch bakteriologische Untersuchungen Krankheitserreger, die nicht zu den Strepto- und Staphylokokken gehören, festgestellt werden. Wenn auch in einzelnen Fällen manche Beweise für die ätiologische Bedeutung dieser Funde beigebracht werden, so bleibt doch fast in jedem die Frage offen, ob nicht die fraglichen Mikroorganismen nur die Rolle von Nosoparasiten gespielt haben. Erst eine viel größere Kasuistik kann hier Klarheit schaffen (vgl. z. B. den Fall von TIÈCHE S. 148). Bei den meisten Kranken handelt es sich um *Bacillen-*, seltener um *Kokkeninfektionen*.

Onychia diphtheritica.

ROLLESTONE beobachtete bei einem 5jährigen, an schwerer Rachendiphtherie genesenen Knaben 32 Tage nach Krankheitsbeginn neben schnell vorübergehender rechtsseitiger Hemiplegie und Aphasie auf der Nagelphalange der Finger links II und III und rechts III eine mit „Brandblasen" beginnende Ulceration, die unter starker Sekretion sich verbreitete und die Nagelorgane zum Teil zerstörte. Die Kulturen ergaben typische Diphtheriebacillen. Diphtherieseruminjektionen führten schnell zur Heilung des lokalen Prozesses.

Onychie durch Bacterium coli.

JAUBERT sah bei einer Frau eine sehr hartnäckige, allmählich sechs Finger befallende, Nagelbett und Nagelwälle stark affizierende Onychie, die zur Bildung einer großen Menge geruchlosen Eiters Veranlassung gab. Die Nagelplatten wurden hinten und an den seitlichen Falzen durch die Eiterung gelöst. Mikroskopisch und kulturell wurde Bacterium coli festgestellt. Die Kulturen riefen bei Mäusen Abscesse hervor, töteten aber die Tiere nicht. Die gezüchteten Bakterien wurden durch das Blut der Kranken selbst noch bei Verdünnung des letzteren auf 1:200 agglutiniert. Ein Vaccin (1 Million Keime auf 1 ccm) wurde zweitägig ($^1/_4$—20 ccm) injiziert; drei Finger waren nach 20 Einspritzungen geheilt. Konstant wurden leichte lokale, schwere allgemeine Reaktionen festgestellt. $^3/_4$ Jahr später brachten 15 lokale Einspritzungen von $^1/_4$ ccm Vaccin Heilung der früher nicht geheilten Nagelentzündungen.

Mario Artom beschreibt einen analogen auf den linken III. und IV. Fingernagel lokalisierten Fall eines 41jährigen tuberkulösen Mannes. Beginn auf den Nagelwällen; schmerzhafte, mäßig starke Eiterung, Resistenz gegen die gewöhnliche Therapie. Nachweis des Bacterium coli mit allen bakteriologischen und tierexperimentellen Methoden. Das Bacterium coli nur noch in den Faeces vorhanden. Lokale und allgemeine Vaccin-Behandlung (100—3000 Millionen Keime) hatte vollen Erfolg. Allgemeinreaktion auf die Impfung gering.

Onychie durch kleine gramnegative Bacillen

mit abgerundeten Ecken sollen nach Deschwander die Ursache von vier Paronychien gewesen sein, die völlig unter dem Bilde eines akuten Nagelekzems verliefen. Experimente bei Meerschweinchen fielen positiv aus. (Soor wurde für belanglos erklärt.)

Onychie durch Bacillus fusiformis.

Carini beschreibt eine in *Brasilien* endemische geschwürige Krankheit der Zehen, die unter starken Schmerzen auch zur Zerstörung der Nägel führt. Diese *„Unheiro"* genannte Affektion befällt vorwiegend barfuß gehende Menschen, die in feuchten Gegenden mit Tieren eng zusammenleben (Schweinezüchtereien). Der *Bacillus fusiformis* wird regelmäßig häufig gefunden im Verein mit der *Spirochaeta Schaudinii und Vincenti*. Die Ähnlichkeit mit dem Ulcus tropicum ist groß.

Aber auch in *Europa* wird gelegentlich der Bacillus fusiformis in Geschwüren gefunden, z. B. Peters: Wunde der Hand eines Cafétiers durch Biß entstanden; Geschwür am Nagel eines 7jährigen Mädchens, das die Nägel zu kauen pflegte. Tièche fand Reinkulturen von Bacillus fusiformis auf dem Geschwürsgrund der Onychien eines *syphilitischen* Bäckers. Es waren befallen links II, III, IV. Während alle anderen syphilitischen Symptome heilten, blieben die Nagelgeschwüre unbeeinflußt. Erst lokale Behandlung mit Altsalvarsan als Streupulver brachte Heilung. Bemerkt sei, daß neben den Bacillen ganze Spinngewebe von Spirillen festgestellt wurden.

Botryomykoseähnliche Onychie.

Obwohl der sog. *„Botryomyces asciformis"* heute als Staphylokokkus erkannt ist, muß die sog. *Botryomykose* der Nägel wegen der Chronizität des Verlaufes an dieser Stelle behandelt werden.

Dubreuilh sah eine alle Nägel eines 23jährigen Mädchens befallende eitrige Entzündung zuerst im Februar 1920. Die Affektion dauerte das ganze Jahr, machte während der Zeit zwei schwere Nachschübe. Stets kam es zur isolierten Entzündung der Nagelwurzel, die Nagelplatte wurde durchlöchert; die erst punktförmige Öffnung erweiterte sich allmählich, es wuchsen Wucherungen, die bis Kirschgröße erreichten, heraus. Histologisch wurde ein Granulationsgewebe festgestellt (bakteriologisch?). Von anderer Seite war die Nagelwurzel chirurgisch ausgelöffelt worden, ein Eingriff, der eine sehr häßliche Verstümmelung der behandelten nachwachsenden Nägel zur Folge hatte. Dubreuilh erzielte mit *nicht* gefilterten Röntgenstrahlen (10 H) ein auch kosmetisch befriedigendes Resultat.

Oidiomykoseähnliche Paronychie.

Die von Kumer geschilderte besondere Art der Paronychie ist im Kapitel „Oidiomykose" behandelt, obwohl die Frage der ätiologischen Bedeutung der Pilze noch offen ist (vgl. S. 190). Paronychie durch Monilia onychiphile vgl. Nachtrag.

Gutartige, durch oberflächliche Infektion (Staphylokokken) hervorgerufene, häufig rezidivierende Paronychie.

Man hat eine Reihe von oberflächlichen Entzündungen der Nagelwälle mit sekundärer Beteiligung anderer Teile des Nagelorgans beschrieben, bei denen Staphylokokken gefunden oder vermißt wurden. Selbst der Befund an Staphylokokken beweist bei deren Ubiquität nichts. Bis zur Klärung des Ekzembegriffes halte ich aus klinischen Gründen die Schilderung dieses Zustandes im Anschluß an das akute Ekzem für zweckmäßiger und bespreche deshalb auch die Impetigo contagiosa an dieser Stelle (S. 209).

Klinisch der Onychia maligna gleichende, ätiologisch abzutrennende Affektionen.

Ein großer Teil der früher als Onychie angesehenen Erkrankungen beruht auf Syphilis (auch kongenitaler Syphilis) und Tuberkulose. Die Differentialdiagnose wird ja heute *bakteriologisch, serologisch, mikroskopisch* (Tuberkulose), *tierexperimentell* verhältnismäßig leicht gestellt werden können. Auch der Schluß ex non juvantibus ist heute in der Ära der Salvarsantherapie berechtigter als vor 25 Jahren. Reagieren Onychien auf die moderne Therapie nicht, so ist in der Tat ihr syphilitischer Ursprung sehr zweifelhaft. Die tuberkulösen Erkrankungen der Fingerknochen bei Kindern kommen gelegentlich vor und können, falls es sich um die Nagelphalanx handelt, zu diagnostischen Irrtümern Veranlassung geben. Die klinischen Unterscheidungsmerkmale reichen nicht immer aus (vgl. Tabelle S. 149). In der allgemeinen Praxis, auch der der Kinderärzte, sind solche Fälle recht selten.

Historisches Interesse hat die Zusammenstellung der syphilitischen und tuberkulösen Symptome. Fast gegen jede Angabe lassen sich natürlich Einwendungen machen.

Der Schluß Lél_uts: Onychie, Hg ohne Erfolg, keine Lues, ist nicht zutreffend, da die syphilitischen Onychien gegen Quecksilber häufig refraktär sich verhalten.

Onychia scrophulosa.	Onychia syphilitica.
1. Chronischer Verlauf der Entzündung.	1. In wenigen Tagen Entstehung der Entzündung und Weiterkriechen derselben.
2. Die Entzündung befällt die ganze Nagelfurche.	2. Entzündung auf einzelne Stellen lokalisiert.
3. Entzündungsfläche ulzeriert in toto.	3. Einzelne Geschwüre, die schließlich zusammenfließen.
4. Die dem Geschwür benachbarten Partien sind livid.	4. Die Umgebung hat Kupferfärbung.
5. Geschwürsgrund aufgeworfen oder buchtig.	5. Geschwürsrand ist scharf.
6. Die Form des Geschwürs ist annähernd kreisförmig.	6. Die Form des Geschwürs ist unregelmäßig gebuchtet.
7. Der Geschwürsgrund ist fungös, oft erhaben.	7. Geschwürsgrund wenigstens am Beginn niemals fungös.
8. Meist Zeigefinger.	8. Meist Zehen befallen.
9. Meist bei Kindern und atrophischen Individuen.	9. Fast stets bei Erwachsenen.
10. Bei stärkeren Graden sehr häufig (?) Spina ventosa.	10. Sehr selten Knochenaffektion.

Auch heute gelten die Angaben älterer Autoren, wie Trottier, Ancel, Edward v. Meyer über die Beziehungen der Tuberkulose der Kinder zur Onychia maligna; auch heute wird wohl gelegentlich ein Trauma als auslösende Ursache anzusehen sein. Als Beispiel sei ein Fall Edward v. Meyers zitiert:

Bei einem 7 jährigen Knaben bestand an der Spitze der IV. rechten Zehe ein markstückgroßes Ulcus. Der bewegliche rissige Nagelrest war schwarz gefärbt. Entstanden war diese Onychia maligna durch ein Trauma. Die Inguinaldrüsen waren geschwollen und teilweise vereitert. Heilung des Geschwürs erfolgte durch Kauterisation; Exstirpation der Lymphdrüsen wurde vorgenommen. Rezidiv der Onychie durch neues Trauma. In den Lymphdrüsen und einem Teil des exstirpierten Ulcus wurde tuberkulöses resp. lupöses Gewebe und Tuberkelbacillen gefunden.

Von der eigentlichen *Onychia maligna* sind auch die in den Tropen vorkommenden, auf parasitärer Grundlage beruhenden chronischen Nagelentzündungen (vgl. Abschnitt tropische Nagelerkrankungen) zu trennen.

Eigentliche wahre Onychia maligna.

Nach Abtrennung aller geschilderten Formen von chronischer Nagel-entzündung bleiben aber doch noch Fälle übrig, in denen man in der Tat einen Morbus sui generis annehmen muß. Eine Infektion scheint schließlich doch die auslösende Ursache zu sein, wenn natürlich auch die Bedeutung der Konstitution nicht vernachlässigt werden darf. TROTTIER und MAZZUCHELLI konnten in 29 von 44 Fällen ein Trauma nachweisen. Die Häufigkeit der Krankheit bei Kindern erklärt sich vielleicht durch die Vernachlässigung an sich unbedeutender Verletzungen. Auch unzweckmäßige Therapie, z. B. Unterlassung der Entfernung von Fremdkörpern hat erst die Malignität der Onychie verschuldet.

Die Hauptzüge des Krankheitsbildes sind nach VANZETTI, BILLROTH u. a. folgende:

Vorwiegend bei Kindern entsteht eine leichte Entzündung am Nagelbett, die nicht heilt, sondern unter Zunahme der Schwellung, Rötung und Schmerzhaftigkeit des ganzen Nagelgliedes zu einem Geschwür neben oder unter dem Nagel führt. Das Aussehen des Geschwürs hat Ähnlichkeit mit syphilitischen oder diphtherischen Ulcerationen. Eigentümlich ist der Onychia maligna ihre große Chronizität; dagegen fehlt ihr jede Neigung zum phagedänischen Fortschreiten (BILLROTH). EDWARD V. MEYER hebt noch hervor, daß durch die Geschwürs- und Eiterbildung der Nagel locker wird. Das Geschwür selbst sieht häufig grau-schwarz punktiert aus, in seiner Tiefe bilden sich schwammige Granulationen, die leicht bluten. Die Ränder sind scharf, speckig belegt; um dieselbe zieht sich eine weinrote Zone. Der Nagel wächst meist weiter, da er aber teilweise aus seiner normalen Lage gebracht ist, wird seine Wachstums-richtung eine falsche. Förmlich umwuchert ist die Nagelplatte von Granu-lationen. Der Prozeß kann sehr lange, sogar 3—5 Jahre bestehen. In einer von G. W. MÜLLER (1767) gemachten Beobachtung betrug die Dauer der aller Heilversuche trotzenden Nagelerkrankung 25 Jahre.

Die Onychia maligna veranlaßt wohl gelegentlich einmal eine Lymph-angitis, geht aber selten auf Periost und Knochen über. Ein Fortschreiten des Prozesses über die Nagelphalanx hinaus, ist nicht bekannt.

Therapeutisch wird allgemein die Bestreuung der Fingerkuppe nach dem Vorgang VANZETTIs mit gepulvertem Plumbum nitricum empfohlen. Darüber kommt ein trockner Heftpflasterverband. Nach 5—10 Tagen Lösung des Schorfes, Bildung guter Granulationen, Heilung und Regeneration (nach längerer Zeit) eines normalen Nagels. Auch BILLROTH erprobte 1879 die Behandlungsmethode an drei Kranken. Heute wird man wohl allgemein antiseptisch vorgehen und speziell das Jodoform verwenden. Selbstverständlich wird man die Nagelplatte, soweit sie das Geschwür reizt, entfernen.

Historisch interessant ist die Empfehlung des modernsten Verbandsmittels, *des Spiritus* bei schweren Nagelentzündungen bereits im Jahre 1646. MARCUS AURELIUS SEVERINUS THARSIENSIS rät bei der Behandlung der „ungues radice tenus putridos" Umschläge von Spiritus, dem Zucker zugesetzt ist. Auch das Ferrum candens wurde von SEVERINUS erfolgreich angewendet.

In neuester Zeit hat man natürlich auch die Strahlenbehandlung bei der Onychia maligna verwertet. FRITZ MEYER glaubt, bei einem schweren Fall von Nageleiterung durch zweimalige Bestrahlung mit Quarzlicht aus nächster Nähe den der chirurgischen Behandlung versagt gebliebenen Heilerfolg sogar in wenigen (!) Tagen erreicht zu haben. TSCHERNOGUBOW sah bei einer Onychie mehrerer Fingernägel, bei der er zwar Mycelien fand, Trichophytie und Favus aber mit Sicherheit (?) ausschließen konnte, von der Anwendung von Röntgen-strahlen (Erythemdosis in einer Sitzung) Erfolg. Trotzdem TSCHERNOGUBOW absichtlich an einem Nagel ein Erythema bullosum hervorrief, wurde dieser Nagel nicht geheilt. Ich selbst würde es ablehnen, so starke, in ihren Folgen nicht zu übersehende Röntgenwirkungen therapeutisch zu verwenden.

Vorsichtige Röntgentherapie hat sich PFAHLER bewährt: Er sah nach 25 Sitzungen in etwa 12 Wochen [dreimal wöchentlich 5 Minuten in 6 Zoll Abstand bei 2,5 Zoll Vakuum- (?) Bestrahlung jedes Fingers] Heilung eintreten. Die 50jährige Kranke hatte sich als 16jähriges Mädchen eine Nadel unter den linken Daumennagel gestochen, seitdem erkrankte der Daumennagel viermal unter dem Symptombilde einer malignen Onychie. Der IV. Anfall wurde durch innere Medikation günstig beeinflußt; letztere versagte aber bei der fünften Attacke. Bei dieser wurden linker Daumen und linker Mittelfinger schwer befallen. Jodkalium innerlich, Hg innerlich und lokal hatten bei sechswöchentlicher Anwendung gar keinen Erfolg. Lues kann ausgeschlossen werden; vielleicht hängen die einzelnen Anfälle mit nervöser Dyspepsie zusammen.

Der eingewachsene Nagel.

Der eingewachsene Nagel (Unguis incarnatus, l'ongle entré dans les chairs, resserrement de l'ongle) ist ein außerordentlich häufiges Leiden, das eine sehr umfangreiche Literatur besitzt[1]).

In früheren Zeiten folgten Nageloperationen ernste Zufälle, ja der Exitus. PLINIUS cap. de morte repentina 36 Lib. II sagt: „Qu. Aemilium Lepidum ex percussione unguis mortem contraxisse narrant.“ DOLÄUS erwähnt 1689 zwei Todesfälle nach Nagelverletzung und Nageloperation. In einem Falle kam es zu Gangrän (Diabetes?), in anderen schlossen sich an die Ausreißung des Nagels bis zum Tode dauernde Krämpfe (Tetanus?) an. Auch BARTHOLINUS(1657) beobachtete nach einer Nagelverletzung Gangrän und Tod. Ein Todesfall nach der Operation des eingewachsenen Nagels findet sich in dem 1720 erschienenen „Großen vollständigen Universallexikon“ erwähnt. Nach der Resektion der rechten Zehe starb ein Patient des JOBI A MECKRÈN (1682). Dieser Autor zitiert noch drei analoge Fälle.

Die Annahme von DUPUYTREN und CHELIUS, daß aus einem Unguis incarnatus ein Carcinom sich entwickeln *könne*, hat wohl nur noch historisches Interesse. Krankenbeobachtungen sind jedenfalls nicht gemacht worden.

Die Ätiologie des Unguis incarnatus ist nicht ganz aufgeklärt. Zweifellos ist die Altersstufe von 15—20 Jahren prädisponiert.

Nach einer Statistik GOSSELINs (zitiert von BOX) waren unter 52 Fällen: 2 unter 15 Jahren, 8 21—26 Jahren, 2 26—30 Jahren, 39 16—20 Jahren. Nur eine Frau war 43 Jahre alt. Von 13 Fällen CHIPAULTs waren 3 über 30 Jahre.

GOSSELIN ist auch der Meinung, daß starke körperliche Arbeit eine Disposition schaffe. Unter 57 Fällen befanden sich 10 Frauen.

Nach RICHERAUD führt das Rundschneiden des Nagels, das Fortschneiden der Ecken der Nägel besonders leicht zum Einwachsen des Nagels.

Eine der Hauptursachen ist jedenfalls unpassendes Schuhzeug. Sind die Schuhe zu eng, so pressen sie die Nagelwälle gegen den freien Nagelrand. Sind sie zu kurz, so drückt sich die bei der physiologischen Anschwellung des Fußes während der Tagesarbeit vergrößerte Zehenkuppe gegen den freien Nagelrand. Sind die Schuhe zu niedrig, ist das Oberleder zu hart geworden, oder ist für die große Zehe kein Spielraum gelassen, so wirkt der Druck in analoger Weise von oben. Sind endlich die Schuhe zu groß, gleite die Füße in ihnen hin und her, so entstehen Verletzungen, welche die Entwicklung des Unguis incarnatus begünstigen. Auf diese Verletzungen werde ich noch zurückkommen.

Da also nicht sowohl enges als vielmehr unpassendes Schuhzeug überhaupt die Entstehung des eingewachsenen Nagels begünstigt, so erklärt sich auch die

---

[1]) Bei der Häufigkeit der Erkrankung erschien eine bildliche Wiedergabe überflüssig.

Häufigkeit des Leidens bei der arbeitenden Bevölkerung, der häufig die Mittel fehlen, zu eng gewordene Schuhe durch neue zu ersetzen.

Ein ferneres begünstigendes Moment ist die schlechte Nagelpflege. Meist gibt ein zu kurz gehaltener Nagel die Veranlassung zur Entstehung der Onychie. Das Abschneiden der Ecken ist besonders schädlich, weil der kürzer gehaltene seitliche Teil leicht in den seitlichen Nagelwall einwächst. Manche Autoren halten die Entfernung des unter den Ecken des freien Nagelrandes liegenden hornigen Polstergewebes für einen Hauptfehler. In vielen Fällen sind leichte Verletzungen, die bei der Nagelpflege entstehen, die Veranlassung zur Bildung des Unguis incarnatus. O. BLOCH macht darauf aufmerksam, daß bei Kranken, die sich die Nägel selbst schneiden, das Leiden rechts am tibialen, links am fibulären Fußrande vorkommt.

Alle die geschilderten Momente geben doch erst eine allgemeine Disposition. Bei ihrer ungeheuren Häufigkeit (gutsitzendes Schuhwerk, gute Nagelpflege sind in gewissen Kreisen eher Ausnahmen als die Regel; leichte Verletzungen kommen bei forcierten Märschen regelmäßig vor) müßten die eingewachsenen Nägel weit häufiger sein, als der Wirklichkeit entspricht.

Sehr wahrscheinlich begünstigt Plattfuß die Entstehung des Unguis incarnatus. Dementsprechend beobachteten auch französische Autoren eine besonders große Zahl von eingewachsenen Nägeln bei der *Kavallerie*, obgleich man eigentlich annehmen sollte, daß bei der ihre Füße ganz anders anstrengenden Infanterie die Erkrankung häufiger vorkommen müsse. Der Grund liegt aber darin, daß alle Rekruten mit nicht besonders gut gebauten Füßen der Kavallerie überwiesen werden. Die Zahlen der früheren deutschen Armee sind zum Vergleich nicht heranzuziehen; da Frankreich etwa $^2/_3$ der Bevölkerung Deutschlands hatte, die Präsenzstärke des Heeres aber wenigstens ebenso groß war, so wurden in Frankreich Rekruten eingestellt, die in Deutschland dienstunfähig wären. KÖNIG gibt an, daß starke Konvexität der Nagelplatte und tiefe Falze zur Krankheitsentstehung disponieren.

CHIPAULT glaubt, daß venöse Stauungen der Unterschenkel den Eintritt des Leidens begünstigen.

In Fällen von chronischem Ödem der Fußrückenhaut oder von Elephantiasis, in dem die Haut sich gewissermaßen über die Nägel fortschiebt, kommt es zum Einwachsen des Nagels auch auf der Seite der kleinen Zehe.

Der Krankheitsverlauf ist allgemein bekannt. Ein leichter Schmerz am Nagelwinkel, der sich beim Gehen steigert und abends sogar recht heftig wird, eröffnet die Szene. Nach der Nachtruhe empfindet der Kranke eine Besserung, die aber nicht lange anhält. Der Schmerz steigert sich. Der erkrankte Nagelwall rötet sich und schwillt an. Der Patient fühlt ein Klopfen in den erkrankten Partien. Nach einigen Tagen quillt etwas eitrig-seröse Flüssigkeit unter dem Nagel hervor. Die Schmerzen werden schließlich unerträglich. Es entsteht ein Geschwür, das gar keine Neigung zur Heilung hat, sich mit schlaffen Granulationen bedeckt und mißfarbigen Eiter absondert. Zuweilen erstreckt sich die Eiterung unter einen Teil der Nagelplatte aus und schimmert gelb durch die letztere hindurch. Schließlich kann das Allgemeinbefinden leiden, Fieber, Appetit- und Schlaflosigkeit auftreten, Lymphangitis und Drüsenschwellung entstehen. Phalanxnekrose kommt vor, ist aber selten.

Die *Diagnose* ist leicht; in Zweifelsfällen versuche man mit einer Myrtenblattsonde unter die Nagelplatte zu gelangen; man kann die krankhafte Wachstumsrichtung des einwachsenden Nagels leicht feststellen. Ohne dies Hilfsmittel kann man Nagelgeschwüre syphilitischen Ursprungs (Schanker, Paronychien und Gummen) für den Ausdruck des eingewachsenen Nagels halten. Differentialdiagnostisch sei erwähnt, daß nach DELBET tuberkulöse Geschwüre einen Unguis incarnatus vortäuschen können. DELBET sah an den hinteren und seitlichen Partien der großen Zehe eine wahrscheinlich tuberkulöse Ulceration, die von anderer Seite für die Folge eines eingewachsenen Nagels erklärt war. Bei bösartigem Verlauf (Umwandlung in Mal perforant) denke man an Diabetes, insbesondere an eine diabetische, peripherische Neuritis. Vor *jeder Operation des eingewachsenen Nagels denke man an Diabetes.*

Die *Prognose* ist bei chirurgischem Eingreifen als absolut günstig zu bezeichnen. Recht selten kommt es wohl zu Ulcerationen, die nach Ausdehnung in die Tiefe und infolge ihrer Hartnäckigkeiten den Heilbestrebungen gegenüber an Mal

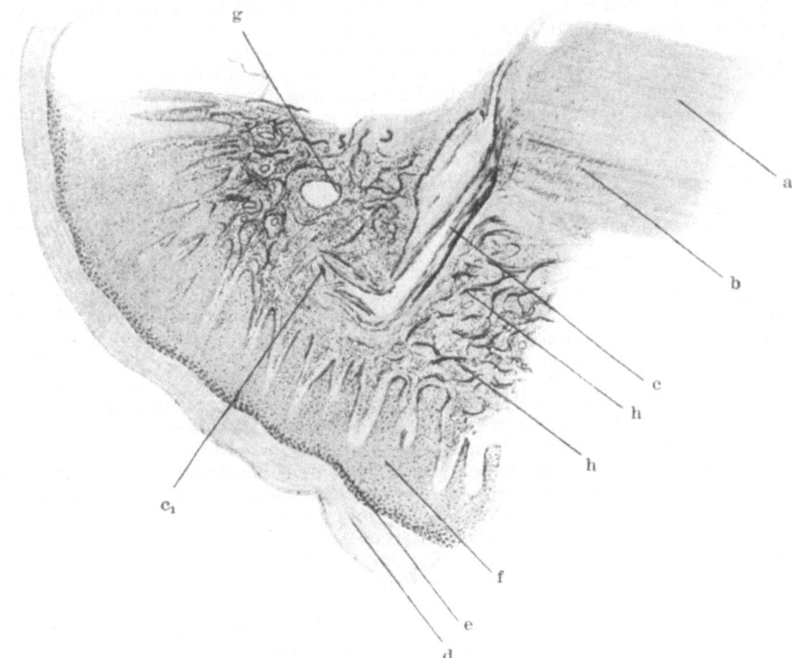

Abb. 63. Unguis incarnatus (Längsschnitt).
a Nagelplatte. b Teilweise verhorntes Polstergewebe. c Eingewachsenes Stück der Nagelplatte. c₁ Eingedrungener Nagelsplitter. d Striatum corneum des seitlichen Nagelwalls. e Stratum granulosum des seitlichen Nagelwalls. f Rete Malpighii des seitlichen Nagelwalls, kleinzellig, infiltriert. g Gefäß mit Rundzelleninfiltration. h Elastische Fasern.

perforant erinnern (Fall von CHIPAULT). Die Eiterung scheint fast stets von Mikroorganismen herzurühren, die geringe Neigung zur Verbreitung im Körper oder zur Erzeugung von Toxinen haben. Die nach kleinen Verletzungen an den Füßen relativ oft auftretende allgemeine Septikämie (Blutvergiftung) ist im Anschluß an Unguis incarnatus sehr selten beobachtet worden.

Pathologische Anatomie.

Eigene Untersuchungen. Am instruktivsten waren Längsschnitte, die so durch den Nagelwall gelegt wurden, daß das eingewachsene Stück des Nagels, das vorderste Stück der Zehenkuppe, der seitliche und hintere Nagelwall mitgeschnitten wurde. Die Nagelplatte ist ganz gewaltig verdickt; ihr Dickendurchmesser beträgt durchschnittlich 1,31 mm. Diese Dicke zeigt nur das Verhalten der eigentlichen onychiartigen, durch Carminfarbstoffe nicht tingierten Nagelsubstanz an. Durch gewaltige Züge von nur teilweise verhorntem Material (Abb. 63), das von dem Nagelbett produziert wird, wird der Nagel selbst noch verstärkt. Die dunkelgelbe bis braune Färbung des Nagellängsschnittes läßt einen Schluß auf seine Konsistenz, auf seine Härte zu. Höchst charakteristisch ist das

Verhalten des distalsten Nagelendes. Auf dem Längsschnitt kann man die Nagelplatte in ihrer Form mit dem Körper eines Schlachtschiffes vergleichen, dessen unter der Wasserlinie vorgeschobener Sporn tief in das Gewebe eindringt (Abb. 63). Von dem Nagelkörper haben sich Splitter von z. B. 1,83 mm Länge abgelöst, die in das Gewebe nach allen Richtungen hineingedrungen sind und letzteres geradezu zerfetzt haben. Wo im Präparat diese Nagelsplitter ausgefallen sind, sieht man noch deutlich die durch sie hervorgerufenen Lücken.

Alle Weichteile, soweit sie untersucht werden konnten, befinden sich im Zustande der stärksten Entzündung. Die Intensität der Entzündung nimmt selbstverständlich von vorn, d. h. von der Einwachsungsstelle, nach hinten ab. Unmittelbar an letzterer ist das Stratum corneum des seitlichen Nagelwalles resp. der Zehenbeere teilweise verschwunden, teilweise serös durchtränkt. Die einzelnen Lagen der Hornzellen sind weit voneinander gedrängt, die Zellen selbst sehen gequollen aus. Das Stratum granulosum, das ich an einem anderen Fall als dem bisher vorwiegend geschilderten, mit Methylenblau-Eisessig elektiv färbte und an sehr dünnen Paraffinschnitten untersuchte, scheint in der Tat, wie dies SCHÜTTE behauptet hat, etwas verdickt zu sein. Es besteht aus 4—6 Lagen von Zellen. Auch die Retezellen sind zweifellos etwas gequollen; sie sind von Rundzellen stark durchsetzt. Sehr beträchtlich ist die Verlängerung der Retezapfen, die, vom Stratum granulosum an gemessen, eine Länge von 0,7—1,0 mm erreichen. Da, wo die Nagelplatten eindringen, sind die Retezapfen zerrissen (Abb. 63). Den Retezapfen entsprechen natürlich die Papillen. Das Corium ist überall sehr stark infiltriert. Dünne Schnitte zeigen eine deutlich differenzierbare Ansammlung von Rundzellen. Mastzellen sind überall zahlreich vorhanden, ohne ein anderes als das bei Entzündungen übliche Aussehen zu zeigen. An den am meisten veränderten Präparaten kann man bei Färbung mit Alauncarmin in relativ dicken Schnitten eine serös-fibrinöse Exsudation erkennen [1]).

Eine Untersuchung der *elastischen Fasern,* die mit Orceinfärbung an einem anderen, als dem oben als Paradigma beschriebenen Präparat vorgenommen wurde, ergab ein relativ normales Verhalten derselben. An einzelnen Stellen erschien das Fasernetz im Corium unverhältnismäßig dicht, gleich als seien die einzelnen Fasern durch den Entzündungsprozeß gewissermaßen zusammengeschoben.

Besondere Aufmerksamkeit wurde dem Verhalten der *Bakterien* geschenkt. Schnitte durch den erkrankten Nagelwall zeigten bei Färbung nach GRAM und mit Methylenblau-Eosin Kokken in Häufchen (aber keine tpyischen Staphylokokken) in den oberen Hautschichten, vor allem in den der Epidermis beraubten Partien. In den tieferen Hautschichten konnte ich Bakterien nicht sicher nachweisen. Bei dem häufigen Vorkommen von Mastzellen können sehr leicht die nach den Bakterienfärbungsmethoden sich gleichfalls intensiv tingierenden Granulationskörperchen der Mastzellen für Kokken gehalten werden. Eine Mastzelle in toto ist natürlich leicht zu differenzieren; im Schnitt können aber leicht abgeschnittene Stücke einer solchen oder versprengte Granulationskörperchen liegen, die der Erkennung schwer zugänglich sind. Das Eindringen von Bakterien in Gefäße habe ich nicht gesehen.

Sehr beträchtliche Veränderungen zeigen die *Gefäße.* Arterien, Venen und Capillaren sind strotzend gefüllt; um jedes Gefäß ist eine starke Rundzelleninfiltration festzustellen. Besonders deutlich sieht man die Veränderungen bei Schnitten parallel zur Haut an den Papillargefäßen. An einzelnen Stellen scheint sich ein Eiterherd zu bilden.

Nur passiv sind die *Schweißdrüsen* beteiligt. Sie sind von mehr oder weniger starken Zellansammlungen umgeben.

Die Veränderungen am seitlichen und hinteren Nagelwall sind rein entzündliche und nur quantitativ von den geschilderten verschieden.

Behandlung.

Zur *Behandlung* sind eine so große Zahl — 75 zählte FOOT schon 1899 — Methoden angegeben worden, daß die Erwähnung nur der wichtigsten über den Rahmen dieses Werkes hinausgehen würde. Der größte Teil hat schließlich nur medizin-geschichtliches Interesse. In der ersten Auflage dieses Buches sind noch eine Anzahl der therapeutischen Vorschläge geschildert. Hier möchte ich mich auf das von mir selbst Erprobte beschränken.

Nach wie vor rate ich zu möglichst konservativem Vorgehen, soweit dies ohne Gefährdung des Patienten möglich ist. Zunächst wird man mit den bekannten

---

[1]) Ich habe bei der Untersuchung vieler pathologischer Prozesse der Haut, insbesondere bei Erythema exsudativum multiforme festgestellt, daß serös-fibrinöse Exsudationen in der Haut bei Alauncarminfärbungen sich als dunkel gefärbte, fädig-körnige, in Carmin tingierbare Massen darstellen.

Methoden: Bäder mit Zusätzen von Seife, Soda, Kamillen usw., den kühlenden (Bleiessig) und feuchte Umschlägen (Thiol, Ichthyol) die Entzündung bekämpfen. Wenn möglich wird man unter lokaler Anästhesie den eingewachsenen Teil des Nagels mit der Myrtenblattsonde herauszuheben und durch untergelegte Fremdkörper (Feuerschwamm, Watte) in eine andere Wachstumsrichtung zu bringen suchen. Womit man diesen Feuerschwamm usw. tränkt, ist natürlich sehr gleichgültig. Vorher kann man versuchen, falls die Schmerzen es zulassen, den verdickten Großzehennagel dünn zu schaben und zu feilen.

Die Anwendung des BAUMGÄRTNERschen Instrumentes, des „Nagellösers" einer Art stumpfer Sonde, die unter den Nagel geschoben wird, hat nach meinen Erfahrungen keine besonderen Vorteile vor der Benutzung der Myrtenblattsonde.

Man kann auch, nachdem die eingewachsenen Nagelspitzen beseitigt sind, versuchen, den Nagelwall durch eine Einlage (z. B. Stanniol und Wachs) von der Nagelplatte abzudrängen. MICKEL empfiehlt zu diesem Zweck ein Gazestück, das zur besseren Haftung mit einer Lösung von Celluloid in Aceton getränkt ist.

Allzulange soll man aber nicht den Versuch der unblutigen Behandlung fortsetzen, wenn die Symptome der Entzündung stark sind, und das Aufschießen der Granulationen eine gewisse Chronizität des Prozesses anzeigt.

Bei der Operation schone man, so viel es geht, den nicht erkrankten Teil des Nagelorgans. Der Versuch, die ganze Nagelmatrix zu entfernen und damit ein Wiederwachsen des Nagels überhaupt zu verhindern, bringt, wie ich wiederholt gesehen habe, schwere Nachteile mit sich. Da Reste von der Matrix übrig bleiben, chronische Reizzustände im Nagelbett bestehen und durch den von der Nagelplatte nicht mehr aufgefangenen Druck von außen unterhalten werden, so bilden sich von der Nagelmatrix aus kleine Nagelspitzen, von dem Nagelbett aus pathologische Wucherungen, die immer wieder operative Entfernung erfordern (Abb. 48).

In meiner Behandlung befanden sich zu einer Zeit ein Mann und eine Frau, die beide je dreimal von den hervorragendsten Chirurgen bzw. in deren Kliniken am eingewachsenen Nagel operiert waren. Bei den Patienten war das Resultat der dreimal vorgenommenen „Radikaloperation" ein gryphotischer Nagel, der, völlig seine Wachstumsrichtung geändert hat und seine Unterfläche nach oben gerichtet, nach dem Fußrücken wächst. Der Patient ist durch den „dreimal radikal" operierten Nagel in seiner Tätigkeit als Agent sehr behindert. Eine Abbildung meiner Sammlung zeigt die Nagelrudimente nach dreimaliger Radikaloperation bei einem Mädchen, das seit Jahren eigentlich nicht mehr schmerzfrei wird. Ich habe schließlich diese Nagelrudimente nach Erweichung mit Kalilauge ausgekratzt und die Nagelmatrix so weit wie möglich verödet. Es sind jetzt fast alle Spuren horniger Bildungen beseitigt; die nagellose Zehe aber ist sehr empfindlich gegen die Berührung des Schuhwerkes. Ähnliche Beobachtungen finden sich vielfach in der Literatur, z. B. SACHS, BARBAUX u. a.

Es ist zweckmäßig auf alle chemischen Zerstörungen der Wucherungen und der Nagelwälle, aber auch auf alle komplizierten Plastiken zu verzichten. Die entzündete, von Bakterien durchsetzte Haut eignet sich wenig zur Plastik.

Ich habe mit der alten DUPUYTRENschen Methode gute Erfolge gesehen. Die Technik ist einfach: Harnuntersuchung (Diabetes!), Jodpinselung, lokale Anästhesie nach OBERST.

Mit einer festen spitzen Schere dringt man unter den erkrankten Nagel (etwa im ersten Drittel der Breite) bis zur Matrix, durchschneidet Nagelplatte und hinteren Nagelwall, faßt den Nagel mit einer starken Kornzange, biegt oben um und zieht ihn aus der Falz heraus. Man führt nun noch seitlich auf den Nagelwall einen Schnitt, der den ersten trifft. Der umschnittene Hautlappen wird mit Pinzette und Messer entfernt. Kompressionsverband.

Die kleine Operation wird jeder Arzt in jedem Falle modifizieren müssen; bei starken Wucherungen des Nagelbettes werden Ätzungen nötig sein.

Besonders starke Zerstörungen an der Stelle des einwachsenden Nagels können größere Umschneidungen durch Plastiken nötig machen, die so vorgenommen werden, daß der übrig gebliebene Teil der Nagelwälle oder besser der früheren Zehenhaut durch einen in der Längsrichtung des Nagels verlaufenden Schnitt mobilisiert wird. Es kann dann dieses bewegliche Hautstück zur Bildung des neuen Walles dienen, während die neue Lücke durch Narbengewebe ausgefüllt wird.

Gefahren bietet die Operation, wenn Diabetes ausgeschlossen ist, kaum. Die Mitteilung von VINCENT und ROCHET über Gangrän nach der chirurgischen Behandlung des Unguis incarnatus darf nicht verallgemeinert werden.

Rückfälle habe ich bei der geschilderten Methode nicht gesehen. Selbstverständlich wird man die durch den Einzelfall gebotenen allgemeinen Maßnahmen (Wahl des richtigen Schuhzeuges, Plattfußeinlagen, Tragen von Binden bei varikösem Symptomenkomplex, Fußpflege usw.) zu überwachen haben. Daß das von OEHLERS empfohlene Tragen von Kneippschen Sandalen an sich zweckmäßig zur Verhütung des eingewachsenen Nagels ist, ist richtig. Aber gegen die Mode der spitzen Schuhe mit hohen Absätzen werden auch die Ärzte vergeblich kämpfen!

Eine neue in ihrer Art originelle chirurgische Behandlung hat LEFÈBRE empfohlen.

Er exstirpiert zunächst den Nagel, macht dann zwei tiefe den seitlichen Nagelfalzen parallele Schnitte, die auf den Zehenrücken fast bis zum Gelenk gehen. Auf der Volarseite wird dieser Schnitt bis zur Zehenbeere geführt. Zwei Querschnitte oberhalb und unterhalb des Nagels treffen die Längsschnitte. Nagelbett und Nagelmatrix werden so gründlich exstirpiert, daß nur der Phalanxknochen übrig bleibt. Die Weichteile werden dann vom Knochen völlig abgelöst, von letzteren etwa ein 1 cm langes Stück abgeschnitten. Über die so verkleinerte Nagelphalanx werden die Wundränder vereinigt. Bedingung des Erfolges ist strenge Antisepsis; vorher tagelang Alkoholumschläge. Lokale Anästhesie erforderlich. Erfolg soll vortrefflich sein. Die Narbe verläuft aber quer über die Zehe und ist dem Schuhdruck stark ausgesetzt!

Chirurgische Nagelimitation bei Fingerplastik.

Ein Versuch bei Verlust des ganzen Nagels einen (zuweilen) für einen Nagel geltenden Hautabschluß zu erzielen, wird von v. HACKER beschrieben. Auf dem nach Vollendung der Plastik erzielten Fingerende wird eine U-förmige, dem Nagelfalz entsprechende Incision gemacht und so weit vertieft, daß die Ränder etwas auseinanderklaffen. Es wird dann ein feiner Jodoformgazestreifen eingelegt und die stehen gebliebenen Ränder über dem letzteren mit dem zentralen Hautstück vernäht. Es soll sich so eine Art Nagelwall bilden; der tiefer gelegene Innenraum soll den Nagel dann vortäuschen.

POROSCZ empfiehlt Teile des fehlenden Nagels durch Collodiumhäutchen zu ersetzen. Dieser Ersatz kann als haltbar nicht angesehen werden. Näher liegt es, durch Elfenbeinplatten, die ja leicht entsprechend gefärbt sein könnten, einen Nagelersatz zu versuchen. Leider gibt es zur Zeit keinen Klebestoff, der eine wirkliche Befestigung der künstlichen Nägel auf der Haut gestattet. Meine eigenen Versuche haben kein Resultat gezeigt.

Krankheiten der Nagelwälle.

Die Krankheiten der Nagelwälle sind gleichzeitig mit den Affektionen des Nagelorganes und der allgemeinen Hautdecke abgehandelt. Hier werden nur die Prozesse geschildert, bei denen mit einiger Wahrscheinlichkeit die Erkrankung der Nagelwälle das primäre und bestimmende Symptom darstellen.

Naevus verrucosus der Fingerhaut mit Übergang auf das Nagelbett.

Der Übergang von Nävus auf die Nägel scheint recht selten zu sein. In
der bekannten Zusammenstellung der veröffentlichten Fälle strichförmiger
Hauterkrankungen von BLASCHKO findet sich zwar häufig die Erkrankung der
Finger- und Zehenphalangenhaut dargestellt, nie aber eine Nagelaffektion
notiert. Ich selbst habe folgenden Fall gesehen:

Eine 18 jährige Engländerin gab an, in frühester Jugend eine Quetschung des linken
Daumens gehabt zu haben. Seitdem soll der Nagel Neigung zum Splittern gezeigt haben.
Die Anamnese scheint aber später konstruiert zu sein. Sie zeigt auf der äußeren Hälfte
des Daumens einen teilweisen strichförmigen Naevus verrucosus, der bis auf den Nagelwall
sich erstreckte. Die Nagelplatte war in der unmittelbaren Anlage des Nävus vielfach
längsgespalten, tief gefurcht, gelblich gefärbt. Es ist anzunehmen, daß ähnliche verruköse
Prozesse auf dem Nagelbett sich entwickelt haben, wenn sie auch nicht zur Ausbildung
gekommen waren. Auch die Nagelmatrix muß beteiligt gewesen sein. Chirurgische Behandlung entfernte den Nävus der Haut. Subjektive Beschwerden fehlten völlig (vgl. auch
strichförmigen, ichthyosisähnlichen Nävus und Nagelerkrankung im Kapitel: Ichthyosis).

Warzenbildung auf den Nagelwällen.
(Verrucae perionychiales oder periunguales.)

Die in der Überschrift genannte durch die Bildung von isolierten Warzen
auf den Nagelwällen und in den Nagelfalzen charakterisierte Affektion habe ich
in der ersten Auflage dieses Werkes zuerst beschrieben. Ich gebe den ersten Fall:

Das 17 jährige gesunde Dienstmädchen Marie S. bemerkte seit $1^1/_2$ Jahren auf den
Nagelwällen beider Hände eine langsam wachsende Veränderung der Haut. Die Beschaffenheit der Oberhaut war rings um den Nagel herum warzig; es waren nicht einzelne, durch
tiefere Furchen voneinander getrennte Warzen vorhanden, sondern der ganze Nagelwall
in einer Breite von 3—4 cm erschien höckerig und hornig. Im einzelnen verhielten sich die
Fingernägel folgendermaßen: Linke Hand: Daumen: Radialseite stark, Ulnarseite wenig
befallen; II. Ulnarseite gering; III. Radialseite gering, Ulnarseite stark bis zur Mittellinie
des hinteren Nagelwalls; IV. ganzer Nagelwall beiderseits befallen: V. Radialseite wenig,
Ulnarseite stärker. Der Nagel des III. Fingers zeigte eine Querfurche. Rechte Hand:
Daumen, Radialseite wenig, Ulnarseite sehr stark, II. unverändert, III. Radialseite stark,
IV. ganzer Nagelwall befallen, V. Ulnarseite gering. Das Mädchen hatte auch sonst noch
Warzen an den Händen. Irgendein ätiologischer Faktor war nicht ausfindig zu machen.

Seitdem habe ich die Krankheit wiederholt gesehen. Unter anderem auch
bei einem sich sehr pflegenden 24 jährigen Kaufmann, der nie an Warzen,
wohl aber an Ekzem gelitten hatte.

NOBL hat auch bei sonst von Warzen verschonten Individuen (meist jugendlichen Alters) die Affektion gesehen. (Seine Bezeichnung Paronychia verrucosa
würde ich ablehnen, da keine Onychia vorliegt.) NOBL macht auf die Ähnlichkeit mit Lupus verrucosus aufmerksam.

BRONSON, HYDE, JOSEPH, MONTGOMERY und CULVER (5 Fälle) u. a. haben
Kasuistik geliefert. Zuweilen muß man bei der Differentialdiagnose *Tuberculosis cutis verrucosa* (Beobachtung von MONTGOMERY und CULVER) ausschließen. BRONSON bemerkt, daß die einzelnen Warzen dichter aneinander
gedrängt stehen, als bei der gewöhnlichen Warzenbildung.

Die *Pathogenese* ist unklar. Warum Warzen gerade bei einzelnen Menschen
diese Lokalisation haben und vor allem behalten, ist nicht verständlich. Die
Affektion zeigt große Neigung zu Rückfällen. Es ist also mit einer Abbildung
vor und nach der Behandlung nicht viel getan, da ja die Hauptfrage die des
Rezidivs ist. In einem meiner Fälle hatte (von anderer Seite angewandte) Röntgentherapie versagt. HYDE empfiehlt Salicylspiritus; RIEHL und KUMER Radiumbestrahlung; ich glaube mit Kohlensäureschnee Erfolg gehabt zu haben. SAAL-
FELD empfiehlt Radium. Freilich wird auch bei der Verruca perionychialis
das Unerwartete gelegentlich Ereignis. Die Tochter eines Kollegen hatte die

Affektion in recht erheblichem Maße. Wegen eines Examens war chirurgische
Behandlung nicht möglich. Patientin erholte sich längere Zeit von den Examens-
anstrengungen im Ausland. Als sie zurückkehrte, waren die Warzen der dubiösen
Prognose zum Trotz spontan geschwunden. Glücklicherweise hatte eine Besprechung der Warzen nicht stattgefunden.

Keloidbildung auf Nagelwällen und Nagelbett.

Die Bildung von falschen (Narben)*keloiden* nach Verletzungen der Nagelwälle ist nicht allzu selten und führt zu Störungen der Nagelorgane. Ich selbst
sah ein solches erbsengroßes Keloid auf dem hinteren Nagelwall eines Knaben;
O. SPRINZ beschrieb schwielige Verdickung aller Nagelwälle der rechten Hand
einer Stenotypistin (Nagelplatte sehr stark längsgestreift). SUTTON stellte auf
den hinteren Nagelwällen eines Kranken erbsengroße, nicht schmerzende
Tumoren von „ungewöhnlichem Typus" fest, die nach Operation bzw. nach
Radiumbestrahlung ohne Rezidiv schwanden.

Bei einem 12jährigen Mädchen meiner Klientel, das eine langdauernde
schmerzhafte Entzündung des rechten Großzehennagels (wiederholte Operationen) durchgemacht hatte, war der Großzehennagel nicht etwa durch das
gewöhnlich auftretende, hyperkeratotische subunguale Horngewebe, sondern
durch ein wohl ausgebildetes *Narbenkeloid* nach oben auswärts gehoben.

Subunguale Tumoren.

Subunguale Tumoren sind alle Geschwülste, die unter der Nagelplatte entstehen und das Nagelorgan in Mitleidenschaft ziehen, gleichgültig, ob ihr Ausgang
der Knochen, das Periost, das Knochenmark, der Knorpel, die Haut und deren
einzelne Gewebe und Anhangsgebilde sind. Es ist zweckmäßig diese Geschwüre
nach ihrer Struktur und ihrer Stellung im Schema der Geschwulstlehre, nicht
nach ihrem oft unbekannten Ausgangspunkt abzuhandeln.

Allen subungualen Tumoren, welcher Art sie auch sein mögen, ist ein
Symptom gemeinsam. Wächst die Geschwulst gegen die Nagelplatte, vor allem
der Zehen, so kommt es durch den Druck in dem von unnachgiebigen Wänden
(Knochen und Nagelplatte) beengten Raum zu einem ganz charakteristischen
Druckschmerz, der meist bei aktivem Druck auf die erkrankte Partie sich steigert.
Nach Ablösung des Nagels läßt natürlich dieser Druckschmerz nach.

Clavus subungualis.

Die kleine, von den Franzosen „Dourillon sous-unguéal" genannte Affektion
ist wohl viel häufiger, als sie beschrieben wurde. Die Clavi sind der Diagnose
und der Therapie leicht zugänglich, wenn sie unter dem freien Rande des Nagels
sitzen. Bilden sie sich aber an Stellen, an denen der Nagel fest auf dem Nagelbett aufliegt, so veranlassen sie ein eigenes, von MARTEL und LEBOUC gut
gezeichnetes, an sieben Kranken beobachtetes Krankheitsbild. Ausschließlich
befallen werden die großen Zehen; meist wird nur ein Fuß, in einem Fall auch
beide affiziert. Die Kranken sind in der Regel im jugendlichen Alter. Enges
Schuhzeug, vor allem Schuhe, deren Vertikaldurchmesser zu gering ist, sind
in allen Fällen die Ursache der Erkrankung. Bemerkenswert ist, daß auch
Arbeiter erkrankten. Das Symptom, das den Kranken zum Arzt führt, ist der
Schmerz, der das Stehen und Gehen zur Qual, Tanzen ganz unmöglich macht.
Ein Arbeiter, der auf einem hohen Gerüst arbeiten mußte, geriet infolge seines
unsicheren Ganges in Lebensgefahr. Zuweilen steigert sich der Schmerz noch

in der Bettwärme. THIÉRY bemerkt, daß seine beiden Kranken nicht einmal den Druck der Betten ertragen konnten. Die Stelle, an der der Clavus subungualis sitzt, ist leicht daran zu erkennen, daß Druck auf eine umschriebene Partie sehr starke Schmerzen macht. Ist der Nagel durchsichtig, so ist der Clavus ohne weiteres zu erkennen, er erschien in einem Falle wie ein unter den Nagel gedrungener Fremdkörper. Die geschilderten Schmerzen bei Abwesenheit eines Unguis incarnatus führen zur Diagnose. Zuweilen bilden sich in der Nagelplatte über dem „Dourillon sous-unguéal" nach THIÉRY Systeme von Querfurchen und Rippen (nicht etwa BEAUsche Linien) aus, die aber diagnostisch keine große Bedeutung haben, da sie auch nach Schuhdruck auftreten.

In einem Falle spaltete sich der Nagel spontan und zeigte den freiliegenden Clavus, in anderen Fällen wurde die Diagnose nicht gestellt, die Operation des (vermuteten) eingewachsenen Nagels gemacht und der Leichdorn zufällig gefunden.

Die *Therapie* besteht in der Abhebung (evtl. Spaltung) des Nagels und gründlicher Auslösung und Ausschabung des Clavus. In geeigneten Fällen kann man eine Ätzung des Grundes z. B. mit Chromsäure folgen lassen. Ohne Entfernung des Grundes des Leichdorns wächst derselbe wie jeder andere nach.

Die *Histologie* des Clavus subungualis ist die des Clavus überhaupt. Es finden sich Vergrößerung und Verlängerung einiger Papillen und starke Vermehrung der Hornschichten. In einem Falle sollen auch die Zellen des Rete zahlreicher als normal gewesen sein und „sortes de pointes, qui s'enfoncent dans le derme" gebildet haben. Da im normalen Nagelbett keine Papillen, sondern nur Leisten vorkommen, so muß es sich um neugebildete Papillen oder um Papillen der Nagelmatrix gehandelt haben. Bei der häufigsten Deformität der Zehennägel, der bekannten Verkrüppelung durch unzweckmäßiges Schuhzeug, kommt es nach meinen Untersuchungen zu Veränderungen, die histologisch als Clavus aufgefaßt werden müssen (vgl. das Kapitel), obwohl das klinische Bild nicht vorhanden war.

Subunguale falsche Keloide.

Nach länger dauernden geschwürigen Prozessen des Nagelbettes entwickeln sich Narbenkeloide, die tumorartig die Wachstumsrichtung der Nagelplatte verändern. Sie sind bei dem Abschnitt „Nagelverletzungen" und Krankheiten der Nagelwälle abgehandelt.

Papilloma subunguale.

Die Tatsache, daß die sog. Papillome pathologisch-anatomisch keine Einheit sind, sondern nur einen aus praktischen Gründen geschaffenen Begriff darstellen, der den Nachdruck auf die äußere grob-anatomische Gestaltung legt, findet auch in der Onychopathologie Bestätigung. Die wenigen bekannten Fälle sind durchaus nicht völlig gleichartig.

LEBOUC veröffentlicht eine Beobachtung GERARD-MARCHANDs, der bei einem 50 jährigen Kranken eine seit 15 Monaten bestehende, sehr schmerzhafte erbsengroße Geschwulst unter dem Nagel der rechten großen Zehe konstatiert hatte. Bei der Operation fand sich eine längliche, in der Längsrichtung des Nagels verlaufende, fast hornartig harte, violette Geschwulst, die mit einem Stiele vor der Nagelmatrix festsaß. Das die Geschwulst umgebende Gewebe war durch therapeutische Maßnahmen des Kranken entzündlich gereizt. Der Operation folgte nach 6 Monaten ein Rezidiv, erst nach der Amputation der Nagelphalanx erfolgte definitive Heilung.

Die histologische Untersuchung ergab ein Papillom.

SÖMMERINGs Beobachtung, die ich in der ersten Auflage dieses Buches noch als Cornu subunguale ansehen zu müssen glaubte, reiht sich der LEBOUCs an.

Ein 53 jähriger Mann, dessen Hände schon in seiner Kindheit mit warzenähnlichen Wucherungen bedeckt waren, hatte auf der Volarfläche der Hand und der Finger Tumoren, die in den letzten drei Jahren einen enormen Umfang erreicht hatten. Die Finger waren überragt von haken- und spornförmigen Nägeln. Die grauweißen, bei Berührung leicht blutenden Tumoren von der Konsistenz weichen Hornes, ließen bei der Berührung ein Gefühl wahrnehmen, wie es ein Haufen ungleich großer Warzen hervorzubringen pflegt. Letztere Angaben machen es unwahrscheinlich, daß es sich um Onychogryphosis mit starker Bildung von Polstergewebe gehandelt hat.

Weit mehr dem eigentlichen Papillombegriff entsprechen die folgenden drei Fälle.

BERING fand bei einer 22 jährigen Frau, die viel im Wasser arbeiten mußte, Graufärbung der teilweise vom Nagelbett gelösten Platten. Nach Entfernung der letzteren zeigte sich, daß die Matrix und das Nagelbett mit warzigen Excrescenzen bedeckt war.

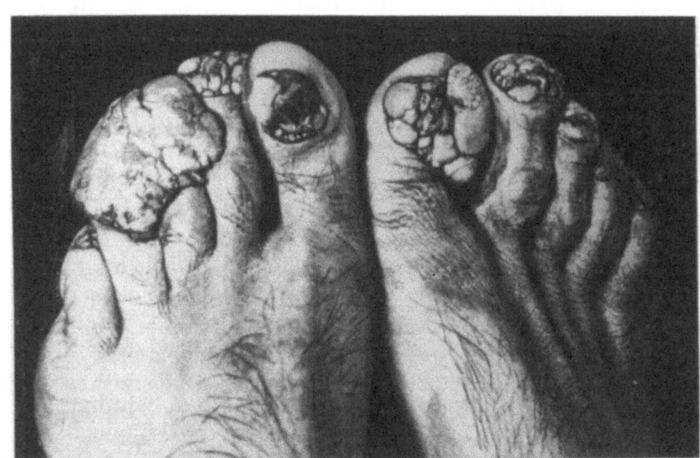

Abb. 64. Fibromatosis subungualis. (Nach R. POLLAND.)

Ganz ähnlich war der Fall des von KLOTZ beschriebenen 12 jährigen Mädchens. Während der zweijährigen Dauer der Erkrankung waren die Nagelplatten von dem mit Warzen bedeckten Bett völlig abgehoben worden.

SCHWÖRERS Patient, ein 24 jähriger Schullehrer, hatte schon als Knabe an einer blumenkohlartigen, schwammigen, gelbweißen Wucherung unter dem Nagelrande der linken Großzehe gelitten, die Patient etwa alle vier Wochen ohne wesentliche Blutung abzuschneiden pflegte. Im 21. Lebensjahre entstanden nach einem Trauma größere Beschwerden; die Mitte des Nagelgliedes war verfärbt, nach längerem Gehen wurden die Schmerzen stärker. Unter der gelb-grün gefärbten Nagelpartie war mit der Sonde ein Tumor zu fühlen, der nach Entfernung der Nagelplatte sich als ein auf der Unterlage leicht verschiebliches Papillom erwies.

Fibroma subunguale.

Als plexiformes Fibrom faßt LEBOUC einen kleinen Tumor auf, der sich unter dem linken Großzehennagel eines 42 jährigen Mannes gebildet hatte. Dem Kranken war ein schweres Stück Eisen auf den Fuß gefallen. Infolge der Verletzung ging der Großzehennagel ab und wurde nach drei Wochen (?) durch einen in der Mitte gewölbten neuen Nagel ersetzt. 14 Tage später fiel der vordere Teil des neuen Nagels ab; es lag ein kleiner eiternder Tumor frei, der so heftige Schmerzen verursachte, daß seine operative Entfernung notwendig war. Die mikroskopische Untersuchung ergab ein aus großen Bündeln fibröser Fasern bestehendes, teilweise mit embryonalen und Spindelzellen durchsetztes plexiformes Fibrom. Das Nagelbett war nur wenig verändert, zeigte etwas entzündliche Zellwucherung.

ERNST HELLER berichtet über ein in 3 Jahren taubeneigroß gewordenes Fibrom an der Ulnarseite der Nagelphalanx bei einem 60 jährigen Manne, das wie ein Atherom herausgeschält werden konnte. Es handelte sich um ein zellarmes derbfaseriges Fibrom. Der Nagel war nicht in Mitleidenschaft gezogen, da die Geschwulst seitlich sich vergrößert hatte.

In den folgenden Fällen handelt es sich nicht um einen einzelnen Tumor, sondern um eine wirkliche die Nagelglieder affizierende Fibromatosis.

Besonders wichtig ist der Fall POLLANDs (Abb. 64).

Bei einem 39 jährigen, seit sechs Jahren an häufig rezidivierendem Gelenkrheumatismus leidenden Landmann entwickelten sich an den Nagelgliedern mäßig harte Geschwülste, die aus den seitlichen und hinteren Falzen der Finger- und Zehennägel herauswuchsen. Die einzelnen Gewächse erreichten bis Kirschgröße, legten sich an- und übereinander, bedeckten sogar die Nagelplatten vollständig. An der Mittelzehe z. B. saß eine pilzförmige, nußgroße Geschwulst, die die beiden anliegenden Zehen überdeckte. Die Nagelplatten der Finger zeigen Längsriffelung, Kantenbildung, Auffaserung und Aufsplitterung der Ränder. Mikroskopisch handelt es sich um ein *hartes Fibrom, Neurofibrom Recklinghausen* erschien ausgeschlossen. Die Entfernung der Geschwülste durch PACQUELINs Thermokauter schützte nicht vor Rückfällen.

DUBREUILHs Fall hat große Ähnlichkeit mit dem POLLANDs; am Hals und am linken Oberschenkel: Mollusca pendula. Nägel der Finger sehr lang und im Längsdurchmesser so gekrümmt, daß sie am freien Rande $^1/_4$ Kreisbogen im Durchschnitt bilden. Rechter III. zeigte an der Wurzel einen erbsengroßen weichen und runden Tumor, der den Nagelwall bedeckt und eine tiefe Depression in der Nagelplatte hervorgerufen hat. Eine ähnliche, aber kleinere Geschwulst sitzt am rechten V. Nagel.

Die Zehen haben durch die Tumorbildung ein so eigenartiges Aussehen angenommen, daß das Bild deutlicher ist als die Beschreibung (vgl. Abb. 64). Die Nägel III und V sind verschwunden. Die Nagelplatten an den übrigen sind zu bizarren Hörnern reduziert und scheinbar (durch Verschiebung der Matrix) an allen möglichen Stellen implantiert.

Die Tumoren bestanden aus hartem, fibrösen, wenig zellreichen Gewebe, das so fest mit dem Nagelbett verwachsen war, daß mit dem scharfen Löffel nur die oberflächlichen Wucherungen entfernt werden konnten. Soweit irgend möglich war, wurde das Nagelbett und die Nagelwurzel geschont.

Einen sehr charakteristischen Fall von Papillomatose der Nagelwälle der Zehen und auch der Nagelfalze bei einem 20 jährigen Mädchen zeigte ULRICH SAALFELD (Ber. d. Berliner Dermatol. Ges. 30. 10. 1926). Das Bild erinnert völlig an das von POLLAND geschilderte.

Bei der allgemeinen Neurofibromatose (RECKLINGHAUSENsche Krankheit) kommen eigentliche Nagelveränderungen nicht vor. Nur KÖBNER (zitiert bei ADRIAN) hat stärkere Wölbung und cyanotische Färbung des linken Daumen- und Zeigefingernagels beobachtet. Bei dem Kranken waren Muskulatur und Knochen der linken Oberextremität im Wachstum zurückgeblieben. Auch ZUSCH beschreibt eine Verkürzung der rechten Hand und des rechten Vorderarms mit gleichzeitiger Muskelatrophie. Die sonst gesunden Nägel waren stärker als normal gekrümmt.

Leiomyoma subunguale.

LEBOUC veröffentlicht folgenden, ein Unikum bildenden Fall:

35 jähriger Marktträger, mäßiger Potator, beginnender Diabetiker. An der linken großen Zehe ist der Nagel 7—8 mal so dick als normal und schräg nach oben gewachsen. Die Zehe ist im Niveau der Nagelphalanx etwas breiter als normal; die übrigen Zehen sind im Gelenk der dritten Phalanx stark gebeugt. Die rechte große Zehe ist analog der linken deformiert; die rechten Zehen überhaupt dagegen hyperextendiert. Die zweite Phalanx der rechten großen Zehe bildet mit der ersten infolge der Hyperextension einen nach oben offenen Winkel. Beide Großzehennägel wurden entfernt; unter dem einen fand sich ein erbsengroßer Tumor. Histologisch bestand derselbe zum größten Teil aus Faserbündeln, zwischen denen arterielle und venöse Gefäße reichlich vorhanden waren. Die Muscularis der Gefäße war stark hypertrophisch. Bei einer Anzahl von Gefäßen ist das Lumen völlig obliteriert, das muskuläre Gewebe jedoch noch stark entwickelt. An einzelnen Stellen sieht man ganze Bündel von längs- oder quergetroffenen glatten Muskelfasern, ohne daß auch eine Spur von obliterierten Gefäßen vorhanden ist.

Tumoren des subungualen neuro-myoarteriellen Knäuels der Extremitäten.

Unter dieser Bezeichnung haben BARRÉ und MAISON zwei sehr bemerkenswerte Krankheitsfälle beschrieben, über die das Endurteil vorläufig noch aussteht.

I. Ein junges Mädchen verletzte sich den linken III. Nagel, unter dem als Zeichen der Blutung ein blauer Fleck entstand. Die anfangs lebhaften Schmerzen verschwanden, kehrten aber einige Wochen später zunächst von der radialen Seite des III. Fingers ausgehend, zurück, wurden stärker und stärker, breiteten sich über den ganzen Arm und symmetrisch über die andere Oberextremität aus, gingen auf Thorax und Hüfte über, führten zu völliger Schmerzkrise. Eintauchen des Mittelfingers in heißes Wasser brachte Besserung, Druck auf den Finger konnte Krisen auslösen. Einige Zeit später war die erkrankte Hand schwächer als die gesunde, die Nägel länger und stärker konvex, die Haut glänzender, stärker gefärbt, wärmer als die andere, Nervensystem (Sensibilität) völlig normal, Lumbalpunktat unverändert. Der arterielle Druck war herabgesetzt. Eine Resektion der kollateralen Fingernerven und Abreißung des sympathischen Geflechtes brachte nur vorübergehende Besserung. Inzwischen krümmte sich der Nagel des linken Mittelfingers in beiden Richtungen immer mehr, wurde immer schmerzhafter, der blaue Fleck unter dem Nagel persistierte bereits 5 Jahre. Nach Entfernung der Nagelplatte lag ein eiförmiger Körper von 5 : 12 mm frei, der die Nagelplatte abgehoben und sich in die Phalanx eingebohrt hatte. Der Tumor wurde entfernt, das Periost mit dem scharfen Löffel ausgeschabt, die Krisen hielten heftig noch zwei Tage an, verschwanden dann aber dauernd.

Im zweiten Falle litt der Kranke seit 30 Jahren an Schmerzkrisen im linken Zeigefinger, er hatte das Gefühl, daß eine Nähmaschinennadel dauernd seinen Finger durchstoße. Der anormal gebogene Nagel zeigte einen blauen Fleck. Außer Zittern der Hand und Hyperthermie waren die sekundär nervösen und trophischen Störungen sehr gering. Nach Entfernung des Nagels fand sich auch hier ein erbsengroßer Tumor, der in der Phalanx zum Teil eingebettet war. Heilung erfolgte schnell. Die Tumoren sind nicht von einer Kapsel umgeben, bestehen aus zahlreichen geraden Gefäßen, sind also kavernomähnlich. Auffallend ist die gewaltige Dicke der Wände, die aus zirkulär angeordneten glatten Muskelfasern bestehen, die ihrerseits von einem sehr wasserreichen, epitheloide Zellen enthaltenden Bindegewebe umgeben sind. Die Nerven scheinen auch in morphologischer Verbindung mit den Zellen zu stehen. Die Verf. nehmen an, daß in den subungualen Gefäßknäueln ein Apparat vorhanden ist, der automatisch den arteriellen und interstitiellen Druck durch ein Spiel von vasomotorischen Reflexen kontrolliert, bei denen die neuromuskulären Elemente eine Rolle spielen. Es bestehen Beziehungen zum sympathischen und cerebrospinalen Nervensystem. Erkrankungen dieses Knäuels (Glomus) kann die geschilderten Störungen hervorrufen.

Klinisch und anatomisch gehört hierher ein von KRASKE als benigner subungualer Tumor bezeichneter Fall:

Eine Dame in den vierziger Jahren klagte seit 20 Jahren über heftige Schmerzen, die von der Gegend des vorderen Lunularandes und inneren seitlichen Nagelfalzes des linken Daumens ausgingen. Der Schmerz war stets vorhanden, bei Druck gesteigert. Die Patientin glaubte als Ursache eine Verletzung annehmen zu müssen, die sie als Kind erlitten hatte. Objektiv bestand geringe Deformität des Nagels. Etwa an der Grenze zwischen mittlerem und innerem Drittel zog sich durch die ganze Länge des Nagels von der Wurzel bis zu seinem freien Rande eine flache, leistenartige Erhebung, so daß der Nagel nach beiden Seiten zu leicht dachförmig abfiel. Mit dem Sondenknopf ist die Lokalisation der Schmerzhaftigkeit auf eine linsengroße Stelle festzustellen. Entfernung des Nagels unter Blutleere. Kleiner Tumor sofort sichtbar, der sich deutlich durch eine helle Farbe erkennbar macht. Er lag in einer entsprechenden Knochendelle; das Periost war intakt. Die Patientin war von dem seit 20 Jahren bestehenden, unerträgliche Schmerzen bereitenden Leiden befreit.

Angiome, Teleangiektasien.

Teleangiektasien des Nagelbettes schimmern durch den Nagel veilchenblau hindurch. In einem von mir der Berliner medizinischen Gesellschaft 1899 vorgestellten Fall von völliger halbseitiger Teleangiektasie mit Angio-Elephantiasis erstreckte sich der Naevus flammeus auch auf den ganzen rechten Daumen. Durch den wenig veränderten Nagel schimmerte das Nagelbett tiefblau hindurch. Die Lunula fehlte. Der hintere Nagelwall überragte die Platte um mehrere Millimeter. Am rechten völlig teleangiektatisch veränderten Fuß hatten vier Zehen als Nägel nur Hornstümpfe. Der IV. Zehennagel war normal.

Ausgedehnte angiomatöse mit starker Verdickung des Bindegewebes (Angioelephantiasis) einhergehende Prozesse auf der rechten Hand eines 6 jährigen Mädchens (Kinderkrankenhaus Prof. MEYER) gingen auch auf das Nagelbett über.

Bei einem 6 Monate alten Kinde meiner Klientel war die Plantarseite der Nagelphalanx der linken III. Zehe Sitz eines typischen Feuermals, das auf die Dorsalseite übergriff und auch das vorderste Viertel des Nagelbettes in Mitleidenschaft gezogen hatte, so daß die teleangiektatische Partie blaurot durch die Nagelplatte hindurchschimmerte.

Filho beschreibt ein Angiom an der Nagelwurzel.

Über pigmentierte Nävi des Nagelbettes vgl. S. 131.

Sarkome.

Die in der Literatur vorliegenden Fälle sollen nach ihrem anatomischen Bau geschildert werden. Absichtlich ist die klinische Dignität (benigne und maligne Gewächse) *nicht* mehr zum Einteilungsprinzip gemacht. Immer deutlicher tritt die Tatsache in den Vordergrund, daß bei den Hautgeschwülsten der klinische Verlauf, nicht der anatomische Bau entscheidende Bedeutung hat. Da der weitere Verlauf der Fälle von subungualen Tumoren nur selten bekannt ist, hat eine Rubrizierung nach der Malignität und Benignität keinen Wert. Auch die anatomische Trennung ist künstlich: angiomatöse Wucherungen, Kolloidentartung, Pigmentbildung kommen in vielen Tumoren kombiniert vor; immerhin kann man den Satz gelten lassen: A potiori fit denominatio.

Angiosarkome.

Es soll nur eine kleine Kasuistik gegeben werden, aus der sich das Krankheitsbild selbst klar ergibt.

I. Kolaczek: 42 jährige, seit vier Jahren an Schmerzen, die von der Mitte des rechten Großzehennagels ausstrahlen, leidende Frau. Entfernung des Nagels; völlig abgekapselter, erbsengroßer, graurötlicher Tumor sichtbar und leicht entfernbar. Heilung. Mikroskopisch echt myxomatöse Grundsubstanz; polymorphe, aber meist spindelförmige Zellen mit langen Ausläufern bilden den lockeren Faserfilz. Die Polymorphie der Zellen ist kaum beschreibbar; sehr häufig zeigt ihre Anordnung ein Lumen, in dem sich noch rote Blutkörperchen finden. Quergetroffene Capillaren zeigen perivasculäre Wucherung. Anatomische Diagnose: Angiosarcoma myxomatosum.

II. König: Ein 61 jähriger Förster erkrankte plötzlich mit Schmerzen im linken Fuß und besonders in der IV. Zehe. In der Gegend des Nagels entstand eine bräunliche Färbung; es kam unter heftigen Schmerzen zu einer Entzündung und Schorfbildung am Nagelbett. In gleicher Weise erkrankte die II. und vier Monate später auch die V. Zehe, deren Volumen sich inzwischen vergrößert hatte; es blieb ein schwarzer Schorf an der Stelle, der auf einen anderen Arzt den Eindruck eines Altersbrandes machte. Letztere Diagnose erschien wahrscheinlich, obgleich keine Demarkationslinie eintrat. Da entwickelten sich im Unterschenkel zwei Geschwülste, von denen die eine walnußgroß war. Diese Tumoren wurden exstirpiert. Auch die kleine Zehe sollte im Metatarsophalangealgelenk entfernt werden. Man fand am Dorsum pedis medialwärts am Interosseus eine braunrote Geschwulst, die der an der Wade entfernten glich. Es wird der halbe Metatarsus der kleinen Zehe, mit dem die Geschwulst fest verwachsen war, mit entfernt. Es erfolgte Heilung.

Der Fall ist differentiell diagnostisch interessant. Eine sichere Diagnose wurde erst nach dem Auftreten der Metastasen gestellt. Pathologisch-anatomisch erwies sich die Geschwulst als ein Angiosarkom. Die Abbildungen der Querschnitte zeigen, daß die Endphalanx ganz in Tumor umgewandelt war, während der Nagel noch (allerdings deformiert) erhalten blieb. An der IV., nach Incision geheilten Zehe blieb in der ersten Phalanx ein Pigmentfleck als letzter Rest des Tumors und eine dem hinteren Nagelfalz entsprechende Furche zurück.

Charakteristisch ist für die Fälle der gutartige Verlauf. Allerdings verfloß seit der Operation Königs bis zur Publikation erst $^3/_4$ Jahr.

III. Kolaczek: Eine 42 jährige Frau hatte seit 12 Jahren heftige Schmerzen am linken Mittelfinger, die sich bei Druck auf eine umschriebene Stelle etwa in der Mitte des Nagels erheblich steigerten. Die Kranke führte die Beschwerden auf eine vor vier Jahren erfolgte Quetschung zurück. Wiederholtes Abschaben des Nagels war erfolglos. Bei der Untersuchung fand sich an dem normalen Nagel eine bläuliche Verfärbung, die von einer Blutsugillation herzurühren schien. v. Volkmann machte die Amputation des Fingers. Nach Wegnahme des an der durchscheinenden Stelle verdünnten Nagels fand sich ein linsengroßer, durch die Haut des Nagels durchschimmernder graurötlicher Tumor, der bis an das Periost des Knochens reichte. Die Geschwulst war überall von einer bindegewebigen Kapsel umgeben, sie bestand anatomisch aus vielfach verzweigten, cactusartig angeordneten, zum Teil anastomosierenden Strängen, die aus größeren epithelähnlichen Zellen sich zusammensetzten und ohne scharfe Grenzen in das umgebende zellarme, fibrilläre Bindegewebe übergingen. Die nicht sehr zahlreichen Gefäße lagen inmitten der Zellstränge.

IV. LEMPERT: 52 jährige Frau leidet seit zehn Jahren an Schmerzen am Nagelbett des linken Mittelfingers, die in letzter Zeit unerträglich geworden waren. Kein Trauma. Die proximale Nagelhälfte war durch Flüssigkeitsansammlung fluktuierend in die Höhe gehoben. Das Röntgenbild wies eine circumscripte Verdünnung der Phalanx, die Operation einen kirschkerngroßen abgekapselten leicht vom Knochen zu trennenden Tumor nach. Histologisch bestand der letztere aus unregelmäßig verlaufenden, vielfach miteinander anastomosierenden Zellsträngen. Die zahlreichen Blutgefäße sind von einem dicken aus den gewucherten perithelialen Zellen bestehenden Zellmantel umgeben. Die pathologische Diagnose lautete dementsprechend Angiosarkom. (Vgl. Nachtrag II, S. 408.)

Kolloidsarkome.

Einzelne Bezirke der Angiosarkome zeigen myxomatöse oder kolloide Entartung. In der folgenden Gruppe ist die Kolloidentwicklung in den Vordergrund gestellt, der Ausgang von den Gefäßneubildungen weniger betont.

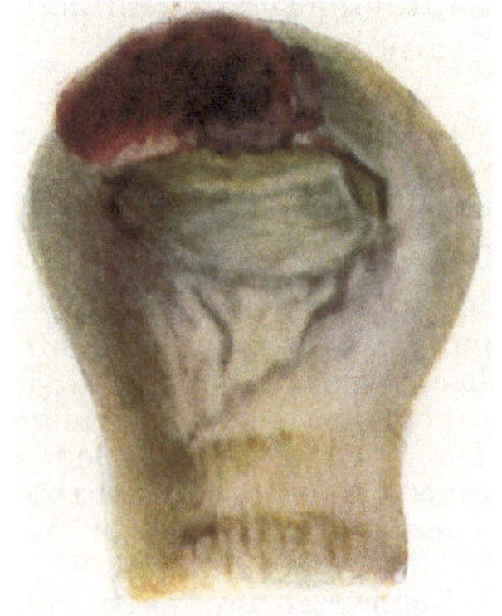

Abb. 65. Sarkom der Großzehe. (Nach v. PAYR. Aus WULLSTEIN-WILMS: Handb. der Chirurgie.)

Als Kolloidsarkom bezeichnet SCHUH eine kleine Geschwulst, die unter dem rechten Daumennagel eines jungen Mädchens gewachsen war und sowohl spontan als ganz besonders bei Berührung in den N. medianus ausstrahlende Schmerzen verursacht hatte. Durch den Nagel scheint ein stecknadelkopfgroßer, durch die Färbung sich abhebender Punkt hindurch. Bei der Operation wurde aus dem Gewebe des Nagelbettes ein linsengroßer, grau durchscheinender, hellen Saft enthaltender Tumor entfernt.

Die Diagnose der Tumoren ist durch die circumscripte, subunguale Schmerzhaftigkeit, die lange Dauer des Leidens, leichte Deformitäten des Nagels gegeben. Ein leichtes Durchschimmern eines bläulichen Fleckchens wird die Diagnose erleichtern.

Die Prognose ist günstig; die Tumoren werden in vielen Jahren nur bis erbsengroß; sekundär erfolgen Veränderungen der Knochen (Dellenbildung) und Deformierung des Nagels.

Die Therapie ist ausschließlich die Exstirpation des Tumors.

Melanotische Gewächse.

Gerade die melanotischen Gewächse des Nagelorgans zeigen so viele Übergänge, daß eine genaue Rubrizierung praktischen Schwierigkeiten begegnet. Es soll zunächst das klinische Bild gezeichnet werden.

Der Schilderung zugrunde gelegt sind 23 Fälle, von denen HERTZEL 17 analysiert hat. JONES hat gute histologische Untersuchungen seiner 3 Fälle veröffentlicht. Es handelt sich um 12 Männer und 11 Frauen, im Alter von 36—86 Jahren. 13 waren über 50 Jahr alt. Sechsmal war der linke Daumen, achtmal der Daumen überhaupt, fünfmal die große Zehe befallen. Der Krankheitsbeginn (meist ein nävusähnlicher Pigmentfleck unter dem Nagel) lag 25, 11, 8, 7, 6, 5, 2, $\frac{1}{2}$ Jahr in den einzelnen Fällen zurück. Als Ursache wird fast stets ein Trauma angegeben. Allmählich entwickeln sich Wucherungen unter dem Nagel, die die Nagelplatte abheben und schnell geschwürig zerfallen. Äußere Eingriffe verändern das Krankheitsbild; gelegentlich ist (im Fall JONES nach einer Kauterisation) Beschleunigung des Wachstums durch die Eingriffe deutlich nachweisbar. Wächst die Geschwulst schnell und behindert die Nagelplatte die Ausdehnung nach oben, so treten heftige Schmerzen auf. Der Pigmentgehalt ist verschieden; in einzelnen Fällen (vgl. Abbildung 66) erscheint das ganze Nagelglied tiefschwarz, in anderen besteht nur graue schiefrige Färbung, in wieder anderen ist die Pigmentierung durch Blutungen überdeckt. Es kann auch der melanotische Charakter des Gewächses erst aus dem Pigmentgehalt der Metastasen (z. B. in den Lymphdrüsen) hervorgehen. Metastasen der in Frage kommenden Lymphdrüsen wurden achtmal beobachtet, in einem Fall erst 8—10 Jahr nach Entstehung der ersten Geschwulst. Bei einer von JONES beschriebenen 42jährigen Patientin kam es nach Melanosarkom des linken Daumens zur Bildung einer großen purpurfarbenen Geschwulst der Ellenbogengegend. Amputation im Schultergelenk war vergeblich. Tod an allgemeiner Melanosarkomatose ist in fünf Fällen beschrieben. Viele Fälle sind als noch nicht beurteilbar anzusehen.

Die pathologische Anatomie ist die der Melanosarkome überhaupt. Bemerkenswert ist die Mitteilung JONES (eigne und fremde Beobachtungen), daß eine primäre starke Pigmentierung der Nagelgeschwulst zwar zu ausgedehnter Schwarzfärbung der angrenzenden Lymphgefäße führt, die metastatisch affizierten Lymphdrüsen aber relativ frei läßt, während bei pigmentarmen Primär-

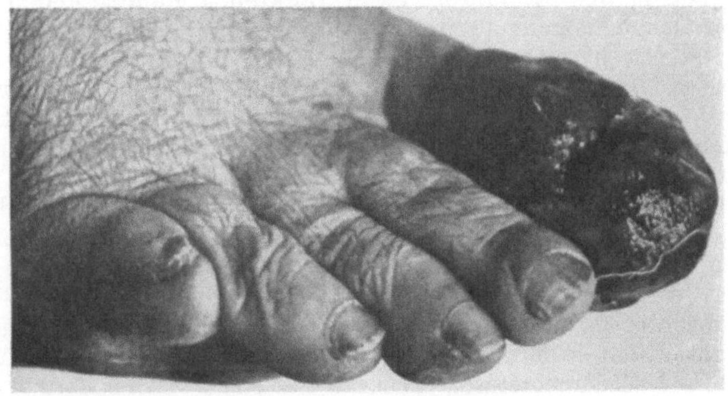

Abb. 66. Melanotische Geschwulst der Großzehe. (Nach JONES.)

tumoren starke Pigmentablagerung in den Lymphdrüsen vorzukommen pflegt. Prognostisch scheint Pigmentierung des Nageltumors günstiger zu sein.

Die Diagnose ist nicht ganz leicht, wenn Pigmentierungen fehlen oder für Reste von Blutungen gehalten werden. Bei lang andauernden Onychien soll man auch an die Möglichkeit von subungualen Sarkomen denken. In einzelnen Fällen wird die Probeincision Klarheit bringen, wenn auch die Differentialdiagnose zwischen kleinzelligem Sarkom und Granulationsgeschwulst nicht leicht ist.

Therapeutisch kann nur Amputation in Frage kommen; zu warnen ist vor nicht radikalen chirurgischen Eingriffen. Röntgentherapie war in den Fällen von JONES und DUBREUILH machtlos; bei inoperablen Fällen wird man sie trotzdem versuchen müssen.

Es mögen als Beispiel für den Verlauf zwei Fälle folgen:

Ein *Melanosarkom* der linken großen Zehe beschreibt ROKOSCH bei einem 60jährigen Manne. Vor 11 Jahren Auftreten eines stecknadelkopfgroßen, schwarzen Fleckes unter dem Nagel. Keine Schmerzen. Vor fünf Jahren Ausbreitung der Dunkelfärbung über den Nagel und die Weichteile. Der Nagel wird brüchig und splittert leicht. Seit $1\frac{1}{2}$ Jahren Wucherungen. Seit einem halben Jahr gänseeigroße Geschwulst. In der Leistengegend zwei hühnereigroße Metastasen. Auch Hautfärbung festgestellt. Exarticulatio tarso-metatarsica, Ausräumung der Leistengegend. Ausgang unbekannt.

HUTCHINSON sah bei einer 60jährigen Frau eine seit acht Monaten bestehende, nicht heilende Onychie. Zwei Jahre später hatte sich eine schwarz-weiß gefärbte Geschwulst entwickelt.

Ein *Melanocarcinom* des rechten Daumennagels bei einer 86 jährigen Frau ist von DUBREUILH geschildert. Vor etwa acht Jahren begann sich der Nagel zu spalten und wurde nicht wieder normal. Vor 7—8 Monaten war der subunguale Tumor so gewachsen, daß nur ein schmaler Streifen Nagelplatte am radialen Rand übrig geblieben war. Das ganze Nagelbett ist von einem nußgroßen, harten, grau gefärbten, rot marmorierten, etwas Flüssigkeit absondernden Tumor bedeckt, der leicht blutet. Nach vorn bildet das Nagelbett, seitlich der Streifen Nagelplatte die Grenze. Nach rückwärts hat die Geschwulst den hinteren Nagelwall aufgehoben, auf dem eine schwarzpigmentierte Linie sichtbar ist. Die Röntgentherapie hatte selbst bei einer zweiten Anwendung (Dermatitis wurde erzeugt) wenig Einfluß (geringe Volumenverminderung weniger Neigung zur Blutung). Patientin starb an Pneumonie. Trotzdem das Gewebe des Tumors aus Spindelzellen bestand, wurde er wegen der alveolären Anordnung der Zellen für ein Carcinom erklärt. Das Pigment lag in der Umgebung der Geschwulst, nicht im Tumor selbst.

Rundzellen- und Spindelzellensarkome (Myxochondrosarkome).

Unter dieser Rubrik sollen 7 Fälle von v. VOLKMANN, NIEBERG, ROKOSCH, ROTH, SCHWÖRER, HELLER und FÖRSTER zusammengefaßt werden. Das Alter der Kranken betrug 51—64 Jahre. Es erkrankten 4 Männer und 3 Frauen. Zweimal sollen Quetschungen, zweimal geschwürige Prozesse, je einmal Holzsplitter und Nadelstichverletzung die Szene eröffnet haben, einmal soll eine seit 2 Jahren unempfindliche Warze unter dem seitlichen Nagelrande des linken IV. sich bösartig umgewandelt haben. Befallen waren 2 rechte Zeigefinger, 1 linker Daumen, 1 linker IV. Finger, 1 linke Großzehe. Der Beginn der Erkrankung lag meist mehrere Jahre zurück. Fast stets unter heftigen Schmerzen bildeten sich häufig stark sezernierende Wucherungen, die meist zur Abstoßung der Nagelplatte führten, zuweilen auch aus den seitlichen Falzen herauswuchsen. Je schneller die Geschwülste wachsen, je früher die Leistendrüsen infiziert werden, desto schlechter ist die Prognose. 5 Fälle sind sehr kurze Zeit beobachtet worden. In VOLKMANNs Beobachtung trat Exitus 1 Jahr nach der Operation ein, in NIEBERGs Tod an Erysipel 2 Monate nach Auftreten einer inoperablen Drüsenmetastase. HELLERs Patientin starb 8 Monate nach der Operation an Sarkomatose.

Der Verlauf ist ziemlich eintönig; gelegentlich treten Blutungen in den Vordergrund. Verdächtig ist bei geschwürigen Prozessen die Bildung blauschwarzer Flecke unter dem Nagel, ein Symptom, das für die Differentialdiagnose Beachtung verdient. Die Diagnose ist nicht immer leicht, muß evtl. mikroskopisch durch Probeexcision gestellt werden. Die Abgrenzung gegen Granulationsgeschwülste wird bei der Untersuchung kleinerer Stücke nicht ohne Schwierigkeit sein. Lues wird man in bekannter Weise ausschließen; in Zweifelsfällen ist die antisyphilitische Behandlung jedenfalls indiziert.

Ein von HARTERT beschriebener Fall von *Xanthoriesenzellensarkom* des Fußes gehört nicht hierher, obwohl es die V. Zehe mit dem Nagelglied in sich aufnahm, da es nicht vom Nagelorgan ausging.

K. E. HELLER hat besonders den Ausgang der subungualen Sarkome von der Phalanx betont. Von seinen 5 Beobachtungen waren 3 (Myxochondrosarkom, Rundzellensarkom, großzelliges Rundzellensarkom) prognostisch ungünstig, 2, darunter ein zellreiches Riesenzellensarkom, als günstig anzusehen.

Enchondrome.

Enchondrome, ausgehend von dem Knorpelüberzug der Nagelphalanx, gehören zu den Seltenheiten. STEUDEL beschreibt folgenden Fall:

Die ersten Anfänge der Krankheit des bei Beginn der Beobachtung 20 Jahre alten Kranken gehen in sein 6.—7. Lebensjahr zurück. Durch das ungeheure Knorpelwachstum wurden die Hände und Füße schließlich in ungeheure knollige, nur ungefähr noch in ihrer Form an die normalen Organe erinnernde Tumoren verwandelt. An den den Fingern entsprechenden Tumormassen finden sich Einschnitte, die zuweilen den Phalangealgelenken entsprechen. Das Nagelphalanxrudiment ist so gedreht, daß der verbreiterte Nagel bald vorn am Ende des Tumors, bald nach der Seite hin seinen Platz hatte. Der rechte Fuß war gleichfalls gewaltig deformiert. Die große Zehe hatte ihre Gestalt im allgemeinen behalten. Der Nagel war 4 cm breit und $4^1/_2$ cm lang. Die V. Zehe bildete einen rundlichen Tumor von 9 cm Länge und 7 cm Breite und Dicke. An ihrem vorderen unteren Ende sitzt die Zehenspitze als kleiner Weichteilhöcker mit einem wohlgebildeten Nagel auf.

Einen ganz analogen Fall veröffentlichten KAST und RECKLINGHAUSEN. Die Nagelglieder der kolossal deformierten rechten Hand sind in die Geschwulst aufgegangen. An der linken Hand, deren Daumen und Kleinfinger unförmige Tumoren bilden, sind die 2. und 3. Phalangen mit ihren Nägeln der Finger II, III, IV nach dem Bilde zu urteilen normal (Abb. 67).

Von HACKENBROCHS 5 Fällen war besonders bei Nr. 3, 20jähriger Mann, das Verhalten der Nägel der linken Hand bemerkenswert:

Alle Nagelplatten bis auf linken II. waren in halbkugelige frischrote Geschwülste umgewandelt (?) (Abb. bei HACKENBROCH Tafel 33, Nr. 4). Bei dem Patienten war die Hand eine unförmige Knorpelmasse; außerdem bestanden Chondrome am linken Rippenbogen, am rechten Humerus und an anderen Körperstellen.

SHEPHERD operierte ein kleines unter der Nagelplatte gewachsenes Chondrom, dessen untere Fläche mit einer dünnen Knochenschale bekleidet war. ZENIKE beobachtete bei einem 16jährigen Mädchen, dem angeblich infolge einer Quetschung ein Großzehennagel abgegangen war, an der Stelle der Nagelplatte die Entwicklung eines haselnußgroßen, höckerigen, breit aufsitzenden, oberflächlich ulcerierten, harten Tumors. Histologisch handelte es sich um ein an einzelnen Stellen verkalktes Osteochondrom.

Peritheliom.

Als Peritheliom beschreibt R. MÜLLER eine gutartige subunguale Geschwulst bei einer 44jährigen Frau. Der Tumor, der klinisch am besten den auf Seite 161 geschilderten Geschwülsten des neuro-myo-arteriellen Knäuels der Extremitäten anzureihen wäre, hatte sich

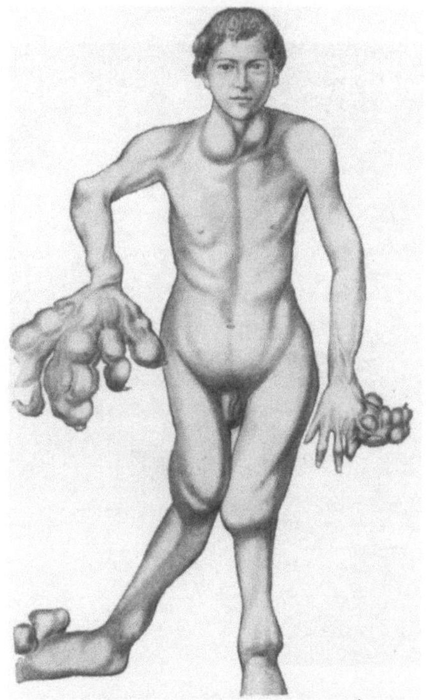

Abb. 67. Enchondrome der Hände und Füße. (Fall von KAST und RECKLINGHAUSEN.)

nach einem vor 23 Jahren erfolgten Trauma entwickelt. Unter dem Nagel des IV. rechten Fingers war eine blaue, nicht schwindende Stelle zurückgeblieben. Das allmählich größer werdende Gewächs hob den Nagel, machte spontan und auf Druck gewaltige Schmerzen. Der Tumor wurde nach Spaltung der Nagelplatte herausgelöffelt; er war 1 : 0,8 : 0,4 cm groß. Histologisch bestand er aus einem mehrschichtigen abgeplatteten Epithellager, es folgte eine Schicht von Zylinderzellen, die Ähnlichkeit mit den Zellen der Keimschicht der Nägel hatte. Es ließ sich aber zeigen, daß der Tumor von den Endothelien der Capillaren ausging. Die Zellen wandeln sich in kubische Gebilde mit großem Kern und reichlicher Protoplasmamasse um. Als Zeichen regressiver Metamorphose ist Kernzerfall, Chromatolyse anzunehmen. Gefäße im Tumor sind spärlich. Auch histologisch ist der Charakter der Tumoren gutartig.

Cancroid, Carcinom.

Die Carcinome und Cancroide der Nagelphalanx sind recht seltene Geschwülste. Ätiologisch werden Traumen und Ätzungen verantwortlich gemacht. Das Cancroid beginnt als oberflächliche Erosion der geschwollenen und entzündeten Haut. Der Prozeß dehnt sich nach der Tiefe zu aus; es bildet sich ein kraterartiges Geschwür mit wallartig aufgeworfenen Rändern aus. In anderen Fällen (seltener) entwickelt sich ein harter Knoten, der erst relativ spät Neigung zum Zerfall zeigt.

Die Zahl der Krankenbeobachtungen ist nur gering. Ein Unikum ist wohl die Beobachtung J. WILES, der bei einer 29jährigen Frau nach zweijährigem Gebrauch von Arsenpillen Zeichen des Arsenicismus in Form von warzigen Excrescenzen an Händen und Füßen auftreten sah. Bei der Patientin entstand ein Cancroid am Nagelglied des linken Ringfingers.

In zwei Fällen handelt es sich um Melanocarcinom. Der erste ist der auf S. 166 beschriebene DUBREUILHs, der zweite (LÜCKE) betrifft einen 65jährigen Mann,

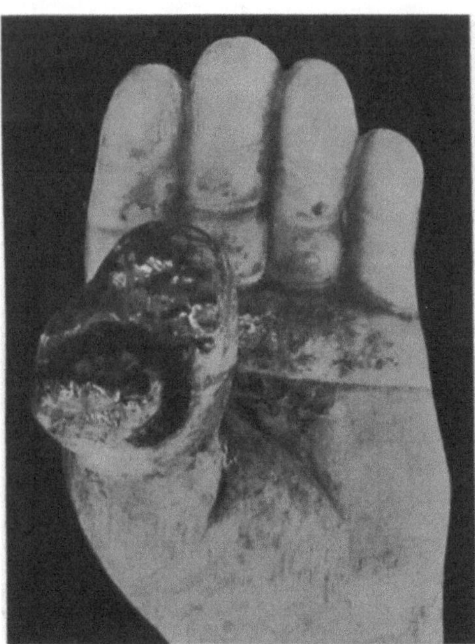

Abb. 68. Cancroid der Nagelphalanx.
(Musée de l'Hôpital St. Louis.)

der angeblich nach einer Quetschung der rechten Daumennagelphalanx einen dunklen Fleck unter dem Nagel zurückbehalten hatte. Patient hatte auf der Haut viele Pigmentmäler. Exartikulation im Metakarpophalangealgelenk brachte Heilung. Histologisch lag ein Carcinom vor.

E. KÜSTER: Pastor, 34 Jahre, Juli 1869 eingewachsener Nagel des rechten Daumens. Der Nagelrand mit granulierendem Gewebe bedeckt. Ausreißung des Nagels und Ätzung mit Kali caustic. Heilung langsam; außerhalb des Krankenhauses Behandlung mit Ätzmitteln. Dezember: ganze Daumenkuppe in ein mißfarbiges Geschwür verwandelt, Knochen mitergriffen. Exartikulation der Phalanx. Heilung. Histologisch: Carcinom; der Knochen durch die Neubildung oberflächlich zerstört, rauh und unregelmäßig.

KRÖNLEIN: 44jähriger Arbeiter, 1871 Abquetschung des Nagels der rechten kleinen Zehe. Dezember 1872 schmerzhafte Entzündung der Narbe. März 1873 wegen Carcinom Amputation der Zehe. 1875 sekundäres Lymphdrüsencarcinom der Leistengegend.

PINHEIRO: 60jähriger Arbeiter, Quetschung der großen Zehe angeblich vor 18 Jahren; von der Nagelmatrix ausgehendes Carcinom.

PEYROT: 48jährige Dame. Unter dem Nagel des rechten Zeigefingers ein erbsengroßer Tumor, der selbst bei geringem Druck starke Schmerzen verursachte. Excision des unter dem Nagelbett sitzenden Tumors. Mikroskopisch: Carcinom. Heilung.

TOUPET: 35jährige Frau; erbsengroßer, sehr empfindlicher Tumor unter dem Großzehnagel. Exstirpation; mikroskopisch Epitheliom (Epithéliom pavimenteux tubuli). Prognose zweifelhaft, da die Operation nicht völlig im Gesunden stattgefunden hatte. Abb. 68 zeigt das klinische Bild nach einer Moulage aus dem Hospital St. Louis.

Diagnose, Prognose und Therapie der Carcinome des Nagelgliedes sind die der malignen Neubildungen überhaupt.

Subunguale Exostosen.

Subunguale Exostosen sind wohl zuerst 1756 von ANDRÉ (Versailles) als besondere Krankheiten beschrieben, später vielfach mit Unguis incarnatus zusammengeworfen worden. 1826 veröffentlichte LYSTON und COOPER in der Edinburger Zeitschrift, 1830 DUPUYTREN in seiner „Clinique" wichtige Arbeiten. Das Thema ist in französischen Thesen gut und viel bearbeitet. Die Literatur bis 1894 gibt MIRAMOND.

Die Affektion ist nicht zu selten. KURTZ (Surg., gynecol. a. obstetr. Vol. 43, Nr. 4. 1926) sah in 10 Jahren 42 Fälle.

Über die Ätiologie ist nichts Sicheres bekannt. Syphilis spielt nicht einmal in der Anamnese der Kranken eine Rolle. Äußere Reize, die das jugendliche, zum Knochenwachstum noch disponierende Gewebe treffen, dürften, verbunden mit konstitutioneller Veranlagung, doch — die Anamnesen ergeben nicht viel — ätiologisch bedeutsam sein. GILLETTE z. B. führt die Exostose unter dem Zeigefingernagel auf eine vor 1 Jahr erlittene Einklemmung zurück; KURTZ stellte in 28 Fälle vorangegangene Trauma fest.

Vorwiegend erkranken jugendliche Individuen; nach ANDRÉ war das Durchschnittsalter von 9 Fällen 20 Jahr. MIRAMOND berechnet das Prädilektionsalter auf 15—25 Jahre. Der jüngste Patient war ein 8jähriges Mädchen. Die früher von ANDRÉ behauptete größere Disposition der Frauen läßt sich nicht mehr aufrecht erhalten, da von 40 Kranken 23 Frauen waren.

Wenn auch die subungualen Exostosen an Händen und Füßen vorkommen, so geben doch die Großzehen den Hauptsitz der Erkrankung ab. Von 47 Fällen MIRAMONDs betrafen 34 die großen Zehen, 8 andere Zehen, 5 Finger (z. B. VELPEAU an Fingern, FENWIK: Dorsalseite der III. Phalanx des kleinen Fingers). Von 6 die Finger betreffenden Fällen SPIROS handelte es sich einmal um Daumen, zweimal um Ring- und dreimal um Zeigefinger.

Die Exostose kann an allen Stellen des Nagelorgans sich entwickeln bzw. in die Erscheinung treten (vgl. Pathogenese). Von 11 Fällen ROBERGs (Großzehe) saß die Exostose sechsmal unter dem Nagel, viermal an der typischen Stelle am Nagelwinkel, mehr nach innen zu, einmal an der Außenseite und einmal vorne. In den übrigen Fällen war der Sitz einmal innen unten vor dem Nagel, einmal am inneren Rande vor dem Nagel.

Der Nagel selbst wird vielfach durch die Exostose verdünnt und usuriert, evtl. scharf nach oben gedrückt. Klinisch erscheint die subunguale Exostose als eine ganz langsam (in $^1/_2$—3 Jahren) sich entwickelnde Geschwulst, die Linsen- und Haselnußgröße erreicht (QUERNER, KURTZ). Bei sekundärer Infektion gleicht die Exostose einer roten, mit Eiter bedeckten Granulation; die Palpation mit der Sonde klärt das Wesen des Tumors auf.

Die Exostose macht zunächst zwar leichte Schmerzen, die sich beim Gehen vergrößern; wächst die Geschwulst schnell, so steigern sich die Beschwerden; die Nagelplatte wölbt sich vor, wird opak und grauschwarz; sekundäre Entzündungen treten auf, ja durch Veränderung der Wachstumsrichtung des Nagels auf der der Exostose gegenüberliegenden Seite kann das Krankheitsbild des Unguis incarnatus vorgetäuscht werden. Wird der vorgewölbte Nagelteil abgeschnitten, so kann der nachwachsende Nagel leicht in den Tumor einwachsen.

Kann sich die Exostose, etwa nach Abstoßung der Nagelplatten, freier entwickeln, so hören die Schmerzen auf. Ganz eigenartig ist das Bild, wenn eine subunguale Exostose durch die Nagelplatte durchgebrochen ist und die von Granulationen bedeckte Knochenneubildung die Nagelplatte gewissermaßen zur Grundlage hat.

Die *Pathogenese* der Exostosis subungualis ist Gegenstand verschiedener Kontroversen: ANDRÉ VALLIN u. a. nahmen eine von den Knochen ausgehende Exostose an, also eine Anomalie der Skeletentwicklung. Gegen diese Theorie spricht die Tatsache, daß die Exostosis subungualis *isoliert* vorkommt.

Die subunguale Exostose entwickelt sich auch gar nicht auf Kosten des Endknorpels der Phalangen. Die Theorie von ROYER-WILLIAM, es handle sich um eine Art Teratom, um einen Rest einer (sechsten) Phalanx, läßt den Einwand zu, wie Rezidive möglich sind, wenn Operation die Exostose beseitigt hat, warum stets die Nagelphalanx und nicht die erste Sitz der Erkrankung ist. RANVIER nahm ein ossifizierendes Sarkom an. Die Klinik rechtfertigt diese Anschauung durch den Verlauf der Affektion nicht. Es ist auch unverständlich, wie ein ossifizierendes Sarkom von Knorpel umgeben sein kann. MIRAMOND selbst führt die Entwicklung der subungualen Exostosen auf eine Reizung des Periostes und des Bindegewebes der Phalanx zurück; er verweist auf den formativen Reiz, der bei Kavalleristen das intermuskuläre Bindegewebe der Adductoren, bei Infanteristen der Schultermuskulatur zur Produktion von Knochen veranlaßt. Auch der Knorpel soll aus Bindegewebe entstehen. Die pathologische Anatomie weist in der Tat nach, daß die Exostosen meist getrennt von der Phalanx sich bilden. Die gestielten Exostosen sind ursprünglich auch interperiostal entstanden und erst durch die weitere Entwicklung gestielt geworden. Für die Annahme spricht das Ergebnis der pathologischen Anatomie sowie die klinische Tatsache, daß meist bei jungen Individuen die Neubildungen (ähnlich wie die Nasenpolypen) entstehen. Traumen und Reizungen, denen allerdings gerade die große Zehe besonders häufig ausgesetzt ist, sind die direkt auslösenden Ursachen. Die Möglichkeit, daß abgesprengte Knochen-Knorpelstücke die Ursache der Exostose sein können, hat MIRAMOND nicht erwogen; SPIRO hält sie für erwägenswert. Syphilis spielt keine Rolle.

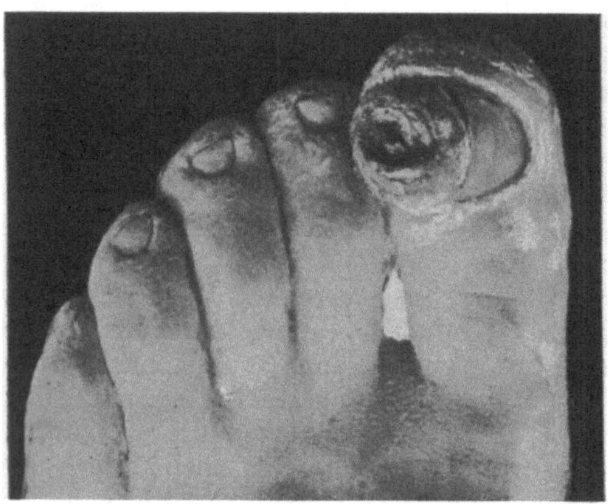

Abb. 69. Exostosis subungualis.
(Musée de l'Hôpital St. Louis.)

Histologisch enthält die Mitte der Exostose spongiöses Gewebe. In den Knochenbalken sind HAVERSsche Kanäle sichtbar. Der die Exostose umgebende Knorpel zeigt Ossificationsherde, die Oberfläche gelegentlich entzündliche Granulationen. NIECKE weist auf die Unregelmäßigkeit in der Anordnung der Knochenbälkchen und der Markräume hin. Auch der Übergang von Knorpelgewebe in Knochen ist ganz willkürlich (spricht für Geschwulst).

Die *Diagnose* ist leicht, wenn durch Palpation eine harte Geschwulst festgestellt wird. Durch Röntgenphotographie können zweifelhafte Fälle aufgeklärt werden.

Eine eigenartige gewaltige osteomartige Exostose der großen Zehe eines 14jährigen Mädchen aus der Kollektion Péan des Musée de l'Hôpital St. Louis veranschaulicht Abb. 69.

Die Differentialdiagnose der Onychia maligna gegenüber dürfte nicht zu schwer sein. Schwieriger liegen die Fälle, wenn anatomisch kein zweifelfreies Knochengewebe produziert wird. In zwei Fällen SCHUHs bestand der Tumor aus blutreichen, spongiösen, knochenähnlichen Massen, die aber vielfach an Knorpel (?) erinnern. BRONSON und SHEPHERD veröffentlichten zwei Beobachtungen, die eigentlich histologisch Chondrome waren, vom Knochen aber ausgingen.

Die Pathogenese macht solche Fälle verständlich.

BRONSON wollte die unter Granulationen verdeckte Exostose fortcurettieren, die er nicht erkannt hatte, und war erstaunt, in eine Knochenhöhle zu gelangen, die er für Caries hielt.

Die Behandlung ist die Entfernung des Tumors (Bäder, Ätzungen mit salpetersaurem Quecksilber, Höllenstein, Wiener Ätzpaste, Ligatur usw. sind unzweckmäßig). Die Entfernung der Geschwulst erfolgt nach DUPUYTREN durch

Umschneidung und Aushebung vermittels des Hohlmeißels. Spaltung des Nagels, evtl. Ausreißung beider Nagelhälften (MALGAIGNE) kann notwendig werden. Zuweilen wurde eine Ätzung der Ansatzstelle der Exostose vorgenommen (Ferrum candens). Bei unvollständiger Operation kann es zum Rezidiv kommen und eine zweite Operation erforderlich werden (ROYER-COLLARD).

Nagelerkrankungen als Symptome von Hauterkrankungen, Fadenpilzerkrankung.

Unter Pilzen versteht man chlorophyllose pflanzliche Lebewesen, die nicht Kohlensäure assimilieren können und deshalb auf ein saprophytisches Dasein angewiesen sind. Unter Pilzen, im engeren Sinne *Eumyceten* (Myceten), versteht man die chlorophyllosen Gewächse, die als vegetatives Organ ein Mycel bilden. Die Eumyceten zerfallen in 2 Hauptgruppen: I. *Phykomyceten* oder *Algen* mit septenlosen Hyphen und geschlechtlichen oder ungeschlechtlichen Fortpflanzungsorganen und II. den *Mykomyceten*. Daneben unterscheidet man *noch mehrere* nicht genau rubrizierbare *Fungi imperfecti* (Mucedineen). Repräsentanten pathogener Hyphomyceten finden sich bei den Phykomyceten wie bei den Mykomyceten und bei den Fungi imperfecti. Das Material teilt PLAUT in 3 Hauptklassen ein: I. *Mukoraceen*, Aspergillaceen und Penicillien, II. *Soorpilzgruppe*, III. die *Hautpilze*.

Gruppe I spielt nur eine geringe Rolle für die Onychopathologie. Auf der Haut kommen bei der *Caraté* in der Mitte zwischen Aspergillus und Penicillium stehende Pilze vor. Aspergillusarten sind unter feuchten Verbänden in jauchenden Krebswunden gefunden. Penicillium brevicaule fand PLAUT in einem von RÖLLE eingesandten Zehennagel (vgl. die Befunde von Saprophyten auf S. 188).

Gruppe II, die *Soorpilze* sind sehr artenreich; sie sind sowohl *Hefen-* wie *Mycelbildner*. Die Stellung des Soorpilzes im System ist umstritten (vgl. PLAUT). Auf der excoriierten Haut, vor allem in der Nähe des Anus und in den Interdigitalräumen, ist er mehrfach nachgewiesen (Infektion durch soorhaltige Faeces?). Die Befunde in der Onychopathologie mehren sich in letzter Zeit.

III. Die Hautfadenpilze sind entweder echte parasitäre Erkrankungen der Oberhaut (Favus, Mikrosporie, Trichophytie) oder Saprophyten (Pityriasis versicolor, Erythrasma, Piedra) der Hornschicht. Die parasitären Hautfadenpilze sind untereinander nicht nur sehr nahe verwandt, sondern zeigen Übergangsformen; die saprophytischen Pilze haben weder unter sich, noch zu den echten, *parasitäre* Beziehungen.

SABOURAUD hat das folgende System der Hautfadenpilze aufgestellt.

Auf umstehende Tabelle muß bei den späteren Betrachtungen verwiesen werden. Allerdings muß man sich klar sein, daß für die Praxis die subtilste Unterscheidung der verschiedenen Trichophytenarten nur bedingten Wert hat. Die Trennung zwischen Endo- und Ektothrix fällt in der Nagelpathologie fort. Die Unterscheidung der Kulturen hat nur dann Wert, wenn in allen Fällen das gleiche Wachstumsmedium und die gleiche Kulturtechnik angewendet werden. Einzelne sehr geübte Autoren halten die Züchtung der Trichophyten für schwierig und selten erfolgreich; in meinen Fällen hatte der als Trichophytenforscher bekannte Oberarzt des Charlottenburger Krankenhauses, Herr Kollege Dr. A. ALEXANDER, in der größeren Zahl der Fälle Erfolg, in drei Fällen, in denen mikroskopisch außerordentlich viel Trichophyten nachweisbar waren, versagte die Kultur. Die gleichen Erfahrungen machten andere Forscher.

I. Trichophyton Mikrosporon

- 1. Mit kleinen Kulturen (menschlicher Stamm)
  - Mikr. Audounini,
  - Mikr. umbonatum
  - Mikr. tandem velvicum
- 2. Mit schnellwachsenden Kulturen (tierischer Stamm)
  - M. lanosum
  - M. felineum
  - M. equinum
  - M. fulvum
  - M. villosum
  - M. pubescens
  - M. tomentosum

II. Trichophyton Makrosporon

- I. Endothrix
  - End. purs.
    - gewöhnlich
      - **Tr. crateriforme**
      - **Tr. acuminatum**
      - **Tr. violaceum**
    - seltenere Arten
      - Tr. effractum — Tr. polygonicum
      - Tr. funatum — Tr. exsiccatum
      - Tr. umbilicatum — Tr. circumvolatum
      - **Tr. regulare** — Tr. pilosum
      - Tr. sulfureum — Tr. glabrum
  - End. neoend.
    - Mit Bewahrung der jugendlichen Eigenschaften d. Parasiten
      - **Tr. cerebriforme**
      - **Tr. plicatile**
- II. Ektothrix
  - 1. Mikroideum
    - gipsartige Kulturen
      - Tr. asteroides — Tr. granulosum
      - Tr. radiolatum — Tr. faviculentum
      - Tr. lenticolor — **Tr. persicolor**
    - schneeweiße Kulturen
      - Tr. radians
      - Tr. denticulatum
  - 2. Megasporum
    - mit flaumähnlichen Kulturen
      - **Tr. rosaceum** — Tr. caninum
      - Tr. vinosum — Tr. equinum
    - mit favusähnlichen Kulturen
      - Tr. ochraceum
      - Tr. albuum
      - Tr. discoides

III. Achorion

- Achorion Schönleinii
- Achorion Quinckeanum
  - A. gallinae
  - A. gypseum
  - Oospora canina
  - A. violaceum

Die halbfettgedruckten Trichophytonarten kommen für die Onychopathologie in Betracht.

Absichtlich wird auf die Kulturtechnik der Hyphomyceten und auf exakte Beschreibung der Kulturen und mikroskopischen Befunde an dieser Stelle verzichtet.

Vorsicht ist zu empfehlen bei der Beurteilung nicht ganz typischer Hyphomyceten, die sich nicht im festen Nagelgewebe, sondern unter dem Nagel und in zerfasertem und zerbröckeltem Nagelmaterial finden. Es kann sich um nicht pathogene, harmlose Saprophyten handeln (vgl. S. 188).

Ein kurzer historischer Überblick soll das Wichtigste aus der Entwicklung der Lehre von den Onychomykosen geben.

Viele Autoren haben bereits am Beginn unseres Jahrhunderts über Pilzentwicklung in den Nägeln gesprochen, ohne daß man vor der Entdeckung des Achorion Schönleinii (1839) als spezifischer Erreger einer wohlumgrenzten Hauterkrankung aus den unbestimmten Angaben bestimmte Schlüsse ziehen darf. MALMSTEN und GRUBY entdeckten 1844 das Trichophyton tonsurans und trennten damit eine ganze Krankheitsgruppe von den übrigen Dermatosen ab. Erst 1853 beschrieben BAUM und MEISSNER Schimmelpilze in den Nägeln, 1855 veröffentlichte VIRCHOW wertvolle Beobachtungen über die pathologische Anatomie der Onychomykosen. KÖBNER erkannte mit Bestimmtheit in den im Nagel gefundenen Hyphomyceten das Trichophyton tonsurans.

SABOURAUDs grundlegende Arbeiten haben dann auch das Gebiet der Onychomykosen befruchtet. Eine große Anzahl von Einzelforschungen hat auf der von SABOURAUD gelegten Grundlage weiter gebaut.

Onychomycosis trichophytina.

Mikrosporie.

Das Trichophyton microsporon, bereits genau vor 50 Jahren von GRUBY als *Trichophyton microsporon Audouini* beschrieben, verursacht eine sehr hartnäckige, langdauernde, nach schmerzlosem Verlauf spontan heilende Krankheit der behaarten Kopfhaut bei Kindern und ist etwa eben so häufig, wie die wahre Trichophytie. Der Pilz umgibt jedes Haar mit einer vor der Hautoberfläche an etwa 3 mm nach aufwärts reichenden gräulich-weißen Scheide. Die erkrankten Haare brechen in 6—7 mm Entfernung vom Follikel ab.

Das Mikrosporon ist bisher in den Nägeln nur selten gefunden worden.

GIOVANNI BRESCIANI hat in einer sehr sorgfältigen Untersuchung alle durch Reinkultur von Trichophyten verifizierten Nagelmykosefällen analysiert und festgestellt, daß vielleicht nur in einem Fall (RABELLO bei RAVEAU und RABEAU, Ann. de dermatol. 1921) Mikrosporie gefunden wurden. Den nach SABOURAUDs Schema zur Mikrosporie gehörenden Fall JESSNERs (Trich. equinum) hat er anders gedeutet. Er selbst beschreibt einen einen 32jährigen Mann betreffenden Fall, bei dem in den erythematösen Plaques des Nackens und des Bartes Trichophyton violaceum nachgewiesen wurde, während die Nägel, die klinisch das bekannte Bild der Onychomycosis trichophytina zeigten, mikroskopisch und bakteriologisch zweifellos Microsporon Áudouini enthielten. Daneben wurden zahlreiche Arten von Saprophyten, Penicillium, Aspergillus, Sterigmatocystisarten (vgl. S. 188) gefunden. Das Vorkommen verschiedener pathogener Schimmelpilzarten ist in der Literatur einige Male bereits beschrieben.

JESSNER glaubt, in den massenhaft vorkommenden septierten und unseptierten Pilzfäden einer weißen Stelle seines Zehennagels *Trichophyton equinum* bestimmen zu können. JESSNER äußert sich nicht darüber, ob er eine Mikrosporie annimmt, im Schema SABOURAUDs ist das Tr. equinum eine Mikrosporonart.

Makrosporie.

Der Erreger der Makrosporie, das Trichophyton megalosporon wurde bei $35^0/_0$ der Kopftrichophytien, bei allen Barttrichophytien und bei etwa der Hälfte der Trichophytien der unbehaarten Haut gefunden. Die Sporen haben 6—7 μ Durchmesser. SABOURAUD unterschied *Trichophyton megalosporon des Menschen* von dem der Tiere. Der Pilz dringt tief in das Haar ein, heißt darum *endothrix*. Die Megalotrichophyten des Menschen zerfallen in solche, welche im Haare lange ununterbrochene Mycelketten bilden, die bei der Präparation nicht zerstört werden, Megalotrichophyten mit resistentem Mycel und in solche, deren

Sporenkette beim Anfertigen der Präparate in einzelne Conidien zerfallen, Megalotrichophyton à mycelium fragile. Die Megalotrichophyten der Tiere umfassen 1. Trichophytien, bei welchen der Pilz eine tiefe Dermatitis erzeugt und weiße Kulturen liefert. Als Typus dieser Arten gilt das Megalotrichophyton des Pferdes. 2. Trichophytien in Form einer leichten, feuchten disseminierten Dermatitis mit gelben, warzenförmigen Kulturen (Trichophytie des Kalbes), 3. trockene Trichophytie (Ichthyosis pilaris) mit rosafarbigen Kulturen, die sich sehr langsam entwickeln. Das *Megalosporon ectothrix* findet sich bei den mit Eiterung verlaufenden Trichophytieformen [1]).

Bevor auf die Frage der Pilzbefunde der einzelnen Makrosporonarten eingegangen werden kann, soll die *Häufigkeit* der Nageltrichophytie überhaupt erörtert werden.

Die Tabelle auf S. 175 gibt die erreichbaren Daten. Sie zeigt die gewaltigen regionären Verschiedenheiten in der Häufigkeit der Nageltrichophytie. Die Annahme, daß Beobachter wie KÖBNER, SABOURAUD u. a. Nageltrichophytien übersehen haben, ist abwegig. Ich selbst achte genau auf die Nagelerkrankungen und habe trotz großen Nagelkrankenmaterials 1896—1923 höchstens 7—8 Fälle, 1924—25 allein 6 gesehen [2]). Während des Krieges war in Deutschland die Trichophytie sehr verbreitet; ich habe auf meiner Lazarettstation trotz großen Bestandes an Trichophytien keinen Fall gesehen; dieselbe Beobachtung machte GALEWSKI, trotzdem gerade in den sächsischen Armeekorps die Trichophytie stark verbreitet war. WIRZ berichtet aus München aus den Jahren 1916—1920 über 2311 Fälle von Trichophytie ohne Nagelerkrankung. Erst 1922 (Zugang nur 207 Fälle, gegen 900 1919) wurden 3 Nagelerkrankungen festgestellt. Die seltene Erkrankung der Nägel, trotzdem doch die kratzenden oder die kranken Stellen mindestens berührenden Nägel täglich reichlich Gelegenheit zur Infektion haben, gehört zu den völlig ungelösten Rätseln der Onychopathologie.

In anderen Gegenden, insbesondere in Italien und Südfrankreich (PELLIZARI 13%, DUBREUILH 8% der Trichophytiefälle) ist die Nagelmykose verbreiteter. R. S. HODGE sah in Alabama, einer Stadt von 12000 Einwohnern, 16 Onychomykosen, d. h. 1:500. Meist handelte es sich um großsporige Ektothrixformen. (Über die Verbreitung der tropischen Hyphomykosen vgl. S. 294.) Unter den Einwanderern, die auf *Ellis Island* vor ihrem Eintritt in New York untersucht werden, beträgt der Prozentsatz der Nagelmykosen 101:521 366 = 0,02 = 1:5000.

Die Art der Infektion ist nicht immer festzustellen. Oft dürfte es sich, wenn Trichophytie anderer Körperstellen besteht, um Autoinfektion handeln. Ich habe aus der Literatur (I. Auflage) 11 Fälle zusammengestellt, in denen die Nagelaffektion gleichzeitig mit oder nach der Hautaffektion festgestellt wurde. In einem meiner Fälle bestand seit vielen Jahren eine dem Eczema marginatum gleichende, durch großsporige Trichophyten hervorgerufene Hautaffektion, die erst ganz spät die Nägel befiel. LANE konstatierte Überleitung einer Fingertrichophytie auf die Nägel, KÖBNER Trichophytie der Haut der II. Phalanx, DUHRING dagegen Ausgang der Trichophytie der Hände und Füße von der Nagelaffektion. SCHOLZ und DÖBEL und ich selbst haben diesen Übertragungsmodus gesehen.

In vielleicht ebenso zahlreichen Fällen tritt die Onychomykose streng lokalisiert auf und bleibt es auch jahrelang.

---

[1]) Die SABOURAUDschen Ansichten sind in Einzelheiten bestritten (vgl. z. B. M. GIVEN).

[2]) Nach einer mir gewordenen Mitteilung sollen in der über ein ungeheueres Krankenmaterial ausgewählter Fälle verfügenden Charité-Hautpoliklinik jährlich 10—12 Fälle zur Beobachtung kommen.

	Zahl der Hauterkrankungen	Zahl der Trichophytien	Zahl der Onychomykosen	Prozentzahl der Nägel bei allgemeiner Trichophytie
ANDERSON	11 000	178	0	—
ARNOZAN und DUBREUILH	3 700	135	11	8,0
BLOCK	3 000	300	2	0,6
BOGROW	?	?	?	2 aller Trichophytiekranken
BULKLEY	?	300	0	—
CRAMTON	?	?	19	—
CROCKER	1 000	?	2	—
DELLA FAVERA	?	144	6	4
SCHOLZ und DÖBEL	3 000	81	4	5
FOSTER	521 366 Einwanderer nach den Verein. Staaten	—	101 { 84 Trichophytien 17 Favus	
Hôpital St. Louis	?	?	jährlich 4—5 Fälle	?
KÖBNER	?	100	2	2
LOW	?	?	16	—
PELLIZARI	?	150	20	13
SABOURAUD	?	500	1	0,2
WHITE	5 000	180	0	—
WIRZ	?	2798[1])	4	0,14

Ansteckungen bei der Pflege trichophytiekranker Menschen kommen seltener als man erwarten sollte, vor. Ärzte, Krankenpfleger, ja auch die früher (vor der Röntgentherapie-Einführung) im Hospital fast ausschließlich auf dem einen Gebiet beschäftigten Epilatoren [2]) erkranken selten. Ein Krankenpfleger meiner Klientel infizierte sich bei der Assistenz von größeren Kopfoperationen verwundeter Trichophytiekranker im Kriege an den Händen und bekam später eine Nageltrichophytie. STELWAGON und LAW berichten über je eine Onychomykose der Mutter nach der Pflege der Trichophytie der Kopfhaut ihres Kindes. SCHOLZ und DÖBEL konstatierten Nageltrichophytie bei einer Mutter, deren beide Kinder Kopftrichophytie hatten.

LAW beobachtete Infektionen der Wäscherinnen durch Wäschestücke. (Die Seltenheit dieser Beobachtung ist auffällig!)

Übertragung von kranken Tieren kommt vor. HORAND schildert den Fall einer 16jährigen Patientin (Infektion durch Pflege eines kranken Hundes). LEVISEUR den eines seit 1 Jahr erkrankten kleinen Mädchens (Infektion durch trichophytiekranke Katze).

Nach den Beobachtungen über familiäre Onychomykose (KÖBNER: zwei Schwestern, HILTON-FAGGE: Mutter und Kind, FRÈCHE: Mutter, Großvater, Tante, zwei Kinder; Mutter, zwei Kinder, MOBERG: Mutter und Tochter, H. C. SEMON: zwei Schwestern, PERNET: zwei Schwestern) müßte man eigentlich an eine familiäre Disposition denken, wenn nicht die Möglichkeit bestände, daß die Hyphomyceten bei einzelnen Kranken mehr die Rolle von Parasiten

---

[1]) Kriegsepidemie 1916—1920 = 2311 Fälle!

[2]) FOURNIER und SABOURAUD betonen ausdrücklich, daß die Epilatoren des Hospitals St. Louis sehr selten erkranken. FOURNIER erwähnt besonders die Infektion des Dr. NAHON bei der Epilation.

als von Krankheitserregern gespielt haben. Die Seltenheit der Familientrichophytie bleibt sonst recht unverständlich. Zuweilen sieht man in einer Familie ganz verschiedene Lokalisationen der Trichophytie. GANZONI: Von 5 Kindern einer polnischen Familie hatte 1. Trichophytie der Körperhaut (Herpes tonsurans), 2. Erkrankung der Kopfhaut, 3. älteste Schwester:

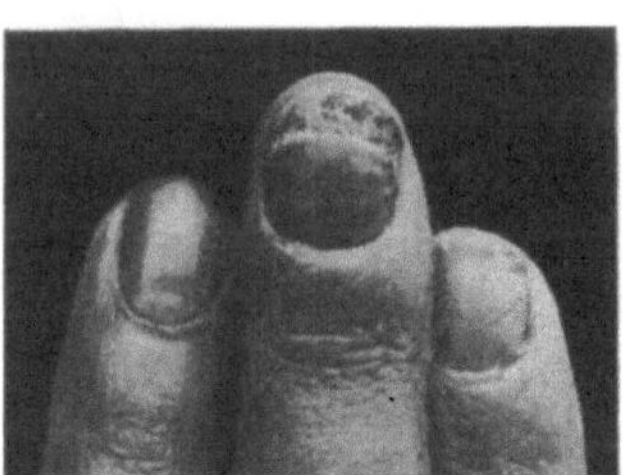

Abb. 70. Onychomycosis trichophytina, Beginn. (Musée de l'Hôpital St. Louis.)

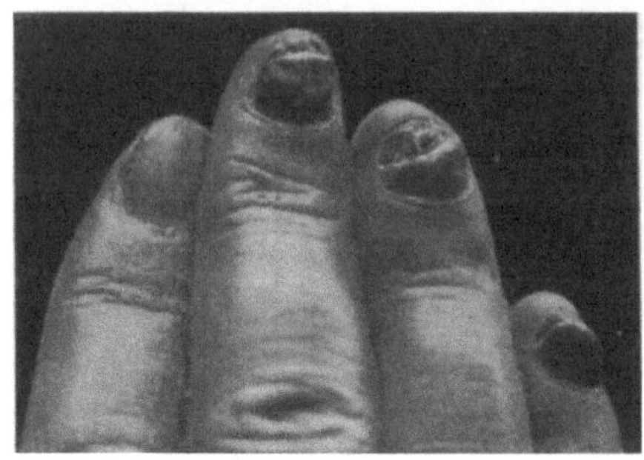

Abb. 71. Onychomycosis trichophytina. (Fall von Prof. BLASCHKO.) Vorgeschrittener Fall.

Nagelmykose. Auch SCHOLZ und DÖBEL sahen bei 3 Geschwistern neben Kopferkrankung Nageltrichophytie.

Die Nageltrichophytie kommt in allen Altersstufen vor: TRUFFI beschreibt ein 18 Monate, LEWANDOWSKI ein 5 Jahr altes Kind, ARNOZAN-DUBREUILH zahlreiche Schulkinder. Anderseits betreffen die Fälle von MEISSNER, LESPINASSE, VIDAL 80, 75 und 69 Jahre alte Männer.

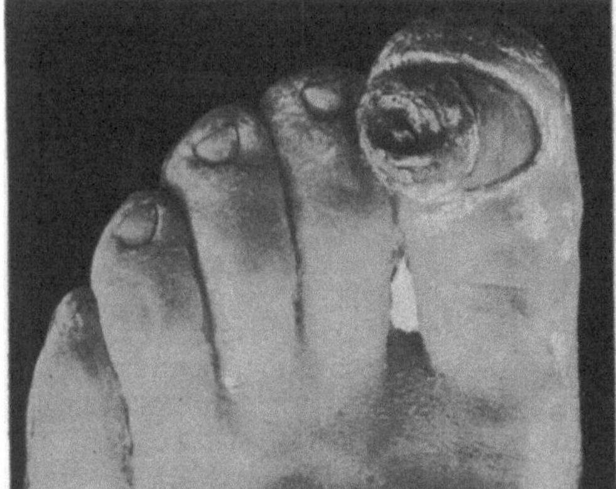

Abb. 72. Onychomycosis trichophytina. (Mittelstarker Fall.)

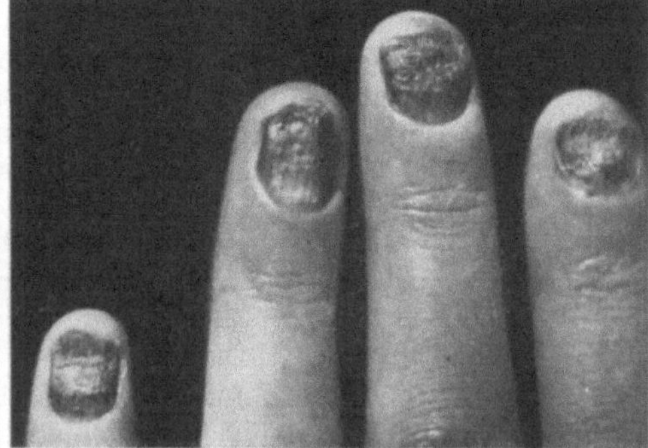

Abb. 73. Onychomycosis trichophytina. (Eigene Beobachtung, sehr lange Dauer.)

Männer scheinen häufiger als Frauen zu erkranken.

Es können einzelne Nägel und alle Nägel der Finger und Zehen affiziert werden. Eine Durchsicht der eigenen und der in der Literatur veröffentlichten Krankengeschichten gibt keinen Hinweis auf die Ursache der Erkrankung der einzelnen Nägel. Zweifellos können die Zehennägel allein erkranken (VIRCHOW, JESSNER u. a.), zweifellos kann ein einziger Nagel Sitz der Erkrankung sein (HELLER, 5jähriger Knabe); sonst ist nur Regellosigkeit die Regel. Äußere Reizungen (Beruf, Nagelpflege, Einwirkung chemischer Reagenzien) spielen sicher keine Rolle. Eine ganze Anzahl meiner Kranken gehörte denjenigen Ständen an, in denen Berufsschädigungen nicht in Frage kamen. Die Fälle, in denen die Krankheit jahre-, ja jahrzehntelang die einzige Manifestation der Trichophytie bleiben, sind sichergestellt (CENSI). WHITE erwähnt eine 30 Jahre lang bestehende Onychomykose eines Arztes.

Die Infektion der Nägel scheint meist, wohl entsprechend der Art der Infektion, vom freien Nagelrand, insbesondere also vom Unternagelraum auszugehen. Die Fälle aber, in denen oberflächliche Hauttrichophytie auf den Nagelwällen sich findet, können auch eine Infektion von den seitlichen Falzen aus bedingen. In JESSNERs Beobachtungen von Leuconychia trichophytina ist der Nachweis dieser Genese gegeben.

Es kommt entsprechend der Infektionsart zu einer Wucherung der Hyphomyceten in den tieferen Nagelschichten und in den obersten Zellagen des Nagelbettes. Als erstes Zeichen ist eine Gelbfärbung der Nagelplatte (COLLAS), die sich schnell und gleichmäßig verbreitet (FOURNIER), anzusehen. Konstant ist jedenfalls die Farben*veränderung*, wenn auch der Farben*ton* und die Farben*nuance* ganz verschieden, je nach dem Stadium der Entwicklung, sind. So war der Nagel dunkel schmutzig-weiß in Fällen von KÖBNER, schmutzig-gelb bei COLLAS, gelbweiß bei MEISSNER, gelbbraun bei VIDAL, dunkelbraun in einer Moulage eines Falles von A. BLASCHKO (vgl. Abb. 71), schmutzig-braun bei PURSER und HELLER, grünlich bei FOURNIER, grünlichgrau bei DUHRING, schwarz bei FOURNIER. Sehr deutlich kann man das gleichmäßige Vorrücken der Erkrankung vom freien Nagelrande aus an der Moulage Nr. 984 (SERVICE LAILLER) des Hospital St. Louis erkennen. Das vordere distale Viertel des Nagels ist opak matt gefärbt. Die Färbung nimmt proximalwärts an Intensität zu, vielleicht weil der Nagel am freien Rande durch Abschaben des Erkrankten künstlich verdünnt ist. Anderseits gibt es auch Fälle (Beobachtung von LESPINASSE), in denen gelbbraune, über den Nagel zerstreute Flecke den Krankheitsbeginn darstellen.

Jedenfalls wird die Nagelplatte durch das Wachstum der Trichophyten in ihrer Transparenz geschädigt; sie wird opak, undurchsichtig (MEISSNER, KÖBNER, DUHRING).

Nach meinen eigenen Beobachtungen muß es auch frühzeitig, d. h. solange die Nagelplatte erhalten ist, zu Lufteintritt zwischen den Nagelzellen und damit zur Leukonychie [1]) kommen.

Selten bleibt die Affektion in diesem Stadium stehen, obwohl solche Fälle (LESPINASSE) beschrieben sind. Meist kommt es zu einer Reizung der Nagelmatrix und konsekutiv zur Bildung des bei so vielen Erkrankungen des Nagels auftretenden, durch anormale Verhornungsprozesse gebildeten Zwischengewebes zwischen Nagelplatte und Nagelbett. Diese Hornbildung kann so beträchtlich werden, daß die Dicke des freien Randes 5 mm beträgt (LESPINASSE). In einem Falle DUHRINGs paßten dem Patienten die Handschuhe nicht mehr. Es ist wohl anzunehmen, daß derartige Veränderungen mehr auf eine Änderung der Wachstumsrichtung zurückzuführen sind. In einem Falle DUHRINGs zwang das hornige Zwischengewebe die Nagelplatte, schräg nach oben zu wachsen. Auch in der Moulage des Falles von BLASCHKO war diese Veränderung deutlich vorhanden. Es ist verständlich, daß durch das Zwischengewebe der in den beiden Falzen festliegende Nagel in seiner Mitte etwas gehoben werden kann. Es folgt daraus eine stärkere quere Konvexität, wie sie KÖBNER sah, oder eine Krümmung in Form eines Eselsrückens, die LESPINASSE beschrieb. Auch klauenartige Veränderung des Nagels ist beschrieben worden (MEISSNER). Das Zwischengewebe kann die eigentliche Nagelplatte so heben, daß dieselbe gewissermaßen aus dem Falz herausgehoben, décollé, erscheint (LESPINASSE).

---

[1]) JESSNER will eine besondere Form der Onychomykose, die Leuconychia trichophytina aufstellen.

Die Veränderungen in der Nagelplatte sind jedoch keineswegs allein durch das Zwischengewebe hervorgerufen. In einer Reihe von Fällen muß auch eine Reizung der Nagelmatrix angenommen werden, um die wiederholt (COLLAS, KÖBNER) beschriebene stärkere Ausbildung der Längsfurchen der Nägel zu erklären. KÖBNER bemerkte, daß diese Längsstreifen kleine Lücken haben. FOURNIER führt die von ihm gesehenen seitlichen Ausbuchtungen auf die Vermehrung des Seitendrucks zurück.

Alle diese Vorgänge können schließlich zu einer richtigen Onychogryphosis Veranlassung geben. Zwecklos erscheint es jedoch, wie CENSI will, eine besondere Form einer „Onychogryphosis trichophytina" anzunehmen.

Durch die Trichophytenwucherung scheint die Kohärenz des Nagels erhebliche Einbuße zu erleiden. Trennung des Nagels in einzelne Lamellen sahen MEISSNER, FOURNIER und VIDAL; die obere Lamelle fiel ab, als ein Patient von LESPINASSE sich kratzte. Wie aus den Krankengeschichten hervorgeht, handelt es sich in der Tat um eine Dissoziierung der Nagelplatte und nicht um Abstoßung eines alten und Bildung eines neuen Nagels.

Die Konsistenz der Nagelplatte ist meist verringert. KÖBNER, HILTON, DUHRING heben ausdrücklich die Weichheit der Nagelplatten hervor. Das unter dem Nagel liegende Zwischengewebe war jedoch in einer Beobachtung LESPINASSES besonders hart. Jedenfalls ist die Elastizität des Gesamtnagels vermindert, wie aus der Beobachtung WALSHS hervorgeht, nach der der Nagel eines Kranken in der Mitte durchbrach.

Durch die geschilderten, eigentlich mehr sekundären Veränderungen kann von dem Nagel nur eine zerklüftete, schwärzliche Hornmasse übrig bleiben.

Es ist bisher absichtlich nur von der Nagelplatte als solcher gesprochen worden. Da, wie gezeigt, die Erkrankung am freien Nagelrande beginnt, müssen die Veränderungen der Lunula als sekundäre betrachtet werden. VIDAL bemerkt, daß in seinem Fall die Wurzel verschont war, KÖBNER nennt die Lunula normal. LESPINASSE sagt, daß die Lunula „rosig" war. LAW versucht 3 Zonen der erkrankten Nagelplatte zu unterscheiden: I. Freier Nagelrand erweicht, abschilfernd. II. Bildung hellgelber und auch dunkler Linien auf der Oberfläche, wahrscheinlich durch tiefere Veränderungen hervorgerufen. III. Dunkelgelb-rote Färbung. Diese Zonenbeschreibung dürfte nur für einzelne Fälle zutreffen und wenig Wert haben.

Wenn FOURNIER die Nagelwurzel gerötet und entzündet fand, PURSER sogar einen Absceß an derselben konstatierte, WALSH eine tiefe Grube in der Gegend der Lunula feststellte, VIRCHOW von einer Narbe am Rande der Lunula spricht, so möchte ich doch glauben, daß es sich um sekundäre Infektionsprozesse (Staphylokokken usw.) gehandelt hat. Der ganze, eminent chronisch verlaufende Prozeß der Trichophytie neigt so wenig zu Eiterbildung, daß man theoretisch zur Annahme einer Mischinfektion gedrängt ist, wenn auch leider anatomisch-bakteriologische Grundlagen für diese Annahmen bisher nicht erbracht sind.

Ein selbst beobachteter Fall (Praxis von Dr. K. GERSON) spricht für diese Anschauungen. Die Nagelplatten waren in schwefelgelbe, leicht zerreißliche, bröcklige Hornmassen verwandelt, die zwischen den einzelnen, die Platte zusammensetzenden Hornlamellen Eiter enthielten. Nagelbett und Nagelwälle waren stark gerötet; die seit vielen Jahren bestehende Affektion war schmerzhaft und machte die Patientin arbeitsunfähig.

Würden entzündliche, eiterbildende Vorgänge im Verlauf der Onychomycosis trichophytina vorkommen, so würden auch die subjektiven Empfindungen im Krankheitsbilde mehr hervortreten. Bei der großen Empfindlichkeit des

Nagelbettes ist die Annahme wohl recht wahrscheinlich. Die einzigen subjektiven Veränderungen, über die eine Kranke KÖBNERs (10jähriges Mädchen) klagte, war Jucken in der Fingerspitze.

Die Schnelligkeit des Wachstums des trichophytischen Nagels soll nach den Angaben von KÖBNER, DUHRING, LESPINASSE normal sein. Ohne exakte Messungen haben derartige Mitteilungen nur den Wert einer Meinungsäußerung.

Über das Verhalten der Nägel nach Heilung der Trichophytie ist in der Literatur nichts bekannt. Ich selbst habe eine Beobachtung an einem Kollegen machen können. Herr Dr. VAN SMIRSEN aus New York hatte als junger Mann von 16 Jahren an einer Hautkrankheit gelitten, die der behandelnde Arzt für „Ringworm" erklärte. Der Nagel des rechten Daumens war gleichfalls affiziert worden. Er wurde gelblich, faserig und fiel ab. Sehr genau wußte der Patient die einzelnen Stadien der Erkrankung nicht mehr. Zur Zeit, 12 Jahre später, ist der Nagel noch auffällig dünn und weich, die longitudinale Krümmung ist vergrößert. Am meisten auffallend ist eine ganz unregelmäßige Form der Lunula. Die weiße Färbung der Lunula ist wenig ausgesprochen. Die Längsstreifung deutlicher als normal.

Bakteriologie, pathologische Anatomie und Diagnose.

Die Diagnose der Onychomycosis trichophytina ist mit einer gewissen Wahrscheinlichkeit aus der Anamnese (vorangegangene Trichophytie der Haut) und aus dem geschilderten klinischen Bilde (Beginn am freien Nagelrande, längeres Intaktbleiben der Nagelplatte, allmähliches Erkranken der einzelnen Finger) mit Sicherheit *nur* durch den Nachweis der Trichophyten zu stellen. Es muß aber betont werden, daß es, wenigstens mir in alten Fällen, in denen nur noch Folgezustände der Trichophytie vorhanden waren, nicht gelang, die Pilze mikroskopisch und kulturell nachzuweisen. Trotzdem ist jeder verdächtige Fall genau zu untersuchen.

Für die Praxis wird man Nagelschnitzel und vor allem das subunguale Nagelgewebe längere Zeit 3—10 Stunden in $^{1}/_{3}$ Kalilauge legen, dann auf das feinste zerzupfen und mit starkem Trockensystem untersuchen[1]). Der mikroskopisch Geübte wird die Sporen und Hyphen kaum verwechseln können. Findet man seltenere Arten höherer Pilze (Sporangien, Fruktifikationsorgane), so sei man vorsichtig in der Beurteilung (Zufallsbefunde von Parasiten). Das gleiche gilt für Hefebefunde. Färbung ist für die Praxis überflüssig. Celloidinschnitte kann man mit starken Hämatoxylinlösungen und auch mit Kresylechtviolett gut färben (vgl. Abb. 74).

Man kann auch Nagelschnitzel unter dem Deckglas auf dem Objektträger in der feuchten Kammer nicht nur konservieren, sondern auch fortzüchten. Trotzdem ich nur ganz schwache Kalilauge einem Präparat zusetzte, konnte ich die Trichophytie 8 Monate lang beobachten.

Die Morphologie der Trichophyten darf als bekannt vorausgesetzt werden. Die Dicke der doppelten konturierten Pilzfäden beträgt 0,0023—0,003 mm. Die Größe der Sporen 0,00239—0,00236 mm. Die Abschnürung von Sporen kann man fast stets beobachten.

Der spezielle Charakter der Nagelmykose kann nur durch die Kultur erkannt werden. Die Beurteilung der gleichzeitig vorhandenen Hauttrichophytie (Ekto- und Endothrix) erlaubt nur einen Wahrscheinlichkeitsschluß. Praktisch sind die Ergebnisse der Kultur nicht zu verwerten, da den einzelnen Trichophytieformen keine charakteristischen Krankheitsbilder entsprechen; auch für Prognose und Therapie haben sich keine Handhaben ergeben.

---

[1]) Italienische Autoren empfehlen Aufhellung der getrockneten Nagelschnitzel in Cedernholzöl.

Es folgt eine durchaus nicht vollständige Tabelle über die bei der Onychomycosis trichophytina gefundenen und durch Kultur agnostizierten Hyphomyceten. Angaben, die nicht in das SABOURAUDsche Schema passen (ektotrix, endothrix, Tr. α, Tr. β), sind fortgeblieben. Die Fälle der einzelnen Autoren sind gezählt.

Tr. acuminatum: 1. SABOURAUD, 2. BOGNER und TSCHERNOGUBOW, 3. TRUFFI, 4. CRAMPTON-LOW.

Tr. cerebriforme: 1. TRUFFI.

Tr. flavum: CRAMPTON-LOW.

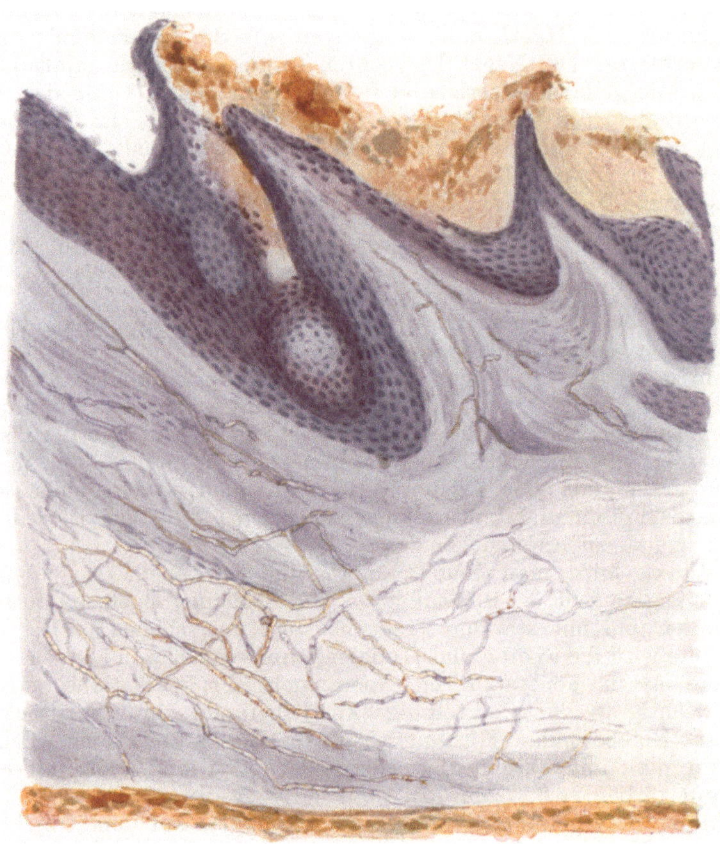

Abb. 74. Trichophytie in der Nagelplatte.

Tr. crateriforme: 1.—5. LOW, 6. SCHRANECK, 7. BOGROW und TSCHERNOGUBOW, 8. W. FISCHER, 9. A. ALEXANDER.

Tr. glabrum: 1. BARBAGLIA, 2. SERRA.

Tr. gypseum[1]): 1. HODGE[2]), 2. DREUW, 3. TRUFFI, 4. W. FISCH, 5. SEEMANN und RAJKA, 6. JESSNER, 7. SABOURAUD, 8. KAMBAYASHI, 9. LILIENSTEIN, 10. SEEMANN, DESCÖ.

Tr. plicatile: 1. VIGUOLA LUTET, 2. MARTINO.

Tr. persicolor: 1. A. ALEXANDER.

---

[1]) Tr. gypseum wurde nach ZIRN meist bei den Trichophytien der deutschen Armee während der großen Epidemie zur Zeit des Weltkrieges gefunden.

[2]) = mehrere Fälle.

Tr. rosaceum: 1. DELLA FAVERA, 2.—3. LOW, 4.—5. HELLER-ALEXANDER, 6. GEDOELST.

Tr. regulare[1]): 1. SCHRANECK.

Tr. rubrum[1]): 1. HODGE, 2. SEMON.

Tr. versicolor: 1. ALEXANDER.

Tr. violaceum: 1.—5. DELLA FAVERA, 6. TRUFFI, 7. SIMONELLI, 8. CRAMPTON-LOW, 9.—10. SCHANCK, 11. BOGROW und TSCHERNOGUBOW, 12. HELLER-ALEXANDER, 14. PAIS.

Trichophyton $\alpha + \beta$ OTA, 1. OTA, 2. REISCZ.

Trichophyton equinum: JESSNER (vgl. S. 173).

Untersuchungen über das Verhalten der an Nageltrichophytie leidenden Patienten gegenüber den Stoffwechselprodukten der Krankheitserreger fehlen fast ganz. Die folgenden Angaben sind mit Vorsicht zu verwerten, da neben der Nagelerkrankung auch eine Trichophytie der Handteller und Fußsohlen bestand.

SEEMANN und RAJKA beobachteten die Entwicklung einer spezifischen Allergie bei einer langdauernden und ausgebreiteten Nageltrichophytie, die sich zu einer Erkrankung der Handteller und Fußsohlen gesellte. Nach Verimpfung eines kultivierten Trichophyton gypseum entwickelte sich eine erythematöse Trichophytie.

In den Fällen, in denen die bakteriologische und kulturelle Diagnose versagt, wird man auf eine genaue Untersuchung aller Hausgenossen zu dringen haben.

FOURNIER sah bei einer Köchin einen Herpes circinatus auf dem Oberschenkel. In derselben Familie erkrankte ein Kind mit einer trichophytischen Haaraffektion, bald darauf wurde der Vater infiziert. Es wurde schließlich festgestellt, daß alle Erkrankungen von diesem Hausmädchen der Familie ausgegangen waren, das eine nicht sehr erhebliche, aber typische trichophytische Onychomycosis hatte.

Prognose und Therapie.

Die Prognose der Onychomycosis trichophytina ist jedenfalls dubiös. Ohne therapeutische Eingriffe dauert die Krankheit sehr lange (3 Jahre [VIDAL], 6 Jahre [DUHRING], 8 Jahre [LESPINASSE]). In einer Beobachtung von LESPINASSE lag der Beginn des Leidens 30 Jahre zurück. Ebensolange zurück datierte eine *Kranke* PERNETs den Krankheitsbeginn. GRAHAM LITTLE berichtet von 14jähriger Krankheitsdauer bei einem Omnibuskutscher. CROCKER sah 18jährige Dauer einer Onychomycosis trichophytina. C. S. WHITE erwähnt sogar 32jährige und 45jährige Dauer eines Falles; in diesen beiden Beobachtungen konnten sogar noch lebende Schimmelpilze nachgewiesen werden. Dagegen gelang es FOURNIER und DUHRING Heilung zu erzielen. DUHRING fand an zwei Fingern nach 1 Jahr keine neuen Zeichen der Erkrankung, während bei demselben Kranken an anderen Fingern Rezidive auftraten. BULKLEY behandelte eine Dame 10 Jahre lang, nach Ablauf der Zeit erkrankte ein bis dahin gesunder Nagel, der 4—5 Jahre darauf noch nicht geheilt war. WALSH sah die Nägel bis zur halben Höhe normal nachwachsen, dann aber wieder erkranken. LESPINASSE stellte fest, daß die nachgewachsenen Nägel weniger dick als normal waren.

Nach meinen Erfahrungen bessert eine sachgemäße Behandlung wenigstens in einer Anzahl von Fällen die Prognose. Ob die vielen überaus glänzenden Berichte über Heilerfolge der Röntgenologen nicht zum Teil von dem dieser Spezialität besonders anhaftenden Optimismus beeinflußt sind, muß die weitere Beobachtung ergeben (vgl. später die Kritik). Ich habe jedenfalls eine ganze Anzahl vergeblich von anerkannten Röntgenologen behandelte Fälle gesehen. Jede antiparasitäre Behandlung muß eigentlich Erfolg haben, wenn es gelingt an den Sitz der Hyphen gut zu gelangen. Leider wird der Erfolg vielfach dadurch vereitelt, daß der Kranke nicht die erforderliche Geduld zur Jahre dauernden Behandlung aufbringt.

---

[1]) = mehrere Fälle.

Die Therapie selbst geht von verschiedenen Gesichtspunkten aus. Abzulehnen ist die chirurgische aktive Therapie (Auskratzen der Nagelplatte, der Nagelbette, Kauterisation, Zerstörungen aller Art), da erfahrungsgemäß sehr entstellende Deformierungen zurückbleiben. Nach Zerstörung der Nagelmatrix kann ein Nagel sich nicht mehr bilden, partielle Zerstörungen bedingen deformierte Nagelreste. Kauterisationen hinterlassen Narben, die ihrerseits schwere Mißbildungen der nachwachsenden Nagelplatten veranlassen können.

Besser scheint die auch von Dubreuilh angewandte Methode Pellizaris zu sein, die eine eitrige Entzündung des ganzen Nagelorgans mit Losstoßung der Nagelplatte und der Nagelbetthornbildungen vermittels einer Mischung von Pyrogallol und Süßmandelöl (āā), evtl. unter Benutzung von dauernd getragenen Gummifingern bezweckt. Freilich werden ambulante Kranke diese doch recht heroische Kur, die den Gebrauch der Hände für längere Zeit unmöglich macht, ablehnen, zumal wenn mehrere Finger (oder gar Zehen) befallen sind.

Es wird also nur der Weg übrig bleiben, die Nägel wenigstens zum Teil von den infizierten Hornmassen zu befreien und den Desinfektionsmedikamenten zugängig zu machen. Man kann (Pernet) die Nägel mit Kalilauge oder (Andrew S. Glaser) mit $1^0/_0$ Jodkalikalilauge erweichen, man kann Soda oder Seifenbäder (Heller) zu dem gleichen Zweck verwenden. Wichtig ist vor allem, die erweichten Nagelmassen (auch die anscheinend noch normale) Nagelplatte möglich zu verdünnen. Weit besser als das vielfach empfohlene Abschaben mit einer scharfen Glasscherbe (Verletzungen der Nagelwälle!) ist das energische Abfeilen mit einer Feile (beiderseits plan), wie sie zu Laubsägearbeiten gebraucht werden. Die kosmetischen Nagelfeilen reichen nicht aus. Täglich muß der Nagel so dünn wie möglich gefeilt werden, so daß alles Pathologische entfernt, die Nagelplatte selbst nur noch eine ganz dünne Scheibe ist. Nun kann man Jodtinktur pinseln, feuchte Umschläge mit Lugolscher Lösung machen. Der Jodanwendung können Sublimatumschläge $1^0/_{00}$ oder Sublimatalkohol (Sublimat 1, Aqu. dest., Spir. āā 50) folgen. Ich habe wiederholt Sublimatkataphorese (galvanischer Strom 2—3 MA., häufiger Wechsel der Stromrichtung) angeordnet, ohne besondere Wirkung feststellen zu können. Komplikationen (ekzematöse Reizungen) erfordern entsprechende Modifikationen der Behandlung.

Andere Vorschläge sind: Fournier: Jodtinktur und Benzin, Essigsäure, Emplâtre de Vigo, Wile: Bad mit unterschwefligsaurem Natrium, dann Essigsäure, Craik: Acid. salicyl. 3, Methylalkohol 47. Unna: Chrysarobin.

Auch die antiekzematösen Mittel (Anthrasol) wird man gelegentlich heranziehen.

Die *Röntgentherapie* hat jedenfalls den Vorzug der Einfachheit für sich. Es werden auch glänzende Resultate berichtet. Da wir wissen, daß die Röntgenstrahlen die Hyphomyceten nicht schädigen (unverändertes Wachstum der bestrahlten Pilze), da ferner die bei der Bart- und Haartrichophytie die Hauptrolle spielende Epilation nicht in Frage kommt, da man eine zur Abstoßung der Nägel führende Bestrahlung kaum wagen wird, so bleibt nur übrig anzunehmen, daß die Röntgenstrahlen durch eine gewisse Reizung auf die natürlichen Heilvorgänge günstig einwirken. Auch Prof. Franz Blumenthal teilt mir mit, daß er im Lichtinstitut der Charité keine befriedigenden Erfolge von der Röntgentherapie gesehen habe und die Fälle zur Zeit medizinisch-chirurgisch behandelt.

(Die tropischen Formen der Onychomycosis trichophytina sind unter Tropenkrankheiten behandelt.)

Onychomycosis favosa.

Die Favuserkrankung des Nagels ist nicht häufig (Bodin), eine Tatsache, die bei der Chronizität und bei der Lokalisation der übrigen Favuseffloreszenzen schwer erklärbar ist, da jeder Kranke eigentlich *dauernd* seine Nägel der Gefahr der Autoinfektion aussetzt. Die Zahl der in der Literatur beschriebenen Fälle ist nicht groß, meist stützen sich die Autoren nur auf wenige Fälle. SCHOLZ und DÖBEL sahen unter 71 Favusfällen, trotzdem sie z. B. der Nageltrichophytie große Aufmerksamkeit schenkten, keinen Nagelfavus. Ein polnischer Arzt, der seit Jahren in einer großen, der Favusbekämpfung dienenden Organisation tätig ist, teilte mir mit, daß unter den jährlich untersuchten etwa 2000 Favuskranken Nagelfavusfälle zwar vorkommen, aber außerordentlich selten sind. Er erinnert sich nicht einen Nagelfavus in Kombination mit der Erkrankung der Kopf- oder Körperhaut gesehen zu haben. Nur PÉLARDY hat 12 derartige Beobachtungen sammeln können.

Die Geschichte des Favus soll hier nicht gegeben werden. Erwähnt sei nur, daß 10 Jahre vor der Entdeckung des Achorion Schönleinii (1839) die erste Beschreibung des Nagelfavus durch MAHON erfolgte. Es handelte sich um einen ganz besonders schweren Fall.

Die Deformierung der Nägel war so groß, daß der Autor an die Umwandlung der Hände der Daphne in einen Lorbeerbusch erinnert wurde. Die Nägel glichen Baumrindeauflagerungen. Solche vernachlässigten Fälle dürften in den Kulturländern heute kaum noch vorkommen (PÉLARDY).

Ein Prädilektionsalter für den Nagelfavus scheint nicht vorhanden zu sein. FOURNIER beobachtete die Erkrankung bei 5 Kindern, von denen das jüngste 8 Jahre war. Auch ANCEL beschreibt die Affektion bei einem kleinen Mädchen. Die meisten Kranken waren Erwachsene im Alter von 15—50 Jahren.

Eine besondere Disposition eines Berufes ist nicht vorhanden. Die Infektion, die sich Dr. NAHON, übrigens mit Trichophytie, bei der Ausübung seines Berufes zuzog, ist ein nicht wieder beschriebenes Ereignis. Eine häufigere Erkrankung der Wärter ist nicht bekannt geworden.

Die Favuserkrankung der Nägel ist nur in einer Anzahl Fällen auf Autoinfektion der Kranken von anderen favösen Stellen der Haut zurückzuführen. So bestand in FABRYs Fall seit 35 Jahren ausgedehnte Allgemeinerkrankung, in Beobachtungen von KAPOSI und FOURNIER allgemeiner Favus. KÖBNERs, ANCELs und ARNOZANs Kranke hatten Favus der behaarten Kopfhaut; bei den beiden letzten Kranken war an einzelnen Kopfstellen noch das herpetische Vorstadium vorhanden. ARNOZAN erwähnt, daß bei seinem Kranken auch die Hände befallen waren. In einem Fall, den ich selbst allerdings nur einmal in meiner Sprechstunde sah (durch Berlin reisende Russin), bestand eine sehr intensive Erkrankung der Kopfhaut neben der Nagelaffektion. In einem zweiten Fall meiner Beobachtung (junges Mädchen, zweifellos in Rußland infiziert) erkrankten die Nägel erst 2 Jahre später als die Kopfhaut.

BAZIN meint, daß auf die Nägel lokalisierter Favus sich nicht weiter verbreite, eine Anschauung, die schwer verständlich ist, wenn man an die unzähligen Infektionsmöglichkeiten gerade bei Erkrankung der Nägel denkt. Trotzdem sind viele Fälle vorhanden, in denen nur die Nägel erkrankt waren (PURSER, RIPPING, 2 Fälle von COLLAS) und während längerer Zeit auch allein erkrankt blieben (RIPPING 4 Jahr). Bemerkenswert ist auch die Tatsache, daß bei PATRYS Kranken in den 35 Jahren der Krankheitsdauer, obwohl therapeutische Maßnahmen nicht stattfanden, der Favus auf die ursprünglich befallenen Fingernägel beschränkt blieb. In einem Fall FOURNIERs blieb der Nagelfavus lange Jahre bestehen, nachdem der Kopffavus, von dem der erstere seinen Ausgang genommen hatte, geheilt war.

Die Übertragung des Favus der Tiere auf den Menschen steht fest. Nach ERCOLANI fand JACQUETANT zuerst 1847 den Favus bei der Katze, DRAPER 1854 bei der Ratte, MÉGUIN beim Pferde 1863, ST. CYR 1869 beim Hunde,

Williams 1872 beim Rinde, Mourrand beim Kaninchen, Gerlach, Leisering, F. Müller bei Hühnern, Ercolani selbst wies das Achorion Schönleinii 1880 beim Esel nach, übertrug die Pilze auf die durch Blasenpflaster lädierte Haut und studierte die Pilzbildung in den Hufen der Esel. Die Pilze wachsen im Eselhuf zwischen den Hornsäulen, ohne im Wachstum Besonderheiten zu bieten. Durch den Reiz der Pilzentwicklung kommt es zur Bildung junger Hornzellen, die sich von der fertig gebildeten Hufsubstanz wesentlich unterscheiden. ·Die Übertragung des Menschenfavus auf Tiere, Mäuse, Kaninchen usw. gelingt ganz leicht. (Vgl. Heller: Vergleichende Pathologie der Haut. Berlin 1910.)

Ob von einem Tierfavus aus direkt eine favöse Nagelerkrankung entstanden ist, ist nicht bekannt.

Familiäre Infektionen sind beobachtet: Fournier (Journ. des malad. cut. et ophth. 1889) 5 Kinder einer Familie im Alter von 8—16 Jahren, Pélardy Mutter und 16jährige Tochter.

Pélardy gibt an, daß der Favus auf die Nägel meist durch Autoinfektion übertragen werde und meist menschlichen Ursprungs sei. Zuweilen sollen Bürsten und Nagelinstrumente die Überträger darstellen (?).

Es erkranken an Favus Finger- und Zehennägel. Die Erkrankung der Fingernägel scheint viel häufiger zu sein. Bodin kennt nur 2 Zehenfälle von Vidal und Brocq. In Pursers Fall war der rechte I. und II. Zehennagel, in einem Falle Fabrys die Zehennägel linker III., rechter III., IV., V. favös erkrankt. Auch Lindstrem fand bei einem 21jährigen Manne außer dem I. Daumennagel den der großen Zehe erkrankt.

An der Hand erkranken meist alle Nägel mehr oder weniger; eine besondere Disposition eines Nagels (etwa Daumen oder Zeigefinger) tritt jedenfalls nicht hervor. In einem meiner Fälle waren 9 Finger stark erkrankt, der linke IV. allein völlig normal.

Das klinische Bild der Onychomycosis favosa wird dadurch bestimmt, daß das Achorion in dem von der Nagelplatte geschützten Nagelbett besonders gute Vegetationsbedingungen findet. Die Infektion findet wohl immer am freien Nagelrande statt. Die Bildung des Mycels wirkt als Reiz auf die Hornschichten des Nagelwinkels; es entsteht eine bröcklige Masse, die gelb durch den Nagel durchscheint. Dieser Prozeß setzt sich proximalwärts unter dem Nagel fort. Der Nagel wird abgehoben, er erscheint, wie die Franzosen sagen „déchaussé". Die unter ihm befindliche Masse besteht aus Mycelfäden, Gonidien und neu gebildeten Hornzellen, die sich durch ihre Farbenreaktion von den Nagelzellen unterschieden (Rotfärbung bei Pikrocarmintinktion). Die Nagelplatte leidet in ihrer Ernährung, sie wird opak, gelb, schwefelgelb, dunkelgelb, auch grüngelb (Fabry). Die subunguale Masse ist außerordentlich trocken und leicht zerreibbar. Der freie Rand des Nagels ist nie verdickt, eher abgenutzt. Meist wird er, weil von der Unterlage nach oben aufgerichtet, mit der Schere entfernt. In einzelnen Fällen (z. B. Virchow) finden sich ganz trockene, schmutzig weißgelbe, pulverig schuppige, ganz matt, tot aussehende Stellen weit nach hinten, dicht vor der Lunula. In einer Beobachtung gab eine solche Stelle einen feinen Staub von sich. Unna nimmt 2 Arten der favösen Nagelerkrankung an, einen Flächenkatarrh und eine Art von Scutulabildung. Er gibt aber selbst zu, daß die Verhältnisse für die Bildung der Scutula ungünstige sind. Er glaubt, daß die isolierten matten Stellen den Scutulis entsprächen.

Leviseur hält die Ausbildung von Hohlräumen, die mit Detritus gefüllt sind, unter dem freien Nagelrande für ein diagnostisch wichtiges Symptom. Pélardy bemüht sich drei Formen des Nagelfavus morphologisch zu trennen: Forme striée, forme érosive, forme éburnée. Es handelt sich natürlich um aufeinanderfolgende Stadien. Längsfalten können entstehen, wenn die Nagelplatte mehr passiv beteiligt ist. Bei Beteiligung der Matrix entstehen Buckelungen, Querstreifen (HALLOPEAU) und die Längsstreifung tritt mehr hervor. Nicht ganz selten bildet sich eine Längskrümmung des Nagels aus. Die einzelnen, nach UNNA der Scutula entsprechenden Herde können eine partielle Erweichung der über ihnen liegenden Nagelplatte bewirken, so daß Löcher im Nagelblatt entstehen (LESPINASSE). Erkrankt die Matrix, so wird der Nagel abgestoßen und wächst deformiert nach. So war in einem Fall KÖBNERS der IV. linke Fingernagel einer 11 jährigen Russin bis an den hinteren Nagelfalz zerstört. Es hatte sich ein Stück „über die regenerierte Lunula hinaus" neugebildet.

Infolge der mangelnden Ernährung durch das die Nagelplatte von dem Nagelbett trennende, favöse Zwischengewebe leidet auch die Konsistenz der Nagelplatte; sie wird leichter zerbrechlich (ARNOZAN), durch äußere Gewalt entstehen leicht Defekte, die sich mit Schmutzpartikelchen imbibieren.

GOTTHART beschreibt bei einem nach einem herpetischen Vorstadium 3 Jahre auf die beiden Zeigefinger lokalisierten Nagelfavus Übergang auf andere Finger- und Fußnägel. Bemerkenswert ist die Abstoßung von $^1/_2$—$^2/_3$ der Nagelplatte, während die Restteile erhalten blieben.

Häufig beschreiben ältere Beobachter die Entstehung von Onychien und Eiterungen. Wir dürfen nach unseren heutigen Anschauungen wohl nur sekundäre Staphylokokkeninfektionen als Ursache dieser Erscheinungen ansehen, zumal da unkomplizierte Fälle schmerz- und entzündungslos verlaufen (FABRY).

Die *pathologische Anatomie* der Onychomycosis favosa ist von UNNA studiert worden. Er fand das Mycel am besten in der unter

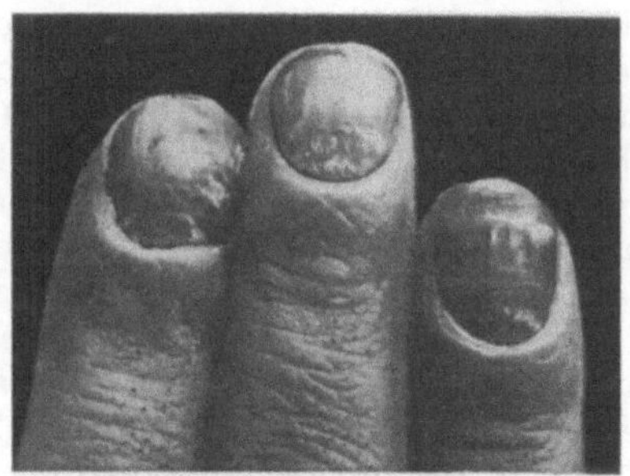

Abb. 75. Onychomycosis favosa.

dem Einfluß der Pilzwucherung entstandenen Hornschicht des Nagels. Die Stachelschicht des Nagelbettes ist verdickt, die hypertrophischen Leisten desselben gehen nach vorne, noch ehe der Rand der Fingerbeere erreicht ist, in ein sehr steilwelliges Leistensystem mit lang ausgezogenen Papillen und enorm dicker Hornschicht über. An der vorderen Grenze sind die Pilzfäden spärlich. Die Favuspilze gehen auch im Nagel nur in das verhornte Epithel hinein; nur die letzten Ausläufer des Mycels erstrecken sich auch in die obersten Zellagen der unverhornten Stachelschicht des Nagelbettes hinein. Durch die Pilzwucherung wird das zwischen Nagelplatte und Nagelbett befindliche neugebildete Horngewebe lamellös gespalten. Das Mycel wächst sowohl in wage- als auch in senkrechter Richtung. Die Nagelplatte bleibt von der Pilzdurchwucherung verschont, weil „der Favus anaerobes Wachstum und Wärme liebt". In einem zweiten Fall von UNNA wuchsen die Favuspilze bis in die Hornschicht der Nagelmatrix. UNNA nimmt an, daß dadurch die Nagelplatte des untersuchten Falles verloren gegangen ist. (Die Nagelmatrix hat doch gar keine Hornschicht. Sollte nicht erst aus irgendeinem Grunde, vielleicht durch sekundäre Entzündung die Nagelplatte verloren gegangen sein, und der Favus in das unregelmäßige, hornige Gewebe, das von der erkrankten Matrix und dem erkrankten Nagelbett gebildet worden war, hineingewuchert sein?) An einzelnen Stellen fand UNNA die Stachelschicht zu kleinen, muldenförmigen Gruben verdünnt; hier konnte er Anfänge von Scutulabildung feststellen, wenn auch zu einer wirklichen Scutula die parallel senkrechte Richtung aller Mycelien und die Sporenabschnürung nach dem so geschaffenen Innenraum fehlte.

Die Ergebnisse der mikroskopischen Untersuchung von Favusnägeln durch FABRY decken sich mit den geschilderten. FABRY färbte mit der WEIGERTschen Fibrinfärbemethode nach Einbettung in Paraffin. Er sah die Favuspilze in der Stachelschicht des Nagelbettes, stellte fest, daß ein Eindringen in die Cutis nicht stattfindet, und überzeugte sich, daß das Wachstum der Pilze im Nagel ein aktives ist (Sporenabschnürung), daß also nicht etwa eine Verbreitung der Pilze durch die Wachstumsvorgänge im Nagel selbst stattfindet.

Die *Diagnose* der Onychomycosis favosa ist leicht, wenn eine anderweitige Favuserkrankung besteht. Zuweilen (z. B. in einer Beobachtung STRANDBERGs) fanden sich als Residuen von Favus im Zentrum abgeheilte ringförmige Efflorescenzen (herpetisches Vorstadium ?) auf der Hand. Isolierter Nagelfavus ist klinisch nicht immer leicht zu erkennen. Trotzdem ist in typischen Fällen das Bild der Affektion so deutlich, daß sogar eine objektive Beschreibung die Diagnose erlaubt. Wenn z. B. BESSERER (1834) eine ihm unbekannte Nagelerkrankung damit charakterisiert, daß unter den, an der Oberfläche nicht veränderten Nägeln am Nagelwinkel eine „kalkige, leicht zerbrechliche Masse" sich ablagert, daß ähnliche Massen unter dem Nagel an ganz bestimmten Stellen liegen, daß die ganze Affektion schmerzlos verläuft, so kann wohl nur Onychomycosis favosa in Frage kommen. Findet man ein Krankheitsbild, das die oben geschilderten Symptome zeigt, so wird eben das Mikroskop und die Reinkultur die Diagnose ergeben. Die geringe Beteiligung der Nagelplatten, der langsam schmerzlose Verlauf werden bereits auf die Diagnose führen, bevor das Mikroskop den exakten Beweis gibt.

In den mit $^1/_3$ Kalilauge aufgehellten Nagelschnitzeln bzw. -bröckeln vom subungualen Gewebe gelingt der Nachweis der Favussporen ohne Schwierigkeit. Man sieht im längere Zeit (mehrere Stunden, evtl. feuchter Kammer) aufgehellten Präparat die ovalen, runden (oder selten rechteckigen), doppelt konturierten Conidien von 3—8 μ Länge, 3—4 μ Breite, meist zu Ketten von 8—10 oder mehr Gliedern vereinigt. Mycelfäden von eigentümlichem Fettglanz sind aus einzelnen kurzen, plumpen Einzelgliedern gebildet; sie sind zuweilen rehgeweihartig verzweigt.

Da über Kulturen aus Nagelfavus wenig bekannt ist, soll auf die ganze Frage der Pluralität der Favuspilze nicht eingegangen werden.

Die *Prognose* ist nicht besonders günstig, wenn keine energische Therapie einsetzt. Immerhin sind Fälle bekannt, in denen der Prozeß allmählich spontan ausheilte. ALLEN berichtet in einer allerdings nicht einwandfreien Beobachtung über spontane Heilung der Onychomycosis favosa bei mehreren Familienmitgliedern. Manche Berichte über erfolgreiche Kuren bedürfen der Revision durch eine Nachuntersuchung, da Aufflammen des scheinbar erloschenen Prozesses wiederholt festgestellt wurde. Die *Therapie* dürfte die gleiche sein wie bei der Trichophytie. RIPPING empfiehlt warme Alkoholbäder mit Zusatz von 5 g Veratrin auf 500 g Alkohol, KÖBNER Sublimat, LESPINASSE Jodtinktur, ARNOZAN Emplâtre de Vigo. Eine mechanische Entfernung der favösen Nagelmasse und nachfolgende antiseptische Behandlung ist sicher richtig (FABRY). Ich habe bei einer an Favus der Nägel seit vielen Jahren leidenden Russin durch Exstirpation der kranken Nägel mit nachfolgender intensiver Behandlung mit Jodtinktur nach Bericht der nachbehandelnden Kollegen Erfolg erzielt. (Dauer 2 Jahr bisher.) PÉLARDY tritt für Radiotherapie ein; Dr. PILGER-Charlottenburg erzählte mir von einem guten Heilerfolg mit Röntgenstrahlen. Aber die Kritik kann nur die bei der Behandlung der Nageltrichophytie gemachten Einwände wiederholen.

Sekundäre Onychien erfordern entsprechende Behandlung.

Spezifische Hautsaprophyten.

PLAUT rechnet zu dieser Gruppe *Pityriasis versicolor, Epidermophytose* und *Piedra*. Nur die beiden ersten kommen für die Onychopathologie in Betracht.

Epidermophyton-inguinale-Erkrankung.   Eczema marginatum.

BRÜNAUER sah bei einem 52 jährigen, kräftigen an Mesaortitis specifica leidenden Manne auf den Streck- und Beugeseiten beider Vorderarme düsterrote Verfärbung und Schuppung, die von einer bogenförmigen Linie nach oben begrenzt war. Dieselbe Hautaffektion findet sich an Handrücken und Handflächen beiderseits. Die Nagelwälle sind in gleicher Weise verändert; unter dem freien Nagelrande finden sich dicke Einlagerungen grauer Schuppen. Die Nagelplatten sind graugrün gefärbt und von längs- und querverlaufenden Sprüngen durchzogen, vielfach aufgeblättert. Die Nagelsubstanz ist verdickt und zugleich brüchig. Die Genitocruralgegend zeigt die typische Veränderung des Eczema marginatum, insbesondere die girlandenförmige, schuppende Abschlußlinie. Die Zehennägel sind in der gleichen Weise wie die Fingernägel erkrankt. Mikroskopisch fanden sich in den Nägeln bei Aufhellung mit 20 %iger Kalilauge teils nicht septierte, teils aus gewundenen Stücken sich zusammensetzende Mycelfäden. Die Kulturen (kleine Nagelstückchen auf Maltoseröhrchen übertragen und 5 Wochen bei Zimmertemperatur gelassen) zeigten dunkelgrünbraune (olivgrüne) Färbungen, sind unten etwas gebuckelt, mit kleinen Exkavationen versehen, mit einem feinen gleichfarbigen Staub bedeckt. Die Untersuchung im hängenden Tropfen ergab septierte und unseptierte Mycelfäden und sehr charakteristische Spindelsporen, die 2-, 3-, 4- und mehrkammerig sind, ovales bis birnförmiges Aussehen haben und entweder die Fortsetzung eines Mycelfadens sind oder seitlich demselben aufsitzen. Auch einzelne Chlamydosporen sind zu sehen. Therapeutisch wurde Excochleation der kranken Partien und Ol. Rusci versucht. (Über den Erfolg ist nichts berichtet.) Die Kulturen zeigten im Alter Degenerationserscheinungen.

Ich selbst habe bei einer älteren Frau, die an der WOLFF-KAUFMANNschen Mykose der Schwimmhäute der Zehen litt, Fehlen der Zehennägel II—IV beobachtet. Hyphomyceten fand ich nicht (die Frau habe ich nur einmal gesehen). Dagegen sah ich bei einem von mir lange beobachteten Herrn, der an Eczema marginatum litt, eine Schimmelpilzerkrankung der Nägel. Leider gelang die Kultur nicht. Wohl aber entwickelten sich auf der rechten Hinterbacke ganz oberflächlich braune, runde Flecken, in denen die langen und dünnen Hyphen der Epidermophyten gefunden wurden.

Hierher gehören wohl auch die von KRÄPELIN, JACOB und KUMER beschriebenen, bei Kranken, die längere Zeit im Wasserbett zugebracht hatten, beobachteten *Wasserbettmykosen*. Auf der der Epidermis beraubten Haut schießen Bläschen auf, die auf einem etwas geröteten Bezirk stehen. Zuweilen ist die erkrankte Partie durch einen vielfach epizyklisch geformten Epidermissaum begrenzt. Im Nativpräparat finden sich lange dünne Fäden mit restlichen und endständigen Aussprossungen und maulbeerartigen Häufchen stark lichtbrechender, eiförmiger Gebilde. Die Kultur gelingt leicht; Fadenformen finden sich nur bei verschlechtertem Wachstum.

Die Nagelwälle bilden eine Prädilektionsstelle. Auf ihnen sieht man auch die oben geschilderten Bläschen. Die eigentliche Mykose zieht sich in die Falze und vor allem in den Nagelwinkel unter dem freien Rand hinein und kann eine (geringe) Abhebung der Nagelplatte bewirken. Schwere Nagelstörungen, insbesondere Paronychien, werden nicht beobachtet.

Pityriasis versicolor.

Berücksichtigt man die Tatsache, daß jede Schuppe von Hautstellen, die von Microsporon furfur besiedelt werden, Millionen von Keimen enthält, daß der

kratzende Finger jedes Pityriasiskranken mit diesem infektiösen Material in
Berührung kommt, daß eine Disposition zur Autoinfektion des Individuums
doch bestehen muß, so ist die ungeheure Seltenheit der Infektion der Nägel, die
im Gegensatz zu der relativen Häufigkeit der Nagelerkrankungen bei tropischen
analogen Dermatosen steht, sehr bemerkenswert. CAMPANA beschreibt einen
Fall, in dem nach längerer Erkrankung der Finger an Pityriasis versicolor Verdickung der Nägel eintrat. Mikroskopisch wurden Mycel und typische Gonidien
des Microsporon furfur in den Nagelabschnitten nachgewiesen. Auch TERNAGHI
beschreibt das Microsporon furfur in den verdickten und brüchigen Zehennägeln. Daneben bestanden ekzematöse Plaques an beiden Beinen.

Auf die Erkrankung der Fingerhaut an Pityriasis versicolor ist in diesem
Falle besonderer Wert zu legen. Es besteht kein Grund, wie NOBL ihn sieht, eine
wohl zweifellos eine Trichophytie darstellende Beobachtung DREUWs der Pityriasis versicolor zuzuzählen.

Auf eine Reihe von Befunden nicht pathogener Pilze in oder wohl besser
unter den Nägeln bin ich absichtlich nicht eingegangen, weil schließlich jede
Art von Schimmelpilzen, je nach der Infektionsmöglichkeit der einzelnen Individuen, unter den Nägeln sich finden kann. Selbstverständlich können aber
auch diese Schmarotzer in lädierten Nägeln, wie sie so häufig bei der Berufsarbeit oder durch Schuhdruck vorkommen, sich etwas verbreiten.

Saprophyten in den Nägeln.

In neuester Zeit, 1918/19, suchen französische Autoren Befunde von höheren
Schimmelpilzen in den Nägeln als ätiologisch wichtige Noxen darzustellen.
Beweise für die Abhängigkeit der Nagelerkrankung von den Pilzen werden
kaum gegeben. Die Tatsache, daß die unter günstigen äußeren Bedingungen
stehenden deformierten Zehennägel Sitz von pflanzlichen Saprophyten sein
können, ist natürlich richtig.

BRUMPT und LANGERON fanden in 2 Fällen Penicillium brevicaule, WEILL
und GAUDIN denselben Pilz in 6 von 13 untersuchten Fällen. Sonst wurde
noch ein Fadenpilz der Gattung Scopulariopsis, 4mal ein Pilz von der Gattung
Spicaria nachgewiesen. WEILL und GAUDIN konstatierten die ,,*Gutartigkeit*"
dieser Pilze, die 10—30 Jahre in den Großzehennägeln lolalisiert leben, ohne
andere Nägel oder gar die Hände zu befallen (zweifellos weil an den Händen
ihre Lebensbedürfnisse nicht vorhanden sind).

SARTORY fand bei 8 Kranken mit ,,Onychomycosis" einen Schimmelpilz
der Gattung Scopulariopsis, den er von dem Pilz BRUMPTs und LANGERONs
Penicillium sive Scopulariopsis brevicaulis getrennt zu wissen wünscht. Die
Einzelheiten über morphologisches und biologisches Verhalten (Fruktifikations-
organ usw.) werden genau beschrieben. Der Beweis der Pathogenität fehlt,
Übertragungen auf Tiere wurden vergeblich versucht. In ihrer letzten Arbeit 1925
suchen A. und R. SARTORY eine ätiologische Beziehung zwischen der Onychogryphosis und den Befunden von Scopulariopsis, Penicillium und Aspergillus
herzustellen.

Hefepilzerkrankungen.

Oidium albicans. Soorerkrankung.

Erst in neuester Zeit hat man den Soorpilz auch in den Nägeln nachgewiesen.
Fraglich ist seine botanische Stellung den Hefen gegenüber, da nach GUGGEN-
HEIM junge Kulturen *ohne*, ältere *mit* Fäden wachsen. Fraglich ist auch die pathogene Bedeutung, da FREI den Soorpilz für saprophytisch, GUGGENHEIM für
pathogen hält. Es kann hier nur das Tatsachenmaterial zusammengestellt werden.

J. Christinson und Frederik W. Schuh haben Fälle publiziert, in denen allerschwerste Soorinfektionen nicht nur den Mund, sondern auch die tiefen Respirationsorgane (Lunge), sowie die Haut befielen. Es kam auch zu Infektionen der Fingerhaut und der Nägel. In diesen chronisch verlaufenden Fällen führte das Grundleiden (natürlich nicht der Soor) bei einem Kinde den Tod herbei. Die Anwesenheit der Soorpilze wurde festgestellt, ihre Pathogenität aber gar nicht erörtert.

Forbes fand bei einem $3^1/_2$ Jahre alten Mädchen an der Zunge Soor und an den Fingern eine seit $2^1/_2$ Jahren bestehende Affektion, die klinisch an Trichophytie erinnerte. Bakteriologisch wurde Oidium albicans und Trichophyton ectothrix nachgewiesen. Pellier schildert eine seit 25 Jahren bestehende Zehennagelaffektion (Hyperkeratose, Verfärbungen, Trübung), die zu Abfall der Nägel führte; in den Nägeln war ein Soorpilz von Suillenin gefunden worden.

Frei fand bei einer 35 jährigen, an mittelschwerer Salvarsan-Quecksilber-Dermatitis leidenden Patientin etwa 4 Monate nach dem Ausbruch der Toxikodermie grünlich weißliche Verfärbung beider Kleinfingernägel in der Gegend der Lunula, daneben Rötung, Schwellung, Druck, Schmerzhaftigkeit der Nagelwälle. Ähnlich erkrankten rechte I. und linke IV., bald darauf linke III. und IV. Zehe. Bereits vor dieser zweifellos auf Eiterinfektion beruhenden Erkrankung waren alle Nägel stark längsgerifft und quergefurcht, verdickt und bräunlich gefärbt gewesen; die Oberfläche schilferte ab, unter dem freien Rand fanden sich hyperkeratotische Massen. Die erkrankten Nägel wurden entfernt, im subungualen Eiter fanden sich Hefezellen, die sich leicht kultivieren ließen, Mycelfäden und noch andere Bacillenarten. Hefezellen fanden sich auch in den Borken der Kopfhaut. Die Nägel wurden nach $^1/_4$ bis $^1/_2$ Jahr wieder völlig normal. Frei hat durch sehr exakte Kultivierung der Hefe festgestellt, daß es sich um Soor handelt. Mühevolle, mikroskopische, kulturelle und tierexperimentelle und serologische Versuche stellten fest, daß die Soorpilze nur als Saprophyten sich in den krankhaft veränderten Nägeln angesiedelt hatten. Ausgangspunkt war wahrscheinlich die der Kopfhaut aufgelagerte Epidermismasse gewesen. Frei fand Soorpilze als Saprophyten auch bei anderen Dermatosen.

Eine gegenteilige Ansicht vertritt Guggenheim:

Eine 50 jährige Hausfrau hatte früher keine nennenswerte Krankheit durchgemacht. Anfangs 1914 Nagelveränderungen am rechten Daumenrande, die sich im Laufe der letzten Jahre auf alle Nägel beider Hände erstreckten. Das Nagelbett des rechten Fingers eiterte vor sechs Jahren; der betreffende Nagel wurde operativ entfernt, es bildete sich aber ein neuer, der dieselben Veränderungen zeigte wie der alte. — Allgemeinstatus: o. B. — Lokalisation: Alle Nägel der Hände weisen ziemlich starke Veränderungen auf. Sie haben den Glanz verloren, weisen auf ihrer Oberfläche zahlreiche Unebenheiten und Rhagaden auf. Der Rand ist unregelmäßig ausgezackt, die Wölbung verschwunden. Der Nagelwall ist verdickt. Die Nagelplatten sind unregelmäßig verdickt, etwas vom Nagelbett abgehoben, doch ist letzteres mit der Platte durch derbe, bröckelige Ausläufer verbunden. Die Nagelphalangen aller Finger sind leicht gerötet, auf Druck etwas empfindlich, leicht angeschwollen.

In den Nagelschnitzeln finden sich Mycelfäden und hefepilzartige Körperchen. Die Reinkultur ergab eine Oidiumart mit großen, gelatinevergärenden Hefezellen. Die Kultur gelang am besten auf Maltoseagar bei 37^0 (nicht auf Bierwürzeagar). Gelatine wurde verflüssigt; Traubenzucker wurde stark vergärt. In Fleischwasserbouillon wuchsen die Pilze nur auf dem Boden ohne diffuse Trübung. Ragitagar verhielt sich wie Maltoseagar. In einem Falle war Überimpfung von Reinkulturen auf Krallen von Meerschweinchen erfolgreich. Es entstanden Einkerbungen und Risse in den Krallen. Mikroskopische Schnitte zeigten keine Hefepilze, wohl aber gelang es die ursprünglichen Kulturen wieder aus Teilen der Krallenerkrankung zu züchten. Einspritzungen intravenös und intraperitoneal hatten den Tod der Tiere unter Absceßbildung mit Hefezellen zur Folge. Pirquetreaktion mit Oidiomycin, dem Preßsaft der Kulturen von abgetöteten Oidiomyceten, ergab keine Reaktion bei der Patientin, trotzdem die Nagelkrankheit 10 Jahre bestand. Guggenheim schließt aus der erfolgreichen Impfung der Versuchstiere im Gegensatz zu Frei auf die Pathogenität des Oidium. Engelhardt und Brackertz fanden im Eiter einer mit Pustelbildung einhergehenden erythemato-squamösen Erkrankung der

Hohlhände und der Nägel (Eiter in den Falzen) etwas Oidium. Die Soorpilze vergoren nicht Zucker, waren für die üblichen Laboratoriumtiere nicht
pathogen.

Fragliche Soorparonychie.

KUMER hat auf Grund der Beobachtung von 12 Fällen eine chronische
Paronychie von deren Sammelbegriff Paronychie abtrennen wollen. Es handelt
sich um eine entzündliche Schwellung der Nagelwälle mit gelegentlicher geringer
Eiterabsonderung aus den Falzen. Bei subakuten und chronischen Fällen
kommt es zu sekundären Veränderungen der Nagelplatte (Rauhigkeiten, Quer-
risse, Grübchenbildung, partielle Abhebungen usw.). Tiefgehende Eiterungen
und Übergreifen des Prozesses auf Sehnen usw. kommen nicht vor. Nacheinander
erkranken mehrere Finger. Die Affektion wurde nur bei Frauen beobachtet.
Klinisch gleicht diese Paronychie mehr dem akuten Ekzem als dem Panaritium sensu strictiori. In einem Falle wurden in Nagelabschnitten Pilzfäden
gefunden, die dem Soor bzw. einen dem Soor nahestehenden Pilz glichen. Einmal wurde gleichzeitig interdigitale Soormykose festgestellt. Kulturell konnte
in allen Fällen dieser Mikroorganismus nachgewiesen werden (*neben* Eitererregern).
Die Tierversuche ergaben Tierpathogenität der Pilze, Übertragungen auf den
Menschen mißlangen ebenso wie der mikroskopische Nachweis in 11 Fällen.
Anderseits wurde auch in gesunden Nägeln Soor nachgewiesen. Demnach dürfte
wohl auch in KUMERS Fällen der fragliche Pilz nur ein Saprophyt gewesen sein.

JESSNER und KLEINER wiesen in der Tat nach, daß $60^0/_0$ der Menschen
in den Nagelfalzen, Nagelplatten und Nagelbetten saprophytische Hefe- und
Soorpilze haben, ohne daß von Nagelerkrankung die Rede sein kann. Auch
A. ALEXANDER fand in $20^0/_0$ aller untersuchten nagelgesunden Menschen
Soorpilze als Saprophyten. Übertragungen auf Menschen rufen nur Inter-
digitalmykosen hervor. DESCHWANDER lehnt die Pathogenität der Soorpilze
bei Paronychien ab.

Endomyceteninfektion.

LOMBARDO fand bei einem 7 jährigen Knaben und einem 19 Tage alten Säugling neben erythemato-vesiculo-squamösen, circinären Hauteffloreszenzen Soor-
erscheinungen des Mundes und Onychomycosis. In den Schuppen, in der Mundschleimhaut, in den Nagelschnitzeln, in den Faeces konnten mikroskopisch
und kulturell Endomyceten nachgewiesen werden, die den Saccharomyceten,
Oidien, Blastomyceten, Hefen nahestanden. (Über Erkrankung durch M o -
n i l i a   o n y c h o p h i l a vgl. Nachtrag.)

Blastomykosen, Hefepilzerkrankungen.

Aus dem großen Gebiet der Hautblastomykosen, das uns vor allem durch
die großen Arbeiten BUSCHKES erschlossen worden ist, sollen hier nur die Beobachtungen über Erkrankungen der Nägel zu einem einheitlichen Bilde zusammen-
gefügt werden. Auf die Kritik [1]) der einzelnen Fälle, auf die experimentelle
Forschung und Histologie kann nur insoweit eingegangen werden, als das Nagelorgan in Frage kommt. Bei der exponierten Lage der Nägel ist freilich zu be-
denken, daß in jedem Falle entschieden werden muß, ob die gefundenen Hefepilze ein ätiologischer Faktor oder Nosoparasiten im Sinne LIEBREICHs sind.
Ich selbst habe 1888 eine sicher nicht pathogene Pilzart, das Fusisporium

---

[1]) Ganz besonders schwierig ist die Abgrenzung der Blastomykosen gegenüber den
Oidiomykosen. GUGGENHEIM will einzelne als Blastomykosen aufgefaßte Fälle den Oidiomykosen zuzählen, weil junge Kulturen des Soorpilzes zwar keine Hyphen zeigen, wohl aber
6—8 Wochen alte.

moschatum in Reinkulturen züchten und unter gewissen Bedingungen für Tiere pathogen werden sehen. Es sind deshalb auch die Tierexperimente, die gerade über die Nagelblastomykose gemacht sind, nicht ohne Kritik anzuerkennen.

Ich habe jahrelang einen Berliner Anwalt behandelt, der an einer Trichophytie des Körpers und der Nägel litt. Absolut typischer Nachweis der Trichophyten, z. B. lange Hyphen- und Mycelbildung. In den Kulturen wuchs nur eine Hefeart, die mikroskopisch sicher nicht vorhanden war.

Die Blastomykosen der Nägel befallen meist Personen jugendlichen Alters (35 Jahr, ältester Patient). Ansteckungen von Mensch zu Mensch scheinen vorzukommen. Ein 35jähriger Lehrer (Fall SELENEW) hatte einem Kinde die kranken Nägel abgeschabt; BOURGEOIS sah bei zwei im gleichen Haushalte lebenden Personen, die einen Diabetiker gepflegt hatten, die Nagelerkrankung. KINGERY und THIENNES beschrieben die Paronychia blastomycetica zudem als Gewerbekrankheit, die bei $^2/_3$ aller Arbeiterinnen in Zuckerfrüchtenkonservenfabriken in manchen Gegenden des Nordwestens der Vereinigten Staaten von Nordamerika einige Jahre lang beobachtet wurden. In dieser Beobachtung aber kamen Ansteckungen auch auf außerhalb der Fabrik beschäftigte Personen vor.

Das klinische Bild der Erkrankung ist ungemein wechselnd. Während KINGERY-THIENNES und HICKS von entzündlichen Erkrankungen der Nagelwälle (Perionychie, Paronychie) sprechen, betonen BOURGEOIS und EMMA DUBENDORFER die Gelbfärbung der Nagelplatten bzw. die Bildung gelber Stippchen unter den Nägeln. In SELENEWs Fall waren die Nägel zerfallen, verdickt, teilweise mangelhaft verhornt; bei der Regeneration wuchsen gelblich-schwärzliche Platten nach. Auch bei A. JAUBERTs und BOYs Kranken waren die Nagelplatten uneben und brüchig; sie entleerten bei Druck Eiter (ebenso bei dem Kranken SELENEWs an einzelnen Fingern). GASTONs und LOISELETs 17jähriger Patient zeigte die stärksten Veränderungen in Form von Zermürbung und Zerbröckelung der Nagelplatten in der Gegend der Lunula. Teilweise sind die Nagelveränderungen von Eiterungen der Nagelwälle begleitet; je nach der Eigenart des Verlaufes treten Schmerzen auf, die natürlich bei akuten Prozessen am stärksten sind. Zweifellos spielen hier Mischinfektionen eine große Rolle. In den Fällen von KINGERY-THIENNES kam es gleichzeitig zur Erkrankung (pustulöser Dermatitis) der Interdigitalfalten (Schwimmhaut).

Gleich verschieden ist auch der Krankheitsverlauf. Die Affektion kann sehr schnell ablaufen (KINGERY-THIENNES) und kann 20 Jahre bestehen (2. Fall GASTON-LOISLETs). Auch HICKS betont den ganz verschiedenen Verlauf der einzelnen Fälle: spontane Heilung, Heilung und Rezidive, jeder Behandlung trotzende Prozesse (E. DUBENDORFER, nach 2 Jahren keine Besserung). Die Affektion hat nichts Typisches, die Diagnose wird deshalb mikroskopisch-bakteriologisch zu stellen sein, es sei denn, daß gehäuftes Vorkommen von Nagelerkrankungen bei Personen, die mit Hefen oder vergärenden Substanzen berufsmäßig zu tun haben, dem Untersucher auffällt.

Die Hefezellen wurden bei der Untersuchung der Nagelabschnitte und Feilspäne, im subungualen Gewebe, im spontan entleerten Eiter, im Eiter, der nach längerer Kataplasmierung gewonnen war, gefunden. Die Autoren fanden teilweise Reinkulturen, von gut färbbaren Hefezellen, teils neben den eigentlichen Hefezellen, Streptokokken, Staphylokokken, Sarcine, Torula (GASTON-LOISLET).

Recht schwierig ist es, aus den widersprechenden Arbeiten ein Bild der Biologie aller der bei den Nagelerkrankungen gefundenen Hefen zu zeichnen. Meist konnten die Autoren den Hefepilz nicht genau rubrizieren. E. DUBENDORFER bezeichnet ihn als *Monilia* Varietät LINK, SELENEW glaubt, eine neue kalkproduzierende Art *Saccharomyces lithogenes* gefunden zu haben. Die Kulturen vergären wohl stets Zucker, wachsen auch auf allen zuckerhaltigen Nährböden, Maltoseagar, Rabitagar, 2% Glykosebouillon gut, aber auch auf Glyceringelatine (JAUBERT und GOY); Gelatine wird nicht verflüssigt. Bestes Wachstum bei 28% C, sie bilden Säure, aber kein Gas. E. DUBENDORFER betont, daß das Wachstum auf anderen Nährböden langsam vor sich geht. Sporen (?) sollen sich oberflächlich, Mycelien in der Tiefe bilden (vgl. Oidiomykose).

Übertragungen auf Tiere gelingen meistens (DUBENDORFER, KINGERY-THIENNES, JAUBERT-GOY). Intravenöse Einspritzungen der Kulturen wirkten tödlich; Hefezellen wurden in den inneren Organen nachgewiesen. Intradermale und subcutane Einbringung ruft Hautknoten hervor, in denen die Hefepilze nachweisbar sind. Auch die Selbstimpfung mit Reinkulturen ist KINGERY-THIENNES gelungen.

Ein Teil der Fälle heilt spontan, ein anderer Teil gar nicht. JAUBERT und GOY stellten einen Hefevaccin her, der in 1 ccm 300 Millionen Hefezellen enthielt. Nach Einspritzung von 0,25 ccm entstand eine Herdreaktion (vgl. Oidiomykose GUGGENHEIM). Einspritzung von 1,5 ccm alle 2 Tage brachte die vorher vergeblich angestrebte Heilung. Die medikamentöse Behandlung dürfte die der Onychomycosis trichophytina (vgl. S. 182) sein.

Hauterkrankungen durch tierische Parasiten [1].

Scabies.

Meiner Erfahrung nach gehören Nagelerkrankungen bei der gewöhnlichen Krätze zu den größten Seltenheiten. Trotzdem ich in der Krankenabteilung der Charité und in eigener privater und poliklinischer Tätigkeit eine sehr große Anzahl von Scabiösen gesehen habe, ist mir kein Fall von Nagelaffektion erinnerlich. Auch in der Moulagen-Sammlung des Hôpital St. Louis ist keine scabiöse Nagelveränderung vertreten. Ich kann daher SHOEMAKER nicht beistimmen, wenn er gelegentlich erklärt, der Acarus scabiei könne ohne weiteres in den Nagel eindringen.

Postscabiöse sekundäre Nagelveränderungen kommen natürlich vor.

Als erstes Beispiel möchte ich die eigenartige Schwellung und Verdickung des hinteren Nagelwalles ansehen, die ich bei einem mir von Herrn Prof. Dr. E. LESSER zugesandten 9 jährigen Mädchen an den II., III., IV. linken Fingernägeln beobachtete. Im Verlaufe der Scabies waren auf der Hand des Kindes Blasen entstanden. Die Hand schwoll heftig an, insbesondere waren Handrücken und erste und zweite Phalanx befallen. Es hat aber wohl eine sekundäre Infektion vorgelegen. Wahrscheinlich ist es infolge derselben zu einer serösen Transsudation des Bindegewebes des hinteren Nagelwalles gekommen. Der infolge der Entzündung behinderte Blutrückfluß bewirkte ferner eine Erweiterung der Venen des Nagelbettes, was wiederum die Schwellung des hinteren Nagelwalls steigerte. Diese ursprünglich akuten Prozesse sind, wie das häufig geschieht, durch entzündliche Neubildung von Bindegewebe chronisch geworden und haben die Verdickung des hinteren Nagelwalls veranlaßt. Daß gerade dieser Teil besonders affiziert ist, erklärt sich leicht aus seinem relativen Reichtum an lockerem Bindegewebe. Das viel fester gebaute Bindegewebe des Nagelbettes unterlag diesen Einflüssen nicht.

Unguale Veränderungen finden sich eigentlich nur bei der *Scabies norwegica seu crustosa*. Infolge jahrelangen Bestandes der Erkrankung bei Koinzidenz individueller Disposition (z. B. bei Leprösen nach BOECK) und äußeren Umständen (Ärztemangel, große Vernachlässigung) kommt es zur Bildung von gewaltigen Milbenbauten, die völlig an manchen Formen der Tierkrätze (vgl. HELLER: Vergleichende Pathologie der Haut) erinnern. Die Nägel werden schließlich durch Einwanderung der Milben in Mitleidenschaft gezogen.

---

[1] Tropische Formen vgl. Kapitel Tropenkrankheiten.

Ein im Besitz der Wiener Klinik befindlicher Fingernagel von Borkenkrätze enthält in unregelmäßigen Höhlungen Milbenreste in reicher Menge. BAM- BERGER sah bei einer 37 jährigen Taglöhnerin, die seit 5 Jahren an Scabies crustosa litt, an der Volarfläche der Handgelenke und an der Dorsalseite der meisten Finger, besonders an den Gelenken der ersten und zweiten Phalanx teils flache, teils konische Schuppengrinde, die eine Dicke von 3—4 Linien er- reichten. Die übrige Haut der Finger war geschwollen, gerötet und verdickt, schmutzig-grau gefärbt und fast klauenartig gekrümmt. Die Nägel der Zehen waren außerordentlich verdickt, zum Teil dunkel gefärbt und klauenförmig.

GRUB beobachtete bei einem 8 jährigen als Viehhirte in einem abgelegenen Tal be- schäftigten Knaben eine Verdickung und unregelmäßige Querfurchenbildung der Finger- nägel, die, lange Zeit für Psoriasis gehalten, sich schließlich als Sarcopteserkrankung erwies. Ein Fall BERGHs mag die Einzelheiten des Krankheitsbildes wiedergeben.

Der 24 jährige Ackerbauer will seit seinem achten Jahre an der *Scabies* leiden, nach seiner (wohl irrtümlichen) Angabe soll die Krankheit an den Nägeln begonnen haben. Letztere wuchsen zu völligen Krallen aus, mußten alle 14 Tage geschnitten werden, eine Prozedur, die zuweilen Blutungen hervorrief. Patient gab an, stets $^1/_4$ Zoll Nagel fortgenommen zu haben. Der Körper war mit Scabiesborken bedeckt. Fingernägel: linker II. und III. gesund, linker IV. verdickt und an der Ulnarseite aus dem Falz gelöst (beginnende Scabies- erkrankung). Linker I. und V. und alle Fingernägel der rechten Hand sind gleichförmig in durch Abschneiden abgestumpfte Klauen verwandelt. Sie erheben sich von ihrer Grund- fläche, die mehr als normal vertieft ist und etwas mehr als gewöhnlich lang und nach schräg vorwärts gestreckt ist. Die Nagelwälle sind gerötet und mit Schorfen und Schuppen be- deckt. Da, wo die Nagelklaue sich erhebt, gehen die Schuppen der Nagelwälle in die Schuppen des Klauenmantels über. Die Nägel sind fast alle gleich hoch, auch gleich dick, nur in der Mitte eingeschnürt. Der Querdurchmesser schwankt: 16 mm linker I., 14 mm rechte Großzehe, übrige Finger 11—12 mm, ihre Höhe 25—38 mm (rechter II.). Die Färbung ist gelblich-weiß. Die Haut der Nagelwälle, Fingerbeeren und seitlicher Fingerpartien zeigten die gewöhnlichen Scabiesveränderungen. Die Zehennägel waren ähnlich deformiert. Höhe 23—26 mm, Durchmesser 12—15 mm. Selbstverständlich waren die Formen durch Schuhdruckveränderungen mehr plump. Pathologisch-anatomisch war das Nagelbett deut- lich hypertrophisch, nach der Mitte zu kegelförmig; dementsprechend war auch die Unter- seite der abgelösten Nägel formiert. Durchschnitte zeigten eine durch die ganze Höhe sich erstreckende Achsenpartie, die an der Schnittfläche durch ihre asbestartig weißliche, hier und da grünlich-gelbe oder rötliche Beschaffenheit gegen die gelbliche Rindenmasse abstach.

Auch in neuester Zeit ist die Krankheit selbst in ärztereichen Ländern nicht völlig verschwunden. DUBREUILH stellte am 10. 1. 1924 in der dermatologischen Gesellschaft in Paris einen Fall vor, in dem die Nagelplatten von starken hyperkeratotischen Wucherungen der Nagelwälle umgeben und überragt waren. Die subunguale Wucherung hatte die Platten so gehoben, daß letztere nur noch in der Mitte fest waren. Die Nagelplatte selbst war nicht wesentlich alteriert. Ähnlich war in dem sehr ausgesprochenen Fall DE AMICIS von Scabies norwegica (13 jähriges Mädchen aus Neapel) zwar auf den Nagelwällen ein ganzes Wabenwerk aufgeführt; die Nagelplatten waren aber normal, nur sehr lang und klauenartig gewachsen.

Plica polonica.

Wenn auch heute der Weichselzopf als Krankheit sui generis nicht mehr in Frage kommt, und wenn es auch a priori schon verständlich ist, daß unter den unhygienischen Verhältnissen, die die Entstehung der Plica polonica zu- lassen, Nagelveränderungen analoger Art vorkommen, so sind doch die An- gaben über Nagelveränderungen bei der Plica polonica wenigstens von histo- rischem Interesse.

DE LA FONTAINE, in seinen chirurgisch-medizinischen Abhandlungen verschiedenen Inhalts, Polen betreffend, Breslau 1792, sagt Seite 10: „Der Krankheitsstoff des Weichsel- zopfes geht nicht nur auf die Haare über, sondern setzt sich auch in den Nägeln der Hände und Füße, hauptsächlich bei denen, denen die Haare fehlen, fest. Zuweilen geschieht diese kritische Absetzung auf die Nägel beider Hände und Füße, manchmal aber nur auf die einzelnen Nägel, die selbst dann größer, höckeriger, dicker, ungestalteter, mißfarbiger, horn- artiger, aber keineswegs schwarz werden." Man unterscheidet verschiedene Formen der Plica polonica: 1. männlicher Weichselzopf = alle Haare sind eine einzige wirre Masse; 2. weiblicher Weichselzopf = alle Haare sind zu mehreren Strähnen zusammengeklebt.

Man spricht auch von Tochterformen. Bei manchen Formen der Erkrankung sollen die Nägel länger und schmerzhafter werden, es sollen krampfartige Zustände (?) in den Nägeln eintreten, erst nachdem der Weichselzopf auf dem Kopfe sich zu bilden begonnen hat, lassen die Symptome in den Nägeln nach. Therapeutisch ist außer internen Mitteln eine Einreibung mit Cantharidenessenz empfehlenswert. Die Heilung erfolgt erst nach 5—8 Monaten, es wachsen dann neue gesunde Nägel nach. Im höheren Alter hört das Nachwachsen gesunder Nägel auf; „wirft die Krankheit sich auf die Wurzel der Nägel, so ist das Nachwachsen gesunder Nägel sehr selten." Das Abschneiden der Nägel darf nicht auf einmal erfolgen; man darf erst die kranken Nägel abschneiden, wenn junge gesunde nachwachsen. Eine Abbildung im RAYERschen Atlas von „Onyxis trichomateux" entspricht völlig dem Bilde der Onychomycosis trichophytina. Sie ist sehr vorsichtig zu beurteilen.

Myiasis.

Insekten, wahrscheinlich *Fliegenlarven* beobachtete C. J. SAILLANT in Geschwüren, die an den Wurzeln der Nägel einer an einer ganz „*komplizierten*" Krankheit leidenden Frau entstanden waren. Es gelang weder Heilung der Geschwüre herbeizuführen, noch die Insekten aus den Wunden der Kranken zu vertreiben (vgl. Kapitel: Tropenkrankheiten).

Es folgt hier die *Elephantiasis*, weil wenigstens die tropische Form der Erkrankung auf tierischen Parasiten beruht.

Elephantiasis.

Unter Elephantiasis ist eine regionäre, cutane Hypertrophie zu verstehen, die ganz verschiedene Ursachen haben kann. Prädilektionsstellen sind die Unterextremitäten ($95^0/_0$ der Fälle), selten die Oberextremitäten. Außer den erworbenen Lymphgefäßentzündungen, Venektasien, Filariainfektionen kennt man auch kongenitale. Von der wahren Elephantiasis sind die nichtelephantiastischen Hypertrophien (Pseudoelephantiasis) zu trennen.

Positive Nagelbefunde sind selten. ESMARCH und KULENKAMP bemerken in ihrem berühmten Werke über die Elephantiasis, daß die Nägel der Füße manchmal dick und rissig sind. NOBL (Der variköse Symptomenkomplex) schildert gelegentlich einmal starke onychogryphotische Veränderungen bei Elephantiasis nach varikösen Stauungen. Im Kapitel Onychogryphosis ist eingehend (S. 92) das Vorkommen der echten Onychogryphosis bei der Varicenbildung besprochen.

ANCEL zitiert einen Fall RAYERs: Bei einem 9 jährigen Kinde war es zu beträchtlicher Schwellung der Finger gekommen. Die zum Ersatz der ausgefallenen nachgewachsenen Nägel waren in weiche, eine Biegung gestattende Hornlamellen verwandelt. Bei starker Bindegewebswucherung der Füße gingen die Nagelglieder fast völlig in der elephantiastischen Masse auf.

BUSCHKE stellte der Berliner dermatologischen Gesellschaft einen Patienten mit einer auf die Finger der rechten Hand beschränkten Verdickung der Weichteile vor. Akromegalie oder Riesenwuchs war auszuschließen. Die Nägel waren entsprechend der Vergrößerung des Nagelbettes gegenüber der linken Hand um einige Millimeter vergrößert. BERNDT schildert in KAUSCHs Memorabilien 1819 drei an Elephantiasis leidende Kranke und erwähnt Nagelaffektion. Es dürfte sich um Lepra (Elephantiasis Graecorum) gehandelt haben. (Ansteckung durch Angehörige der Armee Napoleons.)

Das Nagelekzem.

Das Nagelekzem ist eine der relativen Seltenheit der Nagelerkrankung gegenüber so häufige Erkrankung, daß es mir möglich ist, gestützt auf ein sehr reiches *eigenes* Beobachtungsmaterial, bei der Darstellung des klinischen Bildes Literaturmitteilungen nur in sehr beschränktem Maße heranzuziehen. Man wolle also aus der Spärlichkeit der Zitate keinen falschen Schluß ziehen. Die Literatur ist überreich an Schilderungen dieser Erkrankung.

Begriffbestimmung.

Nachdem es jahrzehntelang schien, als würde der Begriff Ekzem allmählich durch Absplitterung vieler spezieller Arten völlig zerfallen, hat sich auf der Münchener Tagung der Deutschen dermatologischen Gesellschaft das anerkennenswerte Streben gezeigt, das gemeinsame Band aller Ekzemarten hervorzuheben und zu verstärken. Hier kann es nur darauf ankommen die Begriffsbestimmung darzulegen, die es gestattet, das wechselvolle Bild des Nagelekzems mit einem zusammenfassenden Rahmen zu versehen. Ich stelle mich für die praktische Onychopathologie auf den Standpunkt, daß ich dem Ekzem zuzähle alle Nagelerkrankungen, die in ihrem *klinischen* Verlaufe dem Bilde des Nagelekzems ungefähr entsprechen. Eine exakte Diagnose kann häufig nur gestellt werden, wenn Veränderungen des Krankheitsprozesses (z. B. akute Schübe) dem Normaltypus entsprechen oder wenn ein charakteristisches Ekzem anderer Hautstellen der Wahrscheinlichkeitsdiagnose Nagelekzem gewichtige Stützen geben. Grundsätzlich und rücksichtslos trenne ich vom Ekzem all die Zustände ab, die ätiologisch eine ausreichende Aufklärung finden. Der Nachweis von Krankheitserregern (z. B. Paronychien durch Tuberkelbacillen oder pathogene Hefen), die Abhängigkeit von übergeordneten Störungen im Zentralnervenorgan, im peripherischen oder sympathischen Nervensystem, der kausale Zusammenhang mit Erkrankungen endokriner Drüsen oder des Stoffwechsels, veranlaßt mich, die Nagelaffektion trotz klinischer Ähnlichkeit aus der Gruppe „Ekzem" herauszunehmen. Freilich muß hier der Zusammenhang wirklich *nachgewiesen* sein, was durch genaue Erhebung der Anamnese, Beobachtung des Verlaufs, wiederholtes Zusammentreffen von Verschlimmerung des Allgemeinbefindens und der Nagelerkrankung geschehen kann. Bei meinen systematischen Untersuchungen der Krankenhauspatienten konnte ich oft das unabhängige Nebeneinander der Grundkrankheit und Nagelerkrankung feststellen. Nichtsdestoweniger rate ich, den Begriff des Nagelekzems weiter zu fassen, als es gewöhnlich geschieht und dafür den Begriff trophische Nagelstörung nur da anzuwenden, wo Ursache besteht, an eine Erkrankung trophischer Nerven oder trophischer Zentren zu denken. Da, wie später gezeigt werden wird, das Nagelekzem mit einer Bildung fehlerhaft ernährter Zellen einhergeht, so ist es natürlich eine trophische Störung. Man stellt aber diesen Begriff besser für die oben umschriebenen Krankheitsgruppen zurück.

Zweckmäßig erscheint mir die von KREIBICH gegebene allgemeine Erklärung des Begriffes Ekzem auch für die Nägel. Ekzem ist ein durch Reizung sensibler Epidermisnerven entstandener, meist punktförmiger, entzündlicher, einfacher oder mehrfacher Reflex. Die Reizung kann exogen durch chemische, thermische, aktinische, bakterielle Noxen usw. geschehen, und innerlich durch Gifte (Arzneien), Bakterienprodukte, Autotoxine usw. erfolgen. Die Höhe des Reflexes wird von der Eigenart des Körpers (Konstitution, Individualität) abhängen (Ekzembereitschaft). Von der Größe des Reizes und von der Reaktionskraft des Organismus wird der Verlauf (akut, subakut, chronisch) der Affektion abhängen. Die von KREIBICH gemachte Teilung der Ekzeme in 2 Grundformen: 1. Neurodermitis eczematosa (exsudativer Scheuerungseffekt, Ekzem im engeren Sinne) und 2. Dermatitis eczematosa kann für das Hautorgan wohl anerkannt werden, nützt aber beim Nagelorgan wenig, weil hier die durch das Jucken hervorgerufenen Kratzeffekte keine wesentliche Rolle spielen. Beim Nagelekzem ist die größere oder geringere Intensität des Prozesses, der anatomische Sitz der

Erkrankung, die Reaktionsart des Organismus auf die pathogenen und heilungs-
fördernden Einflüsse von klinisch gestaltender und prognostisch entscheidender
Bedeutung.

Häufigkeit des Nagelekzems.

WHITE fand unter 485 Nagelkranken 107 reine Ekzeme, 62 Gewerbeekzeme
(professionale Dermatitis). Von diesen 169 Kranken waren 69 Männer, 96 Frauen,
2 Kinder unter 10 Jahren. Unter 20 Jahre waren 5, über 70 waren 8. Ich
selbst habe leider keine Aufzeichnungen aller Patienten mit Nagelveränderungen,
die verwertbar wären, da ich die außerordentlich häufige Nagelaffektion bei
fortgeleiteten Ekzemen nicht immer notiert habe. Von etwa 200 mir wichtig
erscheinenden Nagelerkrankungen, die ich genau beschrieben und skizziert
habe, tragen aber 59 die Diagnose „Ekzem". Fehlen auch exakte Zahlen, so
darf ich doch als Eindruck einer 30jährigen Beschäftigung mit der Onychopathologie anführen, daß bei langdauernden Ekzemen der Hände Fortschreiten
des Prozesses auf die Nägel außerordentlich häufig, fast sogar Regel ist.

Ätiologie.

Die Ätiologie des Nagelekzems ist natürlich die des Ekzems überhaupt.
Um den Begriff der anormalen Konstitution, die sich in der Ekzembereitschaft
äußert, kommen wir nicht herum. Diese Disposition ist besonders von älteren
französischen und englischen Autoren betont worden (Herpetismus, Arthritismus,
goutty subjekt). Exakte Stoffwechseluntersuchungen, die bereits G. LEWIN
in beträchtlichem Maße anstellen ließ, sie aber nie wegen der Ergebnislosigkeit
veröffentlichte, haben auch heute noch wenig Verwertbares ergeben. Insbesondere ist die Bedeutung des Ka-, Na- und Ca-Stoffwechsels noch nicht
geklärt. Exakte Versuche, die man in Frankreich an ekzematösen Hunden
gemacht hat, ergaben ein völlig negatives Resultat.

Es liegt nun sehr nahe, allgemeine Störungen des Organismus als spezielle
Ursache des Nagelekzems heranzuziehen. Das Tatsachenmaterial sei gegeben.

Schwangerschaft hat sicher *keine* Bedeutung. Einige Beziehungen zur Psoriasis
und zur Impetigo herpetiformis sind in den entsprechenden Kapiteln, S. 219
und 234, angegeben. Auch die *Menstruation* spielt keine große Rolle. Trotzdem
gerade in den letzten Jahrzehnten die Menstruations-Dermatosen genau studiert
sind (PULVERMACHER erwähnt keinen Fall in seinem Übersichtsreferat, Arch.
f. Frauenkunde, Bd. 7). Eine 30jährige, unverheiratete, sehr gebildete Dame,
sehr nervös und nervös belastet, gab an, zur Zeit der Menses stets eine Verschlechterung ihrer Nagelekzeme feststellen zu können (?). (Eigene Beobachtung.)

Würden Stoffwechselstörungen ohne weiteres ein Nagelekzem auslösen
können, so müßte ein Zusammenhang doch eigentlich oft festgestellt werden.
Querfurchen sind als Zeichen trophischer Störung beobachtet (vgl. S. 61),
nicht aber *Ekzem*. Eine gewisse Beziehung scheint der nachfolgende Fall zu
haben, der mir aber heute mehr auf eine Störung des vegetativen Nervensystems hinzudeuten scheint. Klinisch handelte es sich um ein typisches lokalisiertes Nagelekzem.

Ein in seiner beruflichen Tätigkeit überanstrengter Amtsgerichtsrat litt nach Aussagen
der ersten Magenspezialisten an einem nervösen Darmkatarrh, der jeder Therapie spottete.
Bei den diarrhoischen Anfällen wurden die Extremitäten und die Daumenspitze des Kranken
eiskalt, während er selbst subjektiv sehr unangenehmes Kältegefühl empfand. Es ist verständlich, daß die Ernährungsstörungen am intensivsten an den am meisten distalen Nagelgliedern sich bemerkbar machten. Ein langsam sich entwickelndes, die einzelnen Finger
teilweise sogar symmetrisch befallendes chronisches Nagelekzem war meines Erachtens
nach die Folge dieser Ernährungsstörung. Teleangiektasien der Nasenspitze und Schwellungen der Nasenmuscheln, von denen eine dauernde Neigung zu Schnupfenanfällen aus-

gingen, zeigten, daß auch ein anderer distaler Körperteil den trophischen Störungen ausgesetzt war. Bemerkt sei, daß auch das spezifische Gewicht des Harns des Kranken auffällig hoch (1028) war (starker Harnsäuregehalt?).

Mit großer Vorsicht müssen auch die spärlichen Angaben in der Literatur gewertet werden, in denen allgemeine Nervosität als Ursache des Nagelekzems angegeben wird. Dr. B. OPPENHEIM-Straßburg stellte mir z. B. die Krankengeschichte eines solchen „nervösen" Nagelekzematikers zur Verfügung. In den Abschnitten Einwirkung starker psychischer Einflüsse auf die Nägel, Onychomadesis und Nerven- und Geisteskrankheiten ist das Tatsachenmaterial gegeben. Nagelekzeme bei Nervenkranken (im weitesten Sinne des Wortes) sind große Seltenheiten.

Eine ganz andere Bedeutung als *endogene,* haben *exogene* Noxen. In erster Linie sind die durch gewerbliche Schädigung erzeugten Nagelekzeme zu nennen, die in einen besonderen Abschnitt (S. 373) behandelt sind[1]).

Ekzemähnliche Affektionen sind auch die durch Infektion hervorgerufenen Nagelentzündungen (vgl. S. 144). Auf die durch Manicuren erzeugten Infektionen sei besonders hingewiesen, weil sie das typische Bild eines akuten Nagelekzems hervorrufen können. Als Beispiel diene der Fall eines Kollegen:

Der Arzt polierte seine Nägel mit einem von einer ersten Firma bezogenen Mittel seit längerer Zeit. Nach dem Gebrauch eines neuen Polissoirs entwickelte sich eine eitrige Entzündung aller Nagelwälle, die häufige Incisionen erforderte. Infektionspforte waren wohl die Einrisse des Nageloberhäutchens. Lymphangitiden und Achseldrüsenschwellung begleiteten das völlig einem akuten Nagelekzem gleichende Krankheitsbild. Der Erfolg der selbstverständlichen Therapie war überraschend.

Infektionserreger können natürlich eine ganz andere Wirkung entfalten, wenn chemische äußere Schädlichkeiten den Boden vorbereitet haben.

Diese äußeren Schädlichkeiten in jedem Falle festzustellen, ist eine wichtige Aufgabe des Arztes. Es muß aber betont werden, daß ein merkwürdiger Altruismus der Nägel untereinander vorhanden ist. Besteht erst einmal ein Nagelekzem, zu dessen Entstehung exogene Schädlichkeiten mitgewirkt haben, so können auch Nägel erkranken (z. B. der Füße), die gar nicht jener Noxe ausgesetzt waren.

Klinische Vorbemerkung.

Die Signatur des Nagelekzems ist, wie UNNA sagt, die *Unregelmäßigkeit.* Die verschiedenen Formen, Entwicklungsprozesse und Stadien des ekzematösen Prozesses als solche spielen sich auch auf den Nägeln ab.

Es soll versucht werden, unter Anlehnung an die Nomenklatur des Hautekzems die Typen des Nagelekzems zu schildern. Die reinen Typen sind selten, Mischformen wiegen vor. Bei den einzelnen Kranken kann jeder Nagel einem anderen Typus entsprechen; am häufigsten ist aber doch eine gewisse Uniformität des Ekzems an allen erkrankten Nägeln. Ganz unmöglich ist es, Gesetze für die Reihenfolge der Nagelerkrankung aufzustellen; zuweilen gelingt der Nachweis, daß die am meisten einer äußeren Noxe ausgesetzten Nägel zuerst erkranken, gelegentlich fällt die völlig unerklärbare Symmetrie der Erkrankung auf; meist kann man die Reihenfolge der Erkrankung nur feststellen, nicht aber erklären.

---

[1]) Vielleicht geht man heute zu weit in der Feststellung der sog. Gewerbedermatosen. Der größte Teil gehört eben zum klinischen Bilde der Ekzeme. Es ist verständlich, daß die lange Beschäftigung mit Salmiak in der Goldwarenbranche ebenso ein Ekzem der Hände, Finger und Nägel auslöst, wie der dauernde Gebrauch von Sodalösung bei Hausangestellten. Man würde also hier nicht, wie SACHS es tut, von einer Salmiakschädigung der Nägel, sondern von einem durch äußere Reize ausgelösten, fortgeleiteten Nagelekzem zu sprechen haben.

Unerklärt bleibt auch die Tatsache, warum das Nagelekzem in einem Falle lokalisiert auftritt, lokalisiert bleibt, im anderen vom Nagel auf die übrige Haut übergeht oder von der Haut auf die Nägel fortgeleitet wird. Einige Krankheitstypen mögen diese ganz eigenartigen, allen Erklärungsversuchen spottenden Verhältnisse illustrieren.

41 jährige Frau, häufig an Ekzemen der Arme behandelt (Teer erfolgreich). Die einzelnen Ekzemschübe wurden immer weniger intensiv. 1902 plötzlich typisches Ekzem der Nägel *ohne* Beteiligung der früher so häufig erkrankten Partien.

Junge Frau, jahrelang an Eczema medianum striatum unguium behandelt und beobachtet (die Diagnose war von anderer Seite auf trophische Störung der Nägel gestellt). Plötzlich Ausbruch eines Ekzems der Haut der Finger und Hände.

20 jährige Buchhalterin leidet an Seborrhöe. Auf den Nägeln spielt sich ein subakut verlaufendes Ekzem ab, das aber so akute Schübe machte, daß eine „nicht schmerzhafte Eiterung" (ekzematöse Sekretion) entsteht. Hier wurde der ekzematöse Prozeß direkt auf die Haut der Fingerbeere weitergeleitet.

40 jähriger Fabrikbesitzer leidet seit acht Wochen an einem infiltrierenden, stark juckenden und schuppenden Ekzem des linken Daumens; gelegentlich bildeten sich kleine Exsudat entleerende Bläschen. Wesentliche Besserung auf Therapie, aber Erkrankung des Nagels, beginnend vom freien Rande (nicht etwa vom hinteren Falz) aus. Die Erkrankung war gewissermaßen am ulnaren Nagelwall nach vorn gewandert und hatte sich auf das Nagelbett der vorderen Nagelabschnitte ausgebreitet. Der mittlere Teil war ekzematös erkrankt, die Lunulapartie und der hintere Wall absolut normal. Pilze wurden trotz genauester Untersuchung nicht gefunden, Patient litt an Erythrasma; das klinische Bild veranlaßte mich trotzdem, die Diagnose Nagelmykose *nicht* zu stellen.

Alter der Kranken.

Das Nagelekzem ist eine Krankheit des mittleren Lebensalters (20—50). Ich habe nur bei ganz wenigen älteren Kranken (z. B. 60 jährige Dame) die Affektion gesehen. RAYER beschreibt sie bei einem 81 jährigen Greis.

Auffallend selten sind Nagelekzeme bei Kindern; ich habe nur 3 Fälle gesehen (1 Mädchen von 6 Jahren war der jüngste Patient). Selbstverständlich müssen alle Fälle von Nagelentzündungen, sekundäre Veränderungen, z. B. nach Scharlach usw., abgesondert werden. Bei Nagelerkrankungen der Säuglinge soll man stets an kongenitale Lues denken.

Geschlecht und Beruf.

Das Geschlecht spielt keine Rolle, Statistiken hängen von der Zusammensetzung des Krankenmaterials ab. Unter den Kranken der wohlhabenden Kreise, die zum erheblichen Teil von auswärts zu mir kamen, war ein Unterschied nicht festzustellen. Angehörige der freien Berufe, Damen der Gesellschaft bildeten eine Klientel, bei der Einwirkung äußerer Noxen ausgeschaltet werden kann. Selbstverständlich spielen auch gelegentlich exogene Faktoren eine Rolle: z. B. Gebrauch von Sodalösungen bei Gastwirten, Wirtschafterinnen, Hausfrauen; eine Dame der Gesellschaft, die während des Krieges für die Reinigung ihrer Kunstgegenstände viel Zuckersäure verwendete, führte ihre Erkrankung mit Bestimmtheit auf diese ihr ungewohnte Tätigkeit zurück. Die dauernde Berührung mit Fischlaken dürfte das Nagelekzem bei einem Fischhändler zum Ausbruch gebracht haben. Sublimatekzeme der Ärzte sind Gewerbeekzeme, über die auf S. 366 gehandelt wird.

Krankheitsanlagen als auslösendes Moment.

Die Durchsicht eines großen, genau untersuchten Materials ist wichtig, weil es die klischeeartige Erwähnung prädisponierender Allgemeinerkrankungen kritisch wertet. Das Resultat bei meiner Klientel ist ganz negativ, es kann daher von Zahlenangaben abgesehen werden. Syphilis ist in der Vorgeschichte

weniger oft erwähnt, als der allgemeinen Durchseuchung des Volkes entspricht.
Ob die Lues Bedeutung für die Nagelerkrankung hat, ist Glaubenssache, da
weder die positive Wa.R., noch der negative therapeutische Erfolg etwas beweist (Syphilonychia sicca heilt auch bei spezifischer Therapie nicht oder nicht
schneller als Ekzem), Potatorium fand ich zweimal, tuberkulöse Belastung
(Spina ventosa, scrofulöse Drüsenerkrankung) war sehr selten festzustellen,
Gicht [erbliche Belastung, HEBERDENsche Knötchen (übrigens keine Gicht)]
wurde zweimal konstatiert, allgemeine Nervosität ist ein ganz unbrauchbarer
ätiologischer Lückenbüßer. Nagelerkrankungen bei wirklichen Nervenaffektionen
gehören in die entsprechenden Kapitel, sind jedenfalls keine Ekzeme. Dabei
kann zugegeben werden, daß leichte vasomotorische Störungen (Akrocyanosen)
eine gewisse Bedeutung für die Ekzementwicklung haben können, wie ich in
einem typischen Fall (Köchin) feststellen konnte.

Auffallend gering ist auch die Zahl der hereditär belasteten oder familiär
disponierten Fälle (ich verfüge nur über zwei Beobachtungen). Wenn, wie
in einem meiner Fälle, die Mutter Psoriasis hat, würde ich jede „ekzematöse"
Nagelaffektion der Psoriasis zurechnen.

Die einzige Erkrankung, die ätiologisch wichtig ist, ist die Seborrhöe oder
besser die seborrhoische Diathese, die ich in 16% meiner Fälle sicher diagnosti-
zieren konnte. Ich werde noch einmal auf das seborrhoische Nagelekzem zurückkommen.

Akutes Nagelekzem.

Das akute Nagelekzem ist eine ziemlich typisch verlaufende Krankheit,
deren Symptome man sich leicht konstruieren kann. Es mögen einige Beispiele
den Verlauf charakterisieren.

DELIGNY beobachtete zwei Fälle, in denen ein sehr akutes Ekzem der Hand- und Fingerrücken auf die Nägel überging. Die Nagelwälle wurden rot, geschwollen, mehr als normal,
über das Hautniveau prominierend. Durch Schwellung der Nagelwurzel und des Nagelbettes verloren die Nägel teilweise ihre Konvexität. Infolge des Druckes wurde das Nagelbett schmerzhaft. Die Kranken haben die Empfindung, als trügen sie einen Kautschukring.
Schließlich litt der Glanz der Nagelplatte; sie wurde infolge der schlechten Ernährung rauh.
Nach dem Rückgang der akuten Erscheinungen erscheint der Nagel eigentümlich schwärzlich (?).

In einem von mir beobachteten Fall fiel die starke Rötung und Schwellung der Haut
des hinteren Walles bis zu den Gelenkfalten auf. In einem anderen konnte ich das Hervortreten einer serös-fibrinösen, an der Luft bald zu einer gelblichen, bröckligen Masse gerinnenden Flüssigkeit, nicht nur aus den Falzen, sondern auch aus dem Nagelwinkel beobachten.

.Das Krankheitsbild hat folgende Hauptzüge: 1. Meist Fortleitung des
stark entzündlichen Ekzems von den Fingern auf die Nägel. 2. Rötung, Schwellung, subjektive und objektive Empfindlichkeit der Nagelwälle (ein Kranker
gab an, er fühle Tiere in den entzündeten Nägeln laufen), 3. Hervorquellen
einer serös-fibrinösen, später gerinnenden Flüssigkeit aus den Falzen und dem
Nagelwinkel. 4. Färbung und Lockerung der Nagelplatte durch die Exsudation
des Nagelbettes. Die Farbentöne sind abhängig von der entzündlichen Injektion
der Gefäße des Nagelbettes und der Art der Exsudation. 5. Die Exsudation
in die Matrix bedingt die Bildung einer verändert nachwachsenden, brüchigen
und mannigfach deformierten Nagelplatte. Im allgemeinen aber ist die oft
für Eiterung gehaltene Exsudation beim akuten Nagelekzem gering; auch die
Schmerzen sind nicht mit den bei der Nagelentzündung so gefürchteten zu vergleichen. Da die einmal gebildete Nagelplatte nicht mehr wesentlich beeinflußt
wird, so beginnt der Prozeß anscheinend stets da, wo der Nagel aus dem hinteren
Falze heraustritt, d. h. an der Lunula. Ich habe z. B. bei demselben Kranken
bei zwei Rezidiven des Nagelekzems die Nagelplatte an der Lunula erkranken
gesehen. Der erste Schub trat am 16. 10. 1898, der zweite am 8. 1. 1899 auf.

Das durch die erste Erkrankung pathologisch veränderte Stück der Nagelplatte, zunächst der Lunula, war bei der zweiten bis zum freien Rande vorgerückt, während jetzt wieder die Nagelplatte an der Lunula von neuem erkrankt war. Zwischen diesen deformierten Abschnitten lag normal gebildeter Nagel, entsprechend dem ekzemlosen Intervall. Abb. 76 zeigt allerdings für eine andere Ekzemart den Beginn der Erkrankung der Nagelplatte an dem hinteren Falz. Auch bei dieser Form bilden sich kleine, zu Defekten Veranlassung gebende Erweichungsherde.

Das stärkere Hervortreten eines der geschilderten Züge beeinflußt natürlich das Krankheitsbild. Ist die Exsudation z. B. sehr stark, so kann der freie Nagelrand sich abheben. In einer Beobachtung LEVRIERs hob sich innerhalb acht Tagen der freie Rand um 1 cm. Ja, die Nägel können von dem geronnenen Exsudat gewissermaßen aus den Falzen herausgeschoben werden, auf der Exsudatmasse liegen und bald abfallen (LEVRIER). Einen solchen Fall stellte

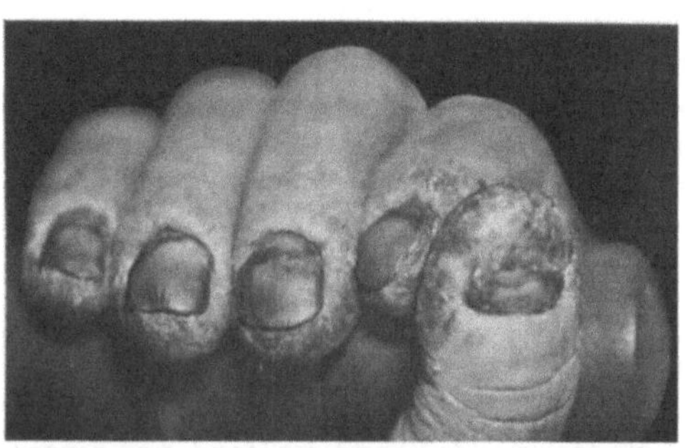

Abb. 76. Nagelekzem. Beginn am linken Nagelfalz.

BUSCHKE der Berliner dermatologischen Gesellschaft Mai 1900 vor. Die Exsudatmasse, die sich eigentümlich feucht - fettig anfühlte, hatte die Nagelplatte etwa $^3/_4$ cm hoch gehoben.

Ist die Schwellung des Nagelbettes, insbesondere seiner Übergangsstelle in die Fingerbeere stark ödematös geschwollen, so flacht sich der Nagelwinkel ab. Das Beschneiden des Nagels ist dann besonders schmerzhaft und führt leicht zu Blutungen.

Die Differentialdiagnose, besonders der Nagelentzündung gegenüber, ergibt sich aus dem Gesagten. Der Prozeß ist weit weniger stürmisch, führt nicht zu einer destruierenden und tiefer greifenden Eiterung, klingt bald ab und läßt die für Ekzem typischen Veränderungen schärfer hervortreten.

Hierher gehört wohl auch die bei Köchinnen, Wäscherinnen usw. nicht selten vorkommende Nagelerkrankung, bei der man zweifeln kann, ob man sie den Ekzemen oder den infektiösen Nagelentzündungen zurechnen soll. Unter dem Einfluß von Laugen, Seifenwasser usw., unter der Wirkung gewisser, die Epidermis der Finger angreifender Hausarbeiten entstehen Erosionen des Epithels der Nagelwälle. Diese Erosionen werden infiziert; es entwickeln sich periunguale subcutane Eiterungen; die Nagelwälle schwellen an; die Eiterung setzt sich auf die Nagelfalze und auf das Nagelbett fort, und es entstehen Nagelentzündungen, die eigentlich nur darum keine typischen Panaritien sind, weil der Prozeß relativ gutartig, oberflächlich, wenig schmerzhaft, dafür aber recht chronisch verläuft. Die infolge der Erkrankung auftretende Deformierung des Nagels entspricht ganz der nach Ekzemen zurückbleibenden; ich habe solche Fälle beobachtet. (Vgl. Kapitel Nagelentzündung.)

Vesiculo-papulöses Nagelekzem.

LEVISEUR sah bei Cheiropompholyxkranken Nagelaffektionen, die schließlich zu Ausfall der Nägel führten. Ich selbst fand bei einer Frau im Anschluß an einen Cheiropompholyx ein Ekzem der Nägel entstehen, das speziell von dem hinteren Nagelwall und der Gegend der Lunula ausging.

Diese Fälle sollen nur zeigen, daß bei akuten vesiculösen Ekzemen der Haut Nagelerkrankungen vorkommen. Es gibt aber auch noch eine gar nicht so seltene Affektion, die eine vesiculo-papulöse Herderkrankung der Nagelmatrix darstellt. Im Bereich dieser kleinsten Herde tritt eine mangelhafte Erzeugung von endgültiger Nagelsubstanz ein. Es kommt zu einer Tüpfelbildung, die sich nur durch ihre *Kleinheit* und *Unregelmäßigkeit* von den Gebilden der Psoriasis guttata unterscheidet. Auf die Seichtheit dieser Defekte, auf den allmählichen Übergang in die normale Nagelsubstanz ist differentialdiagnostisch großer Wert zu legen. Treten dann Grübchen in sehr großer Zahl auf, so erinnert das Bild der Nagelplatte etwas an den Querschnitt eines Rohrstockes. Die Oberflächlichkeit der Grübchen verhindert im allgemeinen das Durchscheinen des hyperämischen Nagelbettes; doch habe ich auch dies Phänomen gesehen.

Heilen die „Erweichungsherde" in der Nagelmatrix so schnell, wie häufig ein papulöses Ekzem heilt, so treten keine Veränderungen mehr ein; selbstverständlich bleibt aber das Produkt dieses Prozesses, die Tüpfelbildung auf der Nagelplatte noch so lange sichtbar, bis der Nagel wieder ganz neu ergänzt ist. Eine Bildung der Defekte im Nagelbett halte ich für ausgeschlossen. Prozesse, die vom Nagelbett ausgehen, können eine Zerstörung des darüber liegenden Nagelkörpers veranlassen, nie aber einen oberflächlichen Defekt mit Erhaltung einer Schicht normaler Nagelsubstanz unmittelbar auf dem Nagelbett selbst.

Die reine, sich nur in zarten Tüpfelchen darstellende Form des vesicopapulösen Ekzems ist nicht sehr häufig zu konstatieren, weil sehr bald andere ekzematöse Symptome sich hinzugesellen. Unter 60 Ekzemfällen notierte ich sie in 13%. Zuweilen (1 Fall) kann man sie am hinteren Nagelfalz auf der Lunula feststellen. Mit der Heilung schwinden sie. Findet man Tüpfel, so kann man darauf schließen, daß eine verhältnismäßig frische Affektion vorliegt. Das Nebeneinander von Tüpfeln und anderen schweren Erweichungssymptomen weist auf eine verhältnismäßig große Progredienz des Prozesses hin. In einigen Fällen konnte ich feststellen, daß bei der Heilung die Grübchenbildung endgültig schwindet. Nur die Angaben LEVISEURs seien hier noch zitiert, der neunmal diesen „État pointillé" beim Nagelekzem fand; fünfmal bestand gleichzeitig seborrhoisches Ekzem, zweimal Pruritus.

Das plaqueförmig auftretende Ekzem.

Unter dieser Bezeichnung verstehe ich ekzematös umschriebene Entzündungen, die an jeder Stelle des Nagelbettes auftreten können, und deren Umfang zunächst auf einen kleinen Bruchteil der Nagelplattengröße beschränkt bleibt. Finden sich diese Plaques in der Nähe des freien Nagelrandes, so sieht man, daß sie aus bröcklig hornigen Massen bestehen, die, soweit z. B. am distalen Ende die Möglichkeit mechanisch vorliegt, die völlig intakte Nagelplatte heben. Da die Nagelmatrix nicht beteiligt ist, wächst die Platte im übrigen normal nach. Es kann sekundär zu Erweichungen der Nagelplatte, die über den ekzematösen Plaques liegt, kommen. Der Prozeß kann durch Eindringen von reizenden Flüssigkeiten (in 2 Fällen meiner Beobachtung Sodalösung bei Gastwirt und Hausfrau) unter den freien Nagelrand und direkter Schädigung des Nagelbettes ausgelöst werden. Er kann aber auch ohne äußere Veranlassung an Stellen des Nagelbettes sich abspielen, an denen äußere Noxen nicht in Frage kommen. Bei einer Patientin fanden sich die Plaques auf 5 Nägeln in derselben Höhe, so daß man an einen gemeinsamen *endogenen* Faktor denken muß.

Ist die Bildung des ekzematösen parakeratotischen Gewebes sehr beträchtlich, so entstehen unmerkliche Übergänge zur Hyperkeratosis subungualis. (Vgl. das Kapitel.)

Eczema medianum striatum unguium.

Unter der Bezeichnung Eczema striatum medianum unguium habe ich eine Nagelerkrankung beschrieben, die durch Auftreten von verhältnismäßig tiefen ($1—1^1/_2$ mm) auf das mittlere Drittel der Nagelplatte beschränkten, einander parallel querverlaufenden Furchen, die von Dämmen normaler Nagelsubstanz voneinander getrennt sind, charakterisiert werden. Die Breite der Furchen und der sie trennenden Nagelplattenflächen dürfte $1^1/_2$ mm betragen. Bemerkenswert war das symmetrische Auftreten der Affektion an den Nägeln, vor allem an den Daumen. Äußere Schädlichkeiten spielten keine Rolle. Nervenkrankheiten wurden nicht festgestellt. In dem ersten von mir beobachteten Falle war zur Zeit der Publikation ein „Ekzem" an anderen Stellen der Haut noch nicht aufgetreten; einige Jahre später entwickelte sich ein typisches Ekzem der Haut der Finger und Hände. Seitdem habe ich diese Erkrankung wiederholt gesehen; allerdings nicht wieder in so reiner Form.

Bei einer 47 jährigen Patientin, deren Mann an Irrenparalyse gestorben war, fanden sich auf beiden Daumen die charakteristischen Depressionen; allerdings nicht ganz symmetrisch: auf rechtem I. 5, auf linkem I. 3 deutliche Furchen. Abgesehen von diesen Depressionen wurden auch andere Symptome eines lokalisierten Ekzems festgestellt.

Bei einem 26 jährigen Manne, bei dem die bekannten, ätiologisch wichtigen Schädlichkeiten auszuschließen waren, zeigten die Nägel der linken Hand ekzematöse Tüpfelung. Die Nägel rechter II., III., IV. neben der Tüpfelung deutliches Eczema striatum medianum. Auf rechtem III. waren zwei nebeneinander liegende Systeme paralleler Furchen festzustellen.

Das diffuse subakute und chronische Nagelekzem.

Um Wiederholungen zu vermeiden, muß die Vorbemerkung gemacht werden, daß die aus der Ätiologie, der Anamnese, den Begleitsymptomen sich ergebenden speziellen Arten des Ekzems ohne großen Einfluß auf den Verlauf der Nagelaffektion sind. Ob eine seborrhoische Konstitution, ob eine von Kindheit an bestehende Neigung zu nässenden Ekzemen, ob eine vom Magendarmkanal ausgehende, autotoxische Störung, ob eine im Beruf liegende Schädlichkeit mit mehr oder weniger Sicherheit als Ekzem auslösend angesehen werden müssen, läßt sich aus der Entwicklung der pathologischen Prozesse der Nägel nicht erkennen. Dagegen ist eine klare Erkenntnis der Ätiologie natürlich für die allgemeine Therapie von größtem Werte.

Die Symptome dieser ganz ungemein variablen Erkrankung sind abhängig von dem mehr oder weniger schleichenden Verlauf und von dem Grade der Beteiligung des Nagelbettes und der Nagelmatrix. Die fertige Nagelplatte spielt auch bei dieser Erkrankung nur eine passive Rolle.

Die Exsudation ist gering, um so größer aber der formative Reiz, den sie auf das Nagelbett und die Nagelmatrix ausübt. Das Nagelbett bildet unter diesem Einfluß Wulstungen, über welche die Nagelplatte in sanften Krümmungen hinzieht. Diese querverlaufenden, buckligen Erhebungen bleiben häufig noch lange Zeit nach dem Ablauf der eigentlichen pathologischen Erscheinungen. Eine normale, glänzende Nagelplatte kann in Wellenlinien demnach über diese Wulstungen fortziehen. Diese Wülste können auf dem Nagelbette kleine Randgebirge bilden. Folgt die Nagelplatte diesen Terrainverhältnissen, so entstehen auf ihr schüsselförmige Vertiefungen, die ich bei der Koilonychie genauer beschrieben habe (vgl. Abb. 49). Wird das Nagelekzem sehr chronisch, so entstehen tiefe Gruben im Nagel dadurch, daß zu den hypertrophischen, zur Wulstbildung führenden Vorgängen im Nagelbett sich atrophische gesellen (vgl. Abb. 79). Wie schwere Prozesse bei anscheinend ganz unbedeutenden Nagelekzemen in dem Nagelbett sich abspielen, zeigen meine anatomischen Untersuchungen.

Die formative Tätigkeit des Ekzemprozesses veranlaßt das Nagelbett auch zur Produktion einer pathologischen, mehr oder weniger stark ausgebildeten Hornschicht. Dieselbe besteht aus unregelmäßig und nur teilweise verhornten Zellen, enthält aber nie onychinartige Elemente. Je nach der Mächtigkeit ihrer Bildung verändert sie das Aussehen des Nagelbettes. Diese Hornschicht beeinflußt natürlich auch die eng mit ihr verbundene, unmittelbar über ihr liegende Nagelplatte. Letztere wird gehoben, verliert die Transparenz, erscheint opak und gelb. Es kann zur partiellen Ablösung der Nagelplatte, zur Onycholysis, kommen, die besonders dann deutlich wird, wenn bei der Nagelpflege die subungualen Hornmassen entfernt werden. Veränderungen der ernährenden Saftströmungen beeinflussen die Nagelplatte, sie wird spröder, trockener, brüchiger. Vielleicht gehen auf der Unterseite der Nagelplatte im Kontakt mit dem neugebildeten pathologischen Horngewebe auch gewisse, uns bisher unbekannte chemische Auflösungsprozesse vor sich. Alle diese Faktoren können

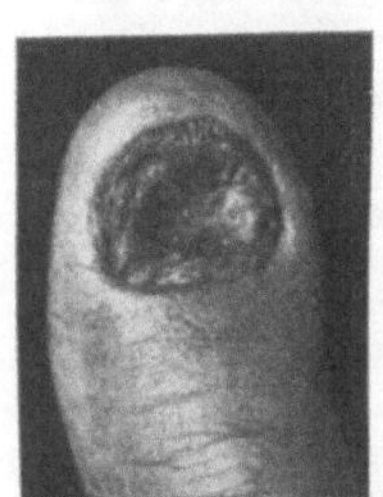

Abb. 77. Fortgeschrittene Deformierung des Nagels durch Ekzem.

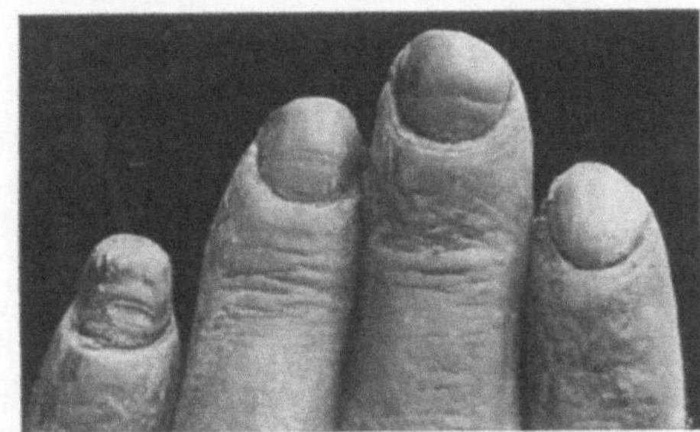

Abb. 78. Ekzem der Nägel. Bildung BEAUscher Linien als Ausdruck der allgemeinen trophischen Störung im Verlauf eines Ekzems. V Ekzem, IV, und III BEAUsche Linien.

die Rückbildungsvorgänge an der Nagelplatte erklären und die oft schnell und für den Kranken unbemerkt erfolgende Abstoßung verständlich machen.

Bei oberflächlicher Betrachtung erscheint die Nagelplatte bei den Ekzemen häufig am freien Rande verdickt (LEVRIER gibt z. B. in einem Falle 6 mm an); bei genauer Untersuchung erkennt man aber unschwer, daß die Verdickung nur eine scheinbare ist, hervorgerufen durch die feste Anheftung der pathologischen Hornschicht an die Nagelplatte. Fällt die eigentliche Nagelplatte ab, so täuschen die Hornmassen einen Nagel vor.

Die Abb. 77 und 80 zeigen deutlich diese Verhältnisse. In der Literatur sind häufig diese Nagelbettprodukte für wirkliche Nägel gehalten worden.

Die Erkrankung der *Matrix* beeinflußt naturgemäß am meisten die *Nagelplatte*. Bildet sich eine größere Menge jener oben geschilderten Erweichungsherde, so erhält die Nagelplatte eine grobporige, wurmstichige Oberfläche. Weit wichtiger aber ist die Einbuße an formativer Tätigkeit, die die Matrix erleidet. Sie kann so hochgradig erkrankt sein, daß sie keine oder keine genügend widerstandsfähigen Nagelzellen produziert. Die Folge ist die Bildung einer Querfurche, die durch die ganze Dicke der Nagelplatte geht[1]). Der vordere Teil des Nagels wird getrennt und allmählich vorgeschoben, ohne daß hinterher neuer Nagel gebildet wird. Der Prozeß ist in Abb. 78 abgebildet. Ist der vordere Nagelteil dann abgestoßen, so ist der Finger ganz nagellos (vgl. obenstehende Abb. 77). In anderen Fällen wird keine feste Platte, sondern eine halbweiche Membran gebildet, wie dies z. B. in Abb. 77 abgebildet ist. Auf

---

[1]) MONTGOMERY (Journ. of infect. dis. 1916, p. 255) will in dieser BEAUschen Linie Folgen lokaler Asphyxien sehen, was kaum zutreffen dürfte.

der Photographie kann man an der Schattierung erkennen, daß eine halbweiche Membran, keine Hornplatte, bei dem Heilungsprozeß die Nägel ersetzt
(in diesem Falle handelte es sich um Syphilis; der pathologische Vorgang ist
aber derselbe).

Alle Prozesse in der Nagelmatrix, dem Nagelbett, der Nagelplatte wirken
natürlich auf die Form der sichtbaren Lunula, zumal da wie oben gezeigt,
manche pathologische Vorgänge geradezu ihren Anfang von dem Lunulargebiet
her nehmen. Meist schwindet die normale Form der Lunula sehr frühzeitig;
in länger dauernden oder schwereren Fällen fehlt die Lunula ganz.

Nicht ganz leicht ist die Längsleistenbildung der Nägel bei dem Ekzem
zu erklären. Nach dem Ergebnis meiner Untersuchungen an den physiologischen
Längsleisten der Greise möchte ich annehmen, daß das beim Ausbruch des
Ekzems ödematös durchtränkte Nagelbett bei der Heilung oder bei dem Rückgang der Exsudation sich zusammenzieht und ähnlich schrumpft, wie das Nagel-

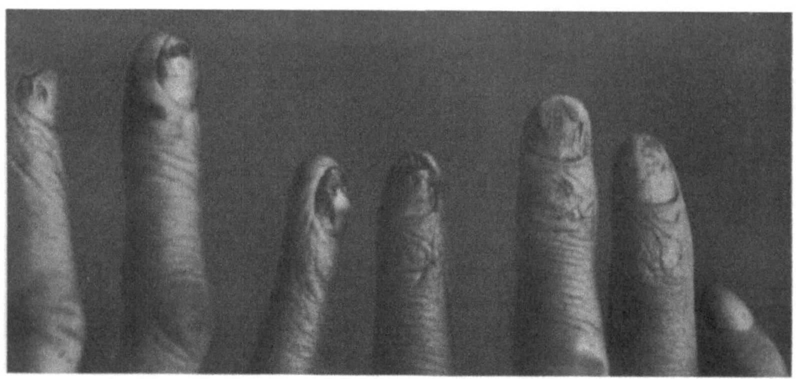

Abb. 79. Chronisches fortgeleitetes Nagelekzem mit jüngeren Schüben.
(Auf r. IV. Tüpfelbildung.)

bett der Greise. Diese Auffassung erklärt auch die Persistenz der Längsleisten
lange nach der Heilung des Ekzems.

Die ekzematösen Prozesse auf den Nagelwällen entsprechen völlig denen
der Haut und sind daher hier nicht berücksichtigt.

Trotz der gegebenen Analyse darf man nicht in jedem Fall von Nagelekzem
einen Typus für eine der geschilderten Ekzemformen erblicken. Mischformen
und Kombinationen der einzelnen pathologischen Vorgänge sind fast die Regel.

Lokalisiertes und fortgeleitetes Nagelekzem.

Es ist zwar oben auf die praktische Wichtigkeit der Trennung von fortgeleiteten und lokalisierten Nagelekzemen hingewiesen worden, bei der Schilderung der Pathogenese der Symptome kann auf diese Trennung keine Rücksicht
genommen werden, um Wiederholungen zu vermeiden. Nur die in der Praxis
noch nicht genügend erkannte Bedeutung des Begriffes „lokalisiertes Nagelekzem" macht sehr viele Fälle erst verständlich, die sonst unter der nichts-
sagenden Bezeichnung „trophische Nagelstörungen" zusammengefaßt werden.
Als Beispiele (ich habe außerordentlich zahlreiche Fälle gesehen) mögen
folgende Beobachtungen dienen.

Abb. 77 stellt z. B. das lokalisierte Nagelekzem des linken Daumens eines 37 jährigen
Apothekers dar. Die Nagelplatte fehlt. Die Wulstungen und Vertiefungen des Nagelbettes,
die neugebildeten pathologischen Hornmassen treten deutlich hervor. Der rechte I.
und V. Fingernagel zeigten nur geringe Spuren der Erkrankung. Der Patient hat früher

nur an ganz geringer Seborrhöe gelitten und mäßiges Jucken auf der Haut gehabt. Die Haut der Finger und die übrige Körperhaut waren zur Zeit durchaus normal. Bei konsequenter Anwendung von Ichthyolvasogen erfolgte Heilung. Ein anderer Fall, in dem anamnestisch gar keine Hauterkrankung festzustellen war, betraf einen Studenten. Erkrankt waren besonders die Nägel der beiden Zeigefinger und der linken Großzehe (vgl. Abb. 79). Bei Teerbehandlung heilten die Fingernägel.

Ein dritter Fall betrifft eine Dame in Rostock, die ich durch die Güte des Herrn Geheimrat THIERFELDER sah. Die in Rostock und von mir selbst sehr genau vorgenommene Untersuchung auf Onychomycosis ergab negative Resultate. Ätiologisch kam bei der Dame, die nie an einer Hautkrankheit gelitten hatte, Arthritis in Frage.

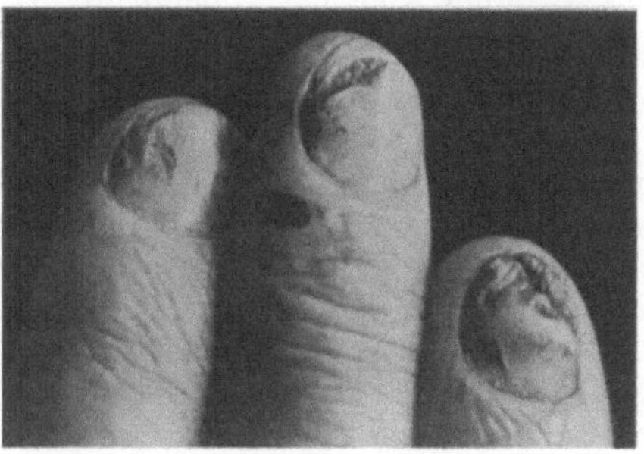

Abb. 80. Chronisches Nagelekzem, ältere Prozesse, am distalen Nagelende bereits nachwachsender Nagel ziemlich normal. (Gewerbliche Schädigung.)

Die Fälle von lokalisiertem Nagelekzem sind so zu betrachten, daß bei ihnen eben zur Zeit der Beobachtung kein Ekzem der übrigen Haut festzustellen ist. Sorgfältige Untersuchung kann häufig Seborrhöe, Neigung zu Eczema intertrigo, sorgfältige Anamnese oft erbliche Belastung oder frühere ekzematöse Dermatosen aufdecken. Nicht selten habe ich selbst später bei Patienten, die jahrelang vorher an lokalisiertem Nagelekzem litten, typische Ekzeme gefunden.

Die fortgeleiteten Ekzeme entstehen natürlich am häufigsten durch eine Fortleitung des Ekzems von der Haut der Finger auf die Haut der Nagelwälle

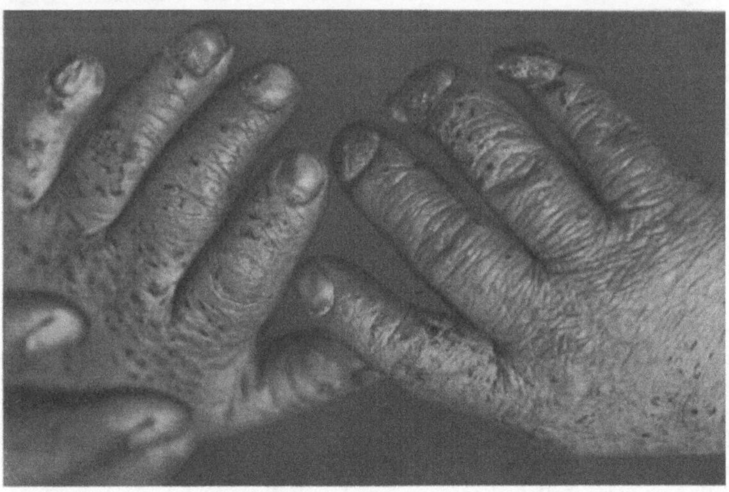

Abb. 81. Prurigo Hebrae. 2 jähriges Mädchen.
(Hände auf dem Rücken der Mutter bei Umarmung photographiert.)

und schließlich auf die eigentlichen Nagelorgane. Vor allem beobachtet man diese Fortleitung im engeren Sinne bei den *Gewerbeekzemen*. Von Fortleitung im weiteren Sinne wird man in den Fällen sprechen, wo gleichzeitig mit den Nagelekzemen Ekzeme anderer Teile der Haut bestehen. Recht selten (vgl. das Kapitel) ist Kombination von Nagelekzem mit Alopecie (im Gegensatz zu angeborenen Nagelerkrankungen und Haarmißbildungen). Ich habe bei einer 47 jährigen Dame der Gesellschaft Tüpfelekzem der Nägel und Alopecia

areata festgestellt und völlig heilen sehen. Eine Feststellung der Häufigkeitsskala der Nagelekzeme bei anderen Ekzemen der Haut gibt kein eindeutiges
Resultat.

LEVRIER stellte für 12 kombinierte Fälle den Sitz des Ekzems außerhalb des Nagel-
organs zusammen.
I. Scrotum, Kopfhaut, Rumpfhaut. II. Brust, Arm, Kopf. III. Kopfhaut, Prur. vulv.
et ani. IV.—VI. Finger. VII. Große Schamlippe, Mons veneris. VIII. Vorderarm.
IX. Knie, Fuß. X. Rücken, Seiten, Hände. XI. Gesäß, Anus, Schenkel. XII. Füße,
Gelenke.

Zu den klinisch nach mancher Richtung dem chronischen Ekzem ähnlichen
Erkrankungen gehört auch die Prurigo Hebrae. Es ist mit Sicherheit zu erwarten,
daß der Krankheitsbegriff nicht Dauer haben wird, sondern ätiologisch in verschiedene Bezirke aufgeteilt werden wird. Über Nagelerkrankungen bei sog.
typischen Fällen habe ich in der Literatur nichts gefunden. Ich selbst (Abb. 81)
beobachtete einen charakteristischen Fall bei einem 2 jährigen Mädchen. Die
Photographie ist gewonnen durch Blitzlichtaufnahme des die Mutter um-
armenden Kindes (Händchen auf dem Rücken der Mutter).

Subjektive Beschwerden der Kranken und objektive Behinderung durch das Nagelekzem.

Das akute Nagelekzem und die Exacerbation des chronischen Ekzems
machen gelegentlich recht empfindliche Schmerzen, die allerdings nicht dieselbe Intensität wie bei der Nagelentzündung, dem Panaritium, erreichen.
DELIGNY beobachtete, daß bei einer Thermalkur wegen chronischen Ekzems
die Schmerzhaftigkeit der Nägel einen neuen Ekzemschub anzeigte. Schmerzen,
subjektive Empfindungen aller Art (z. B. Gefühl von Taubheit, Engigkeit,
Krampf usw.) sprechen bei chronischen, nicht entzündlichen Nagelerkrankungen
gegen Ekzem und mehr für RAYNAUDsche Krankheit („Formes frustes"),
Erythromelalgie, Sklerodaktylie usw.

Das Nagelekzem belästigt die Kranken vor allem durch die körperliche
Entstellung, die um so störender ist, als sie ja nicht verdeckt werden kann.
Darüber hinaus hindert die Affektion aber auch die Kranken bei allen Maß-
nahmen des täglichen Lebens (Knöpfen, Handarbeit usw.). Bei manchen
Beschäftigungen hindert das Hängenbleiben der Nägel an Stoffen und das
Hängenbleiben von gebrauchten Gegenständen (Fäden, Stoffen) an den Nägeln
die Kranken beträchtlich.

Pathologische Anatomie.

Die *pathologische Anatomie* des Nagelekzems ist bisher nur sehr unvollkommen
bekannt. Nach SUCHARD wird, wie bei vielen entzündlichen Nagelerkrankungen,
die Kératinisation unguéale durch eine Kératinisation epidermique ersetzt.
Anstatt daß die obersten Schichten der Nagelmatrix direkt onychinartige[1])
Zellen erzeugen, bildet sich erst eine Zellschicht, die Eleidin produziert. Die
aus den eleidinhaltigen Zellen hervorgehenden Zellen gleichen den Epidermis-
hornzellen, aber nicht mehr den Nagelzellen. Nach ANCEL fand SPILLMANN
auf Schnitten senkrecht zur Nageloberfläche ziemlich tiefe Fächer, die mehr
oder weniger große Hohlräume umgrenzen. Die Scheidewände bestehen aus
verhornten Zellen. „Diese Vakuolen sind wahrscheinlich das Resultat einer
vesiculösen Umformung der Epithelzellen des Nagelbettes. Die erste Veränderung geht im Kernkörperchen (der Zellen der Nagelmatrix?) vor sich und besteht
in einer starken Flüssigkeitsaufnahme. Das Ekzem der Nägel gleicht histologisch dem Ekzem der Haut.

---

[1]) Vgl. Kapitel Verhornung.

Meine eigenen Befunde werfen ein interessantes Licht auf die Entstehung des Nagelekzems; sie genügen aber noch nicht, um eine pathologische Anatomie auf ihnen zu begründen.

Trotz der großen Häufigkeit der Erkrankung gelang es mir, bei der Durchsicht des großen Leichenmaterials der Berl. Anatomie im Winterhalbjahr 1898/99 nur einen Daumennagel zu finden, der klinisch die unregelmäßigen Wölbungen und Vertiefungen zeigte, die fast immer nach einem Ekzem der Nägel zurückbleiben. Welche Krankheiten der Träger des Nagels gehabt hat, ist natürlich nicht mehr festzustellen. Da die Leiche keine Zeichen einer anderen Hautkrankheit hatte, das Nagelekzem die verhältnismäßig häufigste Nagelerkrankung ist, möchte ich in der Erkrankung doch das Residuum eines abgelaufenen Nagelekzems sehen. Makroskopisch erschienen die Veränderungen sehr gering, die Niveauunterschiede zwischen den Wölbungen und Vertiefungen sehr unbedeutend.

Um den Zusammenhang der Erhebungen und Wölbungen der Nagelplatte mit den unter ihr liegenden Teilen festzustellen, war die Anwendung von Längsschnitten erforderlich. Es wurde vom freien Rande bis weit über die Wurzel hinaus geschnitten und Färbung mit Alaun-Carmin und Hämatoxylin angewendet.

Es zeigte sich zunächst, daß die Nagelplatte den makroskopisch sichtbaren Wölbungen und Vertiefungen entsprechend über das Nagelbett hinzog. Ein wesentlicher Unterschied in der Dicke der Nagelplatte an „Wölbung" und „Vertiefung" war *nicht* festzustellen. Mikrometrisch gemessen betrugen die Dickenunterschiede höchstens 0,01—0,017 mm. Die Veränderungen der etwas verdickten Nagelplatte, deren Dicke 0,7 mm (normal 0,6—0,65) beträgt, sind also Biegungen der Hornplatte und bedingt durch Veränderungen der unter ihr liegenden Gewebe. In der Tat zeigen sich nun speziell in dem Stratum mucosum des Nagelbettes sehr *bemerkenswerte, nach dem makroskopischen Bilde nicht vermutete Veränderungen.*

Auf einem Längsschnitt durch den normalen Nagel erscheint das Stratum mucosum als eine gleichmäßig aus 6—8 Zellagen zusammengesetzte Schicht, die am dicksten ist, wenn der Schnitt durch die Dicke der Nagelleisten geht. Bei den Nagelekzemen finden sich nun eigentümliche, *kugelähnliche Gebilde* in die Schicht eingesprengt. Diese Kugeln zeigen alle Stadien von der Anordnung unverändert aussehender Zellen in konzentrischen Kreisen bis zur Formation einer typischen Epithelperle oder Epithelzwiebel. Zuweilen trifft die Lage der Perlen mit einer Wölbung der Nagelplatte zusammen; regelmäßig ist das Zusammentreffen nicht. Diese Gebilde finden sich auch in tieferen Schichten des Nagelbettes, speziell im Corium. Sie fehlen dagegen ganz im Gebiet der Matrix. Ihr häufigster Sitz ist unmittelbar unter dem Stratum mucosum, dessen unteren (nach dem Knochen zu gelegenen) Teil sie zuweilen einbuchten. An einzelnen Stellen sind sie so häufig, daß ich auf einer Entfernung von 1,66 mm sieben Zwiebeln in allen Entwicklungsstadien zählte. Da wir diese Gebilde bei den stärksten pathologischen Prozessen der Nägel wiederfinden, so ist ein Zusammenhang zwischen diesen Produkten anormaler Verhornung und den Vorgängen auf und in der Nagelplatte annehmbar.

Dem einmal angenommenen Prinzip getreu, hier nur Beobachtetes zu geben, enthalte ich mich aller Konjekturen über die Art dieses Zusammenhanges, bis weitere Untersuchungen vorliegen. Der Versuch, mit der von ERNST zuerst zum Studium der Verhornung angewandten GRAMschen Methode Aufschluß zu gewinnen, mißlang, da der größte Teil des Materials bereits beim Beginn dieser Versuchsreihe verbraucht war.

Das Corium des Nagelbettes zeigt eine nicht unbeträchtliche perivasculäre Infiltration. Sonstige Zeichen einer bestehenden Entzündung, insbesondere Vermehrung der Kerne des Bindegewebes, fanden sich nicht.

Prognose.

Akute Nagelerkrankungen gehen zuweilen recht schnell vorüber und heilen, ohne wesentliche Spuren zu hinterlassen. Häufiger ist allerdings der Übergang in das subakute und chronische Stadium. Recht selten sind bei akuten Nagelerkrankungen Komplikationen wie Lymphangitiden und Lymphdrüsenerkrankungen. Das chronische Nagelekzem ist eine außerordentlich schwer zu beurteilende Affektion. Der einzelne Nagel kann jahrelang zur Heilung brauchen, er kann, wenn die Heilung bereits begonnen hat, Rückfälle zeigen, andere Nägel können erkranken. Man muß die Kranken darauf aufmerksam machen, daß man die Dauer des Nagelekzems nach *Vierteljahren,* nicht etwa nach Wochen zu berechnen hat. Klärt man gebildete Kranke über diese durch das langsame Wachstum des erkrankten Nagels bedingte Tatsachen auf, richtet man die Behandlung unter entsprechender (auch pekuniärer) Schonung des Patienten ein, so finden sich verständige Menschen mit dem Unvermeidlichen ab. Kann man seine Klientel, wie wenigstens mir dies in einer Reihe von Fällen möglich war, jahrelang verfolgen, so ist man eigentlich erstaunt, wie viele chronische Nagelekzeme doch schließlich zur Heilung oder wenigstens zu einer den Kranken befriedigenden Besserung gekommen sind. Geduld ist für Kranken und Arzt gleichmäßig nötig; die in der Literatur zahlreich niedergelegten therapeutischen Erfolge sind mit Vorsicht zu werten und keinesfalls zu verallgemeinern.

Therapie.

Wenn auch ein Teil der Nagelekzeme ohne Behandlung heilt, so ist die Bedeutung einer lokalen Therapie nicht zu verkennen. Die allgemeine antiekzematöse Therapie hat überall da einzusetzen, wo die spezielle Diagnose eine Handhabe gibt. Auf Einzelheiten eingehen, hieße die Frage der Ekzemtherapie überhaupt aufwerfen. Meine Erfahrungen sprechen dafür, in geeigneten Fällen Arsen, Schwefel, Kalk zu geben, diätetische Maßnahmen, vor allem auch Kuren in Heilbädern für Stoffwechselstörungen [Typus Kissingen [1])] zu verordnen, von der pathogenetisch unbegründeten Darreichung organotherapeutischer Präparate abzusehen [2]). Unerläßlich ist die lokale Behandlung.

Bei den akuten, mit entzündlichen Prozessen einhergehenden Nagelekzemen bevorzuge ich Umschläge von 5—10 % Thiol- oder Ichthyollösungen; nach dem Abklingen der ersten Reizerscheinungen auch $1\frac{1}{2}$—2 % Resorcinlösungen. Häufig ist ein Mittelweg zwischen hydropathischen und kühlenden Umschlägen in Form der durch Pergamentpapier an der Verdunstung *teilweise* gehinderten lokalen Packungen am zweckmäßigsten. Man lasse diese Therapie, am Tage durch 3—4stündige freie Intervalle, in denen Puder oder Kühlsalben zur Verwendung kommen, unterbrochen anwenden, nachts können die Packungen liegen bleiben. Die bekannten allgemein antiphlogistischen Maßnahmen sind nicht zu unterlassen. Nach dem Abklingen der Entzündung sind Kühlsalben, weiter indifferente Salben und Pasten angebracht. Als Zusätze sind 10 % Thiol, 10 % Ichthyol, 10 % Dermatol, 5 % Salicyl, 5 % Lenigallol, kleine Teermengen (2 % Ol. Cadini) zu empfehlen. Verbände, wenigstens nachts, sind nötig. Nach verhältnismäßig kurzer Zeit (wenige Wochen) ist das akute Entzündungsstadium vorüber. Entweder sind die Nägel wenigstens scheinbar zur Norm zurückgekehrt — die Folgen des Ekzems zeigen sich erst nach einigen Monaten in Form von Querfurchen, Buckeln oder sonstigen Formationsstörungen — oder der Prozeß wird subakut und chronisch.

Die Behandlung des subakuten und chronischen Nagelekzems ist die gleiche wie die der Nagelpsoriasis, man muß jedoch berücksichtigen, daß die Patienten mit Ekzemen, vor allem mit lokalisierten, Nagelekzemen noch schwierigere Objekte der Behandlung sind, als die durch ihr chronisch rezidivierendes Leiden zur Geduld erzogenen Psoriatiker. Man verliere daher keine Zeit mit Medikamenten, die den Kranken durch die unvermeidliche Beschmutzung der Nägel die Laune verderben und sie vielfach beruflich und gesellschaftlich unmöglich machen. Das beste Mittel ist der Teer, der *nur* in Form des farblosen Anthrasols oder weniger gut des Pittylens verwendbar ist (Rp. Anthrasol 10—20, Acid. salicyl. 5, Ol. oliv. ad 50,0). Das *Anthrasolöl* wird auf die ganze Nagelphalanx eingestrichen; der Patient hält $\frac{1}{4}$—$\frac{1}{2}$ Stunde lang die Hände in heißes Wasser, trocknet dann ab und pinselt noch einmal das Medikament auf. Am

---

[1]) Französische Autoren empfahlen (früher) Vichy, Leukerbad, St. Gervais, Schwefelbäder.

[2]) LOEWENHEIM behauptet von Thyreojodin täglich 0,3—1,2 Erfolge gesehen zu haben.

besten läßt man dann Zwirnhandschuhe anziehen. Es ist wichtig, alle Proze-
duren so einfach wie möglich zu gestalten, um den Kranken die oft halbjahrelang
nötige Durchführung der Therapie überhaupt schmackhaft zu machen. Soll
das Medikament aber in das Nagelorgan überhaupt eindringen, so muß die
Nagelplatte möglichst fortgefeilt werden. Die ganze Autorität des Arztes muß
eingesetzt werden, um die Patienten von der Notwendigkeit dieser Maßnahme
zu überzeugen. Man lasse keine Nagelfeilen, sondern beiderseits plane Feilen
aus Laubsägekästen verwenden, die scharf genug sind, um schnell größere
Mengen Nagelsubstanz zu entfernen.

Diese Therapie hat sich mir häufig recht gut bewährt; nach Bedarf wird
man Modifikationen eintreten lassen (Pflaster: Tricoplaste der Fa. Beiersdorff),
andere Teerpräparate, Lenigallol usw. Bei Anwendung von *Cignolin, Pyrogallussäure, Chrysarobin* ist Vorsicht nötig, weil die Fingerspitzen leicht mit
den Augen in Berührung gebracht werden.

Ausnahmsweise kann man nach dem Vorgang von FOURNIER mit dem
elektrischen Galvanokauter die vom freien Nagelrand aus zugängigen subungualen Nagelbettbildungen zerstören. Ich persönlich bin ein Gegener aller
Narben erzeugenden Maßnahmen auf dem Nagelbett.

Mit Nutzen wird in einzelnen Fällen die Röntgentherapie angewendet. Ich
selbst glaube, einigen (wenigen) Kranken durch die Bestrahlung genützt zu
haben. Die Fachröntgenologen behaupten freilich mit der ruhigen Überlegenheit,
die die Angehörigen mancher ärztlichen Disziplinen auszeichnet, daß man mit
weichen, mit mittelweichen, mit harten, mit schwach und stark gefilterten
Strahlen, ohne und mit Sensibilisierung *stets* Erfolge — je nach der zur Zeit
herrschenden Bestrahlungsmode — erzielt. Während SCHINDLER die Bestrahlung bis zur Ereugung eines Erythems für nötig hält, warnt FRANZ BLUMENTHAL
gerade mit Rücksicht auf Schädigung der Nägel vor gefilterter Tiefenbestrahlung
bei Fingerekzem und empfiehlt die Aktinotherapie speziell bei der *Nagelpsoriasis*.
Ich habe in den letzten Jahrzehnten nur wenige Kranke gesehen, die nicht
vorher (erfolglos) mit Röntgenstrahlen behandelt worden wären. Nichtsdestoweniger halte ich es in chronischen Fällen für angebracht, Röntgentherapie
wenigstens zu versuchen, da sie ja vielleicht doch die langwierige Behandlung
abzukürzen vermag. Freilich vermag ich auch heute nicht zu beweisen, daß
meine mit Röntgen behandelten Fälle, die ja natürlich auch medikamentös
beeinflußt wurden, schneller sich gebessert haben, als die dieser Therapie nicht
unterworfenen. Ich bestrahle ohne Filter, gebe in 3—4 Sitzungen $^3/_4$ bis höchstens
1 Erythemdosis. Stärkere Erytheme habe ich absichtlich nie erzeugt. Erwähnt sei, daß auch eine Röntgen„heilung" nicht vor Rückfällen und Rückgang
bereits erzielter Besserungen schützt. (Eigene Erfahrung an von Röntgenologen
bestrahlten Kranken.)

Impetigo contagiosa.

Im Anschluß an das „akute Nagelekzem" mag die Impetigo contagiosa
besprochen werden. Es soll dabei die Frage nach dem Erreger, der ja noch
sub judice ist, nicht erörtert werden.

ALLEN gibt an, häufig Paronychien nach Impetigo contagiosa gesehen zu haben. Ich
selbst konstatierte bei einem 40 jährigen Arbeiter eine Erosion am radialen Nagelwall
des III. rechten Fingers, die alle charakteristischen Merkmale der Impetigo contagiosa
(Oberflächlichkeit der Erkrankung, Bildung schlaff gefüllter Blasen, geringe Schmerzhaftigkeit auf Druck, vorher nach Angabe vorhanden gewesene honigfarbene Borke) darbot. Die
gleiche Erkrankung entwickelte sich auf dem Nagelbett des linken II. Fingers.

Bei einem 9 jährigen Mädchen, das angeblich stark an den Nägeln knabbern sollte,
bei dem aber objektive Symptome dieser pathologischen Neigung nicht vorhanden waren,

sah ich auf dem rechten I. und linken I. und linken III. Nagelwall blasenartige Epidermis-
erhebungen, aus denen Eiter in großer Menge teils entleert, teils zu Borken von honiggelber
Farbe eingetrocknet war. Die absolute Oberflächlichkeit der Erkrankung sprach sehr
für Impetigo contagiosa. (Vgl. S. 144 und 190 Paronychien.)

Ich selbst habe 1888 Staphylokokkenkulturen, die aus einer Impfepidemie
stammten, auf Menschen übertragen und impetigoähnliche Gebilde erzielt. Freilich gingen die Hautveränderungen nicht über die Impfstelle hinaus. Die klinisch
so charakteristische Autoinokulation habe ich ebensowenig wie LOUIS, WICKHAM,
BLASCHKO u. a. erzeugen können.

Acrodermatites continues chroniques suppuratives (HALLOPEAU).

Bei dieser chronischen, die Akren befallenden durch die Bildung von geröteten, mit Schuppen bedeckten Plaques, durch die Atrophie der Haut, durch
die Bildung nicht staphylogener
Pusteln charakterisierten Dermatose kommen Nagelaffektionen
vor. Bei einem von ARNDT
der Berl. dermatol. Ges. am
9. 6. 25 demonstrierten Fall (ältere
Frau) ging die Affektion von einer
durch Trauma hervorgerufenen
Entzündung des rechten I. Nagels
aus (*keine* weitere Staphylokokken-
Infektion). Die rechten Nägel II
bis V waren unregelmäßig gebogen,
sonst normal. An 2 Fingern aber
schimmerte das mit Schuppen
bedeckte Nagelbett schneeweiß
durch die transparente Platte hindurch. Bei einem älteren Manne,
bei dem die Affektion bereits seit
10 Jahren bestand, waren der
rechte I. und linke II. teilweise
unregelmäßig schneeweiß gefärbt.
Weiße Inseln lagen in dem sonst
normalen Nagelgewebe. Es muß
auch hier sich um einen anormalen
Vernagelungsprozeß, ausgehend
von der Matrix, gehandelt haben.
Im weiteren Verlauf fallen die
Nägel auch völlig aus.

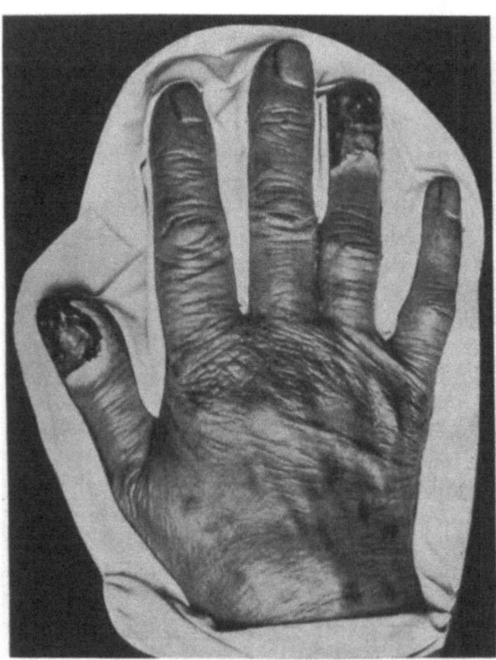

Abb. 82. Acrodermatite continue chronique
suppurative.
(Moulage der Hautklinik der Charité, Prof. ARNDT.)

Abb. 82 zeigt einen charakteristischen Fall nach einer Moulage aus der
Hautklinik der Charité.

Psoriasis unguium.

ALIBERT war wohl der erste, der auf die Psoriasis der Nägel unter dem
Namen „Consomption dartreuse des ongles" aufmerksam machte. BIETT
(1835) gab die erste Beschreibung. CAZENAVE (1847) wies auf das häufige
Vorkommen der Nagelpsoriasis bei der Psoriasis punctata universalis hin.
HARDY zeigte 1868, daß die Psoriasis unguium als einziges Zeichen der Psoriasis
vorkommen kann, und daß dann die Diagnose großen Schwierigkeiten begegnet.
Selbstverständlich beschäftigt sich jedes größere dermatologische Handbuch

mit der Psoriasis der Nägel; meist wird jedoch die Affektion sehr kurz und
noch häufiger mit allgemeinen Redewendungen abgefertigt. Größere Arbeiten
über die Psoriasis der Nägel liegen vor von Ancel, Schütz, Nielsen, Méneau.

Die Psoriasis der Nägel ist sicher keine häufige Erkrankung. Es fanden:

Jadassohn-Rath	unter	71	Psoriasisfälle	15	mal Psoriasis unguium	
Schütz	„	100	„	17	„	„	„
Nielsen	„	66	„	7	„	„	„
O. Rosenthal	„	200	„	4	„	„	„
Heller	„	75	„	3	„	„	„
		512		46		

Die Häufigkeit der Nagelerkrankungen bei Psoriasis beträgt demnach 9 %.
White fand unter 485 Nagelerkrankungen 67 Nagelpsoriasis. Es handelt sich
um 41 Männer und 25 Frauen, von denen 3 im Alter bis 20 Jahre, 19: 21 bis
30 Jahre, 15: 31—40 Jahre, 7: 41—50 Jahre, 11: 51—60 Jahre und 12 über
61 Jahre waren. Aus der Rassenstatistik ist hervorzuheben, daß von den
Nagelpsoriatikern 23 Iren, 21 Amerikaner, 6 Juden, 2 Schweden waren. Die
Zahlen sind natürlich von der Zusammensetzung der Klientel abhängig. White
gibt auch eine Statistik der Symptome, die in der Tab. S. 50 abgedruckt ist.
Da die einzelnen pathologischen Veränderungen in jedem Fall auf ihre Spezifität
gewertet werden müssen, manche auch nur subjektive Urteile ausdrücken,
ist ein Eingehen auf Einzelheiten nicht zweckmäßig.

Häufung statistischen Materials hat überhaupt wenig Wert, weil die einzelnen
Autoren alle bei Psoriatikern vorkommenden Nagelaffektionen zählen, andere
(wie ich selbst) nur die für Psoriasis pathognomonischen notiere. So kommt es,
daß Jadassohn z. B. 21 %, ich selbst 1900 4 % zählte. Gegen meine eigenen
unten gegebenen, nach 1900 vorgenommenen Zählungen ist der Einwand zu
machen, daß mir verhältnismäßig viel Nagelkranke zugehen. Trotzdem hat
meine Zählung wegen der absichtlich geübten scharfen Kritik einigen Wert.

Seit der Fertigstellung der Statistik für die erste Auflage dieses Werkes habe ich etwa
75 000 Haut- und Geschlechtskranke behandelt. Es schien nicht lohnend das ganze Material
für die eine Frage durchzuarbeiten, ich habe mich auf $^1/_3$ = 25 000 Fälle beschränkt. Bei
den Fällen von Psoriasis habe ich genau auf Nagelveränderungen geachtet und fast stets
Notizen über die Intaktheit der Nägel gemacht. Veränderungen wurden notiert, interessante
Fälle besonders genau festgelegt. Unter 25 000 Fällen fanden sich 292 Fälle von Psoriasis.
Bei der Eigenart der Buchführung sind Doppelzahlen nicht zu vermeiden; ich schätze sie
aber auf höchstens 10%, es blieben also 261 Psoriasisfälle, d. h. = 1,04%. Nagelveränderungen wurden 26 = 10,0% festgestellt. Das Überwiegen der Männer erklärt sich wohl aus
der Eigenart des Krankenmaterials. Klinisch fanden sich

Psoriasis punctata und starke Deformation	15 Fälle
Isolierte Psoriasispapel	2 „
Subunguale Hyperkeratose	1 Fall
Risse und Furchenbildung	3 Fälle
Schuppenbildung der Nagelplatte	1 Fall
Dunkelfärbung der Nagelplatte	1 „
Abnorme Biegung der Nagelplatte	1 „

Im allgemeinen besteht kein klarer Parallelismus zwischen der Krankheitsintensität
und der Erkrankung der Nägel. Die Nagelaffektion kann das erste, das einzige Symptom
sein und bleiben und kann bei den schwersten Fällen fehlen. Bei einem Patienten mit
Röntgenverbrennung (also gewiß ausreichende Behandlung) stellte ich Psoriasis der Nägel fest.

In meinen Beobachtungen überwiegt stark die Tüpfelpsoriasis, während z. B.
Jadassohn nur in 16,9% seiner Nagelpsoriasisfälle die Symptome feststellte.

Wenn in den Statistiken die Männer überwiegen, so ist zu berücksichtigen,
daß die Männer meist auch einen größeren Teil der Klientel darstellen als die
Frauen (poliklinische und kassenärztliche Tätigkeit).

Das Lebensalter der Nagelpsoriasisfälle ergibt sich aus der Tabelle Whites.
In meinem Material überwogen die mittleren Jahrgänge. Bei Kindern habe
ich wiederholt die Affektion gesehen.

14*

HALLÉ und DECOUST konstatierten den Krankheitsbeginn bereits im zweiten Lebensmonat eines Kindes. Nach einiger Zeit kam es zum Abfall der Nägel. Die Wa.R. bei dem Kind
und den Eltern war negativ. Im fünften Lebensmonat zeigten sich typische Psoriasisherde
auf den Bauchdecken. Im zweiten Lebensjahr erfolgte der erste, im dritten der zweite
Rückfall. Die Nägel wurden in dicke, unförmige Hornmassen verwandelt und schließlich
abgestoßen.

Über die Ursachen, aus denen im Einzelfall gerade die Nägel erkranken,
wissen wir eigentlich nichts. Beruf, Traumen, oder die sonst gewöhnlich angeschuldigten ätiologischen Noxen spielen in der Anamnese *keine* Rolle.

Bemerkenswert sind die Beziehungen der Nagelpsoriasis zur *Gravidität*.

Eine zur Zeit der Beobachtung 26 jährige Patientin KROPHs erkrankte in ihrem 15.Lebensjahre an Psoriasis in der Nagelgegend der großen Zehe. Nach zwei Jahren Heilung. Am
Ende der Gravidität im 19. Lebensjahr Psoriasis einiger Zehen und Finger. Heilung erst
im Wochenbett. Am Ende der *zweiten* Gravidität neuer Rückfall der Nagelpsoriasis sowie
Erkrankung der übrigen Haut. Erst nach einigen Monaten Heilung. KROPH wirft die
wohl zu verneinende Frage auf, ob wohl in diesem Falle die Unterbrechung einer neuen
Schwangerschaft berechtigt sein würde.

FOGGIE konstatierte bei einer 28 jährigen, jetzt zum sechsten Male schwangeren Frau
eine *stets* im fünften Schwangerschaftsmonat jeder Gravidität unter Hitze- und Schmerzgefühl in den Fingerenden auftretende, durch Trennung der Nagelplatte vom Nagelbett und
Ansammlung von Hornmasse in diesem Zwischenraum charakterisierte Affektion. Nach
acht Wochen waren die Nagelplatten völlig entfernt, nur am hinteren Nagelwall blieb ein
Restchen Nagelsubstanz zurück. Der nachwachsende Nagel zeigte Querfurchen und Buckel;
nach sechs Monaten aber war der alte Status wieder erreicht. FOGGIE faßt die Erkrankung
als Psoriasis auf, wogegen sich manches einwenden läßt.

Pathologische Anatomie.

Trotz der Häufigkeit der Nagelpsoriasis ist über die pathologische Anatomie nichts
bekannt [1]). Meist wird nur das makroskopische Bild beschrieben (z. B. von UNNA). Herr
Prof. F. PINKUS hat auf meine Bitte eine Serie von Nagelabschnitten, die Tüpfelpsoriasis
zeigten, hergestellt. PINKUS hat auch in Bd. I des Handbuches von MRAČEK in Abb. 249
das Aussehen einer Tüpfelpsorias im Schnitt wiedergegeben. In meinem Falle war die
Tüpfelstelle überhaupt nicht deutlich zu erkennen. Oberflächliche Usuren konnten ebensogut von der Einwirkung von chemischen Agenzien auf die Nagelplatte, wie von der
Präparation durch das Messer, wie von dem Krankheitsprozeß herrühren. Jedenfalls geht
aber auch aus meinen Präparaten hervor, daß die Bildung der Grübchen in der Nagelplatte
nur die oberflächlichsten Zellagen beeinflußt, die tieferen völlig unbeteiligt läßt.

Formen der Nagelpsoriasis.

Primäre Psoriasis der Nägel. Es sollen zunächst die Fälle berücksichtigt
werden, in denen die Nagelerkrankung gewissermaßen den Beginn der Erkrankung
darstellt und die dadurch ein erhebliches diagnostisches und prognostisches
Interesse gewinnen. Die Konstatierung dieser *primären Psoriasis der Nägel*
setzt eine große Kenntnis der Materie voraus; sie ist deshalb gewiß in der großen
Praxis häufig unterblieben. Vielfach werden es auch die Kranken unterlassen
haben, wegen der unbedeutenden Symptome auf den Nägeln den Arzt zu
befragen. Keineswegs aber darf man, wie NIELSEN, das Vorkommen der Nagelpsoriasis als erstes Symptom der Schuppenflechte überhaupt leugnen.

Einige Fälle sollen die Sachlage beleuchten:

MÉNEAU: Die Mutter eines $3\frac{1}{2}$ jährigen Kindes bemerkte die ersten Krankheitserscheinungen an den Nägeln beider Zeigefinger. Dann erst erkrankte die Haut der linken Hüfte
und der rechten Schultergrube. Erst während der Beobachtung erkrankten die übrigen
Nägel. Die Nagelerkrankung selbst war eine Psoriasis punctata unguium. Im weiteren
Verlauf der Krankheit ($\frac{1}{4}$ Jahr nach Beginn) rezidivierte die Psoriasis der Haut, während
die der Nägel sich besserte.

---

[1]) Hier wird die in der Vorrede charakterisierte Schwierigkeit der Materialbeschaffung
deutlich.

Hierher scheint auch eine Beobachtung Spadaros (zitiert bei O. Rosenthal) zu gehören. Ein 40 jähriger Mann, der seit sieben Jahren an einer sehr verbreiteten Psoriasis litt, zeigte die *ersten Erscheinungen* an den Fingernägeln, die gelb, dick, trocken und borkig wurden.

Eigene Beobachtung: Bei einem 5 jährigen Mädchen, dessen körperliche Entwicklung sorgfältig beobachtet wurde, dessen Vater an Psoriasis gelitten hatte, traten Oktober 1900 Nagelveränderungen auf. Am linken Daumen wurde schmerzlos der Nagel dick und „eitrig". Die Affektion wurde auf das Lutschen des Daumens durch das Kind zurückgeführt. Eine Anzahl von Autoritäten auf dem Gebiete der Pädiatrie und Dermatologie sahen das Kind, ohne eine Diagnose zu stellen. Jede Behandlung war vergeblich. Zur Zeit (Juni 1901) ist der linke I. Nagel sehr stark erkrankt. Die Nagelplatte fehlt ganz (der Nagel ist chirurgisch vor einigen Monaten entfernt worden), unregelmäßige Massen von Horngewebe erfüllen das Nagelbett. Weniger stark sind linker III., rechter II. und IV. erkrankt. Durch subungual gelagerte Hornmasse ist bei linker III. eine Art von Koilonychie ausgebildet. Auch am freien Nagelrand sind Hornmassen sichtbar. Die kranken Nägel sind auffallend gelb gefärbt. Ähnliche Prozesse finden sich an den übrigen kranken Nägeln: Auf den Nagelplatten sind keine Grübchen, wohl aber ein „État pointillé" sichtbar. Die übrigen intakten Nägel fallen durch ihren geringen Glanz und durch die Ausbildung von ganz seichten Querfurchen auf. An der rechten I. Zehe beginnt der Prozeß deutlich am hinteren Nagelwall; auffallend ist eine nicht entzündliche Rötung am äußeren seitlichen Nagelwall. Am linken Knie typische Psoriasisefflorescenzen. Keine subjektiven Beschwerden.

Ein fernerer Fall schwerster primärer Nagelpsoriasis: 21 jähriges Mädchen. Bereits im dritten Lebensjahr Deformität der Nägel (Verdickung, Dunkelfärbung) und subunguale Hyperkeratose beobachtet (Aussagen der Mutter). Beginn am rechten Daumen. Erst im 12. Lebensjahr Psoriasis der Extremitäten. Zur Zeit rechter Handrücken und vor allem Nagelphalangen befallen. Ellenbogen desgleichen. Jetzt sehr ausgesprochene Deformität der Nägel; Schwarzfärbung, Hyperkeratosis subungualis, Defekte der Platte, Buckel und Riffel. Übergang auf Nagelorgan von der Haut der Fingerspitzen gut zu sehen. (Seit vier Jahren Bestrahlungen ohne Erfolg.)

Über einen dritten Fall fehlen mir genaue Notizen. Einige Beobachtungen aus der Literatur sind diagnostisch nicht zweifelsfrei.

In Fällen von Hare und Herbert A. Smith, die als primäre Psoriasis of the nails beschrieben werden, ist gleichfalls keine Verifizierung der Diagnose durch sonstige Erkrankung an Psoriasis gegeben.

Eine Beobachtung von Hutchinson muß außer Betracht bleiben, da die Kranke vor der Entstehung der Nagelaffektion ein pruriginöses Ekzem hatte.

Vielleicht sind manche diagnostisch dunkle Fälle als Frühformen der Psoriasis unguium aufzufassen.

Beobachtung von Smith: Bei einer 30 jährigen, jungverheirateten Frau begann seit einem Jahr ohne sichtbare Ursache die Haut unter dem freien Rande der Nägel in weißlichen Fetzen sich abzuschälen. Nach 3—4 Monaten hatte die Aushöhlung die jetzige Größe erreicht. Befallen waren II., III. und V. an jeder Hand. Die Nagelplatten waren normal. Führte man eine Sonde unter den Nagel in die durch die dauernde Schälung der Oberhaut entstandene Grube ein, so fühlte sich das Nagelbett narbig an. Die Symmetrie ist nicht nur durch die Erkrankung der entsprechenden Finger beider Hände, sondern auch durch die gleiche Form und Größe der Affektion an entsprechenden Fingern dokumentiert. Lues, Raynaudsche Krankheit und irgendwelche anamnestisch in Frage kommenden Momente waren nicht festzustellen.

In allen Fällen von zweifelhaften Nagelerkrankungen wird man gut tun, sorgfältig auf Psoriasis der Ascendenz zu fahnden und die Möglichkeit der Entwicklung von Schuppenflechte zu betonen, wenn sich Anhaltspunkte ergeben. Richtig ist aber, daß in der großen Mehrzahl der Fälle die Nagelerkrankung *kein* primäres Psoriasissymptom ist, sondern sekundär im Verlauf der Krankheit auftritt.

Früh- und Spätformen der Nagelpsoriasis.

Unter *Frühformen* verstehe ich die Psoriasis punctata unguium, die sog. Tüpfelpsoriasis und die psoriatischen Papeln des Nagelorgans, unter *Spätformen* die weiteren Veränderungen der Psoriasiserkrankung, die Erweichungen, Grubenbildung (rainure), Furchenproduktion, Destruktion der ganzen Platte, Nagelabfall. Quinquaud und Schütz brauchten die weniger zweckmäßigen

Bezeichnungen „primäre" und „sekundäre" psoriatische Nagelerkrankungen, die ich für andere Vorgänge verwende.

Die von SMITH hervorgehobene Symmetrie bleibt allerdings unerklärt.

Von den Frühformen der Nagelpsoriasis ist die wichtigste, vielleicht die am besten diagnostizierbare, die Psoriasis punctata unguium (État pointillé des ongles). Obwohl HEBRA 1872 bereits von punktförmigen Psoriasisstellen am Nagelbett spricht, LAILLER 1877 schon das Aussehen des erkrankten Nagels mit dem eines Stahlfingerhutes oder eines wurmstichigen Holzstückes vergleicht, ist es das Verdienst von SCHÜTZ, die Aufmerksamkeit auf die Erkrankung gelenkt zu haben. SCHÜTZ sieht in der Psoriasis punctata unguium ein Frühsymptom der Psoriasis überhaupt, das er bei jugendlichen Individuen relativ häufig beobachtet hat. Der Sitz der Erkrankung ist der hintere (proximale) Teil der Matrix. Nach Zurückschieben des Nageloberhäutchens sieht man lebhaft rot gefärbte Pünktchen, die auf Druck erblassen. Einmal fand SCHÜTZ auch in der vorderen Hälfte der Lunula solche rote Pünktchen. Diese „Pünktchen" scheinen hyperämischen Papillen zu entsprechen. Eventuell muß man annehmen, daß in der papillenlosen Lunularzone Papillen neugebildet sind, was bei Psoriasis

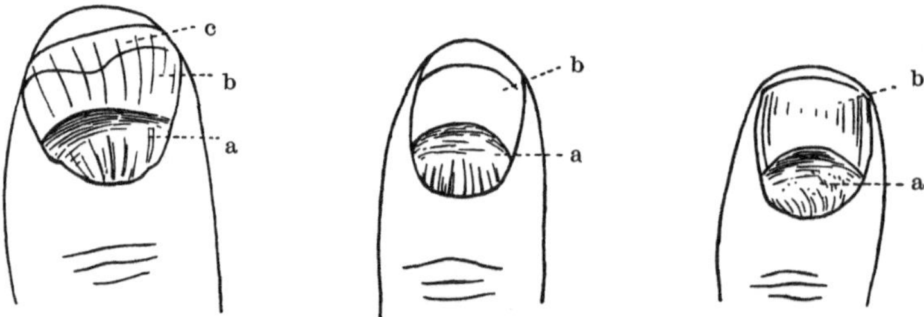

Abb. 83. Grubenbildung (rainure) in der Lunulagegend der Nägel. 62 jähriger Herr. Völlige Heilung.
a Grube. b Nagelplatte. c Abgebogene Partie.

vorkommt. SCHÜTZ hält diese roten Pünktchen für ein ausschlaggebendes differential-diagnostisches Merkmal. Im Bereich dieser hyperämischen Papillen kommt es zu einer „Erweichung" der eigentlichen Nagelsubstanz. Der punktförmige Erweichungsherd wird bald (beim Waschen der Hände) entfernt, es bleibt ein seichtes stecknadelkopfgroßes Grübchen in der Nagelplatte zurück. Diese „Grübchen" rücken naturgemäß mit dem Nagel beim Wachstum desselben vor, höchstwahrscheinlich werden von den erweiterten Matrixpapillen neue Grübchen gebildet[1]), bis schließlich die ganze Nagelplatte eine große Anzahl von Grübchen zeigt und eine gewisse Ähnlichkeit mit der facettierten Oberfläche eines Fingerhutes darstellt (vgl. Abb. 84). ANCEL beobachtete z. B. innerhalb von 8 Tagen eine schnelle Vermehrung der Grübchen. Wie der Prozeß der Bildung von Erweichungsherden vor sich geht, ist mangels jeder pathologischen Untersuchung nicht zu sagen; ich möchte mit Rücksicht auf meine eigenen Beobachtungen in der Onychopathologie eher glauben, daß es sich um eine mangelhafte Produktion Onychin enthaltender Zellen, als um eine Erweichung schon vorhandener und normal produzierter Nagelzellen handelt.

Die Psoriasis punctata unguium findet sich als erste und einzige Form der Schuppenflechte der Nägel, sie kann aber auch gleichzeitig mit anderen Früh- und Spätformen an den Nägeln überhaupt, ja auch an demselben Nagel vorkommen (vgl. Fälle S. 217).

Eine weitere, meiner Erfahrung nach viel seltenere Frühform ist die Psoriasispapel des Nagelbettes. HEBRA sah zum Beginn der Nagelerkrankung zentral

---

[1]) Ich sah nach Heilung der Tüpfelpsoriasis des r. Daumennagels 5 Monate später ein Rezidiv am hintern Nagelwall auftreten.

im Nagelbett Psoriasisefflorescenzen durch die Nagelplatte hindurchschimmern. Einen solchen sehr ausgeprägten Fall sah ich selbst auf dem III. internationalen dermatologischen Kongreß in London (Krankenvorstellung von HUTCHINSON). Eine Vorstellung von diesem Krankheitsbeginn gibt folgender, von mir beachteter Fall.

Die sehr intelligente, 32 Jahre alte Kranke gibt an, seit ihrem 15. Jahre an Psoriasis zu leiden (keine Heredität). Vor 3 Jahren begann die „Haut unter den Nägeln" sich zu verändern; der vordere Teil der Nägel wurde gelb, undurchsichtig. Leicht brachen die veränderten Nagelstücke ab. Stets blieb der hintere Teil der Nägel, eingeschlossen die Lunula, völlig gesund. Sehr bemerkenswert ist nun, daß an beiden IV. Fingern zur Zeit Tüpfelung der Nägel besteht. Die Kranke gibt an, daß die Tüpfelung erst eingetreten ist, nachdem die Gelbfärbung der Nägel schon vorhanden war. Die Kranke beobachtete ferner ein auffallend schnelles Wachsen ihrer Nägel.

LAU beobachtete bei sich selbst am hinteren Nagelwall stecknadelkopfgroße, psoriatische schuppende Stellen. Diese Schuppenkegel sollen auf den neugebildeten weichen Nagel drücken und je nach der längeren oder kürzeren Dauer des Druckes auf dem vorüberpassierenden Nagel vertiefte Längsrinnen oder vertiefte Punkte erzeugen. (Die Auffassung erscheint mir unrichtig.)

Die Psoriasispapeln lokalisieren sich anfangs nicht selten unter den beiden freien Ecken der Nagelplatten auf dem Nagelbett. Sie werden zu gelblichen, hornartigen, später körnig bröckligen Verdickungen, heben die Nagelplatte auf (vgl. den Fall von SMITH) und ziehen die Unterfläche der Nagelplatte in Mitleidenschaft.

Selbstverständlich können die primären Papeln auch an anderen Stellen entstehen. Man findet eben entstehende Papeln (durchscheinende gelbliche, subunguale Hornmassen)

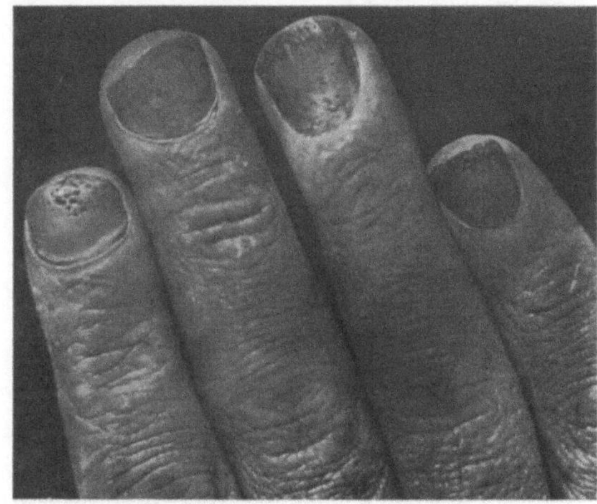

Abb. 84. Psoriasis punctata unguium.

neben Defektstellen der Nagelplatte, die ein späteres Entwicklungsstadium darstellen. Ich habe auch eine psoriatische Papelbildung gesehen, die den ganzen Raum zwischen freiem Nagelrand und Fingerkuppe (Nagelwinkel) einnahm.

Zu den vielen nicht zu lösenden Rätseln gehört auch das Vorkommen einer *subungualen Hyperkeratose* als einziger Ausdruck der Psoriasis der Nägel:

Bei einem 46 jährigen, seit Kindheit an Psoriasis leidenden Kaufmann (Schwester gleichfalls an Schuppenflechte erkrankt), zeigten die meisten Finger- (besonders linker I., II., V., rechter I.) und alle Fußnägel diese psoriatische subunguale Hyperkeratose. Die durchaus normal gebildeten, auch an den Füßen gutgepflegten Nagelplatten waren einfach durch die unregelmäßige Wucherung aufgehoben, die selbst schneeweiß durch die transparente Nagelplatte hindurchschimmerte. Peripherisch von der weißen Zone war wohl durch Druck eine hyperämische, bandförmig quer über den Nagel verlaufende Zone sichtbar. Erkrankung anderer Teile der Nagelorgane hat der intelligente, sich sehr sorgfältig beobachtende Patient nicht beobachtet.

Eine dritte Frühform der Nagelpsoriasis ist selten beobachtet, ich habe sie nur dreimal gesehen. Besonders gut war das Symptom bei einem 62 jährigen Ministerialdirektor ausgebildet. Es handelt sich um die Bildung von Erweichungsherden im Gebiet der Lunula. Bemerkenswert ist die Bildung von symmetrisch nach der Mitte zu abfallenden Gruben, die *vorn* von einer der vorderen Grenze der Lunula entsprechenden halbmondförmigen Linie, *hinten* vom hinteren Nagelwall begrenzt sind. Diese Gebilde fanden sich zwar auf einzelnen Nägeln, auf anderen bestanden andere psoriatische

Nagelveränderungen. Es kam übrigens in diesem Fall zur völligen Heilung und restitutio ad integrum auch der Nägel. Einige Skizzen veranschaulichen den Prozeß besser als Photographien (Abb. 83).

Einen ähnlichen Fall sah ich einige Jahre früher.

Psoriasis der Nagelwurzeln: 53 Jahre alter Mann, Kaufmann, seit 25 Jahren Psoriasis, keine Heredität. Psoriasis agria, vielfach ohne Erfolg behandelt; nur nach Schwefelbädern 3 Jahre lang etwas frei. In allen Fingernägeln stets von der Lunula, und dem hinteren Nagelfalz beginnende Erkrankung; nach BEAUschem Schema schiebt sich eine normal-nagelfreie, etwas schuppige, aber doch nagelartige Platte unter dem linken Falz vor; Abgrenzung nach vorn, d. h. distal unregelmäßig oder halbmondförmig (besonders deutlich rechter I. und linker I.). Vordere Nagelplatten normal, nur sehr selten Tüpfelchen. Falls eine neue Nageldeformität beginnt — stets zusammenfallend mit Psoriasisschüben — dauert es etwa 10—12 Wochen, bis der Nagel normal ist.

Eine bisher weder von anderen noch von mir beobachtete, an Onychorhexis erinnernde Form der primären Nagelpsoriasis sah ich bei einem 38 jährigen Rechtsanwalt, den ich seit 15 Jahren ärztlich kenne und der auch nach meiner Untersuchung nie vorher Zeichen von Psoriasis gezeigt hatte. Vor etwa 3 Jahren bildeten sich auf allen Nägeln der Finger sehr zahlreiche Längsriffe aus; eigentlich die Nagelplatte tief angreifende Risse waren nicht vorhanden. Das vordere Drittel war weniger rosa gefärbt als normal (d. h. weniger transparent), es scheint etwas in der Wölbung abgeflacht, der freie Rand splitterte so stark, daß die Erscheinung den Pat. stark belästigte. Die Schwester des Pat. leidet seit vielen Jahren an Psoriasis; bei dem Pat. selbst findet sich

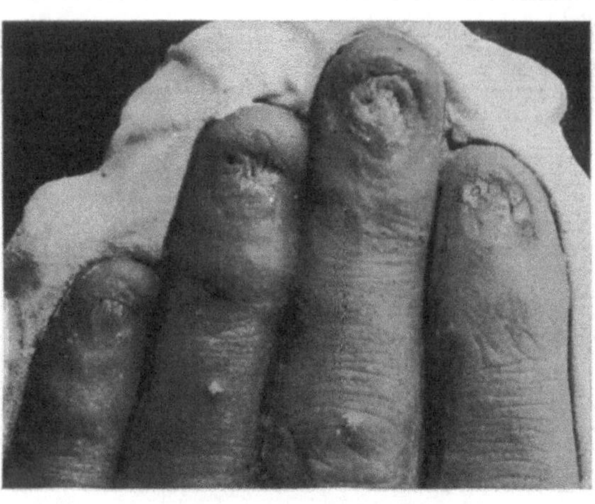

Abb. 85. Psoriasis rupiformis.
(Musée de l'Hôpital St. Louis.)

jetzt ein ausgedehnter Psoriasherd, der sich streifenförmig entlang der Spange des nicht gut sitzenden Bruchbandes an der rechten Rückenseite oberhalb der Darmbeinschaufel entwickelt hat (daneben einige andere Psoriasisherde). Die Nagelaffektion allein hätte die Diagnose Onychorrhexis gerechtfertigt.

Spätformen der Nagelpsoriasis.

Die Spätformen der Nagelpsoriasis sind an sich nicht charakteristisch. Es sind die so häufig auftretenden Prozesse, wie Unregelmäßigkeiten der Oberfläche, Bildung feiner Schuppen vor allem an den Nagelwällen, Imbibition von Staub, Schmutz usw. in die aufgelockerte Nagelsubstanz und daraus sich ergebende Färbung, stellenweiser oder gänzlicher Verlust der Transparenz usw. Sie brauchen wohl kaum eingehend beschrieben zu werden.

Je mehr das Nagelbett und auch die Nagelmatrix diffus erkranken, desto größer wird die Deformierung der Nagelplatte. Es entstehen schließlich unregelmäßige, nicht mehr zu beschreibende, nur im allgemeinen noch an Nägel erinnernde Hornmassen (vgl. Abb. 85). Der Nagel ist zuweilen, wie die Franzosen bezeichnend sagen, ,,déchaussé", er ist aus den ihn festhaltenden Falzen herausgehoben.

Wenn die neugebildeten Hornmassen, wie dies vorkommt, sehr weich sind, die schützende Nagelplatte nicht mehr (wie z. B. bei der Onychogryphosis) weiter gebildet wird, so ist Abfall der Nägel erklärlich. Solche Fälle veröffentlichten z. B. CUMMISKEY, ANCEL (Abfall der Nägel 2 Monate nach Entlassung aus dem Krankenhaus), MÉNEAU und HUTCHINSON. Letzterer schildert, wie sein Kranker durch den wiederholten Verlust der Nägel in seiner Arbeitsfähigkeit geschädigt wurde. Der Patient nahm 12 Jahre lang Arsen, das einzige Mittel „which controlled his psoriasis".

Nicht selten treten quer über den Nagel verlaufende, mehrere Millimeter breite, furchenartige Erweichungsherde in der Nagelsubstanz auf, die ANCEL und MÉNEAU „rainure" nennen (vgl. Abb. 88). Vor und hinter diesen Furchen ist der Nagel relativ normal, eventuell auch mit Querwülsten versehen. Gerade diese Entwicklung von quer über den die ganze Nagelbreite sich erstreckenden Veränderungen macht es wahrscheinlich, daß doch wohl hier zuerst Erkrankungen der ganzen Nagelmatrix vorgelegen haben. Wir wissen, daß bei Erkrankungen der Matrix Veränderungen des Nagelblattes in seiner ganzen Breite vorkommen, während nach iso-lierten Erkrankungen der Nagelmatrix (z. B. in-fizierte kleine Wunde, Blutung, Fremdkörper) nur einzelne Teile der Nagelplatte affiziert werden.

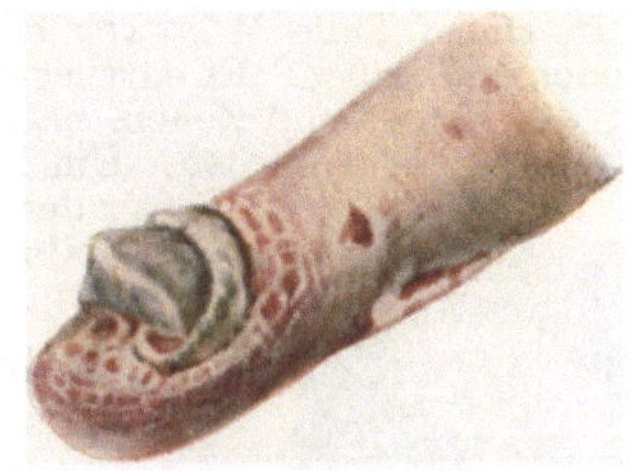

Abb. 86. Psoriasis der Nagelwälle des Nagelbettes. Deformierung der Nagelplatte. 10jähriges Mädchen.

Psoriasis der Nagelwälle.

Die Psoriasis der Nagelwälle ist die Psoriasis der Haut überhaupt. Es sei betont, daß die Schuppenflechte die Nagelwälle in ausgedehntem Maße befallen kann, ohne daß eine Erkrankung der übrigen Nagelorgane festzustellen ist (Abb. 86).

Kombination der einzelnen Formen der Nagelpsoriasis.

Die einzelnen Formen der Nagelpsoriasis finden sich nur selten isoliert, als Psoriasis punctata unguium oder als isolierte Papel des Nagelbettes. Die Kombination der verschiedenen Formen ist die Regel; jeder Fall ist zu analysieren. Insbesondere hat man sich klar zu machen, daß neben den lokalisierten Prozessen, die die Erweichung der bereits fertigen Nagelsubstanz zur Folge haben, auch eine Störung der Produktion neuer Nagel-substanz von der Matrix ausgeht, die zu den so häufig geschilderten pathologischen Bildungen führt. In meinen Aufzeichnungen finden sich alle denkbaren Kombinationsmöglichkeiten auf-geführt. Ich gebe nur eine Krankengeschichte als Beispiel (Abb. 87):

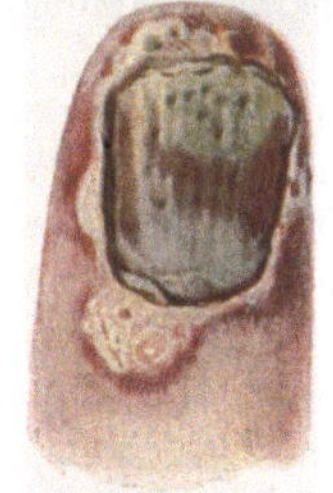

Abb. 87. Psoriasis der Nägel. Pso-riasis punctata, Psoriasis des Nagel-walls. Psoriasispapel des Nagelbetts. (Kombination aller Formen.)

Die Kombination aller Formen der Psoriasis der Nägel zeigt in selten vollendeter Weise ein auf der inneren Abteilung des Krankenhauses am Urban von Prof. Dr. JÜRGENS behandelter Patient, der auch an der nicht seltenen Kombination seines Leidens mit fieberhaftem Gelenkrheumatismus litt. Auf fast allen Nägeln fiel zunächst die Anordnung von Psoriasispapeln auf den *Nagelwällen* auf. Die Finger waren auch sonst mäßig befallen; die schuppenden Papeln bildeten aber vor allem an den Zehen zu-sammenhängende Lager auf der ganzen Nagelphalanx, während der Charakter der Einzel-efflorescenzen auf den Fingernägeln besser gewahrt war. Die Gestalt der *Nagelplatten* war durch die Ausbildung sehr zahlreicher, großer und kleinerer Psoriasisefflorescenzen des *Nagelbettes* bestimmt, die als gelbliche Platten durch die transparente Nagelsubstanz durchschimmerten. Wo diese Gebilde bis zum freien Nagelrand reichten, sah man die Abhebung der Platte durch die *subunguale Hyperkeratosis*. Vereinzelt waren Psoriasis-plaques auf den Nägeln der Finger zu erkennen. An einzelnen wenigen Stellen hatte die subunguale Papel die Platte zerstört, es war zur dystrophischen Veränderung der Nägel gekommen, die also in diesem Falle nicht von der Matrix, sondern vom Bette ausgegangen war. Sechs Wochen später hatte sich das Bild so geändert, daß sich an allen Nägeln am hinteren Nagelwall ein der Lunula ähnlicher nach vorn und hinten durch eine Konvexlinie abgeschlossener Defekt der Nagelplatte gebildet hatte, durch den das nur wenig hyperkeratotische Nagelbett frei lag. An einzelnen Nägeln war dieser Defekt distal nicht durch eine mathematische Bogenlinie, sondern durch eine nach der Kuppe zu spitzbogig gestaltete Linie begrenzt.

Klinischer Verlauf der Nagelpsoriasis.

Es ist schon darauf hingewiesen worden, daß die Symptome nicht konstant bleiben, sondern die Neigung haben, sich von Frühformen in Spätformen umzuwandeln. Mir erscheint es sicher, daß die Therapie diesen Prozeß aufhalten und die Heilung einleiten kann. Entzündungszustände treten völlig zurück; sie lassen im Gegenteil Zweifel an der Diagnose auftauchen.

In einem Falle MÉNEAUS erkrankte ein 69 jähriger Rheumatiker an Schmerzen in Händen und Füßen. Es entwickelte sich eine 14 Tage lang anhaltende Rötung und Schwellung der Finger und Zehen, nach deren Ablauf an der Wurzel aller Nägel Erweichungsherde festgestellt wurden. Um letzterer willen hielt Verf. die Krankheit für Psoriasis, an der der Kranke sonst nicht litt. Ich würde diese Diagnose ablehnen.

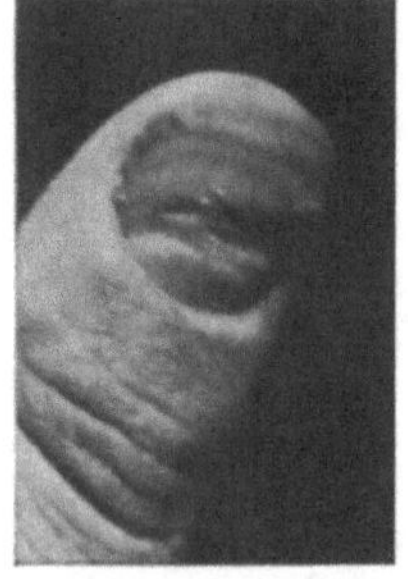

Abb. 88. Quer verlaufende Erweichungsfurche (rainure).

Sehr selten scheint der Abfall der Nägel im Anschluß an einen akuten Schub von Psoriasis zu sein. Es werden dann nicht durch lange Krankheit deformierte Nägel langsam usuriert, sondern die an sich noch intakten Nagelplatten ähnlich wie beim Scharlach durch einen akuten Schub von Psoriasisefflorescenzen auf der Nagelmatrix und dem Nagelbett abgehoben. MÉNEAU berichtet von einem 57 jährigen Postbeamten, der bis zu seinem 54. Jahre von der Psoriasis verschont geblieben war. Im Anschluß an eine den ganzen Körper befallende (nur die Brust verschonende) Psoriasis kam es zu einem nach und nach eintretenden Abfall aller 20 Nägel. Nach Heilung der Psoriasis wuchsen die Nägel spontan normal wieder. Auch SCHÜTZ beobachtete einen Fall universeller Psoriasis, bei welcher sämtliche Finger- und Zehennägel erkrankten. Bei einem neuen, mit subakutem Rheumatismus komplizierten Ausbruch fielen alle 20 Nägel aus.

Hat die Psoriasis erst einmal die Nägel ergriffen, so scheint sie bei Neuausbrüchen auch häufig wieder den Nagel zu befallen. MÉNEAU behandelte eine 57 jährige, seit 25 Jahren an Psoriasis leidende Frau, bei der jeder der 20 Psoriasisausbrüche, die sie durchgemacht hatte, den Nagel des linken Daumens in Mitleidenschaft gezogen hatte, während die Hand selbst verschont geblieben war. War nach einem Psoriasisschub der neugebildete Nagel oder Nagelstumpf abgefallen, so bildete sich eine dicke, schuppige Epidermis, unter der sich häufig kleine Eiterherde fanden.

Die Beobachtungen der Nagelpsoriasis beziehen sich naturgemäß vorwiegend auf die Fingernägel. Wie häufig die Zehennägel befallen werden, ist nicht festzustellen. SCHÜTZ, ANCEL, MÉNEAU, CUMMISKEY, HUTCHINSON erwähnen gut beobachtete Fälle von zweifelloser Zehennagelerkrankung.

HUTCHINSON beschreibt an zwei Fällen eine „senile" Form der Nagelpsoriasis. Bei einem alten, an Gicht leidenden Psoriatiker entstand plötzlich eine so heftige eitrige Entzündung, daß ein Teil derselben gangränös zu werden schien. Die Eiterung begann in dem zwischen Nagelplatte und Nagelbett liegenden Gewebe. Auch in dem zweiten Falle erkrankten ganz akut alle Finger- und Zehennägel. Die Nagelphalangen waren infolge der heftigen Entzündung stark geschwollen. Die ganz kurz skizzierten Fälle sind nicht zu beurteilen. Die plötzliche entzündliche Erkrankung vieler Nägel ist bei der Syphilis so häufig, daß in den Krankengeschichten Lues ausgeschlossen werden muß, bevor die Aufstellung des Krankheitsbegriffes: „Senile Form der Nagelpsoriasis" allgemeinen Anklang finden kann. Leider erwähnt HUTCHINSON in der Schilderung der Fälle die Syphilis nicht.

Schmerzen macht die Nagelpsoriasis nach meinen Erfahrungen nicht. Subjektive unangenehme Empfindungen bei der Entwicklung der Erkrankung haben HARE, HUTCHINSON, HERBERT A. SMITH bei vier Patienten beobachtet. Doch scheint es sich in SMITHs Fall um ein Ekzem gehandelt zu haben (Dame erfährt den Tod ihres Mannes in Indien; tags darauf Schwellung der Nagelphalanx des Daumens unter Schmerzen, geschwürsähnliche, bläschenbildende Affektion und Abblätterung der Haut; nach Heilung der Haut Nägel weich, mit Furchen bedeckt, brüchig, teilweise von der Haut getrennt). Dagegen sind zwei Fälle von HUTCHINSON ganz einwandfrei. Eine Dame gab bestimmt an, am Beginn der Nagelpsorias in den Fingerspitzen ein schmerzhaftes Gefühl der Hitze empfunden zu haben. Der zweite Kranke, ein Arzt, hatte „ein taubes" Gefühl in den Fingerspitzen. Keinesfalls aber ist eine subjektive Empfindung ein auch nur einigermaßen konstantes Anfangssymptom. Eine sehr intelligente, von Jugend auf an Psoriasis leidende Dame meiner Klientel, die ihrer Krankheit sehr viel Aufmerksamkeit schenkte, wurde erst von mir auf das Vorhandensein einer typischen Tüpfelpsoriasis der Nägel aufmerksam gemacht.

Diagnose.

Finden sich bei einem Psoriatiker oder bei einem erblich mit Psoriasisanlage behafteten Individuum Nagelveränderungen, so wird der *Verdacht* auf Nagelpsoriasis zunächst berechtigt sein.

Die *Diagnose* der Nagelpsoriasis ist in den Frühformen, wenn die Tüpfel auf der Lunula, die seichten Grübchen auf dem ganzen Nagel typisch sichtbar sind, leicht. Auch manche isolierte Psoriasispapeln können erkannt werden. Die quer über den ganzen Nagel gehenden furchenartigen Erweichungsherde (Rainures) ermöglichen auch bei Spätformen unter Umständen eine Diagnose. Spätpsoriatische Nagelveränderungen sind nicht immer diagnostizierbar. Finden sich, wie in meinem Fall, noch Teile der erhaltenen Nagelplatte mit seichten Grübchen, so ist eine weitere Nachforschung auf Psoriasis erforderlich. HUTCHINSON legt großen Wert auf den Beginn der psoriatischen Erkrankung am Nagelwinkel im Gegensatz zu dem Beginn des Ekzems an der Nagelwurzel. Er gibt aber selbst zu in den meisten Fällen: „the conditions are mixed". Das vielfach angegebene Unterscheidungsmerkmal: Freibleiben der Nagelwälle bei Psoriasis im Gegensatz zu Ekzem ist nicht immer zutreffend.

Ich habe z. B. bei einer 58 jährigen, seit 20 Jahren an Psoriasis leidenden Dame, die bisher sehr wenig behandelt war, an den Nagelwällen dreier Finger Psoriasisefflorescenzen gesehen. Letztere zeigten feine gelbliche Schuppen, die mehr an seborrhoisches Ekzem als an Psoriasis erinnerten. Deutlich trat jedoch die rote Färbung der Psoriasispapel hervor. An der Diagnose Psoriasis selbst konnte kein Zweifel sein. Die Nagelplatten waren trotz des langen Bestandes der Krankheit und trotz der Lokalisation der Psoriasispapeln auf den Nagelwällen normal (vgl. Abb. 86).

Vorsicht ist auch bei der Diagnose des État pointillé erforderlich. Leichte rundliche Defekte kommen auch bei dem Nagelekzem vor. (So sah ich selbst bei einem an Gewerbeekzem der Hände und Nägel leidenden Straßenkehrer ganz seichte, rundliche Vertiefungen der Nägel.) Bei der Psoriasis sind aber diese Grübchen tiefer und in ihrer Rundform regelmäßiger ausgebildet.

Sehr zweckmäßig ist, wie HUTCHINSON hervorhebt, nicht nur eine genaue Erhebung der Anamnese des Kranken, sondern auch eine sorgfältige

Nachforschung nach Psoriasis in der Ascendenz und Descendenz des Kranken. In drei Fällen stellte HUTCHINSON allein mit Rücksicht auf die ihm bekannte Psoriasis von Verwandten die Diagnose Psoriasis unguium bei Individuen, die selbst kein Symptom der Psoriasis zeigten.

Es ist verständlich, daß durch alle diese Vorgänge die Nägel so weich werden können, daß sie beim Gebrauch abbrechen (Fall eines Arztes, von HUTCHINSON erwähnt).

Schwierigkeiten entstehen beim Fehlen allgemeiner Psoriasis, wenn die Möglichkeit von Gicht und Rheumatismus und vor allem von Lues vorliegt. Folgender Fall gibt ein Beispiel.

29 jähriger Kaufmann, Vater stark an Psoriasis leidend, war 1891 an Lues erkrankt; sechs Kuren. Während der Zeit zweifelhafte schuppende Erkrankung des Scrotums (schuppende Papeln?). Zur Zeit keine Zeichen von Psoriasis auf der Körperhaut. An allen zehn Fingernägeln deutliche kleine Grübchen und Defekte; auf jeder Nagelplatte waren zehn für Psoriasispakete charakteristische Grübchen. Daneben auf allen Nägeln Wölbungen und Querfurchen, unter allen Nägeln subunguales, am freien Rande stark entwickeltes Horngewebe; Lunulae an rechtem II., III., V., linkem II. und III. undeutlich, sonst gut entwickelt. Nageloberhäutchen stark verdickt. An einzelnen Stellen sind Defekte durch Abbruch eines Stückes der Nagelplatten entstanden. Patient hat selbst auf der jetzt undeutlich gewordenen Lunulae Tüpfel wahrgenommen. Die hereditäre Belastung, das klinische Bild, die Erfolglosigkeit der antisyphilitischen Therapie sprechen für die Diagnose; die Wa.R. war damals noch nicht erfunden.

Die Diagnose dem isolierten seborrhoischen Ekzem der Nägel gegenüber wird häufig kaum möglich sein.

Therapie.

Die Therapie der Nagelpsoriasis ist die der Psoriasis überhaupt. Innerlich wird man trotz aller Mißerfolge Arsen (Pil. asiaticae; Tinct. Rhei vinosa, Sol. arsenicalis Fowleri āā usw.) anwenden. Salvarsan hat sich, wie theoretisch zu erwarten war, nicht bewährt. ASHMEAD rühmt den Einfluß innerlich gegebener Salicylpräparate. Über intravenöse Salicylpräparate fehlen die Erfahrungen. Die größeren Mengen von Jod, die früher empfohlen wurden, dürften heute kaum mehr versucht werden. Die Behandlung mit Schilddrüsen und anderen organo-therapeutischen Präparaten ist heute mit Recht verlassen. Obwohl BR. BLOCH in einem Falle von streng vegetarischer Diät Erfolg sah und das normale Wiederwachsen schwer durch Psoriasis deformierte Nägel beobachtete, kann der vegetarischen Diät nach dem Millionenexperiment, das während der Hungerjahre in Deutschland angestellt wurde, kein therapeutischer Wert bei Hautkrankheiten beigemessen werden. Die lokale Behandlung wird durch die unvermeidliche Beschmutzung und Färbung der Fingernägel oft sehr erschwert, wenn nicht unmöglich. Günstigen Einfluß haben sicher Einpinselungen mit Salicyl, Teer (Liq. carbon. detergens, Ol. Cadini usw.), Chrysarobin, Pyrogallussäure. Auch die Anwendung von Paraplasten und Guttaplasten, denen geeignete Medikamente inkorporiert sind, ist zweckmäßig. Salben mit starkem Salicylzusatz und Antipsoriaticis bringen Nutzen. Vor der Anwendung der Medikamente sind erweichende Bäder (Soda, Seife, doppelkohlensaures Natron) angebracht. Sie sind unumgänglich, wenn die Antipsoriatica aus kosmetischen Gründen nicht anwendbar sind, man lasse dann Anthrasol (Anthrasol 15,0, Acid. salicyl. 5,0, Ol. oliv. ad 50) einpinseln. Auch Cignolin-Aceton (1,5:48,5) hat sich mir bewährt.

In allen Fällen soll man die Nägel mit einer planparallelen feinen Tischlerfeile, wie sie zu Laubsägearbeiten benutzt wird, möglichst glatt und dünn feilen lassen. Die Einwirkung der Medikamente ist um so größer, je dünner die isolierende Nagelschicht ist. Die Patienten lernen die Nägel dünn zu feilen. Vor Verletzungen bewahren sie die Schmerzen.

Einen therapeutischen Fortschritt stellt zweifellos die *Röntgentherapie* dar. Freilich sind Mißerfolge trotz der optimistischen Berichte mancher Röntgenologen häufig. Fast alle Nagelpatienten, die mich in den letzten Jahren aufsuchen, sind bereits von anderer Seite erfolglos — sie würden ja sonst nicht zu mir kommen — mit Strahlen behandelt. Auch ich habe von der Röntgenbehandlung gute Erfolge, freilich auch recht viele Versager gesehen. Ich gebe gewöhnlich unfiltrierte oder mit $^1/_2$ mm Aluminium gefilterte $^1/_3$ Erythemdosis in 3 Sitzungen in 8—10 Tage umfassenden Intervallen.

F. BLUMENTHAL: 1 Tag $^1/_4$—$^1/_3$ HED. = $2^1/_2$—$3^1/_2$ × Halbwertschicht 0,8—1,0 unfiltriert oder 5—$6^2/_3$ × Halbwertschicht 2,25, Filter 3 mm Al. 8 Tag Wiederholung derselben Dosis, 22 Tag Wiederholung der Dosis. Pause von 4 Wochen.

BLUMENTHAL empfiehlt auch Doramad und Höhensonne. 20 Q zweimal wöchentlich. $^1/_2$ m Entfernung. Reizung muß abklingen.

Acanthosis nigricans.

Nagelerkrankungen bei der *Acanthosis nigricans* scheinen nur in sehr vorgeschrittenen Fällen und auch dann nur selten vorzukommen. Ich erinnere

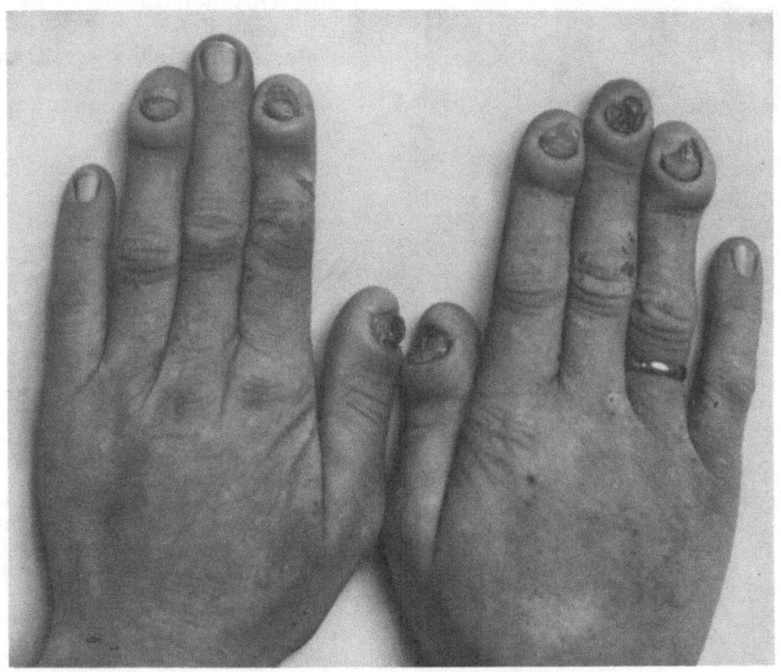

Abb. 89. Acanthosis nigricans. Nagelveränderungen.
(Aus der Kopenhagener Universitätshautklinik[1]).)

mich nicht, auf einem Kongreß bei der Vorführung wichtiger Fälle eine Nageldystrophie gesehen zu haben. Keineswegs handelt es sich um ein Kardinalsymptom, wie COUILLAND behauptete. DARIER gibt an, daß die Nägel ihren Glanz verlieren, sich verdicken, leichter abbröckeln und abbrechen. HAXTHAUSEN (Dän. dermatol. Ges. 2. 12. 25) beschreibt bei einer 32 jährigen, seit

---

[1] Die Überlassung der Photographie verdanke ich Herrn Dr. HAXTHAUSEN.

7 Jahren erkrankten Frau neben starker Ausbildung der Affektion auf der Haut des Nabels und der Genitalien (villöse, papillomatöse Wucherungen, Chagrinisierung und Pigmentierung der Hautoberfläche) Verdickung der leicht auffasernden Nägel. Die Nagelphalanx, besonders die Nagelwälle waren stark geschwollen. Schimmelpilze in den Nägeln, endokrine Störungen, maligne Tumoren waren nicht nachweisbar (Abb. 89.)

Lichen ruber planus. Lichen ruber acuminatus. Pityriasis rubra pilaris.

Die strenge Scheidung, die ich in der ersten Auflage dieses Werkes zwischen den oben genannten Krankheitstypen entsprechend der damals herrschenden Lehre zu machen für nötig hielt, erscheint mir heute nicht haltbar oder wenigstens nicht sehr wichtig, nachdem ich in eigener Praxis und bei wissenschaftlichen Demonstrationen Krankheitsfälle gesehen habe, die doch zweifellos Übergänge [1]) darstellten. Gerade für die Onychopathologie ist eine Zusammenfassung nötig, weil die Schilderung mancher Krankenbeobachtungen den Leser veranlassen kann, die Fälle anders zu etikettieren, als es der Autor getan hat. In der nachfolgenden Schilderung W. DUBREUILHs einer Nagelerkrankung beim *Lichen ruber planus* wird mancher Leser in den in Anführungstrichen gesetzten Worten Symptome besprochen finden, die eigentlich für Pityriasis rubra pilaris charakteristisch sind.

Bei einem 50 jährigen, an ziemlich ausgedehntem Lichen ruber planus leidenden Beamten war die Dorsalfläche aller Fingernagelphalangen geschwollen, dunkelrot und mit einer *„großen Zahl punktförmiger, in der Tiefe einen kleinen Hornpfropf tragender Vertiefungen bedeckt"*. Diese „Depressionen" entsprachen wahrscheinlich Schweißdrüsenöffnungen. Der hintere Nagelwall war verdickt (fast

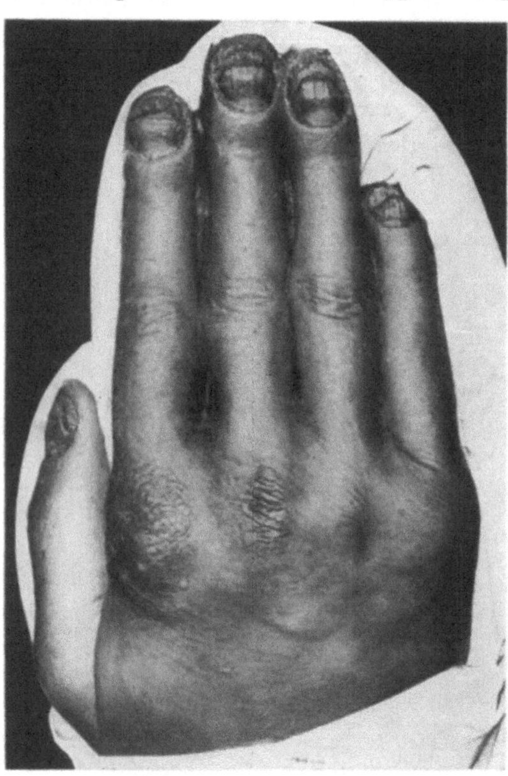

Abb. 90. Eczema licheniforme.
(Moulage aus der Hautklinik der Charité, Prof. ARNDT.)

1 mm dick), weit und hart, bestand aus zwei Lagen. Die Nagelplatten waren fein längsgestreift; diese Längsstreifen gingen durch die ganze Länge des Nagels, waren einander parallel kaum $1/3$ mm dick; der Nagel war rauh, wie mit Sandpapier abgerieben, der Onychorhexis ähnlich verändert. Der Nagel war anscheinend nicht verdünnt, soll jedoch nach Aussage des Kranken leicht zerbrechlich geworden sein. Die Nagelplatte saß fest auf dem Nagelbett, nur an beiden Kleinfingernägeln war eine kleine subunguale Hyperkeratose sichtbar. Arsenbehandlung wirkte günstig auch auf die Nagelaffektion ein; die nachwachsenden Teile waren normal.

Auch RIECKE kann nicht umhin, Beobachtungen von SCHWIMMER (Nägel verdickt, brüchig, gelblich, nicht transparent) und E. EVERS als Lichen ruber

---

[1]) Auch die sicher oft festgestellten anatomischen Unterschiede: L. r. = subpapilläre Infiltration. P. r. = intrafollikuläre Hyperkeratose sind nicht immer vorhanden. Auch hier habe ich Übergänge selbst gesehen.

acuminatus zu deuten. Er spricht in einem anderen Zusammenhang von einer Kombination von Lichen ruber planus und Pityriasis rubra pilaris.

Diese Vorbemerkungen sollen den Satz begründen helfen, daß beim reinen Lichen ruber planus, wenigstens nach meinen Erfahrungen, Nagelerkrankungen recht selten sind. Die von mir längere Zeit beobachteten Fälle verliefen ganz ohne Beteiligung der Nägel.

Weyl gibt an, der Lichenerkrankung längere Zeit eine Alteration der Nägel vorangehen gesehen zu haben. Riecke rechnet weitere Beobachtungen aus der Literatur gleichfalls zu diesen primären Nagellichenfällen. Mir will scheinen, daß die geschilderten Veränderungen viel zu wenig spezifisch sind, um zufällige Kombinationen einer bestehenden ekzematösen Nagelerkrankung mit einem ganz unabhängigen Lichen ruber auszuschließen.

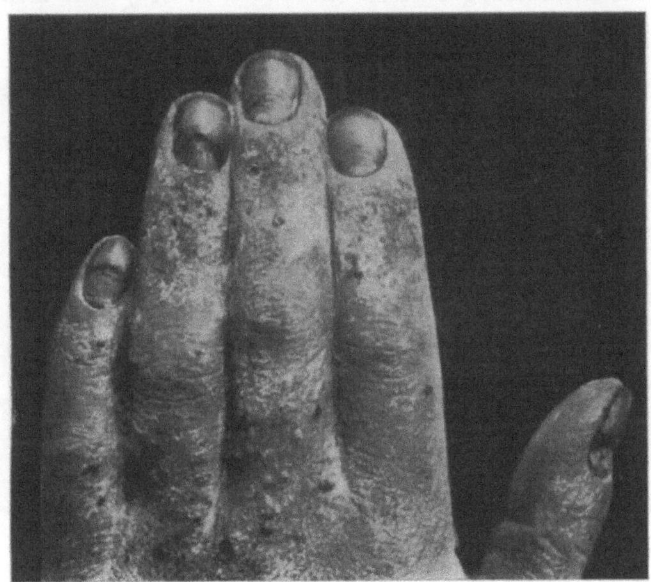

Abb. 91. Eczéma lichénoïde Fourniers.

Es kann aber heute nicht mehr in Abrede gestellt werden, daß auch beim reinen und nicht einmal besonders stark entwickelten Lichen ruber planus Nagelveränderungen vorkommen, die als Ausdruck der spezifischen Dermatose anzusehen sind.

Török fand in einem akut einsetzenden Falle die Nägeldeformität [mit in der Längsrichtung des Nagels verlaufenden grubenförmigen Vertiefungen und Furchen versehen. Jadassohn erwähnt graue, fast schwarze Färbungen in Form transversaler Streifen bei sonst glatter Oberfläche als Frühform. Du Castel und Druelle konnten feststellen, daß bei einem 43jährigen, seit 6 Monaten erkrankten Manne diese Längsleisten aus der Vereinigung subungualer Papeln (?) sich zusammengesetzt hatten. Dubreuilh fand einen an Onychorhexis erinnernden Zustand. Hornkohl beschreibt eine 58jährige, an weit verbreitetem Lichen ruber leidende Frau, deren Nägel verdünnt und mit zwei Konkavitäten versehen waren.

Gaucher und Druelle beobachteten bei einem 30jährigen seit 1½ Jahren an Lichen planus leidenden Kranken auf allen Nagelphalangen Lichenplaques, die Neigung zur Verhornung zeigten. Die Plaques gingen auf die Nagelwälle über. Die Nagelplatten

zeigten leichte Verdickungen, Streifen, Canellierungen, daneben parallel dem Querdurchmesser des Nagels laufende Furchen, die alle ziemlich oberflächlich sind und nur die ganze
Dicke der Nagelplatten betreffen. Nur ganz wenige punktförmige Depressionen (Tüpfel)
finden sich. Vom freien Rande aus ist eine leichte subunguale Hyperkeratose sichtbar.

Es dürfte sich hier um Lichen ruber verrucosus gehandelt haben. KLING-
MÜLLER z. B. schilderte in einer Beobachtung von Lichen ruber verrucosus vegetans
die Fingernägel so verdickt, daß der Querdurchmesser 1 cm betrug. Unter
den Nägeln saßen dicke gelbe Hornpfröpfe.

Vorsichtig ist die von M. FRIEDMANN beschriebene Onycholysis an den Zehen
bei Lichen ruber verrucosus zu bewerten, wenn die Fingernägel völlig gesund
sind.

Das von FOURNIER (Abb. 91) beschriebene Eczema lichénoide möchte ich
den Ekzemen, die Schilderung HEBRAS (Lehrbuch S. 316) dem Lichen ruber
acuminatus bzw. der *Pityriasis rubra pilaris* zurechnen.

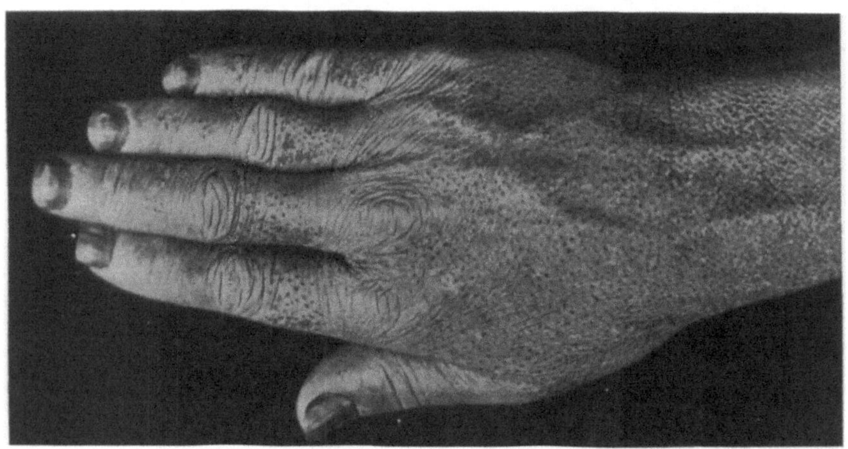

Abb. 92. Pityriasis rubra pilaris. (Keratosis multiformis LEWIN.)

„Die Nägel an den Fingern und Zehen sind bei allgemeiner Ausbreitung des Lichen
ruber stets gleichfalls erkrankt und zwar erscheinen dieselben in dem einen Falle durch
Verdickung der Nagelsubstanz vom Nagelbette aus mehr als um das Doppelte verdickt,
an der Oberfläche uneben, sehr brüchig, so daß sie nicht ihre gewöhnliche Länge erreichen,
sondern früher abbrechen, bevor ihr Wachstum bis zu den Fingerspitzen gediehen ist; sie
sind opak von gelbbrauner Farbe; während in einem anderen Falle ihr Wachstum einzig
und allein von der Matrix unguis ausgeht, unter welchen Verhältnissen die Nagelsubstanz,
da sie nicht gleichförmig vom Nagelbett aus entwickelt wird, bloß eine dünne, vom Finger
mehr oder weniger abstehende, leicht brüchige Hornplatte von lichterer Farbe darstellt.
Jedenfalls wird der Gebrauch der Finger und Zehen sowohl durch die Infiltration in die
Substanz der Haut, als auch durch diese Veränderungen der Nagelsubstanz wesentlich
beeinträchtigt und somit das Gehen und das Ergreifen von Gegenständen sehr erschwert.“

Die von HEBRA erwähnte Verdickung der Nagelsubstanz ist bereits in der
grundlegenden Arbeit BESNIERs als wichtig hervorgehoben. Sie war auch
in dem von G. LEWIN unter der Bezeichnung Keratosis multiformis beschriebenen Fall (Abb. 92) vorhanden.

Die Nägel waren verdickt, ähnlich wie die ganze Epidermis der Finger und
Hände, zeigten oberflächliche Defekte, einzelne auch Wülste. Zwischen Nagel
und Nagelbett war ein Polstergewebe aus verhornten Zellen eingeschoben,
das am freien Nagelrande deutlich hervortrat. Durch dies Zwischengewebe
war der Nagel etwas vom Nagelbett abgehoben und gleichzeitig verdickt, so

daß das Abschneiden recht schwierig wurde. Die mikroskopische Untersuchung der Nagelschnitzel ergab nichts Abnormes. Ein schnelleres oder langsameres Wachstum, als der Norm entspricht, wurde nicht beobachtet.

Ähnlich äußert sich PERNET.

UNNA schildert die Nagelveränderungen bei der Pityriasis rubra pilaris folgendermaßen: „Es treten ähnlich (??) wie bei der psoriatischen Onychie Grübchen (von keinem anderen Autor beschrieben) und strichförmige quere Exfoliationen auf; aber zugleich trübt sich die Nagelplatte als Ganzes, zeigt starke Längsfurchung und wird vom vorderen Rand her durch einen beträchtlichen subungualen Hornwall oft bis gegen die Mitte des Nagels aufgerichtet. Die Nagelplatte wächst rasch und erfährt an der sich auftürmenden Horn-

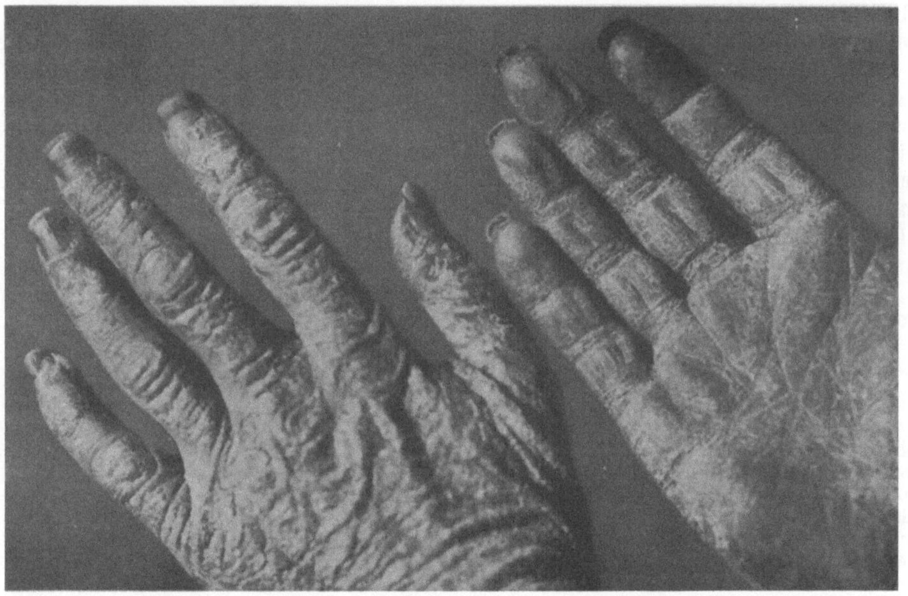

Abb. 93. Pityriasis rubra pilaris; starke Veränderung der Hände.
Charakteristische Follikelerkrankung der Dorsalseite der I. Fingerphalanx nicht mehr gut sichtbar.

masse ein Hindernis, womit vielleicht die eigentümliche Schmerzhaftigkeit der Fingerenden bei der Pityriasis pilaris zusammenhängt. Nie kommt es zu der exfoliativen Verdünnung der Nägel, wie oft bei der Psoriasis und noch öfter bei dem Ekzem der Nägel." (UNNA: Histopathologie.)

RICHAUT (zitiert bei DELBANCO und UNNA jun.) gibt folgende charakteristische Schilderung der durch die Pityriasis rubra hervorgerufenen Funktionsstörungen:

„Am freien Rande ist der Nagel mindestens dreimal dicker als normal; die Verdickung betrifft tiefere Teile des Nagels, so daß der freie Rand von den Fingerkuppen abgehoben wird. Die Nägel des 52 jährigen Kutschers sind sehr stoßempfindlich; der Kranke kann eine Nadel von einer ebenen Fläche nicht aufheben, teils wegen der Empfindlichkeit der Nägel, teils wegen der Unempfindlichkeit der Fingerkuppen."

In dem eine 66 jährige Lehrerin betreffenden, sehr charakteristischen Falle DELBANCOS und UNNAS ist die sicher beobachtete anfallsweise Schwellung der Hände unter Desquamation der Hornschicht und Nagelaffektion als Vorläufer der eigentlichen Hautaffektion bemerkenswert.

Einen außerordentlich vorgeschrittenen Fall von Pityriasis rubra pilaris, bei dem bereits die sonst so charakteristischen Veränderungen der Haarfollikel der ersten Fingerphalanx undeutlich geworden war, stellt (aus meiner Praxis) Abb. 93 dar.

Diese Art der Erkrankung findet sich aber *nur* bei Beteiligung der Hände an dem Prozeß der Pityriasis rubra pilaris und in vorgeschrittenen Fällen. Bei recht vielen Kranken, z. B. H. v. Hebras, Boecks, J. Hellers, sind die Nägel gar nicht, in anderen, z. B. O. Rosenthals, Töröks usw., nur wenig beteiligt. Es ist eine Ausnahme, wenn bei Friedmann bei einem 7jährigen Knaben bereits in der 4. Krankheitswoche so starke Hyperkeratosis subungualis feststeht, daß die charakteristische Abwärtskrümmung sich entwickelt hatte. Bei längerer Dauer der Erkrankung sind die Veränderungen (Brüchigkeit, Verdickung, Längsstreifung) ganz unspezifisch (Galewsky, Peter, Jordan u. a.).

Als *Parakeratosis scutularis* beschreibt Unna eine merkwürdige, an Pityriasis rubra erinnernde Hautveränderung bei einem 41jährigen Manne. Die an den Follikelmündungen gebildeten Hornkegel und Hornschuppen vereinigen sich zu völlig schüsselförmigen Hornmassen, die einer nur am Rande etwas geröteten Haut aufsitzen. Die ,,Schüsseln'' erinnerten etwas an die Favus-Scutula. Selbstverständlich ist Favus ausgeschlossen. Alle Nägel sind befallen. Der vordere Teil des Nagelbettes ist mit einer dicken Hornschicht bedeckt, wodurch der Nagel mehr an der Seite als in der Mitte vom Nagelbett aufgehoben wird. An den am meisten befallenen Nägeln der II. und III. Finger beider Hände erkennt man, daß es sich nicht um eine Affektion der Nagelplatte handelt, sondern daß dieselbe nur sekundär eine Zersplitterung erleidet.

Es geht aus dem Gesagten hervor, wie wenig spezifisch die Nagelveränderungen bei den Erkrankungen der Lichen-ruber-Gruppe sind.

In einzelnen Fällen ist eine exakte Diagnose nur aus der jahrelang fortgesetzten Beobachtung möglich.

Ein 47jähriger Herr litt 1914 an typischem Lichen ruber planus, der ganz gut auf As reagierte. 1922 infizierte sich Patient mit Lues (seronegativer Primäraffekt + Spirochäten). Die eingeleiteten Kuren wurden gut durchgeführt. Die Wa.R. war im allgemeinen (minimale Schwankungen) negativ. Patient zeigte März 1926 keine Erscheinungen von Lichen ruber und von Lues (Wa.R. negativ). Auf dem rechten III. Fingernagel zeigte sich eine oberflächlich ganz unregelmäßige Tüpfelung, die die mittleren zwei Viertel der Nagelplatte (beginnend von dem hinteren Nagelwall und nach vorne mit einer das zweite Drittel der Nagelplatte abschließenden Querlinie endend) einnahm. Klinisch erinnerte diese Tüpfelung weder an Ekzem noch an Lues. Gegen Lues spricht auch die Lokalisierung der Nagelaffektion auf *einem Nagel*. An einen mit dem Lichen ruber zusammenhängenden Prozeß ist jedenfalls zu denken, zumal eine neue antisyphilitische Kur auf die Nägel keinen Einfluß hatte.

Die Therapie ist die des Lichen ruber überhaupt. Lokal wird man die antiekzematöse Therapie anwenden. Die Arsenapplikation dürfte die Hauptsache sein.

Dariersche Krankheit (Psorospermose).

Boeck hält Nagelerkrankungen für geradezu pathognomonisch für die Dariersche Dermatose. Es gibt aber doch Beobachtungen (z. B. Krösing und Pawloff), in denen die Nägel normal waren. Die Nagelerkrankung kann auftreten, obwohl die Fingerhaut selbst von den Efflorescenzen des *Morbus Darier* verschont geblieben ist (Boecks Fall eines 18jährigen Mannes). Verständlich ist die Heredität der Nagelaffektion in den Fällen Boeck (Vater und Sohn), E. Spitzer (Großmutter, Mutter, Sohn), da nach einer Statistik Rothes (1909) von 59 *Darier*fällen 39 familiär waren. Brünauer bezeichnet die Dariersche Krankheit als Genodermatose, er sah sie in drei Generationen stets mit Nagelaffektionen einhergehen.

Die Nagelveränderungen bei der Darierschen Erkrankung haben nichts Spezifisches oder nur Charakteristisches. Am häufigsten sind Längsstreifen beschrieben (DARIER, SCHWENNINGER und BUZZI, BOECK, SPITZER, KAYSER und SCHÖNHEID u. a.). Es handelt sich aber nicht um jene leicht erhabene, einer sonst intakten Nagelplatte gewissermaßen aufsitzenden Längsleiste, die ich als normale Alterserscheinungen geschildert habe, sondern um in die Nagelplatte einschneidende, zuweilen (BIZZOZERO) weißgefärbte Furchen, die recht häufig am freien Rande ein Zerreißen oder Zerbröckeln des Nagels herbeiführen. Das Aussehen entspricht dem Bilde der *Onychorrhexis*. Selten ist die Platte in ihrer Gesamtheit bröcklig. BIZZOZERO behauptet, daß die weißen Streifen, die doch nur auf Luftimbibition beruhen können, auf Druck verschwinden. SPITZER hebt die Transparenz der längsgefurchten Nagelplatten hervor, DOCTOR beschreibt eine weiße Tüpfelung der Nägel bei einer 33jährigen Bäckersfrau. Die Nagelplatte kann stärker als normal gewölbt (SALOMON), nach vorn und volarwärts über die Fingerspitzen gekrümmt (BOECK und DOCTOR), ja (BOECK) klammerartig gebogen sein. PAWLOFF beschreibt Verdickung der Nagelplatte, BUZZI-MITCHELL, LIPMAN-WULF u. a. subunguale Hyperkeratose. KAYSER und SCHÖNHEID (Ann. de dermatol. et de syphiligr. 1916/17. p. 26) bezeichnen in einem, einen 59jährigen Zimmermann betreffenden Fall die Nägel als ,,cassant" (gebrechlich). Ein charakteristischer Fall aus der Praxis von O. SPRINZ ist von BRÜNAUER (DARIERsche Krankheit) in Band VIII/2 dieses Handbuches abgebildet.

Pemphigus.

Auf das Wesen des Pemphigus kann an dieser Stelle nicht eingegangen werden. Die Krankheit soll hier im HEBRA-KAPOSischen Sinne als Entität angesehen werden. Es wird also Pemphigus acutus, Pemphigus chronicus malignus, Pemphigus vegetans und Pemphigus foliaceus zusammengefaßt. Besonders behandelt werden: die Epidermolysis bullosa hereditaria, die Dermatitis herpetiformis DUHRING, die Impetigo herpetiformis, sowie der Pemphigus neuroticus und hystericus, der Pemphigus traumaticus, der Pemphigus neonatorum benignus und syphiliticus. Beim *Pemphigus im engeren Sinne* sind Nagelaffektionen recht selten. In einer Sammlung von 100 Pemphigusfällen, die ich (nach der bekannten LEWINschen Methode analysiert) im literarischen Nachlaß G. LEWINs fand, war keine Nagelveränderung notiert. Die bekannten Lehrbücher äußern sich gar nicht oder ziemlich allgemein über die bei Pemphigus ,,bröckligen" oder ,,dünnen" Nägel. Beobachtungen sind spärlich berichtet.

Ein allgemeiner akuter Pemphigusausbruch geht stets mit beträchtlichen Störungen des Allgemeinbefindens einher. Schließlich gehen die Kranken doch bei häufigen Wiederholungen dieser Schübe an Marasmus zugrunde. Ein Ausdruck der gestörten Trophik ist die Ausbildung der BEAUschen Querlinien. Bei einem von BLASCHKO der Berliner dermatologischen Gesellschaft vorgestellten Falle entsprachen einem solchen Schub von Blaseneruption, der vor 2—3 Monaten erfolgt war, Querfurchen in der Mitte der 10 Fingernägel. Auch KUTHE konstatierte bei einem 72jährigen Patienten der Greifswalder Klinik im Verlauf eines schweren Pemphigus foliaceus diese Querfurchen auf allen 20 Nägel. Der proximale Teil der Nagelplatte war rauh atrophisch und tiefer liegend als der distale. In STÖKES Beobachtung waren die Furchen so tief, daß es zur Abstoßung der Nägel kam.

Um einen *akuten Pemphigus* scheint es sich in CHEADLEs, ein 30jähriges Dienstmädchen betreffenden Fall gehandelt zu haben. Erst vor 14 Tagen war die erste Eruption von Blasen aufgetreten, deren Größe zwischen der einer Linse und der einer Kirsche schwankte. Besonders stark war die Blasenbildung an der Epidermis der Nagelwälle der Finger.

Beim *akuten Pemphigus* kommen auch subunguale Blutungen vor, die vielleicht ein Äquivalent der Blasenbildung auf dem Nagelbett darstellen. Ich sah dies sehr seltene Phänomen an der rechten Großzehe, an rechtem I. und II. und linkem I. bei einem dem internationalen Kongreß in Paris 1900 vorgestellten Kranken.

Als *chronischen Pemphigus* malignus möchte ich einen sehr bemerkenswerten Fall PAYNEs auffassen.

Er betraf ein Kind, das von seinem vierten bis zu seinem siebenten Jahre beobachtet wurde und während dieser Zeit dauernd an schubweise auftretenden Pemphiguseruptionen litt. Die Therapie war einflußlos; antisyphilitische Behandlung verschlechterte den Zustand, was ebenso wie die Anamnese gegen eine syphilitische Grundlage der Erkrankung sprach. Gelegentlich wurden Blutungen in die Pemphigusblasen beobachtet. Die Nägel boten am Beginn und am Ende der Behandlung das gleiche Bild. An der rechten Hand war der Daumennagel verdickt und deformiert. Unschwer läßt sich erkennen, daß der eigentliche Nagel abgefallen und durch eine pathologische Hornbildung vom Nagelbett aus ersetzt ist. Der Nagel des Zeigefingers ist verdickt, etwas in seinem Breitendurchmesser gekrümmt. Unter dieser vergrößerten Nagelschale liegt ein vom Nagelbett gebildetes Polster. Auch im Längendurchmesser ist der Nagel etwas gekrümmt, so daß er krallenförmig erscheint. Die Nägel des III. und IV. Fingers sind stark deformiert; wieder fehlt der normale Nagel. Aus der Gegend der Nagelwurzel sind Hornmassen, unregelmäßig die hintere Hälfte des Nagelbettes bedeckend, hervorgewuchert. Der V. Fingernagel ist normal. Der linke Daumennagel gleicht dem rechten. Die Nägel der I.—III. linken Zehen waren in krallenförmige Gebilde wie der rechte Zeigefinger umgewandelt. An der großen Zehe fehlt der vordere Teil der Nagelplatte und das unter ihm liegende Polstergewebe. Aus der sehr instruktiven Abbildung ergibt sich, daß das Verhalten der Nägel abhängig ist vom Sitz der Pemphiguseruption. Sitzt diese in der Nagelwurzel, so folgt Abfall des Nagels und Produktion eines deformierten Nagelrudimentes; sitzt sie im Nagelbett, so erfolgt nach ihrer Abheilung eine (durch den Reiz der Narbenbildung) vermehrte Hornbildung unter der an sich wenig veränderten Nagelplatte (Keratosis subungualis). Selbstverständlich verändert diese Hornbildung die Breitenwölbung der Nagelplatte.

DU MESNIL beobachtete einen chronischen Pemphigus bei einer 45jährigen Tagelöhnerin. Die Nägel der Hände und Füße waren spröde, längsgestreift und „an den Rändern völlig abgesprengt". Vielleicht hat es sich auch um chronischen Pemphigus in einem Fall von LAILLER gehandelt, dessen Moulage Nr. 470 Vitr. 47 im Musée de l'Hôpital St. Louis sich befindet. Die Nägel der linken Hand sind eigentümlich platt. Die Nägel II—V sitzen dem Nagelbett so fest auf, daß der vordere freie Rand fehlt. Der zweite Nagel ist nur halb vorhanden. Am Daumen ist die vordere Hälfte des Nagels losgelöst und hängt nur noch lose mit der unteren zusammen.

Relativ am häufigsten sind Nagelveränderungen beim Pemphigus vegetans. J. NEUMANN fand unter 9 Fällen von Pemphigus vegetans folgende 3 Nagelaffektionen:

I. Fall. 31 jährige Frau, Anfangsdiagnose: Syphilis. Der Nagel (welcher?) durch die Blasen und die konsekutive Wucherung emporgehoben, während das Nagelbett in der Peripherie von einem Wall abgehobener Epidermis begrenzt ist. II. Fall. 30 jähriger Mann, wegen angeblicher Lues behandelt. Die Epidermis des Nagelgliedes des linken Daumens zu einer Blase abgehoben. Der Nagel mißfarbig, nicht zerklüftet, samt dem Nagelbett mit dem Nagelfalz von unter demselben befindlichen Eiter abgehoben. Die Peripherie des Nagelfalzes am rechten Ringfinger zu einer schwappenden, von der geröteten Haut bedeckten, kleinen Geschwulst umgewandelt. Der Nagel an der vorderen Hälfte aufgehoben. Die Nägel des Mittel- und Zeigefingers grauschwarz. III. Fall. 61 jährige Frau. Nägel beider großer Zehen rissig, uneben, der Länge und Quere nach gefurcht, zeigen keine Spur einer „Lebensfarbe". Der Nagelfalz umgeben von einer halbmondförmigen, papillomatösen Plaque, die zum Teil näßt, zum Teil von einer blutigen Kruste bedeckt ist. Um die Plaques herum befindet sich eine Zone entzündeter Haut.

Auch KÖBNER zitiert den Fall eines 25jährigen kräftigen Mädchens, das „Panaritien" an allen Fingern und Stomatitis (wahrscheinlich Blasenbildung der Mundschleimhaut) bekam. Schließlich klärten die charakteristischen Wucherungen des Pemphigus vegetans die Diagnose der zuerst für Maul- und Klauen-

seuche gehaltenen Affektion. KÖBNER erwähnt noch einen anderen Fall HAS-
LUNDS, in dem „Paronychien" (Blasenbildungen) an 2 Fingern und Zehen die
Szene eröffneten.

Bei einer von HEYN (12. 5. 1925) der Berliner dermatologischen Gesellschaft
demonstrierten Frau (Pemphigus vegetans) sah ich an 2 Fingern (linker V. und
rechter II.) eine starke, einer akuten Nagelentzündung gleichende Veränderung.
Die Nagelplatte war abgehoben, die Nagelwälle stark gerötet, das Nagelbett
mit einer dünnen Borke bedeckt.

Am häufigsten sind Nagelveränderungen wohl beim Pemphigus chronicus
foliaceus. BROCQ sagt: Die Nägel sind tief gestört, rauh, glanzlos, bieten ein
schuppiges, wurmstichiges Aussehen dar; einzelne fallen ab, sie wachsen un-

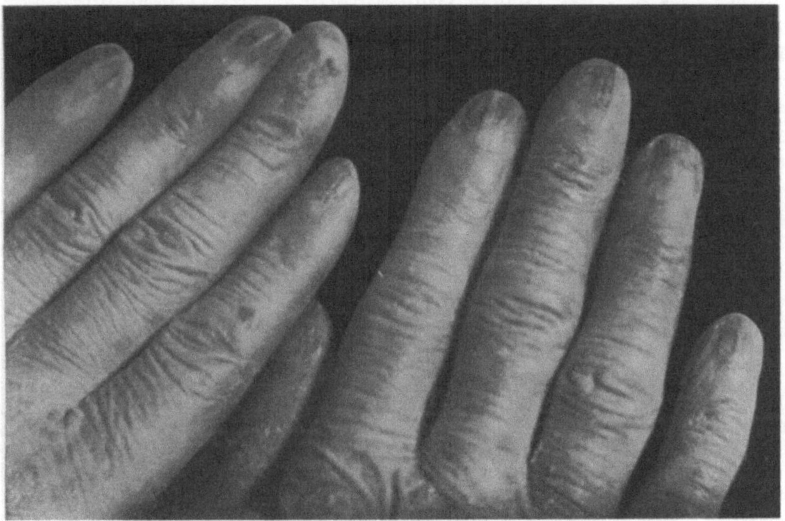

Abb. 94. Verlust der Nägel nach Pemphigus chronicus foliaceus.

regelmäßig und mißgestaltet nach. Die Zehennägel sind in gleicher Weise destruiert. Einen sehr charakteristischen Fall sah ich selbst auf der Kranken-
hausabteilung von Prof. RENVERS.

41 jähriger Musiklehrer; Vater hat an Gicht gelitten. Patient hat nur einen Tripper,
nie jedoch Lues gehabt. Vor 5 Jahren ein Gichtanfall, Schmerzen in der großen Zehe und
an der Ferse. Bald darauf an Brust, Beinen, schließlich am ganzen Körper Bläschen mit
wasserklarem Inhalt, die wenig schmerzten, nach wenigen Tagen platzten und eintrockneten.
Bei Professor LASSAR Kur mit (Arsen?) Pillen, die ohne Erfolg bleibt. Salbenanwendung
bringt Besserung. Bald darauf wieder Blasenbildung, vor allem an den Kleiderdruckstellen
oder Stoßstellen. Haut von Planta pedis und Vola manus wiederholt abgegangen. Nach
2 Jahren Ausfall aller Gesichts- und Körperhaare, nur Kopfhaare ziemlich erhalten. Allgemeinbefinden mäßig gut.

Das Aussehen des Kranken gleicht völlig dem Bilde des Pemphigus foliaceus. Bei
leichter Reizung löst sich die Epidermis von der Lederhaut; nach 3—5 Tagen entstehen
schlaffe Blasen, in denen sich keine eosinophilen Zellen finden. Auf der Mund-, Rachen-
und anscheinend auch Oesophagusschleimhaut scheint nach Reizungen (z. B. Verschlucken
eines harten Stücks Kartoffel) derselbe Prozeß sich abzuspielen. Die inneren Organe und
das Nervensystem ohne Veränderungen. Interkurrent leichte Parotitis.

Die Nägel der Finger und Zehen fehlen völlig. Eine dünne, abschilfernde Epidermis
bedeckt die Nagelbetten. In den Längsrichtungen der Nagelbetten der Finger ziehen einige
flache Längswülste. Die Nagelwälle sind fast völlig geschwunden; die Falze dementsprechend
nicht ausgebildet (vgl. Abb. 94). Die Haut der Finger ist eigentümlich gespannt und glänzend.

Die Sensibilität auf den von Epidermis bedeckten Nagelbetten ist geringer als auf der übrigen
Haut, sehr viel größer als auf den Nägeln. Ähnlich verhalten sich die Zehennägel.

In einzelnen Fällen, z. B. BESNIERs, sind die Nägel auch bei schweren Fällen
von Pemphigus foliaceus völlig normal (ähnlich in eigenen Beobachtungen).

Als sekundäre Folge der Pemphiguserkrankung der Nägel möchte ich hypertrophische Prozesse ansehen, die ich bei 2 dem Pariser internationalen Kongreß
von 1900 vorgestellten Kranken sah. Alle Nägel der Finger und Zehen waren
vergrößert, verdickt und nach vorn gebogen. Zwischen diesen gryphotischen
Nagelplatten und dem Nagelbett hatten sich, wie üblich, die Hornpolstermassen
gebildet.

Epidermolysis bullosa hereditaria.

Von dieser erst seit der Arbeit GOLDSCHEIDERs (1882) bekannten Erkrankung liegen heute über 600 Beobachtungen aus 242 Familien vor, so daß die
Klinik als ziemlich abgeschlossen angesehen werden kann. LUITHLEN u. a.
wollen zwei Formen der Affektion unterscheiden: der Typus GOLDSCHEIDER
ist charakterisiert durch die Erblichkeit und Auftreten in frühester Jugend,
durch schubweise Entstehung von Blasen auf der Haut bei leichten äußeren
Reizungen und mechanischen Einwirkungen, durch das Intaktbleiben der
Haut und die Abheilung jedes Schubes von Blasen ohne Folgen für die Haut.
Nagelerkrankungen kommen bei diesem Typus nicht vor. Bei der *zweiten* Form
ist die eigentliche Erblichkeit nicht so scharf markiert, Hautveränderungen
bleiben zurück, die Nägel erkranken. Diese Trennung macht es verständlich,
daß die ersten Beobachter GOLDSCHEIDER, KÖBNER, VALENTIN, BLUMER, LESSER
bei 80 Patienten keine Nageldystrophien erwähnen.

H. W. SIEMENS hat in einer das ganze literarische Material verwertenden Arbeit nachgewiesen, daß die einfache dystrophische Form der Epidermolyse zwar klinisch verwandte,
ätiologisch aber wesensverschiedene Krankheiten sind. Die Statistik weist keine Häufung
des Zusammenvorkommens beider Leiden bei gleichen Personen bzw. bei Personen der
gleichen Familie nach. Die Art der Vererbung ist meist dominant, selten nicht dominant
(wahrscheinlich auch recessiv). Die dystrophischen Symptome werden bei den Geschwister-
und Konsanguinitätsfällen am häufigsten, bei den solitären Fällen weniger häufig, bei den
familiären selten, und bei den durch mehr als drei Generationen erblichen am seltensten
angetroffen. Besonders wichtig sind die Forschungen SIEMENS über die Häufigkeit der
Nagelerkrankungen und ihre Beziehungen zu den übrigen dystrophischen Symptomen.
Nageldystrophie mit Narben fanden sich in 80, ohne Narben in 34 Fällen. Beim Fehlen der
Nageldystrophie fanden sich Narben in 11, keine Narben in 69 Fällen. Bei Nageldystrophien
fanden sich Schleimhautbeteiligung in 90, keine Schleimhautbeteiligung in 62 Fällen. Beim
Fehlen der Nageldystrophie wurden Schleimhautbeteiligung 11 mal, keine Schleimhaut-
beteiligung 70 mal festgestellt (die Zahlen sind durch Addierung von zwei Tabellen SIEMENS
erhalten). Nageldystrophien zeigten: Erbliche Fälle $15 = 28^0/_0$, solitäre Fälle $78 = 62^0/_0$,
Geschwisterfälle $26 = 84^0/_0$ (die Prozentzahlen sind Mittelzahlen von zwei SIEMENS-Tabellen).
SIEMENS kommt zu folgendem Ergebnis: Zwischen den einzelnen dystrophischen Symptomen bestehen bestimmte Beziehungen, die sich auch dadurch ausdrücken, daß Atrophie
ohne Nagelveränderung und Schleimhautbeteiligung der Regel nach nicht vorkommen.
Der Korrelationskoeffizient zwischen Narben und Nageldystrophie zeigt den hohen Wert
von $0,56 \pm 0,05$, die Korrelation zwischen Schleimhautbeteiligung und Nageldystrophie
beträgt etwa $0,92 \mp 0,06$.

Die Veränderungen der Nägel bei der Epidermolysis bullosa sind wohl nur
durch einen der Blasenbildung analogen Prozeß in der Nagelmatrix zu erklären,
dessen Folge eine Schädigung des Nagelwachstums ist. Die Epidermolyse
führt fast immer zur Onychatrophie, fast nie zur Onychauxis; nur BESNIER
soll nach WALLACE BEATTY nach Epidermolysis bullosa Onychogryphosis
gesehen haben. Keiner der Beobachter sah übrigens während eines akuten
Schubes der Krankheit Veränderungen auf den Nägeln. Auch in dem von
LEDERMANN beschriebenen, von mir mitbeobachteten Fall, war trotz akuter
Blasenbildung an den Händen kein frischer Prozeß an den Nägeln wahrzunehmen.

Nur Moulage 1476 des Musée des Hôpital St. Louis zeigt bei einer als „Dermatose bulleuse congénitale“ bezeichneten Hautaffektion eine Blase am Nagelrande des IV. rechten Fingers. Das vom Nagel entblößte Nagelbett ist stark gerötet.

Grünfeld fand bei einem 17jährigen Mädchen die Fingernägel sehr dünn und mit unregelmäßigen Rändern ausgestattet. Herzfeld sah bei seinem Kranken, einem 25 Jahre alten Schlosser, einige Fingernägel zwar klauenartig gebogen, aber trotzdem verkümmert. Die meisten waren in verschiedene, terrassenförmig über einanderliegende Schichten aufgeblättert. Die vorhandenen Fußnägel waren ähnlich deformiert, die meisten fehlten völlig. Hoffmann beobachtete einen 20 Jahre alten Glaser, dessen Nägel ausnahmslos schlecht gebildet, verkrüppelt, aufblätternd waren. Die Nagelsubstanz war so weich, daß Hoffmann mit einem Nagel Eindrücke in dieselbe machen konnte. Die Lunulae waren vollkommen verschwunden. In Wickham Leggs Fall waren

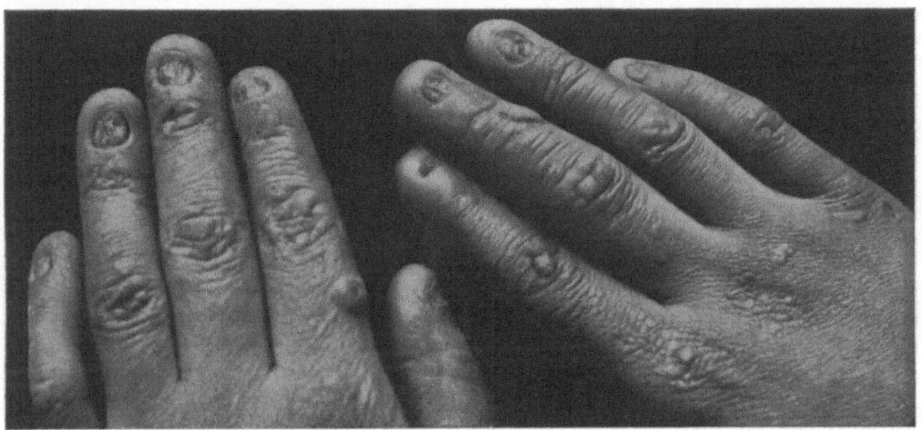

Abb. 95. Epidermolysis bullosa hereditaria. (Fall von R. Ledermann.)

Bruder und Schwester und ein Neffe ihrer Mutter erkrankt. Der 8jährige Knabe zeigte Blasenbildung auf dem ganzen Körper. Am rechten Daumen fehlte der Nagel, am linken war er abgebrochen oder abgerissen. Beide Großzehennägel waren entstellt. Ein Fall Duhrings, einen zur Zeit der Beobachtung 15 Jahre alten Jüngling betreffend, war dadurch bemerkenswert, daß der Kranke vor 3 Jahren einen dreimal hintereinander erfolgten Nagelwechsel durchgemacht hatte. Die Epidermolysis bullosa bestand bei ihm seit dem 3. Lebenstage. Das Aussehen aller Nägel in dem Ledermannschen Fall zeigt Abb. 95. Am 22. 10. 1897 nahm ich folgenden Status auf:

Pauline W., Epidermolysis bullos. hereditaria. An den Händen fehlen die Nägel völlig und sind durch geringe Mengen von Hornschuppen ersetzt. Das Nagelbett zeigt gelegentlich kleine Auswüchse. Am rechten Daumen sind einige übereinander liegende Hornplatten zu erkennen. Die Sensibilität ist auf den keinen eigentlichen Nagel zeigenden Stellen sehr herabgesetzt, aber größer als auf normalen Nägeln. Alle Hausarbeiten, insbesondere Nähen, Aufheben kleiner Gegenstände, z. B. Stecknadeln, kann die Patientin ohne Schwierigkeit ausführen. Die Patientin gibt an, gehört zu haben, daß ihre Nägel bei der Geburt normal waren; sie sollen in der 4. Lebenswoche abgefallen sein (?).

Auch auf den Füßen fehlten die Nagelplatten; die Nagelbetten boten denselben Anblick wie die der Hände.

Der wohl jüngste beobachtete Patient ist der Stühmers: 1 Jahr 4 Monate altes Mädchen zeigte neben anderen Symptomen der Epidermolysis bullosa eine Affektion des linken Großzehennagels, der unregelmäßig verdickt, glanzlos, brüchig, rissig war.

Bemerkenswert sind die Beobachtungen, in denen atrophische Prozesse die Epidermolysis begleiteten. MONTPELLIER und LACROIX beschreiben bei einem 28 jährigen Kabylen eine von ihnen als Epidermolyse gedeutete Blasenaffektion. Die Blasen hatten an den Füßen die Neigung zusammenzufließen. Die Haut der Extremitäten war atrophisch. Die Fußnägel waren stark gryphotisch, verdickt und von einem erheblichen Horngewebe unterpolstert, die Fingernägel nur an den freien Rändern verdickt und zurückgebogen. In GROVER WILLIAM WENDEs Fall (5 jähriges Kind) bestand neben der Atrophie der Nagelphalangen und einer Atrophie des Nagelbettes beider Zeigefinger angeborene Alopecie. Wichtig ist die Beobachtung NOBLs über *Dystrophia bullosa congenita:*

Ein 8 jähriger Knabe, in dessen Familie Fälle von Akantholyse nicht vorgekommen sind, zeigte bereits vom vierten Lebenstage an Blasenbildung am ganzen Körper. Die mit serös-blutiger Flüssigkeit angefüllten Bullae wurden niemals eitrig, heilten unter Hinterlassung atrophischer Narben aus. Neben den Blasen fanden sich milienähnliche bis stecknadelkopfgroße, derbe glänzende Knötchen, die manchmal zu großen Aggregaten konfluierten. Später bekam der atrophisch-narbige Hautbezirk durch Pigmentschwund und Gefäßneubildung ein violettes Kolorit. Die Blasen ließen sich nicht durch mechanische Reizung erzeugen. Auf den Nägeln spielte sich eine primäre, durch vorangegangene Vesiculation oder Entzündung der Wälle nicht bedingte Schädigung der Nägel ab, welche vom verkümmerten Wachstum der matten, gelb und schwärzlich gefärbten, exkavierten und gerillten Platten bis zur Onychonekrose alle Übergänge aufweist. An mehreren Fingern und Zehen wird der in früher Kindheit verlorene Nagel durch das körnig gewucherte, elevierte, schmutzig gefärbte Nagelbett ersetzt; an anderen überzieht eine völlig ausgeglichene, straff gespannte Hautkappe die verkürzt erscheinenden Endphalangen, die im Röntgenbilde atrophisch erscheinen.

Die bei Angehörigen anderer Rassen beobachteten Fälle von Epidermolysis bullosa zeigen meist Nageldystrophien. Bei 13 Japanerfamilien waren fast stets die Nägel beteiligt (SAKAGUCHI). Der einen Kabylen betreffende Fall MONTPELLIER-LACROIX ist oben referiert.

Wahrscheinlich gehören auch manche, dem Pemphigus zugezählte Fälle hierher. HUTCHINSON beschreibt als „so called congenital pemphigus" den Fall einer Mutter und ihres 16 jährigen Sohnes. Die Deformität der Daumennägel bei beiden war so ähnlich, daß ein unterscheidendes Merkmal nicht gefunden wurde. Auch in LYONs Beobachtung waren Mutter und Sohn erkrankt (Pemphigus traumatique congénital héréditaire). Bei beiden Kranken war neben der Nagelatrophie (Ersatz einzelner Nägel durch unregelmäßig geformte Hornmassen) *Parotisschwellung* vorhanden. ROASH beschreibt als Pemphigus eine seit der Geburt bestehende Blasenaffektion eines 7 jährigen Knaben, die zu wiederholtem Nagelabfall führt. MARSHALL sah bei zwei Geschwistern seit der Geburt bestehende Blasenbildung und Gryphosis aller Nägel.

Absichtlich sind hier Fälle zusammengestellt, die hereditäre und familiäre Disposition darbieten mit solchen, die dieser Eigentümlichkeit entbehren. Alle Fälle dieser Gruppe zeigen das hervorstechendste Symptom der Epidermolysis bullosa hereditaria, die artefizielle Erzeugungsmöglichkeit der Bullae nicht. Die Grenzen der Epidermolysis gegenüber dem Pemphigus sind eben nicht feste.

Hydroa vacciniforme.

Das Wesen dieser *Bullosis actinica*, ihr pathogenetisches Verhältnis zur Porphyrinurie bzw. zur Porphyrindiathese ist noch nicht geklärt. H. W. SIEMENS hat auf das familiäre Vorkommen in 10 Familien hingewiesen. Ich selbst habe bis 1909 keine Literaturangaben über Nagelveränderungen in der Literatur gefunden. Bei den von mir selbst beobachteten (nicht publizierten) und von mir bei Krankendemonstration gesehenen Fällen fanden sich Nagelveränderungen nicht. Siemens [1]) hat eine vortreffliche Darstellung des vorhandenen Materials gegeben. Gerade unter den familiären Fällen finden sich unguale Dystrophien. *Onycholyse* und *Hyperkeratose*: Arzt und Hausmann, H. W. Siemens, Anderson (Daumennagel). *Verstümmelungen und Entstellungen der Fingerendphalangen*: Gress, Lewitus, White, Vollmer. *Atrophie der Nägel, Rarifizierung des Fingerskelets*: Günther. *Verdickung der Nagelplatte*: Breslauer Moulage 783, Arzt. Siemens glaubte, ohne diesen Glauben freilich zu begründen, daß es sich hier nicht um sekundäre Nagelveränderungen gehandelt hat, sondern daß auch zwischen den ungualen Dystrophien und dem recessiven Erbgang Beziehungen bestehen.

Dermatitis herpetiformis.

Die Frage, ob die Dermatitis herpetiformis (Duhring) als Krankheit su generis aufzufassen ist, ob ein Teil der unter dieser Bezeichnung beschriebenen Fälle anderen Krankheiten zu subsumieren ist, soll hier nicht erörtert werden. Die Schilderung der Nagelaffektionen ist auf die dem Duhringschen Typus entsprechenden Krankheitsbeobachtungen begründet.

In einer großen Zahl von Fällen scheint eine Nagelerkrankung nicht beobachtet zu sein. So erwähnt Duhring selbst in vier Fällen keine Nagelveränderung; ebensowenig Malcolm Morris (1 Fall), Blaschko (2 Fälle), Ledermann und Ittmann (3 Fälle), Haslund (2 Fälle) usw.

Irgend etwas Typisches haben die bei der Dermatitis herpetiformis vorkommenden Nagelveränderungen nicht. Wie die Krankheit selbst klinisch zwischen Ekzem und Pemphigus steht, so spiegeln auch die Nagelaffektionen diese Stellung wieder.

Ganz feine Längsstreifenbildung, Produktion feiner oberflächlich haftender Schuppen, Entstehung nur die Oberfläche uneben machender Defekte sah ich bei einem Kranken Professor E. Lessers (Abb. Taf. IV, Nr. 13—14 in Auflage I dieses Werkes). Bei dem Kranken selbst trat mehr die schubartig auftretende Desquamation (an den Pemphigus foliaceus erinnernd) als die Bildung der Bläschengruppen in den Vordergrund. Sehr interessant war die deutliche Demarkationslinie, die sich auf den Nägeln gebildet hatte. Sie entsprach einem anfallsfreien Intervall von 3 Monaten.

Mehr den Ekzemcharakter wahrt ein Fall des Musée de l'Hôpital St. Louis (Nr. 1640). Die Hautaffektion geht bis an den hinteren Nagelwall, der gerötet und geschwollen ist. Die Nägel zeigen unregelmäßige „ekzematöse" Defekte. Auf dem II. Nagel findet sich eine größere Grube, auf dem III. eine rautenähnliche, viereckige, vertiefte Stelle. In einem Falle Haslunds waren die Hände des 14jährigen Kranken symmetrisch ergriffen; die Finger waren stark extendiert, nach oben hin zugespitzt: die Beweglichkeit in den Fingergelenken war vermindert. Die Finger zeigten ähnliche rote Flecke wie das Gesicht. Die Nägel wölbten sich über die Fingerkuppen und wuchsen in der $1^1/_2$ Jahr dauernden Erkrankung mit solcher Geschwindigkeit, daß sie alle 2 Tage geschnitten werden mußten (?). Die Nägel fielen ab, die nachwachsenden waren weich und deformiert. Die Sektion ergab zahlreiche periencephalitische Herde im Zentralnervensystem. Im Hospital St. Louis sah ich eine an Dermatitis herpetiformis leidende Kranke, bei der gleichfalls eine Erkrankung des Zentralnervensystems bestand. Die Kranke hatte eine Apoplexie mit nachfolgender rechtsseitiger Lähmung der oberen Extremität durchgemacht. Wiederherstellung der motorischen Funktion war nur sehr unvollkommen eingetreten. Die Kranke hatte einen starken Tremor der Hand. Die Nägel waren vollkommen ausgefallen. Die Nagelwälle

---

[1]) In der Arbeit von Siemens finden sich die Literaturangaben.

waren fast ganz verstrichen; auf den freiliegenden Nagelbetten war auch
keine Spur einer den Nagel ersetzenden anormalen Hornproduktion nachweisbar. Den stärksten Grad von Deformierung der Nägel zeigt Abb. 96 (Moulage
Nr. 778 Vitr. 91). Sie ist bezeichnet: Eruption polymorphe; erythème, eczéma,
bulles pemphigoïdes, altération profonde des ongles. Die Nägel der linken Hand
sind stark verdickt, in dem ersten, der Lunula zunächst liegenden Drittel wulstig
und höckerig. Besonders nach dem freien Nagelrand zu werden subunguale
keratotische Massen sichtbar. Auf dem IV. linken Finger fällt eine Grube mit
jäh abfallenden Rändern auf. Wie bei der Dermatitis herpetiformis die
den verschiedenen Ekzemformen
und Ekzemstadien angehörenden Prozesse auf der Haut vorkommen, so spielen sie auch in
diesem Falle auf den Nägeln
sich ab: Wulstung, subunguale
Keratose, Koilonychie. Das
schubweise Auftreten der Duhringschen Krankheit ist ein
charakteristisches Symptom.
Auf den Nägeln kommt dies
Verhalten zuweilen zum Ausdruck, wie in einem Falle
Dubreuilhs. An beiden großen
Zehen wurde 7 mm von dem
hinteren Nagelfalz nach vorn
eine Querfurche festgestellt. Der
nach vorn gelegene alte Nagel
war ganz glatt, der nach hinten
liegende neue sehr dünn und
ungleichmäßig. Umgekehrt ist
das Verhalten in dem aus

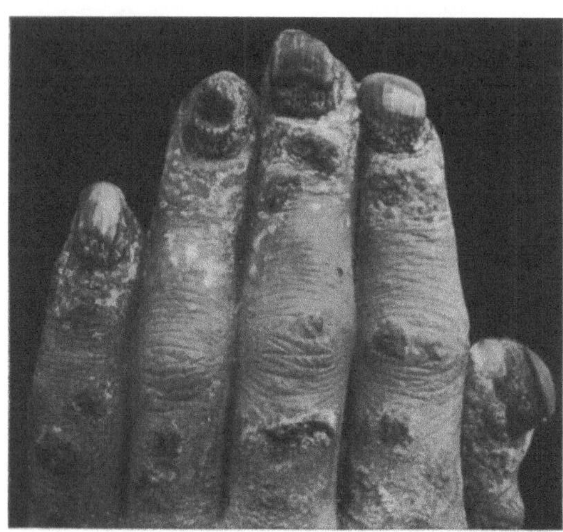
Abb. 96. Dermatitis herpetiformis.
(Musée de l'Hôpital St. Louis.)

Lessers Praxis stammenden Falle. Die Abbildung zeigt auf allen Fingern
sehr deutlich eine Demarkationslinie. Der nach vorn gelegene, etwa $^1/_4$ des
Nagels ausmachende Teil zeigt die oben geschilderten Erkrankungsmerkmale,
der nach hinten gelegene, $^3/_4$ des ganzen umfassende Teil ist ganz normal.

Impetigo herpetiformis.

Kaposi erwähnt keine Nagelveränderungen bei der Impetigo herpetiformis.
In „einem ungewöhnlichen Fall von Impetigo herpetiformis" konstatierte
Allan Jamiesson das Fehlen der Nägel an Händen und Füßen und den Ersatz
derselben durch weiche gelbe Krusten, die fest aufsaßen und ohne Schmerzen
nicht abzulösen waren. Im Verlauf der mit Fieber bis 39,9° einhergehenden
Krankheit des 20jährigen anämischen, nicht graviden Mädchens trat Besserung
ein; auf den Nagelbetten blieben jedoch Eiter absondernde Ulcerationen zurück.
Whitehouses Fall begann mit Ekzem und Ausfall der Nägel. Von anderen
Autoren (Hebra, Schwarz, Patacky, du Mesnil, Bruhns, Walter u. a.)
werden Nagelaffektionen nicht erwähnt.

Septisches makulo-papulöses Exanthem im Anschluß an Angina.

Dehio beschreibt einen in obiger Überschrift gekennzeichneten Fall. Das
Fieber betrug 40—41°.

Der Ausschlag erschien am 6. Krankheitstage, hatte alle Merkmale des Erythema multiforme (große Flecke im Zentrum, dunkel livid, Rand grellrot; Abblassung unter Hinterlassung gelb-rötlicher Pigmente). Nach 6 Tagen Fieberabfall, morgendlich Remissionen; Rekonvaleszenz bei heftigen Muskelschmerzen dauert 4 Wochen. Solange dauerte auch Desquamation der Epidermis. In der 7. Krankheitswoche kam es bei sonstigem Wohlbefinden der Kranken zu einer *Abstoßung aller Fingernägel*, die nur langsam durch neue etwas verkrüppelte Nägel wieder ersetzt wurden.

Desquamative Hautentzündungen.

Scarlatina.

Die Erfahrung, daß bei der der *Scarlatina* folgenden allgemeinen Epidermisabschuppung mit der Haut der Finger auch die Nägel abgestoßen werden, ist wiederholt gemacht worden (z. B. GOOCH, HÜTTENBRENNER), obwohl Kliniker, wie GERHARDT und HENOCH angeben, das Phänomen nie gesehen zu haben. Über die Querfurchenbildung auf den Fingernägeln nach Scharlach vgl. den Abschnitt S. 68. VILLARET (Handwörterbuch der Medizin) beobachtete an sich selbst „Absterben der Finger- und Zehennägel" nach Scharlach. Langsam wuchsen neue Nägel nach, die den Rest der alten vor sich herschoben. Nach 3 Monaten waren der Daumennagel, nach 4 Monaten der Kleinfingernagel, nach 6 Monaten die Fußnägel regeneriert.

Dermatitis exfoliativa.

PHATÉZON teilt 2 Beobachtungen von „Cutite exfoliatrice" mit.

Ein 60 jähriger Mann litt seit vielen Jahren an schubweisem Auftreten der allgemeinen Dermatitis. Jeder Schub der Krankheit wurde durch eine Querfurche auf allen Nägeln markiert. Die Furchen, die völlig parallel verliefen, waren um so tiefer, je weiter entfernt von der Nagelwurzel sie waren. Am Zeigefinger lag die erste Furche vom hinteren Nagelwall 4,87 mm entfernt, was einer Krankheitspause von 3 Monaten 3 Tagen entsprach. Die zweite Furche war von der ersten 2,03 mm = 5 Wochen Krankheitspause, die zweite von der dritten 2,435 = 6 Wochen Krankheitspause entfernt. An der Wurzel erschien der Nagel gelblich; die gelbe Färbung verlor sich beim weiteren Wachstum, was darauf hinweist, daß vorwiegend in der Matrix krankhafte Prozesse sich abspielen.

Der zweite Fall ist ähnlich, nur weniger klar. Bemerkenswert ist bei ihm, daß die eine Furche 2,5 mm breit war und in ihrer Genese einer Krankheitsperiode von 25 Tagen — der ganze Krankheitsschub dauerte 44 Tage — entsprach, während welcher der Kranke ganz ungenügende Nahrung zu sich genommen hatte.

Während es sich in diesen Fällen mehr um Querfurchenbildung als um eine Nagelaffektion handelte, beobachtete ich bei einem Geisteskranken (Paranoia) eine allgemeine Dermatitis, die durch die Bildung und Abstoßung kleiner oberflächlicher Hautfetzen charakterisiert war. Man hätte die Affektion als eine über den ganzen Körper ausgedehnte Seborrhoea furfuracea bezeichnen können. Da ich aber nach Angabe des Kranken, der auf der psychiatrischen Klinik der Charité lag und den ich nur einmal sehen konnte, den Eindruck hatte, daß es sich um eine in plötzlichen Schüben auftretende Erkrankung handelte, der alle einigermaßen charakteristischen Symptome des seborrhoischen Ekzems fehlten, so habe ich die Krankheit unter Dermatitis rubriziert. Der Prozeß der kleienförmigen Abschuppung ging gewissermaßen auf alle Fingernägel über. Die oberflächlichen Nagelzellen lösten sich in kleinen oberflächlichen Herden teilweise ab und lagen frei auf der Nagelplatte. Selbstverständlich hafteten sie immer noch fester als die Hautschuppen. Die instruktive, von mir aufgenommene Photographie ist leider eines Expositionsfehlers halber nicht zur Reproduktion geeignet.

Pityriasis rubra.

HEBRA hebt bei der Schilderung des Krankheitsbildes der Pityriasis rubra [1] das Intaktbleiben der Nägel als differentiell-diagnostisches Merkmal hervor (HEBRA, Lehrbuch, S. 318). JADASSOHN bearbeitete 1891/92 ausführlich die bis dahin veröffentlichten Krankengeschichten und stellte 16 sichere und 9 wahrscheinliche Fälle der Erkrankung zusammen, denen er 3 neue selbstbeobachtete anfügte. Unter diesen 28 Fällen finden sich 12 mit nicht normalen Nägeln: 9mal werden die Nägel als dick oder verdickt, je 2mal als opak, rissig und bröckelig bezeichnet. HEBRA erwähnt selbst in einem Falle die Abhebung der Nägel durch eine von der Matrix ausgehende Wucherung und CAHN nennt die Nägel in seinem Falle krallenartig. DEMITSCH macht auf die Imbibition der Nagelrisse mit Schmutzpartikeln und die daraus folgende Färbung der Nägel aufmerksam. Auch HUTCHINSON (von JADASSOHN nicht zitiert) sah in einem Falle von Pityriasis rubra eine Nagelveränderung, die er „chronische Onychitis" nannte. AUDRY und NANTA (Ann. de dermatol. et de syphiligr. 1918/19. p. 329) beschreiben in dem lange Jahre beobachteten Fall eines 50jähr. Mannes, in dem ätiologisch vielleicht Syphilis, klinisch eine leukämische Erythrodermie eine wichtige Rolle spielten, alle Nägel als 1—2 cm dicke, grau kannelierte, beinahe direkt in die Hornschicht der Fingerhaut übergehende Gebilde (presque confondus avec la gaine cornée des doigts). Aus allen Schilderungen gewinnt man jedoch den Eindruck, daß die Nagelveränderungen bei der Pityriasis rubra, wenn überhaupt vorhanden, recht geringfügig sind, jedenfalls ganz außer Verhältnis zu der schweren Läsion der ganzen Hautdecke stehen. Nagelabfall, der gerade bei allgemeiner desquamativer Dermatitis relativ häufig ist, wurde bei der Pityriasis rubra nicht bemerkt.

Erwähnt sei, daß bei einer Erkrankung, die eigentlich den Typus einer desquamativen Hautentzündung darstellt, der SAVILLEschen *epidemischen Hautkrankheit* (vgl. Literaturverzeichnis), keine Nagelveränderungen vorzukommen scheinen.

Mycosis fungoides.

BALZER und SERESTRE schildern folgenden Fall:

Bei einer 25jährigen Frau waren die ersten Erscheinungen der Mycosis fungoides vor 6 Jahren aufgetreten; es hatten sich bereits im Gesicht Tumoren entwickelt, September 1908 begann die Erkrankung der Nägel, die aufgehoben wurden, etwas sero-purulente Flüssigkeit hervortreten ließen, abfielen. Sie wurden ersetzt durch unregelmäßig geformte, verdickte, gestreifte, gebuckelte Nägel. Allmählich wurden alle Nägel ergriffen. Auch die Nagelwälle waren geschwollen. Die Nagelplatten waren brüchig, zeigten auf dem Querschnitt ein spongiöses Aussehen, waren erweicht und durch das seröse Exsudat von dem Nagelbett getrennt. Zuweilen wird nur ein Teil der Nägel abgehoben, während die tiefere Schicht auf dem Bett liegen bleibt, zuweilen wird der ganze Nagel entweder in Schnitten oder in toto entfernt. An Zehen und Fingern ist wiederholter Nagelabfall festgestellt.

---

[1] Die Pityriasis rubra Hebrae ist vielleicht gar keine Krankheitseinheit, sondern ein Krankheitszustand. Ich stellte auf dem Berliner internationalen Dermatologenkongreß 1904 einen jahrelang von mir behandelten Fall vor, der von allen Dermatologen als Pityriasis rubra anerkannt wurde. Eine Reihe von Jahren darauf stellte sich der Kranke mir wieder vor. Er hatte jetzt eine typische Psoriasis.

Verbrennungen.

Bei geringer Einwirkung der Hitze schwellen die Nägel auf, verlieren ihre Durchsichtigkeit; bei stärkerer geben sie den bekannten Geruch nach verbranntem Horn von sich. Das Nagelbett ist bei Verbrennungen stark entzündet. Ist die Nagelmatrix affiziert, so treten sekundär die bei allen Erkrankungen der Nagelwurzel anzutreffenden Veränderungen (Abfall der Nägel, Nachwachsen deformierter Nägel usw.) auf. Bei langer und starker Einwirkung der Hitze verkohlen die Nägel. Durch heißen Dampf werden die Weichteile des Nagelgliedes gewissermaßen gekocht. Die Nägel fallen ungemein schnell ab, ähnlich wie bei der Leiche durch heißes Wasser eine Lösung des Nagels aus den Falzen vor sich geht. Bei der Explosion des Kessels des französischen Kreuzers Roland beschreibt LALLUYEAUX D'ORMAY, daß an den Leichen einzelner bei der Kesselexplosion verbrühter Matrosen die Nägel völlig losgelöst an Epidermisfetzen hingen.

Finden Verbrennungsverletzungen II. und III. Grades des Nagelorgans statt, so ist das Heilungsergebnis von dem Sitze der Erkrankung, von der Tiefe

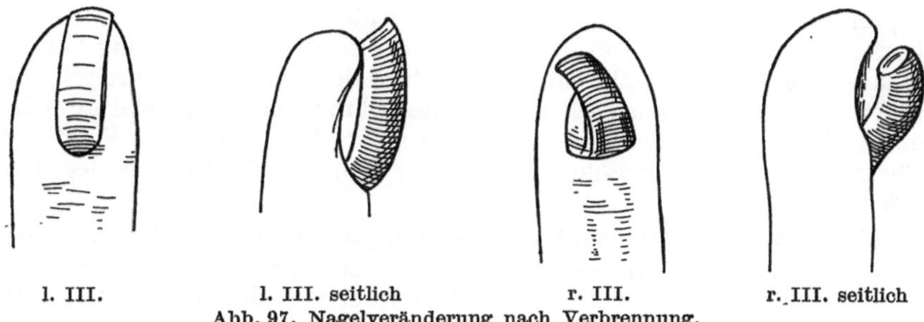

Abb. 97. Nagelveränderung nach Verbrennung.

der Zerstörung, von der evtl. sekundären Infektion mit Eiterungen und nicht zum wenigsten von der individuellen Heilungstendenz des Verbrannten (Neigung zur Keloidbildung) abhängig.

Als Beispiel diese eine eigene Beobachtung:

23 jähriger Soldat, schwere Kriegsverbrennung durch Pulverexplosion. Beide Handrücken stark beteiligt; Haut stark atrophisch, ohne Narbenbildung und Teleangiektasie. Die am meisten befallenen Finger erscheinen durch die Hautatrophie besonders schlank, sind aktiv schwer beweglich (besonders III.). Die Nagelplatten des III.—V. linken Fingers sind zu Krallen zusammengebogen und zum größten Teil vom Nagelbett gelöst; am III. linken Finger sogar $\frac{1}{3}$ cm hoch emporgehoben. Die Krallen zeigen eine seitwärts gerichtete Krümmung. Die Krallen erscheinen durch ihre Verbiegung schmal, entsprechen in Wahrheit der Nagelbreite, sind gelbgrünlich gefärbt, mit Querrippen versehen; ihre Oberfläche ist rauh.

Erfrierungen.

Die Einwirkung der Kälte auf das Nagelorgan ist je nach Intensität der Kälte, der Dauer der Einwirkung, der Gestaltung der äußeren Begleitumstände (Bewegung, Abschnürung, Vermehrung der Wärmeleitung) und der individuellen Disposition verschieden.

Die Wirkung der niedrigen Temperatur wird durch eine Reihe von Schutzmaßregeln teilweise ausgeglichen: 1. Schlechte Wärmeleitung der Haut, 2. Kontraktion der Gefäße und damit geringere Wärmeabgabe, 3. Hyperämie infolge Gefäßlähmung. Auf Einzelheiten dieser sehr komplizierten Regulierungsvorgänge kann nicht eingegangen werden; selbstverständlich kann ihr Schutz durch Sinken der Temperatur und Dauer der Einwirkung aufgehoben werden.

Bei Individuen, bei denen der Wärmeregulierungsapparat nicht gut funktioniert, wird der Einfluß niederer Temperatur schon eine Rolle spielen, wenn normale Menschen ihn nicht empfinden. So kommt es, daß Personen mit venösem Angiospasmus, mit Akrocyanose, mit Neigung zu plötzlich auftretenden Gefäßkrämpfen häufig angeben, sie hätten die vorhandenen Krankheitssymptome infolge von Erfrierung im Winter erworben, obwohl sie sich keinen an sich besonders schädlichen Temperatureinflüssen ausgesetzt hatten. Welche gewaltige Rolle die Blutversorgung eines Organs für die Kälteschädigung spielt, geht daraus hervor, daß die peripherischen Körperteile, die Acren, Prädilektionsstellen sind. Sonnenburg fand unter 138 Fällen 99 mal die unteren Extremitäten, 76 mal die Zehen, 19 mal nur eine Zehe, und zwar immer den Hallux erfroren.

Eine recht große Reihe von Beobachtungen zeigt, daß bei disponierten Individuen Kälteeinwirkungen mit der Zeit Zustände herbeiführen, die zu einem der Raynaudschen Krankheit sehr ähnlichen Bilde führen, während bei anderen Menschen die sog. Leichenfinger viele Jahrzehnte bestehen, ohne Schädigungen der Nägel zur Folge zu haben.

Bei einem 8 jährigen an „Pernioniosis" leidenden Knaben war der etwa der Lunula entsprechende Teil der Nagelplatte in eine unregelmäßig begrenzte weiße Zone umgewandelt, während das Nagelbett tief blau-violett durch die Reste der Platte hindurchschimmerte. Querfurchenbildung der Nagelplatten sah ich bei einem 10 jährigen Mädchen im Anschluß an starke Schübe von Frostbeulen. Es dürfte sich um lokale Schädigungen der Nagelproduktion in der Matrix gehandelt haben.

Bei einer 18 jährigen jungen Dame mit Symptomen des Hyperthyreoidismus (Struma, Tachykardie usw.) bestanden große Frostbeulen an Fingern und Zehen. Eine Frostbeule hatte sich sichtbar auf dem Nagelwall des rechten Zeigefingers gebildet und wohl auch auf die Matrix erstreckt. Es kam zu einer so tiefen und breiten Querfurche der Nagelplatte, daß man von einem vorderen und einem hinteren Nagel sprechen konnte.

Bei manchen Nagelkranken kann man direkt eine Verschlechterung des lokalen Befundes im Winter feststellen (*Morbus Raynaud, Sklerodaktylie*).

Bei einem meiner Kranken war es nicht möglich festzustellen, ob Folgen der Erfrierung oder *Raynaud* vorlag.

44 jähriger Kutscher, Potator, 1906 8 Stunden einer Kälte von — 19° ausgesetzt, starke Erfrierung der Finger, Krankenhaus; bläuliche Färbung der Finger, Blasenbildung, Geschwüre, Abstoßung der Nägel; erst nach zehn Wochen Heilung, ein halbes Jahr später Abscesse der Nagelphalanx, rechts II und III, Abstoßung von Knochenstücken, 1908 neue Bildung von Blasen, die sich in schwer heilende Geschwüre verwandelten; starke nächtliche Schmerzen, Abstoßung des Nagels rechts IV. Status 1908. Druck auf Finger empfindlich, Motilität wie bei Sklerodaktylie verändert, Haut des Handrückens atrophisch, der rechte Finger II—V dorsal und volar völlig narbig, glatt, aber nicht glossy-skin-ähnlich. Schörfe, von eingetrockneten Blasen herrührend, noch sichtbar. Knochen der III. Phalanx des II. und III. rechten Fingers fehlt ganz; Nägel: rechter II. völlig über Volarfläche gewachsen, zeigt Defekte von Geschwüren und Neigung einzuwachsen. Rechter III. volarwärts in einen Viertelkreis gekrümmt, durch subunguale Blutung schwarz gefärbt. Rechter V. fehlt ganz, Nagelbett auffallend blaß. Linker IV. stark längsgekrümmt, zeigt Blutung, ist für Berührung sehr empfindlich. Im weiteren Verlauf treten angioneurotische Störungen mehr hervor; selbst bei warmem Wetter starke Blaufärbung.

Bemerkenswert ist die *Raynaud* gleichende Entwicklung nach *einer* starken Kälteeinwirkung und die Dauer der angioneurotischen und neurotrophischen Prozesse trotz Aufhören der Ursache bei einem Individuum, dessen Gefäßsystem zweifellos durch den Alkoholmißbrauch geschädigt war.

Bei starker und intensiver Kälteeinwirkung kommt es zu den schwersten Schädigungen.

SONNENBURG unterscheidet fünf Grade der Erfrierung: 1. Erfrierungs-
erythem, in der Regel spontan schnell schwindend. 2. Dermatitis bullosa post
congelationem. 3. Dermatitis ulcerosa (crustosa) post congelationem. 4. Dermatitis gangraenosa. 5. Gangraena totalis. Die Erfrierung ersten Grades wird
wohl kaum auf Nägel Einfluß haben. Die vorübergehende Blaufärbung der Nägel
bei Kälteeinwirkung ist bekannt. Bei Erfrierungen zweiten Grades können
wahrscheinlich analoge Erscheinungen wie auf der Haut auf den Nagelbetten
vorkommen und sekundär zu Störungen des Nagelwachstums führen. Bekannt
ist in der Literatur nichts darüber. Die Erfrierungen dritten Grades führen
nach Heilung der Ulcerationen zu Narbenbildungen. Die Nägel werden häufig
(nach SONNENBURG) abgestoßen. Abbildung 98 zeigt den totalen Verlust der

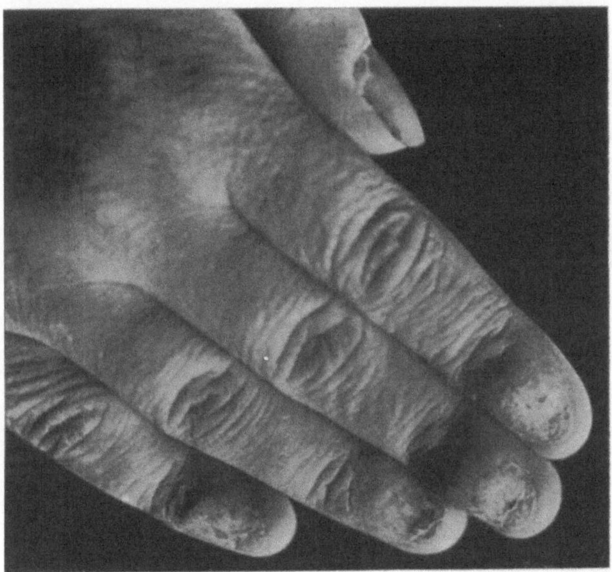

Abb. 98. Anonychie infolge von Erfrierung.

Nägel nach einer Erfrierung beider Hände. Eine Neubildung der Nägel ist
nicht erfolgt.

BEHREND (Lehrbuch) sah nach einer schweren Erfrierung den Nagelfalz
zerstört, die Nagelbetten mit hornigen Massen bedeckt. Bemerkenswert ist
nachfolgender eigener Fall:

50jähriger Mann, 1916 als Armierungssoldat vor Verdun starke Erfrierung
aller Finger bis zur ersten Phalanx, Blasenbildung auf den Fingern und auch
unter der Nagelplatte; oberflächliche Geschwürsbildung mit blutiger Imbibition.
Nägel stießen sich ab; Heilung erfolgte nach 8 Wochen. Die Nägel bildeten
sich erst nach 4—5 Monaten unvollkommen wieder, sollen seitdem wiederholt abgegangen sein. Patient gibt an starke Schmerzen beim Zufassen zu haben. Zweifellos liegt hier Aggravation infolge eines Rentenantrags vor. Alle neuen Nägel
weicher als normal, erreichen nicht das Ende der Nagelphalanx; sind streifig,
an den freien Rändern unregelmäßig gezackt und geformt, rechter III. und
rechter IV. etwas schüsselförmig; linker V. etwas bucklig. Lunulae nirgends
vorhanden; die Rücken der I. Phalangen überall oberflächlich narbig; mäßig
starke Neigung zur Schweißbildung. Bewegung frei.

Bei der Erfrierung fünften Grades, der totalen Gangrän der Extremität, kann man die Epidermis und die Nägel mit Leichtigkeit abstreifen. Einzelne Phalangen werden nach längerer oder kürzerer Zeit nach Bildung einer Demarkationslinie abgestoßen. Nach SONNENBURG traten bei 356 Kranken, die wegen Erfrierungen das OBUCHOW-Hospital zu St. Petersburg aufsuchten, 114 Gliedverluste ohne Operation ein. Meist handelte es sich um die Nagelglieder der Zehen und Finger.

Dermatitis nach Röntgenstrahlen.

Sehr bald nach der Entdeckung RÖNTGENs fand man, daß speziell die Nägel leicht durch die X-Strahlen geschädigt werden. Für die Dermatologengeneration,

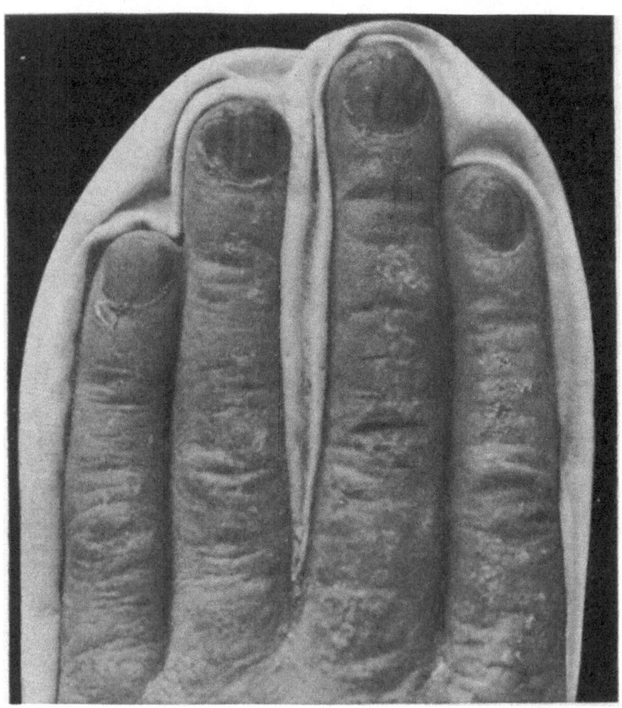

Abb. 99. Röntgenschädigung der Nägel bei einem Arbeiter von Röntgenröhren.
(Sammlung der Arbeiterwohlfahrtspflege Charlottenburg.)

die die Schädigung der Hände und Nägel der Chirurgen durch den andauernden Gebrauch des Sublimates zur Desinfektion kannten, war es zuerst nicht leicht, die beiden außerordentlich ähnlichen Krankheitsbilder, die vielfach bei den Patienten, die beiden Schädlichkeiten sich ausgesetzt hatten, vorkamen, auseinander zu halten. Die meisten Schädigungen kamen früher dadurch zustande, daß der Röntgenologe die eigene Hand als Testobjekt benutzte. Heute dürfte diese Art der Nageldeformierung seltener geworden sein.

Die allerschwersten Fälle stammen dementsprechend aus der Frühzeit der Radiologie. BARTHÉLEMY erwähnt einen totalen Abfall aller Nägel. RADCLIFFE CROCKER eine Beobachtung DANIELs: nach einstündiger Exposition kam es zu Exfoliation der Epidermis und Abstoßung der Nägel, die schwarz und ganz hart geworden waren. KING beschreibt nach sechsstündiger Exposition eine Ablösung der Nägel am freien Rande.

Zweckmäßig unterscheidet man an der Haut je nach der Intensität der Menge der Strahlen und der Dauer der Einwirkung: Vorreaktion, Reaktion I.—IV. Grades. I. Erythema (Dermatitis) fugax: Follikelschwellung, Pigmentierung, restitutio ad integrum. II. Hyperämie Dermatitis erythematosa: Pigmentierung, Abschuppung, restitutio ad integrum. III. Dermatitis[1] bullosa: Hautatrophie, Teleangiektasien, Narben, sekundäre Nekrosen. IV. Dermatitis gangraenosa, fraglicher Verlauf.

Gewöhnlich beginnt der Prozeß mit subjektiven Empfindungen von Wärme und Jucken in der Haut des Handrückens; es folgen Erytheme und Hyperkeratosen; das Hautrelief verändert sich, die Querfurchen werden tiefer, Hautfalten bleiben, wenn sie erhoben werden, stehen. Es kommt zu Einrissen der verdickten hyperkeratotischen Hand. Einige Zeit (in einem Fall MÜHSAMs 2 Monate) nach Beginn der Hautaffektion fangen die Nägel an, brüchig zu werden. Sie werden dünner, splittern leicht, bekommen Längsstreifen, die, wie die Betrachtung beim durchfallenden Licht beweist, auf Riffelung und Furchung der Nagelplatte beruhen. In anderen Fällen wird der Nagel spröder, neigt zu Einrissen, bröckelt am freien Rande ab. Das Nagelbett ist vielfach verdickt, gelegentlich kommt es zur Schwielenbildung unter dem freien Nagelrande, die erhebliche Beschwerden macht, ja nicht selten Paronychien hervorruft.

Es kommt aber auch in den Nagelfalzen und auf den Nagelwällen zu multiplen, kleinen, warzigen Excrescenzen, die auf Druck sehr empfindlich sind, zumal wenn die Basis entzündet ist. Abkratzen dieser Bildungen nützt wenig, weil äußerst sensible Hautstellen zurückbleiben. Therapeutisch empfiehlt WETTERER die Excision der Partien, wenn der Zustand der Haut es erlaubt. Diese Warzenbildung bleibt noch zurück, wenn die Haut wieder ihr altes Aussehen angenommen hat.

Sehr unangenehm sind die Rhagaden, die eine Folgeerscheinung der Hyperkeratose der Haut und ihres Elastizitätsverlustes sind. Sie behindern speziell Chirurgen und Gynäkologen und bilden Eingangspforten für Eitererreger. Viele Tätigkeiten sind unmöglich (z. B. Entwickeln von photographischen Platten).

In den schwersten Fällen kommt es zur Heraushebung der Nagelplatten aus den Falzen infolge Vordrängung durch die gewucherten Nagelwälle. Der Nagel verkleinert sich, nimmt nur noch wenige Quadratmillimeter ein, wird endlich durch eine weiche Hornmasse ersetzt.

In anderen Fällen wird der Nagel in der Matrix gelöst und fällt ab, zweifellos weil eine Störung des Nagelwachstums in der Matrix selbst besteht, die den Zusammenhang der Platte schädigt.

Vielfach sind die Nagelveränderungen als passive, bedingt durch die Erkrankung der Wälle, Falze, Nagelbetten, anzusehen; es ist aber wichtig zu betonen, daß die *Röntgenstrahlen auch die Struktur der fertigen Nagelplatte schädigen.* Stets erkrankt die *ganze* Platte *sofort* in ihrer Totalität[2]. Es unterscheidet dieses Merkmal die Röntgenerkrankung der Nägel von den meisten anderen Onychosen.

In glücklicherweise seltenen Fällen kommt es zur Nekrose der Phalangen, die an die mutilierenden Formen der Lepra und Syringomyelie erinnert.

Da die Zahl der bekannten Fälle recht groß ist, kann auf Kasuistik (vgl. I. Auflage dieses Buches und WETTERERs Handbuch der Röntgentherapie)

---

[1] Die Krankheit kann aber auch gleich mit Blasenbildung auf dem Handrücken einsetzen.

[2] Erfahrene Röntgenologen (Prof. LEVY-DORN, HALBERSTAEDTER u. a.) konnten sich ebensowenig, wie ich selbst, erinnern, einen partiell erkrankten (proximale Partie krank, distale gesund) Röntgennagel gesehen zu haben.

verzichtet werden. Es sei nur das von MÜHSAM geschilderte Verhalten der linken Hand eines Arztes 6 Jahre nach der Röntgenschädigung skizziert:

Der Nagel des Zeigefingers fehlt, an der Nagelwurzel befand sich ein nahezu rundes, etwa 8 mm im Durchmesser haltendes, torpides Geschwür. Neben demselben saß lateralwärts ein kleiner, etwa 3 mm breiter Rest nachgewachsenen Nagels, der die Fingerkuppe nicht erreicht hatte, sondern einige Millimeter vorher bereits verkümmert war. Die anderen Nägel waren braun verfärbt; sie hatten ein tonniges Aussehen und zeigten ausgesprochene Längswülste und Furchen. Sie waren trocken, verdickt, brüchig, splitterig. Den am meisten betroffenen Nagel des III. schützte Patient durch Aufpinseln von Collodium vor dem Abbröckeln (Amputation des Zeigefingers wegen der Störung im Beruf und der unerträglichen Schmerzen).

Paronychien, die auf sekundären Infektionen beruhen, können das Krankheitsbild verändern. So beschreibt MÉHEUX (III. internat. dermatol. Kongreß) eitrige Einschmelzung der Nagelwälle mehrerer Finger. Die Nagelplatte lag gelockert, sonst aber unverändert dem Nagelbett auf.

BURI schildert eine typische BEAUsche Querlinie auf allen Nägeln, die bei einem Elektrotechniker aufgetreten war, der sich in 4 Tagen zweimal 6—8, zweimal 5—6 Stunden den Strahlen ausgesetzt hatte. Der Patient hatte am Schluß dieser Bestrahlung typische Symptome des Röntgenkaters. In manchen Fällen scheint die normale Lösung des Nagels am freien Rande auszubleiben, und die Haut der Fingerbeere zum Nagel nach oben gezogen zu werden.

Die *Prognose* ist zweifelhaft. Bei Aussetzen der Tätigkeit können mittelstarke Veränderungen der Nägel sich wieder ausgleichen (OUDIN und BARTHÉLEMY, DARIER). Schwere Veränderungen der Nägel bleiben bestehen, wie die Eigenerfahrung bekannter Röntgenologen beweist.

Die Therapie wird symptomatisch den Zustand des Nagelorgans berücksichtigen müssen. Chirurgische Maßnahmen haben sich wenig bewährt; milde Salben (Zinköl, Bleisalben), Kamillenteebäder sind noch am zweckmäßigsten. WETTERER verspricht sich Erfolg von Diathermie und Hochfrequenz (Höhensonne, Quarzlampe und alle anderen Strahlenmethoden haben nach der Erfahrung WETTERERs versagt).

GÖRL und VOIGT teilen mit, daß „filiforme Röntgenexcrescenzen" am Nagel des einen von ihnen durch Verimpfung von Staphylokokkeneiter eines anderen Fingers nach Abstoßung des alten Nagels radikal entfernt worden seien.

Die für das Nagelorgan in Betracht kommenden anatomischen Vorgänge der Haut sind nach ROST folgendermaßen zusammenzufassen:

Sehr früh und schon nach geringen Strahlendosen tritt an den Kernen der Keimschicht fleckweise eine Aufquellung oder Schrumpfung mit Vakuolenbildung auf; daneben finden sich noch reichlich normale Zellen. Bei starker Einwirkung wandeln sich die Zellen in hyaline Massen um und werden resorbiert. Die übrigen Zellagen, auch die Reteleisten, flachen sich ab, verringern sich an Zahl, atrophieren also, während die *Hornschicht unverändert* bleibt. Die Regeneration geht von den auch bei stärkerer Strahleneinwirkung nicht geschädigten Basalzellen aus. Erst allmählich tritt normale Zellform und Lagerung wieder ein, häufiger ist ein bleibender Zustand der Atrophie; gelegentlich beobachtet man Verdickung der Epidermis (Überkompensation).

Im Corium sind in den Gefäßen die Endothelien gequollen, springen in das Lumen vor, verstopfen es gelegentlich. Zuweilen kommt es zur Teleangiektasie. Streckenweise findet man Degeneration der Elastica, vakuolisierende Degeneration der Muscularis. Die schwersten histologischen Veränderungen zeigt das Röntgenulcus, während bei schwächerer Strahlenwirkung besonders die Capillaren geschädigt erscheinen. Diese Schädigung kann monatelang persistieren, ja sich verschlimmern. Gerade auf dieser Capillarveränderung beruhen die sog. Spätschädigungen, Atrophien und Ulcera. Die Endothelzellen der Hautcapillaren sind sehr strahlenempfindlich.

Ähnlich werden auch die fixen Bindegewebszellen der Haut geschädigt. Die Kerne sind geschwollen, zeigen schaumige und wabige Struktur. Diese Veränderung kann früh und nach mäßigen Dosen auftreten.

Weniger empfindlich sind die kollagenen und elastischen Fasern. Doch kommen Veränderungen vor; UNNA beschreibt Basophilie, also Modifikation des tinktoriellen Verhaltens, KRAUS und ZIEGLER Zerbröcklung und Auflösung des Kollagens (nur bei hohen Dosen).

Am widerstandsfähigsten scheinen die elastischen Fasern zu sein, die nur bei sehr hohen Dosen, vielleicht sekundär infolge der parenchymatösen Entzündung sich zusammenballen, verklumpen und stellenweise völlig schwinden.

Über die pathologische Anatomie der Röntgenschädigung der Nägel fehlt trotz einer Fülle von Untersuchungen der Haut jede Kenntnis. Die frühere Annahme, daß Ozonbildung, Wirkung hochgespannter Ströme, Bombardement der Haut mit feinsten Metallteilchen in Frage kommen, ist ebenso verlassen, wie die Ansicht BARTHÉLEMYs von der Schädigung trophischer Zentren. Der Nagelabfall, der als Beweis der letztgenannten Theorie dienen sollte, ist sicher durch die lokale Wirkung der Strahlen auf die Matrix bewirkt. Am besten erklärt wohl die Hypothese NEUBERGs die Wirkung der Röntgenstrahlen auch auf das Nagelorgan. NEUBERG zeigte, daß die Auflösung des Gewebes durch seine eigenen Fermente dem Degenerationsprozeß ähnlich ist, den die Zellen unter Röntgen- und Radiumstrahlenwirkung durchmachen.

Unbestritten ist, daß Irritabilität des vasomotorischen Systems (Morbus Basedowii, QUINCKEs Ödem, Dermographismus usw.) die Strahlenempfindlichkeit erhöht.

Sklerodermie und Sklerodaktylie.

Von den verschiedenen Typen des sklerodermatischen Krankheitsprozesses ist es allein die *Sklerodaktylie*, die Veränderungen an den Nägeln hervorruft. Mir ist wenigstens kein Fall bekannt, in dem bei völliger Intaktheit der Fingerhaut eine charakteristische symptomatische Nagelveränderung beschrieben wäre.

Die *Pathogenese* der Sklerodermie ist auch heute noch nicht sicher erkannt. Die modernste Hypothese (Erkrankung endokriner Drüsen) ist auf anatomischer Grundlage nicht aufgebaut; die Versuche H. HOFFMANNs nach dem Schema R. NEUMANNs durch pharmako-dynamische Prüfungen den Nachweis der endokrinen Pathogenese zu geben, haben ein positives Resultat nicht gehabt. In 20 Sklerodermiefällen konnten krankhafte Veränderungen endokriner Drüsen nur vereinzelt, eine Affektion mehrerer überhaupt nicht festgestellt werden. Es scheint daher, daß die von G. LEWIN und mir in unserer Monographie aufgestellte Hypothese, die Sklerodermie ist eine *Angiotrophoneurose*, für die auch CASSIRER eintritt, vorläufig noch am besten die Symptome der Krankheit erklärt[1]).

Für diese Theorie ist gerade die Erkrankung der Nägel von einigem Wert; finden sich doch eine ganze Anzahl sklerodermatischer oder genauer sklerodaktylischer Nagelaffektionen, die in ganz ähnlicher Weise bei Nervenerkrankungen oder Nervenverletzungen vorkommen. So muß ich z. B. einen Fall WÖLFLERs, den der Autor selbst „Sklerodermie mit Onychogryphosis" nennt, als veranlaßt durch eine Nervenläsion annehmen und kann ihn demnach nicht unter die sklerodermatischen Veränderungen rubrizieren, was übrigens in unserer Monographie: „Die Sklerodermie" noch geschehen ist.

---

[1]) ROVSING-Erlangen sagt in L. R. MÜLLERs *Werk*: „Die Lebensnerven": Wenn in einzelnen Fällen von Sklerodermie Veränderungen gefunden werden, die für eine Erkrankung von Drüsen mit innerer Sekretion sprechen, so ist die Möglichkeit zuzugeben, daß der krankhafte Reiz auf die vegetativen trophischen Nervenfasern durch pathologische Vorgänge in den Blutdrüsen gesetzt wird. Wahrscheinlicher aber ist es, daß beide, sowohl die pluriglanduläre Insuffizienz als auch die Sklerodermie nebengeordnete Folgen einer gemeinsamen Ursache sind. Hierauf hat H. CURSCHMANN ausdrücklich hingewiesen und als Ausgangspunkt der Erkrankung die *vegetativen Zentren im Gehirn* und im *Rückenmark* mit Ausschluß des Grenzstrangs angenommen. Mit dieser Auffassung erklärt sich die Tatsache, daß Sklerodermie ohne glanduläre Insuffizienz und die letztere ohne Sklerodermie vorkommt. Nur wenn neben den trophischen Zentren für die Haut und die subcutanen Gewebe auch die der Drüsen mit innerer Sekretion geschädigt sind, entsteht die Vereinigung von Symptomen der pluriglandulären Insuffizienz mit den „sklerodermatischen Dystrophien". ROVSING gibt also eine Umschreibung unserer Theorie wieder.

Unter etwa 480 Fällen von Sklerodermie fanden wir 52mal pathologische Veränderungen der Nägel, also etwa 11%, angegeben. Selbstverständlich kommen Nagelveränderungen viel häufiger vor. Einmal können bei der meist sehr langen Dauer der Krankheit Nagelveränderungen sehr wohl nach dem doch von ganz äußerlichen Umständen abhängigen Zeitpunkt der Publikation eintreten. Ferner können geringe Nagelveränderungen bei Beginn der Beobachtungen bereits spurlos abgelaufen resp. der Aufmerksamkeit des Beobachters entgangen sein.

Was das Verhältnis der Sklerodaktylie zu den Nagelerkrankungen anbetrifft, so ergab sich, daß unter unseren 480 Fällen 35 isolierte Sklerodaktylie und 106 Sklerodaktylie, kombiniert mit diffuser oder circumscripter Sklerodermie sich finden. Es kommen also 52 Fälle von Nagelveränderungen auf 141 Fälle von Sklerodaktylie. Mit einer (allerdings ganz willkürlichen) Korrektur des oben angedeuteten Fehlers darf man also sagen, daß in etwa der Hälfte der Fälle von Sklerodaktylie Nagelveränderungen vorkommen.

Die die Sklerodaktylie bedingenden pathologischen Prozesse, insbesondere die von uns eingehend behandelten Gefäßveränderungen, haben häufig eine Behinderung des venösen Rückflusses zur Folge. Die Nägel erscheinen dementsprechend blau, wie in der Beobachtung R. VON SANTWOORDS [1]). Auch mir selbst fiel in einem Falle von schwerer Sklerodermie die bläuliche Farbe der Nägel auf. Auch über subjektive Kälteempfindung wird oft geklagt. Die Finger fühlen sich objektiv kalt an. Bei dem Mangel der anatomischen Untersuchungen muß es unentschieden bleiben, ob die bei der Sklerodermie so häufigen Ernährungsstörungen der Nägel mit der verringerten Blutzufuhr zusammenhängen oder trophoneurotischen Ursprungs sind. Die Analogie mit den Nagelerkrankungen bei nervösen Leiden spricht für die letztere Annahme. Ein Kranker O. LIEBREICHs konstatierte sehr frühzeitig eine Verdickung des Nageloberhäutchens. Dasselbe ließ sich nicht, wie früher, leicht zurückschieben, sondern riß leicht ein und gab dann zu schmerzhaften Rhagaden Veranlassung. Die Nägel bekommen zuweilen Längsriffe (FRANKEN, LEFLAIVE) und Querfurchen und Querwülste (BOUTTIER, EULENBURG, OLLIER, G. LEWIN). Diese Wülste können sich so vermehren und so unregelmäßig gestalten, daß der Nagel völlig deformiert erscheint (EULENBURG, DINKLER, MADER). Sehr charakteristisch ist EULENBURGs Beschreibung: An den Endphalangen der Finger ist die Haut auf der Dorsalseite über die Nägel hinübergewachsen. Die Nägel selbst sind abnorm vergrößert und deform, rissig und ungleich verdickt; sie sind nach vorn umgebogen, in der Mitte gewölbt und bucklig aufgetrieben. Infolge der verminderten Konsistenz sind die Nägel gespalten, rissig, brüchig (NICOLICH).

Am häufigsten jedoch sind atrophische Zustände der Nägel (17 Beobachtungen). Meist ist der Nagel beträchtlich verkleinert und geschrumpft (COLIER). Zuweilen fehlen einzelne Teile, z. B. in HASLUNDs Fall die Lunula; zuweilen bleibt nur ein Rudiment des Nagels übrig (COLIER, QUINQUAUD). Völlige Abstoßung der Nägel wurde von ZAMBACCO und BÉRILLON und von OLLIER beobachtet. QUINQUAUD hebt hervor, daß der Ausfall der Nägel ohne jede Eiterung erfolgte. Erkranken beide Hälften der Matrix ungleichmäßig, so wird auch der Nagel selbst unregelmäßig wachsen und sich seitlich krümmen, wie dies HARLEY, MADER und DINKLER beschreiben. In 5 Fällen wurden „Phlyktänen" und Geschwüre auf den Nagelwällen beobachtet. In PEUGNIERs Beobachtung und bei einer meiner Patientinnen kam es zu kleinen, oberflächlichen, spontan heilenden Erosionen am Nageloberhäutchen.

---

[1]) Die speziellen Literaturangaben dieses Kapitels sind in dem unserer Monographie beigegebenen Anhang: Autoren über die Sklerodermie leicht zu ersehen.

In neuerer Zeit hat man mit Hilfe der Röntgenstrahlen die Veränderungen
der Nagelphalangen gut studieren können. Man hat mit Recht von dem Übergreifen des Prozesses auf die Knochen und Gelenke gesprochen. Diese atrophie-
renden und nekrotisierenden Veränderungen der Phalanxknochen bedingen
eine große Ähnlichkeit mit der RAYNAUDschen Erkrankung. Als Beispiel mag ein
Fall von FUCHS angeführt werden.

24 jährige Arbeiterin. Während der letzten Jahre sich hinzugesellende Verkümmerung
der Nägel führte zu einer Verbildung der Finger; der rechte Zeigefinger ist um 1,5 cm kürzer
als der linke. An Stelle der Endphalangen sitzt ein Stumpf, über dessen überhäutetem
Ende sich der Nagel senkrecht zur Achse des Fingers hinzieht. Am rechten III. geht der
Nagel direkt in nekrotischen Knochen über, den man unter dem freien Ende des Nagels
hervorragen sieht. Auch ein Teil des Nagels am Rande ist nekrotisch. Die Nägel sind seitlich und der Fläche nach gekrümmt, sitzen kappenartig der Fingerbeere auf; sie sind ohne
Vermittlung eines seitlichen Nagelfalzes nur am Grunde in der Haut befestigt.

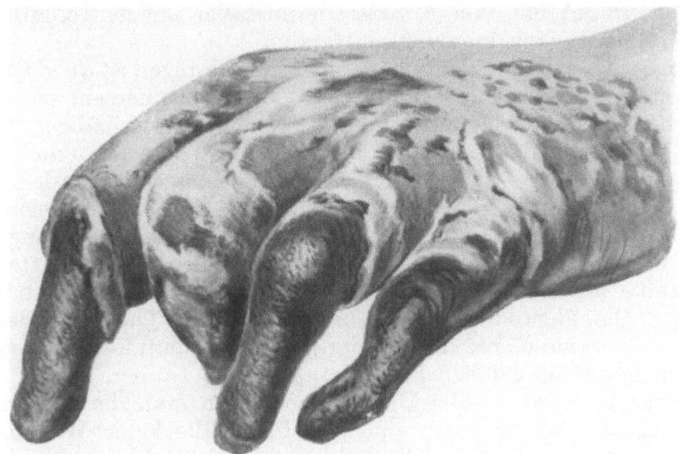

Abb. 100. Sklerodaktylie mit Gangrän. (Aus BROCQ: Précis-Atlas de Dermatologie.)

Der rechte V. Nagel ist verloren gegangen und durch eine Kruste ersetzt. Unter den
Nägeln findet sich eingetrockneter Eiter.

Bemerkenswert ist die Beobachtung EICHHOFFs, nach welcher eine *Sklerodaktylie* sich an eine typische, auch mikroskopisch verifizierte Onychomycosis
favosa anschloß.

Während in acht meiner eigenen Fälle die Nagelveränderungen keine große Rolle spielten,
waren sie in einem, eine 38 jährige Dame betreffenden Fall das am meisten belästigende
Symptom. Es handelt sich um diffuse Sklerodermie mit Sklerodaktylie. Ätiologisch war
erwähnenswert: Abstammung aus nervöser Familie, Rasse (Pat. ist Jüdin), rechtsseitige
Facialisparese, große seelische Erregung bei dem Tod eines Sohnes. Status: Ausgesprochene
Sklerodermie des Gesichtes, besonders Nase, Lippen, Ohren, mäßige Sklerodaktylie (Klavierspielen gerade noch möglich). Sensibilität der Hände normal. Die Fingernägel groß, hippo-
kratisch gekrümmt, bis auf beide Daumen ganz ohne sichtbare Lunula. Auf den Nägeln
geringe Bucklung vorhanden. Die Krümmung nach unten und die Schwellung des Nagelbettes und der Fingerbeere ist so groß, daß ein freier Nagelrand fehlt und das Beschneiden
der Nägel nur mit großer Vorsicht geschehen darf. Die Haut der Fingerspitzen schuppt
leicht, ist „ekzematös". Auf dem Nagelwall des II. linken Fußes besteht eine kleine Verletzung, die trotz rationeller Medikation seit einem halben Jahr nicht geheilt ist. Solche
Verletzungen entstehen häufig an den Nagelwällen ohne nachweisbare Ursache, sie be-
lästigen die Patientin ganz besonders. Nur durch die größte Sorgfalt der Manicure werden
Verletzungen beim Zurückschieben des Nageloberhäutchens vermieden. 16 Jahre später
sah ich bei der Kranken auf den Fingern rechts I—III, links II 2 und 1 : 1 cm große,
allen Heilungsversuchen spottende Ulceration teils auf den Nagelwällen, teils auf der Volarfläche.

Die Fußnägel waren in meinen Fällen sowohl wie in denen der meisten Autoren nicht auffallend verändert.

WOLTERS hatte Gelegenheit, die linke Großzehe eines Falles von Sklerodaktylie anatomisch zu untersuchen. Die im ganzen verkleinerte Zehe ist spindelförmig; ihre Endphalange stark verschmälert. Der Nagel wird durch einige zerfaserte, krümelige Reste repräsentiert, die in dem noch angedeuteten Nagelfalz lose festsitzen. Im übrigen ist die Konfiguration des Nagelbettes und der seitlichen Nagelwälle völlig verstrichen und in das Niveau der übrigen Haut hineingezogen. Eine anatomische Untersuchung des Nagelbettes hat leider nicht stattgefunden.

BROOKS fand bei der Sektion eines 34jährigen Mannes, der an einer sehr ausgesprochenen sklerodaktylischen Nagelkrümmung gelitten hat, Hypernephrom. Es kann sich um einen Zufallsbefund handeln, da japanische Autoren bei sorgfältigster Sektion von 6 Sklerodermiefällen keine wesentlichen Veränderungen an den endokrinen Drüsen fanden.

Die Prognose der sklerodaktylischen Nagelerkrankungen ist quoad sanationem schlecht; bestehen keine Ulcerationen und keine Schmerzen, so lehne man jeden Eingriff ab, der die Haut und das Nagelorgan schädigen kann. Die kosmetische Schädigung ist schließlich bei einer so ernsten Krankheit erträglich. Die allgemeine Prognose ist sicher sehr von der allgemeinen Lebenslage abhängig. Eine mir verwandte Dame, die sich jede denkbare Körperpflege leisten konnte, starb im 67. Lebensjahre an Carcinom, nachdem sie fast 40 Jahre lang an Sklerodermie und an frühzeitig auftretender Sklerodaktylie gelitten hatte.

Die Therapie ist nur symptomatisch. Ich habe für die Sklerodermie den Satz geprägt: Die Sklerodermie heilt mit oder ohne Therapie oder sie heilt mit und ohne Therapie nicht. Höhensonne und Diathermie mag versucht werden, Röntgen erscheint gefährlich. Organotherapie ist bereits vor 30 Jahren als wertlos erprobt worden. Bei Ulcerationen kann man die modernen Mittel versuchen; Scharlachrot hatte in einem meiner Fälle keine Wirkung. Arsen, Salicyl kann im besten Fall den Eintritt der Verschlechterung verlangsamen.

Nach den Erfolgen von KEPPLER, ENDERLEN, BRÜNIG wird man in besonders schweren Fällen die perivasculäre Sympathektomie vorschlagen müssen. Ob die „Erfolge" dauernd sind, bleibt abzuwarten, nach meinen eigenen Erfahrungen bei anderen vasomotorischen Neurosen muß man skeptisch sein.

Hautatrophie.

Beim Xeroderma pigmentosum scheinen Nagelveränderungen nicht vorzukommen; die Nagelaffektionen bei der senilen Atrophie der Haut sind an anderer Stelle besprochen. Bei der idiopathischen Hautatrophie sind Nagelveränderungen recht selten. FINGER und M. OPPENHEIM haben in ihrer Monographie das ganze bis 1910 veröffentlichte und das eigene große Krankenmaterial bearbeitet. Sie gehen auf Nagelaffektionen nicht ausführlich ein.

Das klinische Bild der einzelnen Formen der idiopathischen Hautatrophien wird als bekannt vorausgesetzt. Pathologische Veränderungen der Nägel beschreiben nur HUTCHINSON, TOUTON und ZINSSER. In TOUTONs Fall handelt es sich um einen seit 35 Jahr an der Hautanomalie erkrankten, sehr korpulenten Bureaubeamten. Die Fingernägel waren „dünn und längsgestreift".

HUTCHINSON beschreibt eine angeborene diffuse Atrophie bei einem $3^{1}/_{2}$jähr. Knaben: Gesichtszüge eingefallen und abgemagert, Finger gerunzelt, die Nägel der Füße und Zehen sehr dünn und umgekehrt gebogen. In BEHRENDs Fall handelte es sich wahrscheinlich um eine Ichthyosis congenita (vgl. den Abschnitt): 17 Monate altes Kind; narbige Schrumpfung des Gesichtes und der

Extremitäten, Neigung der Haut zu lamellöser Schuppung. Finger und Zehen sind verkümmert, die Nägel gryphotisch. Die Affektion bestand seit der Geburt.

ZINSSERS Fall von symmetrischer Atrophie der Haut betraf ein 12jähriges Mädchen, deren Haut, anscheinend durch Verstreichen der Furchen, ganz glatt erschien. Die Nägel der Finger waren dünn, etwas brüchig, wurden deshalb kurz geschnitten. Sie hatten feine Längsfurchen und keine sichtbare Lunula. Das den Nagel vom hinteren Falz her überziehende Nageloberhäutchen reicht meist sehr weit nach vorn. Die Nägel der III. Zehen sind etwas verdickt, undurchsichtig, mit Längs- und Querfurchen versehen und zeigen lockere, hornige Auflagerungen.

Auch COLOMBINI erwähnt, daß die Fingernägel in seinem akut in 7 Monaten verlaufenen Fall „dünner" wurden. In meiner Zusammenstellung von 14 Fällen, darunter 2 eigenen, war die Erkrankung der Nägel sonst nicht beschrieben (Festschrift für J. NEUMANN). Ich selbst habe bei zahlreichen Fällen von Hautatrophie, die ich in eigener Praxis und bei Demonstration an Patienten in wissenschaftlichen Versammlungen sah, Nagelveränderungen nicht beobachtet.

Die Nägel bei Allgemeinerkrankungen I.
(Krankheiten *mit* starker Beteiligung des Hautorgans.)

Syphilis.

Historischer Überblick.

In der Zeit der ersten großen, europäischen Syphilispandemie im Beginn des 16. Jahrhunderts war die Syphilis der Nägel ein häufiges und daher wohl bekanntes Symptom. Es seien einige Autoren aus der ersten Zeit der Syphilographie (nach dem 1728 erschienenen großen Sammelwerk des ALOYSIUS LUISINUS) angeführt.

Im „Antonii Musae Brasavoli Ferrariensis de Morbo Gallico liber" werden als die acht Grundsymptome (Modi) der Syphilis angeführt:

1. Scabies Gallica. 2. Dolores Gallici. 3. Tumores Gallici. 4. Defluvium pilorum. 5. Defluvium dentium. 6. *Unguium casus.* 7. Oculorum amissio vel perversio. 8. Gonorrhöe.

Es kann nun die Syphilis 1—8 der Grundsymptome haben. Durch die einzelnen Kombinationen und Permutationen ergeben sich die verschiedenen Formen der Syphilis (Species simplices), von denen BRASAVOLUS 234 herausrechnet. Über die Nägel sagt er: Tertius modus est unguium casus, qui plerumque defluvium pilorum sequitur, tamen et nonnunquam ungues ipsi decidunt et nihil aliud mali patiuntur, quia natura venosam morbi Gallici qualitatem ad has partes uti a centro remotissimas transmittit; verum tamen raro contingere solet, quin pilorum defluvium sequatur: Vulgus hunc modum vocat ungiacola.

Später heißt es dann: „Humores sunt acres, qui illos (ungues) decidere faciunt, unguium radices erodendo, ut hic dici possit pravam qualitatem, solutionem continui et malam conformationem adesse." Auch für die *Diagnose* hält BRASAVOLUS das Abfallen für verwertbar. Er rät: „Si a quopiam videas capillos decidere et barbam et potissimum supercilia hunc morbo Gallico affectum esse judicato . . . . Idem judicium de dentibus facito, *de ungulis* et in oculis." *Therapeutisch* macht er folgende Vorschläge: Affectus potius foedus quan dolorosus, nam decidunt ungues ut capilli et dentes faciunt . . . . Semper praecedit aut bubo aut penis exulceratio aut oris exulceratio . . . . Ungues vero hac ablutione lavandi Recipe: myrtillorum acaciae, balaustiarum, corallarum alborum, mastiches thuris singulorum drach ij misce & bulliant in aqua plantaginis secundum artem. Postea digiti in hoc decocto per semihorae spatium immittendi deinde hoc linimento perungantur. Recipe olei myrtini unc ij pinguedinis taxi une s. picis hispanae, gummi arabici, mastiches singulorum drachm. j. misce & cum cera fiat linimentum molle Cum vero deciderint ungues vel fuerint perfracti et scissi fiat ceratum quod ipsis supraponator. Recipe: cerae novae unc ij pini, olei myrtini, quantum sufficit Misce & fiat ceratum.

Therapeutische Ratschläge gibt auch AUGERIUS FERRERIUS (De Pudendagra liber secundus) Cap. VII: Ad ungues cadentes. In Cap. VI hat er sehr kompliziert zusammengesetzte Mittel bei der Alopecie der Kopfhaare und des Bartes angegeben. In Cap. VII sagt er: Iisdem fere remediis retinebis ungues, quod si commode fieri non possit accelerabis casum cum unguento basilico aut cum farina triticea, cum butyro, violarum malvarumque decocta confecta. Remoto ungue abluator locus cum aqua hordei saccharata postea cum oleo ex vicellis ovorum et tandem tegatur cera nova odorifera cum paucula terebinthina, pauco oleo rosaceo subacta. Sic enim novus succrescit unguis.

ALEXANDER TRAJANUS PETRONIUS spricht in seinem Werke: „De Morbo Gallico" im VII. Buch Cap. VII: De pilorum defluvio et unguium dentiumque casu. Er sagt:

Ad dentes unguesque decidentes transeamus; quidem eadem causa cadunt, qua et pili ipsi, humore videlicet erodente ad illos delato, cadunt vero magis prompte, quam reliquae corporis partes, tum quia novam habent regenerationem ita ut quin interdum penitus expungantur, altero succedente nihil vetet. Tum etiam, quia in corpore nostro fere nunquam augeri desinent quemadmodum et pilii, sed in his augmentum perspicitur, in illis latet, quoniam, ubi aliis, aut sibi ipsis occurunt, cedunt, illi resistunt atteruntur consumuntur: tum maxime, quia extremis partibus adhaerent, ubi quotidie, saepeque agitantur, et secum ipsis aut cum aliis crebrius colliduntur . . . . Itaque eisdem curandi rationibus, quas proxime (in defluvio capillorum) diximus, citra tamen unguentum ex hydrargyro et suffimentum ex cinnabari utendum. Sin pilorum defluvium absit, ne cadant prohibere possunt communibus auxiliis omnibus, praeter illa quae ex argento vivo vel ex cinnabari conficiuntur, quamquam enim decocta vel Guajaci vel sarzaparillae, vel radicis Chinarum suspecta sint (tamquam periculum sit ne simul cum morbo ad has partes sponte sua prorumpente, et ipsa ad easdem per se tendentia multo plus quam conveniat vitiatae materiae illui deducant, et dentium unguiumque casum accelerent, sicut aliquando pilorum defluvium geminarunt et quaemadnodum (ut sequente capite dicemus) in oculorum omniumque laesione passim experimur.

THOMAS RAMGONUS, *dictus Philologus*, sagt in seinem 1538 in Ravenna erschienenen Werke (zitiert bei ASTRUC: De morbis veneris Paris 1790 „Demum ungues . . . inaequales crassi rugosi scabiosi fiunt et abortis ad radices reduviri paronychia vulgo panaricio inflammatione, ulcere, sponte decidunt, unde l'Onglades" „unguium casus in plenitus Romae contingens; Venetius as ubique locorum multis nonum valcat esse signum".

Bemerkenswert ist hier der Hinweis auf die Häufigkeit der Nagelerkrankung in Italien.

Anderseits gibt es auch Autoren, die trotz ziemlich ausführlicher Aufzählung der Symptome, Nagelerkrankungen gar nicht erwähnen, z. B. GABRIELUS FALLOPIA in seinem Tractatus de Morbo gallico, oder NICOLAUS MASSA in seinem Liber de Morbo gallico. Beide Autoren besprechen den syphilitischen Haar- und Zahnausfall.

Die Kenntnis von der Nagelsyphilis ging im Lauf der Jahrhunderte zurück.

In seinem 1676 in Leipzig gedruckten „*Frantzosen Arzt*" sagt PETER SARTORIUS, nachdem er auf die Häufigkeit der syphilitischen Alopecie in Italien und die seelische Wirkung dieses Syphilissymptoms, das das geheime Leiden offenbarte, hingewiesen hat:

Ich habe oben gemeldet, daß neben dem Ausfall der Haare auch die Nägel teilweise abfallen; es geschieht dies zwar auch selten und muß es hart beschaffen sein; jedesmalen, und da es geschieht, ist, wie bei den Haaren gemeldet, weiter nichts dabei zu tun; sie wachsen auch wohl wieder.

SAMUEL SCHAARSCHMIDT, Professor am Collegium medico-chirurgicum zu Berlin, schreibt in der Abhandlung über die venerischen Krankheiten im Jahre 1770:

„Soll die Infektion auf die dicken visciden Feuchtigkeiten, welche zum Teil unter der Haupt-Epidermis das sog. Corpus mucosum, ausmachen, zum Teil aber aus den speckartigen Drüsen (Glandulae sebaceae) abgesondert werden. Dabei entstehen dann folgende Zufälle und Krankheiten: als die Krätze *die üblen Zufälle an den Nägeln*, an den Haaren und an der Haut, wie auch die wartzhaftigen Auswüchse."

Interessant ist die Tatsache, daß der Regimentsarzt G. F. HANDSCHUCH in seinem Buch: Die syphilitischen Krankheitsformen, 1731 gedruckt, bekennt, daß er Krankheiten der Kopfhaare und der Nägel im Verlauf der Syphilis nicht gesehen habe. Er zitiert nur, daß die „Kopfhaare ausfallen sollen" und sagt, ohne Kenntnisse über die Nagelsyphilis zu verraten: Wenn die syphilitischen Flecke unter den Nägeln entstehen, so sollen diese ausfallen und die neu sich bildenden in unförmige dicke Massen ausarten. Auch GIRTAUNER (Göttingen 1803) sagt nur: Die Nägel werden rauh, uneben, schälen sich an der Wurzel los und fallen aus. Andere Autoren, wie SWEDIAUER 1798, LAGNEAU 1818, erwähnen die Nagelsyphilis überhaupt nicht.

Die Nagelsyphilis in nichteuropäischen Ländern.

Über den Verlauf der Syphilis in den Ländern, die man nicht dem europäischen Kulturkreis zuzählen kann, ist wenig bekannt. Glück junior (Sarajewo) gibt an, bei 7500 Fällen endemischer Syphilis keine Nagelerkrankung (allerdings auch keine Alopecie) gesehen zu haben. Klinisch ist die endemische Syphilis durch den Mangel von Primäraffekten, durch das Hervortreten schwer kondylomatöser und ulceröser Hautsymptome und durch den günstigen Verlauf charakteristisch. Glück hält es für möglich, daß Spirochäten durch Zwischenwirte (Wanzen, Läuse) übertragen werden, und dieser Übertragungsmodus die Eigenart des Verlaufes erklärt (Kongr. d. dtsch. dermatol. Ges. Hamburg 1921). Lacapère berichtet (La Syphilis arabe, Paris 1923) über die Syphilis in Marokko. Er hat 10 Fälle von Nagelsyphilis bei den Arabern gesehen. Brault erwähnt die Häufigkeit der Erkrankung ohne Zahlen anzugeben. Bei den Marokkanern setzte sich die Nagelsyphilis zusammen aus folgenden 3 Hauptsymptomen: 1. Der Nagel am Rande abgehoben (déchiqueté) und leicht zerreiblich. 2. Teilweise oder völlige Ablösung des Nagels (décollement). 3. Verdickung des Nagels. Häufig war die Nageloberfläche von Strichen durchzogen. Meist sind mehrere Finger, am häufigsten Daumen und Zeigefinger, erkrankt. Zuweilen sind alle Nägel, gelegentlich auch nur die einer Hand, affiziert. An den Zehen sind gewöhnlich nur einige Nägel, fast stets aber der Großzehennagel (wegen der Traumen) Sitz der Syphilis.

Primäre Nagelsyphilis.

Über die Häufigkeit des syphilitischen Primäraffektes an den Fingern existieren eine ganze Reihe statistischer Angaben. Es seien einige angeführt:

	Schanker	Extragenitale	An Hand= und Finger		Prozentsatz d. extragenitalen Schanker
Neumann (Wien)	1245	41	6	=	14,8%
Joseph (Berlin)	898	50	0	=	0,0 ,,
Sternthal (Braunschweig)	—	14	3	=	21,4 ,,
Fournier (Paris)	10000	?	49	=	?
Bulkley (NewYork)	—	113	15	=	11,4 ,,
Krefting (Christiania)	—	280	4	=	1,4 ,,
Berliner (Sammlung aus der Literatur)	—	86	2	=	2,3 ,,
Bloch (Prag) 1893—1899	—	65	5	=	7,7 ,,
Rille 1892—1924	—	536	55	=	10,2 ,,

Diese Zahlen zeigen die Häufigkeit des Fingerschankers in dem Beobachtungskreis einzelner Autoren. Sie zeigen bemerkenswerte regionäre Verschiedenheiten. Noch deutlicher werden dieselben, wenn man die auf 9058 Fälle extragenitaler Infektion basierte Tabelle Duncan Bulkleys auf die prozentischen Verschiedenheiten der Nationalitäten hin durchsieht:

	Extragenit. Schanker	An Hand und Finger	=	Schanker an der Hand u. den Fingern sind Prozentsatz der extragenitalen Schanker
Frankreich, Belgien, Kolonien	2635	109	=	4,1%
Rußland, Polen, Asien	1897	50	=	2,7 ,,
Vereinigte Staaten	1297	75	=	5,8 ,,
Italien	921	17	=	1,8 ,,
Österreich-Ungarn	829	110	=	12,9 ,,
Großbritannien	558	59	=	10,6 ,,
Deutschland	774	35	=	4,7 ,,
Dänemark und Schweden	122	5	=	4,1 ,,
Spanien	25	2	=	0,9 ,,
	9058	462		5,1%

Eine Ergänzung der Tabelle von Bulkley durch Münchheimer bis 1. 5. 1896 und Scheuer bis 1. 1. 1909 ergab unter 14590 extragenitalen Primäraffekten 897 Schanker an Fingern und Händen = 6,7%. Über Nagelschanker fehlt jeder Nachweis. Scheuers Statistik 1896—1907 allein ergab 167 Fingerschanker ohne nähere Angaben: 31 Daumen, 83 Zeigefinger, 38 Mittelfinger, 11 Ringfinger, 5 kleiner Finger. Das Überwiegen der Finger II und III weist auf die Entstehung durch starke (erotische oder ärztlich, gewerbliche) Berührungen hin. Meist dürfte das ganze Nagelorgan in Mitleidenschaft gezogen sein, wenigstens steht dies für die Berufssyphilis der Ärzte fest. Scheuer zählte in den 13 Berichtsjahren 168 Fälle extragenitaler Infektion von Ärzten. Eine Statistik der Finger bzw. Nagelinfektionen fehlt leider.

Es ergibt sich also, daß der Schanker an den Fingern und Händen 6,7% der extragenitalen Infektionsherde darstellen. Wie häufig speziell an der Nagelphalanx der Schanker vorkommt, ist nicht zu ermitteln. Es darf aber als feststehend angesehen werden, daß die größte Zahl aller an den Fingern vorkommenden Schanker an den Nagelwällen lokalisiert ist. Die leichten Einrisse des Nageloberhäutchens, die sog. Nietnägel, bieten zweifellos die beste Eingangspforte. Fournier gibt an, daß unter 73 Sklerosen an den Fingern 12 mal der Metacarpus, 1 mal der Daumenballen, sonst stets die Dorsalseite der Finger, speziell der Nagelphalanx, befallen war. 19 mal war der Zeigefingernagel, 16 mal der Mittelfingernagel, 14 mal der Daumennagel, 4 mal der Ringfingernagel der Sitz des Schankers. Rille fand unter 536 extragenitalen Schankern 55 an den Händen (33 Männer, 22 Weiber). Befallen war der rechte Daumen 5 mal (5 Männer), linker Daumen 3 mal (2 Männer und 1 Weib); der rechte Zeigefinger 12 mal (8 Männer und 4 Weiber), linker Zeigefinger 13 mal (10 Männer und 3 Weiber); rechter Mittelfinger 4 mal (3 Männer und 1 Weib); linker Mittelfinger 13 mal (10 Männer und 3 Weiber); rechter Ringfinger 1 mal (Mann); linker Ringfinger 2 mal (2 Männer); Handrücken 1 mal (Mann); Palma 1 mal (Mann). Unter den Fällen von Schanker der Hand fanden sich 15 Ärzte, 6 Hebammen, 4 Pflegerinnen (von Rilles Station). Bekannt ist, daß speziell die Nagelschanker bei Ärzten besonders häufig ist. 25% der von Bulkley gesammelten 462 Fälle von Sklerose an den Fingern und Händen, also 115, betreffen Ärzte. (In Rilles Statistik sogar 27% Ärzte, 45% Heilpersonal.) Bekannt ist auch, daß die Gynäkologen mehr als die Syphilidologen gefährdet sind. Hyde meint, daß das Fruchtwasser nicht selten der Infektionsträger sei. Auch bei Hebammen kommt der Nagelschanker verhältnismäßig oft vor (ich selbst habe einen Fall behandelt). Sehr auffällig ist die Tatsache, daß Zahnärzte selten infiziert werden, obwohl doch die Gelegenheit zur Ansteckung an den Fingern eigentlich dauernd besteht. In einer großen zahnärztlichen Gesellschaft, in der ich anläßlich eines Vortrags die Frage aufwarf, konnte sich eigentlich keiner der Herren erinnern, einen derartigen Fall gehört zu haben. Selbstverständlich kommen Infektionen vor. Ein Unikum dürfte wohl eine von Ancel zitierte Beobachtung Culleriers darstellen: eine Frau bekam einen Schanker des Zehennagels, nachdem sie mit nackten Füßen in das Sputum einer syphilitischen Frau getreten war. (Si non vero, e bene trovato!)

Zeissler (Chicago) beobachtete einen angeblich nach Manicuren entstandenen Schanker des Nagelbettes des Zeigefingers bei einem Architekten. (Andere Erklärung natürlich möglich, da der Zeigefinger erkrankt war und die mit der Nagelpflege beschäftigten Frauen ihr Gewerbe gelegentlich nur als Deckmantel für ihre andersartige Tätigkeit betrachten.)

Der Schanker des Nagelgliedes sitzt gewöhnlich auf dem seitlichen oder hinteren Nagelwall. Zuweilen beginnt er als mißfarbenes, blaugraues, auf geröteter Basis sitzendes Bläschen (Sternthal). Meist stellt der Schanker, wenn er zur Beobachtung kommt, ein Geschwür von 5-Pfennigstück- bis Markstückgröße dar, das auf einer etwas erhabenen Basis sitzt und einen meist mißfarbigen Grund hat. In einem Falle Mauriacs hatte sich der Schanker hufeisenförmig auf dem hinteren und den beiden seitlichen Nagelwällen bis zu deren Mitte ausgebreitet. Fournier hebt hervor, daß die für die Sklerose charakteristische Induration fehlt. Doch scheint in einzelnen Fällen (z. B. Sternthal) längere Zeit nach der Infektion die Schankerstelle sich derb anzufühlen. Die Absonderung ist eine mäßige, die Schmerzhaftigkeit größer als bei den Schankern des Penis, dagegen, wenigstens in dem von mir beobachteten Falle, weit geringer als bei Panaritien. Diagnostisch sehr wichtig ist die Drüsenschwellung. Nach einer zwischen G. Lewin und H. Köbner geführten Diskussion darf es als sicher angesehen werden, daß die Cubital- *und* Axillardrüsen typisch schwellen, d. h. zu etwa bohnengroßen, harten, indolenten, deutlich durchzufühlenden Tumoren werden. Mauriac legt großen diagnostischen Wert auf die epitrochleare Drüsenschwellung.

In einer Reihe von Fällen kommt es nicht zur Bildung eines Geschwüres im Sinne des Wortes, sondern zu einer auf etwas harter Basis sich erhebenden fungösen Wucherung (*Chancre fongueux*, Fournier). Ein Paradigma dafür bietet Abb. 101. Ich habe den Kranken, der die Sklerose bei sexuellen Berührungen akquiriert hatte, im Hospital St. Louis in Paris beobachtet.

Wahrscheinlich infolge sekundärer Infektion mit eitererregenden Mikroorganismen entsteht der „*Chancre panaris*" (Fournier).

In diesem Krankheitsbilde wiegt der Charakter des Panaritium vor. Dementsprechend kann Nekrose und Verlust der Nagelphalanx eintreten. Mauriac spricht geradezu von lymphangitischen Erscheinungen.

Selbstverständlich gibt es auch hier von dem Typus abweichende Varietäten. Auf dem IV. Pariser internationalen Dermatologen-Kongreß 1900 wurde ein Fall von Schanker der Nagelphalanx vorgestellt, bei dem das dunkelblaue, blutig imbibierte Aussehen der stark geschwollenen Nagelwälle, sowie die relativ *starke* eitrige Sekretion auffällig war. Der durch den darunter liegenden Eiter gelb erscheinende Nagel schien auf der Eitermasse gewissermaßen zu schwimmen.

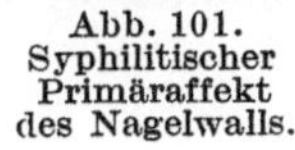

Abb. 101.
Syphilitischer
Primäraffekt
des Nagelwalls.

Die Diagnose erfordert, daß der Verdacht an einen Nagelschanker in dem Arzt zunächst rege wird. Man wird also in jedem Falle von Nagelgeschwür auf Syphilisinfektionsmöglichkeiten fahnden müssen, will man seinen Kranken nicht schwer schädigen.

Stephard erwähnt den Fall eines Arztes, dem von einem Chirurgen alle Achseldrüsen ausgeräumt wurden, weil man die spezifische Drüsenschwellung für eine septische hielt. Die Syphilis nahm ihren normalen Verlauf. In Porters sehr charakteristischem Fall hat sich eine alte Frau durch die Hilfeleistung bei einer Geburt infiziert; hier war es schwer, die Möglichkeit einer syphilitischen Infektion zu erwägen.

Wenn die klinischen Symptome auch oft recht charakteristisch sind, so lassen sie doch nicht allzu selten im Stich. Insbesondere ist die Verwechslung mit Panaritien möglich (mir selbst passiert). Es gibt eben Fälle, die den Kliniker täuschen.

In jedem Fall von Geschwür am Nagel, das auch nur syphilisverdächtig ist, wird heute die Unterlassung der Untersuchung auf Spirochäten als schwerer

Kunstfehler anzusehen sein. Ist der Befund negativ trotz Syphilismöglichkeit, so wiederholt man die Untersuchung, nachdem man 24—48 Stunden Umschläge mit physiologischer Kochsalzlösung gemacht hat. Diese Vorbehandlung ist unbedingt nötig, wenn Antiseptica vor der Untersuchung angewendet waren. Bei negativem Spirochätenbefund müssen die klinischen Merkmale die Entscheidung bringen. Sind auch diese zweifelhaft, so wartet man mit der Entscheidung bis die Wa.R. oder der klinische Verlauf die Sachlage klärt. Ich stehe noch heute auf dem Standpunkt, daß der Schaden einer etwas später gestellten Diagnose ganz unbeträchtlich ist im Vergleich mit einer falschen Diagnose, die einen gesunden Menschen für sein Leben mit dem psychisch sehr schwer wiegenden Verdacht, syphilitisch zu sein, belastet.

Ich sah z. B. ein Geschwür am hinteren Nagelwall des linken Mittelfingers, das primo aspectu einem syphilitischen, ulcerierten Primäraffekt gleicht. Es handelt sich aber um ein „trophisches Geschwür", das sich bei einem Manne entwickelt hatte, der infolge einer Nervenverletzung an ausgesprochener Anästhesie des Fingers litt. (Abb. Tafel III, Nr. 30 in Aufl. 1 dieses Werkes.)

Die *Prognose* der im Anschluß an den Nagelschanker auftretenden Syphilis ist getrübt, wenn die Diagnose nicht gestellt wird, und die frühzeitige Behandlung der Syphilis unterbleibt. Die Prognose wurde früher dadurch ungünstig beeinflußt, daß $1/_4$ aller Patienten Ärzte waren, deren Syphilis recht häufig aus einer Reihe von Gründen, vor allem wohl infolge Mangels einer autoritativ durchgeführten, nach einem bestimmten Plan geleiteten Behandlung ungünstig verläuft. FOURNIER sah unter 49 Fällen 14 mal Tertiarismus auftreten.

GRINDON erwähnt den Fall eines Arztes, der nach beruflich akquiriertem Schanker des Nagelbettes eine syphilitische Hemiplegie bekam. Unter dem Einfluß der modernen Auffassung über die Bedeutung der Syphilis und seit Einführung des Salvarsans dürfte auch die Prognose der Syphilis der Ärzte sich gebessert haben.

Die *Behandlung* ist die der primären Syphilis überhaupt. Besondere Eingriffe, wie die Entfernung der Nagelplatte, die früher öfter erforderlich waren, kommen in der Ära der Salvarsantherapie wohl nur selten in Betracht.

Sekundäre Nagelsyphilis.

Über die Häufigkeit der sekundären Nagelsyphilis fehlen zuverlässige Angaben. BERGH, der wohl ausschließlich der ulcerösen Nagelsyphilis seine Aufmerksamkeit widmete, fand unter 6047 männlichen Syphiliskranken des Kopenhagener Spitals während der Jahre 1864—1874 nur 4, unter 755 syphilitischen Frauen nur 1 Fall, d. h. 0,074%.

Ich selbst habe seit 25 Jahren auf Nagelerkrankungen bei Syphilis genau geachtet und habe alle mir wichtig erscheinenden Fälle notiert. Nach einigen Stichproben — meine ganzen Krankenbücher durchzuarbeiten hätte schließlich nicht die Arbeit gelohnt — nehme ich an, daß ich etwa 5000 Syphilisfälle, abzüglich der Primäraffekte, in dieser Zeit behandelt habe. Nagelsyphilisfälle sind 25 genau (in einem Extrajournal) notiert. Nehme ich an, daß ich 5 nicht notiert habe, so käme ich auf 30 Beobachtungen, was 0,6 % der Syphilisfälle überhaupt entspricht. Auch unter diesen Fällen ist die Diagnose nicht immer ganz sicher, obwohl alle nicht spezifischen Veränderungen nach Möglichkeit ausgeschlossen wurden. Betonen muß ich, daß ich in den letzten 8 Jahren nur 3 Fälle gesehen habe. Der Einfluß der Salvarsanbehandlung ist wohl auf diesen Gebieten unverkennbar.

Die Ätiologie der Nagelsyphilis ist völlig dunkel; es kann nur gesagt werden, daß äußere Schädlichkeiten *keine* Rolle spielen. Von meinen Kranken gehörte der große Teil den Berufen an, die keine Reizung des Nagelorgans mit sich bringen. Auch bei den gewerblich tätigen Kranken disponierte keine Art der Tätigkeit besonders zur Nagelsyphilis, obwohl man eigentlich (Syphilis und Reizung) das Gegenteil annehmen sollte. Nur einmal hat mir ein Patient (Maurer) mitgeteilt, daß isolierte Papeln des Nagelbettes sich nach vorangegangener Quetschung gebildet hätten. Wert kann man auf solche Angaben kaum legen. In einem Falle sah ich eine trophische Nagelveränderung bei einem sonst kein Syphilissymptom zeigenden Falle (seropositiver Primäraffekt) nach schweren Salvarsan-Phlebitiden.

In meinem Material überwiegen durchaus die Männer (von 22 Fällen 18 Männer, 3 Weiber, 1 Kind). FOURNIER und JULLIEN fanden die Onychia sicca syphilitica besonders häufig bei Frauen. Auch STRANDBERGs Fälle betrafen Frauen. Maßgebend ist natürlich die Eigenart des Krankenmaterials.

Einzig dastehend ist die Beobachtung GRINDONs: Von einem Ehepaar erkrankte der Mann (wahrscheinlich zuerst infiziert) an Onychia syphilitica sicca, seine Frau an Onychia syphilitica ulcerosa. Irgend ein Schluß ist aus einem derartigen Einzelfall nicht zu ziehen.

Klinische Vorbemerkungen. Die sekundäre Nagelsyphilis tritt in einer Anzahl verschiedener Formen auf. Nur selten sind jedoch die einzelnen Fälle so rein, daß sie der zur Unterscheidung nun einmal nötigen allgemeinen Bezeichnung wirklich ganz entsprechen. Übergänge sind naturgemäß sehr häufig. Trotzdem ist es zweckmäßig, die Beobachtungen nach bestimmten Merkmalen zu ordnen.

1. Papeln der Nagelwälle

haben nichts Charakteristisches; sie beeinflussen das Nagelorgan nicht. (Eigene Beobachtungen.)

2. Isolierte Papeln des Nagelbettes und der Nagelmatrix.

Unter isolierten Papeln des Nagelbettes verstehe ich syphilitische Eruptionen der sog. Sekundärperioden, die, wie auf der Haut, so auch auf dem Nagelbett entweder im Verein mit allgemeinen Exanthemen oder als zur Zeit einziges Zeichen der Einwanderung der Spirochäten in die Haut sich entwickeln. Das klinische Bild ist, falls es frühzeitig zur Beobachtung kommt, einfach. Es ist zuweilen nur 1 Finger, häufiger mehrere (auch Zehen) befallen.

Zur Zeit des Exanthems bildet sich eine Stelle von Linsen- bis Bohnengröße unter dem normal transparenten Nagel, die anfangs intensiv rot gefärbt ist, schließlich aber mit dem Schwinden des syphilitischen Infiltrats gelb durchscheint. Ohne daß es zu einer wahrnehmbaren Eiterung kommt, wird der Nagel an der Stelle der circumscripten Veränderung dünn und dünner und wird schließlich in der Weise entfernt, wie dies bei den subungualen Blutungen beschrieben ist. Die Defekte haben etwas recht Charakteristisches. Unter der Nagelplatte erscheint eine vermehrte Hornschicht, wie sie nach allen Reizzuständen des Nagelbettes pathologisch auftritt. In meinen Fällen saßen die Papeln in der Mitte am seitlichen Rande und in der Lunulagegend der Nagelplatte. In einem Falle muß die Papel geschwürig zerfallen gewesen sein. Es entstand ein mäßig tiefer Defekt im Nagelbett, der aber dadurch kraterförmig tief erschien, daß die Nagelplatte vor und hinter jenem sich etwas emporwölbte. Im Bereich des Nagelbettdefektes fehlte sie ganz.

Abb. 102 und 103 zeigen besser als Worte das Aussehen. Einige Krankengeschichten mögen den Verlauf dartun.

Bei einem 65jährigen, erst vor 6 Monaten infizierten Herrn sah ich an 4 Fingern isolierte Papeln des Nagelbettes oder vielmehr deren Folgezustände. Allerdings war der Fall nicht ganz rein, da auf der linken Kleinzehe noch deutliche Symptome der Syphilonychia ulcerosa bestanden.

Ein 22jähriger kräftiger Mann, der seit $^3/_4$ Jahren an Lues leidet, zeigte an allen Fingern nur der linken Hand (mit Ausnahme des IV.) Papeln des Nagelbettes. Alle Papeln waren sichtbar etwa am Ende des ersten Nageldrittels, zeigten sich als gelbe in der Tiefe des Nagels liegende Färbungen, von etwa 2 : 3 mm Durchmesser. Einzelne, besonders die Papeln des Daumens, hatten durch Blutungen braune Nebenfärbungen angenommen. Die Nageloberfläche war durchaus intakt und spiegelnd. Nach der bestimmten Angabe des Kranken sind die veränderten Stellen von dem hinteren Nagelwall aus in etwa sechs Wochen „vorgewachsen". Es ist also anzunehmen, daß die primären Papeln auf dem von dem Nagelwall bedeckten Teil des Bettes gesessen haben. Hätten die Papeln in der Matrix selbst ihren Sitz gehabt, so wäre die Substanz der Platte selbst beeinflußt worden.

Entwickelt sich die Papel in der Nagelmatrix, so kommt es, wie in einer Beobachtung LE PILEURs zu einer Störung in der Nagelproduktion, die sich zuerst als eine „dépression", als eine Art von „cupule" im Niveau der Lunula offenbart. Bemerkenswert ist die Neigung dieser Papeln zu Rezidiven in loco.

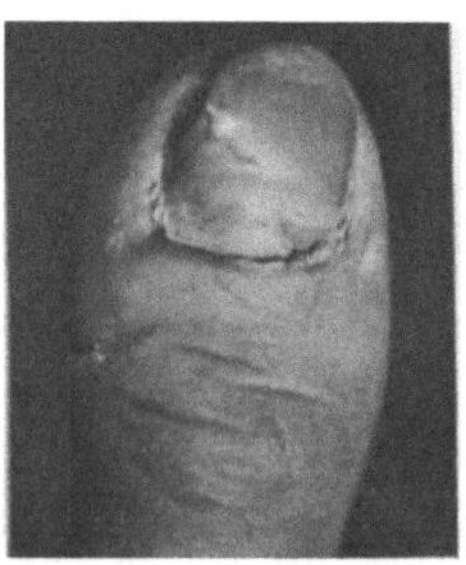

Abb. 102. Isolierte Papel des Nagelbettes. Defekt der isolierten Papel entsprechend.

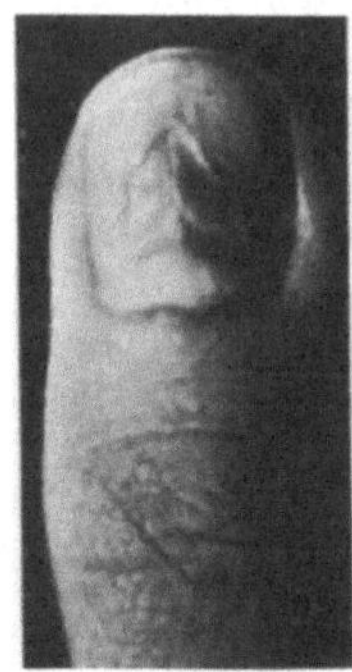

Abb. 103. Defekt nach isolierter Papel des Nagelbettes.

Bei dem 27jährigen, eine typische Lues durchmachenden Kranken LE PILEURs entstand die trophische lokalisierte Störung auf dem Nagel des linken Zeigefingers 3 mal in zeitlichen Abständen von 6 und 5 Monaten. Da natürlich der Nageldefekt von der Lunula sich über die ganze Nagelplatte entsprechend dem Nagelwachstum vorschob, war zu einer Zeit der beginnende und der schwindende Defekt sichtbar. Die Nagelerkrankung trat gemeinsam mit den bekannten Sekundärerscheinungen auf.

Papeln des Nagelbettes, die vielleicht unter dem Einfluß der Behandlung schnell zurückgehen, können sich durch Folgeerscheinungen bemerkbar machen:

Bei einem 42jährigen Gastwirt zeigte sich im Verlauf der Syphilis (Infektion vor $^1/_2$ Jahr, Schanker, Drüsen, Plaques muqueuses, Exanthema maculo-papulosum) eine in den Fingerspitzen lokalisierte Schmerzhaftigkeit, die auch fortbestand, nachdem der Kranke die seit Jahren von ihm ausgeübte Tätigkeit des Gläserspülens sehr eingeschränkt hatte. Die seitlichen und hinteren Nagelwälle schienen etwas verdickt. Etwa fünf Wochen nach dem Beginn der Schmerzen zeigten sich an den hinteren Nagelwällen kleine circumscripte Weißfärbungen der Nagelplatte. Zweifellos hatten sich circumscripte syphilitische Prozesse (Papeln) auf der Nagelmatrix entwickelt, die, vielleicht unter dem Einfluß der antisyphilitischen Therapie, nicht zur Entwicklung gekommen waren und daher nur zu einer Produktion anormaler Nagelzellen Veranlassung gegeben hatten. Durch Eindringen von Luft in diese pathologisch veränderten Nagelzellen ist dann die „syphilitische Leukonychia partialis" entstanden. Der Vorgang scheint mir auch für die Pathogenese der Leukonychie bemerkenswert.

Die *Diagnose* ist leicht, wenn der Arzt überhaupt an die Möglichkeit der Syphilis denkt. Zeit der Infektion, Wa.R., Entwicklung, Verlauf erlauben eine fast sichere Erkennung. Die Prognose ist durchaus günstig.

3. Konfluierende Papeln des Nagelbettes.

Entwickeln sich eine Anzahl von Papeln auf demselben Nagelbett oder vergrößern sich die einzelnen Gebilde auf dem kleinen Terrain erheblich, so kann durch Konfluenz der Papeln eine allgemeine Deformierung des Nagelorgans entstehen, die völlig uncharakteristisch ist, und deren Diagnose nur aus den begleitenden Symptomen gestellt werden kann. Vor allem ist dies möglich, wenn einzelne Finger noch das Stadium der isolierten Papel zeigen. Ein Beispiel: 49jähriger Beamter, vor 3 Jahren Lues, Schmierkur. Vor 1 Jahr Beginn der Erkrankung an L. II. Dunkelfärbung aller Nägel der Finger, Entwicklung von Polstergewebe unter den Nägeln, Heilung des vorderen Teiles der Nägel und Krümmung nach abwärts. Schwache Rötung der Nagelwälle. Keine Eiterung während des ganzen Verlaufes, keine andere Ätiologie; Besserung im Verlauf der spezifischen Behandlung.

MILIAN (Rev. franç. de derm. 1926, p. 561) beschreibt syphilitisch halbbogenförmige warzige Papelbildung am freien Rande des Nagels.

4. Onychia sicca syphilitica, Scabrities unguium syphilitica.

Unter Scabrities unguium syphilitica verstehe ich einen im wesentlichen auf die Nagelplatte beschränkten Prozeß, der dem von FOURNIER sehr treffend bezeichneten Onyxis craquelé entspricht. Die Erkrankung ist recht selten; zweifellos haben nach den Beschreibungen zu urteilen die Verfasser selbst bekannter Lehrbücher nie einschlägige Fälle gesehen. RAYER betont die Seltenheit der Erkrankung.

Die Onychia sicca tritt meist lange Zeit, oft viele Jahre nach der Infektion auf. In meinen Fällen lag der Primäraffekt $2^1/_2$, 6 und 10 Jahre zurück. BRONSON erwähnt eine Beobachtung, in der die Infektion sogar 16 Jahre zurücklag. Es handelte sich um eine symmetrische, trockene Nagelsyphilis. BRONSON kann sich die Symmetrie der Erkrankung nur durch eine „neuropathische Störung" erklären. Diese Erklärung besagt selbstverständlich nicht viel. ZEISSL gibt an, daß die Onychia sicca sich vorwiegend bei lange bestehender Psoriasis palmaris und plantaris findet, BÄUMLER (ZIEMSSENs Handbuch) sah die Affektion bei einem Kranken, der gleichzeitig an starker spezifischer Alopecie des Kopfhaares, des Bartes, der Brauen und der Cilien litt. In einem anderen Fall BÄUMLERs trat die Nagelerkrankung bereits 8 Monate nach der Infektion auf. Bis dahin waren nur Mundschleimhautplaques konstatiert worden. Auch in einer Beobachtung BATUTs lag die Infektion nur 8 Monate zurück. An der Wurzel der Nägel fanden sich weiße, punktförmige Defekte, die in Längslinien angeordnet waren. Zuerst war die rechte, 3—4 Wochen später auch die linke Hand befallen. Außerdem bestanden typische Sekundärerscheinungen. In einem meiner Fälle war die Scabrities unguium das Symptom der Syphilis, in dem zweiten bestand sie neben Condylomata lata ad anum und einem ulcerösen Geschwür der Haut des Schienbeins, in dem dritten neben serpiginösen Syphiliden der Haut, der Hohlhand, des Oberschenkels und der Kreuzbeingegend.

Ich selbst habe nur 5 typische Fälle gesehen. Zwei von STRANDBERG unter dieser Bezeichnung geschilderte Beobachtungen entsprechen dem Bilde nicht ganz. Man muß aber zugeben, daß auch „formes frustes" vorkommen können. So fanden sich bei einem 38jährigen Geh.-Sekretär, der vor 15 Jahren Lues gehabt hatte, zwar kein „État craquelé, wohl aber Risse, weiße Längslinien, oberflächliche Defekte an den Nägeln, linker II., IV., rechter IV. So beschreibt PISKO eine 43jährige, an Gummi der Hüfte erkrankte Frau, bei der rechter und linker I. und rechter II. dünn, glanzlos, leicht zerreiblich waren. Die Matrix

erschien verdickt, das freie Ende verdünnt. In SCHEERs Beobachtung kam
es zum Abfall der vorher schmutzig-grau gefärbten und deformierten Nagelplatten (linker III.).

Obwohl anatomische Untersuchungen nicht vorliegen, muß man doch annehmen, daß in der Nagelmatrix und im Nagelbett Prozesse sich abspielen,
die mit der Bildung von syphilitischen Papeln der Hohlhand Ähnlichkeit haben.
G. LEWIN hat diese als Clavi syphilitici bezeichnet, genau beschrieben und
mit mir zusammen einer genauen anatomischen Untersuchung unterzogen.
Außer der Infiltration, die ja bei jedem syphilitischen Prozeß vorkommt, außer
der Verlängerung der Papillen und Vergrößerung der Retezapfen, wie sie zum
Begriff der Papel gehört, fällt die Eigenart der Verhornung auf. Inmitten
von völlig verhornten Zellmassen finden sich Einschlüsse unverhornter oder
mangelhaft verhornter Zellen. Die Verhornung selbst ist parakeratotisch, also

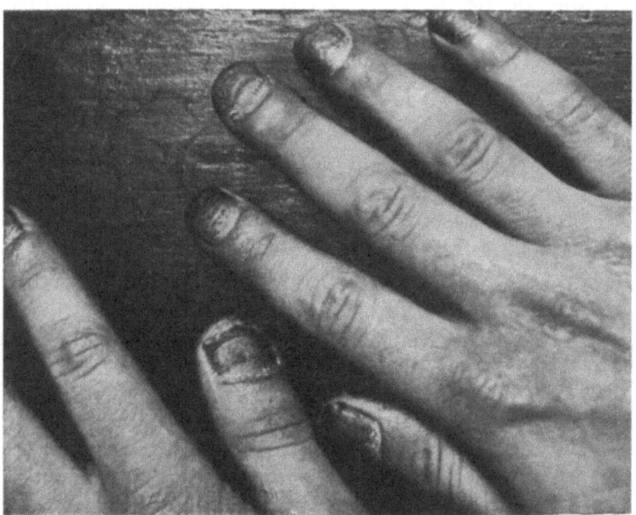

Abb. 104. Scabrities unguium syphilitica.

ohne Vermittlung des Stratum granulosum erfolgt. Nehmen wir an, daß syphilitische Prozesse (kleine Papeln) in der Nagelmatrix entstehen und anstatt zur
Bildung normaler onychinhaltiger Zellen zu führen, zur Entwicklung mangelhaft
vernagelter Zellen Veranlassung geben, nehmen wir ferner an, daß diese neugebildeten Herde bald erweichen, so erklärt sich der État craquelé der Nägel.
Dementsprechend ist aber auch oft der Verlauf. Einer meiner Patienten gab
an, die ersten Veränderungen an der Lunula, die, als ich ihn untersuchte, bereits
wieder normal war, gesehen zu haben.

Zweifellos gehen auch analoge Veränderungen im Nagelbett vor sich, die
wohl zu subungualen Hornzellenansammlungen führen, die Transparenz der
Nagelplatte beeinträchtigen, am freien Rande sichtbare Papeln erzeugen, an
der pathologischen Konfiguration der Nagelplatte aber unbeteiligt sind. Die
letztere zeigt eine ungeheuer große Zahl von Defekten und Löchern, zwischen
denen kaum noch Reste gesunder Nagelplatte vorhanden sind. Es finden sich
tiefe Querfurchen, die auch durch die ganze Dicke der Nagelplatte gehen und
dem ganzen Nagel ein eigentümlich geschichtetes Aussehen verleihen. Durch
Imbibition von Staub, Schmutz usw. wird der Nagel schwarzgrau gefärbt.

Ist die Furchung tief genug, so kann es zur Trennung des vorderen Teiles des Nagels und zur Ablösung desselben kommen (FOURNIER). Die Defekte sind nicht, wie bei der Psoriasis, regelmäßige, im relativ gesunden Nagel eingesprengte Grübchen, sondern ganz oberflächliche Substanzverluste. Die große Zahl und das enge Aneinanderliegen der Defekte ist für die Diagnose gegenüber dem Ekzem wichtig.

Besser als Worte zeigt Abb. 104 das Aussehen des Scabrities unguium syphilitica, das E. KOHN sehr treffend mit dem Durchschnitt eines trockenen spanischen Rohres vergleicht. Selbstverständlich zeigt sich die fehlerhafte Verhornung des Nagels auch am freien Rande, der rissig, unregelmäßig leicht abgenutzt wird. Einer meiner Kranken konnte sich die Nägel an den freien Rändern mit den Nägeln der anderen Hand förmlich abschälen; ein anderer gab an, daß sich der erkrankte Nagel von selbst abnutzt, daß ein Beschneiden nicht erforderlich ist. Ein Patient RAYERs feilte seine Nägel bis zur Wurzel ab.

Ist die pathologische Verhornung des Nagelbettes so stark, daß eine Art Zwischengewebe entsteht, so können Buckel auf den Nägeln und eventuell Verdickungen des freien Randes vorkommen. In meinen Fällen waren diese Veränderungen nicht vorhanden.

BRONSON will die als einziges Symptom der Syphilis auftretenden Nagelkrankheiten als neuropathischen Ursprungs auffassen. STRANDBERG tritt für endokrine Störungen ein und weist auf die Seltenheit der Spirochätenbefunde im späteren Stadium der Syphilis hin. Wer endokrine Beeinflussung annimmt, hat doch aber im konkreten Fall seine Annahme zu beweisen und kann sich nicht hinter anderen ebenso zweifelhaften, angeblich analogen Beobachtungen verstecken. Wir wissen doch, daß das, was wir Psoriasis-Ekzem-Syphilispapel nennen, im Nagelorgan vorkommt; wir wissen, daß an der Syphilis ulcerosa unguium viele Finger und Zehen auf einmal erkranken und bei spezifischer Behandlung schnell heilen. Es liegt doch wirklich nahe, dieselben Vorgänge bei der Syphilonychia sicca anzunehmen. Wird einmal bewiesen, daß trophische Zentren oder endokrine Drüsen von der Syphilis in solchen Nagelfällen affiziert sind, so würde ich natürlich die Krankheitsbereitschaft der Nagelorgane als erklärt ansehen. Bis dahin muß das Urteil vorsichtig und zurückhaltend sein.

In allen Fällen verläuft die Erkrankung völlig schmerzlos, eine Erscheinung, die schon RAYER als pathognomonisch wichtig hervorhebt. Die Nagelerkrankung ist sehr hartnäckig. In BÄUMLERs Fall dauerte sie über 8 Monate, in meinen Fällen 6 Monate und 1 Jahr (der dritte Fall ist noch nicht abgelaufen). Erfolgt Heilung (ein Fall von mir), so wächst der Nagel von der Matrix aus normal nach; die Defekte rücken vor und verfallen allmählich der Schere.

Meist erkranken mehrere Nägel, in einem meiner Fälle auch die Nägel der Zehen. In meinem dritten Fall war jedoch nur der Nagel des III. rechten Fingers affiziert.

Es ist möglich, daß hierher eine Beobachtung HAUFFs (1832) über Kakonychia syphilitica gehört, wenn auch ein typischer Fall nicht vorliegt.

Bei einer 23 jährigen, von ihrem Mann im Wochenbett infizierten Frau entwickelten sich vier Wochen nach der Konstatierung syphilitischer Plaques unter Jucken und Brennen „braune Schwielen auf Handtellern und Fußsohlen". Es entstanden leichte Schmerzen in den Nägeln aller Finger; das Festhalten von Gegenständen wurde schwierig. Die Nägel wurden braun, dicker, von beiden Seiten gewölbt. Die nach mehreren Monaten nachwachsenden Nägel waren gleichfalls deformiert. Der Prozeß verlief ohne alle entzündlichen Erscheinungen. Die Nägel der Zehen krümmten sich von beiden Seiten so zusammen, daß die Zehenspitzen „nußförmig" hervorgetrieben wurden. Sie verdickten sich um das Dreifache, wurden bräunlich, hornig und sprangen beim Schneiden wie Glas. Alle Nägel wurden von unten nach oben losgestoßen, das heißt bei ihrer Lösung war unter ihnen schon ein neuer, aus einer papierdünnen Platte bestehender Nagel vorhanden.

Die *Therapie* ist die der Syphilis, allerdings mit zweifelhaftem Erfolg. Während in einem meiner Fälle nach Sublimateinspritzung Heilung eintrat, blieb in einem anderen die Nagelaffektion durch wiederholte Schmierkuren, Jodkali und lokale Anwendung einer 15 %igen Pyrogallussalbe unbeeinflußt. Zweckmäßig scheint die Kombination des spezifischen Mittels mit der feuchtwarmen Packung, wie sie durch Umwicklung der erkrankten Nägel mit Quecksilberparaplast oder Quecksilberkautschukpflaster erzielt werden kann.

RAYER empfiehlt die arsenige Säure enthaltende FELTYSCHE Tisane.

Über den Erfolg des Salvarsans konnte ich keine Erfahrungen sammeln.

BIRGER sah fast völlige Heilung eines 41 jährigen Kranken durch spezifische Behandlung (Nägel kurz, abgeplattet, sehr verdickt, in der Mitte 4 mal mehr als normal, an der Oberfläche gewellt. Fußnägel ähnlich, aber noch intensiver erkrankt).

5. Syphilis ulcerosa unguium.

Die häufigste und praktisch wichtigste Form der Nagelsyphilis ist die *syphilitische Paronychie*, die *Syphilis ulcerosa des Nagels*. Es scheint, daß viele Fälle sog. Onychia maligna nur unerkannte syphilitische Paronychien sind. Mit Recht betitelt daher HUTCHINSON einen Artikel: „Onychia maligna usually a syphilitic disease".

Es wird dadurch verständlich, daß WARDROP, der Schöpfer des Krankheitsbildes der Onychia maligna, die interne Darreichung von Quecksilber empfiehlt. Vielleicht hängt auch mit der zunehmenden Kenntnis der syphilitischen ulcerösen Nagelerkrankungen der genau zu verfolgende Rückgang der schweren Nagelentzündungen überhaupt zusammen.

Bei der Syphilonychie fand HERXHEIMER Spirochaetae pallidae. Nach HORAND besteht sogar eine „abondance" von Syphiliserregern in den Onychien. Ich selbst habe in einem Fall von Syphilis ulcerosa neonatorum in Schnittpräparaten nach LEVADITI keine Spirochäten gefunden, obwohl die gleichzeitig mitgefärbten Leberschnitte durchaus gelungen waren.

Die ulcerösen Nagelsyphilide kommen keineswegs besonders häufig gemeinsam mit pustulöser Hautsyphilis oder bei der sog. Syphilis maligna vor. In meinen 6 Fällen [1]) sowie in 4 Krankenbeobachtungen von BROCHARD-RIGAUD, bei 2 Patienten von ROYER-COLLARD bestanden die gewöhnlichen Sekundärerscheinungen. Bei einem 26 jährigen kräftigen Manne meiner Klientel, bei dem die Syphilis trotz rationeller Behandlung schwerer verlief, kam es neben tiefen pustulo-ulcerösen Syphiliden der Haut zu einer umschriebenen ulcerösen Erkrankung des rechten III. Fingernagels. Dementsprechend tritt die geschwürige syphilitische Nagelentzündung auch zu der Zeit der Exantheme überhaupt auf. Dementsprechend sahen ANCEL 3 Monate, RICORD 4 Monate nach der Infektion die Paronychia syphilitica.

Nach E. KOHN sollen mechanische und chemische, die Nägel treffende Schädlichkeiten eine Disposition abgeben.

Ich fand bei einer Hebamme (Wirkung der Desinfektionsmittel) und bei einer Buffetdame, die 3 Finger in die Spülflüssigkeit zu tauchen pflegte, gerade an diesen Fingern die Syphilonychia ulcerosa. Bei einer dritten Patientin entwickelte sich eine syphilitische Paronychie auf der Narbe der rechten Großzehe, die von einer sehr gut verlaufenen DUPUYTRENSchen Operation zurückgeblieben war. Die gleiche Paronychie entstand auf der zweiten Zehe. Immerhin sind solche Beobachtungen Ausnahmen und werden durch andere, in denen

---

[1]) Ich rechne nur diejenigen Fälle, von denen ich Photographien oder genauere Aufzeichnungen besitze.

Reize keinen Einfluß haben oder chronisch gereizte Nagelorgane gesund bleiben, während bis dahin gesunde erkranken, aufgewogen.

Eine diagnostisch sehr wichtige Eigentümlichkeit ist die Multiplizität des Prozesses. In den meisten Fällen erkrankt die große Mehrzahl der Nägel, einzelne bleiben fast stets verschont. Im allgemeinen erkranken die Fingernägel häufiger als die Zehennägel. Eine besondere Disposition eines Fingers zur Erkrankung ist nicht festzustellen.

Das erste Zeichen der Erkrankung ist eine Schwellung und Rötung des Nagelgliedes, die mit mehr oder weniger Schmerzen verbunden ist. Im allgemeinen aber sind die Schmerzen sehr wesentlich geringer als beim infektiösen Panaritium. Eine Kranke meiner Beobachtung mit sehr ausgesprochenen Erscheinungen klagte fast gar nicht über Schmerzen, obwohl das subjektive Verhalten in anderen Fällen anders ist. In einer Reihe von Fällen

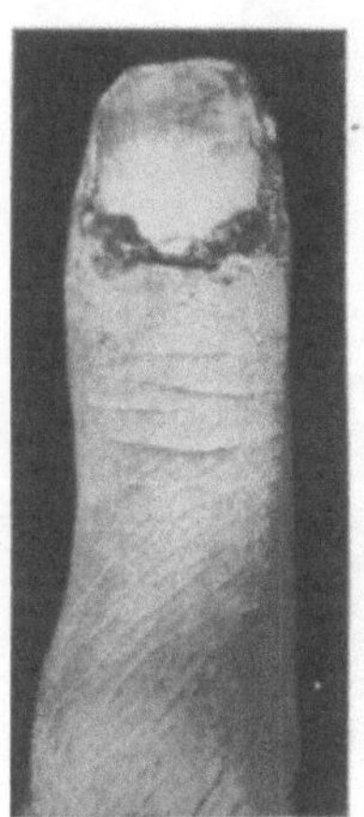

Abb. 105. Syphilonychia ulcerosa.

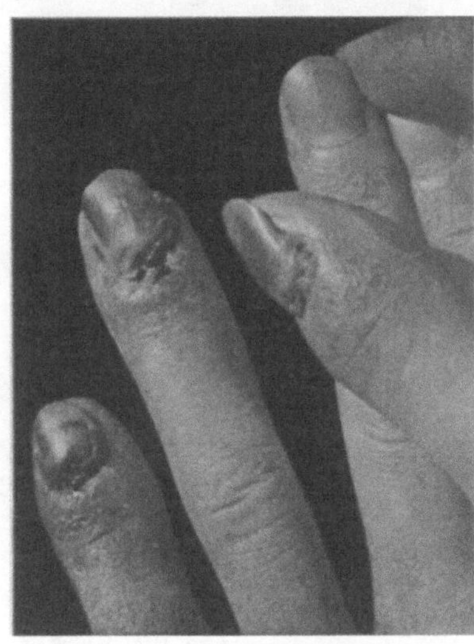

Abb. 106. Syphilonychia ulcerosa.

erkranken die Nagelwälle. Die Epidermis hebt sich, durch eine Flüssigkeitsansammlung emporgehoben, ab, es kommt zu einer Ulceration, die fast genau dem Verlauf der Nagelwälle folgt und hufeisenförmig den Nagel umgibt (vgl. Abb. 107). Der ulceröse Prozeß geht auf die Nagelwurzel und das Nagelbett über. Eiter sammelt sich an, quillt am freien Nagelrande und aus den seitlichen und hinteren Falzen hervor. Die Nagelplatte läßt den unter ihr angesammelten Eiter gelb oder gelbgrünlich durchscheinen. In einem meiner Fälle erschien die obere Hälfte der Nägel geradezu gelb durch den darunter liegenden Eiter gefärbt. Die anfangs vorhandene Transparenz der Nägel geht jedoch bald verloren. Der Nagel wird teilweise durch Imbibition mit Blut schwarz. Ist der Eiter entfernt und ist die Nagelplatte spontan gelöst oder gewaltsam entfernt worden, so sieht man ein längliches Geschwür auf dem Nagelbett, das die Neigung hat, sich zu vergrößern. Selbstverständlich kann das Geschwür auch zuerst auf dem Nagelbett entstehen und allmählich auf die Nagelwälle fortschreiten (vgl. Abb. 106). Das Geschwür kann die seitlichen Nagelwälle unterminieren, der Eiter kann langsam die Haut zerstören und tröpfchenweise aus dem Geschwür hervordringen, wie dies trefflich die Abb. 105 zeigt. In diesem Fall war die Schmerzhaftigkeit minimal. Selbstverständlich steigern sich die Schmerzen bei Berührung. Es ist daher ohne weiteres klar, daß das ulceröse Syphilid der

17*

Zehennägel dem Kranken starke Schmerzen bereitet, falls er den Versuch
macht, zu gehen. Ganz besonders empfindlich war die Affektion bei der Hebamme,
deren Fall ich oben kurz erwähnt habe. Dagegen sind ulceröse Syphilide des
Nagelwalles, die noch nicht zur Eiterung geführt haben, auch an den Zehennägeln wenig schmerzhaft. Abb. 107 zeigt einen solchen Fall, in dem alle Finger-
und Zehennägel erkrankt waren. Deutlich tritt die Hufeisenform der periungualen Ulcerationen hervor. Die Affektion am Thenar ist ein squamöses
Syphilid (Psoriasis syphilitica).

Ulceröse Prozesse des Nagelbettes können zum totalen Nagelabfall, aber
auch zur partiellen Nagelablösung führen. M. FRIEDMANN beschreibt das
Symptom in einigen Fällen als Onycholysis partialis semilunaris. Es ist nicht

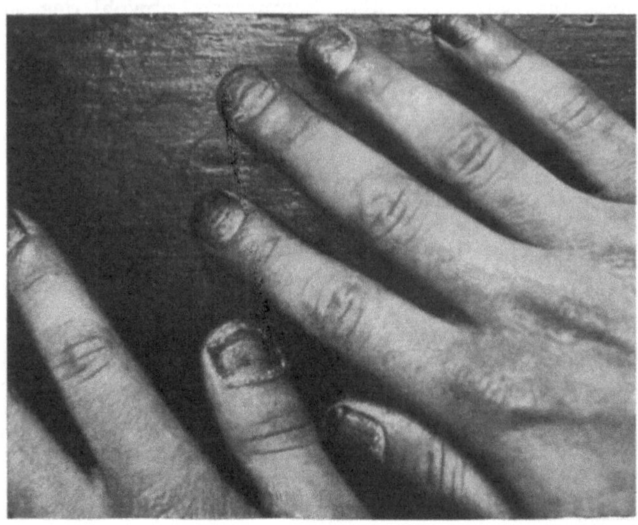

Abb. 107. Ulceröse Syphilis der Nagelwälle.

ersichtlich, ob bei diesen Kranken lokale Prozesse auf dem Nagelbett sich abgespielt haben.

Wie der Verlauf der ulcerösen Nagelsyphilis unter der Wirkung der modernen
Syphilistherapie ist, vermag ich aus eigener Erfahrung nicht zu sagen, da ich
in den letzten 18 Jahren derartige Fälle nicht mehr gesehen habe. Auch STRAND-
BERG erwähnt die Form der Nagelsyphilis nicht. Da aber nicht jede Bevölkerung
so methodisch salvarsanisiert ist wie die Berliner, darf doch der vom Arseno-
benzol unbeeinflußte Verlauf der Erkrankung nicht übergangen werden.

Die syphilitische Nagelentzündung kann in ihrem Verlauf in jedem Stadium
zum Stillstand kommen und heilen. Je nachdem der geschwürige Prozeß die
Wurzel oder das Nagelbett befallen hat, wird das weitere Schicksal des Nagels
sich gestalten. Ist die Matrix verschont geblieben, so wächst nach der Heilung
der Nagel normal nach, wenn auch von dem erkrankten Nagelbett pathologisch
verhorntes Zellmaterial geliefert wird. Ist die Matrix oberflächlich erkrankt
gewesen, so wird ein deformierter Nagel erzeugt, nach Heilung der Ulceration
der Matrix wird die Nagelproduktion normal. Man kann dann sehen, wie der
normale wiederwachsende den kranken Nagel beim Wachstum vor sich her-
schiebt. Bei schweren Erkrankungen der Nagelwurzel kommt es zum Abfall
des Nagels und zur Produktion eines deformierten neuen. Die eigentümliche
Form der Narben, die auf dem Nagelbett entstehen, zeigt Abb. 108, S. 261. Nicht

selten wird überhaupt keine normale Nagelsubstanz mehr produziert, sondern nur ungeordnete Massen horniger Substanz (vgl. V. Finger der Abb. 108).

Der Reizzustand, der nach Heilung der Geschwüre in der Matrix zurückbleibt, kann Veranlassung zur Bildung onychogryphotischer[1]) Prozesse geben, wie dies z. B. von VAJDA beobachtet wurde. Wird an einzelnen Stellen des Nagelbettes pathologische Hornsubstanz gebildet, während andere geschwürig zerfallen und reizt die wachsende Hornmasse das Geschwür, so entstehen Bildungen, die in ihrem anatomischen Verhalten den schwersten Fällen von Unguis incarnatus ähnlich sind und durch ihre mangelhafte Heilungstendenz den Kranken und den Arzt zur Verzweiflung bringen. Es gehören dahin viele als Onychia maligna bekannte, von WARDROP zuerst beschriebene Fälle nicht diagnostizierter Nagelsyphilis.

Ich selbst sah bei einer 40jährigen Frau, die in der Vorsalvarsanzeit an ganz besonders schwerer Lues gelitten hatte, eine ulceröse Syphilis der Nägel, bei

der es außer zu schweren Entzündungen und Eiterungen an den hinteren Nagelwällen zu Veränderungen der Wachstumsrichtung der Nagelplatten kam. Der mit einem System von Querfurchen am proximalen Ende versehene rechte I. wuchs verdickt, gryphotisch schräg nach oben und nach der Ulnarseite; der linke II. war in der Längsebene stark zusammengekrümmt, krallenartig deformiert, die Nagelplatte des rechten II. war verdünnt.

In einem anderen Falle (seit 1 Jahr infizierte Dame) war die Entzündung der Nagelwälle so stark, daß Granulationen aus dem Nagelfalz herauswuchsen, die mit dem scharfen Löffel entfernt werden mußten. Auch im Zentrum der Nagelplatte war eine Partie des Bettes völlig nekrotisch und mußte chirurgisch

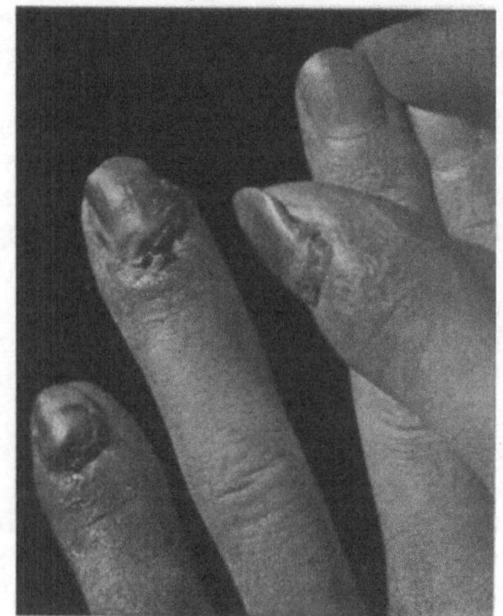

Abb. 108. Narbenbildung nach Syphilonychia ulcerosa.

entfernt werden (erkrankte rechte Großzehe, beide Daumen). Hg. sal. + JK hatten keinen Heilerfolg.

CHIPMAN behauptet, daß eine gewisse Verdickung der distalen Enden der Nägel, die gleichzeitig zu einer Erweichung der Substanz führt, für Syphilis pathognomonisch sei. Ich habe nie etwas Derartiges gesehen.

In einzelnen Fällen geht der ulcerative Prozeß auch auf die Knochen über und bewirkt Eiterung und Nekrose der Phalanx. In einem Falle ZECHANOWSKIS konnten Hg- und JK-Behandlung, sowie die lokale Therapie, das Fortschreiten der Ulceration nicht verhindern. Es mußte die Amputation der Phalanx vorgenommen werden. Heilung des Stumpfes trat erst ein, nachdem der Kranke 40 Flaschen ZITTMANNS Dekokt getrunken hatte.

Diese Beobachtung zeigt schon die Langwierigkeit der Erkrankung, die in allen ausgesprochenen Fällen (auch in den meinigen) immer Monate bis zur Heilung dauert. In einem von ANCEL zitierten Falle CULLERIERS bestand

---

[1]) HERMANIDES Auffassung, die Onychauxis sei eine bei alten Syphilitikern besonders häufige syphilitische oder parasyphilitische Affektion, ist zurückzuweisen. Alte Leute neigen sicher infolge vorangegangener Krankheiten, die Stauungen der Unterextremitäten hervorrufen, infolge von jahrzehntelang dauerndem Schuhdruck und infolge der Neigung des Alters zu bestimmten starken Hornbildungen, zur Onychauxis der Zehen.

die Krankheit 2 Jahre, ohne daß trotz spezifischer Behandlung Heilung erzielt wurde. 10 Jahre lang wurde die Affektion bei einem von Ozanam beschriebenen, 48 jährigen Kranken beobachtet. Allerdings wurde hier die (meines Erachtens nach ganz zweifellose) Diagnose nicht gestellt und dementsprechend keine antisyphilitische Behandlung eingeleitet.

Die *Therapie* der ulcerösen Nagelsyphilis ist die der Syphilis. In Fällen, in denen die Salvarsantherapie versagt — sie dürften selten sein —, wird man auf die früher so häufig erfolgreiche Behandlung zurückgreifen müssen. Lokal wird man Jodoform, Bäder, feuchte Sublimatumschläge versuchen; bei besonders torpider Granulation hat sich mir der Spray, hervorgerufen durch ein Doppelgebläse stundenlang täglich angewendet, nützlich erwiesen. Zum Sprayen wird man Chlorwasser, Kupferwasser (0,3 : 100), Kamillentee usw. verwenden. Ist starke Eiterung unter den Nägeln vorhanden, und sind die Nägel völlig gelockert, so darf man die Nägel entfernen. Selbstverständlich wird man einzelne nach Art der Fremdkörper wirkende Nagelsplitter eliminieren. Im allgemeinen wird man aber möglichst konservativ verfahren, da mancher Nagel, der verloren zu sein scheint, wieder heilt, und die Neubildung des Nagels sicher besser vor sich geht, wenn der Nagel spontan ausgestoßen wird, als wenn er gewaltsam ausgerissen wird. Ist die Eiterung geschwunden, so sind Einwicklungen in Quecksilberpflaster zweckmäßig, da sich so die medikamentöse mit einer mechanischen Behandlung kombinieren läßt.

Anatomische Untersuchungen über die Nagelsyphilis sind nur von Vajda und Suchard angestellt worden. Suchard untersuchte das Nagelglied eines Zeigefingers, an dem sich vor langer Zeit eine „Onyxis syphilitique" abgespielt hatte. Der Nagel war völlig deformiert, verkürzt, verdickt, aus leicht abkratzbaren Hornschuppen zusammengesetzt. Das Nagelbett ist Sitz einer starken Entzündung: Die Gefäße sind verdickt und erweitert, das Bindegewebe von einer großen Zahl von Rundzellen durchsetzt. Die Stachelzellen der Matrix und des Nagelbettes machen alle die Stadien der Verhornung durch, die auch die Stachelzellen der Haut sonst zeigen. An Stelle des Onychogens ist Eleidin getreten. Die an Stelle der Nagelzellen getretenen Hornzellen haben keinen Kern; sie gleichen völlig den Zellen des Stratum corneum der Haut.

Der Nagel wird also nicht mehr „parakeratotisch" gebildet. Selbstverständlich sind die Vorgänge am Nagel nicht charakteristisch für Syphilis. Der Ersatz des Nagels durch Hornzellen ohne Onychinisierung tritt stets ein, wenn tiefgreifende Störungen in der Nagelproduktion durch Entzündung der Nagelmatrix stattgefunden haben.

Von der Arbeit Vajdas stand mir nur ein Bericht im Tageblatt des Kopenhagener internationalen Kongresses zur Verfügung. Der Bericht ist zu unklar, um verwertet werden zu können. Wenn Vajda von einer enormen Hypertrophie der Papillen (soll wohl heißen Leisten) spricht, so hält er anscheinend spezifisch syphilitische Prozesse und onychogryphotische Vorgänge, die sich sekundär infolge der entzündlichen Reizung abgespielt haben, nicht auseinander.

Syphilitische Prozesse auf den *Nagelwällen*, makulo-papulöse, pustulöse, bullöse, lichenoide Syphilide, gummöse Ulcerationen unterscheiden sich in nichts von den analogen, auf der Haut vorkommenden Affektionen. Sie sind daher hier nicht berücksichtigt worden.

6. Pigmentsyphilis der Nägel.

Bei verschiedenen syphilitischen Prozessen kommt Gelb-Braunfärbung der Nagelplatten vor (vgl. z. B. den im Anschluß an Salvarsan-Phlebitis entstandenen pathologischen Prozeß). Als einzigen Ausdruck der Syphilis spricht Vörner die

Pigmentierung der Nägel in einem Fall an. Er sah bei einem 21jährigen, an frischer Syphilis leidenden Kranken, der keine Symptome ulceröser Onychie hatte, im 3. Krankheitsmonat an der Lunula der Fingernägel dunkle bis schwärzliche, dauernd wachsende Stellen auftreten. Der linke V. war völlig dunkelschwarz gefärbt, auf den anderen war die Pigmentierung nach Form (Streifen) und Intensität verschieden. Die Nägel beider Hände waren fast symmetrisch affiziert. Die Nagelplatten waren ganz normal. Die Therapie bestand in der Einreibung von weißer Präcipitatsalbe. Die Affektion war in 12 Wochen geschwunden. VÖRNER bezieht die Pigmentation auf eine spezifische Erkrankung der Nagelmatrix.

Gummibildungen des Nagelorgans.

Im Gegensatz zu der recht häufigen Bildung von Papeln im Sekundärstadium der Lues — die breiten Kondylome der Zehen waren nach meiner Erfahrung nicht sehr viel seltener als die breiten Papeln der Analgegend — waren auch früher Gummen an der Haut der Nagelphalangen Seltenheiten.

J. NEUMANN sagt: Nicht so selten wie die Finger sind die Zehen Sitz gummöser Prozesse: gewöhnlich sind mehrere Zehen und die Nagelglieder zuerst ergriffen. Bei Verschwärung greift der Prozeß an sich sowohl nach der Fläche als in die Tiefe, so daß die Zehen zum Teil destruiert werden. Einen solchen Fall, bei dem es zur völligen Zerstörung der II.—IV. Zehe des rechten Fußes kam, bildet, nach einer Moulage der Sammlung FOURNIERS, JULLIEN (Maladies vénériennes) ab. Er rechnet diesen Fall unter die Syphilis tuberculeuse gangréneuse und spricht von einer „ulcération phagédénique‘‘.

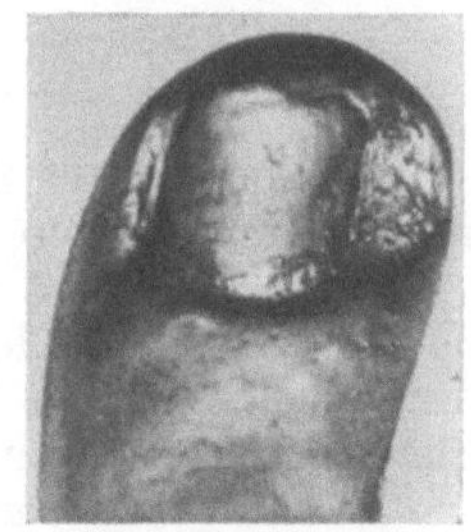

Abb. 109. Gummi des Walles der großen Zehe. (Moulage der Sammlung der Hautklinik der Charité.)

Es muß im Einzelfalle geprüft werden, ob nicht Mischinfektionen vorliegen. Die Abb. 109, Moulage der Sammlung der Charité, stellt ein typisches Gummi des Zehenwalles dar.

Ob die syphilitischen Onychien zu den Gummen gehören, möchte ich nicht generell entscheiden. Einen Teil dürfte eine kritische Betrachtung als Syphilis ulcerosa unguium, einen anderen Teil als Kombination von ulceröser Syphilis mit eingewachsenen Nägeln auffassen. Besteht längere Zeit eine ulceröse Syphilis des Nagelwalles, so kann auch eine Ecke des vorwachsenden Fingernagels sich leicht in den geschwollenen, gewissermaßen eine Barriere bildenden Nagelwall einbohren.

In manchen Lehrbüchern ist an diese Möglichkeit nicht gedacht worden. Selbstverständlich kann auch ein zweifelloses Gummi eine Onychie vortäuschen. Man denke an die alte Erfahrung, daß Gummen nur ganz ausnahmsweise als Einzelgebilde auftreten.

Phalangitis syphilitica.

Das Krankheitsbild der syphilitischen Phalangitis ist zuerst von G. LEWIN unter Benutzung des vorhandenen kasuistischen Materials monographisch (1879) dargestellt worden. Ich selbst habe 1897 unter Anfügung der seit der LEWINschen Arbeit erschienenen Kasuistik die nötigen Ergänzungen gegeben. Es muß auf beide Arbeiten verwiesen werden. Jeder Teil der Finger kann Sitz einer syphilitischen Erkrankung werden. Zur Dactylitis syphilitica gehören demnach eigentlich alle syphilitischen Nagelentzündungen. LEWIN schlug mit Recht vor, diejenigen Fälle, bei denen es zu einer syphilitischen Erkrankung der Finger*knochen* kommt, als syphilitische *Phalangitiden* auszusondern. In diesen Fällen handelt es sich keineswegs *ausschließlich* um Erkrankungen des Knochens; alle Weichteile können mehr oder weniger in den krankhaften Prozeß mit hineingezogen sein; jedenfalls aber ist der *Knochen mit erkrankt.* Bei der typischen syphilitischen Phalangitis sind Nagelveränderungen nicht allzu häufig. Unter 44 von G. LEWIN und mir gesammelten und selbst beobachteten Fällen, in denen 4 mal die Nagelphalanx mit erkrankt war — der bei weitem häufigste Sitz der Affektion ist die erste Phalanx — fanden sich nur folgende Angaben über Nagelveränderungen: In einem Falle LEWINs war die blasse, hellrote Farbe des Nagels auffallend; sie stand im Kontrast zu der blauroten Färbung der Nagelwälle. LÜCKE und RISEL betonen nur die Verdickung der Nagelphalanx, ohne einer Veränderung der Nagelplatte Erwähnung zu tun.

In einer Beobachtung HEYFELDERs bestand neben der Phalangitis eine ulceröse Onychie des rechten Daumens, Zeige- und Mittelfingers und linken Daumens. Auch bei einem von mir beobachteten, kongenital-syphilitischen Kinde bestand eine komplizierende Onychie.

Kongenitale Syphilis.

Die kongenitale Syphilis stellt uns auch heute noch vor eine große Zahl ungelöster Probleme. Nur einige wichtige Fragen sollen erörtert werden.

In der Literatur ist mir keine Mitteilung bekannt geworden, ob es bisher gelungen ist, bei der kongenitalen Nagelsyphilis *Spirochäten nachzuweisen.* Untersuchungen, die ich von einer auf diesem Gebiete sehr geübten Laborantin anstellen ließ — es wurde zur Kontrolle kongenitale Lebersyphilis mitgefärbt und geschnitten — ergaben *keine* Resultate. Es sei daran erinnert, daß es möglich gewesen ist, in den zweiten Zahnanlagen kongenital-syphilitischer Kinder die Spirochaetae pallidae zu finden.

Wenig ist auch bekannt über den *Zeitpunkt des ersten Auftretens der Nagelsyphilis.* Ich beobachtete ein Kind, das $3^1/_2$ Wochen nach der Geburt typische Papelbildung des linken II. und rechten III. Fingernagels (verbunden mit starker Schwellung der Nagelwälle und Eiterung aus den Falzen) zeigte. Die schmerzlos verlaufende Affektion heilte unter Sublimatbädern gut ab. Es ließ sich feststellen, daß die von mir behandelte Mutter von dem von mir behandelten Vater erst 11 Wochen vor der Geburt infiziert war. Die Spirochäten der Mutter müssen sehr früh auf das Kind übergegangen sein und im kindlichen Organismus die Nagelsyphilis hervorgerufen haben. Warum sie gerade nur in die Endarterien der beiden Fingernägel verschleppt wurden, oder warum sie sich gerade hier vermehrten, ist freilich nicht zu sagen.

Über die Häufigkeit der Nagelerkrankungen bei kongenitaler Syphilis fehlen Angaben. Es kommt bei der Aufstellung der Statistik auch sehr auf die Aufmerksamkeit an, die dem Symptom der Nagelsyphilis gewidmet wird, insbesondere ob man die recht häufigen BEAUschen Querlinien mitrechnet. Es seien zunächst die allgemeinen Eindrücke zweier erfahrener älterer Praktiker wiedergegeben.

J. NEUMANN sagt: Die Nägel an den Fingern und Zehen zeigen entweder trophische Störungen, sind klein, dünn, schlecht entwickelt oder brüchig aufgeblättert, zeigen eine schmutzige Verfärbung und auffallende Formveränderung (Onychia syphilitica). HEUBNER schreibt: „Ziemlich häufig werden auch die Nägel befallen; es entwickelt sich dann die papulöse Infiltration den Nagelfalz entlang; die Hornschicht der Haut hebt sich dann besonders leicht blasenförmig ab und das darunter liegende Rete Malpighi sezerniert eitrige Flüssigkeit. Die Eiterung kriecht unter den Nagel und geht auf das Nagelbett über. Der

Nagel wird teilweise oder in größerer Ausdehnung abgelöst: Paronychia syphilitica. Bei längerem Bestande kann die erkrankte Stelle kondylomatöse Beschaffenheit annehmen. Auch blutige Suffusionen entstehen in dem „wulstig schwammig erweichten Nagelfalz".

Verhältnismäßig häufig sieht man bei syphilitischen Neugeborenen Querfurchen auf den Nägeln auftreten, die vielfach einem intrauterin erfolgten Einbruch großer Spirochätenmassen in den kindlichen Organismus entsprechen. Aus der Stellung auf der Nagelplatte und aus ihrer Tiefe kann man im gewissen Umfange Schlüsse auf Zeit und Art dieser Infekte ziehen. H. DAVIDSOHN glaubt, daß „man diese syphilitische Querfurche von der oft zu beobachtenden physiologischen Querleiste, die als Folge des Geburtstraumas anzusehen ist (vgl. BEAUsche Querfurchen, S. 61) durch den Grad der Furchenbildung und die Lokalisation auseinanderhalten kann. Die physiologische Furche ist stets seicht, oft erst mit Lupenvergrößerung zu erkennen, die syphilitische meist stärker ausgeprägt. Die physiologische Linie erreicht mit dem 60. Lebenstage die Nagelmitte, mit dem 90. den freien Nagelrand. Die Lage der syphilitischen Furche hängt vom Zeitpunkt der Nagelmatrixerkrankung, d. h. dem Ausbruch der Syphilis ab. Ihr Erscheinen ist daher erst etwa 30 Tage nach diesem Zeitpunkte am proximalen Nagelplattenbeginn zu erwarten". Leider wird diese ganze Berechnung durch die Möglichkeit einer intrauterinen Erkrankung über den Haufen geworfen. In der Praxis wird wohl auch nicht in jedem Falle die Diagnose zu stellen sein.

Wichtig ist die Frage, wie eine isolierte Nagelerkrankung eines neugeborenen Kindes zu bewerten ist. Nach meinen Erfahrungen halte ich jede Paronychie, die an einem einzigen Finger sich entwickelt, die ohne entzündliche Erscheinungen, ohne wesentliche Eiterabsonderung, ohne nachweisbare Schmerzen verläuft, für syphilisverdächtig und rate zur genauen, evtl. auch serologischen Untersuchung des Kindes und *beider* Eltern. Ich habe bei einem Säugling die Diagnose auf kongenitale Syphilis aus einer solchen Paronychie gestellt. Der Vater hatte positive Wa.R., das Kind hatte gleichfalls positive Wa.R., obwohl bei einer spezifischen Kur die Nagelaffektion ohne eigentliche lokale Behandlung geheilt war. Die Mutter war klinisch und serologisch frei von Syphilis. In dem (auf S. 264) geschilderten Falle hat das Kind sekundär syphilitischer Eltern als einziges Symptom diese Paronychie gezeigt.

Klinisch muß man auch bei der kongenitalen *Frühsyphilis* der Nägel zwischen der Syphilonychia sicca und der Syphilonychia ulcerosa unterscheiden, obwohl Übergänge vorkommen. Bei einem Kinde konstatierte ich eine typische trockene Syphilis der Fingernägel. Zwei Wochen später waren zwei der erkrankten Nagelglieder geschwollen, gerötet und an Stelle der Nägel mit zwar oberflächlichen, aber typischen, stark sezernierenden Geschwüren bedeckt.

Ich gebe einige Beispiele von *Syphilonychia sicca*:

Ein Paradigma für die trockene Nagelerkrankung bei kongenitaler Syphilis beobachtete ich selbst. Am 30. 11. 1898 kam der vier Wochen alte Ernst P. in meine Poliklinik. Status: Exanthema maculosum totius corporis. Pemphigus plantaris et volaris. Erosiones ad scrotum. Hydrocele dextra parva. Papulae ad angulum dextrum oris. Die Nägel der Füße waren eigentümlich atrophisch, höchstens 2 mm lang. Das Nagelbett scheint Schuppen zu bilden. Nägel der Hände anscheinend normal, jedoch starke Desquamation an den Nagelwällen. Am 10. 1. waren, trotzdem bei Sublimatbädern Heilung der sonstigen syphilitischen Symptome eingetreten war, die Nägel noch nicht nachgewachsen. Ende Januar waren auf den Nägeln der Hände deutliche Querfurchen (BEAUsche Linien) zu sehen, die links am I. bis III. Nagel in der Mitte, am IV. im ersten Drittel verliefen, am V. nicht zu erkennen waren. Rechts waren die in der Mitte verlaufenden Furchen am Nagel I—III so tief, daß die etwas gelber als normal erscheinende vordere Nagelhälfte leicht aufgehoben werden konnte. Die Zehennägel waren noch sehr atrophisch. Am 6. 2. waren die Fingernägel innerhalb der Querfurchen abgegangen.

Bei einem anderen 6 wöchentlichen, an schwerer kongenitaler Syphilis leidenden Mädchen (Coryza, starke Papelbildung in den Genitalien, Nephritis) waren die sämtlichen Fußnägel schlecht entwickelt, brüchig und rissig. Bemerkenswert war, daß vom Nagelbett aus eine subunguale Hornbildung stattgefunden hatte, die die Nägel in der Mitte etwas vorwölbte.

In einem dritten Falle waren nur die Fußnägel stark atrophisch, verkümmert; sie stellten eigentlich nur eine dünne Hornleiste dar, die Nägel der Hände dagegen waren gut entwickelt und frei von Krankheitserscheinungen. (Das Kind litt außerdem an Coryza, Papeln des Gesichtes, der Lippen, der Genitalien.)

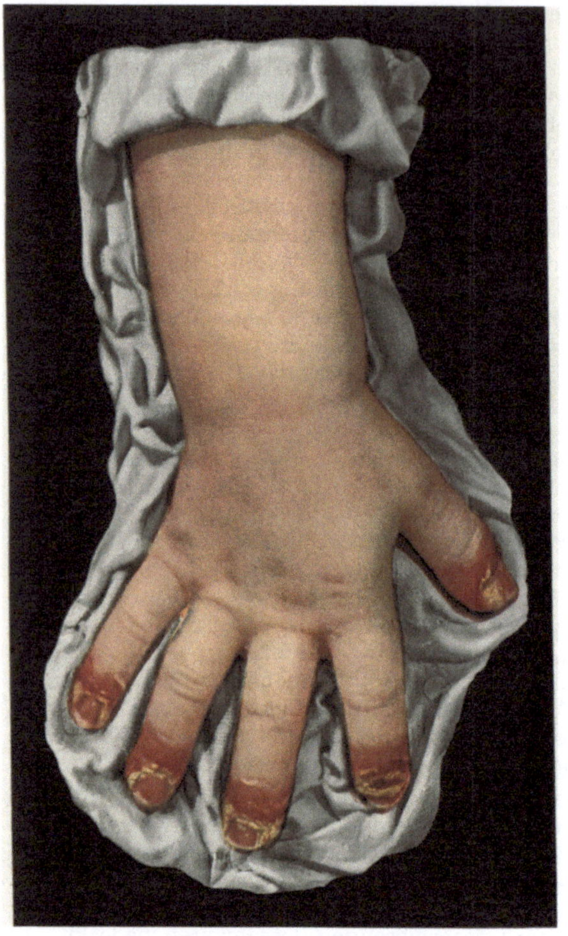

Vielleicht gehört auch eine Beobachtung HUTCHINSONs hierher.

Die Nägel beider Ringfinger eines $4^{1}/_{2}$ jährigen Knaben, dessen Vater vor „einigen" Jahren an Lues gelitten hatte, zeigten Serien kleiner Gruben oberhalb und unterhalb der Lunula. Neben den Grübchen fanden sich weiße (opake?) Stellen. Die Haut der Finger, die Nagelwälle waren durchaus normal. Eine Schwester des Knaben hatte vor einiger Zeit Psoriasis gehabt.

An einem Falle soll die Entwicklung einer syphilitischen Nagelerkrankung gezeigt werden.

Bei einem von schwer syphilitischen Eltern stammenden Kinde bestand eine mit Phalangitis syphilitica verbundene Onychia des rechten IV. Fingers. Behandlung, Heilung. Im 6. Lebensjahr war der Nagel stärker gewölbt als normal, die seitlichen Nagelwälle breiter als normal. Der vordere Teil der Nagelplatte ist dunkel gefärbt, von der Unterlage abgehoben.

Abb. 110. Paronychia syphilitica.
(Aus FINKELSTEIN-GALEWSKY-HALBERSTAEDTER, Hautkrankheiten u. Syphilis im Säuglings- u. Kindesalter. 2. Auflage. Berlin: Julius Springer 1924.)

Vielleicht noch häufiger ist bei dem schweren Falle von kongenitaler Syphilis die *Syphilonychia ulcerosa unguium*. Es kommt bei dieser Affektion zum geschwürigen Zerfall des Nagelorgans. Die Platten werden durch Hornreste ersetzt, die vielfach schüsselförmig (nach oben konkav) eingebogen sind. Die Nagelwälle zeigen starke entzündliche Veränderungen. Das klinische Bild wechselt je nach dem Grad der Erkrankung. (Vgl. Abb. 110 aus FINKELSTEIN-GALEWSKY, HALBERSTAEDTER.)

Meist erkranken mehrere Finger. In einem meiner Fälle 3 Nägel der rechten, 4 der linken Hand, beide Großzehen stark, einige Zehen im geringeren Grade. Während man an einzelnen Fingern hochgradige Zerstörungen feststellt, gibt es Fälle, in denen nur eine fleckförmige Braunfärbung der Nagelplatten wie bei einem 14 Tage alten, an Pemphigus syphiliticus leidenden Kinde den Prozeß markiert.

Beschränken sich die ulcerösen Prozesse auf die Nagelwälle, so liegt die Krankheit vor, die wohl die meisten Autoren als *syphilitische Paronychie* bezeichnen.

Das klinische Bild einer geheilten Paronychia syphilitica bei Lues congenita gibt Abb. 111. Der Fall verlief typisch. Heilung erfolgte bei Darreichung von Sublimatbädern und interner Darreichung von Kalomel.

Durch ganz verschiedene Prozesse (Furchenbildung, Entzündungen, Blutungen) kann es zum Nagelabfall kommen.

Einige Autoren beschreiben bei kongenitalei Syphilis wiederholten Nagelabfall ohne voraufgegangene (wohl nicht beobachtete) Nagelveränderungen. DIDAY sah 2—3mal Abfall der Nägel bei demselben Kranken; schließlich wuchsen die Nägel stark deformiert wieder. GERHARDT sah bei einem Neugeborenen die Nägel dreimal abfallen, dann gesund nachwachsen und bleiben. BOUCHUT sah Abfall aller 20 Nägel.

Bemerkenswert ist die von BATUT beschriebene erbliche Disposition zu syphilitischen Nagelerkrankungen.

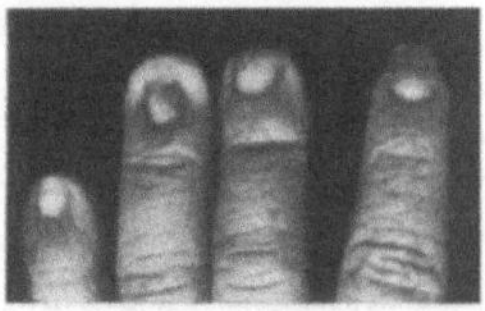

Abb. 111. Geheilte syphilitische Paronychia bei kongenitaler Lues.

Ein 26 jähriger Mann hatte vor 5 Monaten Schanker und vereiterte Bubonen. Zur Zeit Fissuren des rechten Nasenloches, ulceröse Onychie des linken IV., rechten III., rechten IV., rechten I. und schließlich auch rechten II. Diese Fingernägel sämtlich losgestoßen. Vielleicht auch der linke Großzehennagel affiziert. Der Kranke geheilt, heiratet. Im 7. Jahre seiner Syphilis wird ihm ein Kind geboren, das in den ersten drei Lebenstagen Pemphigussymptome bekommt. Das Kind erkrankte später an Erythema maculosum, Krümmung der Tibia, Unregelmäßigkeit der Zahnentwicklung ohne HUTCHINSONsche Erscheinungen. Die *Nägel* der Hände und Füße waren nach oben zu konkav, ausgehöhlt, ihr freier Rand gezähnelt. Bei Darreichung von Liquor van Swieten erfolgte Heilung. Ein zweites Kind litt im Alter von einem Jahr an „Périonyxis ulcéreux" des rechten Fingernagels. Die Fingernägel linker III. und rechter II. zeigten dieselben Veränderungen wie die Nägel des ersten Kindes.

Es mögen noch einige Beobachtungen über *spätsyphilitische* Nagelerkrankungen folgen.

GAUCHER beschreibt z. B. eine „*Onychose atrophique exfoliante*" als Spätform kongenitaler Syphilis. Atrophisch und schuppend waren auch die Nägel einer 40 jährigen Patientin LUTZENBACHERs (Ann. de dermatol. et de syphiligr. 1920. p. 461) geblieben, die bereits als Kind an kongenitaler Nagelsyphilis gelitten hatte. Die Platten bildeten kleine Hornquadrate von je 3 mm Seitenlänge; ihr freier Rand ist in diese geschwollenen Nagelwälle eingelassen; die Nagelphalangen sind spatelförmig. Die Fußnägel sind gleichfalls atrophisch und schuppend. Die Patientin ist sehr stark lichtempfindlich (Hautentzündungen durch Licht) und schwitzt nicht. Ich selbst sah bei einer kongenital-syphilitischen Kranken (Wa. R. positiv), die viele Symptome ihrer Krankheit gehabt hatte, Fehlen der Nägel rechts und links V.; die anderen zeigten Defekte, einer richtigen Dachfirstbildung.

W. K. SIBLEY beschreibt bei einem 13 jährigen Mädchen völlige Anonychie. HASHIMOTO berichtet über zwei kongenital-syphilitische Schwestern mit angeborener Anonychie. Die antisyphilitische Behandlung hatte keinen Erfolg (zit. b. BERTACCINI).

BERTACCINI hat durch exakte Untersuchungen den Zusammenhang der *partiellen Onycholysis* mit der kongenitalen Syphilis glaubhaft gemacht. Es waren bei einer 25 jährigen Frau der rechte und linke II. und I. befallen. Die anderen Nägel waren unverändert, die Deformierung der Zehennägel war wohl auf Schuhdruck zurückzuführen. Die von dem Nagelbett abgelösten Platten waren wenig verändert. Auf dem von dem Rest der Platte bedeckten Nagelbett fanden sich ganz kleine, fest anhaftende, nicht zerreibliche, graue, hornige Wucherungen. (Es handelte sich also eigentlich um keine *reine* Onycholysis partialis.) Die genauen pharmakologischen Prüfungen auf Störungen der endokrinen Drüsen und des vegetativen Nervensystems ergaben *kein* Resultat. Die Wa.R. war nach Provokation durch Anbehandlung positiv, die spezifische Therapie (Salvarsanersatzpräparate) hatte Erfolg an den Händen.

Hypertrophische Prozesse dagegen erwähnt ALLEN. Er sah die Nägel zu einer soliden Masse, deren Querschnitt nicht ein Halbmond, sondern ein Blatt war, umgewandelt. Es scheint sich um eine Art *Pachyonychie* gehandelt zu haben. Vielleicht ist Syphilis ulcerosa unguium vorausgegangen. DANDOIS beobachtete bei einem 46jährigen Mann, der der jüngste von fünf erblindeten Geschwistern (1 idiotisch) war, gelbe, brüchige, hypertrophische Fingernägel, die allen Heilversuchen trotzten. Sie neigten zu Entzündungen mit Bloßlegung des Nagelbettes.

Diese Kasuistik, die natürlich leicht vergrößert werden könnte, darf jedoch nicht dazu verleiten, die Häufigkeit der Nagelveränderungen bei kongenitaler Lues des späteren Alters zu überschätzen. Unter den Insassen der Idiotenanstalten und Irrenhäuser finden sich sicher erhebliche Mengen von kongenitalsyphilitischen Insassen. Auf die Seltenheit der Nagelerkrankungen unter diesem Krankenmaterial ist im Kapitel: „Geisteskrankheiten" hingewiesen.

Pathologische Anatomie der Nagelsyphilis.

Neugeborenes Kind mit schwerer Syphilonychia ulcerosa unguium. (Beide Eltern haben an sekundärer Syphilis gelitten.)

Eigene Untersuchung. Die zur Untersuchung verwendeten Finger und Zehen wurden in HAUGscher Salzsäure, Kochsalzlösung, bzw. in Chromsäure entkalkt; Übersichtsschnitte sind durchaus nötig. Leider macht die Vorbereitung die Darstellung vieler Details unmöglich. (Die Beobachtung des Falles erfolgte 1903, also in der Vorspirochätenzeit.) Die spezielle Mikrotomtechnik war die stets von mir angewendete.

Die Untersuchung der Fingerbeeren, der tieferen Schichten der Haut, der Sehnen und Knochen zeigten die bei syphilitischen Infiltrationsprozessen vorkommenden Veränderungen. Mastzellen wurden gelegentlich, Plasmazellen (Schuld der Färbung?) wenig gefunden.

Zunächst soll über den dritten rechten Finger berichtet werden, der starke Entzündungserscheinungen zeigte. Die Haut der Fingerbeere, der Fingerrücken, die Nagelwälle und das Nagelbett waren blutig imbibiert, dunkelblaurot gefärbt. Die Nagelplatte war zum großen Teil vom Bett abgehoben, aus den Falzen ausgelöst und wuchs dementsprechend schräg nach oben. Längsschnitte durch die Phalanx zeigten nun deutlich die Ursachen des veränderten Nagelwachstums. Die Aufhellung der dunklen Wachstumsbedingungen hat eine über den Einzelfall weit hinausgehende Bedeutung.

Die Nagelplatte muß schräg nach oben wachsen, wenn auf dem Nagelbett gewaltige Hornmassen sich ansammeln, die die Nagelplatte aus den Falzen lösen und ein Wachstum nur gewissermaßen bergauf erlauben. Eine derartige subunguale Hyperkeratose, die bei vielen Ekzemfällen sich findet, fehlt völlig. Ich werde später zeigen, daß weit eher atrophischentzündliche, als hypertrophische Prozesse auf dem Nagelbett sich abspielen. Die Nagelplatte muß aber auch schon nach oben gerichtet werden, wenn ein starker Druck auf ihren hintersten Teil, d. h. auf den der Matrix aufliegenden Teil einwirkt. Dies geschieht nun durch die starke Entzündung und Schwellung des hinteren Nagelwalles. Die Wirkung wird noch dadurch erhöht, daß durch die Entzündung der Nagelmatrix und der unter ihr liegenden Teile die neugebildete Nagelplatte nach aufwärts gedrückt wird. Da nun die Nagelplatte von oben nach abwärts, von unten nach aufwärts gedrückt wird, so muß der hintere Falz nicht mehr einen etwa parallel zur Fingerachse liegenden Spalt, sondern einen von dem Fingerrücken schräg abwärts zur Volarseite ziehenden Schlitz darstellen. Dementsprechend muß der Nagel nach schräg aufwärts wachsen. Eine Verbreiterung dieses Schlitzes ist leicht durch die Unregelmäßigkeit der Druckkräfte zu erklären. Überall da aber, wo der hintere Nagelfalz größer geworden ist, pflegt auch die Nagelplatte ein stärkeres Dickenwachstum zu haben. Der vorhandene Raum wird durch stärkere *Übereinanderlagerung* von Zellen ausgefüllt, ehe ein stärkeres *Aneinanderlagern* stattfindet. So ist denn der aus dem hinteren Nagelwall herauswachsende Nagel eigentümlich dick, $260{-}300\,\mu$, während die Dicke eines normalen Nagels bei einem Säugling nur $45\,\mu$ beträgt.

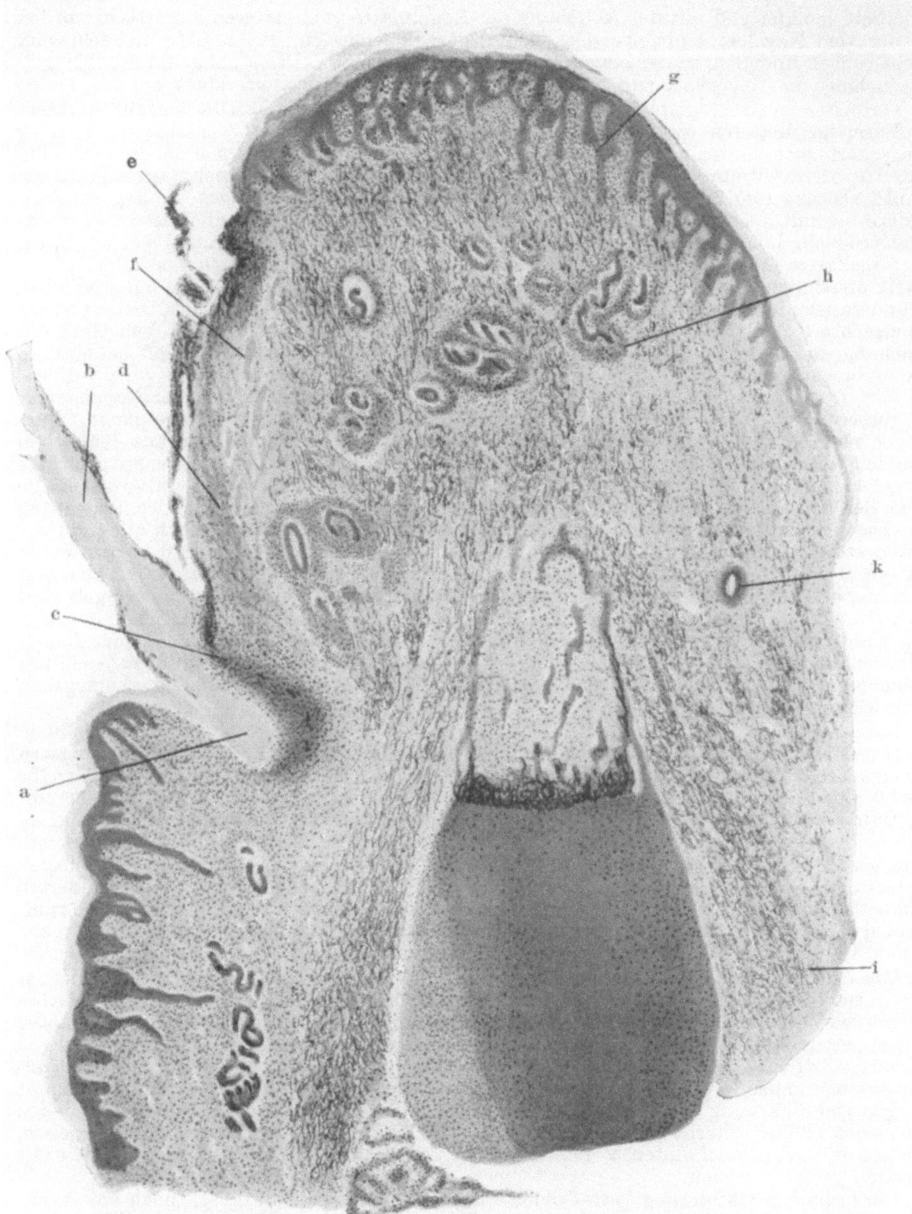

Abb. 112. Syphilonychia ulcerosa bei kongenitaler Syphilis.
a Breiter Nagelfalz, entsprechend dicke Nagelplatte. b Aufwärts gerichtete Nagelplatte.
c Stark entzündete Nagelmatrix. d Gangrän des Nagelbettes. e Pathologische Hornbildung des
Nagelbettes. f Erweiterte Bluträume (starke Stauung infolge von Gefäßveränderungen).
g Syphilitische Infiltration der Fingerbeere. h Syphilitische Infiltration um eine Schweißdrüse.
i Elastisches Fasernetz. k Wenig verändertes größeres Hautgefäß.

Die Nagelplatte selbst ist an diesem Finger, abgesehen von der Verdickung ziemlich
normal. Durch die verschiedenen differenzierenden Färbungen (Alaun-Carmin-Gram;
Hämatoxylin, Alaun-Carmin, polychromes Methylenblau usw.) läßt sich feststellen, daß
nur der mittlere Teil der aus dem Nagelfalz herausragenden Hornplatte eigentliche Nagelsubstanz ist. Der nach dem Nagelbett zu liegende Teil besteht aus Horngewebe, das vom

Nagelbett gebildet und mit der Abhebung der Nagelplatte vom ersteren losgerissen worden ist; der vom Nagelbette abgewendete Teil zeigt Unebenheiten, die durch Aufriefelungen, Abspaltungen und Usuren der Nagelplatten entstanden sind. Diese „abgenutzten" Nagelteile nehmen im Gegensatz zur gesunden Nagelplatte die Farbstoffe stark an.

Verfolgt man die Nagelplatte bis zu ihrer Entstehung aus der Matrix, so fällt zunächst die Form des hinteren Nagelfalzes auf. Aus den oben erwähnten Gründen ist derselbe kein scharf nach hinten, d. h. proximal zulaufender Schlitz, sondern eine unregelmäßig geformte, breite Öffnung. Dementsprechend wird die Nagelplatte auch nicht (auf dem Längsschnitt) als ganz dünn beginnendes, langsam sich verdickendes, keilartiges Gebilde sichtbar, sondern beginnt gleich mit einer beträchtlichen Dicke. Selbstverständlich ist das nur dadurch möglich, daß auch die Nagelmatrix eine Formveränderung erlitten und sich der Form des Nagelfalzes angepaßt hat. A priori könnte man auch eine primäre Veränderung der Matrix annehmen und von ihr aus alle übrigen Veränderungen erklären: die entzündlichen Veränderungen in der Matrix sind aber in einzelnen Fingern recht gering; es besteht ferner keine rechte Proportion zwischen der Intensität der Matrixerkrankung und dem Grad der Abhebung und Aufrichtung des Nagels. Wir werden später auch zeigen, daß bei starken Entzündungsvorgängen in der Matrix die Nagelproduktion überhaupt fast ganz aufhört. Die Erweiterung der Nagelfalze bedingt aber eine Veränderung der Form der Nagelmatrix und diese wieder eine Verdickung des in dem Falz steckenden Teiles der Nagelplatte. Färbungen nach GRAM (Ernst) zeigen, daß dieser ganze Teil der Nagelplatte aus länglichen Gebilden (vernagelten Zellen) besteht, die wieder mit einer Unzahl kleiner, intensiv gefärbter Körnchen bedeckt sind. VON BRUNN hat in geistvoller Weise nachgewiesen, daß die spezielle Form der Matrix für die Anordnung der Nagelzellen von ausschlaggebender Bedeutung ist. Die eigenartige gewundene Form der Zellzüge des Nagels weist deutlich auch auf die veränderte Gestaltung der Matrix hin. VON BRUNN hat ferner gezeigt, daß in den ersten von der Matrix erzeugten Nagelzellen ein feines, fibrilläres Netzwerk vorkommt, das erst im weiteren Verlauf des Nagelwachstums schwindet. Die Zellen des fertigen Nagels sind homogen. Ich bin geneigt zu glauben, daß diese Fibrillenbildung bei der GRAMschen Färbung zum Ausdruck kommt. Wo die Fibrillenbildung aufhört, die Bildung homogener Nagelzellen anfängt, ist von v. BRUNN nicht angegeben. Als pathologisch muß es jedenfalls betrachtet werden, daß erst nach dem Austritt der Nagelplatte aus dem Falz die homogenen Nagelzellen auftreten.

Diese anormale *Produktion* ist jedenfalls von der *Erkrankung der Matrix* abhängig. Die Intensität derselben ist in den verschiedenen Fingern verschieden. Während die obersten Zellagen wenig Veränderungen zeigen, sind die unteren durchsetzt von Rundzellen. Derselbe Prozeß, der sich in dem Rete der sonstigen Hautbekleidung abspielt, liegt auch hier vor. Die Hautveränderungen der Syphilis finden sich in den obersten Schichten der Cutis, d. h. da, wo die meisten Capillarschlingen vorhanden sind. Auf die Bedeutung der Gefäßerkrankung werden wir noch zurückkommen. Die zur Matrix ziehenden Gefäße sind beträchtlich verdickt, sie zeigen periadventitielle Entzündungserscheinungen. Die ausgewanderten Leukocyten sind an einzelnen Fingern in den untersten Schnitten der Nagelmatrix so zahlreich, daß sie in den durch die ganze Phalanx gelegten und dementsprechend nicht ganz dünnen Schnitten die Matrixepithelien geradezu verdecken.

Das Nagelbett befindet sich im Zustande ziemlich starker Entzündung. Auch hier ist vorwiegend die subepitheliale Schicht mit Rundzellen durchsetzt. Auf Längsschnitten kommt das Verhalten der Leisten nicht zur Anschauung. Vom Nagelbett ist eine nur mäßig starke („subunguale") Hyperkeratose gebildet worden, die übrigens in Schnitten von anderen Fingern ganz fehlt. Überall da, wo diese Hornmasse stärker ausgebildet ist, ist das Nagelbett gewissermaßen in die Tiefe gedrückt worden. Diese subunguale Hyperkeratose nimmt die GRAMsche Färbung an. Es geht daraus hervor, daß die sie zusammensetzenden Zellen noch nicht völlig verhornt sind. Vielfache Versuche haben mir die Überzeugung gegeben, daß nur in einem bestimmten Vorstadium der Verhornung die Hornzellen durch GRAMs Tinktion gefärbt werden.

Die bisherige Schilderung betraf einen Finger, an dem makroskopisch noch eine wohlcharakterisierte Nagelplatte zu erkennen war. Die mikrometrische Messung hat, wie erwähnt, sogar eine Verdickung nachgewiesen. Etwas anders werden die Bilder, wenn bei einem höheren Grade der Krankheit die Nagelplatte ganz verloren geht. Außer durch das Fehlen einer hornigen Nagelplatte, die durch eine aus leicht zerreißlichen, amorphen Massen bestehende Schicht ersetzt wird, offenbart sich makroskopisch der höhere Grad des Krankheitsprozesses nur durch eine stärkere Blutimbibition.

Auf einem durch die gleichfalls stark erkrankte große Zehe gelegten Längsschnitt sieht man die bereits geschilderten Einzelveränderungen des Nagelorgans: 1. sehr starke Infiltration um die Nagelmatrix, 2. starke Verbreiterung des hinteren Nagelfalzes. Die Richtung dieses hinteren Falzes sowie der weite Öffnungswinkel lassen erkennen, daß, wenn die Nagelplatte erhalten geblieben wäre, sie gleichfalls stark verdickt, schräg nach oben gewachsen wäre, 3. das Nagelbett ist sehr stark mit Rundzellen infiltriert und zeigt eine erhebliche Entwicklung neugebildeter Blutgefäße. Abweichend von dem ersten Stadium ist die beginnende Gangrän der obersten Schichten des Nagelbettes. Die Kerne färben sich schlecht; Blutgefäße sind anscheinend arrodiert worden und haben zu Durchblutungen des Gewebes Veranlassung gegeben. Diese Gangrän geht ganz unregelmäßig vor sich; neben relativ normalen Bezirken finden sich ganz beträchtlich durchblutete. Auf dem Nagelbett liegt eine undeutliche Schicht von blutig imbibiertem und gangräneszierendem subungualen Horngewebe. Eigentliche onychinhaltige Nagelsubstanz findet sich gar nicht [1]).

Querschnitte durch einen Finger, der in dem gleichen Krankheitszustande sich befand, sowie Serienschnitte durch den dritten linken Finger brachten noch weitere Einzelheiten zur Kenntnis. Je nach der Höhe der Schnittführung ist natürlich das Bild verschieden; es sei daher gestattet, der Kürze halber über die Entstehung des pathologischen Prozesses zu berichten, wie er aus der Summe der Einzelbilder sich ergibt.

Die Nagelmatrix sitzt auf einem stark infiltrierten Bindegewebe; die *elastischen* Fasernetze, die das Periost bzw. Perichondrium mit der Matrix indirekt verbinden, sind zum Teil noch sichtbar, wenn auch wohl *viele* Fasern *zugrunde* gegangen sind. Die Zellen der Matrix selbst sind kaum erkennbar; sie sind von der Rundzelleninfiltration überdeckt, evtl. wohl auch vernichtet. Nur an der Lage im ganzen Nagelorgan kann man die Matrix erkennen. Auf der Matrix liegt eine undifferenzierbare Schicht auf, die völlig blutig imbibiert ist. Daß diese keine einzige charakteristische Nagelzelle zeigende Lage wirklich „Nagelanlage" ist, zeigt eine mikrochemische Reaktion. In Schnitten durch die ganze Phalanx, die mit Hämatoxylin vor- und schwach mit Eosin nachgefärbt sind, zeigt sich diese Schicht deutlich als rotgefärbte, in das Stratum lucidum übergehende Linie. Bekanntlich hat man den Nagel das Stratum lucidum des Nagelbettes genannt. Wie diese Durchblutung zustande kommt, zeigen Querschnitte durch geringer erkrankte Finger. Im Gewebe unter der Matrix und in dem auf der Nagelanlage liegenden, hinteren Nagelwall finden sich ganz ungemein große, ektasierte Blutgefäße (z. B. 43 : 103 μ).

Die Wandungen dieser „Bluträume" sind sehr dünn, sie sind umgeben von starker, kleinzelliger Infiltration. Zweifellos ist durch die syphilitische Entzündung ein großer Teil von Capillaren verlegt worden; dadurch ist wieder eine vermehrte Stauung des Blutes eingetreten. Die beiden, einander unterstützenden Momente haben wieder die Erweiterung der Blutgefäße an der Nagelanlage bewirkt; eine Erkrankung der Gefäßwände mag unterstützend hinzugetreten sein. Die Ruptur dieser an angiomatöse Bildungen erinnernden Bluträume führt nun zum Untergang der an sich nur im geringen Maße gebildeten Nagelanlage (ähnlich bringen z. B. Blutungen in die Hirnsubstanz die Nervenfasern zum Schwinden). Es kann aber auch, wie die Serienschnitte eines Fingers mir deutlich beweisen, zu einer serösen Exsudation kommen, die den Rest der Nagelanlage zerstört. So findet man in der ganzen Serie an Stelle der Nagelplatte eine Lücke von einer bestimmten Höhe an (vgl. Abb. 112). Der Umstand, daß die Schnitte in toto gefärbt, in Paraffin eingebettet und mit dem Paraffinmantel auf den Objektträger aufgeklebt werden, macht einen artefiziellen Ausfall des Nagelplattenquerschnittes unwahrscheinlich. Da die Höhle mit Detritus ausgefüllt ist, scheint hier ein Präparationsfehler ausgeschlossen. Dazu kommt, daß sich in den am meisten proximalen Schnitten Nagelplattenquerschnitte finden. Bemerkenswert ist die große Breite der von der Nagelmatrix und dem hinteren Nagelwall gebildeten, für die Nagelplatte bestimmten Höhlung: 0,4—0,5 mm. Die Dicke des Nagelquerschnittes müßte, um die Höhlung auzufüllen, 430 bis 480 μ, gegen normale etwa 60 μ betragen. Auch beim weiteren Wachstum des Nagels bleiben die Falze so breit, daß etwa in der Mitte des Nagelbettes die seitlichen Nagelfalze wie große Halbbögen über das der Nagelplatte entbehrende Nagelbett hervorragen, sie sind etwa $^1/_2$ mm voneinander entfernt (vgl. Abb. 112).

Was die Struktur der *Nagelwälle* anbetrifft, so ist die gewaltige Ausbildung des Gefäßsystems bemerkenswert. Hier finden sich Hämorrhagien und diffuse Gewebsdurchblutungen; die Verminderung der Kerntinktionen weist auf beginnende Gangrän hin. Die der Nagelplatte zugewendeten Partien befinden sich im Stadium starker Entzündung.

Gonorrhöe.

Die Gonokokken finden im Nagelorgan keinen geeigneten Nährboden, dementsprechend sind direkte Gonokokkenschädigungen nicht bekannt. Nichtsdestoweniger kann der gonorrhoische Krankheitsprozeß als solcher auf das Nagelorgan einwirken. Durch das gonorrhoische Komplikationen begleitende Fieber können Störungen im Wachstum der Nägel ausgelöst werden, die sich

---

[1]) Die Bilder erinnern sehr an die von mir bei Nagelgangrän infolge von Thrombose der Arteria femoralis gewonnenen.

durch Querfurchen (vgl. das Kapitel) anzeigen. JORDAN sah nach einer gonorrhoischen Arthritis eine dunkel pigmentierte Querfurche auf allen Nägeln und
Verstärkung der Längsstreifenbildung; ich selbst ein System von 3 feinen leukonychischen Streifen, entsprechend 3 Schüben von Epididymitis gonorrhoica
(vgl. S. 65).

Gonorrhoische Exantheme können zu Nagelveränderungen Veranlassung
geben. Ich sah bei einem 47jährigen, an alter Striktur und frischer Gonorrhöe
leidenden Herrn folgenden Krankheitsverlauf: Urethritis posterior, Endocarditis acuta septica, Gehirnembolie, purpuraähnliches Exanthem, Exitus.
Das Exanthem erwies sich als eine Dermatitis pyaemica, hervorgerufen durch
capilläre Embolien von *Staphylokokkus* (*nur* grampositive Kokken, keine
Gonokokken). Diese „Purpura" war auch auf dem Nagelbett der III. und
IV. rechten Zehe aufgetreten.

Bei den gonorrhoischen Keratodermien kommen Nagelveränderungen vor.
DUBREUILH sagte, die Nägel seien häufig von Hornmassen umgeben und durch
sie emporgehoben. JEANSELME beobachtete bei einem 21jährigen Manne im
Verlauf der Gonorrhöe außer mehreren Gelenkentzündungen (rechte Hüfte,
beide Kniegelenke, rechtes Talocruralgelenk) hornige Auflagerungen auf der
rechten Großzehe. Später erkrankten die übrigen Zehen und die Fußsohlen.
Es kam zum Abfall des V. rechten Zehennagels. JEANSELME ist geneigt, trophisch-
nervöse Einflüsse anzunehmen.

BÄRMANN fand vorwiegend die Zehen befallen. Die Nagelwälle (BÄRMANN
sagt „Falze") beginnen zu wuchern; durch mangelhafte Ernährung wird die
Nagelplatte beeinflußt; sie wird undurchsichtig, brüchig. Gelegentlich ver-
schwimmen die Nagelplatten mit den gewucherten Wällen zu einer einzigen,
unregelmäßig gestalteten Hornmasse, die sich in toto abheben läßt oder abgestoßen wird. Dann liegt das Nagelbett als eine zarte, dünne, etwas nässende,
von einer leicht papillären Epidermisschicht bedeckten Fläche bloß. Die Veränderungen treten gleichzeitig an allen Nägeln auf. In anderen Fällen wuchert
zuerst die Epidermis unter dem freien Nagelrande und dem angrenzenden
Teile des Nagelbettes, so daß der distale erkrankte von dem proximalen gesunden
Teil scharf geschieden ist. Der Nagel wird dann am freien Rande emporgehoben
und fällt häufig ab. Die Regeneration pflegt ohne bleibende Störungen zu erfolgen.

BUSCHKE beschreibt auch eine der gonorrhoischen sehr ähnliche Hyperkeratose, die in einem von ihm (und in zwei weiteren, der Literatur entnommenen
Fällen) mit einer anderen Infektion der Harnwege zusammenhing. Die hyperkeratotischen Massen waren in BUSCHKEs Fall unter den Zehennägeln rechts
I. und II., links I. gewuchert und hatten die Platten zum Teil abgelöst.

Ulcus molle.

Infektion des Nagelorgans, insbesondere der Nagelwälle mit DUCREY-Bacillen
ist nicht allzu selten. Die Einrisse der Nagelwälle (Nietnägel) bilden gute
Eingangspforten. Ich selbst habe eine Anzahl Fälle gesehen, die (Fall eines
Kollegen) ziemlich protrahiert verliefen. L. G. SCHMIDT beschreibt eine sehr
schmerzhafte geschwürige Perionychie des Daumens eines Arztes, der sich bei
der Operation eines an phagedänischem Bubo leidenden Patienten infiziert hatte.
Es wurde das erkrankte Nagelstück mit der Matrix und den Achseldrüsen
in toto exstirpiert. Im Nagelgewebe fanden sich DUCREY-UNNAsche Bacillen.

ULLMANN beobachtete auf dem Nagelwall ein Ulcus molle, das durch Autoinfektion von weichem Schanker des Penis vom Patienten selbst akquiriert
war. Gleichzeitig bestand ziemlich starke Schwellung der Axillardrüsen. Auch

die Moulagensammlung der Hautklinik der Charité besitzt die Nachbildung eines charakteristischen Falles.

Lepra.

Eine zusammenfassende Darstellung der Nagelaffektion bei Lepra fehlt bisher. Die nachfolgende Schilderung ist als ein Versuch aufzufassen.

Eine historische Darstellung der Nagellepra ist nicht beabsichtigt, sie wäre um so schwieriger, als in jedem Falle festzustellen wäre, was der Autor unter Lepra oder Aussatz verstanden hat. Es seien nur einige Daten erwähnt.

So erzählt z. B. FELIX PLATER, es sei 1591 ein auf Lepra sehr verdächtiges Mädchen beobachtet worden, dessen Nägel stark verdickt waren und völlig Klauen glichen. Die Nägel wurden abgeschnitten, wuchsen aber ebenso mißgestaltet wieder. Später soll Heilung eingetreten sein. Die Mitteilung hat nur historisches Interesse.

HEUSLER äußert sich in seinem 1790 erschienenen Buche: „Vom abendländischen Aussatz" folgendermaßen.

„An den Fingerspitzen und Nägeln bemerkt man auch häufig Veränderungen; sie werden grindig (scabiös), schwellen, reißen auf und faulen (GERSTORF). Sie ändern ihre Farbe, werden rauh und schuppig, spalten sich (EBN SINA); sie verlieren ihre Transparenz; wenn sie gedrückt werden, ist das Spiel des Ab- und Zuströmens des Blutes bei Nachlassen des Druckes nicht mehr deutlich. Ein Teil fällt aus, ein anderer Teil wird dick und knollig; die klumpigen Spitzen der Nägel ragen über die Finger vor" usw. Der Autor klärt den Leser nicht recht auf, ob er unter Leprositas unguium eine Manifestation der Lepra oder eine besondere lokale Nagelerkrankung versteht.

Häufigkeit der Nagelerkrankung: Nagelerkrankungen finden sich bei den einzelnen Formen der Lepra verschieden häufig; so sagen DANIELSEN und BOECK in ihrem Werke „Traité de la Spedalskhed", daß bei Kranken mit Lepra tuberosa die Nagelerkrankungen nicht häufiger seien als bei anderen Individuen. Doch ist zu betonen, daß die Trennung der Lepra in Lepra anaesthetica, maculosa, tuberosa, mutilans mehr theoretischen als praktischen Wert hat, da eigentlich Misch- und Übergangsformen überwiegen.

Da Zahlenangaben über die Häufigkeit der „Onyxis lépreuse" fehlen, möchte ich nach dem vorliegenden Bildermaterial der Atlanten einige Beiträge zur Verteilung der Nagelaffektionen bei der Lepra bringen.

IMPEY bildet zahlreiche Mutilationsfälle seiner Kranken aus der Leproserie auf den Robbeninseln in Englisch-Südafrika ab. Er kannte aber auch Fälle mit starker lepröser Contractur der Hände und Füße bei völlig intakten Nagelorganen.

GRÜNFELD bildet in seinem Atlas der Lepra des Dongebietes in 32 Fällen die Hände ab und beschreibt die wesentlichen pathologischen Prozesse. Unter 15 Kranken mit Lepra mutilans waren nur 4 ohne Nagelerkrankungen; unter 17 von Lepra anaesthetica, Lepra maculosa, Lepra tuberosa (es handelte sich meist um Mischformen), zeigten 3 Nagelerkrankungen.

Auch ZAMBACCO-PASCHA fand die Nagellepra unter den „lépreux ambulants" in Konstantinopel recht häufig. Von 46 Darstellungen der Hände zeigen 28 Nagelveränderungen, vier ainhumähnliche Abschnürungen. Die Nägel zeigen Quer- und Längsfurchen, Schuppenbildung, Huf- und Tierkrallenform. Der Prozeß beginnt mit einer Phlyktäne, nicht mit Abfall der Nägel. Leprabacillen konnten von den besten Pariser Bakteriologen in den abgestoßenen Fingerteilen nicht gefunden werden. ZAMBACCO hält die Mutilationsprozesse für rein trophisch.

Formen der Nagelerkrankung: In jedem Fall von Nagellepra wird man die primären und sekundären direkten und die indirekten Noxen zu berücksichtigen haben.

Primäre direkte Schädigungen können durch *Lepride* und Leprome des Nagelorgans bedingt sein. ZAMBACCO-PASCHA bildet ein eigentümliches Exanthem, bei dem die Haut dunkel und pergamentähnlich wurde, ab; der Prozeß ging auch auf die Nagelbetten über und schien durch die noch transparenten Nagelplatten hindurch.

Es kann aber auch, wie SANTON hervorhebt, zu *leprom*ähnlichen Neubildungen in der Nagelmatrix kommen. Durch diese Prozesse erklärte sich ein Teil der oft beschriebenen Veränderungen; Verdünnungen der Nagelplatten, Bildung von Längsriffen, Abfall der Nagelplatten (Abb. 113).

Bei einem von A. WOLFF auf dem III. Kongreß der deutschen dermatologischen Gesellschaft in Straßburg vorgestellten, an typischer Lepra tuberosa leidenden Manne zeigten die recht blaß aussehenden Nägel doppelt konturierte, die ganze Nagelplatte durchziehende, gelb von dem gelbweißen Nagelkörper sich abhebende Streifen. Eine besondere Brüchigkeit der Nägel, Bildungen von Ulcerationen, Abfall der Nägel wurde nicht konstatiert. Ähnliche Längsriffe

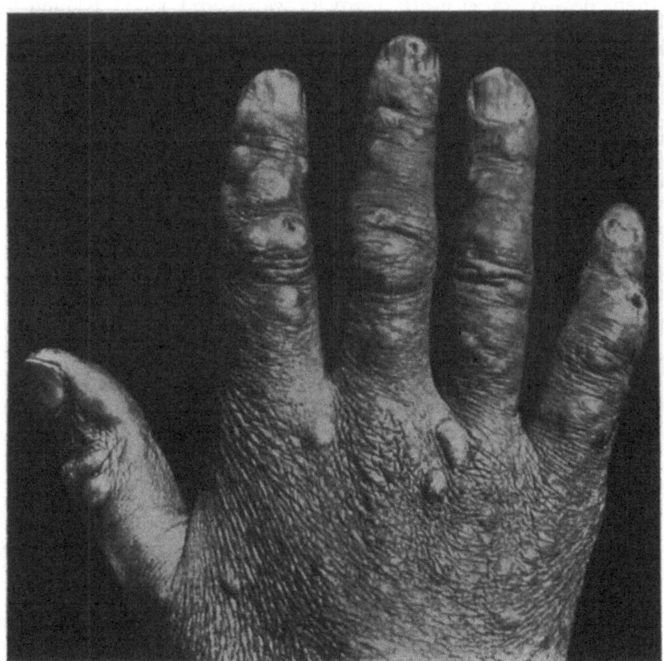

Abb. 113. Lepra tuberosa.

habe ich bei keinem anderen Fall gesehen. Die Zahl der Längsriffe betrug 1—3 für jeden Nagel. JOHANNES DOLÄUS erwähnt (1689) als Eigentümlichkeit der „Lepra unguium" das Weich- und Brüchigwerden der Nägel, sowie die Spaltbildung in denselben.

Als sekundäre direkte Folgen der Nervenlepra möchte ich die an den Nägeln sich abspielenden, trophischen Prozesse ansehen. PITRES hat Bacillen in den Nerven des Vorderarms bei Lepra anaesthetica nachgewiesen. Wenn hervorragende Pariser Bakteriologen in den ihnen von ZAMBACCO gesendeten, spontan abgefallenen Fingern von Lepra mutilans keine Bacillen fanden, so erklärt sich dies dadurch, daß der mutilierende Prozeß zum größten Teil nur indirekt mit der Lepra zusammenhängt (vgl. später).

Bei der *Lepra anaesthetica* verringert sich mit der Sensibilität zugleich die Motilität. An den oberen Extremitäten wird die Beugemuskulatur gelähmt; durch Überwiegen der Antagonisten entstehen die bekannten Deformitäten. Der Handrücken flacht sich ab, die erste Phalanx der Finger wird gestreckt,

die andere gebeugt. Ebenso beugen sich die Zehen. Der Zustand kann lange
Zeit bestehen, ohne daß die Nägel wesentlich beeinflußt werden. Eine Ab-
bildung meiner Sammlung (vgl. 1. Auflage) zeigt die ganz normalen Nägel
eines jungen Mädchens aus einer französischen asiatischen Kolonie, das ich im
Hospital St. Louis zu sehen Gelegenheit hatte. Die Stellung der Hände und
Finger ist typisch.

In dieser Periode kommen aber schon trophische, von den zentral gelegenen,
erkrankten Nerven ausgehende Prozesse vor. Asphyxien, Cyanosen, hartes
Ödem, Pachydermie, elephantiastische Prozesse, Mal perforant, Mutilation,
SUDECKsche Knochenatrophie (DEICKE), vielleicht auch die von ZAMBACCO
beschriebenen, ainhumähnlichen Abschnürungen bilden sich aus. Es kommt
natürlich auch zu trophischen Nagelveränderungen, die den oben geschilderten
gleichen, aber auch hufähnliche und tierhorngleichende Gebilde erzeugen sollen[1]).

HUTCHINSON schildert die Krankengeschichte eines jungen Mannes,
der anscheinend an Lepra nervorum
litt. Die Fingernägel waren abgebrochen, faserig, teilweise mit Epi-
dermisschuppen bedeckt. An einzelnen Stellen bestand Entzündung
und Eiterbildung unter den Nägeln.
Verschont waren allein der linke
kleine und Ringfinger, der nur etwas
opak aussah. (Vielleicht war der
linke Nervus ulnaris zum Teil verschont?)

Im weiteren Verlaufe der Lepra
kann es zu einer Dissoziierung
der Gefühlsqualitäten: mangelhafte
Sensibilität für taktile Reize und
Hyperästhesie für Schmerz kommen.
Die Empfindlichkeit der leprösen
Geschwüre wird schon von DA-
NIELSEN und BOECK betont. Die

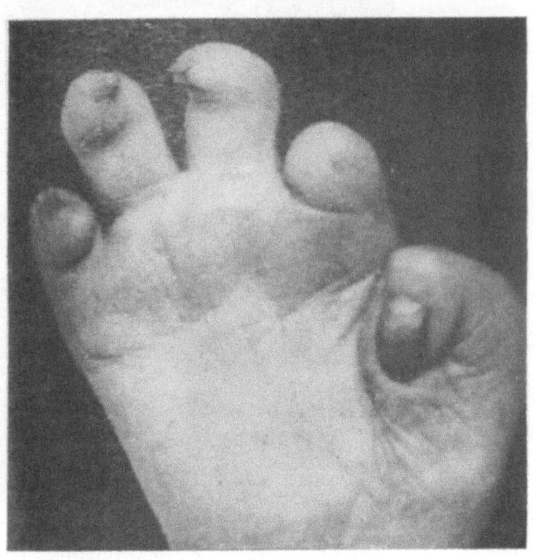

Abb. 114. Lepra mutilans.

Ähnlichkeit mit der Syringomyelie ist auffallend; es ist bekannt, daß einzelne
in Frankreich autochthone Fälle von Syringomyelie durch den weiteren Verlauf und durch den Bacillennachweis als Lepra erkannt worden sind.

Die schwersten und häufigsten Nageldeformierungen zeigt die Lepra mutilans. Freilich ist das Wesen dieser Krankheitsform nicht völlig aufgeklärt.
Nach EPSTEIN geht eine Mutilation nie etwa von einer Gangrän des Phalanxknochen, sondern stets von der Hautoberfläche aus.

TASHIRO betont, daß die bösen Formen der Mutilation eigentlich nur bei
mangelhafter äußerer Pflege vorkommen. Es ist auch ganz sicher, daß bei recht
schweren Formen anästhetischer Lepra die Nägel intakt bleiben können. GRÜN-
FELD schildert z. B. starke elephantiastische Verdickung der Finger ohne Nagelveränderung und Ulceration. Vielfach ist das erste Zeichen einer trophischen
Hautveränderung ein schnell aufschießendes, zuerst mit Serum, dann mit Blut
gefülltes Bläschen. Es ist wahrscheinlich, daß die Ulcerationen auf Infektion
von Wunden beruhen, die auf der anästhetischen Haut nicht beachtet wurden.
Das Daniederliegen der Hauternährung läßt eine mangelhafte Heilreaktion

---

[1]) Ich möchte glauben, daß in diesen Fällen die Nagelmißbildung eine Komponente
der trophischen, der entzündlichen und der narbenbildenden Prozesse ist.

18*

und ein Fortschreiten des Prozesses verständlich erscheinen. Die Störungen der Zirkulation spielen im schlechten Sinne eine gewisse Rolle.

Der ganze Komplex der miteinander und gegeneinander wirkenden Vorgänge bewirkt die unendliche Mannigfaltigkeit der Bilder, die die Lepra mutilans darbietet. Es kann ein Finger, es können die Zehen allein, es können alle Finger und Zehen in gleichem oder in ganz verschiedenem Grade affiziert sein. Elephantiastische Verdickungen[1]), atrophischer Schwund, ainhumartige Einschnürungen finden sich. Von den Nägeln kann ein kleiner Hornrest übrig sein, ein spitzes Horn Ersatz darstellen, eine scheinbare Heterotopie auf einer Phalanx sich

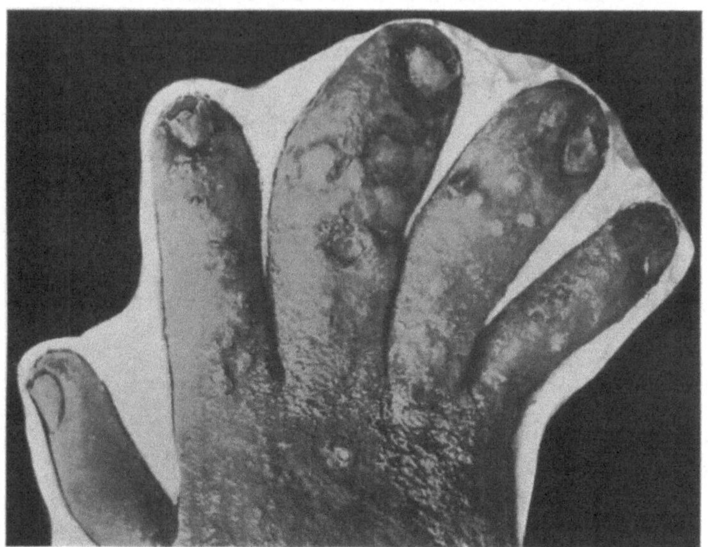

Abb. 115. Lepra elephantiastica. (Moulage des Hôpital St. Louis.)

finden, eine viel zu kleine Nagelplatte ein elephantiastisch vergrößertes Nagelbett decken. Die Abb. 114, 115 mögen eine Anschauung geben.

Die *Diagnose* ist in leprafreien Ländern nicht immer leicht. Auf die Verwechslung mit Syringomyelie (und Raynaud) ist hingewiesen. Lepröse Paronychien an mehreren Fingern oder Zehen haben große Ähnlichkeit mit syphilitischen Prozessen. Anästhesie, lange Dauer, Anamnese, mit großer Vorsicht Wa.R. sind zu berücksichtigen. *Therapeutisch* ist bei leprösen Geschwüren nach OSAWA (Deutsch. med. Wochenschr. 7. 1. 1927) Sympathektomie zu versuchen.

READ in Lagos (Westafrika) und GERITERAS im Zentrum von Cuba (Provinz St. Clara y Camaguey) beschreiben unter dem Namen *Chappa* eine der Lepra mutilans sehr ähnliche, zu großen Hautnekrosen und zur Verstümmelung der Acren führende Acropathia mutilans. Fehlen der Bacillen, Mangel der Infiltration der Nerven, Ausbleiben lepröser Symptome (Augenbrauen, Gesicht) trennen die Affektion von der Lepra. Gangrän der Nagelphalanx ist beobachtet.

---

[1]) Zuweilen ist durch Verwachsung des Nagels mit dem Nagelbett die Fingerbeere, dem wachsenden Nagel folgend, spitz ausgezogen (GRÜNFELD).

Pocken.

Über die speziellen Nagelerkrankungen bei der Variola sind nur spärliche Angaben vorhanden.

VIRCHOW (Cellularpathologie) sagt: „Wenn eine Blatter auf dem Nagelbett sich bildet, so bekommt der Nagel eine gelbliche, etwas unebene Stelle; entwickelt sich dagegen die Pocke im Nagelfalz, so sieht man Wochen nachher das Bild der Pocke in einer kreisförmigen, vertieften, wie ausgeschnittenen Stelle des sich allmählich vorschiebenden Nagelblattes, als einen Beweis des Ausfallens von Elementen, gerade wie bei der Epidermis, denn jede Krankheit, welche den Nagelfalz trifft, ändert auch das Nagelblatt. Wenn der Falz zerstört wird, so kann ein wirkliches Blatt nicht mehr nachgebildet werden. Das Bett bedeckt sich dann nur noch mit einer hornigen, unregelmäßig geschichteten Masse, wie sie sich zuweilen auch auf großen Narben anderer Hautstellen zufällig erzeugt." Nach Analogie mit der Blutimbibition der Nagelsubstanz nach Traumen, die einen circumscripten Defekt des Nagels zur Folge haben, möchte ich annehmen, daß durch die Pustelbildung unter dem Nagel eine lokal begrenzte Einschmelzung auch der Nagelblattsubstanz entsteht. Zur Abstoßung der Nägel kommt es nach HEBRA, wenn Pockenpusteln sich in oder unter der Matrix entwickeln.

FRANKENAU empfiehlt Spaltung des Nagels und Entleerung des Eiters, wenn Pusteln sich unter dem Nagelbett gebildet haben, eine gewiß recht zwecklose Maßregel.

Durch die Pustelbildung kann ein Reiz auf die Nagelmatrix zur Bildung onychogryphotischer Nägel ausgelöst werden.

LOCKE (1695) beschreibt einen interessanten, beim Beginn der Beobachtung bereits drei Jahre dauernden Fall von Gryphosis der Finger- und Zehennägel. Er betraf ein 19- bis 20 jähriges Mädchen, das LOCKE in der Pariser Charité sah. Die Krankheit war unmittelbar nach den Pocken entstanden; die Nägel, vogelklauenartig gekrümmt, aber am Ende stumpf, erreichten eine Länge von vier Zoll. Die Nägel selbst waren unempfindlich; der leichteste Druck aber auf die Nagelmatrix verursachte heftige Schmerzen. An den Füßen wurde die leichteste Berührung nicht vertragen.

Ich selbst sah bei einem 34 jährigen Manne eine durch Pocken bedingte Deformität der Nagelglieder des rechten IV. Fingers. Es soll sich während der sehr intensiven Pocken im zweiten Lebensjahre des Patienten eine „Blase" gebildet haben, die aufgestochen wurde. Zweifellos lag eine Gangrän des Nagelgliedes vor. Bei der Heilung wuchs das Nagelbett und die Nagelmatrix oben auf dem Stumpf des Knochens an, so daß jetzt der Nagel nicht dorsal auf der Phalanx, sondern als Dach auf deren höchster Kuppe liegt. Die Wachstumsrichtung ist schief.

Über die *pathologische Anatomie der Pocken des Nagels* liegt eine Untersuchung von SUCHARD vor. Es handelt sich um konfluierende Variola. Pusteln fanden sich auf dem Nagelwall und in der Nagelmatrix. SUCHARD sagt: „Die Abbildung zeigt, daß die in der Nagelmatrix entwickelten Pusteln von der letzteren durch ein stark rot gefärbte Linie getrennt sind. Diese Färbung (RANVIERS Pikrocarmin) zeigt eine Lage von Zellen, die eine beträchtliche Menge Eleidin enthalten, an, was bei starker Vergrößerung leicht zu erkennen ist. Hier unterliegen also Zellen, die im normalen Zustand sich in Nagelsubstanz umwandeln, unter dem Einfluß der Entzündung einer Entwicklung wie Epidermiszellen. In der weiter vorgeschrittenen Periode der Krankheit sind die Zellen völlig verändert; sie verhalten sich wie die Epidermiszellen unter denselben Bedingungen. Der schnelle Verlauf der Entzündung und seine Natur erklärt, warum die epidermoidale Entwicklung in ihrem ersten Stadium Halt macht und zu einer Degeneration Veranlassung gibt, anstatt in eine völlige Keratinisation (Orychinisierung) der Zellen zu enden."

Die Nägel bei Allgemeinerkrankungen[1] II.
(Krankheiten *ohne* starke Beteiligung der Hautorgane.)

Tuberkulose.

Phthisis pulmonum.

Die Veränderung der Nagelphalanx und des Nagels selbst ist schon sehr früh den Ärzten aufgefallen. HIPPOKRATES sagt Kap. XVI, S. 42 (zitiert nach BLECH):

Τοῦτο δὲ ξυμπάντας ἐμπύους γιγνώσκειν χρὴ τοῖσι δὴ σημείοισι πρῶτον μὲν εἰ ὁ πυρετὸς οὐκ ἀφίησιν ἀλλὰ τήν μεν ἡμέραν λεπτὸς ἴσχει τήν δε νύκτα πλείων. καὶ ὑδρῶτες πολλοὶ ἐπιγιγίνονται. βρηχές τε καὶ θυμὺς ἐπιγίγνεται αὐτέοισιν καὶ ἀποπτύουσιν οὐδὲν ἄξιον λόγου καὶ οἱ μὲν ὀφθαλμοὶ ἔγκοιλοι. γίγνονταὶ οἱ δὲ γναθοι ἐρυθήματα ἴσχουσιν καὶ οἵ μεν ὄνυχες τῶν χειρῶν γρυπτοῦνται οἱ δε δάκτυλοι θερμαίνονται καὶ μάλιστα ἄκροι usw.

In den zahlreichen Übersetzungen des HIPPOKRATES heißt es häufig: „Ungues adunci fiunt".

Trotzdem unendlich oft der Ausspruch des HIPPOKRATES zitiert oder umschrieben wiedergegeben wird (z. B. SAUVAGE: Nosologia Tome V: supervenit demum diarrhoea colliquativa, sputa supprimens; ungues curvantur —) liegen nur 3 statistische Arbeiten über die Beziehungen der Phthisis zu der ihr eigentümlichen Nagelbildung vor.

Es sei die bei der Lungenphthise auftretende Veränderung hippokratische oder phthisische Krümmung des Nagels genannt; ihre genauen Merkmale werden später gegeben werden.

PIGEAUX stellte im Jahre 1832 diese Krümmung unter 200 Phthisikern — die tuberkulöse Lungenphthise wurde physikalisch nachgewiesen — 167 mal fest. Bei sehr marastischen, nicht phthisischen Kranken besteht die Krümmung nur in $^1/_3$ der Fälle. Unter 183 beliebig gewählten, nicht phthisischen Kranken hatten 17 das Symptom. 13 mal handelte es sich um Krankheiten des Zirkulationssystems, 4 mal um Emphysem, 2 mal um chronischen Bronchialkatarrh und Asthma. In 13 dieser 17 Fälle hatten die Kranken heftige Atmungsbeschwerden. Umgekehrt findet man die Nagelkrümmung nur bei den Phthisikern nicht, die keine Atmungsbeschwerden haben.

VERNOIS fand im Jahre 1839 unter 276 Kranken der Pariser Hospitäler 88 mal Nagelkrümmung = 32 %. Von den 88 Kranken mit Nagelkrümmung waren 60 = 68 % phthisisch; bei 70 lag außer Lungentuberkulose Leber-, Peritoneal-, Dura- und Kehlkopftuberkulose, bei 10 schwere Enteritis, Gastroenteritis, Krebs usw. vor.

ALQUIÉ fand im Jahre 1838 unter 50 durch die physikalische Untersuchung als sicher phthisisch gekennzeichneten Individuen 5 mal die Nägel ganz typisch verändert. Bei 20 Kranken konnte man die Nägel als gekrümmt bezeichnen. Bei 8 Kranken im letzten Stadium der Schwindsucht waren die Nägel gekrümmt; bei 8 anderen dagegen war die Krümmung durchaus nicht charakteristisch. Bei 7 war nicht einmal eine Spur einer Veränderung festzustellen.

Was die Disposition der Geschlechter anbetrifft, so ist die Nagelkrümmung bei Frauen viel häufiger als bei Männern. Nach VERNOIS ist das Verhältnis der Affektion zu der Gesamtzahl der Phthisiker bei Männern wie 1:3,05; bei Frauen wie 1:1,57. Auch durch die entsprechende Korrektur der an sich geringeren Zahl von Aufnahmen der Frauen in die Hospitäler werden die Verhältniszahlen nicht wesentlich alteriert. PIGEAUX fand das Verhältnis der Nagel-

---

[1] Selbstverständlich sind in den folgenden Abschnitten die Nagelerkrankungen nur als pathognomonisch und diagnostisch interessierende Symptome behandelt. Die Grundzüge einer eventuellen Therapie sind den vorangegangenen Kapiteln zu entnehmen.

krümmung bei Frauen und Männern = 13:10, obwohl 3mal soviel Männer wie Frauen zur Beobachtung kamen.

Im Alter von 10—30 Jahren findet sich (VERNOIS) die Affektion am häufigsten. Ohne Einfluß ist der Beruf der Kranken.

Dagegen scheint Teint- und Haarfarbe eine prädisponierende Rolle zu spielen. VERNOIS fand, daß bei Kranken mit blonden Haaren, zarter feiner Haut die Nagelkrümmung besonders häufig sei [1]). Abmagerung wurde unter 88 Fällen von Phthise mit Nagelkrümmung 68mal = $77^0/_0$, unter 188 Fällen von Phthise mit normaler Nagelbildung 84mal = $44^0/_0$ konstatiert. Abmagerung ist jedenfalls ein disponierendes Moment für die Ausbildung der Affektion. Trotzdem wurde in 20 Fällen bei Nagelkrümmung „embonpoint marqué" festgestellt.

Im Gegensatz dazu behauptet ESBACH (im Jahre 1876), daß die Nagelkrümmung nur bei gleichzeitiger Abmagerung eintritt. Bei den akuten sicher schnell letal verlaufenden Fällen von Phthise bildet sich daher nicht der „Hippokratismus" aus, weil gewissermaßen die Zeit dazu fehlt.

Am häufigsten zeigen Daumen und Zeigefinger die Affektion; es folgen in der Häufigkeitsskala III., IV. und V. Finger. An beiden Händen tritt die Nagelkrümmung durchaus nicht gleichzeitig, sondern gewöhnlich nacheinander auf.

Die Schnelligkeit der Ausbildung des Phänomens soll bis zu einem gewissen Grade der der Phthise entsprechen.

Die Angaben über den diagnostischen und prognostischen Wert der hippokratischen Nägel haben heute wohl nur noch historisches Interesse. So wird beschrieben, daß bei einer Frau aus den „hippokratischen Fingernägeln" die Diagnose früher als aus dem physikalischen Phänomen gestellt wurde, daß bei einer Patientin zur Zeit der Besserung die Nägel wieder normal wurden usw. PIGEAUX versteigt sich sogar zu dem Ausspruch, daß es für eine Frau prognostisch günstiger sei, 1—2 Hämoptoen gehabt zu haben als die hippokratische Nagelkrümmung.

Diesen fast 100 Jahr alten Untersuchungen steht eine mit allen Hilfsmitteln moderner Technik hergestellte gegenüber. Mir war die relative Seltenheit der hippokratischen Nagelkrümmung bei meinen Untersuchungen in Berliner Krankenhäusern aufgefallen. Ich bat daher den Leiter des Tuberkulose-Krankenhauses Waldhaus-Charlottenburg in Sommerfeld (Kreis Osthavelland), Herrn Dr. ULRICI, an dem Material dieser der Behandlung schwerer Tuberkulosefälle bestimmten Anstalt Erhebungen anstellen zu lassen. Herr Dr. W. PAGEL hat nun bei 17 von 250 Kranken die hippokratische Nagelkrümmung festgestellt. PAGEL fand das Phänomen vorwiegend bei ausgedehnten offenen und kachektisierenden Cirrhosen mit Verziehung der Mittelfellgebilde und kardialer Stauung (anatomisches Substrat: Emphysem, Myodegeneratio cordis, braune Atrophie, Erweiterung der Kammer, Hypertrophie der Wandung, Skleratheromatose der Lungenschlagader). Die Tabelle gibt den Grad und die Art der Erkrankung (Röntgenuntersuchung), den positiven oder negativen Bacillenbefund (o. = offene, g. = geschlossene Tuberkulose), die Komplikation, die Prognose, den Grad der Nagelkrümmung an.

Die Unterschiede zwischen den heutigen und den älteren Untersuchungen erklären sich zum Teil wohl aus der Änderung des Begriffes Phthisis pulmonum. Früher waren wohl vorwiegend die schwersten Formen Objekte der Behandlung, während heute doch selbst in schweren Fällen Einwirkungsmöglichkeiten auf

---

[1]) Er stellt folgende Proportionen auf: Zarte feine Haut, normale Nägel = 1 : 1,70; kranke Nägel = 1 : 1,17. Gebräunte Haut, normale Nägel = 1 : 1,50; kranke Nägel = 1 : 7,33.

Erhebungen über die hippokratische Nagelkrümmung an den Kranken des Städtischen Tuberkulosekrankenhauses Waldhaus-Charlottenburg zu Sommerfeld (Osthavelland) am 22. V. 1925.

Geschlecht	Alter Jahre	Art der Erkrankung	Vorhersage	Grad der Nagelkrümmung
1. ♂	29	Ausgedehnte beiderseitige Cirrhose mit Kavernen (offen)	schlecht	Ausgebildete Trommelschlägelfinger, mittlere Krümmung
2. „	44	Ausged. beiders. Cirrhose mit Kav. (o.)	schlecht	mittelgradig
3. „	47	Oberlappencirrhose und Kniegelenkstuberkulose (invet.) (o.)	zweifelhaft	leicht
4. „	24	Exsudat. (viell. primäre) Tuberkulose im linken Oberlappen (o.) und linkss. Articul. metacarpophal. IV chron. Handgelenksentzünd. (Tbk. ?)	gut	leicht
5. „	48	Cirrhose beider Oberlappen (o.) . . .	zweifelhaft	leicht
6. „	48	Ausgedehnte doppels. Cirrhose (o.) .	schlecht	mittelgradig, ausgespr. Trommelschlägelfinger
7. „	30	Ausgedehnte doppels. Cirrhose (o.) und Halsdrüsentuberkulose	schlecht	mittel
8. „	51	Oberlappencirrhose, prod. Tuberkulose der Unterlappen mit Kavernen (o.)	schlecht	mittel
9. „	38	Prod. doppels. Tuberkulose (o.) . . .	schlecht	mittelstark
10. „	28	Oberlappentuberkulose (o.)	gut	mittel
11. „	39	Kavernöse Oberlappencirrhose (o.), hochgradige kardiale Hemmung .	schlecht	stark
12. „	27	Ausgedehnte Cirrhose	schlecht	stark
13. „	28	Ausged. einseitige Cirrhose (Status nach Plombierung der Lunge und Plastik)	gut	stark
14. ♀	35	Ausged. prod.-cirrh. Phthise mit Exsudat, schwere Larynx u. Darmtbk.	schlecht	stark
15. „	28	Kavernös-cirrhot. Tuberkulose. . . .	schlecht	mittel
16. „	32	Starke Cirrhose (o.)	schlecht	mittel
17. „	29	Fistelnde Kreuzbeintuberkulose (g.), leichte Lungentuberkulose	schlecht	wenig

den Krankheitsprozeß zur Verfügung stehen. Es werden heute sicher viele Fälle als „Phthisen" (Cirrhosen) erkannt, die früher kaum Verdacht erregt hatten.

Dagegen sieht auch die moderne pathologische Anatomie den Hauptgrund zur hippokratischen Nagelkrümmung in der Störung des Blutkreislaufes. Bereits PIGEAUX hat 1832 eine ähnliche Erklärung des Phänomens versucht.

Durch Zirkulationsstörungen entsteht in der (vom Herzen am meisten distal liegenden) Phalanx eine ödematöse Schwellung, deren Folge eine Hebung der Matrix der Nägel ist. Wird diese Matrix aber mehr als das Nagelbett gehoben, so müssen die Nägel schräg abwärts nach der Volarfläche zu wachsen. Pathologisch-anatomisch waren keine wesentlichen Veränderungen der Phalanx gefunden.

Zweifellos bewirkt die durch die Stauung hervorgerufene, seröse Durchtränkung der Nagelphalanx und vor allem der Nagelmatrix eine verbesserte oder wenigstens gesteigerte Ernährung und Neubildung der Nagelplatte. ESBACH fand durch exakte Messung die Dicke eines hippokratischen Nagels in seiner Mitte 0,59 mm, während der normale Nagel nur 0,39 mm mißt; am freien Ende betrug die Dicke 0,52 gegen normal 0,32 mm. Es scheint sich jedoch weniger um eine direkte Vermehrung der Hornmasse der Nägel, als um eine durch Wasseraufnahme bedingte Quellung zu handeln. Nach längerem Aufenthalt in Alkohol betrug die Dicke des hippokratischen Nagels nur 0,47 mm in der Mitte und 0,40 mm am freien Rande.

Aus diesen Angaben geht hervor, daß in dem untersuchten Falle die die Verdickung des Nagels veranlassenden Faktoren noch tätig waren, da die mehr proximal der Nagelmatrix gelegenen Teile dicker waren als die mehr distal gelegenen. Hört diese Tätigkeit auf, so wird in einem gewissen Zeitpunkt die Mitte des Nagels dünner sein müssen, als der noch aus der Zeit der vermehrten Produktionstätigkeit stammende freie Rand. Dementsprechend stellte ESBACH in einem anderen Falle fest, daß die Dicke des Nagels in der Mitte 0,70 mm, am freien Rande 0,74 mm betrug. Normal ist die Dicke der Nagelplatte von der Lunula bis zum freien Rande stets gleich. Bei einem jungen Mann mit Lungenphthise war der freie Nagelrand 0,40 mm dick; bei fortschreitender Abmagerung des Kranken 6 Monat später 0,44 mm, zwei Monat darauf — der Patient war im letzten Stadium der Schwindsucht — 0,45 mm.

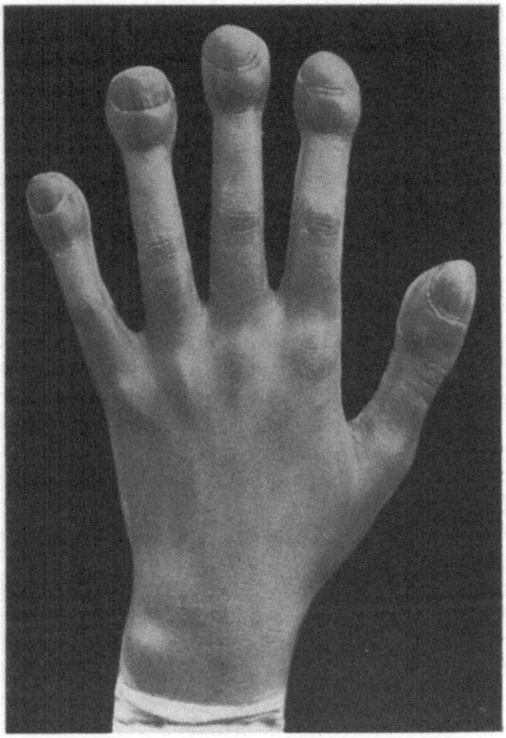

Die Nagelmatrix erfährt eine beträchtliche Schrumpfung, nach ESBACH geht ihre Dicke von 3 mm auf 2 mm zurück.

Durch die starke Füllung der Gefäße infolge der Stauung schwindet die Lunula mehr und mehr.

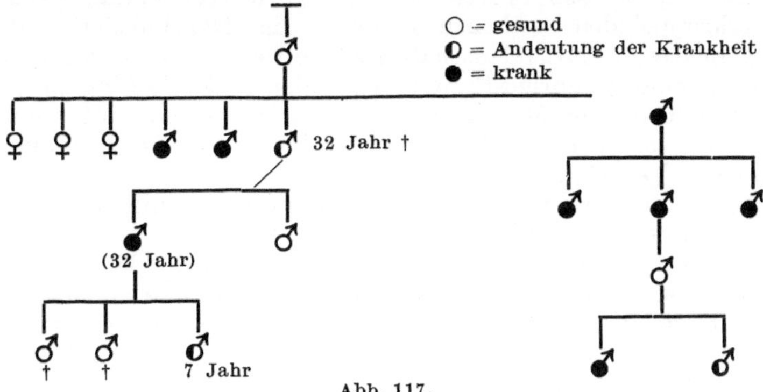

Abb. 116. Hippokratische Nagelkrümmung und Trommelschlägelfingerbildung.

Das Schwinden der Lunula des Daumennagels ist ein prognostisch und diagnostisch wichtiges Zeichen.

Abb. 116 veranschaulicht die „hippokratische Nagelkrümmung" und stellt gleichzeitig einen ausgezeichneten Fall von Trommelschlägelfingern dar.

Abb. 117.

Interessant ist die Beobachtung EBSTEINS über die Vererbung hippokratischer Nagelkrümmung und Trommelschlägelfingerbildung in zwei mit Lungentuberkulose erblich belasteten Familien (Abb. 117 und 24).

Eine bemerkenswerte Feststellung über die Genese der hippokratischen Nagelkrümmung machten COOPER, COSMAN, BLACK. Sie kamen zu der Ansicht, daß die häufigsten Knochenveränderungen bei der Tuberkulose an den Endphalangen der Hände und Füße, an den langen Extremitätenknochen und den Knochenvorsprüngen des Schädels (Jochbein und harter Gaumen) vorkommen. Von den Weichteilen erkranken am meisten die Finger- und die Zehenbeeren, in einem gewissen Grade die Nase und der Unterkiefer. Der Ausdruck dieses hypertrophischen Prozesses an den *Nägeln* ist die Überkonvexität, die sog. *hippokratische Nagelkrümmung*, die bei 75—90% der Fälle, unabhängig vom Geschlecht und der Aktivität der Tuberkulose, vorkommt.

Lupus der Nagelglieder.

Nachdem GÜTERBOCK zuerst ausführlich 1871 über lupöse Verkrümmungen der Finger berichtet hat, ist 1897 eine zusammenfassende Arbeit von H. KÜTTNER erschienen. 1906 hat PRAETORIUS eine gute Literaturzusammenstellung gegeben. KÜTTNER unterscheidet *lupöse Verstümmelungen* oder Mutilationen, bei denen der Prozeß unaufhaltsam zerstörend in die Tiefe greift und *lupöse Verkrüppelungen*, bei denen der Lupus oberflächlich bleibt, aber zu Narbencontracturen und Wachstumshemmungen führt.

Lupöse Erkrankungen der Nagelglieder sind nicht sehr häufig. Nach PRAETORIUS waren von 424 in der Bonner Klinik stationär behandelten Lupusfällen bei 58 M. und 47 W. Erkrankungen der Extremitäten festgestellt.

Verstümmelnde Formen sind selten. GÜTERBOCK sah in 12 Jahren nur 2, LANGENBECK nur 1 Fall. In der BRUNSschen Klinik wurden in 40 Jahren 10 derartige Kranke behandelt. PRAETORIUS sammelte 17 Fälle.

Infolge der lupösen Verstümmelungen kann es zu völligem Verlust des Nagelgliedes kommen; in anderen Fällen sind die Nagelphalangen erhalten, die Nagelplatten fehlen, das Nagelbett ist aber noch erkennbar. Es kommt auch zu seitlichen Verkrümmungen der Nagelglieder. Vielleicht infolge der dadurch veränderten Wachstumsbedingungen werden die Nägel stark gebogen, die Nagelwälle verschwinden, weil der Nagel durch Ausbildung eines subungualen Polstergewebes gehoben wird (L'ongle déchaussé). Schließlich entstehen durch Störungen des Nagelwachstums Querwülste und Querfurchen. Bei den lupösen Verkrüppelungen kommt es an den Nägeln zu den Ernährungsstörungen, die sich auch bei vielen anderen chronischen Hautkrankheiten finden.

Die durch den lupösen Prozeß bedingte Narbenverziehung kann zu einer völligen, verkrüppelnden seitlichen Luxation der Nagelglieder führen, ohne daß die Nagelplatten in Mitleidenschaft gezogen werden. PRAETORIUS berichtet, daß in seinem, eine 35jährige Frau betreffenden Fall alle Fingernägel normal waren, bis auf den rechten Mittelfinger, der an dem geschrumpften und ankylotischen Glied etwas brüchig und verdickt erschien. Das Röntgenbild zeigt den hohen Grad der Verkrüppelung.

Einen bemerkenswerten Fall von Lupus mutilans mit Onychogryphosis bildet LEWANDOWSKY (Hauttuberkulose) ab.

FISCHL stellte bei einem Fall von *Lupus verrucosus* des IV. rechten Fingers Übergang des Prozesses auf das Nagelbett fest. Es kam hier und auf den Wällen zu starken warzigen Auflagerungen; die Nagelplatten waren verdickt und zeigten Neigung zur gryphotischen Krümmung. Am rechten V. Finger bestand Lupus mutilans. Die MORO-Reaktion war stark positiv.

Scrofuloderma.

In einem Falle von Scrofuloderma, ausgehend vom Metacarpus und der ersten Phalanx des Daumens bei Intaktbleiben der Nagelphalanx, sah ich eine durch Buckel- und Furchenbildung, durch unregelmäßige Verdickung der Nagelplatte charakterisierte, sekundäre trophische Veränderung. Die ausgedehnte Hautaffektion wurde durch methodische Sonnenlichtbehandlung von mir geheilt, nachdem zahlreiche chirurgische Operationen von anderer Seite vergeblich versucht worden waren (Abb. 118).

Primäre tuberkulöse Erkrankung des Nagelorgans oder der Haut der Nagelphalanx.

Zweifellos gehört ein Teil der früher als Onychia maligna bezeichneten, vor allem bei Kindern vorkommenden Nagelentzündungen in das Gebiet der primären tuberkulösen Infektion des Nagelorgans. Es ist natürlich nicht angängig, die alten Beobachtungen heute neu deuten zu wollen. Es soll deshalb nur über die Krankenhausbeobachtungen berichtet werden, in denen die Diagnose mit den modernen Hilfsmitteln gestellt wurden.

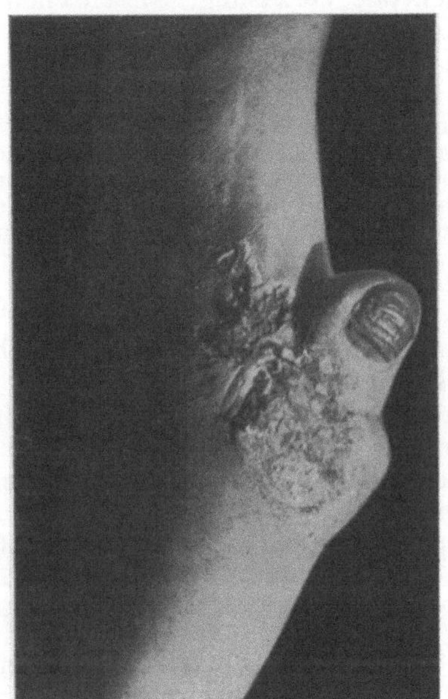

Abb. 118. Scrofuloderma.
Sekundäre Nagelveränderung.

Eine tuberkulöse *Paronychie* bei einem Mediziner, der sich bei der Sektion tuberkulöser Leichen eine Infektion am Nagelwall des linken Ringfingers zugezogen hatte, beschreibt DANLOS. Es entwickelte sich an der Infektionsstelle ein Panaritium, das bei der Incision gut aussehenden Eiter entleerte. Die Wunde heilte aber nicht, es entstanden in der Wunde Knötchen, spitze Wucherungen (fongosités), in der Haut Fisteln. In den Gewebestücken wurden typische Tuberkelbacillen gefunden. Chirurgische Therapie brachte Heilung. Es wurde bei der Operation eine geschwollene Epitrochleardrüse entfernt. Histologisch wurde das Gewebe des Nagelwalles tuberkulös, aber bacillenfrei gefunden, Impfung der anatomisch völlig tuberkulös aussehenden Drüsensubstanz, die keine Tuberkelbacillen enthielt, auf Meerschweinchen ergab zwar Umwandlung der Injektionsstelle in ein Geschwür, aber keine Organtuberkulose des Versuchstieres.

Multiple, klinisch den syphilitischen gleichende, *tuberkulöse Paronychien* beobachtete STOKES bei einem 25jährigen, schlecht genährten, nicht nachweisbar tuberkulösen Mädchen. Nachdem 11 Monate vorher auf der Spitze des rechten Daumens ein schwer heilendes Geschwür sich gebildet hatte, entwickelten sich unter den Nägeln rechts III. und IV., links IV. und V. Hornmassen, die die Nagelplatten selbst aufhoben. Gleichzeitig entstanden auf den Nagelwällen nicht heilende geschwürige, paronychieähnliche Prozesse. In den opaken Nagelplatten wurden *keine* Trichophyten gefunden, die mikroskopische Untersuchung der Nagelwälle enthüllte aber den tuberkulösen Charakter der Erkrankung; es wurden Tuberkel mit Riesenzellen nachgewiesen. Röntgentherapie brachte Heilung.

Primäre Tuberkulose der Nagelmatrix des IV. rechten Fingers stellten BALZER, BOYER und BARCAT bei einem 38jährigen Schneider fest. Die Hälfte der Nagelbreite wurde von der tuberkulösen Wucherung eingenommen, distal von der Geschwürsbildung war (naturgemäß) die Nagelplatte in eine dünne Hornlamelle verwandelt, die am sog. freien Rande mit einigen Hornzähnchen endete. Der tuberkulöse Herd lag so, daß nach beiden Seiten zu $^1/_4$ normaler Nagelmatrix blieb, die Nagelplatte war dementsprechend nur in ihrem mittleren Teil in der oben geschilderten Weise deformiert. Die tuberkulöse Wucherung der Matrix wurde auch durch die Hebung dieser Partie angedeutet. Impfungen der tuberkulösen Wucherungen auf Meerschweinchen hatte zwar den Tod der Versuchstiere unter Zeichen von Kachexie zur Folge, Tuberkulose wurde aber nicht festgestellt. Histologisch wurden in den Wucherungen Tuberkulose (zentrale Verkäsung, Riesenzellen, große runde Zellen mit zentralem deutlichen Kern und acidophilem Protoplasma, also epitheloide Zellen) mit Sicherheit konstatiert, Tuberkelbacillen wurden *nicht* nachgewiesen.

Wie kompliziert die Vorgänge sich gestalten, zeigt eine eigene Beobachtung (K.-H.-A. Dr. Frenzel-Britz). Schwer tuberkulöser 19 jähriger Jüngling. Seit sieben Jahren starke Onychogryphose beider Großzehen, vor allem rechts, wohl durch Schuhdruck. Nagelbett geschrumpft, Nagel nur kleiner Hornkegel. Die Nagelphalanx, aber auch die I. Phalanx war tuberkulös (Spina ventosa). Es ist anzunehmen, daß die Nagelerkrankung einen die Ansiedlung der lokalen Tuberkulose unterstützenden Reiz ausgeübt hat.

Tuberculosis cutis verrucosa.

Bei einer 30 jährigen, an Phthisis pulmonum leidenden Frau beobachtete ich am äußeren Nagelrande des rechten Mittelfingers eine etwa $1^1/_2 : ^3/_4$ cm große warzige Excrescenz. Dieselbe war vor einem Jahr nach einem Nadelstich, der ausgesaugt war, entstanden. Zwischen den warzigen Bildungen sollen sich Eiterbläschen befunden haben, die häufig platzten und Sekret entleerten. Diese Excrescenz erstreckte sich auch unter die Nagelplatte und schimmerte eigentümlich gelb durch die sonst völlig normale Nagelplatte hindurch.

Lupusepitheliom.

Als Lupusepitheliom ist vielleicht eine Affektion anzusehen, die Tillmanns (Lehrbuch der Chirurgie) kurz beschreibt. Es handelt sich um einen sehr ausgedehnten Lupus hypertrophicus der Hand. Der II. und III. Finger sind durch Narbengewebe miteinander verlötet. Die Wucherungen, von epithelialem und warzigem Charakter, bedeckten auf der Zeichnung die Nagelwälle (fast der ganze Handrücken ist ähnlich erkrankt), lassen aber die Nagelplatten unverändert.

Lupus erythematodes.

Der Lupus erythematodes ist heute keine seltene Erkrankung; die Lokalisation an den Fingern ist nach Jadassohn die dritthäufigste; trotzdem ist über Nagelveränderungen relativ wenig bekannt. Sicher ist nach meinen an vielen Kranken angestellten Beobachtungen, daß auch bei sehr starker In- und Extensität der lupösen Fingererkrankung das Nagelorgan ganz unverändert bleiben kann. Bulkley schildert (1889) die Nägel als glanzlos und brüchig; der freie Rand wird uneben und löst sich vom freien Rande ab. Andere Autoren (Havas, Brocq, Whitfield, Malcolm Morris) beschreiben außerdem noch Abhebung der Ränder, graue Verfärbungen, besondere Härte der Platten, Stillstand des Wachstums. Nach Lenglet (in Brocq: Pratique dermatologique) erkranken die Nägel bald in ihrer Totalität, bald nur in den Falzen. Im letzteren Falle bilden die peripherischen Infiltrate eine „couronne surelevée" mit einigen fest anhaftenden Schuppen; die Nagelplatte kann unverändert bleiben. Erstreckt der lupöse Prozeß sich auch auf die Matrix, so entstehen die oben geschilderten Wachstumsanomalien der Platten.

Einige Krankheitsfälle mögen das seltene Krankheitsbild in seinen verschiedenen Formen darlegen.

Ich beobachtete bei einem 17 jährigen, hereditär und anamnestisch nicht tuberkulös belasteten Mädchen einen typischen Lupus erythematodes der linken Wange. Auf der Rückseite der ersten Phalanx des rechten Mittelfingers fand sich ein $^1/_2 : ^3/_4$ cm großer, roter Fleck, der mit festhaftenden Schuppen bedeckt war. Deutlich waren die Fortsätze der Schuppen in die Haarfollikel zu verfolgen. An der linken Hand waren auf dem hinteren Nagelwall des II., III., IV. Fingers in verschieden großer Ausdehnung schuppende, tiefrote, charakteristische Infiltrate zu konstatieren. Am IV. waren auch die seitlichen Nagelwälle, am III. nur der radiale, seitliche Nagelwall befallen. An dem am stärksten erkrankten IV. Finger war also die ganze Nagelplatte von einem zirkulär erkrankten Nagelwall umgeben. Dieser Nagel war auch am intensivsten erkrankt. Die der Lunula entsprechende Stelle war erhaben, lag beinahe in demselben Niveau wie die Nagelwälle; vor ihr, durch ein Stück gesunder Nagelplatte getrennt, lag eine 1,5 mm breite, deutliche Vertiefung. Durch diese vertiefte Stelle schimmerte das Nagelbett tiefrot hindurch, gleich als wenn an dieser Stelle eine Lupus erythematodes-Plaque auf dem Nagelbette sich entwickelt hätte. Derselbe Prozeß, weit weniger ausgebildet, war am V. Nagel festzustellen. Am interessantesten aber ist die Tatsache, daß am V. Nagel zwei, am II. ein wenige Quadratmillimeter großes Stellchen sich

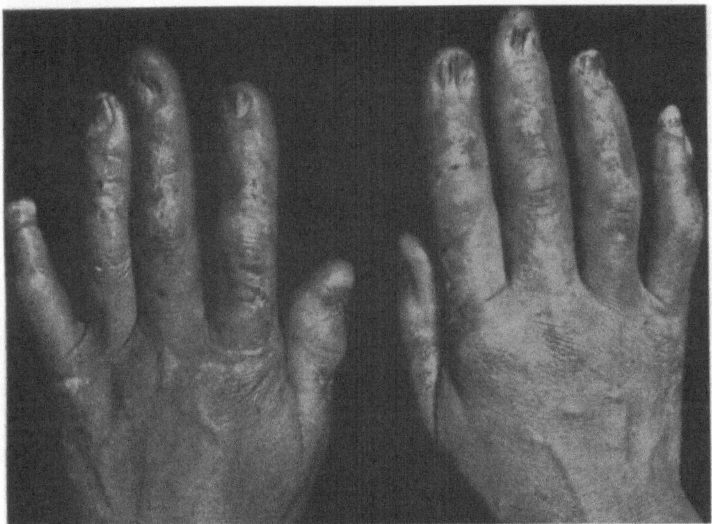

Abb. 119. Lupus erythematodes unguium mutilans.

fanden, an denen bei völlig intakter Nagelplatte das Nagelbett tiefrot durchschimmerte. Die Deutung dieses von mir noch nicht gesehenen Symptoms ist nur in dem oben angegebenen Sinne (Lupus erythematodes-Plaque des Nagelbettes) möglich.

In einem Falle RILLES waren mehr die Nagelwälle Sitz der Erkrankung.

14 jähriger, an Lupus erythematosus des Gesichtes, der Ohrmuscheln, der Hände leidender Knabe. An den Fingerkuppen zeigten sich deutlich Lupus erythematosus-Infiltrate. Die Nagelwälle mehrerer Finger sind diffus geschwollen und gerötet und mit grübchenförmigen Narben besetzt. Die Nagelsubstanz ist in ihrem Wachstum gestört, zeigt leichte Verdickungen, Unebenheiten und auffallende Längsrillung.

Ein zweiter Fall RILLES betrifft einen jungen, anscheinend nicht tuberkulösen Mann, der einige Jahre nach Krankheitsbeginn an croupöser Pneumonie starb. Die Sektion wies eine käsig veränderte, tuberkulöse Lymphdrüse an der Bifurkationsstelle der Trachea nach.

Bei diesem Kranken nun wurden zuerst Januar 1901 Lupus erythematosus-Plaques an den Fingern festgestellt. Februar 1902 fanden sich an den Dorsal- und Seitenflächen der Finger, sowie auch an den Volarflächen, in der Nähe der Nägel verschwommene, undeutliche Flecke von Linsen- bis Halbbohnengröße, die sich mehr durch ihren Farbenton, weniger durch narbige Oberfläche differenzierten. Die Nägel zeigten nur einen „verminderten, matten Glanz". Mai 1902 wurden an den Dorsalflächen der Finger überall ringförmige Infiltrate, besonders im Bereiche der Endphalangen um die Nägel herum (also auf den Nagelwällen), festgestellt, die Nägel selbst erschienen hart, matt gelblichweiß gefärbt. Ihre Flächen waren mit hornigen, schmutzig-gelblichen Auflagerungen versehen, an ihren Rändern stellenweise aufgefasert und durch querverlaufende Leisten gerifft. Am Zeigefinger war der

Nagel mit seinem freien Rande nach abwärts gekrümmt. An den Füßen waren die Nägel verdickt, uneben, brüchig, schmutzig-gelb.

Als *Lupus erythematodes unguium mutilans* möchte ich folgende Beobachtung betrachten.

47 jähriges Dienstmädchen, ohne tuberkulöse Belastung, bemerkte vor 14 Jahren die Entwicklung eines Lupus erythematodes der Nase und der Ohren, die ganz langsam vor sich ging. 1—2 Jahre später begann der Finger und schließlich die Nägel zu erkranken. Zur Zeit des Beobachtungsbeginns war die Haut der Finger an der Dorsalseite von oberflächlichen Narben fast bedeckt, dazwischen lagen blaurote Herde mit festhaftenden Schuppen. Von den Nägeln zeigen rechter I. und II. auf atrophischen Nagelbetten dünne, kurze, durch eine die Nageldicke durchdringende Furche in zwei voneinander getrennte Hälften zerlegte Nagelplatten. Vom rechten III. ist nur ein am radialen Rande sitzendes 4 : 2 mm großes Stück der Nagelplatte erhalten. Rechter III. zeigt mäßigen, rechter IV. und rechter V. totale Ankylose im Nagelgliedgelenk. Von den Nagelplatten rechter IV. und rechter V. ist nur $^1/_2$ bzw. $^1/_3$ übrig geblieben. Die seitlichen Partien der Nagelphalanx rechter V. sind völlig geschrumpft. Der Umfang beträgt 2,6 cm gegen 4,2—4,5 cm normal. Die Gelenke treten etwas bucklig hervor.

Linker I. besitzt nur ein $^1/_2$ cm langes, atrophisches und kaum noch als Nagelplatte zu erkennendes Rudiment. Linker II. hat auf narbiger Nagelbettgrundlage eine dünne, verhältnismäßig wenig deformierte Nagelplatte.

Linker III. zeigt völlige Verstreichung des Nagelbettes, die Haut scheint direkt in das Nagelbett überzugehen; auf der radialen Seite des Nagelbettes findet sich noch ein 3 : 2 mm großes Stück Nagelplatte, anscheinend ohne Beziehung zur Nagelwurzel. Linker IV. ist nur am ulnaren Rande erheblich deformiert, hier hat gewissermaßen eine Defektbildung der ganzen Phalanx den Ausfall an Nagelsubstanz bedingt.

Linker V. ist am allerstärksten deformiert, die ganze Nagelphalanx hat nur eine Länge von 1,2 cm (normal 2.3 cm), einen Umfang von 3,5 (anstatt 4,5). Die Haut zeigt zahllose Teleangiektasien; auf der oberen Fläche der Phalanx sitzt (natürlich durch Narbenverziehung dorthin gelangt) ein ganz winziges Nagelrudiment.

Ergänzt werden die Befunde durch das Röntgenbild. Die Nagelphalangen erscheinen an allen Fingern etwas verschmächtigt (scheinen mehr „Taille" zu haben). Der am stärksten befallene V. Finger der rechten Hand zeigte nur eine 2 anstatt 4 mm in der Mitte dicke Phalanx; das Köpfchen dieser Phalanx war nur eine feine, kaum 2 mm dicke Spitze, während normalerweise die Breite des Köpfchens 5 mm beträgt. Die linke V. Phalanx ist zu einem 6 mm breiten, 2 mm hohen Knochenstückchen zusammengeschrumpft; die normalen Maße betragen 8 mm Breite, 17 mm Höhe.

Empyem.

Entsprechend den von PAGEL, S. 280, erhobenen Befunden kommen auch bei Emphysem Stauungen an dem Nagelorgan vor.

LACHER konstatierte, daß die sehr ausgeprägten Trommelschlägelfinger, die nach einer seit vielen Jahren bestehenden Empyemeiterung nach Radikaloperation entstanden waren, relativ schnell verschwanden, nachdem ein bei der ersten Operation vergessener Gummidrain, der als Fremdkörper die Eiterung unterhielt, entfernt worden war.

Eine Eigenbeobachtung verdanke ich Dr. TOLLET-Helsingfors.

Der Patient litt März 1897 an einer Influenza-Pneumonie, an die sich ein sechs Wochen lang nicht diagnostiziertes, linksseitiges Empyem anschloß. Während dieser Zeit wurden die Fingerkuppen dicker, die Nägel begannen sich in der Längsrichtung zu krümmen und die Form anzunehmen, „die man bei Kranken mit großen Bronchiektasien konstatieren kann". Im Mai wurde eine Rippenresektion ausgeführt; die nach der Operation verbleibende Fistel schloß sich erst nach 11 Monaten. Erst in der letzten Zeit der Rekonvaleszenz kehrten die Nägel wieder zur Norm zurück. Bronchiektasien waren bei dem Kranken nicht zu konstatieren, es bestanden nur in der gesunden Lunge die gewöhnlich vorhandenen Kompensationserscheinungen. Zur Zeit (November 1898) sind die Nägel des Patienten, wie ich mich selbst überzeugte, durchaus normal.

Emphysem. Bronchiektasien.

C. GERHARDT machte darauf aufmerksam, daß Trommelschlägelfinger besonders häufig bei Bronchiektasien vorkommen. Auch PETERMANN demonstrierte bei dieser Erkrankung „Clubbing nails" und machte auf trophische Störungen der Nägel bei Kindern (Querfurchen, Buckelbildung usw.) aufmerksam.

Bei einem an Emphysem und Nephritis leidenden Patienten des Charl. Krankenhauses (Prof. Dr. GRAWITZ), der starke senile Hautatrophie zeigte, waren alle 10 Fingernägel in unregelmäßige, am freien Rande gezahnte, rissige Hornplatten verwandelt. Die Endphalangen waren verbreitert, die Nagelwälle schienen auf das Doppelte des Normalen vergrößert. Zur Zeit der Atembeschwerden waren die Acren cyanotisch. Vor sechs Jahren hatten die Nägel sich nach unten zu krümmen begonnen, waren am distalen Ende gelockert und vom Patienten entfernt worden. Die Genese war hier gewesen: Emphysem, Cyanose, Trommelschlägelbildung, hippokratische Nagelkrümmung; plötzlich trophische Störung, Querfurchenbildung, Nagelablösung, deformierte Platte.

Dieselben Prozesse können eintreten, wenn durch *Verstopfung der Nase* die Atmung behindert wird und emphysemartige Störungen sich herausbilden. Bei einem von Kindheit an an einer starken Cristabildung der rechten Nase leidenden Arzte zeigten die wohlgepflegten Nägel das typische Phänomen der hippokratischen Krümmung.

Lungen- und Herzerkrankungen mit schweren Zirkulationsstörungen bei Säuglingen und Kleinkindern.

KREBS (Dresden) fand bei Säuglingen und Kleinkindern verhältnismäßig häufig Trommelschlägelfinger und Nagelkrümmung. Es handelte sich um Fälle von Pleuraempyem, angeborenem Herzfehler, Bronchialdrüsen und Lungentuberkulose, besonders Miliartuberkulose, Rachitis mit raumbeengenden Thoraxdeformitäten, chronischer Nephritis, Lues congenita mit chronischem Schnupfen, chronischer Bronchitis, Rachitispneumonie und -pleuritis.

Ein Fall zeigte röntgenologisch Knochenveränderungen, besonders am Radius. Abgesehen von einem Fall waren die Endphalangen röntgenologisch normal. Capillarmikroskopisch wurden zeitweise stärkere Schlängelung, Erweiterung und Streckung der Capillarschlingen gefunden. KREBS nimmt als Ursache eine Giftwirkung durch chronische Eiterung und Sauerstoffmangel an. Die Prognose der Trommelschlägelfinger im Säuglingsalter ist ungünstig.

Ich selbst sah auf der Kinderabteilung des Prof. L. F. MEYER einen sehr typischen Fall bei einem einjährigen Kinde, bei dem im Anschluß an Masern ein chronischer Zustand von bronchopneumonischen Prozessen, verbunden mit schweren Zirkulationsstörungen, sich herausgebildet hatte.

Lungengeschwülste.

LEBERT (zitiert bei HERTZ in ZIEMSSENs Handbuch) sah bei Lungengeschwülsten kolbige Auftreibung der Nagelphalanx und Krümmung der Nägel wie bei Lungenphthise.

Bei einem im Krankenhaus Neukölln verpflegten, 70 Jahre alten, an Lungentumor (Carcinom?) leidenden Mann konnte ich hippokratische Nagelkrümmung. sowie sehr ausgeprägte Längsstreifenbildung feststellen.

Den Typus der Trommelschlägelfinger, verbunden mit sehr ausgesprochener hippokratischer Krümmung der sonst völlig normalen Fingernägel, konstatierte ich bei einem 61jährigen Manne (K.-A. Prof. Dr. STRAUSS), der an einem von den großen Bronchien ausgehenden Carcinom litt. Bemerkenswert war, daß der Patient eigentlich wenig über Atembeschwerden klagte. Trotzdem müssen doch Stauungsvorgänge bei der Bildung des Phänomens beteiligt gewesen sein.

Carcinomatose.

Das Carcinom des Nagelgliedes ist an anderer Stelle abgehandelt worden. Charakteristische Veränderungen der Nägel bei der Carcinomatose anderer

Organe scheinen nicht vorzukommen. Beschrieben wird bekanntlich bei der
Kachexie eine relativ weiche Konsistenz der Nägel, die geringe Färbung des
Nagelbettes und des periungualen Gewebes infolge der allgemeinen Anämie.
Ich selbst habe bei 40 inoperablen Carcinomkranken, die ich bei den Untersuchungen in Berliner Krankenhäusern prüfte, nichts Charakteristisches finden
können, insbesondere konnte ich weder eine abnorm große Härte, noch besonders
hervortretende Erweichung feststellen. Bei starker Kachexie ist die Anämie
auch an dem weißgelblich gefärbten Nagelbett zu erkennen. METTENHEIMER
beschreibt die Krankengeschichte eines Greises mit Carcinom des Beckens,
bei dem die Nägel so braun wurden, als wären sie mit Höllenstein oder Henna
gefärbt. METTENHEIMER erwähnt ferner noch den Fall einer an „Leberkrebs"
leidenden Dame. Bei Beginn der Erkrankung stellte sich eine Entzündung aller
10 Fingernägel ein. Das periunguale Gewebe rötete sich, begann zu eitern und
wurde sehr schmerzhaft. Die Nägel selbst wurden „runzlig", „bedeckten sich
mit weißen Flecken" und splitterten ab. Ätzung mit Höllenstein war erfolglos; Bäder mit Schwefelleber brachten Heilung. Es kann wohl kaum einem
Zweifel unterliegen, daß hier Syphilis vorlag. TEARNSIDES glaubt einen Zusammenhang zwischen der Verdickung der unebenen und undurchsichtig
nachwachsenden Nagelpartien und dem Fortschreiten des Ulcuscarcinoms und
Rezidivs (Drüsen) einer Kranken annehmen zu sollen. Bei einer 67 jährigen Frau,
die an allgemeiner Carcinose litt, bestand eine Längsfurchenbildung von seltener
Intensität, die fast an Onychorhexis erinnerte. Ein Aufsplittern der Nägel jedoch
war nicht wahrzunehmen (Versuch des Abschneidens). Die linke, durch Lymph-
stauung nach Operation der Achseldrüsen stark geschwollene Hand war nicht
stärker als die rechte beteiligt. Auffallend war auch die sehr starke Längsleistenbildung bei einer relativ jungen (43 jährigen) Frau, die an inoperablem „Cancer
en cuirasse" litt.

Herzkrankheiten.

Die Nagelveränderungen bei Herzkrankheiten sind durch Stauungen im
venösen System hervorgerufen. Die Blaufärbung der Nägel ist ein allbekanntes,
schon frühzeitig von den Ärzten beobachtetes Symptom. So sagt z. B. BARTHO-
LINUS in seiner Anatomie (Leyden Batav. 1669, S. 377): „Hinc observare colorem
solent medici; nam ungues exempli gratia cordis calore deficiente pallescunt."
Je stärker die Cyanose ist, desto mehr tritt naturgemäß auch die Blaufärbung
der Nägel hervor.

Anhangsweise sei hier die tiefblaue Färbung der Nägel erwähnt, die sich bei
lebend geborenen Anencephalen findet. Bei einem von FREUND, 11. 12. 1902
der Berliner med. Ges. vorgestellten Fall kontrastierte die tiefblaue veilchen-
farbene Tinktion der Nagelbetten auffallend mit der mehr rotblauen, der „gelben
Linie". Das „Kind" war bei allgemeiner Cyanose in extremis.

Die zweite Veränderung der Nägel bei Herzkrankheiten ist die Entstehung
der hippokratischen Nagelkrümmung, die gleichzeitig mit Trommelschlägelfingern vorkommt. Es sei auf das bei Phthise Gesagte verwiesen. Unzweifelhaft bewirkt die Stauung eine Hervorwölbung der Matrix, während Nagelbett
und Nagelfalz weniger durch die Schwellung alteriert werden. Die Folge ist das
veränderte Nagelwachstum. Den Typus der Affektion zeigt Abb. 120, die ich
Prof. RENVERS verdanke. In einer Beobachtung VULPIANs (mitgeteilt von
ANCEL) waren beide Affektionen kombiniert:

Bei einer 50 jährigen Frau wurde Offenbleiben des Foramen ovale und des
Ductus Botalli sowie Stenose des Pulmonalostium diagnostiziert und die Diagnose
durch die Sektion bestätigt. Die Fingernägel waren tief blauschwarz gefärbt,

eine Lunula war nicht sichtbar; alle Nägel zeigten hippokratische Krümmung; Thrombosen der Nagelvenen, wie sie KÖLLIKER fand, wurden nicht konstatiert.

Es ist eigentlich auffallend, daß nach den bei Herzkrankheiten doch so häufigen und oft so lange persistierenden Ödemen keine trophischen Nagelkrankheiten beschrieben sind. Nur HENNING beobachtete 1799 einen vielleicht hierher gehörenden Fall. Ein 62jähriger Brauer, der angeblich seit 30 Jahren asthmatisch war, litt an Ödemen, die schwanden, aber wiederholt rezidivierten. Pulsfrequenz betrug 60. Nachdem der Kranke eine Zeitlang Ameisenkribbeln unter den Nägeln verspürt hatte, begannen an Finger und Zehen alle Nägel „aufzublastern". Ein Teil der Nägel fiel ab; die fest haftenden Nagelfragmente mußten chirurgisch entfernt werden. Es wuchsen neue gesunde Nägel nach.

Der exakte Beweis, daß hier eine Herzkrankheit die Ödeme bedingt hat, ist allerdings aus der Krankheitsgeschichte HENNINGs nicht zu erbringen.

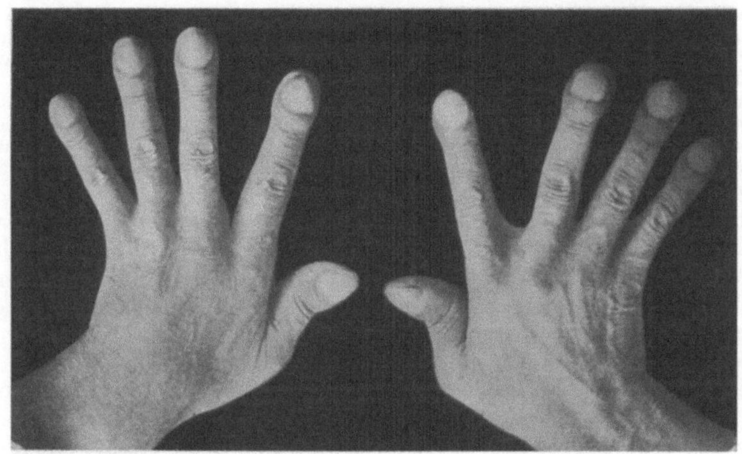

Abb. 120. Hippokratische Nagelkrümmung bei Kompensationsstörung des Herzens.

Dagegen dürften die beiden folgenden Fälle einwandfrei sein:

GRINDON sah bei einem 17jährigen Menschen, der an Offenbleiben des Foramen Botalli litt, Keratosis subungualis.

NOBL berichtet, daß bei einem 28jährigen Mädchen durch einen kombinierten Herzfehler eine Stauung in der Nagelphalanx eingetreten sei, die zur subungualen Hyperkeratose mit Onychatrophie geführt habe (vgl. S. 92).

Immerhin handelt es sich um große Seltenheiten. Ich habe sehr viele Herzkranke in Berliner Krankenhäusern untersucht, ohne besondere Nagelveränderungen feststellen zu können.

Nicht sowohl mit der Herzerkrankung als mit der septischen Infektion steht wohl die von BOUCHUT beobachtete, von EICHHORST zitierte Vereiterung des Nagelbettes der Finger bei Endocarditis ulcerosa mycotica in Verbindung.

Verschluß großer Gefäße.

Die Nagelerkrankungen nach dem Verschluß großer Gefäße durch Embolie oder Thrombose haben theoretisch ein ganz besonderes Interesse, weil sie einwandfreie Typen „trophischer" Affektionen darstellen. Leider sind ganz wenige Beobachtungen bekannt. Ich habe bei einer erneuten Durchsuchung der Berliner Krankenanstalten bei einer recht großen Zahl von Thrombosefällen keine Nagelveränderung festgestellt. WILKIN sah nach Verschluß der Arteria brachialis durch Embolie den ganzen „geschrumpft" erscheinenden Arm kalt, blaß, pulslos werden. Als sich die Zirkulation wieder hergestellt hatte und der Arm anscheinend normal geworden war, *fielen sämtliche Nägel ab.*

Zweifellos ist die Ernährungsstörung an den am meisten distal gelegenen Enden der Extremität am stärksten gewesen; eine Restitutio ad integrum war nicht mehr möglich. Leider ist der Fall nur ganz kurz erwähnt.

Der *plötzliche* Verschluß großer Hautgefäße durch eine Entzündung der Venenwand kann möglicherweise einen Einfluß auf Nageldystrophien haben. In dem folgenden Fall ist freilich eine gleichzeitige Einwirkung des Fiebers und der Syphilis nicht auszuschließen.

E. St. 1913 Primäraffekt ohne Sekundärerscheinung. Wa.R. $\pm$. 5 Kuren von 18—20 Hg. sal.-Einspritzungen und je vier Salvarsaninjektionen. Im Verlauf 1915 schwere Salvarsanphlebitis, die 4—5 Tage hohes Fieber verursachte. (Es ist nicht recht klar, ob an beiden Armen paravenöse Injektionen gemacht wurden, Patient trat erst anfangs 1916 in meine Beobachtung.) $6^1/_2$ Monate nach der verunglückten Injektion zeigten die Nägel beider Hände ziemlich in der gleichen Höhe tiefe Querfurchen, die rechnungsmäßig der Phlebitiszeit entsprachen. Die nachwachsenden Partien zeigten vielfach, besonders links III, rechts II und rechts I totale und partielle Dunkelfärbung. Starke Längsriffelung fand sich an einzelnen „neuen" (rechts II und III, links III) und einzelnen alten Partien rechts II. Außerdem waren Defekte konstatierbar. Einzelne der vorderen alten Nagelabschnitte waren von ihrer Unterlage gelöst. Es trat völlige Heilung ein, die bis 1919 dauerte. 1919 eigentümliche Gelbfärbung der Nägel, Schwellung der Nagelwälle, verlangsamtes Wachstum. Patient braucht nur sehr selten die Nägel zu schneiden.

Zweifellos kommt es auch nach Verschluß großer Gefäße bei der Kollateralkreislaufbildung zu Reizungen, die eine Hypertrophie der Nägel zur Folge haben.

Herr Oberstabsarzt Dr. ARENDT teilte mir mit, daß in einem von ihm sehr genau beobachteten Fall einer Dame nach puerperaler Phlegmasia alba dolens alle Zehennägel schneller wuchsen als früher und ganz besonders scharf wurden. Das Phänomen war so bedeutend, daß es der Patientin selbst auffiel. LÉON PARISOT sah nach einer Thrombose des rechten Oberarms und HUCHARD nach einem Aneurysma arterio-venosum Onychogryphosis der Fingernägel.

Auf die Theorie SCHLEICHERs über die Bedeutung der Stauung für die Entwicklung der Onychogryphosis bin ich auf S. 92 eingegangen. Ich selbst habe einen Fall von *Gangrän der Zehen* infolge von Embolie der Arteria femoralis (Prof. Dr. BENDA) mikroskopisch untersuchen können.

Die Untersuchung geschah auf Querschnitten nach Härtung in MÜLLERscher Flüssigkeit. Der Phalanxknochen wurde entfernt: geschnitten wurde mit dem Gefriermikrotom. Es zeigte sich, daß infolge der mangelhaften Ernährung die Kernfärbungsfähigkeit aufgehoben war. In den Präparaten fällt zunächst die kolossale Füllung der Gefäße, insbesondere der Capillaren auf. Im Nagelbett finden sich senkrechte Durchschnitte, die einen Durchmesser von 0,15—0,21 mm haben. Auch die kleineren Gefäße sind auffällig stark gefüllt. Vielleicht handelt es sich um eine Folge der Operation, welche die Anlegung des Konstriktionsschlauches nötig machte. Durch letzteren blieb das schon durch die mangelnde Vis a tergo infolge der Embolie in den Venen sich stauende Blut im Präparat.

Von Interesse ist das Verhalten der elastischen Fasern des Nagelbettes bei Orceinfärbung. Sie sind zum größten Teil bereits zugrunde gegangen. An einzelnen Stellen sind jedoch noch Reste der elastischen Fasern vorhanden. Verfolgt man sie, so kann man feststellen, daß sie nach einem ganz kurzen Verlauf aufhören, nicht, weil sie aus der Schnittebene ziehen und dementsprechend abgeschnitten werden, sondern weil sie sich diffus in die Umgebung unter allmählicher Ausgleichung der Farbendifferenzen verlieren. Ich habe sonst in der Pathologie der Haut *diesen* Untergang elastischer Fasern durch allmähliche Auflösung nicht verfolgen können. Färbt man in demselben Schnitt nicht gangräneszierendes Gewebe, z. B. den seitlichen Nagelwall mit, so findet man in ihm eine normale Färbung der Gewebe, ein Beweis, daß kein Fehler der Methode vorliegt.

Schon die Tinktion der elastischen Fasern läßt das Fortschreiten des regressiven Prozesses im Nagelbett erkennen. Eine sehr geeignete Methode, in dem bei Kernfärbung bereits diffus tingierten Gewebe die zur allmählichen Auflösung führenden Vorgänge darzustellen, fand ich in der Osmierung des Fettes nach der von mir angegebenen Nervenfärbungsmethode.

Der Vorgang ist folgender: Das Präparat wird in Müller konserviert und mit Gefriermikrotom geschnitten. Die Schnitte werden gewässert und für 24 Stunden in 1°/₀ iger Osmiumsäure im Brutschrank (evtl. in der warmen Ofenröhre) gehalten. Sie kommen dann für etwa ¹/₂ Stunde in irgendeine reduzierende Flüssigkeit (ich nehme einen photographischen Entwickler, also Hydrochinon, Pyrogallussäure, Methol usw.). In der letzteren werden sie schwarz. Nach gründlicher Abspülung werden sie in eine dünne Lösung von übermangansaurem Kali gebracht und, bis sie schwach braun sind, hin- und hergeschwenkt. Nach starker Auswaschung werden sie in einer 2°/₀ igen Oxalsäurelösung hellgrün. Wiederauswaschen, Entwässerung erst in dünnem, dann in absolutem Alkohol. Montierung in Nelkenöl, Canadabalsam. Die chemische Erklärung der Methode, deren Anwendung einfacher als ihre Beschreibung ist, muß in der Originalarbeit (Berl. klin. Wochenschr. 1895) nachgelesen werden.

Nach Anwendung der Färbung werden myelinhaltige Nervenfasern, sowie alle Fettsubstanzen schwarz gefärbt. Im Nagelbett der gangräneszierenden Zehe sieht man nun überall größere und kleinere schwarz gefärbte Partikel, die eine Verfettung des Gewebes anzeigen. Im allgemeinen liegen mehr Fettkörnchen an den tieferen Schichten; aber auch die subepithelialen Gewebspartien sind reich an schwarzen Niederschlägen. Die Methode gibt in diesem Falle interessante Aufschlüsse über den Grad der regressiven Gewebsveränderung. Ich habe sie mit gutem Erfolge, z. B. beim Studium des Lungengummi angewendet.

Sehr bemerkenswert ist ferner die Bildung eigentümlicher Vakuolen in dem Stratum mucosum des Nagelbettes. Die Bildungen erinnern mich an Präparate, die ich von Hautstücken anfertigte, die der Wirkung der Elektrolyse unterworfen waren. Durch den am negativen Pol entwickelten Wasserstoff war das Gewebe explosionsartig zerrissen. Ähnlich waren hier kleine Hohlräume im Epithel entstanden. In die Hohlräume ragten noch zerrissene Gewebsfetzen hinein. Mit der oben geschilderten Methode ließen sich auch Fettgranula in ihnen nachweisen. Ich glaube, daß wir es hier mit dem Ausdruck einer starken Exsudation zu tun haben. Die ausgetretene Flüssigkeit zerstörte die in ihrer Lebensfähigkeit durch die Störung der Ernährung geschwächten Zellen. Bei der Präparation oder vielleicht noch intra vitam der Extremität wurde die Flüssigkeit entleert.

Vom eigentlichen Nagel und seinen nächsten Anhängen findet sich nicht viel. Ob die Nagelplatte als solche infolge der Gangrän abgestoßen ist, oder schon früher durch Schuhdruck in der an anderer Stelle beschriebenen Weise deformiert und dann abgestoßen ist, kann nicht mehr festgestellt werden. Für letztere Auffassung spricht der Umstand, daß in dem am meisten proximal gelegten Schnitten noch Reste eines deformierten Nagels nachweisbar sind.

Die Papillen des Nagelbettes sind stellenweise noch erhalten. Die Leisten und Papillen sind jedoch nicht mehr deutlich zu erkennen. Die Nagelwälle sind wenig befallen. Man kann in ihnen, wie erwähnt, deutliche Färbungen der elastischen Fasern nachweisen.

Malaria.

Hervorragende Kenner der Malaria, wie H. ZIEMANN, die über sehr große persönliche Erfahrungen verfügen, können sich (persönliche Mitteilung) nicht an positive Erfahrungen über Nagelkrankheiten erinnern. Die von W. FISCHER beschriebene Querfurchenbildung nach Malaria (unter 24 Fällen 5 mal die Daumen, 3 mal mehrere Fingernägel) ist vielleicht diagnostisch nicht unwichtig, erklärt sich ungezwungen durch die Ernährungsstörungen des wachsenden Nagels während der Fieberperiode (vgl. S. 68).

BOISSON macht auf ein an den Nägeln wahrnehmbares, wichtiges und frühes Symptom der Malaria aufmerksam. Noch bevor der initiale Schüttelfrost sich einstellt, zu einer Zeit, in der die Rectumtemperatur erst 38⁰ oder wenig darüber beträgt, macht die normal vorhandene, rötliche Färbung der Nägel einer blaßgrauen, schieferfarbenähnlichen Platz. Die Färbung wird um so deutlicher, je stärker das Fieber steigt, sie bleibt während des Fiebers, nimmt langsam ab und schwindet während der Schweißeruption. Die spektroskopische Blutuntersuchung ergab, daß das Blut ein normales Spektrum zeigte, insbesondere, daß keine Überladung mit Kohlensäure, also kein asphyktischer Zustand vorlag. BOISSON glaubt, daß die eigenartige Färbung von den durch die Malariainfektion geschädigten Blutkörperchen herrührt. EICHHORST (Malaria; EULENBURGs Realenzyklopädie) sieht die Ursache der Erscheinung in der thermometrisch festgestellten, niedrigen Hauttemperatur und der von letzterer abhängigen, krampfhaften Kontraktion der Gefäße.

BOISSON erwähnt, daß er bei zwei in Malariagegenden beobachteten, fieberhaften Krankheiten die Diagnose Malaria wegen des Mangels der charakteristischen Nagelfärbung ausschloß. Es stellte sich heraus, daß es sich um Amygdalitis und Pneumonie gehandelt hatte.

BOSELLI beobachtete eine „Dystrophia aplastica" bei Malaria.

MOLLOW machte eine interessante, nach mancher Richtung hin BOISSONs Beobachtung stützende Mitteilung.

27 jähriger Minenarbeiter; vor vier Monaten Schüttelfrost, seitdem Fieber von bestimmtem Typus, Chininbehandlung erfolglos, Gelbsucht, Milz stark vergrößert, Leber einen Finger breit unter dem rechten Rippenbogen tastbar, im Blut mäßige Polychromatophilie und Anisocytose, außerdem schmale Bänder, Teilungsformen und Gameten der *Quartana*. Die Nägel der Finger, weniger der Zehen sind dadurch ausgezeichnet, daß sie durch 3—5 konzentrisch verlaufende, dunkelbraune, mit der Konvexität nach oben gerichtete, bogenförmige Linien durchsetzt sind. Die Nägel sind etwas längsgestreift, die freien Nagelränder ziemlich hart. Bemerkenswert ist die capillarmikroskopische Untersuchung. Die epidermale Schicht ziemlich dick, so daß das ganze Bild nicht sehr scharf aussieht; der Hintergrund blaß, gelblich; alle Capillaren dürftig entwickelt, eng, nicht in einer Reihe liegend, haben keine scharfe Form von Haarnadeln, mehr halbmondförmig, kommaartig. Nur in einigen ist der Blutstrom sichtbar. Die Capillaren sind umgeben von ziemlich breiten Säumen von dunkelbraunen Massen, wohl Pigment, welches aus den Capillaren ausgewandert ist.

Im weiteren Verlauf weiterer Schüttelfrost, schließlich Heilung. Die Nägel wachsen schnell; im Verlauf von 8—9 Wochen großer Teil der Nägel erneuert. Die Entfernung der bogenförmigen Linien erhöht sich von 2 auf 3 mm, durch Abnahme der dunklen Zonen, die blässer werden und an den beiden letzten Fingern völlig schwinden. Es darf angenommen werden, daß die allgemeine Ernährungsstörung infolge der Malariainfektion die das Pigment erzeugende Ernährungsstörung der Nägel hervorgerufen hat (Abb. 121).

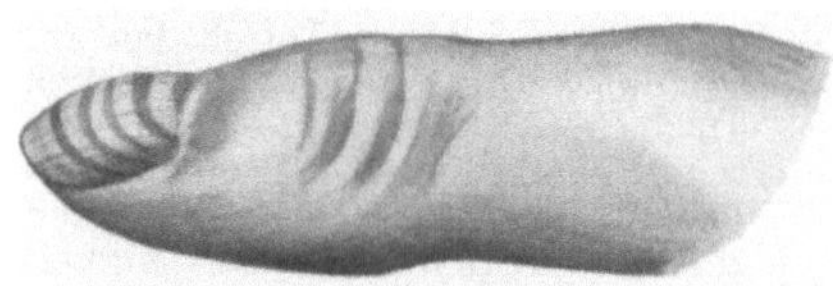

Abb. 121. Pigmentierung der Nagelplatte nach Malaria. (NOLLOW.)

Typhus abdominalis.

Es ist verständlich, daß eine so stark in die Ernährungsverhältnisse des Organismus eingreifende Affektion, wie sie der Typhus darstellt, auch das Nagelorgan nicht verschont. Sicher ist Dystrophie der Nägel häufiger vorgekommen, als beschrieben. Querfurchenbildung ist S. 66 behandelt; Nagelgangrän infolge von typhöser Polyneuritis ist im entsprechenden Abschnitt S. 330 berücksichtigt. CURSCHMANN und ich selbst haben posttyphöse Nageldystrophie (HELLER: Koilonychie), kombiniert mit Alopecie, beschrieben. In meinem Falle trat keine Reparation des Haarausfalls ein. RAYER beschreibt bei einem 18 jährigen Manne eine Onychie beider Großzehen in der Rekonvaleszenz nach einem schweren Typhus; KRAUS sah zweimal symmetrische Nagelgangrän (Neuritis?) nach schweren Typhusinfektionen (C. HIRSCH in KRAUS-BRUGSCH).

WINTERNITZ demonstrierte ein 5½ jähriges Mädchen, das im Alter von zwei Jahren an einer fieberhaften Darmaffektion (Typhus?) mehrere Wochen gelitten hatte. Im Anschluß daran Erkrankung der Endphalangen, Verlust der Nägel, Ersatz derselben durch deformierte Nagelplatten, gleichzeitig entstand eine ulceröse Affektion der Lippen, die zu einer unregelmäßigen, die Öffnung des Mundes behindernden Narbenbildung führte. Die Nägel sind beträchtlich (bis zu 1 cm) verdickt, schmutzig-bräunlich gefärbt, nach dem freien Rande zu verwittert, nach dem hinteren Nagelfalz zu transversal gestreift. Die vorderen Nagelränder sind etwas aufgerichtet. Die in den Nägeln und in der Lippenerkrankung gefundenen Fadenpilze sind nach Ansicht WINTERNITZs und WÄLSCHs ohne pathogenetische Bedeutung.

Tropenerkrankungen.

Unter dieser Bezeichnung sollen die das Nagelorgan in tropischen Ländern befallenden Krankheiten ohne Rücksicht auf ihre spezielle Ätiologie, die ihre

Einordnung in den betreffenden Kapiteln eigentlich erfordert, zusammengefaßt werden. Die Darstellung muß sich auf das Klinische beschränken.

Tiefgreifende, zerstörende Erkrankungen.

Ainhum. Beim Ainhum handelt es sich um Entzündung der beiden letzten, beim gesunden Neger oft stark verdickten, knollenartigen Endphalangen der V. Zehe. Es bilden sich in der Furche, die das verdickte Zehenende begrenzt, Rhagaden, Infektionen, Entzündungen, rarefizierende Ostitis, Abstoßung der Phalangen (A. PLEHN). Ausgang der Affektion vom Knochen oder vom Knochenmark wird von einzelnen Autoren angenommen, familiäre Eigentümlichkeiten, trophoneurotische Prozesse von anderen in den Vordergrund gestellt. Verwechslungen mit anderen Krankheiten kommen sicher vor (lepröse Dystrophien). Häufig wird als Anfangssymptom Erkrankung und Verlust des Nagels angegeben.

Das *Ulcus phagedaenicum tropicum* ist wahrscheinlich keine nosologische Einheit. Über die ätiologische Bedeutung der fusiformen Bacillen (VINCENT) und der Spirochaete Schaudinnii (v. PROWACEK) ist noch keine Klarheit geschaffen. Das Geschwür kommt auch an den Phalangen vor und kann zum Verlust der Nagelphalanx der Zehen führen. A. PLEHN bildet ein Ulcus phagedaenicum der Zehen ab. Die durch *Leishmania tropica* hervorgerufene *tropische Beulenkrankheit* (im Orient, Indien, auch in Süd-Amerika endemisch) kann in seltenen Fällen auch die Haut der Nagelwälle befallen, wie eine von A. PLEHN reproduzierte Abbildung beweist. Das Geschwür hatte den hinteren Nagelwall der rechten Großzehe zerstört. Bei den deutschen Truppen, die im Weltkrieg in der Türkei infiziert wurden, waren nach Mitteilungen, die mir selbst infizierte Kranke machten, zwar Geschwüre der Hände recht häufig, Erkrankungen der Nägel aber nicht beobachtet.

Pulex penetrans, Sandflohwunden, Rhinochoprion penetrans. Der Sandfloh kommt nach KAPOSI im mittleren und südlichen Amerika (Paraguay, Brasilien, Mexico, Virginien) und unter dem Äquator (Quito, Bogotà) in einer Höhe von 6000—8000 Fuß in den Kordillieren vor. Außer der Haut des Menschen beherbergen auch Ratten, Mäuse und andere Tiere die Zecke (la chique). Die gelblichen Männchen laufen frei herum. Das trächtige, halb so groß wie der menschliche Floh werdende Weibchen bohrt sich unter den Zehennägeln in die Haut ein. Nach 2—5 Tagen schwillt das Nagelbett stark an. Es kann zu Gangrän und Nekrose der Phalanx kommen. Das Tier, das sich bis auf die letzten Ringe seines Körpers in die Haut eingebohrt hat, schwillt bis auf 5 mm, dem 5fachen seiner normalen Größe an. Die Entzündung kann so hochgradig werden, daß, wenigstens bei Negern, Todesfälle beobachtet wurden (Pyämie, Tetanus?). VILLEBRUNE hebt hervor, daß die Nägel häufig abgestoßen und gar nicht, oder nur unvollkommen ersetzt werden.

„*Cryptoplasmic Infektion*" wird eine ätiologisch nicht geklärte, vom Corium ausgehende, äußerst chronisch verlaufende, zuweilen auch auf die Knochen übergreifende Entzündung bezeichnet, die in einem Fall WADES (bei A. PLEHN) die Umgebung des Nagelwalls der bereits durch den Prozeß stark verkürzten V. rechten Zehe ergriffen hatte.

Die *Sporotrichose* scheint die Nägel nicht zu befallen, ich habe wenigstens keine positiven Angaben gefunden.

Framboesie. Die Krankheit scheint früher viel bösartiger als heute aufgetreten zu sein. GOTTFRIED WILHELM SCHILLING, Arzt in Holländisch-Guyana, schilderte sie 1770 ausführlich und scheidet sie scharf von der Syphilis (Holztränke sind nützlich, Sublimat unwirksam). Er gibt an, daß „durch die Krankheit zuweilen einige Finger oder Zehen oder auch das männliche Glied weggefressen" werden. Die meisten modernen Arbeiten über Framboesie (z. B. A. PLEHN, JEANSELME) schweigen dagegen über Nagelerkrankungen.

UNNA sagt freilich, daß das Papilloma tropicum an Fingern und Zehen „konfluierende" Wälle bildet, äußert sich aber nicht über den Sitz dieser Knotenbildung. CASTELLANI beobachtete den Übergang der Framboesiepapillome auf die Nagelwälle und analoge Erscheinungen auf dem Nagelbett (Onychia und Paronychia framboesiaca). Die Nagelplatten werden verdickt, brüchig, fallen ab, wachsen aber später normal nach, so daß eine schwere Störung der Struktur der Nagelmatrix ausgeschlossen werden kann. BÄRMANN bringt in seiner speziellen Arbeit über die spezifischen Veränderungen der Hände und Füße 25 Tafeln mit vortrefflichen Abbildungen, ohne wirkliche Nagelkrankheiten zu erwähnen. Er beschreibt vorwiegend auf den Handtellern und Fußsohlen lokalisierte mehr schuppenden (Frühstadium) und infiltrierenden (Spätstadium) Syphiliden gleichende Prozesse, die sich in mehreren Fällen auf die hinteren und seitlichen Nagelwälle der Zehen ausdehnten, ohne die Nägel wesentlich zu affizieren. Eine in einem Fall beschriebene Paronychie braucht mit der Framboesie nicht in Zusammenhang zu stehen.

Infektionen mit Trichophyten und mit den den Trichophyten nahestehenden Schimmelpilzen. Typus Trichophyton.

In den japanischen Provinzen Kiuschiu und auf den Liukiuinseln fand YUTAKA KATO unter 184 Fällen von trichophytieähnlichen Erkrankungen (139 in Kiuschiu, 42 in Liukiu) 10 Nagelaffektionen (1 in Liukiu), und zwar Trichophyton pedis (2 in Kiuschiu); Trichophyton asteroide Sabouraud (2 in K.); Epidermophyton rubrum Sabouraud (4 in K., 1 in L.); Trichophyton coccineum (oberflächliche Trichophytie der Kopfhaut, Herpes circinatus, Dysidrosis) 1 in K. (Japan. Zeitschr. f. Dermatol. 1926).

Als *Calor de figo*, Feigenfieber, bezeichnet v. BARSERROTH (A. PLEHN) eine Trichophytie der Fußsohlen, die ausnahmsweise auch die Handteller und später die Nägel der barfuß gehenden, farbigen Einwohner von Rio Grande da Sul befällt. Sie macht Hyperkeratosen, Fissuren und Depigmentierungen, gibt der Haut ein runzliges Aussehen (Ähnlichkeit mit überreifen Feigen, vielleicht mit Tinea albuginea identisch?).

RABELLO beschreibt eine *Mikrosporie* in San Paolo (Brasilien), die vielleicht mit Microsporon Audouinii canis identisch ist. Die Krankheit hatte auch in einem Fall die Nägel ergriffen.

Die *Tinea imbricata* (Tokelau, ringworm), durch die Bildung konzentrischer Ringe auf der Haut charakterisiert, kann den ganzen Körper überziehen, ohne daß es zu spontanen Abheilungen kommt. Die behaarte Kopfhaut, Handteller und Fußsohlen (starke Verdickung der Epidermis) werden nur selten, die Haare niemals affiziert. Die Nägel erkranken oft; die Platten verdicken sich, werden deformiert und durch Zellwucherung vom verdickten Nagelbett abgehoben. Bemerkenswert ist die starke, lange anhaltende Depigmentierung. Über die spezielle Natur des dem Trichophyton nahestehenden Erregers gehen die Meinungen auseinander (vgl. A. PLEHN, auch SCHEUBE).

Die *Tinea albuginea* befällt nach NIEUWENHUS vorwiegend Handteller und Fußsohlen, deren Haut sie völlig depigmentiert. Das Leiden wird von den Eingeborenen als schwerer kosmetischer Defekt empfunden, stört aber auch die Tätigkeit der Kranken empfindlich, da die widerstandsfähige, schwielige Haut der Körperteile durch eine zarte, zu Ulcerationen neigende Epidermis ersetzt wird. Sehr alte Fälle gehen auch auf die Hand- und Fußränder und schließlich auf den Hand- und Fußrücken über. Die Nägel der Hände und Füße werden sehr häufig spontan in Mitleidenschaft gezogen. Das mikroskopische Aussehen des Trichophyton unterscheidet sich wenig von dem des Trichophyton tonsurans. Die Entzündung der Nägel ist anfangs nur sehr oberflächlich. Die Nägel werden undurchsichtig, verdicken sich, fallen in Lamellen auseinander, wonach sie abbröckeln und dünner werden, da sie äußeren Verletzungen bei der Handarbeit und beim Barfußgehen keinen Widerstand leisten. In einem späteren Stadium schrumpft das Nagelbett und bringt dann nur dünne, unregelmäßig gebildete Nägel mit tiefen Längsgruben hervor. Es gelingt leicht in den Nagelabschnitten die Pilze mit charakteristischen Sporen zu finden; ja es war auch möglich mit den aus einer Onychomykose gezüchteten Hyphenmyceten die Nagelerkrankung wieder hervorzurufen und auch aus der experimentell erzeugten Krankheit wieder zu züchten. Das Wachstum im Nagel geht sehr langsam vor sich, es bestand anfangs ein „drängendes" Gefühl. Allmählich (in Monaten) wurde die infizierte Partie rauh, es traten bräunliche Flecken auf, schließlich wurde die ganze Nagelpartie bräunlich mit weißen Flecken. Therapeutisch hat sich Jodtinktur bewährt, die Haut der Eingeborenen ist widerstandsfähiger als die der Weißen.

NIEUWENHUS benutzte einen rein gezüchteten Stamm des Pilzes, von dem ein Teil der Kultur infolge teilweiser Austrocknung des Nährbodens zu fruktifizieren begonnen hatte, zur erfolgreichen Impfung in Holland. Ein Großzehennagel wurde desinfiziert, in den linken Falz nach Abhebung des Walles Mycel deponiert und verbunden. Nach einigen Tagen entstand Jucken, monatelang bestand „ein drängendes" Gefühl unter dem Nagel. Nach einem Jahr erschien die linke Seite des Nagels bräunlich mit weißen Flecken. Der Nagel wurde der Onychia der Tinea albuginea ähnlich. Mycelfäden wurden mikroskopisch nachgewiesen; aus der Nagelsubstanz konnte der Pilz in charakteristischer Reinkultur wieder gezüchtet werden.

Infektionen mit höheren, nicht zu den Trichophytongruppen gehörenden Schimmelpilzen.

WEIL und GAUDIN berichten über 13 Fälle von Onychomycosis tropica, in denen sie 6mal Penicillium brevicaule (von BROMPTON und LANGERN), 1mal eine Scapulariopsis (dem Penicillium nahe verwandt), 4mal einen Pilz der Art Spicaria, 1mal ein Penicillium brevicaule und 2mal dieses mit Sterigmacystis vergesellschaftet fanden. Klinisch wurden beobachtet: gelbe Flecken, Verdickung der Nägel am freien Rande, völlige Deformierung der Nägel, totaler Verfall der Nägel. Zuweilen bestand eine hornartige Onychogryphosis, die die Verfasser in direkte Abhängigkeit von der Pilzinvasion bringen wollen. ESCONEL rechnet die in *Peru* vorkommenden Nagelerkrankungen teils den Penicillium-, teils den Trichophyton-Affektionen zu. LEGER und NOGUE beobachteten in Daker bei 2 Sudannegern eine Scopulariopsis der Nägel. Es bestand aber Verdacht auf leproide Veränderungen: Depigmentierung, lokalisierte Schuppenbildung, Flexionsfixation der Finger. Die Cubitalnerven waren verdickt, die Nägel verdickt, aufgestülpt, gefurcht.

Es muß betont werden, daß alle Befunde von höheren Schimmelpilzen zur Frage berechtigen, wie weit es sich hier um Nosoparasitismus handelt.

Rachitis.

Sehr exakte und ausgedehnte Untersuchungen über die Größenverhältnisse der Fingernägel bei Rachitis stellte G. ESBACH (Thèse, Paris 1876) unter Berücksichtigung von 200 Fällen an. ESBACH begründet seine Angaben über die

Nagelveränderungen bei der Rachitis auf die Messung einer Reihe von
Größen (Abb. vgl. 1. Auflage).

Bei der Rachitis ist die Dicke des Fingers (d. h. die Größen T und V) verringert. Die Nagelphalanx (Größe M) ist verhältnismäßig viel kürzer als die
übrigen Phalangen. Das Verhältnis der Länge der Nagelphalanx (M) zur
Dicke des Fingers (T) ist wechselnd; im allgemeinen ist der Finger und auch
die Nagelphalanx ziemlich lang. Bei der Rachitis wird das Verhältnis der
Länge des Nagels (B) zur Länge der Phalanx (M) geändert. B wird kleiner.
Am größten ist relativ die Verkürzung des freiliegenden Teils des Nagels,
während der vom Nagelwall bedeckte normal zu sein scheint.

Während der Mittelfinger nur in $8^0/_0$ der Fälle eine Lunula zeigte, betrug diese
Prozentzahl bei rachitischen Kindern 40. Am wichtigsten für die Rachitis
ist das Verhältnis der Länge des Nagels (B) zur Breite (A). ESBACH nennt

$$a = \frac{B}{A}$$ den Nagelkoeffizienten; je kleiner a wird, je mehr die Länge des Nagels

gegenüber der Breite desselben zurücktrat, desto stärker ist die Rachitis. Ein
zweiter wichtiger Koeffizient ist $\beta =$ dem Quotienten von Länge der Nagelphalanx
durch Länge der beiden übrigen Phalangen. Je kleiner die Nagelphalanx wird,
desto kleiner wird β. Bei hochgradiger Rachitis werden also a und β immer
kleiner werden, ESBACH hat bei 48 Frauen mit rachitischer Beckenverengerung
die Prognose der Geburt mit seinen Berechnungen der Größe von a und β im
Einklang stehend gefunden. Er wagt daher zu sagen: Je größer der Nagel-
koeffizient a und der Phalangenkoeffizient β, desto leichter wird voraussicht-
lich die Entbindung verlaufen. Besteht gleichzeitig hippokratische Nagelkrümmung, so werden die Berechnungen dadurch aufgehoben. Ich habe die Angaben
ESBACHs in großen Zügen angeführt, weil die sorgfältigen und exakten Untersuchungen zeigen, daß jedenfalls Knochenveränderungen an der Nagelphalanx
sich bei der Rachitis abspielen. Unzulässig erscheint es bei Messungen von
Entfernungen an der Körperoberfläche auf der elastischen und verschiebbaren
Haut Millimeter und gar Hundertstelmillimeter berücksichtigen zu wollen,
wie das ESBACH getan hat. Es dürfen deshalb wohl auch die Messungen ESBACHs,
vor allem in ihren praktischen Konsequenzen, für die Geburtshilfe nur als
wissenschaftliche Spielerei aufgefaßt werden.

Endokrine Störungen.

Das große Gebiet der zur Zeit in dem Vordergrund des Interesses stehenden
endokrinen Störungen darf nur mit Vorsicht betreten werden. Ich halte es
für die Pflicht der deutschen Wissenschaft, nur Tatsachen objektiv zu berichten,
nicht aber um vorübergehender Modeströmungen willen, die Tatsachen um-
zudeuten.

Zunächst muß bei der Konstatierung einer Nagelveränderung festgestellt
werden, ob sie nicht durch eine der bekannten Ursachen, Trauma, Entzündung,
gewerbliche Schädigung, Allgemeinkrankheit hervorgerufen ist. Bei der metho-
dischen Untersuchung von etwa 15 000 Kranken der „Inneren Abteilungen"
der Groß-Berliner-Krankenanstalten konnte ich in einer sehr großen Zahl von
Fällen endokriner Erkrankungen die gleichzeitig vorhandenen Nagelveränderungen ätiologisch aufklären. *Onycholysis*, z. B. bei Hyperthyreoidismus beruhte
auf einer typischen Gewerbedermatose (Patientin Waschfrau). Bei einem
Mehlkutscher (Diabetes) war die Onycholysis nur durch subunguale traumatische
Blutungen bedingt, die beim Anfassen und Heben der schweren Mehlsäcke entstanden waren. Bei Diabetes sah ich Störungen der Nagelplattenbildung am
hinteren Nagelwall; es ließ sich feststellen, daß hier Eiterungsprozesse sich

abgespielt haben, die natürlich zu der Grundkrankheit in einer gewissen Beziehung standen (Diabetes-Furunculose), mit innersekretorischen Störungen nichts zu tun haben. Nagelveränderungen bei Syphilitischen oder Tuberkulösen fasse ich als Folge lokaler syphilitischer oder tuberkulöser Prozesse auf. G. LEWIN und ich haben nachgewiesen, daß andere syphilitische Keratosen, die Clavi syphilitica und Cornua cutanea syphilitica, sich anatomisch durch einen ganz charakteristischen Bau, der völlig dem der syphilitischen Papel gleicht, auszeichnen. Das gleiche gilt für die Syphilonychia ulcerosa unguium (vgl. HELLER, Arch. f. Dermatol. Bd. 55). Ich kann deshalb nicht STRANDBERG folgen und einen endokrinen Prozeß bei syphilitischen Nagelveränderungen annehmen, es sei denn, es würde eine endokrine Störung anatomisch und pathologisch-physiologisch nachgewiesen.

A priori kann und soll nicht in Abrede gestellt werden, daß bei der Erkrankung von Drüsen mit innerer Sekretion Nagelstörungen als direkte Folgeerscheinung dieser Affektionen vorkommen. Ich selbst verfüge über Beobachtungen der Art. Direkt falsch erscheint es mir aber, diese Einzelbefunde so zu verallgemeinern, wie dies heute geschieht

Von diesem Gesichtspunkte aus habe ich eine groß angelegte Untersuchung vorgenommen. Ich habe aus etwa 15000 Kranken der internen Abteilungen der Groß-Berliner Krankenhäuser 562 Fälle mit endokrinen Störungen herausgesucht. Die Diagnose war hier von ersten Fachleuten mit größter Sorgfalt unter Benutzung vorzüglicher Laboratorien usw. gestellt. Es handelte sich um so schwere Krankheitsfälle, daß eben Hospitalbehandlung erforderlich war. Ich selbst habe die Nägel untersucht und die Spreu vom Weizen gesondert. Über das Resultat wird bei den einzelnen Störungen berichtet werden.

Zusammenfassend muß ich sagen, daß ein direkter einfacher Zusammenhang der Nagelerkrankungen mit den Störungen der endokrinen Drüsensekretion ganz außerordentlich selten zu konstatieren ist. Das wirklich vorhandene Tatsachenmaterial kann nur dazu anspornen, nach dem Zusammenhang zu suchen, aber nicht, ihn als bereits erwiesen anzunehmen. Türmt man Hypothese auf Hypothese, so kann man Erklärungen finden. Die endokrinen Störungen können auf trophische Zentren oder trophische Nerven wirken, sie können mit Hilfe dieser Vermittlung die Widerstandskraft gegen exogene Schädlichkeiten herabsetzen usw. Unbestreitbar aber ist die Tatsache, daß bei sicher vorhandenen endokrinen Störungen Nagelerkrankungen große Seltenheiten sind. Von der Wahrheit fort führt der gerade in der Dermatologie vielfach betretene Weg, bei Nagelstörungen auf endokrine Dysfunktionen zu fahnden. Mindestens muß verlangt werden, daß *diese* Dysfunktion nicht nur durch die subjektive Behauptung des Autors von der Größe einer nachweisbaren Drüse mit innerer Sekretion, sondern durch pathologisch-anatomische Untersuchungen oder durch pharmakologische Versuche bewiesen wird. An *derartigen* Beweisen fehlt es. Im Gegenteil, die pathologische Anatomie hat bisher (vgl. Sklerodermie) nichts Wesentliches ergeben.

H. HOFMANN untersuchte mit der pharmako-dynamischen Prüfungsmethode nach dem Schema von R. NEUMANN 57 Hautkranke, die an Affektionen litten, die man als von endokrinen Störungen abhängig vielfach ansieht, sowie 5 Kontrollfälle. Das Ergebnis war eigentlich negativ. Es wurden mit *Sicherheit* Veränderungen endokriner Drüsen nur vereinzelt, eine Affektion mehrerer überhaupt nicht festgestellt. Am erfolgreichsten schien die Untersuchung noch bei der Sklerodermie zu sein. Ob es aber Sklerodermiefälle mit wirklich positivem Befund gibt, muß dahingestellt bleiben.

Diabetes mellitus.

Es ist zweckmäßig, gerade beim Diabetes mellitus accidentelle und symptomatische Nagelveränderungen zu unterscheiden. Letztere sind *primäre*, durch den diabetischen Prozeß als solchen ausgelöst, und *sekundäre*, durch diabetische Haut- oder Organerkrankungen hervorgerufen (Panaritien, Gangrän usw.). Diese Hauterkrankungen können ihrerseits von diabetischen Affektionen der Gefäße und Nerven abhängig sein. In Einzelfällen hat man mit Übergängen zu rechnen.

Nagelerkrankungen beim Diabetes sind nicht häufig. Ich habe auf den Berliner Krankenhaus-Abteilungen 168 schwere und schwerste Fälle untersucht. Bei der großen Mehrzahl bestand Acetonurie, bei recht vielen Koma, bei $^9/_{10}$ sehr beträchtliche Zuckerausscheidung. Jugendliche Individuen (auch Kinder) waren unter diesen Kranken. Gerade die Krankenhausinsassen sind doch als besonders schwere Fälle anzusehen. In 4 Fällen handelte es sich um accidentelle Verletzungen, zweimal um ein Panaritium, das mit dem Zuckergehalt des Harns in Verbindung stehen mochte. Die *starke* Ausbildung der Längsfurchen fand sich 7 mal bei älteren (über 45 Jahre alten) Kranken, wo sie ja auch sonst häufig vorkommt. Nur zweimal fand sich diese Längsstreifung bei jungen Individuen, einmal bei einem 16 jährigen Kranken. Gelegentlich wurden auf dem linken I. Querfurchensysteme festgestellt, die etwa an Eczema medianum striatum unguium erinnerten. Über Gangrän wird später gesprochen werden. Gangränfälle finden sich mehr auf chirurgischen Stationen. Als primäre diabetische Nagelveränderungen möchte ich folgende Fälle ansehen: Zweimal BEAUsche Querfurchen. In dem einen zeigten die auf zwei Nägeln besonders gut ausgebildeten Linien durch ihre Lage auf der Nagelplatte den Termin einer Krankheitsexacerbation an, in dem anderen, der gleichfalls diagnostisch verwertet werden konnte, handelte es sich um zwei tiefe, unregelmäßige, einen Millimeter breite Furchen auf beiden Daumennägeln. Buckelungen und Vertiefungen gestatteten in einem 3. Falle die Zeit einer vorangegangenen Verschlimmerung des Leidens zu berechnen. Besonders wichtig sind die Fälle von Nagelablösung und Nagelabfall.

EICHHORST erwähnt das Symptom unter den übrigen, ohne seine große Seltenheit zu betonen. SHOEMAKER sah als erstes Zeichen des Diabetes bei einem 60 jährigen rüstigen Farmer Abfall der Nägel beider großen Zehen. FOLLET berichtet von einer 26 jährigen - jungen Dame, die an Verdauungsstörungen, aufsteigender Hitze, Schwindelanfällen erkrankte. Nach und nach gingen ihr alle Nägel der Hände und Füße aus, ohne daß eine äußerlich wahrnehmbare Erkrankung der Nagelwurzel eingetreten war. Parasitäre Affektionen der Nägel konnten sicher ausgeschlossen werden. Die Harnuntersuchung ergab 6% Zucker. An Stelle der Nägel trat bei der Patientin eine feine rosige, keineswegs erkrankt erscheinende „Epidermis". Merkwürdigerweise hatte auch der Vater der Patientin an Diabetes und an der Nagelaffektion gelitten.

Ich fand bei einem 52 jährigen Kranken (K.-H.-A. Prof. KUTTNER), der an schwerer Diabetes (Acetonurie) gelitten hatte, Ablösung des vorderen Drittels der Nägel rechter III, II, IV, linker III. Es soll der Prozeß mit subungualen Blutungen begonnen haben; zur Zeit sind noch Blutreste unter den Nagelplatten sichtbar. Der Patient führt diese Blutungen auf Traumen zurück, die er beim Aufheben schwerer Mehlsäcke erlitten haben will. Diese Erklärung darf nicht abgelehnt werden, obwohl Beobachtungen der Art eigentlich häufiger sein müßten.

Ein 47 jähriger Herr (K.-H.-A. Prof. UMBER) gab an, daß trotz 15 jähriger Dauer des Diabetes nur einmal, ohne äußere Veranlassung, völlig schmerzlos der linke V. Nagel abgefallen sei; es habe sich eine Querfurche gebildet; der Nagel sei innerhalb eines $^1/_2$ Jahres nach seinem Abfall durch einen neuen, pathologisch stark entwickelte Längsfurche zeigenden ersetzt worden.

Eine 43 jährige Dame (K.-H.-A. Prof. UMBER) erzählt, daß ihre Zuckererkrankung eigentlich durch den Nagelabfall entdeckt worden sei. Sie habe an einer Diabetide der Genitalien gelitten, ohne daß die behandelnde Ärztin Verdacht schöpfte. Erst der ziemlich gleichzeitig einsetzende Ausfall der Finger- und Zehennägel habe einen Arzt zur Untersuchung des Harns veranlaßt. Auch hier wurde primäre Bildung einer Querfurche festgestellt. Innerhalb eines halben Jahres kam es zum völligen Ersatz der Nägel. Patientin gibt an, bei Zunahme des Zuckergehaltes stärkeres Sprödewerden der Nägel wahrgenommen zu haben. Sie behauptet, auch gewisse Sensationen in den Nägeln zu haben.

Irgendeine Beziehung der Krankheitsintensität (Acidosis, Koma) oder der Behandlung (die große Mehrheit der Patienten hatte *Insulin*kuren durchgemacht) ist nicht festzustellen.

Die sekundären diabetischen Nagelstörungen sind sicher zu einem Teile von der diabetischen Neuritis abhängig. Es wird auf S. 301 auf die anatomische Seite der Frage eingegangen werden; die klinische Tatsache darf als bekannt angenommen werden. Einige Fälle mögen diese Erkrankungen darlegen.

AUCHÉ: Bei einem 19 jährigen hereditär und anamnestisch nicht belasteten jungen Menschen wurde bei vier Liter Harnausscheidung 1,1% Harnsäure und 8% Zucker festgestellt. Die Kniephänomene fehlten, sonst war kein krankhaftes Symptom des Nervensystems festzustellen. Die Veränderungen beschränkten sich auf die Nägel der großen Zehen. Der rechte bestand aus zwei Lagen. Die oberste bildete den vorderen freien Rand, der 4 mm dick war, sie endete 3 mm vom hinteren Falz entfernt, so daß die zweite Schicht zutage lag. Der Nagel zeigte zahlreiche Querfurchen, glich einer Austernschale. Die Nagelsubstanz war außerordentlich hart und widerstandsfähig gegen schneidende Instrumente, dagegen relativ leicht zu zerbröckeln. Zwischen beiden Nagelschichten lag eine rotbraune, zweifellos aus getrocknetem Blut bestehende Substanz. Der linke Großzehennagel war ähnlich deformiert, nur war die zweite Schicht eine winzige Hornplatte mit einem braunroten, von einer Blutung herrührenden Fleck. Da anamnestisch jedes Trauma ausgeschlossen werden konnte, die doppelseitige Erkrankung auch gegen äußere Gewalteinwirkung sprach, kann bei dem 19 jährigen Manne nur der schwere Diabetes ätiologisch herangezogen werden. Die mikroskopische Untersuchung der Nerven der oberen Extremität ergab geringe Veränderungen. Im rechten N. tibialis anticus war das Nervenmark in den meisten Fasern vorhanden; in einzelnen Fasern war jedoch das Myelin körnig zerfallen, in anderen außerordentlich blaß gefärbt. Im N. tibialis posticus war ein Teil der Fasern blaß gefärbt, das Myelin fehlte in einigen ganz, während in anderen sich nur Tröpfchen befanden. Die Kernvermehrung war nicht beträchtlich. Ähnliche pathologische Veränderungen wurden im rechten Saphenus externus, im linken Peroneus, im rechten Plantaris internus und externus, im Musculocutaneus, im Collateralis dorsalis der rechten großen Zehe festgestellt.

Zweifellos handelte es sich um eine beginnende Neuritis; die pathologischen Veränderungen waren zu gering, um klinische Erscheinungen hervorzurufen. Diese klinischen Symptome bestanden bereits im 2. Falle AUCHÉs.

Bei einem 59 jährigen Manne, der täglich sechs Liter Harn von 4% Zuckergehalt entleerte, wurde vollständige Lähmung der Beine, Zittern, Ameisenkriechen, durchschießende Schmerzen festgestellt. Das Kniephänomen war erhalten. Der Nagel der rechten großen Zehe glich völlig dem im ersten Falle AUCHÉs skizzierten Bilde, bestand in gleicher Weise aus zwei übereinander liegenden Platten. Unter dem Nagel, der grauviolett gefärbt war, lag eine braunrote, zweifellos von einer Blutung herrührende Masse. Die obere Nagelplatte war 2 mm, die untere 3 mm dick und von zahllosen Querfurchen durchzogen. Der Nagel der linken großen Zehe war in völlig gleicher Weise deformiert. Ein Trauma, das die Blutung hätte erklären können, war anamnestisch mit Sicherheit auszuschließen. Die Nagelerkrankung selbst ist nur als eine trophische, als Folge der Neuritis, aufzufassen.

Weitere anatomische Untersuchungen müssen lehren, ob derartige Nagelerkrankungen auf direkt „trophischen Nerveneinfluß" zurückzuführen sind oder ob indirekt erst wieder eine Erkrankung der Gefäße in Frage kommt. Wahrscheinlich erscheint mir aus Gründen, die bei dem Kapitel der „Nervenerkrankungen" auseinandergesetzt sind und die aus eigenen Untersuchungen hergeleitet sind, die erste Auffassung. Dagegen sind es wohl zweifellos Gefäßveränderungen, die die zweite sekundär diabetische Nagelerkrankung, die *Gangrän*, veranlassen.

Das häufige Vorkommen der diabetischen Gangrän hat zuerst MARCHAL DE CALVI gelehrt. Sie kommt meist bei den leichteren Diabetesformen der älteren Leute (um das 50. Lebensjahr) ausschließlich an den Zehen vor. Der in Abb. 122 abgebildete Fall betraf einen erst 42 Jahre alten Lehrer. Die Affektion beginnt in der Regel mit unbestimmten Symptomen von Kälte, gelegentlich Schmerzen und Anästhesie in den Zehen. Schon lange vor Eintritt der Gangrän können die Zehen blau und kalt sein. In einem von REGNAULD beobachteten, von BOUCHARDAT [1]) bearbeiteten Fall bestand bei einem 31 jährigen Mädchen seit 8 Jahren lokale Asphyxie. Es entwickelte sich schwerer Diabetes ($7^{1}/_{2}{}^{0}/_{0}$ Zucker) und dann schnell symmetrische Gangrän.

Fast immer erkrankt zuerst eine Zehe, meist die große, seltener die kleine. Die in unserem Fall (Abb. 122) abgebildete Gangrän der II. und III. Zehe ist also ungewöhnlich.

Das Nagelbett scheint entsprechend den im Verlauf der Gangrän angenommenen Farbentönen durch die Nagelplatte hindurch. Meist wird beim Fortschreiten des Prozesses die Nagelplatte abgestoßen. Dies geschieht sicher durch den Mumifizierungsprozeß, der oberflächlich die ganze Nagelphalanx ergreift und eine Lockerung der Nagelplatte in den mehr und mehr vertrocknenden Falzen zur Folge hat.

Während man früher annahm, die Gangrän beruhe auf der Wirkung des zuckerhaltigen Blutes, hat man sich jetzt mehr und mehr überzeugt, daß als Ursache der Gangrän eine hochgradige Arteriosklerose anzunehmen ist. Ich kann durch meine Untersuchungen diese Anschauung durchaus bestätigen

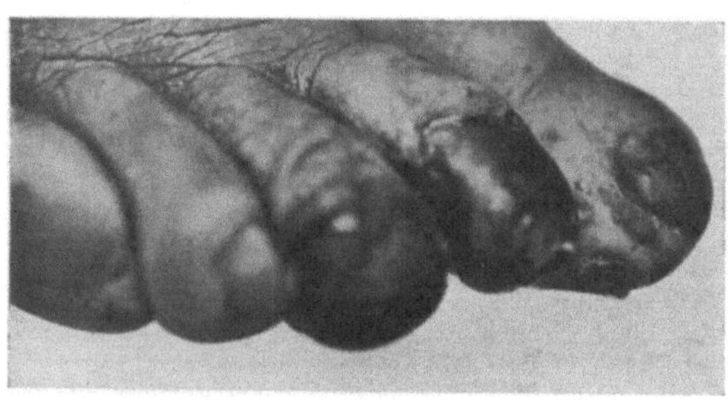
Abb. 122. Diabetische Gangrän der II. und III. r. Zehe.

(vgl. später). Die Arteriosklerose führt fast stets zu Arterienthrombose. Gelegenheitsursache ist in manchen Fällen eine Infektion mit Eitererregern von einer gewöhnlich beim Hühneraugenschneiden verursachten Verletzung aus. Es ist verständlich, daß eine Entzündung die schon an sich ungünstigen Ernährungsbedingungen weiter verschlechtert. Doch steht anderseits fest, daß diabetische Gangrän auch spontan ohne äußere Verletzung einsetzt.

Nicht ganz einig ist man sich über die Rolle der Nerven bei der diabetischen Gangrän. In den von mir untersuchten Fällen bestanden hochgradige Veränderungen, die ich selbst aber als sekundäre ansehen möchte.

Für die Therapie ist zu berücksichtigen, daß die prodromalen Symptome der Gangrän ziemlich hohe Grade erreichen und sich doch noch zurückbilden können. LEUDET berichtet folgenden Fall:

64 jähriger Mann, dessen Bruder an diabetischer Gangrän des Beines gestorben war, bekam nach Verletzung am Nagel der II. Zehe Schmerzen und bläuliche Färbung der großen Zehe. Diese wird schwarz. Auf dem Fußrücken livide und rötliche Flecke; keine Anästhesie, Arterienpuls erhalten, starke Melliturie. Bei antidiabetischer Behandlung Rückgang aller Erscheinungen. Ich selbst sah bei *Insulinbehandlung* einen geradezu erstaunlichen Erfolg. Die Gangrän (bereits sehr starker Geruch) bildete sich völlig zurück (68 jähriger Mann).

Erfolgt kein Rückgang der lokalen Symptome, demarkiert sich die Gangrän, sinkt der Zuckergehalt bei antidiabetischer Therapie, so wird Amputation evtl. des Fußes oder des Unterschenkels indiziert sein.

---

[1]) Vgl. NAUNYN: Der Diabetes mellitus. NOTHNAGELs spez. Pathologie und Therapie.

Pathologische Anatomie.

An dem von mir untersuchten Falle (aus der v. BERGMANNschen Klinik) war von der schon makroskopisch schwarz gefärbten II. und IV. Zehe bereits die Nagelplatte spontan abgelöst worden. Ein Längsschnitt mit Alaun-Carmin gefärbt ergab folgendes (vgl. Abb. 123). Der hintere Nagelwall ist relativ gut erhalten; die Papillen und die subpapilläre Schicht zeigen starke Randzelleninfiltration. Das Stratum corneum ist unmittelbar an dem Falz durch Eiteransammlung abgehoben; der Falz selbst ist mit Eiter angefüllt. Vom Nagelbett selbst sind nur die unterhalb der Leisten gelegenen Teile erhalten; das Rete fehlt völlig. Eine genauere Differenzierung des Nagelbettes ist nicht möglich, da alle Kerne zugrunde gegangen sind. Eingedickter Eiter, fibrinöse Exsudationen haben das ganze Gewebe in eine schwer zu differenzierende Masse verwandelt. Nur gelegentlich sieht man einige Gefäßquerschnitte. Am meisten fällt eine ungeheure Menge von schwarzem Pigment auf, das in den tieferen Schichten des Nagelbettes, vor allem um die Gefäße herum in kleineren Stücken und größeren Schollen sich findet. Noch stärker als im Nagelbett ist die Pigmentanhäufung in der Haut der Zehenbeere. Große Züge von Pigmentschollen begleiten die Gefäße; die Papillen sind völlig mit Pigmentkörnern angefüllt und zeichnen sich dadurch von den diffus rot erscheinenden Geweben gut ab.

Welcher Art das Pigment ist, das doch zweifellos aus Umwandlung von Blut bei der Gangrän entstanden ist, vermochte ich nicht festzustellen; jedenfalls fiel der Versuch,

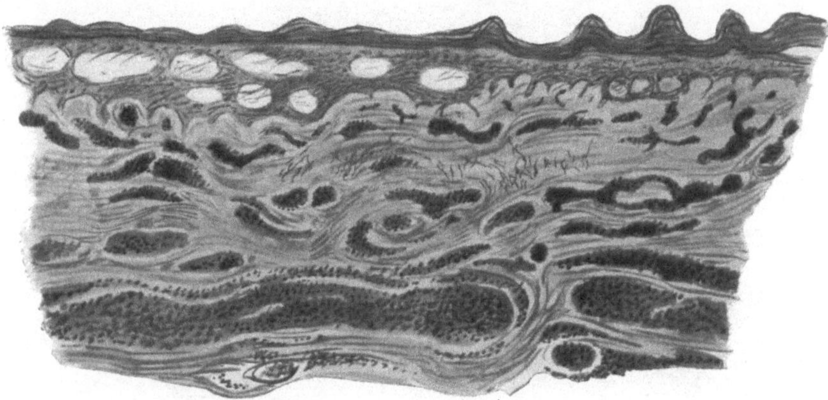

Abb. 123. Diabetische Gangrän.
Gangrän des Nagelbettes. Starke Füllung der Gefäße. Pigmentbildung.

in der gewöhnlichen Weise mit Salzsäure und Ferrocyankalium (durch Blaufärbung) Eisen nachzuweisen, negativ aus.

Ist in einer Zehe die Gangrän nicht bis zur Schwarzfärbung vorgeschritten, so sind die Veränderungen weniger intensiv. An einer makroskopisch nicht hochgradig verändert aussehenden Zehennagelphalanx zeigten Längsschnitte die Nagelplatte fast ganz unverändert. Deutlich rot war das starke Polstergewebe, das unter der Nagelplatte auf dem Nagelbett liegt — der Zehennagel war selbstverständlich durch Schuhdruck deformiert —, mit Alauncarmin färbbar. Gut gefärbt ist auch das Stratum corneum der Haut der Zehenbeere. Da diese Schichten sonst nur blaß gefärbt werden, möchte ich auf eine Durchtränkung derselben mit einer (fibrinösen?) den Farbstoff annehmenden Flüssigkeit schließen.

Alle übrigen Gewebe des Nagelbettes, der Nagelwurzel, der Nagelwälle sind auch in diesem Falle hochgradig verändert. Meist ist die Färbung der bindegewebigen Teile ganz diffus. Die unmittelbar unter dem Nagelblatt gelegenen Schichten erscheinen teilweise gelbbraun. Das Leistensystem sowie das Rete sind nicht mehr zu erkennen. Dagegen tritt deutlich eine Rundzelleninfiltration hervor, die um so deutlicher ist, je weniger fortgeschritten die Gangrän der Gewebe ist. Am deutlichsten treten diese Entzündungserscheinungen an dem Fettpolster der *Zehenbeere* hervor. Eine beträchtliche Kernvermehrung findet sich auch im Knochenmark. In den teilweise erheblich erweiterten Blutgefäßen sieht man bereits die Anfänge jener Pigmentbildung, über die oben ausführlich gesprochen ist.

Wie entsteht die diabetische Gangrän? Obwohl heute allgemein angenommen wird, daß Arteriosklerose der großen Gefäße die direkte Ursache des Brandes ist, schien mir eine Untersuchung der Gefäße und Nerven doch erforderlich, weil eine, wenn auch nur sekundäre Erkrankung der Nerven über die Frage der Nagelgangrän und des Nagelabfalls doch einigen Aufschluß zu geben vermag. Zur Untersuchung wurde vorwiegend ein zweiter Fall aus der v. BERGMANNschen Klinik benutzt.

Querschnitte durch die Arteria tibialis postica (vgl. Abb. 124) zeigten hochgradige Veränderungen. Eine deutliche Trennung der einzelnen Schichten ist auch bei Färbungen der elastischen Fasern unmöglich. Stellenweise ist Media und Intima zusammen nur 0,5 mm dick. Aber nur auf kurzen Strecken des Querschnittes ist überhaupt etwas von der Gefäßwand sichtbar. Der allergrößte Teil wird ausgefüllt von kalkartigen Einlagerungen, welche bei Alaun-Carminfärbung ungefärbt bleiben und eine gelbe, von schwarzen Einlagerungen durchsetzte Färbung zeigen. Die Breite dieser Einlagerungen beträgt bis 0,43 mm, während die restierenden Wände nur 0,043—0,086 mm stark sind. Stellenweise haben diese Einlagerungen Bruchstellen, die dem Ganzen den Charakter von Cholesterintafeln geben. Osmiert man Schnitte (mit meiner Nervenfärbungsmethode), so wird die ganze Masse der Einlagerungen schwarz gefärbt, ein Zeichen, daß reichlich Fettsubstanzen vorhanden sind. Bei Zusatz von Säuren weist die starke Kohlensäureentwicklung auf die Kalkablagerung hin. Färbung mit Orcein zeigt, daß allein an der Grenze von Intima und Media an den Stellen,

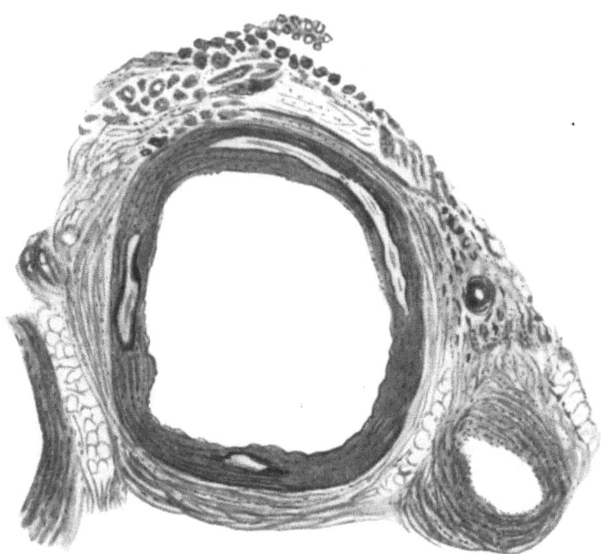

Abb. 124. Diabetische Gangrän. Neuritis. Schwere Arteriosklerose u. Atheromatose der Art. tib. post.

die überhaupt noch eine Gefäßwand im Sinne des Wortes haben, eine einzige elastische Lamelle vorhanden ist.

Selbstverständlich sind nicht alle Teile des Gefäßes so stark erkrankt, wie die geschilderten. Auf Längsschnitten durch die Gefäße sieht man deutlich stark erkrankte mit relativ gesunden Partien abwechseln.

Die Adventitia ist noch am wenigsten befallen. Recht stark ist die Infiltration mit Rundzellen; noch stärker jedoch sind die Entzündungserscheinungen in dem auf den Gefäßen liegenden Fettgewebe. Das elastische Gewebe ist hier anscheinend in völlig normaler Ausdehnung vorhanden.

Die Vasa vasorum sind weniger affiziert. Zuweilen sieht man jedoch in der Media kleine arteriosklerotische Herde und in der Adventitia Rundzelleninfiltration.

Die Arteria plantaris externa, die gleichfalls genau untersucht wurde, zeigt ganz die gleichen Verhältnisse.

Von den *Nerven* wurde der Tibialis posticus untersucht. Quer- und Längsschnitte zeigen eine ganz gewaltige peri- und endoneurale Zellinfiltration. Die Nervenscheide (Längsschnitt, Alauncarmin) mit dem auf ihr liegenden Fett ist Sitz einer ganz gewaltigen Zellanhäufung; stellenweise geht die normale Struktur unter der umgebogenen Rundzelleninfiltration verloren. Auf Querschnitten kann man das Eindringen der Infiltration zwischen die Bündel der Primitivfasern und in diese selbst verfolgen. Färbungen mit Nigrosin, Pikrocarmin zeigen, daß nur ein kleiner Teil der „Sonnenbilder" erhalten ist. Was die Färbungen der Markscheiden anbetrifft, so zeigen Längs- und Querschnitte, nach WEIGERT und HELLER tingiert, daß eine Anzahl von Fasern blau resp. schwarz gefärbt waren. Die Färbung war nicht ganz regelmäßig, hellere wechselten mit dunkleren; geringe Körnelung trat gelegentlich auf. Keineswegs waren die Markveränderungen mit denjenigen zu vergleichen, die ich selbst nach experimenteller Quecksilberneuritis gefunden habe. Bei Kombination meiner Markscheidenfärbung mit Alaun-Carmintinktion trat die Zellinfiltration neben der Markveränderung deutlich hervor. Querschnitte (nach WEIGERT) zeigten deutlich, daß ein großer Teil der Fasern das Mark verloren hat. Eine Darstellung der Markdegenerationen nach der MARCHISchen Methode ergab kein unzweideutiges Resultat. Ich halte Wiederholung der MARCHI-Färbung für erforderlich.

Jedenfalls darf ich nach meinen Präparaten annehmen, daß die Nervenerkrankung eine sekundäre ist. Das Perineurium wird in den allgemeinen Entzündungszustand der übrigen Gewebe hineingezogen; die Entzündung greift auf das Endoneurium und auf die Nervenfasern selbst über, führt zum Schwund und zur Degeneration einer Anzahl von Markscheiden. Es mag dahingestellt bleiben, ob die Entzündung ihrerseits eine Folge bakterieller Invasion in das Gewebe ist, das durch die von der Arteriosklerose abhängende, mangelhafte Ernährung in seiner Lebensfähigkeit geschwächt ist.

Für die Gangrän der Nägel ist wohl in erster Linie die Gefäßveränderung und die von ihr abhängende, mangelhafte Ernährung als ätiologisches Moment anzunehmen.

Diabetes insipidus.

Beim Diabetes insipidus sind Nagelveränderungen große Seltenheiten. Bei einem 35jährigen Herrn mit schwerem Diabetes insipidus (5 Liter Harnausscheidung täglich) bestand Akrocyanose auch der sonst normalen Nagelphalangen. Einen sehr eigentümlichen Fall stellten GASTON und VICIRAS dem III. internationalen Dermatologen-Kongreß in Paris vor.

Ein 24jähriger junger angeblich sonst gesunder Mann entleerte seit langer Zeit täglich 6 Liter Harn. Sein Allgemeinbefinden hatte nicht wesentlich gelitten; allerdings machte er den Eindruck eines recht zart gebauten jungen Mannes. Die Nägel aller Finger bildeten schräg nach oben wachsende, ungewöhnlich harte Hornkeile. Die Oberfläche war ziemlich glatt und mäßig stark längsgerifft. Der nach der Fingerspitze zu schräg abfallende Teil, der dem freien Nagelrand entsprach, war eine harte, solide Hornmasse, die durch die vielen leichten und seichten Vertiefungen dem Querschnitt eines spanischen Rohres glich. Alle Nägel waren gleichmäßig affiziert. KAPOSI wollte in der Diskussion einen Zusammenhang zwischen der Nagelerkrankung und einer subjektiv und objektiv zeitweise vorhandenen Kälte der Extremitäten konstruieren. „Asphyxie locale" lag jedoch meines Erachtens nach bestimmt nicht vor.

Bei 5 Diabetes insipidus-Fällen meiner K.-U. fand ich keine Nagelveränderung.

Erkrankungen der Hypophyse.

Akromegalie.

Die Akromegalie wird heute auf eine Hyperfunktion der Hypophysis, in der Regel auf eine Tumorbildung der Vorderlappen zurückgeführt. An dieser Stelle interessiert zunächst das Verhältnis der Akromegalie zum Riesenwuchs.

BRISSAUD und MEIGE, HUTCHINSON und andere nehmen einen Zusammenhang zwischen Riesenwuchs und Akromegalie an. *Vor* dem Verwachsen der Verbindungsknorpel können sich die Knochen der Länge nach entwickeln, d. h. es kann *Riesenwuchs* entstehen. *Nach* dem Verwachsen können sich die Knochen nur auf Kosten der pericorticalen Ossification entwickeln. Das heißt: Akromegalie ist der Riesenwuchs der Erwachsenen, der Riesenwuchs die Akromegalie der Jugendlichen. Obwohl vieles für diese Auffassung spricht (körperliche und psychische Defekte der Riesen), sind die Prozesse doch ganz verschieden: Riesenwuchs ist die Hypertrophie des normalen Knochens, Akromegalie bedingt eine anormale Knochenformation.

Es ist dieser Auffassung gemäß der Riesenwuchs im Anschluß an das Kapitel „Kongenitale Mißbildungen" abgehandelt. Bei der Akromegalie sind die Hände breit, verdickt, wenig verlängert, plump. Die Weichteile nehmen an der Hypertrophie teil. Die Finger sind breit und dick, am Ende wurstförmig. Die Patienten müssen den Durchmesser ihrer Fingerhüte vergrößern. Die Nägel sind verhältnismäßig klein, platt, breit, viereckig; der Länge nach geriffelt. Die Fußnägel sind ähnlich deformiert.

In 6 Fällen meiner eigenen Krankenhaus-Untersuchung fand ich die Nägel bei recht typischen, stets durch das Röntgenogramm sichergestellten Akromegaliefällen proportional. In einem Falle fiel mir das völlige Fehlen der Lunulae auch an den Daumen auf (K.-H.-A. Prof. HUBER, ältere Frau), ohne daß ich daraus einen Schluß zu ziehen wage.

Ich gebe noch einige Nagelbefunde insbesondere Messungen aus der Literatur [1]).

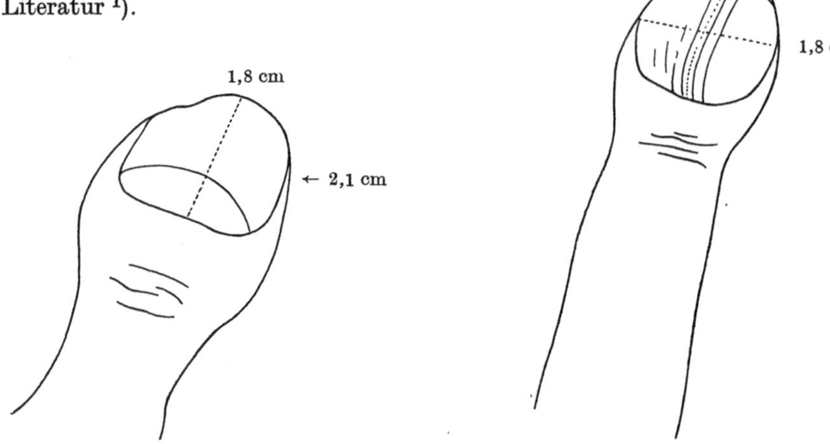

Abb. 125. Skizzen (Konturzeichnung) akromegalischer Nagelglieder.

HANSEMANN: 46 jährige Frau †. Diabetes und Furunculose. 1,45 m große Leiche. Rechte Hand bis zur Mitte des Mittelfingers 17 cm, Breite 8,5 cm. Linke Hand: Länge 17 cm, Breite 8 cm. Knochen wenig verändert, Haut sehr dick, hart. Endphalangen nicht gerade kolbig geschwollen. Die Nägel platt, vorn sehr breit, nicht krallenförmig eingebogen, spröde, rissig (sarkomatöse Struma der Hypophysis).

GOLDSCHEIDER: 19 jähriger Glasschleifer, Daumen und Zeigefinger der linken Hand. Nägel vergrößert, von geringem Glanz, mit starken Längsriffen versehen.

Erwähnt seien noch die genauen Maßangaben einiger Autoren.

In FRÄNKELs, einen 58 jährigen phthisischen Stellmacher betreffenden Fall betrug:

Breite des rechten Daumennagels	2,5 cm,	des linken normalen Daumennagels	1,5 cm
„ „ „ Zeigefingernagels	2,0 „	„ „ „ „ Zeigefingernagels	1,2 cm
„ „ „ Mittelfingernagels	2,0 „	„ „ „ „ Mittelfingernagels	1,0 cm

VERSTRAETEN schildert in seinem Fall (68 jährige Nonne) die Nägel als verhältnismäßig zu kurz (enchassés par la chair) und zu breit:

	Breite	Höhe		Breite	Höhe
des r. Daumennagels	1,8 cm	1,1 cm	des l. Daumennagels	1,65 cm	0,9 cm
„ „ Zeigefingernagels	1,35„	0,9 „	„ „ Zeigefingernagels	1,4 „	1,0 „
„ „ Mittelfingernagels	1,57„	? „	„ „ Mittelfingernagels	1,4 „	0,8 „
„ „ Ringfingernagels	1,2 „	0,9 „	„ „ Ringfingernagels	1,0 „	0,6 „

In einem, eine 29 jährige Schneiderin betreffenden Fall VERSTRAETENs betrug der Umfang der Nagelphalanx des Daumens rechts 7,8 cm, links 7,0 cm, der Umfang der Nagelphalanx des Zeigefingers rechts 6,5 cm und links 6,0 cm. Die Größenverhältnisse der Nägel waren:

---

[1]) Absichtlich will ich hier nicht uncharakteristische Angaben häufen.

Rechts Breite   I 1,65 cm   Höhe 1,2 cm   Links Breite   I 1,55 cm   Höhe 1,05 cm
„   „   II 1,6 „   „   1,05 „   „   „   II 1,25 „   „   1,0 „
„   „   III 1,55 „   „   0,95 „   „   „   III 1,25 „   „   1,15 „
„   „   IV 1,1 „   „   0,95 „   „   „   IV 1,15 „   „   1,05 „
„   „   V 0,95 „   „   1,25 „   „   „   V 0,85 „   „   1,05 „

In einem Fall STEMBOS sind die Maße der Finger im Verhältnis zu den Nägeln angegeben, doch lassen sich aus den vereinzelten Angaben noch keine rechten Schlüsse ziehen.

ERB gibt sehr charakteristische Skizzen (Zeichnungen in natürlicher Größe vgl. 1. Auflage).

In ERBs Fällen werden auch einige Zahlen über die Größe der Fußnägel angegeben:

	I. Fall		II. Fall		III. Fall	
	Rechts	Links	Rechts	Links	Rechts	Links
Länge der großen Zehe . .	80 mm	80 mm	85 mm	90 mm	75 mm	— mm
Breite der großen Zehe . .	35 „	34 „	— „	— „	40 „	— „
Dicke der Nagelglieder der großen Zehe	35 „	35 „	— „	— „	— „	— „
Umfang der Nagelphalanx der großen Zehe	110 „	110 „	135 „	— „	120 „	115 „
Nagelbreite der großen Zehe	— „	30 „	48 „	— „	45 „	45 „
Nagellänge der großen Zehe	— „	7 „	— „	— „	— „	— „

Akromikrie.

Als Akromikrie bezeichnet TH. BRUGSCH (Med. Klinik 1927) die bei einem 23 jährigen Mädchen beobachtete, durch 1. Weichteil-Knochenveränderungen,

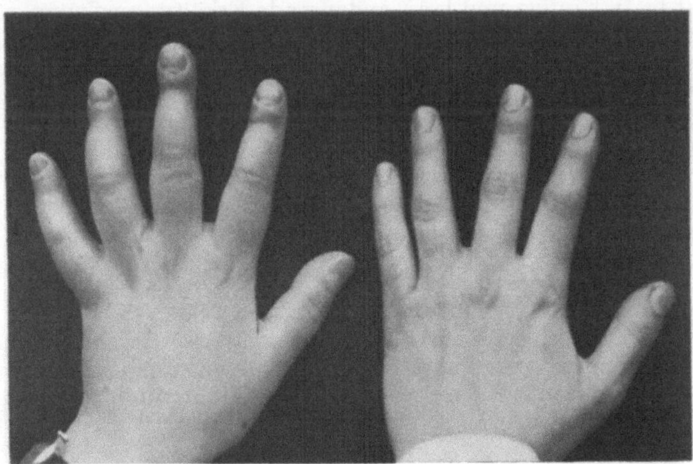

Abb. 126. Akromikrie. Fall von Prof. Dr. TH. BRUGSCH.

verbunden mit Akrocyanose an Händen und Füßen, 2. Amenorrhöe, 3. Diabetes insipidus charakterisierte Krankheit. Pathogenetisch erblickt er in der Krankheit das Gegenstück zur Akromegalie. Während bei letzterer *skeletoplastische* Prozesse, besonders an den Acren sich abspielen, handelt es sich hier um (*antiskeletoplastische*) Rückbildungsvorgänge, die auf eine Insuffizienz des Hypophysenvorderlappen zurückzuführen sind. Wahrscheinlich ist ein Teil der Hypophyse durch Tuberkulose, an der die Patientin vielfach gelitten hat, vielleicht der Dura, ausgeschaltet worden. BRUGSCH erklärt das komplizierte Symptomenbild seiner Theorie und der *heute* herrschenden endokrinen Lehre entsprechend. Hier interessieren nur — Haarausfall sei erwähnt — die

Veränderungen an Fingern und Zehen: Es besteht starke Akrocyanose; die Nagelphalangen sind klein, Mittel- und Grundphalangen wurstförmig. Querfalteneinziehungen in den Gelenkfalten setzen die einzelnen Phalangen gegeneinander ab. „An den Nägeln erkennt man Rückbildungserscheinungen: Brüchigkeit, Längs- und Querrillen, die breit und tief sind." Die Phalangen, aber auch die Metakarpen sind stark druckempfindlich. Röntgenologisch zeigt sich, daß die Knochen der Acren ihre Corticalis- und Markstruktur verloren haben. Die Rarefizierung der Knochen läßt Lacunen entstehen, die Phalangen werden wurstförmig. Die Decalcination ist deutlich.

Hypopituitarismus (Dystrophia adiposogenitalis).

Die Hypofunktion der Hypophysis, vielfach durch destruierende Gewächse ausgelöst, führt zu Symptomen allgemeinen Hirndrucks, cerebralen Herderscheinungen von seiten der Chiasmagegend, Destruktion der Keilbeinkörper, übermäßige Fettanhäufung, trophische Störungen, Haarausfall und Polyurie.

Trotz der Häufigkeit der trophischen Störungen (Haarausfall, Verkümmerung der Genitalien, Zwergwuchs usw.) sind Nagelveränderungen sehr selten. Bei einer großen Zahl von Fällen von Dystrophia adiposogenitalis meiner K.-U.[1]) sah ich keine Nagelveränderung (z. B. Carcinommetastase in der Hypophysis, sehr große Sella turcica).

HOLLANDER beschrieb bei einem 9jährigen Knaben ausgesprochen weibliche Merkmale an Brust und Becken, leichte Andeutung von Genu valgum, Trockenheit der Haut und der Haare, Fehlen der Haare in Axilla und an den Pubes, kleine Genitalien, hohen Gaumen, beinahe krankhaft starken Appetit, epileptische Anfälle (Petit mal), häufige und lang andauernde Erkältungsneigung, röntgenologisch kleine volle Tunica mit Hypertrophie der vorderen und hinteren Knochenvorsprünge, Symptome, die er als Zeichen des Hypopituitarismus auffaßt. Die Nägel waren allmählich erkrankt, nachdem die Großzehennägel angefangen hatten. Die Großzehennägel waren verdickt, die Oberfläche uneben und quergestreift. Die (anderen) Nägel wurden glanzlos, braun bis dunkelbraun, ja schwarz. Die Färbung war um so dunkler, je älter der Prozeß war. Die gleichzeitig bestehende Opticusatrophie wurde auf kongenitale Syphilis bezogen. Vielleicht bestand ein syphilitischer Herd in der Hypophyse.

Zirbeldrüse (Glandula pinealis).

ARTUR SCHÜLLER (in LEWANDOWSKYs Handbuch der Neurologie) erwähnt bei den durch Erkrankung der Zirbeldrüse ausgelösten Affektionen (allgemeine Hirndruckerscheinungen, cerebrale Herdsymptome, Zeichen gestörter Drüsenfunktion, z. B. Fettsucht, Kachexie usw.) keine Haut- und dementsprechend keine Nagelveränderungen.

Erkrankungen der Schilddrüse.

Struma, BASEDOWsche Krankheit, Hyperthyreoidismus, thyreogene Glykosurie.

Es erscheint der Raumersparnis wegen zweckmäßig, über die oben genannten Affektionen zusammen zu berichten. Übergänge, Zwischenform, Formes „frustes" können nicht berücksichtigt werden. Meist fehlen genauere Untersuchungen etwa experimentell-pharmakologischer Natur über die Zu- oder Abnahme der spezifischen Hormone.

Manche allgemeinen Urteile stehen in einem bemerkenswerten Gegensatz zu den positiven Befunden am Kranken.

---

[1]) K.-U. Krankenhaus-Untersuchung,

Jamesy und Henderson (zitiert bei Barker, *Endocrinology*) behaupten, daß in 80% aller Fälle von Hyperthyreoidosen die Nägel beteiligt sind. Die Nägel sollen so weich und brüchig werden, daß die Kranken erheblich in ihrer Tätigkeit behindert werden. Die Fingerspitzen sollen schmerzhaft sein, die Lunulae fehlen oder verkleinert sein, Querfurchen auftreten, die Zehennägel gryphotisch werden. Kocher sagt in Kraus-Brugsch: Die Nägel sind dünn, stark längsgestreift, schilfrig und brüchig. Mit diesen Angaben ist nicht viel anzufangen, da längsgestreifte Nägel nicht schilfrig, dünne nicht brüchig zu sein pflegen. Es dürfte sich wohl nicht um Untersuchungen, sondern um Wiedergabe eines allgemeinen Eindruckes von Kocher gehandelt haben.

Auch Eppinger behauptet, daß beim Morbus Basedow die Nägel brüchig und rissig werden, ohne spezielle Beobachtungen anzuführen. Revilliod schreibt den *Basedow*-Kranken besonders gelenkige, an den Endgliedern zugespitzte Finger zu, wie sie die Madonnen des Perugino und Raffael zeigen.

Grainger Stuart und Gibson konstatierten beim Morbus Basedow Nagelatrophie.

Dore fand bei einer 23 jährigen an Schilddrüsenschwellung, Tachykardie, Tremor leidenden Patientin intermittierende Cheiropompholyx und Dystrophie aller Fingernägel in Form von tiefen Gruben und leichten Spaltungen an den Rändern. R. Hofmann beobachtete bei einer 27 jährigen Bauernfrau mit großer Struma (35 cm Halsumfang) Verkümmerung der Augenbrauen und Nägel. Letztere waren an Händen und Füßen lunulalos, klein, zugespitzt, so daß die Fingerkuppe sichtbar war. Im vorderen Viertel waren die Nägel glanzlos, weich, brüchig, aber fest mit dem Nagelbett verwachsen. Die Nagelkrankheit war eine familiäre, Patientin stammt aus einer Kropfgegend.

Sabouraud sah unter sechs mit Alopecia areata und totalis komplizierten Basedowfällen nur bei einem 14 jährigen Kinde zugespitzte Nägel (Ongles grélés).

Dietersheim beschreibt bei *Basedow* multiple Nagelvereiterungen der Zehen (??). Alderson Onychauxis der Finger und Zehen. 10 Monate lang fortgesetzte Darreichung von Thyreoidextrakt soll der 49 jährigen Kranken Heilung gebracht haben. Den gleichen Erfolg hatte Loewenheim bei einem Nagelekzem der rechten und linken Finger I, III, IV durch die Organotherapie. Die Patientin hatte eine Struma, aber kein Symptom von Hyperthyreoidismus. (Ich selbst bin nach vielen Enttäuschungen in der Organotherapie sehr skeptisch. Den einzigen Erfolg sah ich bei der Psoriasis eines jungen Mädchens von — Prostatatabletten. Man darf zufälliges Zusammentreffen von Therapie und Heilung nicht falsch deuten.)

Wichtig erscheinen die negativen Befunde. P. Mannheim erwähnt in seiner Monographie über die Basedowsche Krankheit *(Morbus Gravesii)* Nagelerkrankungen nicht. Ich selbst habe bei meinen K.-U. 45 Fälle von Basedowscher Krankheit, 30 von Struma, 14 von Hyperthyreoidismus, 1 thyreoidale Glykosurie untersucht. Eine Brüchigkeit der Nägel konnte ich trotz der Versuche (Abschneiden) nicht feststellen. Die Nagelaffektionen, die ich sah, klärten sich zum Teil als Berufsdermatosen (Waschfrau), zum Teil als Folgen akuter Entzündungen, zum Teil als allgemeine trophische, mit mangelnder Nahrungsaufnahme zusammenhängende Störungen auf. Zweimal wurden Krankheitszustände beobachtet, die auf phantastische Übertreibungen hysterischer Kranken beruhten. Es fanden sich nur 2 Fälle unter 89, bei denen eine Abhängigkeit der Nagelerkrankung von endokrinen Störungen überhaupt erwogen werden kann.

Bei einer 47 jährigen Frau mit recht schweren Basedowsymptomen fanden sich auf den Nägeln rechts III, IV, II; links III und IV Systeme von Querfurchen, die zwei Drittel der Nagelbreite einnahmen; die übrigen Nägel zeigten nur punktförmige Vertiefungen und Andeutungen von Linien. Das Bild glich dem Eczema medianum striatum unguium. Es ließ sich feststellen, daß das Allgemeinbefinden der Kranken sehr wechselnd war, daß Perioden von normaler Ernährung mit solchen mangelnder Appetenz wechselten. Es ist möglich, daß es sich nur um starke Beausche Querlinien handelte. Bei einer zweiten, 35 jährigen Patientin mit leichtem Morbus Basedow fanden sich auf den Nägeln rechts I, II, links I $^1/_3$—$^1/_4$ der Nageloberfläche einnehmende, schüsselartige Vertiefungen (Koilonychie), auf anderen Nägeln rechts III und links III mehrere Buckel und Linien. Es soll bei Behandlung mit Antithyreoidserum Besserung eingetreten sein (vgl. Abb. 127). Gut ausgebildete

Koilonychie der Fingernägel sah ich auch bei einer 25 jährigen Dame meiner Klientel. Es bestand mäßig ausgebildetes Struma, starke Neigung zu Herzklopfen und Schweißausbrüchen. Äußere, die Nagelerkrankung erklärende Schädlichkeiten spielten keine Rolle. Ein Zusammenhang der BASEDOWschen Krankheit mit dieser Nageldeformität erscheint uns trotzdem nicht erwiesen, da letztere anscheinend länger besteht als die Symptome des ersteren.

Mangelhafte Ausbildung, Fehlen der Thyreoidea, Hypothyreodismus.

Es sollen zunächst die Fälle besprochen werden, in denen eine Schilddrüse nicht oder nicht mehr in normaler Form und Ausbildung bestand, ohne daß das Symptomenbild des Myxödems auftrat. In der großen Majorität der Fälle sind Nagelveränderungen nicht festzustellen. Unter vier Kranken meiner K.-U. fand ich keine positiven Fälle. Es sollen die positiven Ergebnisse zusammengestellt werden.

RASCH sah mangelhafte Entwicklung der Haare und Nägel nach Dysthyreoidismus, EISENSTEDT bei 2 Brüdern mangelhafte Ausbildung der Körperhaare und *Hypertrophie* des Nagelbettes. NICOLLE und HALLIPRÉ konstatierten bei ihrem an völliger Atrophie der Schilddrüse leidenden Kranken eine schwere Nagelveränderung (vgl. S. 73). Auch diese Beobachtung erfordert Kritik.

BARRET beobachtete bei erblichem Hypothyreoidismus Dystrophie der Haare und Nägel (vgl. S. 55). In Wahrheit aber hatten von 61 Familienmitgliedern 14 Nagel- und Haarerkrankungen, nur bei zwei (Kretins) bestand Hyperthyreoidismus, bei einem dritten Patienten waren die Schilddrüsen klein und hart (nur äußere Palpation). Thyreoidaffektion der übrigen ist gar nicht beschrieben.

Wie vorsichtig man derartige Beobachtungen werten muß, zeigt die Tatsache, daß ich unter 178 Idioten allerschwerster Art (Insassen der Berliner Anstalten), von denen doch gewiß eine ganze Anzahl Aplasie der Schilddrüsen gehabt hat, keine charakteristischen Nageldeformitäten fand.

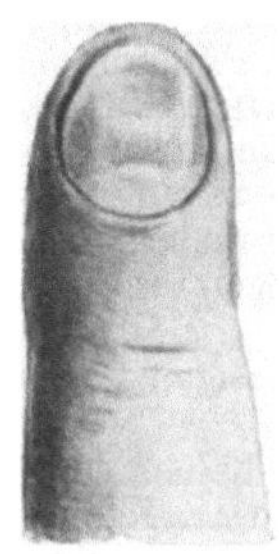

Abb. 127. Leichte Basedowsymptome. Koilonychie. Besserung bei Antithyreoidserum. (Fall von Herrn Dr. DREYSING.)

Myxödem, Athyreoidismus.

Während bei dem auf artefiziellem oder pathologischen Athyreoidismus beruhenden Myxödem die schweren trophischen Veränderungen an den Haaren (Haarschwund, Dünnerwerden der restierenden Haare) stets, weil sehr auffallend, ausführlich beschrieben werden, gewinnt man den Eindruck, daß die in keinem Lehrbuch fehlenden Schilderungen der Nagelveränderungen mehr nach Analogie konstruiert, als wirklich beobachtet sind. Ich selbst erinnere mich nicht, bei Krankenvorstellungen Nagelveränderungen bei Myxödem festgestellt zu haben. Bei den Kranken der K.-U. fand ich zwar starke Störungen des Haarkleides, aber ganz normale Nägel, bei 2 Kranken mit völlig fehlender Thyreoidea (ohne Myxödem) gleichfalls keine Nagelveränderung. Nach BUCHAN und EPPINGER (in LEWANDOWSKYS Handbuch der Neurologie) werden die Nägel glanzlos, trocken, brüchig und längsgestreift. Die Autoren scheinen aber eigene Beobachtungen nicht gemacht zu haben, sie zitieren Fälle von CHATALOFF, HAMILTON, LEICHTENSTERN, OPPENHEIMER, PUTNAN, SCHOTTEN. LEICHTENSTERN sah bei einer nach Totalexstirpation des Kropfes an Myxödem erkrankten Frau die Fingernägel brüchig werden, SCHOTTEN spricht von einem geringen Glanz der Nägel bei einer myxomatösen Patientin. Nach der Darreichung von Schilddrüsen sollen die Nägel mehr Glanz erhalten haben und schneller gewachsen sein. Bei einer 18 jährigen Zwergin (2 Schwestern gleichfalls

Zwerge) wurde dieselbe Beobachtung gemacht. In einem dritten weniger ausgesprochenen Fall waren die Nägel normal. HAMILTON gibt an, daß in seinem
Falle die Nägel brüchig und im Dickendurchmesser und in der Gestalt verändert (wie ist nicht gesagt) gewesen seien. PUTNAN betont, daß bei Myxödem
(wie bei Akromegalie) Nagelveränderungen nicht vorkommen. Den von BUCHNAN
zitierten Fall von CHATALOFF und OPPENHEIMER konnte ich nicht finden.

STRANDBERG gibt die Krankengeschichte einer 22jährigen Patientin mit
leichten myxomatösen Veränderungen: Thyreoidea nicht palpabel, Haarausfall ohne Seborrhöe, seelische Depression; leichte Schwellung der Hände
und Füße, ohne Albuminurie. Die Nägel der Hände und Füße sind leicht verdickt, glanzlos, graugelb, undurchsichtig und hart. Der freie Rand ist nicht auf-
gerissen, sondern scharf. Keine Längs- oder Querfurchen. Wachstum langsam
(nach Angabe der Patientin).

Thyreoideale Inkonstanz.

Die von LÉVI und ROTSCHILD beschriebene Krankheit, die durch das Auftreten von Symptomen des Hyper- und Hypothyreoidismus gekennzeichnet
ist, führte in einer Beobachtung ANDERSONs zur *Onychauxis*. Die 40jährige
Frau hatte eine pastöse, schuppende Haut mit erweiterten Poren, zeigt Hyper-
trichosis und Pruritus vulvae, daneben starke Lymphocytosis 42%. Nach
10monatlicher Darreichung von Thyreoidpräparaten wesentliche Besserung,
auch der Nägel.

Epithelkörperchenerkrankung. Tetanie.

Ausfall des neben dem unteren Pol der Schilddrüse gelegenen Epithelkörper-
chen (z. B. bei der Operation der Thyreoidea) führt zu einer allgemeinen Übererregbarkeit der Muskeln, welche in Anfällen von toxischen Kontraktionen, hauptsächlich im Gesicht und in den Armen zum Ausdruck kommt. Druck auf die
Muskeln an bestimmten Punkten löst Anfälle aus, die Muskeln reagieren auf
schwache elektrische Reizungen von den Nerven aus; Dehnung des Ischiadicus
löst Streckkrampf des Fußes mit starker Supination aus. Es treten auch vielfach trophische Störungen, vor allem an den Haaren und Nägeln auf. Früher
unterschied man streng zwischen der Tetania strumipriva und idiopathica,
zu letzterer rechnete man die bei manchen Berufen epidemisch im Frühjahr
auftretenden, die bei Infektionskrankheiten beobachteten, die bei Schwangeren
und bei Magenkranken (Pylorusstenosen) sich findenden Formen, sowie die
der Spasmophilie nahe stehende Kindertetanie. Heute werden alle diese Erkrankungen als Folge einer Epithelkörpercheninsuffizienz angesehen.

Die trophischen Veränderungen an den Nägeln äußern sich ziemlich einförmig. Es kommt sicher während des Anfalls zum Sistieren der Nagelproduktion, Ausbildung tiefer, völlig die Nagelplatten durchdringenden BEAUschen
Linien, Vorschieben des in seiner Kontinuität unterbrochenen Nagels und Abfall der Platte unter Bildung eines neuen *normalen* Nagels. Dieser Abfall kann
bei einzelnen Kranken nach dem ersten Anfall, nach Ablauf mehrerer, anscheinend
spurlos vorübergegangener Anfälle, einmal aber auch wiederholt vorkommen.
Zuweilen werden die Nagelplatten auch als brüchig, schuppig und „tropho-
neurotisch" verändert beschrieben. Trotzdem einige Endokrinologen (H. ZONDEK)
von einer Entzündung der Nagelwurzel sprechen, geben die objektiven Krankengeschichten keinen Anhalt für das Vorkommen einer eigentlichen Onychie.

Eine kleine Kasuistik soll das Gesagte illustrieren (PINELES). v. EISELS-
BERG beschreibt bei einer Patientin mit chronischer strumipriver Tetanie,
die 9 Jahre lang bei kaltem Wetter von tetanischen Krämpfen befallen war,

Ausfall sämtlicher Haare und Nägel, die sich jedoch bald wieder ersetzten. Dasselbe Phänomen wurde von v. EISELSBERG bei einem Schuhmacher nach Exstirpation eines gewaltigen Kropfes und von J. HOFFMANN bei einer 30jährigen Wäscherin beobachtet. DIEST sah eigenartige trophoneurotische Nagelveränderungen bei einer Graviden, die 9 Tage nach der Strumektomie an schwerer Tetanie erkrankt war.

In folgenden Fällen handelte es sich um *Arbeitertetanie:*

HERARD: 36jähriger Arbeiter, Abfall der Nägel.

J. HOFFMANN: 40jähriger Bäcker, seit 21 Jahren an Tetanie leidend, zweimaliger Nagelwechsel in 2 Jahren.

RENAULT: 37jähriger Tischler, seit 14 Jahren jährlich Tetanie. Nach jedem Anfall Verlust der Haare und Nägel.

FLEUROT schildert neben Haarverlust tiefe Furchen der Nägel. WETTENDORFER behandelte eine 24jährige, seit 12 Jahren an Tetanie leidende Patientin, die in zwei aufeinander folgenden Jahren an Nekrose sämtlicher Fingernägel litt.

An Fällen von *Schwangerschaftstetanie* seien erwähnt:

J. HOFFMANN: Frau nach der 5. Entbindung Tetanie; Ausfall der Nägel. 1 Jahr später Rezidiv der Krampfanfälle mit Haarausfall. Im zweitfolgenden Jahre neues Wochenbett, neue Tetanie, zweimal Nagelausfall. 6 Jahre später wieder Gravidität, tetanische Krämpfe, Nägel- und Haarausfall. MEINERT: 2. Monat III. Gravidität, Tetanie, Nagelausfall, Wiederwachsen, typische Tetanie, trophische Störungen der Hände.

NATHAN beschreibt bei einer 26jährigen Arbeiterin eine 14 Tage nach einer Geburt auftretende Tetanie, die mit mäßigem Fieber bis 38,4° einherging. Es kam zu Krämpfen in den Extremitäten und zu tetanischen Zuckungen der Gesichtsmuskulatur. Nach 14 Tagen wird die Patientin geheilt entlassen, fünf Wochen später zeigte sie im Verlauf beider Art. mediani (II. und III. Finger) Parästhesien (Ameisenlaufen) und Blasenbildung auf den Fingern II und III. Hier waren auch Hyperästhesie und Herabsetzung der Empfindlichkeit für Wärme und Kälte und für den elektrischen Strom festgestellt. Die Defekte der Haut, „schmerzhafte Substanzverluste von Hellergröße", fanden sich an den Endphalangen rechts II und III, links III; sie hatten callöse Ränder. Subjektiv hatte die Patientin an dieser Stelle das Gefühl von „Taubsein".

Im Verlauf der **Kindertetanie** sah J. HOFFMANN bei einem $3^{1}/_{2}$jährigen Kinde Schwellung von Hand- und Fußrücken. Der rechte II. Fingernagel begann sich abzustoßen; alle übrigen wurden dünner und leicht krallenförmig. PHELPS sah Nagelveränderungen nur bei den schweren Fällen.

Tetanie bei Störungen des **Verdauungstractus**; EWALD und JACOBSOHN sahen in einem Fall von Dilatatio ventriculi und anhaltender Diarrhöe tetanische Krämpfe und Abfall der Finger- und Zehennägel, die normal nachwuchsen. v. FRANKL-HOCHWART beobachtete fast jedes Jahr bei einer im Anschluß an einen Typhus entstandenen Tetanie zur Zeit der Krämpfe Haar- und Nagelausfall.

Ob in all diesen Fällen die Diagnose ganz zweifellos war, soll dahingestellt bleiben. J. HOFFMANN hält den Fall DIETZ' für Epilepsie. RENAULT hat bei seiner Beobachtung Rheumatismus diagnostiziert, während J. HOFFMANN und PINELES Tetanie annehmen. Bemerkenswert ist im Falle RENAULTs die Erblichkeit der Disposition zu Nagelerkrankungen. Vater (Rheumatismus, Tetanie) Abfallen der linken Fingernägel, Sohn jährlich im Januar und Februar rheumatische Anfälle, nach demselben Ausfall der Haare und Wechsel der Zehennägel.

Agenitalismus. Eunuchoidismus.

Die Veränderungen des Haarkleides bei den in der Kindheit kastrierten Menschen und Tieren sind bekannt, über Nagelstörungen wird nichts berichtet. Bei den Tieren, insbesondere bei den Pferden und Rindern kommen sie bestimmt nicht vor. Der Huf des Pferdes reagiert außerordentlich fein auf trophische Störungen des Allgemeinorganismus und auf Eingriffe in das Nervensystem. Würde bei der Kastration der Huf, das wichtigste Arbeitsorgan des Pferdes, in Mitleidenschaft gezogen, so wäre das Verschneiden der Gebrauchstiere natürlich unmöglich.

TANDLER, GROSS und SKOPSEN erwähnen bei ihren Untersuchungen über die Eunuchen die bekannten Veränderungen des Haarkleides, aber keine Nagelerkrankungen.

Hypogenitalismus.

Der Hypogenitalismus, der Eunuchoidismus, ist charakterisiert durch Rückbildungserscheinungen an den Genitalien, die entweder im frühen oder im späten Lebensalter erfolgen (Früh- oder Späteunuchoidismus). Die Fettsucht (daher Dystrophia adiposo-genitalis) ist ein hervorstechendes Symptom, das das Krankheitsbild dem der hypophysären Fettsucht (vgl. den Abschnitt) sehr ähnlich macht. Während das Haarkleid bei jungen Individuen überhaupt nicht ausgebildet wird, kommt es bei älteren zu einem starken Haarausfall. Selbst Achsel- und Schamgegend zeigen nur wenig Haare, Augenbrauen und Wimpern sind selten. Über Nagelerkrankungen ist im Gegensatz dazu wenig bekannt.

Ich selbst habe bei zwei Kranken meiner K.-U., bei denen Eunuchoidismus (Fettansammlung, Hodenatrophie, Impotenz) festgestellt war, normale Nägel, ebenso bei je drei jungen und älteren Frauen mit Symptomen ovarieller Störungen vom Typus der Kastration (Fettsucht, Ausbleiben der Menses, Fehlen der Mamma).

Die positiven Befunde sind recht spärlich. M. A. BUSSE fand bei einem 25jährigen, an Fettsucht leidenden, etwa dem Typus des Eunuchoiden gleichenden Manne die Behaarung normal, die Nägel brüchig.

LISSER konstatierte eine ganz überraschende Besserung der Onychauxis (Verdickung der Nagelplatten und subunguale Hyperkeratose) bei einem 31 jähr., durch Unfall zu einem typischen Eunuchoiden gewordenen, früher völlig gesunden Manne, nachdem einmal ein Stück Widderhoden und viermal ein Teelöffel Widderhodenbrei in die Bauchwand transplantiert war. Die Heilung der Nägel war der Besserung aller anderen eunuchoiden Symptome konform. Bemerkenswert ist die Erfolglosigkeit der organotherapeutischen Mittel bei interner Darreichung.

Pluriglanduläre Insuffizienz.

H. ZONDEK erwähnt bei der Schilderung der Symptomatologie der polyglandulären Insuffizienz Brüchigkeit der Nägel, ohne Fälle selbst anzuführen. Ich selbst habe bei einigen Fällen meiner K.-U. keine Nagelveränderungen feststellen können.

BRUGSCH meint, daß FALTA die Brüchigkeit der Nägel als besonders charakteristisch hinstellt. In den zahlreichen von FALTA zitierten, der Literatur entnommenen Fällen sind Nagelveränderungen gar nicht geschildert. In einer eigenen Beobachtung FALTAs (40jähriger Mann mit Späteunuchoidismus) ist die Brüchigkeit der Nägel ohne nähere Angaben erwähnt. In einem anderen klinisch sehr zweifelhaften Falle FALTAs sollen die Fingernägel des 17jährigen Patienten sehr derb und stark gekrümmt geworden sein.

Meines Erachtens nach hat L. R. MÜLLER durch Annahme einer gemeinsamen Ursache für die evtl. Erkrankung der innersekretorischen Drüsen *und* trophischen Zentren wie bei der Sklerodermie die Erklärung für das wechselnde Verhalten mancher Körperteile bei der gleichen Erkrankung gegeben (vgl. Sklerodermie).

Monacelli führt eine seit frühester Kindheit bestehende, mit Nagelatrophie einhergehende Koilonychie aller Finger eines 19 jährigen Mädchens, deren Mutter die Affektion an den Daumen, deren Bruder sie an allen Nägeln zeigte, auf Dysfunktion der Thyreoidea, der Ovarien, der (erhalten gebliebenen) Thymusdrüse zurück. Er sucht seine Theorie durch Analyse der klinischen Symptome (spätes Eintreten der Menses, dyspnoische Zustände usw.), sowie durch den Erfolg der Therapie (Thyreoid- und Ovarialpräparate) und Verschlechterung des Befindens nach Aussetzen der Behandlung, wahrscheinlich zu machen.

Infantilismus.

Es mag hier erwähnt sein, daß Georg Peritz in seiner ausführlichen Arbeit über Infantilismus Nagelveränderungen nicht erwähnt. (Absichtlich ist hier auf die einzelnen Formen des Infantilismus nicht eingegangen; selbstverständlich kann er bei einem durch Syphilis hervorgerufenen Infantilismus, z. B. Dactylitis syphilitica, als Ausdruck der allgemeinen Infektion vorkommen.)

Morbus Addisonii.

Auf das Wesen des *Morbus Addisonii* kann hier nicht eingegangen werden. Nach der heutigen Auffassung bestehen die Nebennieren aus der Rinde, die epithelialen Ursprungs, und aus dem Mark, das sympathischen Ursprungs ist. Morphologisch und funktionell ist der Marksubstanz das bei Zwischennieren, akzessorischen Nebennieren, Bauchganglien usw. vorhandene chromaffine System zuzurechnen. Auf Rechnung *dieses* Systems sind Adynamie und Asthenie, die starke Blutdrucksenkung, die Erscheinungen von seiten des Zirkulationsapparates, die seelischen Verstimmungszustände, der Adrenalinmangel im Blut und die niedrigen Werte des Blutzuckers zu setzen. Auf das Fehlen der Nebennierenfunktion sind die Magendarmstörungen, die nervösen Symptome der Kachexie zurückzuführen. Die Hyperpigmentierung führt Wiesel (Lewandowskys Handbuch der Neurologie) auf eine Innervationsstörung im Bereich des Sympathicus zurück, weil gerade Sympathicusgifte bei disponierten Individuen abnorme Pigmentierungen herbeiführen können. B. Bloch erklärt die Überpigmentierung durch Überschwemmung der Pigmentbildner mit Muttersubstanz.

Fast alle Autoren, die typische Fälle von Morbus Addisonii mit Braunfärbung der Streckseiten der Finger beobachteten, heben die *eigentümliche leuchtend weiße Färbung der Nägel* hervor. Zweifellos wird die Weißfärbung der Nägel auch durch die Anämie, die ja zu den häufigsten Begleiterscheinungen des Morbus Addisonii gehört, noch erhöht. Trotzdem kommen, wahrscheinlich durch Pigmentablagerung in der Nagelmatrix und im Nagelbett, Farbenveränderungen der Nägel vor.

Dunkle Streifen zeigten die Nägel einer 46 jährigen Kranken H. Folets, deren Haut blau-grau-weiß gleich einer Maureskin geworden war. Die Krankheit hatte vor 3 Jahren begonnen, hatte Abmagerung und allgemeine Schwäche zur Folge gehabt. Die Bronzefärbung nahm andauernd zu. Als durchsichtig rosig-bräunlich bezeichnet Tanturri die Nägel seines 32 jährigen Kranken. Außer der Hautfärbung trat bei diesem Kranken das Symptom der epigastrischen Schmerzen besonders hervor. Bei einem 35 jährigen Fräulein (Beobachtung von Bell), bei der die Bronzefärbung der Haut sehr ausgesprochen war, waren auch die Nägel dunkel gefärbt; die Nägel wuchsen aus dem Nagelbett etwas nach oben (waren wohl also durch Zwischengewebe abgehoben).

In einem Falle M. KAUFMANNs (Zentralblatt für Verdauungskrankheiten, 1901, Nr. 7) werden die Nägel des sonst „zigeunerhaft" braun gefärbten 20jährigen Kranken als „wenig gefärbt" beschrieben.

Die 3 ersten Fälle stammen aus der großen Statistik G. LEWINs in den Charité-Annalen 1892.

Erwähnt sei, daß auch die Haare der Addisonkranken wenig zu Pigmentierungen neigen. Es gibt auch blonde Addisoniker (JOSEF WIESEL in LEWANDOWSKYs Handbuch der Neurologie.)

In einem außerordentlich typischen Fall (K.-H.-A. Prof. KUTTNER), der durch Adynamie, verkäste Bronchialdrüsen, Herabsetzung des Blutdruckes, Braunfärbung der Haut und vor allem der Schleimhaut charakterisiert war, fand ich die an sich normalen Nägel selbst ungefärbt; das Nagelbett schimmerte aber milchkaffeefarbig (melange) durch die sonst unveränderte Nagelplatte hindurch. Auch in zwei weiteren Fällen meiner K.-U. fand ich die Nägel der Addisoniker normal.

Rheumatismus.

Eine allgemeine Begriffsbestimmung des vielgebrauchten, noch öfter mißbrauchten, auch heute noch völlig ungeklärten Prozesses zu geben, ist nicht meine Aufgabe. Aus praktischen Gründen empfiehlt es sich aber, unter Rheumatismus folgende Krankheitstypen zusammenzufassen: 1. Endocarditis lenta mit positiven Kokkenbefunden auf den Herzklappen oder im Blute. 2. Die fieberhaft verlaufenden, zu Rückfällen neigenden Gelenkrheumatismen, bei denen der Nachweis von Mikroorganismen nicht gelingt. 3. Die chronischen, vorwiegend die kleinen Gelenke befallenden, meist ohne wesentliches Fieber verlaufenden Rheumatismen. 4. Die chronische, im höheren Alter auftretende, zur Versteifung führende Arthritis deformans. 5. Die akuten, 6. die chronischen Muskelrheumatismen. 7. Chorea; vgl. Kapitel Chorea.

Auf die das Wesen des Rheumatismus erklärenden Theorien oder besser Arbeitshypothesen: R. gleich Sepsis, R. gleich anaphylaktischer Zustand, akuter Muskelrheumatismus gleich Neuritis; chronischer deformierender Gelenkrheumatismus gleich endokrine Störung, kann hier nur hingewiesen werden.

Die engen Beziehungen der unter dem Namen Rheumatismus zusammengefaßten Krankheitsprozesse zu Dermatosen: Peliosis rheumatica, Erythema nodosum, Erythema exsudativum multiforme legt die Annahme nahe, daß auch engere Beziehungen zum Nagelorgan bestehen könnten.

Die wirklichen positiven Befunde sind sehr spärlich. Ich verwerte für die folgende Darstellung die Ergebnisse meiner K.-U. in den Berliner Krankenhäusern. Unter etwa 15000 Krankenhausinsassen habe ich nur Resultate der Untersuchung bei wenigen Fällen von Rheumatismus notiert. Es wurden nur die Fälle beachtet, die Rückfälle hatten oder mindestens 2 Monate bereits krank waren, weil nur bei diesen Kranken Nagelveränderungen, die ja von der Matrix ausgehen müssen, am hinteren Nagelwall in die Erscheinung treten können.

Bei den mit *längeren Fieberperioden* verlaufenden Rheumatismen bilden sich gelegentlich die BEAUschen Linien oder besser Furchen aus, die als Zeichen gestörter Nagelbildung während der Zeit des veränderten Stoffwechsels (Fiebers) anzusprechen sind. Das Tatsachenmaterial ist im Kapitel Querfurchen S. 67 gegeben. Es muß aber mit aller Bestimmtheit betont werden, daß diese Querfurchen doch nur relativ selten vorkommen. Ich fand unter mehreren hundert Patienten mit akutem fieberhaften Gelenkrheumatismus, die doch eigentlich sämtlich, da sie langen Krankenhausaufenthalt erforderten, als schwere anzusprechen sind, nur zwei typische Fälle. In einem dritten, eine 47jährige Frau mit chronischem Gelenkrheumatismus (K.-H.-A. Prof. BRANDENBURG). konstatierte ich einige quergestellte, ganz seichte Depressionen, die keinesfalls als Quer*furchen* anzusehen waren.

Eine Querfurchenbildung, die zur Lösung des distal liegenden alten Nagelteils führte, beschreibt ALEXANDER RENAULT.

Der 34jährige an Rheumatismus leidende Patient hatte schon wiederholt Anfälle gehabt, die mit Nasenbluten und Ausfall der Haare und Zehennägel einhergingen. Seit 10 Tagen neuer Anfall: starke Beteiligung der Hüft-, Knie- und Fußgelenke. Kein Fieber; am Herzen anämisches Sausen. Salicyl. Besserung. Es stießen sich die Nägel der ersten drei Zehen plötzlich ab; sechs Tage später waren die übrigen Nägel gelockert. Unter den alten saßen wohlgebildete neue Nägel. Die Haare fielen gleichfalls aus; ganze Büschel ließen sich schmerzlos ausziehen.

Über die angeblich bei Rheumatismus in $100^0/_0$ der Fälle vorkommenden punktförmigen Depressionen ROSENOWS ist im Kapitel Querfurchen S. 68 gehandelt. Ich selbst habe dies Symptom nie gefunden.

Bei der chronischen multiplen, meist fieberfrei verlaufenden Arthritis, vor allem der kleinen Gelenke, sind Nagelveränderungen große Seltenheiten. In der Literatur fand ich nur eine Angabe von HARTZELL, der völlige Onychatrophie bei einem 41jährigen an Polyarthritis leidenden Manne feststellte. Stets ging der Nagelveränderung eine Gelenkerkrankung voraus. GOUGEROT und L. MONOD beschreiben 2 Fälle, in denen sich bei „Neuroarthritisme" das Symptomenbild des Eczema striatum medianum unguium entwickelte. Es ließ sich zeigen, daß jeder der vielen einander parallel verlaufenden Nagelfurchen einem Ödem entsprach, das als Ausdruck einer Gelenkschwellung anzusehen war. In einem Falle waren besonders die Nägel links II und IV erkrankt. (Warum nicht alle Nägel erkrankten, ist nicht zu erklären.)

Ich selbst sah bei einer 56jährigen Frau, die an einem sehr langsam fortschreitenden fieberhaften Prozeß litt, am linken Daumen eine angeblich seit drei Monaten entstandene eigenartige Nagelveränderung (K.-H.-A. Prof. Dr. ZADECK). Auf dem vorderen Drittel des Nagelbettes saß ein die Fingerbeere stark überragender, gryphotisch gestalteter Nagel. Die proximalen zwei Drittel entbehren völlig der Nagelplatte, die durch eine ganz im Niveau der Nagelfalz liegende Hautplatte ersetzt war. Irgendein chirurgischer Eingriff war nicht vorgenommen oder von den Ärzten — die Kranke war seit fünf Monaten im Krankenhaus — bemerkt worden. Es dürfte doch wohl eine infektiöse Nagelbettentzündung vorangegangen sein.

Bei einer 42jährigen Kranken waren durch den rheumatischen Prozeß die Fingerspitzen in die Handfläche eingeschlagen fixiert. Es war zu der im Kapitel Apoplexie genauer geschilderten Gelbfärbung der Nägel gekommen, die ich als Macerationserscheinung ansehe.

Bei den übrigen 51 Fällen waren die Nägel, trotzdem schwere Erscheinungen auch an den Gelenken der Nagelphalanx vorkamen, durchaus normal.

Führt die chronische deformierende Arthritis zur Steifigkeit und schließlicher Unbeweglichkeit der Gelenke, so ist bei den meist alten Kranken, die wohl vielfach eine Pflege der Füße nicht mehr vornehmen können, die Ausbildung von Onychogryphosen verständlich.

RAYER und ANCEL beschrieben Beobachtungen. Auch ich selbst sah den Prozeß bei einem Siechenhausinsassen. In einem anderen Fall von chronischem Gelenkrheumatismus und Arthritis deformans, der mit Paralysis agitans kompliziert war, bestand eine eigenartige Vergrößerung des Nagels der zweiten Zehe. Es lag nahe, eine Abplattung der Nagelphalanx und eine Vergrößerung des Nagels, also eine wirkliche Onychauxis anzunehmen. Leider wurden keine Röntgenaufnahmen gemacht.

Nagelveränderungen beim Muskelrheumatismus sind nicht bekannt. Ein Unikum ist wohl folgende Beobachtung.

Nagelblutung als Folge eines starken fieberhaften Muskel-rheumatismus.

31 jährige Schneiderin, etwas blutarm, zeigt auf den Nägeln links V, IV, rechts V eine mäßig starke schwarzbraune Färbung, die am Ende des ersten hinteren Nageldrittels beginnt und sich bis zum freien Nagelrande erstreckt, etwa das erste radiale Drittel der Nagelplatte einnehmend. An den übrigen Nägeln ist ein dunkler, diffuser Farbenton ohne scharfe Grenzen erkennbar. Die elektrische Durchleuchtung zeigt, daß es sich um einen das Licht *nicht* durchlassenden Farbstoff handelt. Schneidet man ein Stück des dunkelgefärbten Nagels ab, so erkennt man, daß das Nagelbett frei ist. Diese Färbung soll erst vor fünf bis sechs Wochen aufgetreten sein. Subjektive Beschwerden fehlen. Patientin neigt zu Hyperhidrosis.

Es kann sich nur um eine Blutung handeln, die während der Bildung der Nagelplatte in die weiche Nagelsubstanz erfolgt ist. Es läßt sich, wenn man das Wachstum des Nagels pro Tag auf 0,1 mm schätzt, feststellen, daß vor 4—5 Monaten der pathologische Prozeß erfolgt sein muß, da der proximalste Rand der fraglichen Blutung 0,8 cm, das Zentrum etwa 1,5 cm von der Nagelmatrix entfernt ist. Es würden diese 15 mm Wachstum = 150 Tagen entsprechen. Patientin gab nur auf mein wiederholtes Fragen an, daß sie vor fünf Monaten, Weihnachten 1923, an einem 14 Tage lang dauernden schweren fieberhaften Muskelrheumatismus erkrankt war. Patientin hatte die stärksten Schmerzen bei der Bewegung, Symptome von Nierenkolik waren nicht vorhanden. Der Schilderung nach — Patientin lag in einem im Schnee eingeschlossenen ostpreußischen Dorf und konnte keinen Arzt befragen — hat es sich um eine Art Lumbago gehandelt.

Gicht.

Nagelerkrankungen bei der Gicht sind selten. GALEN hat bereits auf Nagelerkrankungen bei Gicht aufmerksam gemacht. P. LUFF gibt zwar an, daß die Nägel gichtiger Personen leicht dünn, brüchig und schilfrig ("reedy") werden. Gute Kenner der Krankheit aber wie GUDZENT und P. F. RICHTER erinnern sich nur weniger Beobachtungen. Ich habe bei einer 57 jährigen Kranken gewaltige Tophen der Finger gesehen, die gelegentlich aufbrachen und weißliche kreidige Massen entleerten. Die Nägel waren durchaus normal (Abteilung Prof. LIPP-MANN). Keinesfalls darf man bei Gichtikern vorkommende Nagelkrankheiten kritiklos als Folgen des Grundleidens ansehen. So darf man hinter die Beobachtung von NEES (1803) ein Fragezeichen setzen.

Bei einem 55 jährigen Bauer (keine Syphilis in der Vorgeschichte) waren die Nägel der Finger und Zehen über einen Zoll lang, hornartig verdickt und mit tiefen Längsfurchen versehen. Die Ränder der Nägel waren nach vorn eingerollt; die Nägel selbst klauenförmig nach vorn gekrümmt. Ihre Struktur war "knorpelig locker, gleichsam fleischartig". Bei leichten Verletzungen erfolgte starke Blutung und heftiger Schmerz. An den Fingern war die Deformität stärker als an den Zehen. Der Patient litt an einer hochgradigen "Verunstaltung der Glieder aus gichtischer Ursache".

Nicht einwandfrei ist eine folgende eigene Beobachtung.

Ich selbst sah bei einer 62 jährigen Dame, die zwar nie an akuten Gichtanfällen gelitten hatte, aber an vielen Fingern typische HEBERDENsche Knoten hatte, einen frischen charakteristischen Knoten an der Prädilektionsstelle, Dorsalseite der Gelenkfläche der II. und III. linken Kleinfingerphalanx. Der Knoten war an der Spitze gelblich, in der Umgebung tiefrot und verursachte erhebliche Schmerzen. Es muß nun auch eine Ablagerung harnsaurer Salze in oder unter der Nagelmatrix stattgefunden haben, denn der sonst normale Nagel erscheint in der Mitte zusammengedrückt, so daß die Mittellinie einem Dachfirst gleicht. Deutlich kann man an einer narbenähnlichen Furche verfolgen, daß der Prozeß auch unter dem hinteren Nagelwall sich fortpflanzt. Ohne die bestimmte Versicherung der Patientin — sie ist Witwe eines Arztes —, daß ihr Nagel nie verletzt worden sei, hätte man an eine Nagelnarbe denken können.

Besser begründet sind die 3 nächsten Krankheitsfälle.

Bei einer 40 jährigen Dame aus Warschau, in deren Familie Gicht erblich vorkommt, und bei der von autoritativer Seite Arthritis urica diagnostiziert war, sah ich an allen Nägeln der Finger geringe diffuse Verdickung der Nagelplatten mit Ausbildung stark hervortretender Längsriffe. Die Nagelplatten waren sonst normal. Nur die freien Ränder zeigten Weißfärbung. Letztere erklärt sich durch Luftimbibition, die wieder mit der Neigung der

Nägel, gerade am freien Rande bei der geringsten Veranlassung zu splittern und in der Längsrichtung aufzureißen, zusammenhing.

RAYER beschreibt ein lokalisiertes Nagelekzem bei einem 81 jährigen Greis, der angeblich seit 60 Jahren an Gicht leiden sollte.

Wichtig ist die Beobachtung GUDZENTs:

46 jährige Engländerin, aus Gichtikerfamilie, Vater und Mutter leiden an Gicht, starke Fleischesserin, klagt über heftige Schmerzen in der Muskulatur des Nackens und der Brust, sowie über eine Nagelaffektion. Vor 10 Jahren starke Röntgenverbrennung an Kinn, Hals und Brust (Hände nicht bestrahlt). Vor vier Jahren typhusähnliche Krankheit in Indien, die anscheinend wiederholte Nachschübe und gastrische Folgeerscheinungen nach sich zog. Nach der Genesung neben allgemeinen Schmerzen in der Muskulatur eigentümliche Hauterkrankung der Finger, bestehend in Rötung, Hitzegefühl und Brennen. Die Haut der empfindlichen Fingerspitzen wurde hart und rissig. Diese Rötung schnitt am Karpophalangealgelenk haarscharf ab. Die Dorsalfläche der Fingerhaut ist in Ausdehnung von $1^1/_2$—2 cm auffällig geschrumpft und knittrig; die untere Seite der Fingerspitzen fühlt sich hart, am Daumen fast hornähnlich an. An einem Daumen und einem Finger fühlt man auf der höchsten Höhe der Fingerkuppe eine ausgeprägte sandkorngroße Verhornung, die auf Druck sehr starke Schmerzen verursacht. Der Nagelfalz am linken Daumen zeigt einen etwa $1/_2$ cm langen, nicht blutenden und nicht verschorften Riß. Die Fingernägel sind pathologisch verändert. Die Lunula ist von weicher Konsistenz; auf den Nagelrücken (?) finden sich querverlaufende, auf ihrem Grunde abgeschilferte Furchen und auch Vertiefungen von rundlicher Gestalt. Der Nagelsaum ist dünn, aufgesplittert und knittrig. Radiumsitzungen im Emanatorium (30 5 ME. pro Liter Luft) und 32 Injektionen zu (1000 ME.) besserten die Muskelschmerzen und das Allgemeinbefinden, beeinflußten aber wenig die Nagelerkrankung, obwohl die Nägel „ein gesunderes Aussehen" bekamen, und die Lunula härter wurde.

Bei einer 65 jährigen Dame aus meiner Klientel bestand zwar keine erbliche Belastung mit Gicht. Patientin litt aber selbst an einer starken harnsauren Diathese (vom Facharzt war ein starker Harnsäureüberschuß festgestellt). Patientin litt an Ischias; vor allem nachts waren die Schmerzen erheblich. Seit einigen Jahren waren alle Fingergelenke stark verdickt, Gichtknoten bestanden jedoch nicht. Am III. linken Fingernagel begannen vor etwa zehn Monaten sich drei Längsfurchen auf dem radial gelegenen Drittel der Nagelplatte zu entwickeln; allmählich entstand ein tief eingesunkenes, längsverlaufendes Tal auf der Nagelplatte. Etwa zu gleicher Zeit entwickelte sich ein erbsengroßes Knötchen am proximalen Beginn der Längsstreifen der Nagelplatte auf dem radialen Drittel des Nagelwalles. Der Inhalt des Knötchens war glasig durchscheinend; er trat bei der Punktion bei einigem Druck aus der Punktionsöffnung heraus. Die Färbung war morgens hellrot, abends weit dunkler. Die kleine Geschwulst macht verhältnismäßig wenig Schmerzen, nur starke Flexion des Fingers ruft Schmerz und lokales Hitzegefühl hervor. In der entleerten Substanz fanden sich nur Leukocyten, keine Harnsäurenadeln. Leider konnte der Fall nicht sehr lange verfolgt werden.

Obwohl in den beiden letzten Fällen an Akrodermatitis atrophicans bzw. an Ganglion der Sehnenscheiden gedacht werden kann, erscheint die Erwägung des gichtischen Ursprungs der Nagelaffektionen berechtigt, um für fernere Beobachtungen Vergleichsmaterial zu schaffen.

Erwähnt sei noch, daß von französischen Autoren der Gicht eine gewisse Rolle in der Ätiologie des Ekzems überhaupt und dementsprechend auch des Nagelekzems zugeschrieben wird.

Fraglich ist es, ob man einen Fall RISTs der Gicht oder dem chronischen Gelenkrheumatismus, an dem die Kranke zweifellos gelitten hat, zurechnen soll.

Bei einer 35 jährigen Wäscherin hatte sich zuerst vor sieben Jahren ein Hydarthros des rechten und ein Jahr später des linken Knies eingestellt. Seit der Zeit kam es wiederholt zu Schwellung der Knie-, Fuß- und Handgelenke. Schließlich wurden Finger- und Zehengelenke schmerzhaft; bei forcierter Bewegung des letzteren war ein Knacken hörbar. Vor vier Monaten begannen alle Nägel der Zehen (der rechte Großzehennagel zuerst) zu erkranken. Zunächst rötete sich das Nagelglied, schwoll an und wurde in der Umgebung der Nägel schmerzhaft. Der Nagel löste sich an seinem freien Rande los, erhob sich, wurde gelb und zerdrückbar und fiel schließlich ab. Das nun bloßliegende Nagelbett bedeckte sich reichlich mit Hornmassen; eine Nagelproduktion trat nicht ein. Die Nagelwälle und Nagelfalze blieben erhalten. Der ganze Prozeß verlief ohne Eiterung in zwei Monaten an jedem Nagel. Nach seinem Ablauf wurde das Nagelglied schmerzlos, während die Schmerzhaftigkeit im

Gelenk blieb. Derselbe Vorgang begann auf den Händen sich abzuspielen. Der Nagel des linken Ringfingers machte unter den Augen Rists die geschilderten Stadien durch. Nervenkrankheiten, Hysterie, Syphilis, parasitäre Erkrankungen sind ausgeschlossen. Rist nimmt deshalb als Ursache eine „Diathèse urique" an, wofür auch der auf das Doppelte vermehrte Harnsäuregehalt des Urins spricht.

Rayer erwähnt ein in der École de médecine zu Paris befindliches Skelet eines gewissen Simowe. Es handelt sich um Ankylose aller Finger- und Zehengelenke; die Fingernägel sind 10 cm lang. Ähnlich sind die Fußnägel deformiert.

Skorbut. Barlowsche Krankheit.

Obwohl es beim Skorbut meist nur zu Petechien und kleineren Blutungen besonders an den unteren, weniger häufig an den oberen Extremitäten, selten am Kopf kommt, so entstehen besonders unter den Nägeln auch größere Hämorrhagien. Auch hämorrhagische Entzündungen und Verschwärungen entstehen mit allen bei den Nägeln überhaupt vorkommenden Folgezuständen (Nekrose der Nägel, Loslösung aus den Falzen usw.). Gewöhnlich schimmert die Blutung dunkelblau durch die nicht veränderten Nägel durch (Immermann in Ziemssens Pathologie). Ähnlich äußert sich H. Rosin (in Kraus-Brugschs Handbuch der inneren Medizin). Einen typischen Fall von subungualer Nagelblutung bei Skorbut sah ich im Charlottenburger Krankenhaus, Abb. 128 gibt das Krankheitsbild

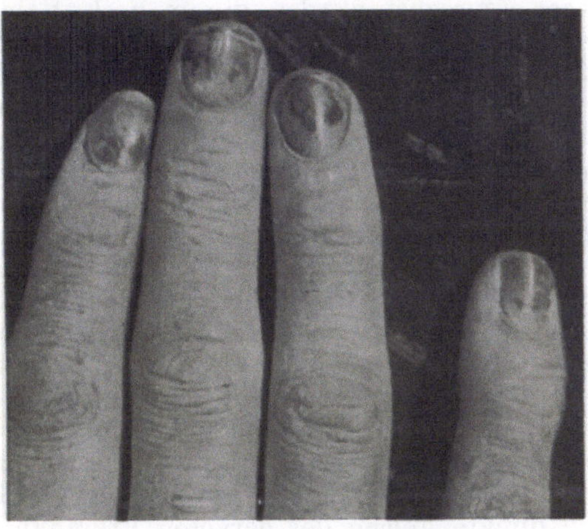

Abb. 128. Skorbut. Blutungen unter den Nägeln.

wieder. Erwähnt sei hier eine ähnliche Beobachtung von Th. Bartholinus (Acta medica 1680, S. 87). Erasmus Vindigius machte ein zwei Wochen dauerndes schweres Magenleiden durch; es stellten sich danach dunkle Flecke unter den Nägeln, wie *beim Skorbut*, ein.

Auch bei dem Kinderskorbut, der Barlowschen Krankheit, kommen, allerdings selten, subunguale Blutungen vor. Abb. 129 verdanke ich Herrn Prof. Dr. L. F. Meyer vom Berliner Kinderasyl.

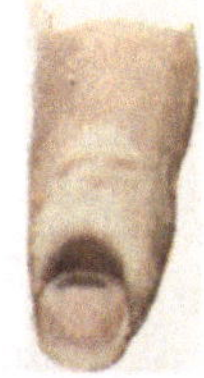

Abb. 129.
Kinderskorbut.

Chlorose, Anämie.

Die bei der Chlorose charakteristische mangelhafte Färbung der Haut und sichtbaren Schleimhäute erstreckt sich auch auf das Nagelbett. Infolge der geringen Rötung sehen die Nägel „totenbleich" aus (Eichhorst). Bereits Reil beschreibt das „Weißwerden" der Nägel bei Konvaleszenten nach typhösem Fieber. Der Unterschied zwischen dem Lunular- und dem stark gefärbten vorderen Teil der Nägel fällt fast ganz fort. Es kann so eine Leuconychia totalis vorgetäuscht werden. Eigentliche Nagelveränderungen scheinen im allgemeinen nicht vorzukommen. Ein Unikum ist der oft zitierte Fall Niemanns (1744).

Ein organisch gesundes, sehr zartes Mädchen verlor seit ihrem 15. Lebensjahr ihre Menstruation; sie litt viel an „Molimina menstruationis". Ihre sichtbaren Schleimhäute waren sehr blaß; sie hatte blaue Ringe um die Augen; ihre Zähne wurden schwarz. Die früher normalen Nägel wurden „molliores, laxiores, tenuiores deformes et foedi aspectu". Das Allgemeinbefinden litt erheblich. Bei Eisentherapie trat Heilung auch der Nagelaffektion ein.

IMMERMANN (ZIEMSSENs Handbuch) gibt an, daß der Ausfall der Nägel bei Anämie sehr selten sei. (Sind überhaupt Fälle beobachtet?) Die nachwachsenden Nägel sind häufig platt und stark verdünnt; sie zeigen auf ihrer Oberfläche Furchen. Ich habe bei meinen K.-U. recht viele Fälle von perniziöser Anämie gesehen, ohne Veränderungen der Nägel konstatieren zu können.

Nagelaffektionen bei Erkrankungen des Nervensystems.

In diesem Abschnitt sollen diejenigen krankhaften Veränderungen der Nägel besprochen werden, die im Verlauf einer Erkrankung der peripherischen Nerven, des Rückenmarks, des Gehirns auftreten. Selbstverständlich ist die Zahl der eigentlich auf den Einfluß nervöser Störungen zurückzuführenden Nagelerkrankungen viel größer. Bei der Leucopathia unguium, dem idiopathischen Nagelwechsel, der Querfurchenbildung, bei der Sklerodermie, der Lepra anaesthetica u. a. ist direkt auf die evtl. anzunehmenden „Nerveneinflüsse" hingewiesen worden. Für die Pathologie vieler Krankheiten ist die Rolle, die das Nervensystem spielt, noch nicht festgestellt.

Die bei den eigentlichen Nervenkrankheiten vorkommenden Nagelerkrankungen kann man als primäre und sekundäre bezeichnen. Unter sekundären verstehe ich diejenigen pathologischen Zustände der Nägel, die eine Folge des Ausfalls einer nervösen Funktion sind. Wenn z. B. ein Kranker totale Anästhesie der Extremitäten hat, leichte Verletzungen der Nägel, eingedrungene Fremdkörper usw. nicht bemerkt und infolge nachträglicher Infektion ein Nagelgeschwür bekommt, so ist dies Nagelgeschwür erst eine sekundäre Folge des die Anästhesie bewirkenden Nervenleidens. Die primären Nagelveränderungen sind direkte Folgen der nervösen Erkrankung.

Schwierigkeit der Diagnose der wirklich von Erkrankungen des Nervensystems abhängenden Nagelaffektionen.

Als ich vor 29 Jahren die Abschnitte über die Nagelerkrankungen bei pathologischen Zuständen des Nervensystems unter Benutzung der zur Verfügung stehenden Literatur schrieb, war ich darauf angewiesen, die vorliegenden Schilderungen und meine eigenen Beobachtungen in Siechenhäusern und Irrenanstalten ohne zu scharfe Kritik zu verwerten. In den vergangenen Jahrzehnten ist aber unsere Kenntnis von der Klinik der Nagelkrankheiten so gestiegen, daß eine scharfe Unterscheidung zwischen banalen, gewerblichen, zufälligen Nagelaffektionen einerseits und den für den nervösen Krankheitsprozeß charakteristischen andererseits dem speziell eingearbeiteten Fachmann möglich ist. Es müssen demnach einzelne Angaben der Autoren, z. B. über die bei alten Leuten sehr häufige Längsfurchenbildung unterdrückt, andere (z. B. doppelseitige Platonychie der Daumen bei einem 68jährigen hemiplegischen Buchdrucker, eigene Beobachtung auf der Abteilung Prof. Dr. SCHUSTER) als gewerbliche Veränderungen, die unabhängig von der Krankheit sind, gewertet werden.

Ebensowenig wie die Längsstreifenbildung ist der geringere Glanz der Nägel auf der erkrankten Seite ein wirklich verwertbares Symptom. Vielfach sind bei Hemiplegischen beide Hände mit opaken oder beide mit normal glänzenden Nägeln versehen. Pflege macht hier viel aus. Stärkere Schweißimbibition führt zur teilweisen Maceration und beeinflußt sicher das Aussehen der der Einwirkung des Schweißes dauernd ausgesetzten Nagelplatte.

Peripherisches Nervensystem. Nervenlähmungen.

Allgemeines.

Bei Lähmungen peripherischer Nerven treten neben den Störungen der Ernährung der Nerven und der Muskeln auch trophische Veränderungen an der Haut, den Knochen und den Gelenken auf. Handelt es sich um Lähmung oder um Durchschneidung gemischter, vasomotorische Fasern führender Nerven, so entsteht zunächst — falls die Lähmung plötzlich einsetzt — eine paralytische Erweiterung der Gefäße und konsekutiv eine subjektiv empfundene und manchmal auch objektiv wahrnehmbare Temperaturerhöhung an den gelähmten Teilen. Es liegt also eine Lähmung der Vasa constrictoria vor. Bald aber wird das gelähmte Glied kühl, blaß, gedunsen. Durch die erweiterten Gefäße zirkuliert das Blut langsamer; die Lähmung der Muskulatur trägt zur Behinderung lebhafterer Lymphströmung bei, der Rückfluß des venösen Blutes erleidet eine wesentliche Hemmung. Dazu treten Veränderungen der Gewebe der Haut, die als trophische zu bezeichnen sind. Als solche sind zu beachten: Atrophie der Haut bei eigentümlichem Glanz derselben (glossy skin). Die so veränderte Haut ist gegen äußere Einwirkungen sehr empfindlich; leichter Druck, geringfügige Traumen führen zu lokalen Entzündungen und Geschwürsbildungen, die bis auf die Knochen gehen können. Als trophische Störungen faßt man auch die Hautkrankheiten auf, die vielfach nach Nervenlähmungen beobachtet sind.

Als trophische Prozesse muß man endlich auch die Nagelerkrankungen ansehen, die nicht selten an gelähmten Gliedern konstatiert worden sind. RAYER bemerkte bereits, daß bei manchen Gelähmten das Nagelwachstum verlangsamt sei. Es handelte sich selbstverständlich um Prozesse, die von den vielleicht primär auf trophischer Grundlage entstandenen Hauterkrankungen — Ekzem, Pemphigus, Sklerodermie — unabhängig sind. Diese primär trophischen Nagelerkrankungen sind entweder hypertrophische Prozesse (Verdickung, Verkrümmung, Riffelung der Nägel) oder atrophische Vorgänge [Dünn- und Rissigwerden, Abfall der Nägel [1])].

Die *experimentelle* Grundlage der Nagelaffektionen infolge von Nervenerkrankungen ist erst durch wenige Versuche gestützt. STEINAU und LONGET sollen (nach ANCEL und ARLOING) nach Durchschneidung der Nerv. ischiadici bei Kaninchen Verlust der Haare und Nägel gesehen haben. BROWN-SEQUARD machte aber schon darauf aufmerksam, daß äußere Verletzungen infolge der mangelnden Sensibilität die Veranlassung zu scheinbar „dystrophischen" Symptomen geben können. GUMPERTZ und ich haben zum Studium der Hautnerven mehrfach den N. ischiadicus bei Kaninchen durchschnitten, ohne Ausfall der Nägel festzustellen [2]). Dagegen habe ich nach experimentell erzeugter Polyneuritis mercurialis Ausfall eines Nagels einer Vorderpfote gesehen. FELIX SALVAT legte bei einem Meerschweinchen den Ischiadicus frei und brachte Eis auf den Nerven. Es erfolgte Lähmung der Extremität und Abfall der Nägel. Nach 3 Monaten war allein *ein* Nagel, und zwar verdickt und am freien Ende gekrümmt wiedergewachsen. Dagegen verhielten sich die Nägel eines Kranken, bei dem infolge einer Äthereinspritzung eine Lähmung entstanden war, völlig normal.

---

[1]) Vgl. BERNHARDT: Die Erkrankungen der peripherischen Nerven. Wien 1895.

[2]) Auch BAUER: „Der Einfluß des Quecksilbers auf das Nervensystem des Kaninchens". Dtsch. Zeitschr. f. Nervenheilk. Bd. 12 erwähnt bei ähnlichen Versuchen keinen Nagelabfall.

Traumatische Nervenlähmungen.

Vergleicht man die Beobachtungen über die Folgen der Nervenverletzungen für die Nägel, die vor dem Weltkriege und im Weltkriege gemacht wurden, so scheint zunächst eine völlige Wandlung stattgefunden zu haben. Vor dem Kriege schienen trophische Nagelstörungen Seltenheiten, im Kriege fast konstantes Symptom geworden zu sein (DIMITZ). BERNHARDT wies eine Verlangsamung des Nagelwachstums nach Nervenverletzungen nach, STEINBERG hält die Vermehrung des Nagelwachstums für das weitaus häufigste Symptom. Die ungeheuere Zahl von Fällen, die einzelnen Beobachtern zur Verfügung stand, spricht zunächst für die Ansicht der Kriegsneurologen. CASSIRER allein konnte eine Statistik von 1400 Fällen aus den Jahren 1917—1918 sammeln, in denen es sich nur um Nervenlähmungen handelte, die zu Nagelläsionen hätten führen können. CASSIRER zählte an Nervenverletzungen: N. ulnaris 358, N. radialis 329, N. medianus 297, N. peroneus 182, N. ischiadicus 147, N. tibialis 97, Plexus brachialis 84. Ich selbst habe mich während und nach dem Kriege für trophische Nagelstörungen interessiert und die im Versorgungsdienst tätigen Kollegen um Zusendung von Nagelstörungsfällen ersucht. Mir wurde gesagt, die Fälle seien durchaus nicht häufig. Ebenso lautete die Antwort aller von mir über ihre Beobachtung befragten Neurologen (SCHUSTER, KRAMER, FORSTER u. a.). Auch CASSIRER (in OPPENHEIMS Handbuch) spricht mit keinem Wort von der Häufigkeit oder gar Regelmäßigkeit der Nagelveränderungen. GOLDSTEIN berichtet über 20 Fälle von Lähmung des N. radialis infolge Fraktur des Humerus, ohne pathologische Prozesse an den Nägeln anzugeben. FALKENHEIM, TILLMANN, WOLLENBERG haben eine große Zahl (70—80) von Fällen gesammelt, in denen wegen Durchschneidung oder einer sonstigen Querschnittsläsion die Nervennaht vorgenommen wurde. In den Referaten dieser Fälle sind Nagelveränderungen nur einmal erwähnt (LIÉTIÉVANT). SCHUH beschreibt in seiner Operationslehre eine ganze Anzahl von Nervenresektionen wegen Neurombildung und wegen Neuritis, ohne Nagelveränderungen zu erwähnen. In der Kriegschirurgie scheinen nach Nervenresektionen Nagelveränderungen selten beobachtet zu werden. Der Sanitätsbericht über das deutsche Heer 1870/71 gibt nur 3 Fälle von Nervenresektionen an, bei denen jedoch keine Nagelaffektionen berichtet sind. Die Widersprüche erklären sich sehr einfach. Der große Teil der trophischen Nagelveränderungen ist nicht *konstant,* er besteht nur in der *ersten Zeit nach der Verletzung,* ist also nur den wenigen neurologisch interessierten Ärzten zur Wahrnehmung gelangt, die verhältnismäßig frühzeitig die Verletzten beobachteten. Man wird also zwischen den *vorübergehenden und bleibenden* Symptomen zu unterscheiden haben. Dementsprechend betont DIMITZ, daß die trophischen Symptome zwischen den II. und IV. Monat fallen. Die Rückbildung geht der Wiederkehr der Sensibilität parallel. Mit der Wiederkehr normaler Funktion der Haut schwinden die trophischen Erscheinungen.

Es sollen zunächst einige allgemeine Symptome besprochen werden und erst dann die Folgen der Läsionen der einzelnen Nerven für das Nagelorgan geschildert werden.

Die Wachstumsschnelligkeit der Nägel.

In der ersten Zeit nach der Verletzung: STEINBERG hat Steigerung des Nagelwachstums für das häufigste trophische Symptom gehalten. DIMITZ gibt dies Phänomen für *leichte* Läsionen des N. ulnaris oder medianus, wo es ein Reizsymptom darstellt, und für einzelne schwere Radialislähmungen zu, erklärt es aber in den meisten Fällen von schweren Verletzungen für einen Beobachtungsirrtum, in den der Patient durch trophische Veränderungen der Fingerkuppe verfällt. Über der geschrumpften Fingerkuppe ragt der Nagel eher störend hervor, als über einem normal gestalteten.

Es ist zu bedauern, daß exakte Messungen nicht vorliegen. Solche besitzen wir von BERNHARDT aus der *späteren Zeit nach der Verletzung.*

Ein Mädchen zog sich durch Fall auf eine zerbrochene Flasche eine tiefe Verletzung der Hand dicht oberhalb des Os pisiforme zu. Nach drei Wochen rief Druck auf die Narbe Schmerzen im Kleinfingerballen und im kleinen Finger hervor; es bestand deutliche Sensibilitätsabnahme der vom N. ulnaris versorgten Hautpartie. Die Musculi interossei reagierten auf den Induktionsstrom nicht; bei direkter Reizung vermittels des konstanten Stromes erfolgte eine träge Schließungszuckung. Der Nagel des kleinen Fingers zeigte keine Anomalie. Sein Wachstum im Verhältnis zur gesunden Seite verhielt sich folgendermaßen:

		Rechts krank	Links gesund
In Tagen	7 . . .	0,5 mm	1,00 mm
„ „	11 . . .	0,5 „	1,25 „
„ „	13 . . .	0,5 „	1,00 „
„ „	17 . . .	1,0 „	0,75 „
In Tagen	48	2,5 mm	4,00 mm
„ „	19,2 . .	1,0 „	
„ „	12 . . .		1,00 „

Während also der gesunde Nagel in 12 Tagen um 1 mm wächst, braucht der kranke für dies Wachstum 19,2 Tage.

In einem anderen Falle hatte sich ein 27jähriger Mann durch Fall auf Glasscheiben den N. ulnaris oberhalb des Handgelenkes total durchtrennt. Nach $^1/_4$ Jahr war starke Atrophie der M. interossei und der Muskeln des Kleinfingerballens festzustellen. Es bestand Anästhesie für Nadelstiche und teilweise auch für den elektrischen Pinsel an der Dorsalseite, Herabsetzung der Sensibilität an der Volarseite. Auf der anästhetischen Haut entstanden häufig Blasen und nach deren Platzen Geschwüre. Die Nägel selbst blieben unversehrt:

Kleiner Finger		Rechts krank		Links gesund	
Nach 8 Tagen	0	mm Wachstum	1,0 mm	Wachstum	
„ 10 „	2,00 „	„	0 „	„	
„ 14 „	2,5 „	„	1,5 „	„	
„ 7 „	0,25 „	„	0,5 „	„	
„ 9 „	0,75 „	„	1,0 „	„	
Nach 48 Tagen	5,5 mm		4,0 mm		

In 8,7 Tagen 1,0 mm   In 12 Tagen 1,0 mm Wachstum.

In diesem Falle ist also der Nagel des erkrankten Fingers beträchtlich schneller als der des gesunden gewachsen.

Ein 26jähriger Maurer erhielt am 20. 10. 1880 einen Stich in die Hand zwischen Daumen und Zeigefinger. Wegen einer schweren Phlegmone wurden zahlreiche tiefe Incisionen gemacht. Eine derselben hatte in der Vola manus zwischen den beiden Ballen die sensible Medianusseite für den zweiten und dritten Finger durchtrennt. Das Ulnargebiet war frei. Die Daumenballenmuskeln waren durch einen zweiten Schnitt gelähmt; die sensiblen Äste für den Daumen, sowie für die Radialseite des IV. Fingers verschont. Es ergab sich:

Mittelfingernagel:	Rechts gesund	Links krank
Nach 13 Tagen:	0,5 mm Wachstum	0,5 mm Wachstum

Die Wachstumsschnelligkeit beider Nägel war also völlig gleich und abnorm langsam.

Die Beobachtungszeit ist jedoch viel zu kurz, um Schlüsse darauf basieren zu können.

Ein Maurermeister hatte durch einen Schuß an der Innenseite des rechten Oberarms eine Zerreißung, bzw. Quetschung des N. medianus und N. ulnaris erlitten. Es stellte sich eine schwere Lähmung der von den verletzten Nerven versorgten Arm- und Handmuskeln ein; tiefe Sensibilitätsstörungen wurden festgestellt. Es ergab sich:

Mittelfinger		Rechts krank		Links gesund	
In 5 Tagen	0,5	mm Wachstum	0,5 mm	Wachstum	
„ 10 „	0,5 „	„	1,3 „	„	
„ 7 „	0,25 „	„	0,7 „	„	
„ 6 „	0,75 „	„	0,75 „	„	
In 28 Tagen	2,0 mm Wachstum		3,25 mm Wachstum		

Es braucht der kranke Fingernagel 14 Tage, der gesunde 8,1 Tag, um 1 mm Nagelsubstanz zu bilden.

Die Beobachtungen BERNHARDTs sind die einzigen exakten Messungen, die vorliegen. WEIR MITCHELL sagt gelegentlich, daß die Nägel nach Nervenverletzungen stets langsamer wachsen als normal; wie der zweite Fall BERNHARDTs zeigt, ist dies durchaus nicht *immer* der Fall.

Veränderung des Nagelbettes und der Fingerkuppe.

ALFÖLDI hat als „*Nagelbettzeichen*" die Umwandlung der halbkugeligen unter dem freien Nagelrand gelegenen Fingerkuppe in ein mehr zugespitztes mit der krallenartig im Längsdurchmesser gekrümmten Nagelplatte verwachsenen Gebilde beschrieben. Der Nagelwinkel und der freie Rand verschwinden, so daß Beschneiden ohne Blutung nicht möglich ist. ALFÖLDI erklärt das Phänomen dadurch, daß er eine Störung des harmonischen Verhältnisses zwischen Nagelwachstum von der Matrix aus und Vorschieben der Nagelplatte auf dem Bett einerseits und der Ablösung der Nagelplatte von der Fingerkuppe anderseits annimmt. Wächst der Nagel schneller als die Ablösung erfolgt oder ist die Adhärenz (vielleicht durch Stauungsvorgänge, die das Nagelbett der Nagelplatte entgegendrängen) zu groß, so unterbleibt die Lösung; die Haut der Fingerkuppe wird distalwärts gezerrt, die Fingerbeere zugespitzt. Es entstehen so 1—3 mm dicke, fleischige, mit trockenen Hautschuppen bedeckte Gebilde am freien Nagelrand. Das Nagelbettzeichen tritt nicht ein, wenn durch Läsion der das Nagelwachstum regulierenden und unterhaltenden Fasern die Neubildung onychinhaltiger Zellen aufgehört hat. In den 10 von ALFÖLDI beobachteten Fällen dieser Art war Nagelschneiden nicht erforderlich.

Die Nägel werden nur vom N. ulnaris und medianus versorgt. Bei Radialisverletzungen fehlt das Nagelzeichen nur bei Traumen, in der oberen Hälfte des Oberarms (Plexusanastomosen) kommt es auch vor. Bei Medianusverletzungen sind die ersten 3, zuweilen auch 4 Finger, bei Ulnarisverletzungen die letzten 2 evtl. 3 Finger beteiligt. Je höher die Verletzung, um so wahrscheinlicher ist das Auftreten des Nagelbettzeichens an allen 5 Fingern. Auch an den Unterextremitäten (Ischiadicusverletzungen) bildet es sich aus. Das Nagelbettzeichen kann bereits nach 8 Tagen auftreten (Medizinerbeobachtung, Lähmung durch elektrischen Strom). Operationen wie Neurolysen, Neurorraphien haben auf das Nagelzeichen erst dann Einfluß, wenn die Motilität wiedergekehrt ist. Das Nagelbettzeichen bildet sich dann rasch zurück; es ist aber kein Inaktivitätssymptom, da es auch bei Erhaltung der Motilität vorkommt. Es kann sich bei Zerreißung der Hauptäste, aber auch der unmittelbar die Finger versorgenden Zweige, durch Kompression der Nerven bei Erhaltung der Kontinuität ausbilden. ALFÖLDI fand es in 98% seiner Fälle und hält Entstehen, Bestehen, Vergehen für praktisch wichtig. Auch DIMITZ legt der Abflachung der Fingerkuppe sowie der Verdünnung der Phalanx als Zeichen trophischer Störung großen Wert bei und erklärt die scheinbare Beschleunigung des Nagelwachstums bei Radialisverletzungen durch den Schwund der Fingerkuppe, die die Nägel störender hervortreten lasse. Ich selbst habe das Phänomen wiederholt gesehen und abgebildet (Abb. 132). Ob es freilich so konstant auftritt, wie ALFÖLDI meint (98%), bedarf der Nachprüfung.

Welche Fingernägel erkranken bei den Verletzungen der einzelnen Nerven?

Es ist bereits auf die Versorgung der Finger durch die einzelnen Nerven oben hingewiesen. Abweichungen und Anastomosenbildungen lassen aber paradoxe

Phänomene auftreten. Dimitz stellte aus den klinischen Beobachtungen trophischer Symptome folgende Tabelle über die Innervation der Endphalangen auf:

Nagelmatrix, Nagelver- änderung	N. medianus	Finger	1	2	3	(4)***	(5)
	N. ulnaris	„	—	—*	(3)	(4)	5
	N. radialis	„	(1)	(2)	(3)	**	—
Nagelwall und angrenzende	N. medianus	„	1	2	3	4	(5)
Haut der Streckseite	N. ulnaris	„	—*	(2)	(3)	4	5
(Nagelwallatrophie)	N. radialis	„	1	2	3	(4)	(5)
Fingerkuppenatrophie des	N. medianus	„	1	2	(3)	(4)	—
Unterhautgewebes und	N. ulnaris	„	—	—	(3)	(4)	5
Schwinden der Nagelfalze	N. radialis	„	(1)	—	—	—	—

* Ganz ausnahmsweise sieht man bei Ulnarislähmung Nagelrillung auch am zweiten; Nagelatrophie am ersten Finger.

** Nagelrillung bei Radialisläsion war ausnahmsweise auch am vierten Finger.

*** Einklammerung bedeutet, daß die Symptome weniger ausgesprochen und nicht sehr konstant sind.

Allgemeine Symptome nach der Läsion.

Dimitz gibt folgende Schilderung für das *Frühstadium*: Es kommt zu hypertrophischen Erscheinungen, vermehrtem Nagelwachstum, sowie zu atrophischen Symptomen: Verdünnung, Zurückbleiben im Wachstum, Ausfall der Nägel; die letzteren verlieren ihren Glanz, werden manchmal rauh, rissig, schilfernd; die normale Längsfurchung der Nägel tritt deutlicher hervor, dazu kommt eine Knickung der Nägel (Kuppenbildung) und sanftwellige Querrillung. Die Querrillung kann in späteren Stadien verschwinden. Die Längsrillung trägt manchmal perlschnurartig geordnete Bläschen an der Konvexität der Rillen. Der Nagel kann dabei sehr matt, trübe, milchig werden. Während die Rauhigkeit, Verdickung und Querrillung auch ohne jede Nervenläsion die Folge eines dauernd auf den Nagel einwirkenden Traumas sein kann, ist die beschriebene Perlenrillung neurogenen Ursprungs; sie tritt erst spät und fast immer nach Schwinden der Querrillung zutage.

Ich habe bei einer älteren Frau, die keine Nervenläsion gehabt hatte, diese Perlbildung sehr ausgesprochen gefunden.

Ich selbst habe für das *Spätstadium* folgende Tabelle der an 33 Fällen gemachten Beobachtungen zusammengestellt.

Allgemeine Symptome in der Spätzeit der Läsion.

Atrophie der Nägel	2 Fälle
Aufhören des Wachstums	1 Fall
Verkleinerung auf die Hälfte	1 „
Allgemeine Deformität	4 Fälle
Abfall der Nägel	4 „
Onycholysis partialis	1 Fall
Ulceration an den Nagelwällen	2 Fälle
Blutung unter den Nagel	1 Fall
Längsleistenbildung	3 Fälle
Querfurchenbildung	2 „
Heraushebung aus den Falzen	2 „
Härterwerden der Nägel	1 Fall
Onychogryphosis	3 Fälle
Feste Vereinigung des freien Nagelrandes mit dem Nagelbett	2 „
Longitudinale Krümmung der Nägel	3 „
Seitliche Krümmung der Nägel	3 „

Die einzelnen Fälle sind wiederholt rubriziert.

Verletzungen des Nervus medianus.

In der Frühperiode ist die schwere Nagelrillung an den Nägeln I—III sehr deutlich, an IV undeutlich. Die Fingerkuppen sind abgeflacht an denselben

Fingern, während sie an V normal zu sein pflegen. Die Nagelwälle sind an allen Fingern geschwunden, zuweilen an IV und V weniger ausgeprägt. Die den Nagelwall angrenzende Haut der Dorsalseite ist fast immer verdünnt, stark gespannt, glänzend, meist auch lebhaft gerötet (DIMITZ!).

GOSSELIN (erwähnt bei MILITCHÉVITCH) sah nach einer Durchschneidung des N. medianus eine Ulceration an der Nagelphalanx auftreten, der schließlich ein Abfall des Nagels folgte. WEIR MITCHELL beschreibt folgenden Fall.

Ein 13jähriges, sehr nervöses Mädchen stieß sich beim Spielen ein schmales Messer in die rechte Hand. Nach 36 Stunden entstanden heftige Schmerzen in Hand, Arm, Brustbein und Rücken, Fieber, Erbrechen, schwache Krämpfe ohne Bewußtseinsverlust; Arme und Beine waren etwas geschwollen, der Kopf rückwärts gebeugt; die Nahrungsaufnahme war erschwert. Nach 14 Tagen besserten sich die Allgemeinerscheinungen; nach 10 Tagen bestand noch heftiges Brennen in der Hohlhand. Die Hand blieb geschwollen; ihre Temperatur war auffallend niedrig. In dieser Zeit begannen die Nägel sich dunkel zu färben. Diese Färbung rührte von einer subungualen Blutung her. In den nächsten Tagen wurden die Nägel ganz schwarz, ihr Wachstum sistierte. Bei roborierender Therapie erfolgte Besserung, die Nägel wurden nach Form und Farbe normal. Bemerkenswert waren sonstige trophische Störungen, insbesondere das tägliche Aufschießen von Blasen auf der Fingerhaut. Der spätere Krankheitsverlauf war noch ziemlich kompliziert, über weitere Veränderungen an den Nägeln wird jedoch nichts berichtet.

Obwohl in diesem Fall einige für Tetanus sprechende Symptome vorlagen, ist es gewiß unrichtig, die Blutung unter den Nägeln mit den Krämpfen in Zusammenhang bringen zu wollen. Abgesehen davon, daß die Krämpfe ausdrücklich als leichte bezeichnet werden, daß subunguale Blutungen bei Tetanus nicht beschrieben sind, müßte doch auch das Symptom unmittelbar während der Krampfanfälle und nicht 10 Tage später aufgetreten sein. Man muß also eine „trophische" abnorme Zerreißbarkeit der subungualen Gefäße infolge der Nervenverletzung annehmen.

LIÉTIÉVANT beobachtete bei einem 25jährigen Landmann nach einer schweren Handverletzung im Gebiet der Medianusverzweigungen außer Muskelatrophie Ausfall eines Nagels und Furchenbildung auf den übrigen an ihrer Oberfläche rauh gewordenen Nägeln. Da tetanische Erscheinungen auftraten und die „Aura" längs des Medianus sich ausbreitete, durchschnitt LIÉTIÉVANT den N. medianus im Verlauf des Oberarms. Der Kranke wurde geheilt.

DIMITZ sah Nagelabfall an Finger II und III, während Nagel I nur teilweise fehlte.

CHEVILLON (zitiert bei ANCEL) gibt folgende Krankengeschichte.

Ein zur Zeit der Beobachtung 62 Jahre alter Mann hatte sich in seinem 30. Lebensjahr sehr tief in die Hand geschnitten. Die Beuge- und Seitwärtsbewegung des Daumens, Zeige- und Mittelfingers waren geschwunden, Streckbewegung erhalten. Sensibilität an der Seiten- und Palmarfläche der Finger verschwunden. An der Schnittstelle hatte sich eine nußgroße, auf Druck und auch spontan sehr schmerzhafte Geschwulst, ein Neurom, gebildet. Die Nägel der erkrankten Finger, vor allem des Zeigefingers, waren hochgradig gekrümmt, im vorderen Teil etwas seitwärts gerichtet. Sie waren gewissermaßen aus dem Falz herausgehoben, „déchaussés". Diese Nagelveränderung soll sich 7—8 Monate nach dem Anfall ausgebildet haben.

Die in diesem Falle angedeutete *seitliche Krümmung* der Nägel war in einer Beobachtung WEIR MITCHELLs sehr ausgesprochen, während die longitudinale Krümmung fehlte. Sehr deutlich war in diesem Falle die Beschränkung der Nagelerkrankung auf die vom N. medianus versorgten Finger; der kleine Finger blieb ganz frei. Die sensiblen Nervenstörungen (Brennen, spontane Schmerzen im ganzen Vorderarm) treten im Krankheitsbilde besonders hervor. Auch WEIR MITCHELL beschreibt in dieser Beobachtung die Freilegung des Nagels, seine Heraushebung aus dem Falz.

K. HIRSCH fand bei einem 53jährigen Kutscher, der 2 Jahre vorher mit der *rechten* Hand in eine Glasscheibe gefallen war, neben anderen trophischen Zeichen,

Zeige- und Mittelfinger verkleinert (keine Narben). Auf der geröteten Haut des geschwollenen III. fand sich ein 1 cm hohes Nagelrudiment. Der Nagel schien gedreht um seine Längsachse und schief auf die Fingerkuppe aufgesetzt. Ebenso wie dem III. fehlte dem II. die Endphalange, es fand sich nur ein Nagelrudiment von $^1/_4$ cm Höhe. Die Operation wies ein Neurom des N. medianus nach, und hatte durch Vereinigung der Nerven guten funktionellen Erfolg. HIRSCH sieht in dem Verhalten der Nägel und in dem Schwund der End-phalangen eine trophische Erscheinung. Er schließt andere Ursachen direkt aus.

Verletzung des Nervus medianus und cubitalis (ulnaris).

ARNOZAN (zitiert bei DOMECQ-TURON) gibt folgende Beobachtung.

April 1882 erlitt ein Mann eine tiefe Schnittwunde des linken Vorderarmes. Vier Monate nach der Verletzung begann ARNOZANS Beobachtung. Die Wunde war gut geheilt; die Haut des Vorderarmes, der Hand und der Finger war rot, ganz anästhetisch. Phlyktänen traten auf Daumen und Zeigefinger auf. Die Nägel waren mit starken Längsstreifen versehen, der Zeigefingernagel stark gespalten. Es bildeten sich auf dem erkrankten Fingernagel Querwülste aus, die nach ihrer Entfernung von der Lunula (BEAUSches Gesetz) etwa im August entstanden sein mußten. Diese Querwülste rückten über die Nägel fort und wurden durch Abschneiden entfernt, ohne sich neu zu bilden; auch die Längsstreifung nahm ab. ARNOZAN erwähnt, daß er die Wachstumsschnelligkeit entsprechender Nägel der kranken und gesunden Hand gemessen habe (Vorschiebung eines Argentum-Fleckes), ohne wesentliche Unterschiede feststellen zu können. Da er für gesunde und kranke Nägel ein Wachstum von 3,5—4 mm in fünf Monaten feststellte, das normale Wachstum aber etwa 15 mm beträgt, so muß seine Messung als ungenau unberücksichtigt bleiben.

Verletzung des Nervus ulnaris.

Im Frühstadium sah DIMITZ Nagelrillung und Fingerkuppenatrophie am V. Finger voll ausgeprägt, am IV. deutlich, aber nicht vollkommen, am III. spurweise. Die Nagelwallatrophie ist konstant am III.—V., weniger häufig am II., ausnahmsweise am I.; Nagelabfall hat DIMITZ nicht gesehen.

Für das Spätstadium fand ich folgende Kasuistik.

WEIR MITCHELL zitiert einen Fall von Durchschneidung des N. ulnaris, bei dem auf dem Nagel des kleinen Fingers eng beieinander stehende, quer verlaufende Rinnen sich bildeten.

MITCHELL, MORHOUSE und KEEN (zitiert bei ANCEL) sahen bei einem amerikanischen Soldaten durch eine $3^1/_2$ Zoll oberhalb des Condylus internus des Humerus eindringende Kugel, die durch den Arm ging und am Schulterblatt wieder heraustrat, eine schwere Verletzung des „N. cubitalis" entstehen. Infolge der Verletzung begannen die Nägel schwächer gekrümmt zu wachsen; dabei hatte der freie Rand der Nägel große Tendenz, fest mit der Haut zu verwachsen, so daß der sonst vorhandene eigentliche Nagelwinkel fehlte. Die Haut des Handrückens war ekzematös, ihr Aussehen marmoriert (trophische Erscheinungen).

Im Referat ist leider nicht gesagt worden, welche Nägel erkrankt waren. Bei einer isolierten Verletzung des N. ulnaris können natürlich nur IV. und V. Fingernägel in Frage kommen.

HUTCHINSON beobachtete ein 14jähriges Mädchen, das sich durch Fall in eine Scheibe eine tiefe Verletzung am rechten Ellenbogen im Gebiet des N. ulnaris zugezogen hatte. Es kam zur Schwellung des Armes; jedoch entstand keine Absceßbildung. Einige Monate nach der Verletzung war der rechte Arm in toto verdünnt, am kleinen Finger fehlten die Muskeln völlig; der III., IV. und V. Finger waren in die Hand eingeschlagen. Das Ende des durchschnittenen N. ulnaris war deutlich als verdickt fühlbar. Die Haut war gerötet, die Sensibilität herabgesetzt; Parästhesien vorhanden. Der Nagel des kleinen Fingers war nur halb so groß, als auf der gesunden Seite. Zwei Monate nach der Verletzung soll der Nagel mit der umgebenden Epidermis „handschuhfingerförmig" abgestoßen worden sein. Der neugebildete Nagel war normal gebildet, erreichte aber nur halbe Größe. Die Krümmung der Finger führt HUTCHINSON auf gleichzeitige Sehnendurchschneidung zurück.

Verletzung des Nervus radialis.

Auch im Frühstadium sind nach Dimitz trophische Nagelstörungen wenig häufig und wenig hervortretend. Am konstantesten ist eine bald mehr, bald weniger ausgesprochene Nagelwallatrophie, verbunden mit Verdünnung, Spannung und Glanz der angrenzenden Hautpartien an allen 5 Fingern (seltener nur an I.—III.). Ziemlich regelmäßig ist eine verstärkte Längsrillung des Daumens, die sich mit Querrillung verbinden kann. Andeutungsweise kommt die Längsrillung auch auf den II.—III., ausnahmsweise auf I.—V. vor. Meist ist dann die alleinige Läsion des Nervus radialis zweifelhaft. An Spätfällen führe ich an:

Ledentu (zitiert bei Pouget) sah seitliche Krümmung der Nägel bei einem Kranken, dessen linker N. radialis von einer alten Lähmung betroffen war. Ich selbst hatte Gelegenheit, auf der Klinik der Charité einen Kranken zu sehen, der durch eine komplizierte Radiusfraktur eine traumatische Radiuslähmung erlitten hatte. Der Nagel des rechten Mittelfingers war gelbweiß gefärbt, erheblich verdickt, von tiefen Längsrinnen völlig durchsetzt; leider war mir aus äußeren Gründen eine genaue Beobachtung nicht möglich. Bemerkenswert ist in diesem Fall die isolierte Erkrankung des Mittelfingers.

Verletzungen des Plexus brachialis.

Trophische Störungen auch an den Nägeln treten mehr diffus im Bereich der ganzen Hand auf.

Mitchell, Morhouse und Keen (zitiert bei Tillaux) beschreiben eine Schußverletzung.

Einem zielenden Soldaten drang eine Kugel, von links kommend, oberhalb der Clavicula durch die letztere und durch den rechten Arm. 4 Monate später zeigte die Haut bis zu den Fingerspitzen das typische Bild der Glossy skin. Oberflächliche Geschwüre bildeten sich besonders an der Haut der Vola manus und der Finger. Es bestand außerdem Hyperästhesie, Bildung sauren Schweißes. (Die motorischen Störungen sind hier ohne Interesse.) Die Nägel waren in der Längsrichtung erheblich gekrümmt.

Ich sah bei einem durch Schrapnellschuß durch den linken Plexus brachialis verletzten Soldaten, bei dem die Nervennaht mit dem Erfolg mäßig guter Beweglichkeit gemacht war, die Finger etwas atrophisch ($^1/_2$ cm Unterschied gegen rechts) und etwas flektiert. Die Nägel waren eigentümlich schlank und spitz, ihr Querdurchmesser aber (mit Bandmaß gemessen) war unverändert.

Verletzung nicht genau bestimmter Nerven.

In den folgenden Fällen fehlt eine genaue Bestimmung der durch das Trauma geschädigten Nerven:

Chatillon (zitiert bei Militchévitch) sah nach Verletzung des Vorderarms, die von dem Verlust der Beweglichkeit gefolgt war, Anästhesie der Palma manus und der seitlichen Fingerpartien. Die Nägel des Daumens, des Zeige- und Mittelfingers waren gekrümmt, die Nägel „déchaussés". Erst 7—8 Monate nach dem Trauma soll die Nagelaffektion sich ausgebildet haben. Die Nägel des IV. und V. Fingers blieben völlig verschont, was auf ein Intaktsein des N. ulnaris hinweist.

Pais-Filhon: 45jähriger Mann hatte nach schwerer Armverletzung Myositis und Osteomyelitis mit Ausstoßung eines großen Teiles des Radius. Es blieb Ankylose der rechten Hand und Flexionsstellung der Finger. Nägel in gewaltige Klauen verwandelt. Amputation. Cubital- und Radialnerven stark hypertrophisch. Muskel atrophisch. Keine Leprabacillen.

Sehr wichtig ist Wölfflers Beobachtung, die der Autor selbst freilich als Sklerodermie mit Onychogryphosis auffaßt, wir aber hier rubrizieren müssen.

Ein 61 jähriger Arbeiter erlitt durch eine Bohrmaschine eine komplizierte Fraktur beider linker Vorderarmknochen. Die durch Eiterung und sekundäre Unterbindung der Arteria brachialis und axillaris komplizierte Heilung dauerte $^3/_4$ Jahr; während der ganzen Zeit war der Arm ruhig gestellt worden. Die Haut erinnerte an Sklerodermie; sie war ohne Haare und Falten, papierdünn, mattglänzend. Subjektiv und objektiv erschien sie kälter als die der anderen Seite. An einzelnen Partien war sie ganz unbeweglich; an anderen Stellen fanden sich weiße Flecke, die keine Narben waren. Die Finger waren aktiv und passiv beweglich; das elektrische Verhalten sowie die Sensibilität war normal. Die Nägel waren hochgradig onychogryphotisch verändert. Sie zeigten das bizarre Bild, das Abb. 130 darstellt.

Bei einer 58 jährigen Dame meiner Beobachtung war nach einer Stichverletzung eines Fingers eine so schwere Phlegmone entstanden, daß bereits zur Absetzung des ganzen Unterarms geschritten werden sollte. Zur Freilegung der Eiterherde wurden rücksichtslos zahllose Incisionen der Muskulatur vorgenommen. Es erfolgte schließlich Heilung unter völliger Versteifung der Hand. Es blieben ($2^1/_4$ Jahr nach der Operation) zahlreiche sensible und trophische Störungen zurück (z. B. Verbrennungserscheinungen mit Blasenbildung auf der Haut nach Anwendung ganz schwachen Diathermiestroms 0,7 Ampère). Abb. 131 gibt eine Vorstellung von dem Aussehen der Nägel. Die Platten sind sehr hart und splittern beim

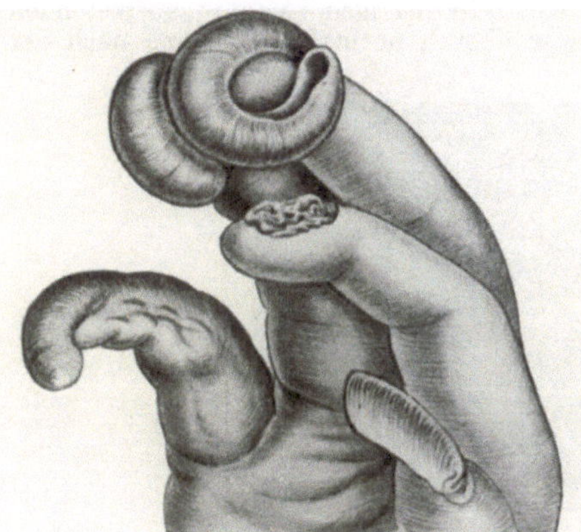

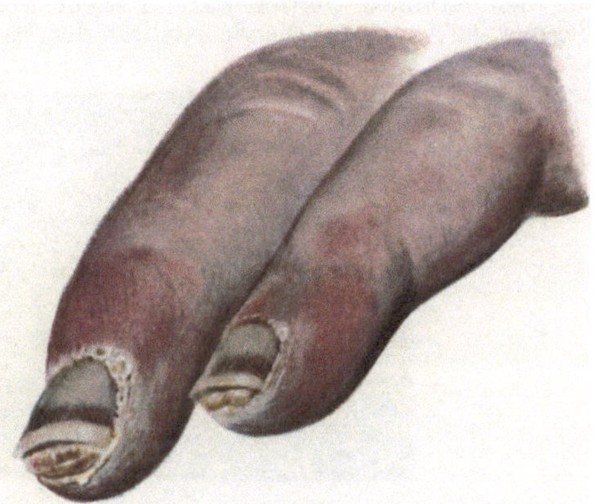

Abb. 130. Onychogryphosis nach
Nervenverletzung (WÖLFFLERS Fall).
Abb. 131. Trophische Nagelveränderungen
nach schwerer Handphlegmone.

Schmerzen verursachenden Beschneiden. Sehr stark ist die subunguale Hyperkeratose, bemerkenswert die Wucherung des Nageloberhäutchens, auffallend die tief blauviolett durchscheinende Färbung des Nagelbettes.

BROCA stellte bei einem Kinde (Publikation 1874), das mehrfache Arm- und Beinbrüche erlitten hatte, fest, daß seine Fingernägel viel härter waren, als die seiner Altersgenossen. Er sah bei einem Manne nach einem traumatischen Aneurysma arterio-venosum (gleichzeitige Nervenverletzung?) eine sehr starke Entwicklung der Nägel der kranken Seite entstehen. Bemerkenswerter ist eine Beobachtung BROCAs aus dem Jahre 1885.

Einem Gärtner wurde 1878 durch ein Stück Eisen die Hand gequetscht; wahrscheinlich beschädigten die aus den Gelenkverbänden gelösten Handwurzelknochen die Nerven. Es blieben auch nach der Heilung Schmerzen im Arm zurück. 1884 bildete sich bei dem Kranken die MORVANsche Krankheit aus. Erst auf dem III., dann auf dem II. Finger entstanden schmerzlose Panaritien. An der dritten Phalanx des Zeigefingers entwickelte sich ein schwarzer Fleck, der schnell auf den Nagel übergriff, nach einigen Tagen fiel der Nagel ab. Hervorzuheben ist, daß die Nägel schon, bevor die Panaritien sich ausbildeten, leichte palmare Krümmungen zeigten; zwischen den Nägeln und dem Nagelbett befand sich ein Polster aus Hornmassen.

Nicht ohne weiteres verständlich ist ein Fall LARREYs (zitiert bei ANCEL).

Nach der Verletzung eines Astes des Trigeminus traten trophische Störungen an den Haaren der verletzten Seite auf. Aber auch die Haut derselben Körperhälfte zeigte trophische Störungen. Insbesondere wurden die Nägel deformiert, knotig und krustig. Schließlich fielen sie ab, um (deformiert?) wieder zu wachsen.

A priori ist eine Fortleitung der nervösen Störung zu einem trophischen Zentrum und Rückleitung durch trophische Nerven zur Peripherie vorstellbar. In der von G. Lewin und mir verfaßten Monographie über die Sklerodermie haben wir viele Erscheinungen, die sonst unverständlich waren, in dieser Weise erklärt.

Vielleicht gibt diese Deutung den Schlüssel zum Verständnis des Falles von Chouppe (zitiert bei Bandi). Infolge einer in die linke Oberextremität erfolgten Stichverletzung Erkrankung des *linken* Zeigefingernagels. Nach einiger Zeit analoge Affektion des *rechten* Zeige- und Mittelfingernagels.

Hierher gehören auch zwei von mir beobachtete Fälle, von denen ich den ersten durch die Güte des Herrn Geh.-Rat Prof. Dr. v. Bergmann in der Kgl. Klinik photographieren konnte. Der zweite betrifft eine Kranke meiner Poliklinik.

Fall I: W., etwa 55 Jahr, geriet vor 2 Jahren mit der linken Hand in den Getreideelevator einer Dampfmühle. Trotz sorgfältiger Behandlung und Nachbehandlung in einem Unfallkrankenhause blieb die ganze Hand in allen Gelenken fast ganz steif, so daß sie für den Kranken wertlos war. Patient wurde von sehr heftigen, spontan auftretenden Schmerzen gequält. Die Sensibilität der Haut war überall normal. 8 Wochen nach der

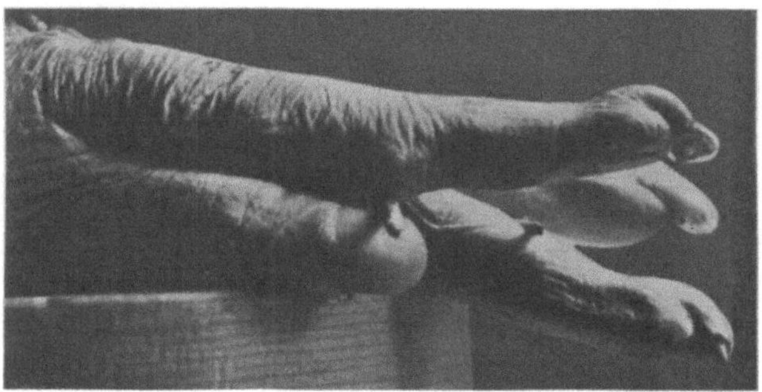

Abb. 132. Onychogryphosis nach Verletzung. Amputation der Hand.

Verletzung trat eine Nagelentzündung mit Eiterung ein. Der Nagel wurde ausgerissen, wuchs aber wieder. Den Status gibt besser als die Beschreibung die Abb. 132. Aus derselben geht deutlich die starke Längs- und Querkrümmung der durch Polstermasse aus dem Nagelbett emporgehobenen Nägel hervor. Der Patient hatte sich zur Amputation der Hand entschlossen.

Fall II: Frau R., 56 Jahr, zog sich vor 6 Jahren eine Wunde der Hohlhand zu; die Wunde wurde rot und geschwollen; ein Armenarzt machte eine Incision, ohne daß Eiter entleert wurde. Die ganze Hand wurde rot. Im Augusta-Hospital wurde eine tiefe Incision gemacht. Die Heilung der Wunde dauerte 9 Wochen; trotz Massage blieben die Finger im Phalango-Metakarpalgelenk steif. Im Handgelenk sind die Bewegungen erschwert, desgleichen Supination und Pronation. Die Mittelhand ist etwas abgemagert, die Hohlhand hat eine eigentümliche zarte und weiche Haut. Die Riffelung der Haut ist größtenteils verschwunden. Die Haut der Finger, besonders der Rückseite derselben, ist gerötet, schwach glänzend, ganz unbedeutend schuppend. Der Daumennagel ist normal. Der Nagel des II. Fingers gelb gefärbt, deutlich gestrichelt, onychogryphotisch nach vorn gekrümmt; es scheint ein normal aussehender Nagel nachzuwachsen (vgl. Abb. 133) und den onychogryphotisch veränderten vorwärts zu schieben. III. Fingernagel gelb, mit Punkten und Strichen versehen, undurchsichtig. IV. Fingernagel: starke Ausbildung der Längsstreifen über die ganze Platte. V. Fingernagel: nur das untere Segment ohne Streifen. Auf der Volarseite ist der II. Nagel eigentümlich zusammengedrückt, ein wenig mit der Fingerkuppe verwachsen. Ähnlich die Nägel III und IV. Das Schneiden der Nägel ist deshalb schmerzhaft, bei demselben kommt es zu Blutungen. In der Vola manus fand sich ein Gebilde, das anscheinend mit den Sehnen verwachsen war. Druck auf dasselbe verursachte blitzartige Schmerzen. Anscheinend hat es sich um ein Neurom gehandelt. Die Nagelplatte sitzt so fest dem Nagelbett auf, daß ein eigentlicher Nagelwinkel ganz fehlt. Die Verletzungen beim Schneiden der Nägel sind verständlich.

Verletzung der Nerven der Unterextremitäten.

Auch an den Fußnägeln kommen nach Verletzungen analoge Nagelveränderungen vor. Ihre seltenere Erwähnung in der Literatur erklärt sich wohl durch die geringe Aufmerksamkeit, die man den durch Schuhdruck so häufig deformierten Nägeln der Zehen widmet. HIRSCHBERG beschreibt z. B. einen Fall von Onychatrophie infolge einer vor 12 Jahren erfolgten Stichwunde bei einem 36jährigen Mann. Der ganze Fuß zeigte Glossy skin. Die Zehen waren verkürzt und zugespitzt. Die Nägel fehlten bis auf geringe Rudimente des Großzehennagels. Röntgenbilder zeigten Wachstumsstörungen der Endphalangen. Anscheinend war der *Nervus peroneus superficialis* bei dem Stich verletzt worden.

DIMITZ ist auch der Ansicht, daß die Feststellung und Beurteilung trophischer Störungen an den Zehen durch die fast bei jedem Kulturmenschen vorkommenden Schuhdruckdeformitäten erschwert sei. Die Zehennägel sind meist verdickt und anfangs quer-, später quer- und längsgerillt, seltener verdünnt, ausnahmsweise destruiert. Die Nagelfalztrophie mit Glätte und evtl. auch Rötung

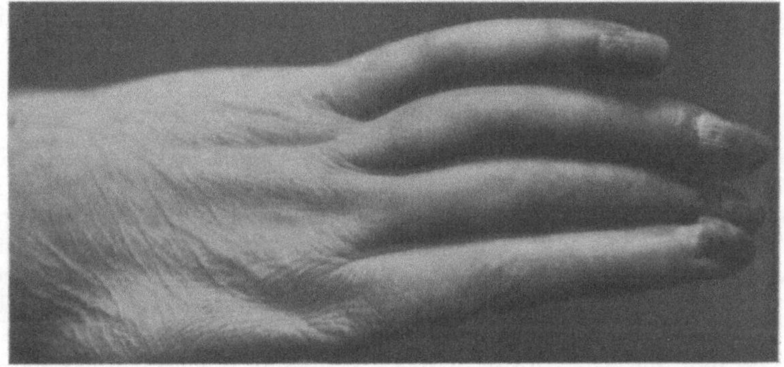

Abb. 133. Trophische Nagelveränderung nach Verletzung der Hohlhand.

der angrenzenden Haut an der Streckseite ist konstant vorhanden, ebenso die Atrophie der Zehenkuppen.

Die trophischen Störungen an den Endphalangen der Zehen sind im allgemeinen von einer Läsion des N. peroneus und tibialis abhängig. Meist werden beide Nerven gemeinsam verletzt. Es scheint, daß die Nagelverbildung und Nagelwallatrophie von Läsionen des N. peroneus, die Kuppenatrophie von der Tibialisverletzung abhängig ist. Bei Fällen von schwerer Läsion des N. tibialis peroneus und leichter des N. tibialis können Mittel- und Endphalangen von der Trockenheit der Haut verschont bleiben, was durch das Übergreifen des N. tibialis auf den Zehenrücken bedingt ist.

Pathologische Anatomie.

Über die pathologische Anatomie der Nagelveränderungen nach Nervenverletzungen ist in der Literatur nichts bekannt. Meine eigenen Untersuchungen über einen Fall von Onychogryphosis nach Nervenverletzung habe ich im Kapitel: „Onychogryphosis", S. 103, gegeben.

Pathogenese.

Die schwierige Frage der Entstehung der sog. trophischen Störungen soll hier nicht angeschnitten werden. Zweifellos erklärt sich die relative Häufigkeit der Nagelerkrankungen im Frühstadium der Verletzungskrankheit durch gleichzeitig vorhandene, an den Acren natürlich am stärksten hervortretende Zirkulationsstörungen. Warum in dem einen Fall hypertrophische, im anderen atrophische Prozesse überwiegen, ist mit Sicherheit nicht zu sagen. Der naheliegende Gedanke, daß Reizungen der Nerven (z. B. durch Neurome, Narben usw.) Hypertrophien, Lähmungen (Nervenzerstörungen) Atrophien bedingen, muß man fallen lassen, da er nicht im Einklang mit den klinischen Befunden steht. Denselben Einwand muß ich gegen DIMITZs Theorie machen. Nach DIMITZ bestehen 2 Stadien: I. Verdickung der Nägel, wulstige Querrillung entspricht der Reizungsperiode. II. Rückkehr zur geringen Stärke und Längsrillung mit perlschnurartigen Knötchenbildungen, ausgesprochener Verdünnung, matter Rauhigkeit, scharfer feiner Längsfurchung entspricht einem atrophischen Zustandsbild. Man vergleiche die angeführten Fälle mit der DIMITZschen Theorie.

Mir erscheint es wichtig die Fragen so lange unbeantwortet zu lassen, bis eine neue pathologische Anatomie der veränderten Funktion der Gewebe geschaffen ist. Heute ist die anatomische Untersuchung nicht sehr aussichtsreich. Ich selbst mußte feststellen, daß in einem Fall von Onychogryphosis nach Nervenverletzung alle markhaltigen Nerven bis in das Nagelbett hinein mit allen bekannten Methoden durchaus normal sich verhielten (vgl. S. 103).

Neuritis, Polyneuritis.

Bei der Poly- oder Mononeuritis aus inneren Ursachen scheinen Erkrankungen der Nägel seltener zu sein als bei der traumatischen Neuritis. PITRES und VAILLARD betonen in ihrer umfassenden Darstellung der posttyphösen Neuritiden die Intaktheit der Nägel. In 12 von mir aus der Literatur gewählten, in allen Einzelheiten genau referierten Krankengeschichten von toxischer und infektiöser Neuritis wurden Nagelerkrankungen nicht erwähnt. Auch REMAK zitiert in seiner umfassenden Darstellung der Neuritis in EULENBURGs Realenzyklopädie nur den von BIELSCHOWSKY beobachteten Fall von Leuconychia striata nach einer Neuritis (vgl. S. 126). REMAK und FLATAU halten gleichfalls die Nagelaffektion bei Neuritis aus inneren Ursachen für selten. Sie geben an, daß die Nägel ihren Glanz verloren, gelb-weiß wurden, Längs- und Querfurchen zeigten. Die Kasuistik ist sehr klein. Nur LEYDEN beobachtete bei einem 28 jährigen Matrosen, der an rheumatischem Fieber mit multipler Neuritis erkrankt war, daß *die Nägel gelblich, bröcklig und oben stark gekrümmt waren*. 6 Wochen später waren sie *bräunlich* gefärbt. Außer den bei Neuritis stets vorkommenden Symptomen war das Vorkommen haarloser Bezirke an beiden Vorderarmen bemerkenswert. Die Sektion wies eine hochgradige Erkrankung beider Nervi radiales nach. Allerdings waren in einem anderen von LEYDEN beobachteten Fall von multipler Neuritis, in dem selbst die feinsten Äste des N. radialis bei der mikroskopischen Untersuchung sich als erkrankt erwiesen, die Nägel normal.

SCHLÄFFER sah bei einem 38 jährigen Mann nach Erkältung unter Fieber Schmerzen im Genick und Rückenmark auftreten, während Druckempfindlichkeit im unteren Cervical- und oberen Dorsalsegment bestand. Unter Schmerzen entstand innerhalb von 3 Wochen eine Parese der Arm- und Beinmuskulatur bei herabgesetzten Reflexen. Zugleich wurden die Fingernägel an der Wurzel brüchig und spröde. 3 Monate später wurde eine 3 mm breite, *braun pigmentierte* Zone an den Nägeln festgestellt. Die Nagelaffektion bei dieser Polyneuritis acuta führt SCHLÄFFER auf eine Affektion der Sympathicusfasern zurück. J. K. A. WERTHEIM SALOMONSON (in LEWANDOWSKIs Handbuch der Neurologie) scheint selbst keinen einschlägigen Fall zu besitzen. Er sagt:

Pitres-Vaillard und Remak beschreiben Dystrophie und Abfallen der Nägel. Nicht selten kommen kleine querlaufende Vertiefungen vor, die als Produkte gestörter Nagelformation allmählich über den Nagel fortgeschoben werden. Die Wölbung der Nägel kann sich abplatten, später aber wieder angenommen werden.

Etwas häufiger sind Nagelerkrankungen bei der Neuritis, wenn gleichzeitig Hauterkrankungen als trophische Symptome vorkommen.

Remak beobachtete eine 41 jährige Frau, bei der vor 4 Jahren im Anschluß an eine Entbindung Parästhesien im Verlauf des rechten N. medianus aufgetreten waren. Der N. medianus war deutlich geschwollen und druckempfindlich. Die Haut der Hohlhände glich dem bekannten Bilde des Eczema tyloticum. Die Haut der Finger und der Hand war „aufgesprungen". Es kam zum spontanen Verlust der Nägel beider Daumen und eines Zeigefingers.

Eine sekundäre Folge der durch die Neuritis herabgesetzten Sensibilität ist vielleicht die Entstehung von Panaritium.

Erlenmeyer sah bei einem an Basedowscher Krankheit leidenden Patienten eine Neuritis ascendens des N. medianus. Die Finger sahen livide aus. Die Haut der Vola manus zeigte gleichfalls die Symptome des Eczema tyloticum. Am Nagel des Zeigefingers entwickelte sich ein Panaritium, das mit Hinterlassung einer leichten Onychogryphosis heilte.

Ich möchte als eine Folge einer Neuritis auch das am hinteren Nagelwall entstandene Geschwür auffassen, das Abb. 36, Tafel III, der 1. Aufl. zeigt. Eichhorst (Pathologie und Therapie) hebt hervor, daß gerade bei Neuritis Ulcerationen an den Nägeln vorkommen. Der Fall ist bemerkenswert, weil die Symptome der Neuritis außerordentlich geringfügige waren.

Ein etwa 33 jähriger Arbeiter verletzte sich vor 4 Monaten mit einem Stemmeisen an der rechten Handwurzel. Nach 8 Tagen Heilung. Seitdem kein Gefühl im II., III. und halben IV. Finger. Patient ist gegen Nadelstiche empfindungslos. Ohne äußere Veranlassung vor 8 Wochen Blasenbildung am hinteren Nagelwall; nach Aufschneiden derselben entleert sich 4 Wochen lang „Wasser" aus denselben. Es soll weder Eiterung stattgefunden noch Schmerzhaftigkeit bestanden haben. Das Aussehen des am hinteren Nagelwall bestehenden Geschwüres bestätigte dies. Keine Empfindlichkeit bei Druck und bei Nadelstichen. Keine Drüsenschwellung, spezifische Infektion geleugnet; bei Durchleuchtung kein Fremdkörper nachweisbar.

Nagelveränderungen kommen auch bei Gangrän auf neurotischer Grundlage vor.

Pitres et Vaillard (Revue de Physiologie. 1885) geben folgende Fälle.

56 jähriger Mann ohne klinisch und anatomisch erkennbare Ursachen symmetrische Gangrän beider Füße. (Dauer der Krankheit 7—8 Monate, Tod.) Status: Ödem des ganzen Vorderfußes. Unter den Zehennägeln schwarze, durch Ekchymosen hervorgerufene Färbung. Um die Nägel eine livide Zone, die von den Nagelwällen ausgehend sich über die Zehenhaut erstreckt. Blauviolette Flecke auf dem ganzen Fuß bis zur Ferse. Die N. ischiadici sind anatomisch normal; die N. tibiales zeigen *schwerste* Degenerationserscheinungen: Dissoziierung des Myelins, Fehlen des Myelins. Zerfall des Myelins in einzelne Schollen.

Auch bei den toxischen Neuritiden sind Nagelerkrankungen recht selten. Gudden erwähnt in einer Zusammenstellung von 47 Alkoholneuritiden keinen Fall. Bei einer an Alkoholneuritis leidenden Frau (U. N. K. Prof. Kuttner) sah ich auf allen Nägeln Querfurchen, die vor 5—6 Monaten entstanden sein mußten. Zu dieser Zeit hatte die Patientin an völliger Appetitlosigkeit gelitten und war in ihrer Ernährung sehr herabgekommen. Bei der mercuriellen Polyneuritis ist keine positive Beobachtung mir bekannt. Ich selbst habe bei experimenteller Quecksilberpolyneuritis des Kaninchens Nagelabfall auch in einem Fall auftreten sehen, in dem ulceröse Prozesse der Haut, der Zehen fehlten. Sind letztere vorhanden, so kommt es natürlich auch zu Verlust der Krallen. Bei Neuritiden, die auf Bleiintoxikation beruhen, sind dagegen in 2 Fällen Nagelstörungen beschrieben (vgl. Kapitel Bleiintoxikation).

Herpes zoster-Neuritis.

Herpes zoster der Oberextremitäten ist nicht zu häufig, degenerative Lähmungen im Anschluß an den Zoster sind einige Male beschrieben [1]), Nagelerkrankungen trotz der großen Zahl bekannter trophischer Störungen nicht.

Eigene Beobachtung: 64jährige Arbeiterfrau, Mai 1915 typischer Herpes zoster auf vorderer linker Brustseite, Rückenpartie in der Höhe der III.—IV. Rippe, stark Beugeseite, weniger Streckseite des linken Unterarmes. Juni Behinderung, Juli nicht mehr auszugleichende Flexion der Hand und der Finger. *Status:* Linker Vorderarm rechtwinklig im Ellenbogengelenk, Handgelenk in Mittelstellung zwischen Beugung und Streckung; Finger in Klauenstellung fixiert. Passive Fixation, die aktive Bewegungen unmöglich macht. Atrophie der ganzen Muskulatur, Sensibilität normal; N. medianus nicht, N. radialis und N. ulnaris nur mit starken faradischen Strömen erregbar. Nur ein Teil der Ulnarismuskulatur ist noch faradisch erregbar. Medianusgebiet ist faradisch und galvanisch, nicht oder fast nicht erregbar. Auf der Haut Schuppung. Alle Fingernägel zeigen starke hippokratische Nagelkrümmung, Nagelwälle sind geschwollen, jeder Versuch der passiven Beugung der Nagelphalanx sehr schmerzhaft; Nageloberhäutchen verdickt; Nagelplatten gelblich, verdickt, Bewegungen an den Platten schmerzhaft; ganz oberflächliche Querrinnen, nur am III. 0,8 cm vom hinteren Nagelwall Querfurche, desgleichen undeutlicher am IV. linken sichtbar, aber in der Form unregelmäßig. Volarfläche der Nagelplatten schuppig, Fingerbeerenhaut an der Platte adhärent. Trotz Beobachtung über 1 Jahr kein Nagelabfall. Sehr interessant ist die starke Knochenatrophie (Decalcinierung), besonders an den Gelenken der Finger und der Hand im Röntgenbilde.

Funktionelle Neurosen.

RAYNAUDsche Krankheit.

Bei keiner Krankheit treten die angioneurotischen und trophoneurotischen Symptome so in den Vordergrund, wie bei dem RAYNAUDsche Krankheit genannten Symptomenkomplex. Wenn auch einzelne Fälle von Morbus Raynaud in Lepraländern sich als verkannter „Aussatz" herausgestellt haben mögen (ZAMBACCO), so ist doch eine Beziehung der gar nicht mehr seltenen Affektion zur Lepra wohl ausgeschlossen. CASSIRER konnte schon 1912 über 276 Krankenbeobachtungen aus der Literatur und der eigenen Klinik berichten. Auf 25000 Nervenkranke CASSIRERS kamen 56 Raynaudfälle = 0,2%. Auch unter dem Krankenmaterial der Dermatologen dürfte die ja vorwiegend als Hautaffektion auftretende Krankheit (wenigstens nach eigenen Erfahrungen) nicht allzu selten sein.

Der Verlauf der Krankheit ist durch die drei Stadien: lokale Synkope der Gefäße, lokale Asphyxie, symmetrische Gangrän (vorübergehender Gefäßkrampf, dauernder Gefäßkrampf, konsekutiver Gewebstod) angedeutet. Die Vorgänge haben die intensivste Auswirkung an *den* Gefäßen, in denen der Blutdruck am geringsten, die Versorgung am meisten gefährdet ist, d. h. an den Acren. Alle Momente, die das Gefäßsystem schädigen, spielen eine Rolle: z. B. neuropathische Belastung und Konstitution, Anämie und Chlorose, thermische Reize (Kälteeinwirkung) und seelische Erregungszustände [2]). Das Wesen der Krankheit sieht CASSIRER in einer erhöhten Reizbarkeit der vasomotorischen und in erster Linie der vasoconstrictorischen Zentren und Nervenbahnen des sympathischen Systems.

Eine Abgrenzung der RAYNAUDschen Krankheit von anderen zu ähnlichen Zuständen führenden Prozessen (MORVANsche Krankheit, *Akroparästhesie, Erythromelalgie, Sklerodaktylie, peripherische Neuritiden, hysterischen Veränderungen,* Folgen von *Herz-* und *Gefäßerkrankungen*) usw. liegt außerhalb der

---

[1]) Vgl. HELLER: Onychogryphosis als Nachkrankheiten des Herpes zoster. Dermatol. Zeitschr. Bd. 23, H. 12 (1916).

[2]) Vgl. auch die Gewerbedermatose „Akroasphyxie der Naßspüler".

Aufgaben dieses Werkes. Die geschilderten Symptome, der Wechsel des Verlaufes, die Chronizität des Prozesses, erlaubt für die meisten Fälle die Diagnose.

Für die Onychopathologie hat die RAYNAUDsche Krankheit praktisches und theoretisches Interesse, da in einem sehr großen Prozentsatz der Fälle die Nägel beteiligt sind, und ihre Erkrankung gute Ausblicke auf die Beziehungen des Nagelwachstums überhaupt zu neurotrophischen Vorgängen gibt. Erwähnt sei, daß 43 % der Fälle die oberen, 24 % die unteren, 22 % obere und untere Extremitäten betreffen.

Die zu Störung des Nagelwachstums führenden vasoconstrictorischen Vorgänge zeigen sich durch Weißfärbung der Haut (Leichenfinger) an. Selbstverständlich kann das Synkopenstadium der Haut (eigene Beobachtungen) jahrzehntelang bestehen, ohne zu Schädigungen zu führen. Bei diesem Zustand liegt wohl sicher auch ein Krampf der kleinsten *blutzuführenden* Arterien der Haut vor. Die *Asphyxie* dürfte sich durch Krampf der *abführenden* Venen erklären. Ein Blutwechsel ist erschwert; das mit Kohlensäure überladene Blut staut sich. Beim Anstechen dieser Gefäße zeigt sich die starke Veränderung der Blutfarbe (auch im Blutbilde Abweichungen von der Norm). Der Einfluß der veränderten Blutdurchströmung geht auch aus der objektiv durch Messung festgestellten Abnahme der Temperatur der Haut hervor. Man hat die Hauttemperatur bis 4° unter der umgebenden Lufttemperatur gefunden und die langsame Steigerung der Hauttemperatur selbst im warmen Wasserbade festgestellt.

Läßt der Krampf der Venen nach, so kann es, vielleicht durch Reizung der Dilatatoren, zu einer übermäßigen Ausdehnung der Venen und Füllung mit sauerstoffreichem Blut kommen. Die bei diesen Kranken meist ziemlich plötzlich (z. B. nach Bestrahlung mit dem wärmestrahlenhaltigen, ultravioletten Kohlenbogenlicht) auftretende himbeerrote Färbung der Finger ist ein deutlicher Beweis der Angabe. Die Nagelveränderungen können in zwei Formen entstehen. Zunächst durch Gangrän in der Umgebung des Nagelorgans mit Übergreifen der Ernährungsstörung auf das letzte. Dieser Prozeß bedarf keiner Erklärung; die Größe der Nageldeformierung evtl. der Verlust der ganzen Nagelphalanx ist von der Art und Ausdehnung der Gangrän abhängig. (Derartige Fälle werden vielfach der MORVANschen Krankheit zugerechnet.) Je nach der Art der Heilung oder besser des Sistierens der Gangrän wird der übrig bleibende Nagelrest gestaltet sein.

In den meisten Fällen aber ist der Vorgang, ich möchte sagen, mehr direkt von den neurotrophischen Störungen abhängig. Diese Tatsache geht auch aus der röntgenologisch leicht nachweisbaren, trophischen Schädigung der Nagelphalanx hervor, die lange, bevor von dem klinischen Bild einer Gangrän die Rede sein kann, eintritt.

Einige Beispiele sollen die rein trophischen Formen der Nagelveränderungen bei der RAYNAUDschen Krankheit darlegen:

BEAU*sche Linien*. MONTGOMERY beschreibt bei einem Manne mit labilem Gleichgewicht der Vasomotoren nach einer schweren Staphylokokkeninfektion schwere Asphyxie aller Finger. Mehrere Monate später erschienen BEAUsche Linien auf den Nägeln, die innerhalb von 6 Monaten über die Nagelplatten fortwanderten. Der während der Asphyxie vorhandene Sauerstoffmangel wird als Ursache der trophischen Störung angesehen.

Nageldystrophie geringen Grades: Eigene Beobachtung.

68 jährige Majorsgattin, bis zum Klimakterium Herzschwäche; Lungenspitzenkatarrh; erster Ehemann hat Lues gehabt; Patientin selbst ist frei von Syphilis. Beginn des Leidens vor etwa 30 Jahren: Haut der Finger, besonders bei leichter Kälteeinwirkung leichenkalt, blau, schmerzend. Tätigkeit stark behindert; im Sommer fast Heilung. Seit 1912 Schuppenbildung auf der verhärteten, zu Rhagaden neigenden Volarseite der Nagelphalangen. Seit 1914 Erkrankung aller Nägel: starke gelb gefärbte, verdickte Längsleisten, Verlust des Glanzes

und der Transparenz der Nägel trotz bester Pflege, Schwund der Lunula, subunguale Hyperkeratose. Auf den Nagelwällen stark schmerzende Erosionen. In den letzten Jahren zweimal jährlich Abfall aller Nägel; völlig Unmöglichkeit zur Arbeit, bei Kälte stark zunehmende Schmerzhaftigkeit. Die Farbengegensätze: tiefblauviolett der Finger, schwefelgelb der Nägel, weißgelb der Schuppen bieten ein eigenartiges Bild (Arsen, Hochfrequenz, vor allem aber die wärme- und ultraviolettstrahlenreichen Mebolithlampen hatten überraschenden Erfolg). Abb. 134—135.

Einen Parallelfall schildert dieselbe Autorin.

78 jährige Frau, vor $^1/_2$ Jahr symmetrisch in beiden Händen Schmerzen in den Endphalangen, die nicht mehr aufhörten. Die Endphalangen des II., III., V. Fingers haben ein livides glänzendes Aussehen. Es bestehen subunguale Hyperkeratosen und Pachyonychien; Blutdruck normal. Allgemeinbefinden ohne Befund.

Nageldystrophien und Gangrän beschreibt KÄTHE TROST:

30 jähriger Patient zeigt Symptome akuter Ausbildung des Angiospasmus: Schwellung, Rötung, Schmerzhaftigkeit einzelner Finger. Nägel blaurot, später braunschwarz. Ab-

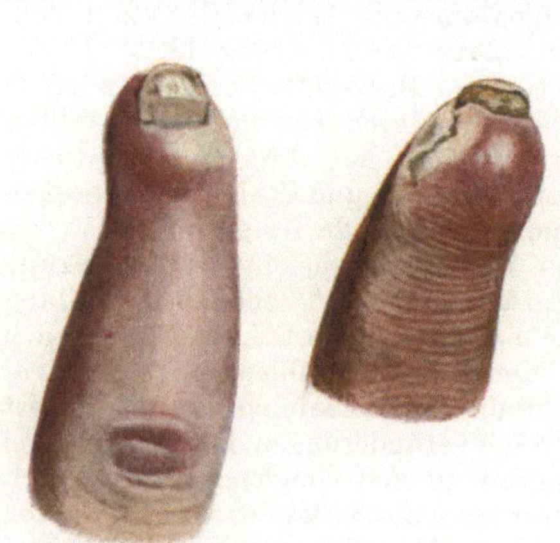

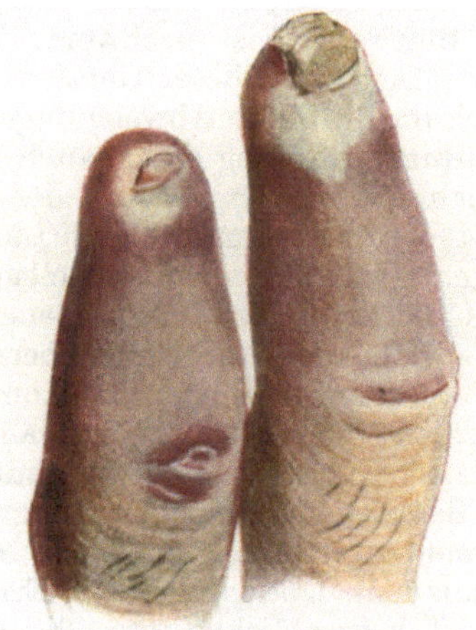

<table>
<tr><td align="center">Abb. 134. RAYNAUDsche Krankheit.
65jähr. Frau.
Derselbe Fall wie Abb. 135.</td><td align="center">Abb. 135. RAYNAUDsche Krankheit.
65jähr. Frau. Chronische rezidivierende Form
ohne Nekrosenbildung.</td></tr>
</table>

stoßung der distalen Nagelteile, die proximalen bleiben gewulstet auf der Nagelmatrix und dem Nagelbett. Neurologisch nur starke vasomotorische Übererregbarkeit.

Frau Z., 37 Jahre, 2 Kinder totgeboren angeblich infolge fehlender ärztlicher Hilfe. Im Alter von 11 Jahren Panaritium des IV. linken Fingers mit Verlust der Phalanx. Seit etwa 1 Jahr bemerkt Patientin beim Eintauchen der Hände in Sodawasser Schmerzen. Sie verbrennt sich oft, da die Empfindlichkeit für Wärme herabgesetzt ist. Die Fingerspitzen werden trocken und schmerzhaft; es entstehen kleine Defekte auf der Haut der Fingerbeeren und Fingerkuppen. Das Nagelhäutchen hat sich verdickt. Am freien Nagelrande ist ein vermehrtes subunguales Horngewebe sichtbar. Vor allem ausgesprochen sind die Veränderungen an dem rechten II. und III. und linken III. Fingernagel. Auffallend ist vor allem die *objektiv nachweisbare Kälte der Finger und vor allem der Fingerspitzen und die blaue Färbung derselben*. Eine Herabsetzung des Wärmegefühls ist unzweifelhaft.

Die Schmerzen veranlassen die Kranken häufig, das Beschneiden der Nägel zu unterlassen. Wenig wahrscheinlich ist die Unterbrechung des Wachstums der Nägel, die MONRO angibt. In den oben genannten Fällen bildeten sich die Nägel nach ihrer Abstoßung in der gewöhnlichen Zeit wieder.

In anderen Fällen sind die *Nagelveränderungen vorwiegend infolge von Gangrän* entstanden.

Patientin ist eine 50 jährige Dame, die an Fettsucht und Nierensteinen leidet. Ihre Schwester und drei ihrer Cousinen leiden an Diabetes. Mit dem Beginn der Menopause trat plötzlich Gangrän (Mumifikation) der Ohrmuscheln auf. Ein Jahr später begannen die Finger zu erkranken, ohne daß in dem Verlauf der Erkrankung die Symmetrie besonders hervortrat. Unter starken Schmerzen schwoll die Nagelphalanx an, wurde kalt und leichenblaß; die Fingerbeere wurde dunkel und bot dem tastenden Finger des Arztes das Gefühl der Fluktuation dar; die erkrankten Teile waren empfindungslos gegen Berührung, sehr empfindlich gegen Kälte und Wärme. Allmählich wurden Fingerbeere und Nagelbett schwarz. Unter langsamem Nachlaß der Schmerzen bildete sich auf der mumifizierten Fingerkuppe ein hartes, trockenes, festsitzendes Horngewebe. Dieser Prozeß setzte sich unter das Nagelbett fort, so daß die Fingerkuppe ganz unförmig wurde. Die Nägel bildeten eine dicke, schwarze, steinharte Masse, die auf der letzten Phalanx wie eine Kappe saß. Diese Kappe lockerte sich sehr allmählich, gelegentlich unter Absonderung einer trüben, nicht eitrigen Flüssigkeit, meist aber ganz trocken. Dabei *wuchs* der Nagel unförmlich nach vorn, so daß er schließlich wie eine Vogelkralle aussah. Nach vielen Wochen stieß sich die hornartige Masse ab. Der Finger bleibt verstümmelt, da ein Teil der letzten Phalanx und das Nagelbett mit Nagel fehlt. Vielfach ging die Gangrän des Nagelbettes zurück; es stieß sich dann nur ein kleines schwarzes hornartiges Stück der Fingerbeere ab. Der Finger erscheint dann fast normal. An einzelnen Fingern verlief der Prozeß folgendermaßen: Es entstanden Schmerzen, Cyanose, Schwellung, Demarkationslinie, eitrige Blase, Mumifikation an der Fingerbeere, während unter dem Nagel auf dem Nagelbett ein subakutes, stark eiterndes Panaritium entsteht. Allmählich läßt die Eiterung nach; der Nagel bleibt erhalten, 8 Finger sind befallen; verschont wurden nur die Daumen. Die letzteren sowie die großen Zehen zeigen große Vulnerabilität der Nagelwälle; wiederholt entstanden hier kleine torpide, schwer heilende Geschwüre. Seit einem Jahr ist Stillstand der Erkrankung eingetreten. Da jedes Zeichen einer zentralen Erkrankung fehlte, lautete die Diagnose *„symmetrische Gangrän hervorgerufen durch langdauernden Krampf kleinster Arterien"*.

Einen anderen Typ stellen die *Nagelveränderungen mit sklerodaktylischem Einschlag* dar. (Eigene Beobachtung.)

39jährige, neuropathisch belastete, kyphoskoliotische Kriegerwitwe. Beginn der Erkrankung vor 28 Jahren mit Cyanose der Finger, dauernd Nagelentzündungen, Wechsel von Weiß-, Blauviolett-, Himbeerrotfärbung der Finger; wenn objektiv die Finger kalt sind und subjektiv Kältegefühl besteht, Störung der Beweglichkeit; dagegen *volle* Beweglichkeit bei Erwärmung der Finger (spontan und nach Wärmebestrahlung). Rechter II. Nagelphalanx fehlt zum Teil; die Nagelplatte nur ein 3:3 mm großes Horngebilde. Nagelwälle, Rest der Fingerbeere narbig-atrophisch. Rechter III.: Nagel nach vorn gekrümmt, atrophisch, mit Querbuckel versehen; Umgebung atrophisch. Rechter V.: Nagelplatte atrophisch, der nachwachsende Teil normal; starke weißliche Narben auf allen Fingern, andere Nägel mäßig deformiert; mehrere zeigen subunguale Wucherungen. Die mit der gekrümmten Nagelplatte fest verwachsene Fingerbeere wird mit dem Wachstum nach oben gezogen. Beschneiden der Nägel schmerzhaft und führt leicht zu Blutungen.

Familiäre Trophoneurose der Hände und Füße.

Es gibt eine von der RAYNAUDschen Krankheit und von der *Syringomyelie* abzugrenzende, durch das Vorkommen von in der Tiefe (auf die Knochen) übergreifenden Geschwüren charakterisierte, zu Verstümmelungen der Füße, weniger der Hände führende, familiäre Trophoneurose, bei der, wenn auch verhältnismäßig wenig und vorwiegend indirekt, die Nägel in Mitleidenschaft gezogen werden. WEITZ schildert in seinem Falle bei dem 34jährigen Kranken die Zehennägel sehr klein, die II. rechte Zehe ist nagellos, trägt an Stelle des Nagels ein tiefes, den Knochen aber nicht erreichendes Geschwür. Die III. hat neben einem Nagelrest ein hirsekorngroßes Geschwür. Linker III. hat keinen, III. und IV. nur Nagelrudimente. Die trophischen Veränderungen an den Weichteilen und Knochen (Zerstörung der I. Phalanx der linken Großzehe) und die sonstigen nervösen Störungen können hier nicht im einzelnen geschildert werden. Der 22jährige Neffe des Patienten zeigte weniger starke Geschwürsbildung an den Zehen (Nägel normal). Die Nägel der Hände sind stellenweise rauh; kein einziger hat die normale rote Farbe, manche sind fast völlig weiß, bei anderen wechseln 4—5 quergestellte weiße Streifen mit ebenso vielen rötlichen. Das Leiden wurde beobachtet bei 3 Brüdern, die 3 gesunde Schwestern hatten (BRAMANN), bei 3 Brüdern und 1 Schwester (1 Schwester gesund) (BRUNS), 2 Brüdern und 1 Schwester (BRICE), 2 Schwestern, 1 Bruder (3 gesunde Brüder) (SCHULTZE), Vater und Sohn (GÖBEL und RUNGE). Von 5 Brüdern waren 4 krank, die zwei einzigen Söhne von diesen 2 Brüdern und 3 unter den 4 Söhnen des 3. Bruders hatten das gleiche Leiden.

Nagelveränderungen scheinen nicht immer beobachtet zu sein.

Erythromelalgie.

Es darf heute als sicher angenommen werden (CASSIRER), daß die Erythromelalgie kein Morbus sui generis ist, wie WEIR-MITCHELL annahm, sondern ein Symptom einer Erkrankung des zentralen, peripherischen oder autonomen Nervensystems darstellt. Die Krankheit ist auch heute noch relativ selten. CASSIRER zählte 109 Fälle, 61 Männer, 48 Frauen. Ein Drittel der Beobachtungen ergab trophische Störungen. Nagelerkrankungen sind recht selten.

Das Krankheitsbild wird durch seinen Namen charakterisiert: Rötung und intensive Schmerzhaftigkeit der Gliederacren), bei Fehlen sonstiger Symptome (abgesehen von trophischen Störungen), sind pathognomonisch.

In dem von G. LEWIN (LEWIN und BENDA) als Nr. 12 beschriebenen, von mir mit beobachteten Fall des Studenten der Medizin waren die Nägel durchaus normal. Unter den von LEWIN und BENDA gesammelten 35 Fällen und unter den seitdem veröffentlichten fanden sich nur folgende mit Affektionen der Nägel: STILLÉ (zitiert bei WEIR-MITCHELL) beobachtete eine 29jährige Frau mit Rötung und Überempfindlichkeit der Finger, deren Nägel 4—5mal so dick wie normal und in der Längsrichtung gekrümmt über die Fingerkuppe gebogen waren. Die Krankheit war zum Ausbruch gekommen, nachdem die Frau während der Menstruation in das Wasser gefallen war. Seitdem zessierten die Menses überhaupt; die Finger waren blaurot. (Anormales Nagelwachstum infolge der Stauung.) Bei dem 44jährigen Kranken C. GERHARDTs war die Fingerkuppe unter dem freien Nagelrande stark verdickt. Das Schneiden der Nägel war schmerzhaft. Die Volarfläche der Phalangen war auch bei einer 56jährigen Patientin SEELIGMÜLLERs verdickt. Vollkommen das Aussehen der „Glossy skin‟ hatte die Haut der Finger einer asthenischen Bäuerin (Beobachtung von DEHIO). Die Nägel waren bei der Kranken kolbig verdickt. NIEDEN fand die Nägel stärker volarwärts gekrümmt in einem Fall von Erythromelalgie, in dem zweifellos eine angioparalytische Affektion des Zentralnervensystems vorlag. In AUERBACHs Fall waren die Nägel von parallelen Rissen durchsetzt, zum Teil ganz brüchig. LANDGRAFs Beobachtung bleibt, weil mit Myxödem kompliziert, außer Betracht. Ich selbst beobachtete einen Kranken, dessen Affektion ich für Erythromelalgie halten möchte, obwohl das Symptom der Rötung des erkrankten Fingers wenig ausgesprochen war.

Der 26 Jahre alte Patient, Buchbinder, jüdischer Religion, aus Russisch-Polen, will niemals ernstlich krank gewesen sein. Hereditäre Belastung irgendwelcher Art nicht vorhanden. Patient will nervös, leicht aufbrausend, dabei gelegentlich zur Melancholie disponiert sein. Geschäftlich hat er viel Sorgen durchgemacht. 1894/95 kam er zum Militär; er wurde vorwiegend mit Bureauarbeiten beschäftigt. 1896 wurden die Schmerzen in den beiden letzten Gliedern beider Zeigefinger so heftig, daß er keinen Dienst mehr tun konnte und vom Militär entlassen wurde. Die Schmerzen, die wohl früher gelegentlich aufgehoben waren, wurden unerträglich; Nachts trat keine Exacerbation auf. Nach der Entlassung vom Militär bemerkte Patient eine Rötung der Nagelphalanx, vor allem des hinteren Nagelwalls. Unter zunehmenden Schmerzen fielen schließlich die Nägel beider Zeigefinger ab. Die nachwachsenden waren bis auf Defekte in der Mitte normal. Seit dem Beginn der Erkrankung bis zur Zeit meiner Beobachtung, 20. 11. 1897, sollen die Nägel 4—5mal abgefallen sein. Die Verständigung mit dem des Deutschen nur unvollkommen mächtigen Patienten war schwierig (2 Abbildungen in Auflage I). Beide Zeigefinger *leicht* gerötet, das Nagelglied vor allem links spindelförmig aufgetrieben. Nagelwälle etwas geschwollen, Haut der Finger, des Nagelgliedes, der Fingerbeere völlig intakt. Die Nägel, vor allem der linke, zeigten große Defekte. Ein eigentlicher Nagelwinkel war nicht vorhanden, der Nagel saß am freien Rande dem Bette fest auf. Die Schmerzen wurden als unerträglich angegeben; Patient hat trotz schlechter äußerer Verhältnisse die Reise nach Berlin gemacht, um hier

Heilung zu suchen. Neurologisch fand sich keine Abnormität (Untersuchung durch den Neurologen Dr. TH. BENDA). Die Therapie bestand in der internen Darreichung von Arsen, der lokalen Anwendung heißer Handbäder, Einpinselung von Teeröl und vor allem in der Umwicklung der Finger mit Teer-Zink-Paraplast (Fa. Beiersdorff). In etwa 3 Monaten erfolgte Heilung; die Schmerzen hörten ganz auf; die Nägel wurden völlig normal. Im Krankheitsverlauf wurde einmal das Aufschießen von Bläschen, die an Dyshidrosis erinnerten, auf den Nagelwällen und der Haut der Finger beobachtet. Ob einige dieser Bläschen eine wässerige, eiterähnliche Flüssigkeit entleert haben, die den Kranken veranlaßte, von einer vorübergehenden Eiterentleerung zu sprechen, bleibt dahingestellt. Die von dem Kranken vorausgesagte Ablösung der Nägel beim Eintritt der Bläschenbildung trat nicht ein.

Vielleicht schließt sich hier ein von H. G. KLOTZ beobachteter, als Lésions tropho-nevrotiques bezeichneter Fall an. Bei einem 31 jährigen, sonst gesunden Mann entwickelte sich vor 5 Jahren an den Zehen, vor 3 Jahren an den Fingernägelgliedern eine blaurote Schwellung. Die an der Basis normalen Nägel waren am freien Rande gelb, verdickt, bröcklig. Das Nagelbett war am freien Rande verdickt. Druck auf den Nagel war schmerzhaft. Die Zehennägel im gleichen, aber geringeren Grade erkrankt. Ich nehme an, daß KLOTZ Trichophytie ausgeschlossen hat, die klinisch auch in Frage käme.

Die chirurgische Therapie (Durchschneidung des N. ulnaris, Resektion eines Nervenstückes, Unterbindung von Arterien) hatten in 5 Fällen nicht nur keinen Erfolg, sondern führte in einem Falle WEIR-MITCHELLs zu Gangrän und Tod. Die periarterielle Sympathektomie lehnt LERICHE ab.

Akrodynie.

Auf das Wesen der seltenen, bisher noch wenig erforschten epidemischen Krankheit kann hier näher nicht eingegangen werden. Es erscheint jedoch wahrscheinlich, daß die Akrodynie dem Ergotismus beziehungsweise der Pellagra zuzurechnen ist. Sie ist charakterisiert durch Rötung und Schwellung der Haut der Hände und Füße. Bläuliche bis braunrote Flecke von Linsen- bis Nagelgröße, die auf Druck vorübergehend schwinden, entstehen auf den Extremitäten und dem Rumpf. Pathognomonisch ist eine dunkle, bräunlich-schwärzliche Färbung der Haut an den Brustwarzen, am Hals, Bauch und Gelenkfalten. Dabei bestehen Appetitlosigkeit, Erbrechen, mitunter profuse Diarrhöen, Conjunctivitis, Pharyngitis, Rhinitis, in den Fingern und Zehen Ameisenlaufen, Kribbeln, Taubheitsgefühl, sehr schmerzhafte Stiche, in schweren Fällen auch Fieber. Nach FRANZ beobachtete RAYER bei einer Epidemie (1828 bis 1830 in Paris) eine starke Vermehrung der Epidermismassen zwischen Fingerbeere und Nagel. Die Nägel verlängerten sich und wuchsen auf dem hornartigen Polstergewebe stark über das Niveau der Fingerbeere hinaus.

Einfluß der LERICHESCHEN Operation auf trophische Nagelerkrankungen.

Auf diesem neuen chirurgischen Betätigungsgebiet kann zur Zeit nur der urteilen, der über eigene Erfahrungen verfügt. Bei der Besprechung der einzelnen Krankheitsformen ist gelegentlich auf Wert oder Ursache der Methode hingewiesen. Herr Prof. BRÜNING-Berlin, der auf dem Gebiet der Sympathicus-Chirurgie bewährte Forscher, hatte die Güte, seine Erfahrungen folgendermaßen zusammenzufassen:

„Nach Operationen am Sympathicus, d. h. nach der periarteriellen Sympathektomie an den Hauptgefäßen der Extremitäten, sowie nach Exstirpation des Ganglion stellatum, der Zentrale für die sympathische Innervation des Armes, werden auch die Nägel im Sinne der Regeneration günstig beeinflußt, ja man kann sagen, die Besserung in der Nageltrophik ist eines der regelmäßig auftretenden Erscheinungen.

Hat man wegen neurotrophischer Störungen operiert, so beobachtet man wie die vorher brüchigen und rissigen, gewellt und oft verkrüppelt wachsenden Nägel mit stumpfem Aussehen wieder glatt mit glänzendem, spiegelnden Aussehen wachsen. Ihr Wachstum ist deutlich beschleunigt. Man sieht oft, daß die älteren peripheren Teile des Nagels noch das krankhaft veränderte Aussehen zeigen, während die jüngeren zentralen Teile, die erst nach der Operation gewachsen sind, wieder normal aussehen. Man kann so bisweilen aus dem Aussehen der Nägel den Zeitpunkt der Operation zurückerrechnen.

Den Erfolg der Operation in bezug auf die Besserung der Nageltrophik konnte ich in einigen Fällen nun schon über 3 Jahre verfolgen.

Auch nach Ausführung der periarteriellen Sympathektomie wegen drohender Gangrän der Füße (Claudicatio intermittens usw.) zeigte sich öfters ein schnelleres Wachstum der Nägel, so daß die Patienten sich wieder häufiger die Nägel schneiden mußten als vor der Operation."

Meine eigenen Erfahrungen an Patienten, die von ersten Chirurgen operiert wurden, sind wenig günstig.

Rückenmarkskrankheiten.

Tabes dorsalis.

Trotz unzähliger Untersuchungen über trophische Veränderungen bei Tabes dorsalis haben deutsche Autoren den Erkrankungen der Nägel wenig Aufmerksamkeit geschenkt. Allgemeine Aufzählungen der angeblichen Symptome finden sich oft, Kasuistik ist vor allem von französischen Autoren der letzten Dezennien des 19. Jahrhunderts geliefert worden.

Zweifellos sind Nagelaffektionen, die in irgend einem Zusammenhang zur Sklerose der Hinterstränge stehen, selten, wohl noch seltener als beschrieben wurde, da manche von der Hauptkrankheit unabhängige Nagelveränderungen für „trophische" aufgefaßt wurden. Ich sah unter etwa 80 genau von mir untersuchten Tabikern nur 4 Nagelveränderungen, die mit der Krankheit direkt zusammenhingen (in 1 Fall Nagelerkrankung nach Paronychie).

Zehennägel.

Eines der wichtigsten Symptome der trophischen Nagelerkrankung ist die Abstoßung der Nagelplatte der Großzehennägel. Pitres fand in 2 Jahren auf einer größeren Klinik nur 3 Fälle. Die oben zitierten Autoren beschreiben zusammen 16 Fälle. Fast immer handelt es sich um Verlust der Nägel der großen Zehen; nur einmal wird Abfall des Nagels der zweiten Zehe und einmal Abfall des Zeigefingernagels beschrieben. 17 mal erkrankte der Nagel beider Zehen kurz nacheinander, 3 mal fiel allein der linke, einmal der rechte ab. Der Nagelabfall kann im ersten, aber auch im 15. Jahre der Tabes auftreten. Der Nagel kann einmal abfallen und wieder ersetzt werden, er kann auch 10 mal in jährlichen Intervallen abgestoßen werden. Zuweilen wird direkt eine schnelle Ergänzung des abgefallenen Nagels durch besonders rasches Wachstum angegeben, freilich leider nicht durch Messung konstatiert. In einem Falle Domecq-Turon wurden innerhalb von 3 Jahren die Nägel 10 mal abgestoßen und reproduziert. Boineaux beschreibt einen Fall von typischer Tabes bei einer Frau (Wäscherin, früher Lues), der zum zweimaligen Abfall der Zehennägel (welche Nägel abfielen ist nicht referiert) führte. Ich selbst habe auf Krankenhausabteilungen Berlins die Tatsache des Abfalls der Großzehennägel der Tabiker von 4 Kranken und deren Wärtern bestätigt gehört. Eine 53 jährige Kranke (Abteilung des K.-H. *Weißensee* Prof. Dr. Domarus) teilt mir mit, daß ihre Großzehennägel spontan,

d. h. ohne Verletzungen, auf die die Kranke sich besinnen konnte, abgegangen seien. Sie sind deformiert wieder gewachsen, so daß zur Zeit ein recht erheblicher Grad von Onychogryphosis besteht. In den anderen Fällen handelt es sich um einfachen Abfall der Großzehennägel, stets erfolgte Reparation.

BOINEAUX hat auch einige Beobachtungen zusammengestellt, in denen gleichzeitig Abfall der Nägel und Ausfall der Zähne und Neuralgien vorkamen.

In einer Reihe von Fällen beruht der Abfall der Nägel auf trophoneurotischer Grundlage. LELOIR hat die tabische Nervenentzündung bis zu den Nervenendigungen verfolgt. DÉJERINE fand die Nerven alteriert, während die Ganglien intakt waren. GUMPERTZ hat in einer Arbeit, die er in dem meiner Leitung seinerzeit unterstellten Laboratorium der Syphilisklinik der Charité anfertigte, nachgewiesen, daß bei Tabes Erkrankungen der peripherischen Nerven mit meiner Nervenfärbemethode nachweisbar sind. Die eine der konstantesten Symptome der Tabes bildenden, in den oben zitierten Fällen fast stets beobachteten lancinierenden Schmerzen der unteren Extremitäten lassen auf eine Neuritis der den Nagel versorgenden Nerven schließen. MILITCHÉVITSCH stellte eine ganz auffallende *Überempfindlichkeit* der Nägel in einem, einen 40 jähr. Mann betreffenden typischen Tabesfall fest. Die Berührung, die Einhüllung in Wäsche oder Wolle, das Beschneiden verursachte dem Kranken heftige Schmerzen. PITRES beobachtete bei seinen Patienten schmerzhaftes Ameisenkriechen (Crispation continuelle, une espèce de fourmillement douloureux). In einem Falle (41 jähriger, seit 5 Jahren an Tabes leidender Mann) gingen dem Nagelabfall 4 Wochen lang heftige, bei Druck sich steigernde Schmerzen voraus. Selbstverständlich ist die Anästhesie häufiger als die Hyper- oder Parästhesie. Ein Kranker MADERs fand den Zehennagel im Strumpf, ohne von dessen Verlust eine Ahnung zu haben. BOINEAUX betont ausdrücklich, daß der Verlust der Nägel völlig schmerzlos für den Kranken erfolgt. In einer Reihe von Fällen ist der Abfall der Nägel von einer *subungualen Blutung* abhängig, die, wie im Kapitel „Hämorrhagien" gezeigt worden ist, unter bestimmten Bedingungen notwendig zum Abfall der Nägel führt. In 4 der oben zitierten Fälle wurden subunguale Blutungen festgestellt. Sehr bemerkenswert ist der Umstand, daß in einem Falle BOINEAUX auch unter dem später abgefallenen Zeigefingernagel eine Ekchymose sich fand. Wenn auch Traumen als Ursache der Blutung, zumal bei der Anästhesie der Tabetiker, nicht auszuschließen sind, so neigen doch die Autoren dazu, in den Hämorrhagien ein Zeichen einer angioneurotischen Störung zu sehen.

Da in einigen Fällen die subunguale Blutung und der Nagelabfall ein relativ frühes Symptom der Tabes war, wird man den Vorkommnissen evtl. eine gewisse prognostische und diagnostische Bedeutung beilegen können. Bei Blutungen nach Traumen ist in der Regel auch der Nagelwall beteiligt, die Nagelplatte verändert. Doppelseitige traumatische Affektionen sind gewiß ungeheuer selten. Syphilis befällt fast immer eine größere Zahl von Nägeln und führt zu ulcerösen Prozessen. Ich halte es nicht für ausgeschlossen, daß in einer Anzahl der Fälle, die im Kapitel „Nagelwechsel" zusammengestellt sind, eine nicht erkannte Tabes incipiens die Ursache der rätselhaften Affektion gewesen ist.

PIERRE MARIE hält die Verdickung, die Härte und Sprödigkeit der *Zehennägel*, die Ausbildung des longitudinalen und tranversalen Leistensystems für pathognomonisch: ich glaube jedoch, daß eine Unterscheidung von auch sonst vorkommenden Schuhdruckdeformitäten recht schwierig ist (vgl. Abbildungen in 1. Auflage).

Bemerkenswert ist eine Kombination von Mal perforant (Zehenoperation) der rechten Großzehengegend und eine schwere trophische Störung der Nägel des linken Fußes eines 47 jährigen Mannes (PITRES und VAILLARD).

Der linke Großzehennagel war verdickt, quergefurcht (sehr tiefe Furche); sein freier Rand 8 mm dick, unregelmäßig gezahnt, seine Substanz leicht in kleine Fragmente zu zerbröckeln. Dieser Nagel fiel zur Zeit, als bereits das Mal perforant bestand, spontan, ohne Schmerzen zu verursachen, ab. Der Kleinzehennagel stellte ein Horn dar. Die zu den Zehen führenden Nerven zeigten bei der Autopsie stärkste Form der Degeneration vor allem des N. plantaris internus; die N. tibiales posteriores war dagegen normal.

Fingernägel.

Weit seltener als die Großzehennägel sind tabische Erkrankungen der Fingernägel.

Wie schwierig die Diagnose sein kann, zeigt folgender Fall (aus der MENDELschen Klinik, zum größten Teil von mir beobachtet).

Der 42jährige Patient hatte vor 19 Jahren ein Ulcus durum; er bekam wegen Lues Sublimatinjektionen. Er ist erblich nicht belastet, kein Trinker, hat ein gesundes Kind.

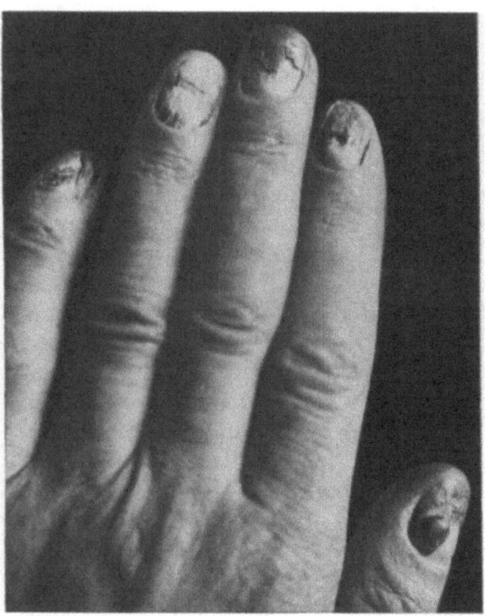

Abb. 136. Tabes dorsalis und Lues der Nägel.

Seit $^1/_2$ Jahr lancinierende Schmerzen in den Beinen; Gang im Dunkeln unsicher. Potenz und Kontinenz der Blase herabgesetzt. Seit 4 Monaten Beginn der Nagelerkrankung aller Finger und Zehen. Die Nägel wurden gelb, dann dunkler, schließlich schwarz. Längsriffelung trat hervor, die Nagelsubstanz zeigte erhöhte Vulnerabilität; es traten nämlich bei geringen Verletzungen, aber auch spontan, Risse und Sprünge in der Querrichtung der Nägel auf; ganze Stücke wurden so losgerissen. Die Affektion verlief schmerzlos und ohne Eiterung. In den Fingern und in der Haut des Vorderarmes bestanden Parästhesien. Außerdem wurde festgestellt: Pupillendifferenz, träge Pupillenreaktion, Andeutung des ROMBERGschen Symptoms, tiefe Analgesie der Vorderarme, Starre der Beine, Analgesie am linken und rechten Unterschenkel, WESTPHALsches Zeichen; Atrophie des Zahnfleisches ist deutlich.

Das Krankheitsbild der linken Hand im Februar 1899 zeigt Abb. 136. Deutlich erkennt man einen vorderen unregelmäßig deformierten Teil der Nägel und einen nachwachsenden anscheinend weniger veränderten Teil. Der letztere bestand aber nicht aus Nagelsubstanz, sondern aus einer ziemlich weichen, völlig der Haut gleichenden Membran. An der weniger stark befallenen rechten Hand konnte ich die von BLOCH geschilderten Stadien der Nagelveränderung verfolgen. Sechs Monate blieb der Patient in meiner Behandlung. Während der Zeit wurden aber doch wiederholt Eiterungsprozesse an den Nägeln wahrgenommen. Im Munde konstatierte ich Symptome, die ich von syphilitischen zu unterscheiden mich nicht getraut hätte. Während einer kombinierten antisyphilitischen Kur (Hg + JK) heilten die oberflächlichen Schleimhautulcerationen der Mundhöhle fast ganz. Auch die Nagelaffektion kam zum Stillstand. Zwei Nägel der rechten Hand blieben erhalten, die übrigen verloren ihre Vulnerabilität. Der Kranke wäre für sehr viele Berufsarten arbeitsfähig gewesen.

Wie weit die Tabes, wie weit die Lues für die Nagelerkrankungen verantwortlich zu machen sind, ist nach dem Stande unseres Wissens nicht zu entscheiden.

Wie vorsichtig man auch bei der Tabes trophische Störungen werten muß, zeigt ein auf der K.-H.-Abt. Prof. BRANDENBURG beobachteter Fall, bei dem ein großer Defekt der Nagelplatte des III. rechten Fingernagels bestand. Es ließ sich feststellen, daß sich hier ein von einem Nietnagel ausgehender infektiöser Entzündungsprozeß abgespielt hatte, der mit dem Hauptleiden nichts zu tun hatte.

Onycholysis partialis semilunaris bei Tabes beschreibt M. FRIEDMANN in 2 Fällen. In dem ersten war die seit einem Jahre bestehende, teilweise Nagelablösung auf beide III. Finger beschränkt (Symmetrie sehr bemerkenswert), in dem zweiten waren rechter I.—III., linker II.—IV. affiziert. Besserung trat stets bei antisyphilitischen Kuren ein.

Auffällige Veränderungen der Nägel sah ich bei Arthropathien der Tabiker. Ein 55jähriger Kranker (K.-H.-Abt. Prof. BRANDENBURG) litt an einer starken Verdickung des linken Handgelenkes. Die linken Fingernägel waren im starken Gegensatz zu der rechten Hand längsgestreift und ohne jeden Glanz, obwohl der Kranke sonst gut gepflegte Nägel hatte. Bei einem 40jährigen, gleichfalls an Arthropathie des linken Handgelenkes leidenden Tabiker mit auffallend starker Hypertonie (200—135 Blutdruck) (K.-H.-Abt. Prof. v. DOMARUS) war die Längsstreifung ganz besonders stark auf den linken Fingernägeln ausgesprochen (der Patient war erst 40 Jahre alt, also keine Alterserscheinung).

Myelitis.

Ich kann nur über wenige Fälle mit Nagelveränderungen berichten.

Myelitis transversa traumatica (DOMECQ-TURON).
Ein Mann hatte den Halsteil der Wirbelsäule gebrochen. Es trat völlige Lähmung aller Extremitäten ein, die allmählich zurückging. Ein Jahr nach der Verletzung stellten sich unter ziemlich heftigen Schmerzen Veränderungen an den Zehennägeln ein. Die Nägel wurden dick und bucklig, dabei wenig konsistent. Eine bröcklige Masse war leicht von ihnen abzukratzen. Ihr Wachstum war ein sehr schnelles. Besonders deformiert waren die Nägel der großen Zehen. Der rechte dreieckig geformt, an den beiden Rändern verdünnt, zeigte ganz unregelmäßige Buchtungen, Hervorragungen, Einsenkungen, Streifungen. Der linke, ähnlich mißgestaltet, saß nur am inneren Rande mit seiner hinteren Hälfte in dem Falz, sonst hob er sich empor und lag auf einem Polster von Epithelmassen. Alle Nägel waren schwarz gefärbt und fielen spontan bei leichtem Zug ab.

Myelitis im Anschluß an eine Caries der Halswirbelsäule (PITRES und PAILLARD).
45jähriger Tagelöhner; starke irradiierende Schmerzen zwischen den Schultern, stark fortschreitende Muskellähmung und Atrophie, Decubitus des Kreuzbeins und beider Fersen. Pemphigusblasen. Beide Großzehennägel verdickt, mißgestaltet, tief quergefurcht. Ein kleiner brauner Fleck (alte Blutung?) am distalsten Ende der linken Großzehe. Die Hautnerven, die zu den Großzehen führen, sind stark erkrankt, nur $1/_3$ der Fasern ist gesund, weit über die Hälfte zeigt Zerfall des Markes in Körnchen, in Kugeln oder völlige Markatrophie.

BÖWING berichtet etwas summarisch über seine Erfahrungen, ohne Fälle zu zitieren. Ich betone, daß ich bei meinen K.-U. auf der Abteilung für Nervenkranke (meist alte, sieche Kranke) des Prof. Dr. SCHUSTER (Berliner Siechenhaus) *keine* positiven Befunde erhoben habe.

Bei der Paraplegie infolge von Querschnittsverletzungen des Rückenmarks ist das Verhalten der Nägel verschieden. Während bei den meisten Kranken die Nägel alle 4 Wochen geschnitten werden mußten, war dies bei anderen nach $1/_2$ Jahr nicht nötig. Die Nägel waren teils normal, teils verdickt, brüchig, glanzlos, zuweilen schmutzig, braun gefärbt und längsgestreift. *Diese* Nägel stießen sich leicht ab und wuchsen nur sehr langsam nach; Nagelbetteiterung, die ein ganzes Jahr dauerte, wurde einmal beobachtet.

Syringomyelie.

Die Syringomyelie, die zentrale Höhlenbildung im Rückenmark, ist wohl diejenige Rückenmarkserkrankung, die am häufigsten zu Nagelerkrankungen Veranlassung gibt. Es darf heute als sicher angenommen werden, daß die Syringomyelie nichts mit Lepra zu tun hat, wenn auch die Lepra mutilans häufig zu ähnlichen Bildern führt, so daß ZAMBACCO-Pascha Fälle, die von französischen Autoren für Syringomyelie gehalten wurden, als autochthone Lepra agnostizieren konnte. Sicher ist auch heute, daß die sog. MORVANsche Krankheit (Parésie analgésique avec panaris des extremités superieurs) als ein Typus der Syringomyelie anzusehen ist.

Muskelatrophie, partielle Empfindungsstörungen für Schmerz und Temperatur, trophische Symptome charakterisieren das klinische Bild der Syringomylie.

Bei dem wechselvollen klinischen und pathologischen Krankheitsbilde der Syringomyelie ist es verständlich, daß die Nagelveränderungen ganz verschiedene sein werden. In einem von mir beobachteten Fall (K.-H.-Abt. Prof. KUTTNER) war bei der 29jährigen, recht typische Symptome zeigenden Kranken als erstes Zeichen einer trophischen Nagelerkrankung ein abgeheiltes Panaritium am radialen Rande des rechten V. Nagels festzustellen, das bei der Heilung die Nagelplatte erheblich deformiert hatte. In einem von LAESE veröffentlichten Fall waren bei einem 59jährigen, anscheinend infolge eines Unfalls erkrankten Mann die Nägel der rechten Hand spröde, glanzlos und rissig. An der Hand waren Tast- und Druckempfindung und elektrocutane Sensibilität sehr stark abgestumpft. Stärkster Druck auf den N. ulnaris wurde nicht empfunden. Es scheint nicht, als ob gerade hochgradige Atrophien der Handmuskeln besonders häufig mit krankhaften Veränderungen der Nägel einhergehen. Sekundär werden die Nägel durch die bei der Syringomyelie so häufigen Panaritien verändert. Es seien einzelne Beispiele angeführt. In einem Fall SAXERs (57jährige Frau) war die letzte Phalanx des rechten Zeigefingers defekt, der Nagel stark gekrümmt. Bei einem von E. GRAF beobachteten, 38 Jahre alten Bauer waren die Finger beider Hände monströs verdickt und verkrüppelte Stümpfe; am dritten linken Finger war die Endphalanx verkürzt und unbeweglich. Der Nagel saß als kleines Rudiment in der Mitte der Fingerkuppe. Der IV. nach innen gebogene Finger, sowie der V. besitzen nur andeutungsweise eine dritte Phalanx mit kleinen hornigen Nägeln. In einer Beobachtung KLEMMs, in der die Schmerzempfindung an den oberen Extremitäten besonders herabgesetzt war, war die zweite Phalanx des Daumens in eine kugelrunde, knochenharte Geschwulst verwandelt, an der ein rissiger Nagel sitzt (Panaris analgésique?). Am linken Zeigefinger, dessen II. Interphalangealgelenk ankylotisch war, war der Nagel brüchig und schief gestellt. In einer weiteren Beobachtung KLEMMs, sowie in 5 Fällen SCHLESINGERs wird die Atrophie der Nägel erwähnt. In einigen Fällen SCHLESINGERs wird die starke Wölbung hervorgehoben. Bemerkenswert ist, daß in Fall VI der SCHLESINGERschen Monographie die Obduktion eine Höhlenbildung des Rückenmarks vom Lendenmark bis zur Medulla oblongata ergab, während die Fingernägel normal, der Nagel der linken großen Zehe klauenartig, die übrigen Zehen ohne Nägel waren. Die Nn. ischiadici zeigten beide Faserausfall und auch sonst leichte Degenerationszeichen.

FLESCH konstatierte bei einem 28jährigen an Syringomyelie leidenden Manne eine desquamative Dermatitis. Nach Abstoßung der Schuppen blieben Pigmentflecke zurück. Lepra konnte histologisch ausgeschlossen werden; die linke Hand war abgemagert, die Finger standen in Krallenstellung, die Nägel waren krallenartig deformiert.

SCHLESINGER bespricht in seiner Monographie die Anomalien der Nägel folgendermaßen: Das Aussehen der Nägel erfährt sehr bedeutende Veränderungen. Dieselbe kann im Sinne einer Hypertrophie oder Atrophie, sowie im Sinne einer Stellungsanomalie stattfinden. So erscheinen oft die Nägel sehr lang, auffallend stark nach vorn gekrümmt, an der Spitze verdickt. In anderen Fällen kurz, breit, gut gewölbt. Die Oberfläche ist gefurcht, rissig; der Nagel wird außerordentlich spröde und brüchig, blättert stark ab. Der Nagel kann auch dünn und klein werden; er kann auch, besonders wenn Panaritien voraufgegangen sind, abfallen; er wird durch ein Nagelrudiment oder auch gar nicht ersetzt. Endlich treten Stellungsveränderungen der Nägel auf; sie sind nach aufwärts gerichtet, geraten an die absonderlichsten Stellen der Zehen. So hat SCHLESINGER einmal an beiden Füßen an der Plantarseite der Zehen, am schönsten ausgebildet an der großen Zehe, die Nägel gefunden, während an der Stelle des Nagelbettes [1] nur eine Membran sich vorfand.

Einen sehr instruktiven Fall der Nagelveränderung bei Syringomyelie zeigen Abbildungen in der ersten Auflage dieses Buches (Patientin der Prof. MENDELschen Poliklinik). Die Bilder machen die Blutung der Fingerbeere, die hypertrophischen, vom Nagelbett ausgehenden Prozesse, die Deformierung der Nagelplatte und die Panaritienbildung der Nagelglieder kenntlich. Der Fall ist von BIELSCHOWSKY publiziert.

Die 40jährige Patientin (seit 8 Jahren verheiratet, zwei gesunde Kinder [Abort]) bemerkte zuerst vor 6 Jahren die Entwicklung von langsam heilenden Schrunden an der Volarseite des Mittelfingers der linken Hand. Im nächsten Jahr zeigten sich Panaritien am II., III. und IV. Finger der linken Hand, die Haut der linken Hand und des linken Arms wurde gefühllos. Seit etwa 9 Monaten entwickelten sich ähnliche Erscheinungen auf der rechten Seite. Trophische Störungen der Haut in Form von schwer heilenden Ulcerationen traten auf; im Lauf der beiden letzten Jahre zeigte sich Schwäche in beiden Armen. An der dorsalen Fläche der linken Hand und der Finger ist die Haut vollkommen unbehaart, glänzend und sehr dünn. An der Volarfläche finden sich Schwielen, besonders in den Winkeln der Interphalangealgelenke. Am II., III. und IV. linken Finger fehlen die Endphalangen völlig; am kleinen Finger ist sie stark verkrüppelt. Auf den Stümpfen sitzen die rissigen Fragmente der Nägel. BIELSCHOWSKY führt den Nachweis, daß in dem Falle es sich um eine Syringomyelie des Hals-

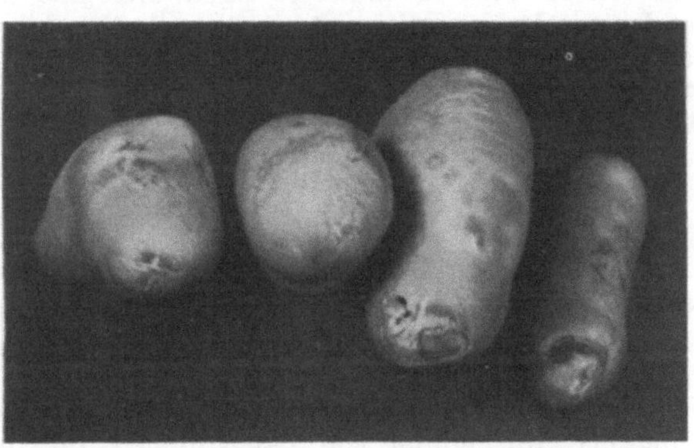

Abb. 137. Syringomyelie. (Fall von Prof. SCHUSTER.)

und obersten Brustmarkes, und zwar, wegen des starken Hervortretens der trophischen Störungen, um jene Form der Syringomyelie handelt, die kurze Zeit als selbständige Krankheit, unter dem Namen MORVANsche Krankheit ging.

Bei einem 69jährigen Manne (Abt. Prof. SCHUSTER) sah ich an den Nägeln alle Deformitäten: völliges Fehlen, teilweise Defekte, anormale Krümmung im Längsdurchmesser, Krallenbildung; bei einem 63jährigen Manne derselben Abteilung war die Nagelerkrankung auf die linke Hand beschränkt (Abb. 137).

Die geschilderten Veränderungen am Nagelorgan sind nur das Endresultat mannigfacher trophischer Prozesse, die sich auf der Haut abspielen. Die Haut erscheint gedunsen, straff, zeigt Schrunden, ja tiefgreifende Einrisse, die nur unter Narbenbildung heilen. Gerade sie führen zur Krümmung der Finger, aber auch zu Störung der Blutzirkulation und Abschnürung von Phalangen oder Phalangenteilen. Die Gelenke veröden. Es kann aber auch zu Störungen der Gefäßinnervation kommen: Cyanose, Ischämie, raynaudähnliche Geschwürbildung einerseits, Ausfall der Nägel (z. B. gemeinsam mit Ausfall der Augenbrauen) anderseits sind beobachtet.

Zuweilen kommt es auch zur Cheiro- und Pedomegalie. In wenigen Monaten vergrößern sich einzelne Finger und Phalangen. Die Breite und Dicke nimmt

---

[1] Der Fall ist ohne nähere Angaben unverständlich. Sollte es sich nicht doch um eine Stellungsanomalie der ganzen Phalanx gehandelt haben?

sehr deutlich, weniger die Länge zu. HOLSCHEWKOFF beschreibt geradezu die Akromegalie als Begleitsymptom der Syringomegalie. Er sagt von seinem Fall: Die Haut war gefurcht, runzlig, vor allem an den Fingergelenken. Die Nägel sind verbreitert, im Querdurchmesser stark gekrümmt, stark längsgestreift. Der linke III. ist verbreitert, am freien Rande rissig und aufgeblättert.

Poliomyelitis anterior.

Die großen Monographien der Nervenheilkunde bringen wenig Mitteilungen über Nagelerkrankungen bei der Poliomyelitis.

TROISIER (zitiert bei POUGET) gibt die Beobachtung eines 14—15jährigen jungen Mannes, der infolge von Kinderlähmung an einer Atrophie der unteren Extremitäten litt und beim Gehen sich eines orthopädischen Apparates bediente. Ohne daß der Kranke sich verletzt hatte (?), entstanden subunguale Ekchymosen an den großen Zehen, denen nach einiger Zeit Abfall der Nägel folgte. Auf der rechten, stärker gelähmten Seite kam es sogar zu zweimaligem Abfall des Nagels. Ich selbst sah bei einem 14jährigen Mädchen, das außer an Psoriasis an einer (ziemlich geringen) Atrophie der linken unteren Extremität infolge von Poliomyelitis anterior litt, die Nägel der II., III., IV. Zehe im Gegensatz zur gesunden Extremität auffallend weich und rosa glänzend. Ein Nagelwinkel war nicht vorhanden; die in der Mitte bucklig erhabenen Nägel lagen dem Nagelbett auch an ihrem Ende fest auf; sie hatten die Neigung, plantarwärts zu wachsen. OPPENHEIM erwähnt noch einen ähnlichen Fall von ROSCHER.

Multiple Sklerose.

LEYDEN und GOLDSCHEIDER geben zwar an, daß die Nägel bei multipler Sklerose „wie bei Tabes" brüchig und spröde werden. OTTO MARBURG in LEWANDOWSKIs Handbuch erwähnt dagegen dies trophische Symptom nicht. Ich habe in den Berliner Krankenhäusern etwa 60 Fälle von typischer multipler Sklerose untersucht. In einem Falle sah ich ganz oberflächliche Grübchenbildung und Ausbildung von Längsfurchen, die durch das Alter des Kranken nicht erklärt waren. Auf der Abteilung Prof. SCHUSTERs war bei einem 60jähr. Manne (Blasenstörungen, Lähmungen) eine zweifellos trophische Abblätterung der Nageloberfläche an den Fingern links III, IV, II festzustellen, während links I unregelmäßig abgebrochen erschien (angeblich kein Trauma).

JOFFROY (zitiert bei MILITCHÉVITCH) schildert folgenden Fall:

Ein 44jähriger Mann erlitt 18 Monate vor Beginn der Beobachtung infolge heftiger Gemütsbewegung einen apoplektiformen Anfall. Solche Fälle wiederholten sich alle 1—2 Monate. Der linke Fuß stand in Equino-Stellung; seine Sensibilität war erhöht, während die der linken herabgesetzt war. Beim Gehen mit dem Stock stützt sich der Kranke nur auf die Zehen. Starkes Intentionszittern, Contractur der Muskeln der linken Bauchseite und linken Schulter. Unterer Teil der Wirbelsäule bis zum V. Dorsalwirbel schmerzhaft. Linker Thenar und Mm. interossei atrophisch. Beide großen Zehen zeigen nur „embryonale" Nägel. Zweimal fielen die Nägel ab, ohne daß äußere Ursachen mitgespielt hatten. Zunächst stellten sich die Schmerzen in den Nägeln ein; einige Tage später begann der Nagel in seiner vorderen Ecke sich zu lösen; nach 12 Tagen erfolgte Abstoßung. Der Versuch, den sich lösenden Nagel gewaltsam zu entfernen, war recht schmerzhaft. Ein neuer Nagel wuchs relativ schnell nach, war jedoch dünn und von Längsstreifen durchsetzt.

Gehirnkrankheiten.

Encephalitis.

Nagelerkrankungen bei akuten Gehirnerkrankungen sind nicht beschrieben. Bei meinen K.-U. habe ich eine Anzahl von Encephalitisfällen ohne Resultat untersucht. Trotz gewisser Zweifel an der Pathogenese der Nagelerkrankungen aber soll die einzig dastehende Beobachtung SCHIRMERs ausführlich referiert werden:

33jähriger Mann erkrankte 1920 an 3 Wochen dauerndem Erbrechen. Es traten dann Schmerzen im linken Arm auf, als wenn Nadeln durch die Hand gestochen würden; die Schmerzempfindungen dehnen sich auf den rechten Arm und den ganzen Rumpf aus. Daneben Strabismus mit Doppelbildern. Interkurrent 5 Tage lang hohes Fieber. Mai war Pat. arbeitsfähig. Im August Zittern der linken Wade, innerhalb eines halben Jahres starkes Zittern und Schwächegefühl des linken Armes. Januar 1923 Zittern des rechten Armes, starke Kopfschmerzen, Kiefergelenkstörungen (mangelhafter Schluß), starke Speichelabsonderung, verlangsamte Sprache. Diese Symptome bleiben unverändert. Pat. bietet das Bild des postencephalitischen Parkinsonismus: Starkes Zittern, bei Aufregung gesteigert, steife Kopfhaltung, langsamer Gang, maskenartiges, ausdruckloses Gesicht bei geöffnetem Mund, dauernde Speichelsekretion. Sonst keine Störung des Nervensystems, außer starker psychischer Reizbarkeit. Juli traten bei dem Pat. auf den hinteren Nagelwällen von III, IV, V, weit schwächer auf den Nagelwällen rechts IV und V Schwellungen und Rötungen auf, die sich zu regulären Panaritien entwickelten. Der hintere Nagelwall wurde durch Eiterung besonders stark mitgenommen und teilweise zerstört. Es scheint sich eine Art langdauerndes impetiginöses Ekzem entwickelt zu haben, das unter entsprechender Behandlung, vor allem mit ARZTscher Salbe und mit ARZTscher Lösung (Umschläge) schließlich abheilte. Der Prozeß scheint an einzelnen Stellen auch auf das Nagelbett übergegangen zu sein und zu Zerstörung kleiner Partien des Nagels (Eiterarrosion) geführt zu haben. Ein Abstoßen der Nägel fand nicht statt, im Gegenteil, der neugebildete nachwachsende Nagel wuchs kontinuierlich dem (durch Arg. nitric. ?) schwarz gefärbten alten Nagel nach. Wo eine Narbenbildung auf dem Bett stattgefunden hatte, wölbte sich der neue Nagel über den Wulst. Die Nägel wurden später ganz normal. Verfasser stellt selbst exogene Ursachen in Abrede. Er glaubt an zentral bedingte trophische Störungen. Er bringt diese „Panaritienbildung" mit anderen vasomotorischen Veränderungen, wie starkes Schwitzen, starke Gesichtsrötung, Dermographismus, Schuppenbildung, Hautverdickung, striärer

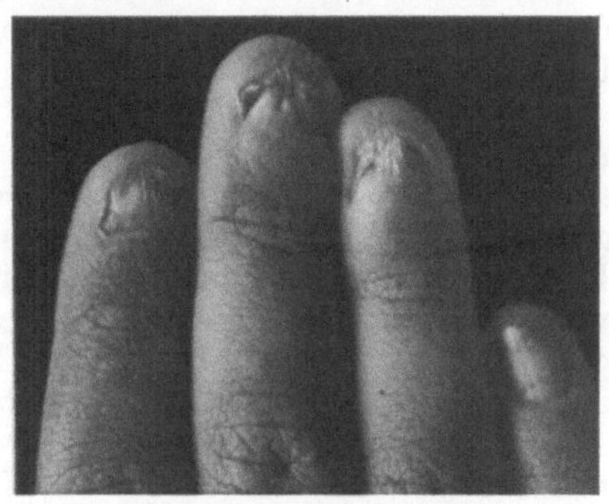

Abb. 138. Abfall aller Nägel nach Gehirnerschütterung.

Seborrhöe des Gesichtes, Petechienbildung in Beziehung. (Der Fachdermatologe wird trotz dieser Ausführungen mehr an ein impetiginöses Ekzem gerade wegen der Oberflächlichkeit und Gutartigkeit der Affektion glauben müssen.)

Gehirnerschütterung.

Trophische Hautaffektionen scheinen bei der Gehirnerschütterung, die doch zu den häufigsten Gehirnkrankheiten gehört, sehr selten zu sein. Ich fand nur in EULENBURGs Realenzyklopädie bei BEHREND die Angabe, daß COOPER-TODD nach Gehirnerschütterung Ausfallen der Haare beobachtet hat. (Der Haarausfall nach äußeren Verletzungen wird absichtlich hier nicht behandelt.) Auf den Haar- und Nagelausfall nach Blitzverletzungen ist an anderer Stelle hingewiesen.

Ich verfüge über eine eigene Beobachtung:

Die 11jährige Patientin fiel vor 5 Jahren im Juli die mit Eisen beschlagene Treppe ihres Wohnhauses herab. Trotz starker Schmerzen konnte sie ihre Wohnung noch aufsuchen. Am nächsten Morgen nach dem Aufstehen wurde sie bewußtlos auf dem Zimmerboden gefunden; rechter Arm und rechte Brusthälfte waren anästhetisch, starke Zuckungen bestanden in der ganzen rechten Oberextremität. Einige Tage später traten Krämpfe in der rechten Gesichtshälfte, Schluckkrämpfe, Unmöglichkeit zu sprechen auf. Einige Zeit später begannen die Fingernägel sich zu spalten und fielen schließlich ab. Trotzdem die Angaben der Mutter allein vorliegen, besteht kein Grund zum Zweifel; andere ätiologische Faktoren, z. B. hysterisch-entzündliche Nagelerkrankungen, Trichophytie usw. sind auszuschließen. Die Nagelplatten fehlen an allen (außer dem linken V.) Fingern völlig; die Nagelbetten bieten das Bild dar, das man nach Entzündungen findet; hier und da sieht man unbedeutende, vom Nagelbett ausgehende Horngebilde. Die Nagelwälle sind normal. Abbildung 138.

Gehirnsyphilis.

Die Syphilis des Gehirns schädigt in ihren verschiedenen Manifestationen, Paralyse der Irren, Apoplexien[1]), Erweichungsherdbildungen[1]), Arteriosklerose[1]), Herzerkrankung, die Nägel (vgl. die einzelnen Kapitel). Diffuse Erkrankung der Meningen, Herdbildung an der Hirnbasis, Affektion der Hirnnerven usw., kurz alle die Prozesse, die man als Gehirnsyphilis im engen Sinne auffaßt, scheinen keine, sagen wir trophischen Nagelerkrankungen, hervorzurufen. NONNE erwähnt keine Beobachtung, auch ich verfüge über keinen Fall. Literaturberichte (z. B. MILITCHÉVITCH, Verlangsamung des Nagelwachstums auf der durch Syphilis unvollständig gelähmten Körperhälfte) sind entsprechend zu rubrizieren.

Arteriosklerose der Gehirngefäße und arteriosklerotische Erweichungsherde.

Wirkliche charakteristische Nagelveränderungen scheinen, wenn man von den gewöhnlichen Altersveränderungen (Längsstreifungen) absieht, recht selten. Ich gebe die kleine Kasuistik.

58 jähriger Apotheker, starker Raucher (18 Zigarren täglich), sichtbare Arterien, stark geschlängelt, hart anzufühlen, Puls klein, typische Arteriosklerotikerbeschwerden. Seit früher Jugend die auch bei der Mutter vorhanden gewesene Neigung zu Angiospasmus der Finger; schneller Wechsel von weißer Leichenfärbung und tiefblauer Blutfüllung. Seit 3 Jahren Nagelveränderung; von der Lunula beginnend rückt eine breite, gelb-bräunlich gefärbte, aus verdickter Nagelsubstanz bestehende Zone langsam über die Nagelplatte vor. In dem nachwachsenden, relativ gesunden und in dem vorrückenden kranken Abschnitt fanden sich tiefe Furchen und einzelne Defekte. Die Erkrankung war links, besonders am linken III.—V. ausgesprochen. Rechts bestand nur etwas Neigung der Nägel nach unten zu wachsen. Vielleicht haben lokale Erweichungsformen in den trophischen Zentren die Veranlassung zu der Veränderung in den durch Angiospasmen krankheitsbereiten Nagelorganen gegeben.

Noch charakteristischer war ein von mir 1925 in der Irrenanstalt Dalldorf beobachteter Fall. Bei dem 60 jährigen an arteriosklerotischer Demenz leidenden Kranken waren die freien Nagelränder aller Nägel in Ausdehnung von etwa 2,5 mm gelb-braun gefärbt, verdickt und von feinen leicht abbröckelnden Hornmassen unterpolstert.

MILITCHÉVITCH gibt an, daß Gehirnblutungen infolge von Embolien mit nachfolgender Erweichung auf die allgemeine Ernährung der Nägel hemmend einwirke. Sobald das Gehirn seine „Funktionen (?) wieder aufgenommen hat", beginnen die Nägel wieder zu wachsen; als Zeichen der Störung entsteht eine Querfurche. Bleibt ein gewisser Grad von trophischer Störung zurück, so kommen Nagelveränderungen vor, ohne daß Hautveränderungen gleichzeitig vorhanden zu sein brauchen.

Mit großer Reserve sei schließlich noch eine Großzehennagelveränderung einer 63 jährigen Frau (Parese der rechten unteren Extremität, Sprachstörung) erwähnt (Insassin der Dalldorfer Anstalt 1898). Die Verdickung, die opake weiße Färbung, Längsstreifung des Nagels kann mechanische Ursachen (Schuhdruck, Nachschleifen des gelähmten Fußes) gehabt haben.

Erwähnt sei schließlich die Feststellung eines deutlichen Capillarpulses auf den Nägeln eines an frühzeitiger Arteriosklerose leidenden 51 jährigen

---

[1]) Arteriosklerose und Apoplexie stehen häufig zur Syphilis ätiologisch in Beziehung; in der Mehrzahl der Fälle natürlich sind diese Affektionen durch andere Noxen bedingt; der Kürze halber sind an dieser Stelle keine besonderen Unterabteilungen nach der vermuteten Ätiologie gemacht.

Sattlers. Es bestand dabei nur mäßig große Hypertonie (180 mm, RIVA-ROCCI).

Apoplexie.

Bei apoplektischen Insulten wird man zweckmäßig zwischen den Nagelveränderungen unterscheiden, die als unmittelbare Folge der Gehirnblutung und denen, die als mittelbare Folgen der veränderten Zirkulationsverhältnisse, Ernährungsbedingungen, Organismusbeeinflussung anzusehen sind.

Erstere sind recht selten. WEIR-MITCHELL sah nach einer halbseitigen Lähmung die Nägel der gelähmten Oberextremität eigentümlich tief gezähnelt werden und im Wachstum zurückbleiben.

WEIR-MITCHELL ist der Ansicht, daß nach apoplektischen Insulten oder Embolien der Gehirnarterien das Wachstum der Nägel völlig sistiert und ein Wiederbeginn des Wachstums eine günstige Prognose für die Wiederherstellung der Extremität erlaubt. Er stellte durch Färbung der Nägel mit Salpetersäure fest, daß die Nägel der Finger bei einem 47jährigen Manne 3 Wochen, bei einem 46jährigen $2^1/_2$ Wochen lang nicht wuchsen. Dem Erscheinen einer ungefärbten Zone am hinteren Nagelwall ging eine Besserung der Motilität parallel.

WEIR-MITCHELL führt die Störung des Wachstums auf direkte Einflüsse vom Gehirn aus zurück. Alle Versuche durch Elektrizität, Bäder, Massage den supponierten Spasmus der Gefäße zu heben und das Wachstum der Nägel zu beschleunigen, versagten völlig.

HUTCHINSON beobachtete eine Frau, die zwei Schlaganfälle durchgemacht hatte, und infolge derselben an einem geringen Grad von Schwachsinn litt. Ihre Nägel zeigten Querfurchen. Ein Schlaganfall hatte eine Hämorrhagie in die Matrix aller Nägel der Finger im ganzen Bereich der Lunula zur Folge. Das Blut war auch in die Nagelplatte imbibiert; der Blutfleck rückte mit der Nagelplatte vor. HUTCHINSON nimmt eine Thrombose (wo?) als Ursache der subungualen Hämorrhagie an. (Sollte man nicht eher an eine arteriosklerotische Brüchigkeit der Gefäße des Nagelbettes denken, die bei einer plötzlichen Schwankung im Blutdruck die Blutungen veranlaßte?)

MONTGOMERY beschreibt eine gewissermaßen vikariierend eintretende, subunguale Blutung mit Ablösung der Nagelplatten kurze Zeit nach einer Apoplexie.

PAPILLON beobachtete bei Hemiplegischen die Ausbildung von Querfurchen allein auf den Nägeln der kranken Seite; z. B.: Ein 31jähriger, an Delirien und Verfolgungsideen leidender Mann erlitt März 1896 einen Schlaganfall mit linksseitiger Lähmung. Im August war bis auf Verringerung der Muskelkraft Heilung eingetreten. Alle Fingernägel der gelähmten Seite zeigten 4—7 Querfurchen. Bei einem 40jährigen Paranoiker, September 1893, linksseitige Hemiplegie. Keine Besserung. Auf linkem Daumen, II. und IV. Fingernagel je drei deutliche Furchen. In beiden Fällen waren die Nägel der gesunden Seite normal.

Im Gegensatz zu den Beobachtungen der meisten Autoren über Störung des Nagelwachstums nach Apoplexie steht ein Fall JORDANs. Bei der 76jährigen Patientin entwickelten sich nach der ersten Apoplexie Onychogryphosis der Zehen, besonders der II. und III., weniger der IV. und V. Zehe.

Die mittelbaren Spätfolgen der Apoplexie sind, da es sich um irreparable, mindestens sehr lange bestehen bleibende Veränderungen handelt, in Nervenasylen leichter festzustellen.

Es sei zunächst eine Analyse von 7 Fällen MILITCHÉVITCHs und einer Beobachtung POUGETs gegeben:

In fast allen Fällen handelt es sich um regressive Vorgänge, die an den Nägeln der gelähmten Glieder eintreten. Die hypertrophischen Prozesse, die wiederholt bei peripherischen traumatischen Nervenerkrankungen beschrieben sind, werden nicht beschrieben. Nur einmal spricht MILITCHÉVITCH von der Hypertrophie des Zehennagels eines an einer rechtsseitigen Hemiplegie leidenden, 75jährigen Greises. In 5 Fällen betreffen die Nagelveränderungen Hände und Füße, in 2 die Hände allein, in 1 die Füße allein. Häufig (7 Fälle) wird die starke Ausprägung der Längsfurchen hervorgehoben. Als pathologische Veränderung muß die Querfurchenbildung (3 Fälle) aufgefaßt werden. Eine besonders ausgeprägte Krümmung des Nagels im Längs- und Querdurchmesser wurde 4- bzw. 3mal festgestellt. Bei 3 Kranken war die Krümmung in beiden Dimensionen erhöht.

Meist (5 Fälle) scheinen die Nägel besonders dünn zu sein; die Nagelgefäße schimmern sehr deutlich durch; der Nagel selbst erhält dadurch eine ausgesprochene Rosafärbung. Häufig ist eine Verkleinerung des Nagels festgestellt worden. Dieselbe kann nur durch eine besonders große Brüchigkeit erklärt werden, die bei leichten äußeren Einwirkungen zum Abbruch der vordersten Partien und damit zur anscheinenden Verkleinerung führt. Das Wachstum der Nägel der kranken Extremitäten ist niemals aufgehoben, wenn auch quantitativ erheblich gegen die Norm und vor allem gegen die gesunde Seite herabgesetzt. Diese Wachstumsverlangsamung ist durch den bekannten Argentumversuch genau in 5 Fällen festgestellt worden. MILITCHÉVITCH färbte zu dem Zweck die Nägel ganz schwarz und beobachtete die Zeit des Auftretens der ungefärbten Lunula. Während bei einigen exakten Messungen in drei Wochen die Nägel der gesunden Seite 1—1,5 mm wuchsen, war ein Wachstum der kranken überhaupt nicht festzustellen. Längere Zeit nach der Apoplexie scheint das Nagelwachstum der erkrankten Seite ein unregelmäßig schnelles zu sein. BERNHARDT stellte bei einem 33jährigen Potator $^1/_3$ Jahr nach dem apoplektischen Anfall fest, daß auf der gesunden Seite in 6, auf der kranken in 7 Tagen 1 mm Nagel gebildet wurde. In einem anderen Falle (51jähriger Mann) wurde auf der gesunden Seite in 17,5, auf der kranken in 9,2 Tagen 1 mm Nagelsubstanz gebildet.

Wie vorsichtig man alle derartigen Messungen bewerten muß, zeigte eine Untersuchungsreihe, die auf meine Bitte Herr Dr. LOTHAR KALINOWSKI an der Abteilung Prof. Dr. P. SCHUSTERS (Berliner Siechenhaus) angestellt hat. Er markierte auf den Nägeln einen eingeritzten Substanzverlust mit chinesischer Tusche und maß dessen Entfernung von dem Gelenkspalt. Die Resultate stimmten in ihrer Gesamtheit mit dem durchschnittlichen Wachstum der Nägel 0,1 mm pro Tag überein. Bei 15 Patienten gingen die Unterschiede zwischen hemiplegischer und normaler Körperhälfte nicht über 2 mm hinaus; in 2 Fällen waren die Fingernägel der hemiplegischen Seite in 3 Monaten um 1—2 mm mehr gewachsen als die der gesunden. An 19 Fingern und Zehen waren Differenzen nicht festzustellen.

In 2 Fällen MILITCHÉVITCHs bestand eine „Desquamation furfuracée" der erkrankten Extremitäten, so daß die Frage erwogen werden kann, ob die Nagelveränderung in Beziehung zu der Hauterkrankung steht oder als primäre trophische Störung aufzufassen ist. In meiner Sammlung findet sich eine Abbildung, die eine allgemeine Dermatitis und Übergang des Prozesses auch auf die Nägel bei einem Paranoiker darstellt.

Nach den Krankengeschichten erscheint es jedoch wahrscheinlicher, daß die Nagelveränderung in den beiden Fällen ganz unabhängig von der Hautabschuppung ist. Ich habe übrigens bei einigen Hemiplegischen „Desquamation furfuracée" ohne Nagelveränderung gesehen. Bemerkenswert ist die Konkavität der Zehennägel „dans le sens antério-postérieur" in einem Falle. Eine Ekchymose unter dem Nagel der großen Zehe bei einer hemiplegischen Frau beschreibt POUGET.

Bei einer 73jährigen Frau, Hospitalitin des Charlottenburger Siechenhauses, die seit vielen Jahren infolge einer linksseitigen Hemiplegie so gut wie
gar nicht sich bewegte, sah ich selbst einen Unguis incarnatus der linken großen
Zehe. Die Haut der kranken Extremität war gerötet, etwas glänzend. Der
ziemlich dicke Nagel saß, ohne einen freien Nagelrand zu bilden, fest dem
Nagelbett auf. Am inneren Rande bildete er eine eigentümliche Knickung,
in die die Zehenkuppe sich gewissermaßen hineindrängte. Der Fall beweist
jedenfalls, daß das Einwachsen der Nägel durchaus nicht immer vom unzweck-
mäßigen Schuhzeug abzuhängen braucht. In 2 Fällen sah MILITCHÉVITCH
eine Heraushebung der Nägel aus den Falzen, bedingt durch das Zurückweichen
der Nagelfalze (l'ongle est déchaussé).

Böwing fand bei einer Patientin neben vielen anderen trophischen Erscheinungen die Nägel der gelähmten Gliedmaßen längs gestreift, glanzlos, braun
gefärbt; im Wachstum aber nicht alteriert.

Auf der über 500 Betten umfassenden Nervenkrankenstation des Herrn
Prof. Dr. SCHUSTER (Berliner Siechenhaus) hatte ich Gelegenheit, selbst eine
sehr große Zahl [1]) schwerer und schwerster Fälle von Apoplexie zu beobachten.
Ich übergehe alle der Kritik nicht standhaltenden, unspezifischen Befunde,
wie Längsstreifenbildung, unbedeutende Buckelung, Abplattung, Folgen von
Verletzungen usw. Dagegen hat ein bisher wenig beachtetes Symptom meine
Aufmerksamkeit erregt:

Bei 6 Männern mit Hemiplegie und 1 Kranken mit Tumor cerebri und
völliger Lähmung der linken Hand fand ich eine eigenartige Nagelveränderung. Durch das Überwiegen der Flexoren waren die Finger fest in die
Palma manus eingeschlagen, so daß ihre Lösung zum Zwecke der Untersuchung
nur unter Schmerzen für die Kranken möglich war. In allen 7 Fällen waren
die Nägel matter als normal; die Platten waren, vom freien Rand ausgehend,
in verschieden großer Ausdehnung *tiefgelb* bis *gelb-braun* gefärbt. Sie waren
weich, wiederholt am Rande eingekerbt, vielfach streifig, einmal direkt defekt.
Bei einem 60jährigen Manne mit totaler rechtsseitiger Hemiplegie fanden sich
am IV. und V. rechten Fingernagel weiß-gelblich durchscheinende Herde, die
durch vermehrtes subunguales Horngewebe gebildet waren. Außerordentlich
charakteristisch war in allen Fällen der Geruch. Die Nägel rochen intensiv
nach zersetzten Hornzellen, ganz ähnlich wie das subunguale Gewebe der
Zehennägel bei Schweißfüßen zu riechen pflegt. Es handelt sich sicher um
Zersetzungserscheinungen der Fingernagelzellen, die unter dem Einfluß der
beständig bei den Kranken vorhandenen Hyperhidrosis erfolgt war.

Bemerkenswert erscheint die Tatsache, daß ich dies Symptom auf der Frauen-
abteilung weniger häufig und weniger ausgesprochen fand. Unter 43 von mir
genauer untersuchten Frauen mit schweren und schwersten Hemiplegien (einzelne auch doppelseitig) fand ich die Gelbfärbung nur 4—5mal. Sie war nur auf
die distalsten Teile der Nagelplatte beschränkt, die weniger tief nuanciert als
bei den Männern, war.

Gerade bei der Hemiplegie müssen Nagelveränderungen mit starker Kritik
gewertet werden.

Bei einer Hemiplegischen war z. B. eine partielle Onycholysis des rechten III.
bis etwa zu ¼ der Nagellänge festzustellen. Die Lähmung war aber linksseitig,
hatte also mit der Nagelerkrankung nichts zu tun. Bei einem 65jährigen
Tabeskranken waren die Nägel II. und rechter III. in der Längsrichtung
nach vorn über die halbe Fingerkuppe gekrümmt. Der Kranke gab mit

---

[1]) Bei einem Besuche untersuchte ich allein 43 Fälle von Hemiplegie der Frauen-
abteilung.

Bestimmtheit als Grund eine vor vielen Jahren erfolgte Verletzung (die Hand war in eine Maschine geraten) an.

Sehr eigenartig war das Bild bei einer 60jährigen Geisteskranken, die wohl infolge eines Schlaganfalls eine Lähmung der ganzen rechten Körperhälfte erlitt. An der rechten Oberextremität bestanden spastische Contracturen; die Finger waren in die Hohlhand eingeschlagen und nur schwer unter Schmerzen für die Kranke passiv zu strecken. Die Haut war gerötet, atrophisch. (Das Bild der idiopathischen Hautatrophie, d. h. die Zerknitterung der Oberhaut war aber nicht vorhanden.) Der hintere Nagelwall des rechten III. war durch Atrophie der Haut eigentümlich ausgeglichen und platt. Durch die transparente Nagelplatte schimmerten — genau meist in der Längsrichtung der Platte verlaufende — breite weiße Streifen durch, die zweifellos durch eine Zellauflagerung auf das Nagelbett bedingt waren. Beträchtlich weniger aber waren befallen rechter II. und IV., sowie rechter V. und I. Das Bild erinnerte sehr an die Akrodermatite continue atrophiante chronique HALLOPEAUS.

Psychosen.

Die Psychosen sollen hier als eine einheitliche Gruppe von Krankheiten zusammengefaßt werden, für die die alten Krankheitstypen noch Geltung haben sollen. Es wäre sonst unmöglich, frühere Beobachtungen einzureihen. Wir wissen ja heute, daß viel mehr Psychosen, als man früher annahm, eine somatische Grundlage haben (Syphilis, Erkrankung der endokrinen Drüsen, Infektionskrankheiten, Gehirnentzündung usw.). Bei der Beurteilung der Nagelveränderungen wird man zunächst klar zu legen haben, wie weit diese Störungen auf die körperliche Grundkrankheit, wie weit sie auf sekundäre Begleiterscheinungen (Fieber, Unterernährung usw.), wie weit sie auf zufällige Komplikationen (lokale Infektionen des Nagelorgans) zurückzuführen sind.

Geschichtlich ist interessant, daß bereits die Israeliten Kenntnis von dem abnormen Wachstum der Nägel bei Geisteskranken, deren Pflege vernachlässigt wurde, hatten. Daniel IV 30 heißt es: Von Stunde an war das Wort vollbracht über Nebukadnezar, und er wurde verstoßen von den Leuten hinweg und er fraß Gras wie Ochsen, und sein Leib lag unter dem Tau des Himmels und wurde naß, bis sein Haar wuchs so groß als Adlersfedern und seine *Nägel wie Vogelklauen* wurden. Im Vers 31 heißt es von Nebukadnezar: und kam wieder zu Vernunft.

Für die Anschauungen des 17. Jahrhunderts ist die von JOBI À MEEKRÉN zitierte Beobachtung COELIUS AURELIANUS, Lib. III de cerebri morbo cap. 9, nach der ein Kranker nach dem Schneiden der Nägel in Delirium verfallen sei, charakteristisch.

Die früher vielfach beobachtete Onychogryphosis der Geisteskranken dürfte eine Folge mangelhafter Pflege gewesen sein. In gut geleiteten Anstalten sind die Fußnägel der Patienten besser gehalten als bei den frei lebenden Individuen der gleichen Volkskreise.

PAPILLON fand unter 1050 Geisteskranken 250mal Querfurchen. Nur 15 Fälle konnten durch somatische Einflüsse erklärt werden. Er stellt folgende Häufigkeitsskala auf: Deliranten, gemeingefährliche Kranke, lärmende, aber nicht gemeingefährliche Kranke, Epileptiker, Paralytiker.

Ich habe 1898 und 1925 bei einer Revision der Kranken der Dalldorfer Anstalt nur wenige charakteristische Querfurchenbildungen gesehen. Fast stets konnte festgestellt werden, daß eine schwere körperliche Störung zu der Zeit vorlag, in die man rechnungsmäßig die Entstehung der Linien verlegen muß. (Der Nagel wächst 0,1 mm pro Tag.)

Unzulässig ist es auch, aus den Querfurchen prognostische Schlüsse ziehen zu wollen, wie dies PIERROT versucht hat. PIERROT glaubt folgende Gesetze aufstellen zu können: Wenn die nach rückwärts von der Furche gelegene Partie des Nagels sich auf einer unteren

Ebene zum vorderen Teile befindet, ist die Prognose minder günstig, die Krankheit ist nicht beendet, der Wahnsinn dauert fort. Wenn dagegen die hintere Partie des Nagels im selben Niveau liegt wie die vordere, kann man eine nahe Genesung in Aussicht stellen, wenn selbe nicht schon vorhanden ist.

Ähnlich phantastisch erscheint der Versuch PREVÈS im Journ. of mental pathology (Original leider nicht zugängig) zwischen den Querlinien „normaler Menschen, Irrer und Verbrecher" zu unterscheiden.

Diese Querlinien, und zwar permanent, wurden bei normalen Menschen nur im Verhältnisse von 10,4:100 beobachtet.

Bei den Verbrechern steigt das Verhältnis auf 46:100. Bei den Freudenmädchen auf 47,3; bei Idioten und Kretins auf 43,1. Das mittlere Verhältnis beträgt bei den verschiedenen Formen des Irrsinns 50:100. Die Maniakalischen liefern ein Verhältnis von 54,2:100, die Melancholiker 41,2, die Paralytiker 44,4, zirkulärer Irrsinn 75:100.

PREVÈS zieht den Schluß, daß diese Querfurchen der Nägel als charakteristische Mißbildung der nervösen, die oberen Zentren berührenden Degenerescenz angesehen werden könne.

Idiotie.

Idiotie, angeborener Blödsinn, ist die zusammenfassende Bezeichnung für Zustände geistiger Schwäche, insbesondere der Denk-, aber auch der Empfindungsfähigkeit, die durch angeborene Keimdegeneration, intrauterin übertragene Infektion oder in der Kindheit auftretende Gehirnkrankheit oder innersekretorische Störungen bedingt sind.

UGO GAY hat 42 geisteskranke (wohl idiotische) Kinder mit 22 normalen verglichen. Er fand die Länge der Nägel bis zum freien Rand in unregelmäßigerer Beziehung zu der Körperentwicklung, als bei gesunden. Die Nägel sind kürzer, breiter, flacher, die Lunula seltener sichtbar, häufig finden sich weiße Flecken. Meine eigenen Untersuchungen veranlassen mich, die Allgemeingültigkeit dieser Angaben in Abrede zu stellen.

Ich habe (1925) die Pfleglinge der Dalldorfer Anstalt genau untersucht.

		Nägel-knabbern	Akrocyanose	Auffallende Längsleiste	Querfurchen	Leukonychie	Defekte nach Traumen	Tüpfelung	Trommel-schlägelfinger	Hippo-kratische Krümmung	Knochen-defekte	Partieller Riesenwuchs	Atrophie der Finger-weichteile
47	Ältere männl. Idioten	5	4	5	1	1	4	1	1	1	—	—	—
9	Ältere imbecille und hebephrene männl. Kranke und kongenitale Lues mit schwerer Degeneration	1	2	—	— (vorher Karbunkel)	—	1 (Lunula-defekte)	—	—	—	—	—	—
15	Ältere weibl. Idioten	4	1	—	—	—	—	—	—	—	—	—	—
97	Weibl. jüngere Idioten	1	1	—	1	2	3	—	—	—	1	1	1
19	Jüng. idiotische Knaben	1	—	—	—	—	—	—	—	—	—	—	—

Die Zahl der Nagelerkrankungen unter diesen 187 Idioten ist nicht groß; auch die Zahl der Nägelknabberer 12 ist klein. Nur gelegentlich wurde bei den jugendlichen Individuen Längsfurchenbildung, ganz ausnahmsweise Querfurchen, festgestellt.

Unter den Kranken (vor allem Rubriken 1 und 4) fanden sich viele schwere Formen (tiefstehende Idioten). Auch Stigmata schweren körperlichen Verfalls fanden sich: Schwerster Hydrocephalus 2, halbseitige, angeborene Gesichtsatrophie 1, Wolfsrachen 1, Nystagmus 1, Papillitis 1, Turmschädel 1, Überdehnbarkeit der Gelenke 1.

Syphilis war nur bei einer nicht sehr großen Zahl von Kranken nachgewiesen. Besonders schwere Degenerationserscheinungen hatte die kongenitale Syphilis bei 2 Kranken der Rubrik 2 hervorgerufen.

Atrophie der Fingerweichteile sah ich bei einem Idioten, der an Lues congenita litt. Es bestanden Muskeldystrophien und starke spastische Contracturen. Der Mittelfinger des 18jährigen Patienten war 10 cm lang, hatte aber nur 4 cm Umfang (normal $6^{1}/_{2}$—7). Der etwas stark längsgestreifte Nagel war 8 mm lang.

Auffallend ist, daß trotz der relativen Unsauberkeit der Kranken und trotz der Häufigkeit des Nägelknabberns — notiert sind nur die Fälle, in denen stark sichtbare Folgen des Knabberns vorhanden waren — die Paronychien und Nageleiterungen so selten sind.

Recht gering ist die Ausbeute an wirklich nachweisbaren endokrinen Störungen. Es muß dabei zugegeben werden, daß Stoffwechsel- und pharmakologische Prüfungen nicht vorgenommen sind. Es fand sich:

Struma 1, myxomatöse Hautveränderung 1, Tachykardie 1, Akromegalie 1, Atrophie der Hoden 1. Stets handelte es sich um gering entwickelte Symptome.

Progressive Paralyse der Irren.

Trotzdem trophische Hautveränderungen der verschiedensten Art ein fast konstantes Symptom der progressiven Paralyse bilden, sind Nagelaffektionen anscheinend nicht sehr häufig zum Gegenstand der Beobachtung gemacht worden.

Schüle und Krafft-Ebing erwähnen in ihren Lehrbüchern Nagelerkrankungen bei Schilderung der trophischen Symptome gar nicht. Mendel sagt in seiner Monographie: „Die progressive Paralyse“: „Die Nägel zeigen sich gekrümmt und verdickt, sie bieten eine eigentümliche gelbliche und bräunliche Verfärbung dar; sie werden durchsichtig.“ Der Grund für die geringe Beachtung der trophischen Nagelerkrankungen ist vielleicht darin zu erblicken, daß weniger die Nägel der Finger als die Nägel der Zehen zu erkranken scheinen.

Es ist bereits oben auf die Gefahr hingewiesen, banale Nagelveränderungen für Symptome der schweren Geisteserkrankung anzunehmen. Dieser Täuschung ist meines Erachtens nach auch Jean Haza in seiner These verfallen, der einzigen Arbeit, die sich ausführlich mit den Nägeln der Paralytiker beschäftigt. Trotzdem sollen die Angaben Hazas wiedergegeben werden.

	Paralyse	Manie	Melancholie	Delirium acut.
Bedeutende Nagelveränderungen	34,48%	11,90%	15,95%	—
Bedeutende und mittelstarke Nagelveränderungen	51,72 „	26,19 „	23,93 „	—
Bedeutende, mittelstarke und leichte Nagelveränderungen . .	68,96 „	40,47 „	36,17 „	20,00%
Keine Nagelveränderungen . . .	31,14 „	59,52 „	63,83 „	80,00 „
	29 Kranke	84 Kranke	188 Kranke	5 Kranke.

Von den 277 von Haza untersuchten Kranken hatten:

bedeutende Dystrophie der Nägel.	40 Kranke	=	14,44%
bedeutende und mittelstarke Dystrophie der Nägel	68	„	= 24,54 „
bedeutende, mittelstarke und schwache Dystrophie der Nägel	103	„	= 37,18 „
keine Dystrophie der Nägel	174	„	= 62,82 „

In den 16 Krankengeschichten Hazas ist auf die Genese der Nagelveränderungen nicht genau eingegangen, zufällige Komplikationen, Infektionen usw. sind nicht berücksichtigt.

Von Interesse ist jedoch ein Resümee der Beobachtungen. Unter 16 Krankenbeobachtungen waren pathologisch verändert:

die Nägel beider großen Zehen = 12 mal
„   „   beider II. Zehen . . . = 1 „
„   „   der linken III. Zehen = 2 „
„   „   der rechten III. Zehen = 5 „
„   „   der linken IV. Zehen = 1 „
„   „   der rechten IV. Zehen = 2 „

Die Formveränderungen der Nägel durchlaufen alle Stadien von der Längs-
und Querrinnenbildung bis zur Herausbildung einer undefinierbaren, gar nicht
mehr an einen Nagel erinnernden Hornmasse. Buckel und Wölbungen aller
Art finden sich, abwechselnd mit Vertiefungen; der freie Rand ist erheblich
verdickt (bis 18 mm), in die Höhe gehoben, dort wieder umgeknickt usw. In
einem Fall wird der Nagel der großen Zehe treffend mit einer Austernschale
verglichen. In einem anderen Falle bildete der Großzehennagel, der eine
Höhe von 17—18 mm hatte, eine Art Treppe. Anscheinend ist durch einen
neugebildeten Nagel der alte emporgehoben worden. Die kleinen Zehennägel
hatten in mehreren Fällen konische Form, ragten wie Kegel senkrecht empor.
Die Farbe der Nägel ist gelblichweiß, opak; haben Blutaustritte stattgefunden,
so treten die bekannten Farbennuancen auf. Haben Blutungen auch in die
Matrix stattgefunden, so fallen die Nägel ab, was HAZA in 3 Fällen beobachtete.
RÉGIS (zitiert bei HAZA) konstatierte bei einem Paralytiker Abfall sämtlicher
Nägel. Bei einem Kranken wuchs der abgefallene Nagel nicht wieder nach.
Was die Wachstumsschnelligkeit anbetrifft, so war dieselbe in einem Fall erhöht,
so daß alle 10 Tage Beschneiden der Nägel nötig war. In einem anderen Falle
war sie so gering, daß der große Zehennagel in Monaten nur 0,5 cm wuchs.

Erkrankung der Fingernägel dagegen sah HAZA nur in 3 Fällen (linker II.,
rechter und linker III., linker V.). Zweimal handelte es sich um Furchenbildung. In einem Falle war der linke V. Fingernagel in eine hornige, drei-
eckige Pyramide von 1 cm Höhe verwandelt.

Es war dieser Angabe gegenüber erforderlich, eigene Untersuchungen anzustellen. Bereits in der ersten Auflage dieses Werkes berichtete ich über eine von
mir in der Anstalt Berlin-Dalldorf vorgenommene Untersuchung von 80 para-
lytischen Frauen in allen Stadien der Erkrankung, von denen 50 sich eigentlich
im letzten Stadium der Paralyse befanden. Ich fand die Fingernägel meist
völlig normal, sogar besser gepflegt, als dies bei Personen der Kreise, die damals
öffentliche Anstalten aufsuchten, der Fall zu sein pflegte. An pathologischen
Befunden wurden festgestellt:

1. Frau L., 35 Jahr. Beide Großzehennägel und Nagel der II. linken Zehe rauh,
ekzematös.

2. Frau V., 44 Jahr. Großer Zehennagel rechts abgefallen; ein neuer Nagel ist in der
Bildung begriffen. Der linke Großzehennagel ist schwarz.

3. Frau X. Maniakalisches Stadium der Paralyse. Blutung unter dem rechten
II. Zehennagel.

4. Frau B. Tabes und Paralyse. Blutung unter dem Großzehennagel.

5. Frau S., 50 Jahr. Die Nägel beider Hände zeigen die „hippokratische“ Krümmung.
Einige Nägel zeigen Buchtungen und Hervorwölbungen. Der linke Daumennagel ist am
meisten deformiert. Der etwa $^2/_3$ des normalen Nagels große vordere Abschnitt schließt proximalwärts mit einer etwa dem distalen Lunulaende parallelen, halbkreisförmigen Rande.
Das proximale Drittel des Nagels besteht aus einer hochrot gefärbten, mit dünner Epidermis
bedeckten Masse (Skizze in Auflage I). Beide Abschnitte des Nagels liegen in demselben Niveau.
Der eigentliche Nagel (der vordere Teil) zeigt zahlreiche Längsstreifen. Der Vorgang ist
wohl so zu erklären, daß eine trophische Störung in der Nagelproduktion der Matrix stattgefunden hat. Es entstand dadurch eine Querfurche. Vor derselben wurde der normale
Nagel langsam vorwärts geschoben, hinter ihr wurde kein normales onychinhaltiges Zellmaterial, sondern mangelhaft verhornte Epidermiszellen gebildet. Auch der Nagel des

rechten Daumens zeigt zahlreiche Querwülste und Querfurchen. Am IV. rechten Fingernagel befindet sich eine tiefe, die ganze Dicke des Nagels durchdringende, etwa durch ein Drittel der Nagelbreite gehende Furche. Der rechte Großzehennagel ist abgefallen. Der Fall ist keine ganz zweifellose Paralyse.

Der Oberarzt der Dalldorfer Anstalt, Herr San.-Rat Dr. REICHE, hat lange Zeit sich für die Beobachtung der Nägel der Paralytiker interessiert. Er hat (persönliche Mitteilung) ohne Erfolg versucht, Änderungen der Wachstumsschnelligkeit festzustellen. Bemerkenswerte pathologische Fälle hat er nicht gefunden.

Ich selbst habe (Frühjahr 1925) 87 männliche und 40 weibliche Paralytiker untersucht. Es muß zugegeben werden, daß das frühere Material für die Untersuchung trophischer Störungen günstiger war als das neue. Unter dem Einfluß der Änderung des Krankheitsverlaufes überhaupt (moderne Quecksilberbehandlung, Salvarsan- und Malariatherapie) ist doch die Zahl der bettlägerigen Paralytiker im letzten schwersten Stadium viel geringer geworden. Bei den Frauen waren die Nägel auch der Füße im allgemeinen normal; vielleicht ist etwas häufiger als sonst bei relativ noch jugendlichen Personen (35—45 Jahr) die Alterslängsstreifung stärker ausgeprägt. Veränderungen des Glanzes der Nägel usw. vermochte ich nicht zu konstatieren. Starkes Nägelknabbern war selten (2 Fälle). Fortgeleitete Ekzeme, subunguale Blutung und Onychogryphosis der Großzehen wurde je einmal festgestellt. Auf die übrigen recht seltenen Veränderungen durch Verletzungen, subunguale und periunguale Eiterungen wurde kein Wert gelegt.

Ähnlich negativ war das Resultat bei 87 Männern. Verletzungsfolgen, Defekte, Narben, Buckelbildungen waren häufiger (8 Fälle); einmal wurde Tüpfelpsoriasis, einmal auffallende Glanzlosigkeit notiert. Nur ein 46jähriger Paralytiker war ein starker Knabberer, der infolge dieser Tätigkeit eine schwere periunguale Eiterung gehabt hatte. Querfurchen wurden nur einmal bei einem Manne gefunden, der 4 Monate vorher starke maniakalische Aufregungszustände gehabt hatte, 1,2 cm vor dem hinteren Nagelwall waren alle Fingernägel von einer recht seichten Furche, in deren Bereich die Nagelplatte schwach leukopathisch war, durchzogen. Der Mangel der Querfurchen entspricht dem Seltenwerden starker Erregungszustände bei der heut vorkommenden Paralyse überhaupt. Die Fieberzustände nach der therapeutischen Malariaimpfung rufen anscheinend keine Querfurchen hervor.

Es stehen diese Befunde in einem Gegensatz zur Angabe von PAPILLON, der Querfurchen in allen Stadien fand. Die von mir gegebene Erklärung dürfte wohl zutreffen.

Akute Manie.

TROISFONTAINES berichtet über eine „Alopécie et chute des ongles périodiques", die er bei einer 33jährigen Frau einige Monate nach ohne bekannten Grund einsetzende, maniakalische Delirien beobachtete. Innerhalb von 4 Wochen (stets im Februar) fielen die Kopfhaare ganz aus, die Nägel wurden trocken, brüchig, locker und schließlich abgestoßen; in den nächsten 3—4 Monaten Besserung, so daß am Jahresende völlige Heilung erfolgt war. Dieser Prozeß wiederholte sich 4 Jahre lang. Verf. glaubt in einer Infektion die Ursache der Manie und der Erkrankung der Horngebilde sehen zu sollen.

Melancholie.

Bei meinen eigenen Untersuchungen fand ich bei reiner Melancholie und manischer Depression keine Nagelveränderungen.

PAPILLON berichtet über Befunde:

Obs. IV. Lypémanie anxieuse d'origine héréditaire. 33jähriger Mann; 15. Juni Delirien, Halluzinationen; dann Stupor, schlechtes Allgemeinbefinden. August: Decubitus am Kreuzbein. 15. September: Querfurchen auf den Lunulae beider Daumen. Oktober: Auftreten von 2 neuen Furchensystemen; die älteste Furche 6, die folgende 2 mm vom hinteren Nagelwall entfernt.

Obs. VI. Lypémanie anxieuse de longue durée. 27jähriger Mann. 8. Juli plötzliche Delirien; Patient schlägt seinen Nachbar nieder. 10. August: Furchen auf beiden Daumen. Besserung, jedoch Depression. Auf rechtem Daumen 2 Furchen, deren Mitte etwas mehr vertieft ist. Die distale Furche 4 mm von der Basis, von der proximalen durch kammartige Erhebung getrennt. Auf allen anderen Fingernägeln *eine* Furche, 3,5 mm von der Basis entfernt.

Obs. VII. Lypémanie anxieuse. 30jähriger Mann. Zunächst Nervosität, Verstopfung. Delirien. Linker Daumen 5 mm von der Basis Verdickung; 2 Furchen 2 und 3 mm von der Basis entfernt. Rechter Daumen analog, nur Entfernung bis 6,5 mm von der Basis. Rechter Zeigefingernagel zeigt 5 mm breite Verdickung. Durch Höllensteinfärbung ein Wachstum von nur $1/2$ mm in 11 Tagen festgestellt.

Aus diesen Fällen geht schon hervor, was PAPILLON an einem großen Material nachgewiesen hat, daß bei chronischen Geisteskranken die Furchen nach Störungen des Allgemeinbefindens auftreten, mögen dieselben von Organerkrankungen oder interkurrierenden psychischen akuten Erregungszuständen (Delirien, Manien, Verfolgungsideen) abhängen. Am häufigsten zeigen sich die Furchen auf dem Daumennagel; in manchen Fällen fand PAPILLON bis 15 Furchen auf einem Nagel. Während der Melancholie, im Stupor und bei ähnlichen Psychosen scheint das Nagelwachstum erheblich verlangsamt zu sein. Bei einem 33jährigen Kranken wurde durch Höllensteinfärbung festgestellt, daß 1 Furche vom 1. Juli bis 10. November, also in 133 Tagen nur um 5 mm vorgerückt war, die Extremität war cyanotisch und kalt, die Sensibilität herabgesetzt.

PAPILLON glaubt, daß die Furchen schwinden, wenn der geistige Zustand des Kranken sich bessert, wenn der Kranke dement wird und wenn er Fett ansetzt. Wenn der geistige Zustand sich bessert, die Nagelfurchen aber bleiben, so ist die Prognose vorsichtig zu stellen.

DUBREUILH beobachtete eine 45jährige Frau, die abwechselnd an außerordentlicher moralischer Depression mit Erregungszuständen und Bewegungsdelirien litt. Während des Depressionsstadiums nahm ihr Körpergewicht zu, im Erregungsstadium ab. Im Depressionsstadium wurden die Nägel bis zur Lunula aus ihren Falzen gelockert; im Erregungsstadium wurden sie wieder fest. Es bestand lokal nur leichte Cyanose der Extremitäten (Leichenfinger).

Paranoia, Schizophrenie.

Weder 1898 noch 1925 sah ich bei dieser Gruppe von Geisteskranken Nagelveränderungen, die durch die Grundkrankheit bedingt waren. Gelegentlich (3mal) findet man Akrocyanose, die natürlich auch zu Zirkulationsstörungen bleibender Art, Geschwürsbildung und Verlust der Nägel (60 und 65jährige Frauen) führen kann. Tiefes Abknabbern der Nägel sah ich nur einmal. Bei 48 Frauen mit Schizophrenie war der Befund negativ.

Senile Demenz.

Selbstverständlich sind bei den an seniler Demenz leidenden Personen die Alterslängsfurchen der Nägel meist sehr stark ausgebildet. Gelegentlich wird Ekzem, etwas häufiger Gryphosis der Fußnägel beobachtet.

Hysterie.

Das Wesen der Hysterie ist auch heute nicht restlos geklärt, so daß man sich mit der Symptomatologie begnügt. OPPENHEIM legt das Hauptgewicht auf die gesteigerte Affekterregbarkeit und den krankhaft gesteigerten Einfluß der Gemütsbewegungen auf die letztere in der Norm begleitenden motorischen sensorischen und sekretorischen Funktionen. Während man früher ein ungeheures Überwiegen des weiblichen Geschlechtes annahm, hat der Weltkrieg gezeigt, daß jeder Mensch „hysteriefähig" ist. Die Hysterie ist eine Abwehrreaktion des Menschen gegen Ereignisse, die er nicht erleben will. Die Verwandtschaft zur Zweckneurose ist klar. Das Individuum, das den Kampf nicht weiterführen will, zieht sich in die Abwehrstellung zurück, flieht in die Krankheit. Es handelt sich nicht um freie Willkür, sondern um ein Kompromiß, um eine Mischung von Zweck und Zwang, von Wollen und Gewolltwerden. Konstitutionell Neuropathische werden in diesem Zustand leichter als normale Menschen geraten (BUNGE).

Infolge dieser modernen Auffassung hat man viele für hysterische Dermatosen erklärte Hautveränderungen heute als Artefakte erkannt (z. B. Dermatitis symmetrica, dysmenorrhoica, neurotische Gangrän, „sein hysterique" usw.).

Hysterische Nagelerkrankungen sind außerordentlich selten. Trotz der großen Erfahrungen über hysterische Neurosen der Haut und Schleimhäute während des Krieges wissen KEHRER (LEWANDOWSKYS Handbuch der Neurologie) und NONNE (VII. Auflage des OPPENHEIMschen Lehrbuches) keinen Fall anzuführen. Die Gründe des Fehlens der Nagelerkrankungen sind natürlich klar: Nagelkrankheiten herbeizuführen hätte sich eben nicht gelohnt.

Aus der Vorkriegszeit gebe ich folgende Fälle.

FALCONE beobachtete eine Frau, die nach dem Tode ihres Kindes Symptome von schwerer Hysterie bekam (transitorische Paralysen, Hyperästhesien, hysterischen Husten, Aphonie, Globus). Nach 10jähriger Dauer des Leidens erfolgte Besserung. Nachdem die Patientin wieder das Grab ihres Kindes besucht hatte, traten die alten hysterischen Erscheinungen wieder auf. Sie magerte ab, klagte über zeitweise auftretende Schmerzen im Arm. Die Lokalisation der Schmerzen wies auf eine Beteiligung des N. ulnaris hin. Zugleich empfand die Kranke Ameisenkribbeln. Einige Finger des erkrankten Armes wurden ödematös. Die Nägel, besonders der Nagel des rechten Daumens, verloren ihren Glanz, bekamen Längs- und Querfurchen und wurden rauh und schuppend. In gleicher Weise veränderten sich die Nägel der beiden großen Zehen. Unter den Nägeln sammelten sich schließlich Eiter und Blut an. Ohne daß die Kranke über erhebliche Schmerzen klagte, wurden die Nägel allmählich abgestoßen. Die Nägel wuchsen nach 2 Monaten nach; die (bei Hysterie wiederholt beobachtete) ödematöse Schwellung der Finger verlor sich. Die Nägel blieben jedoch dauernd deformiert, hatten ihren Glanz eingebüßt. Auf dem rechten Daumen entwickelte sich ohne Teilnahme der Matrix eine hornige Wucherung. DELAMARE beobachtete bei 2 hysterischen Frauen eine Nagelveränderung, die in einer Verbreiterung (?), Verdickung und Härtezunahme bestand. Abweichungen von der normalen Längsstreifenbildung waren nicht konstant.

Sicher gehören noch Beobachtungen, in denen sehr nervöse Menschen an Nagelaffektionen erkrankten, hierher. Fälle von sog. psychischer Einwirkung auf das Nagelorgan (S. 59), Beobachtungen von O. P. WEBER über trophoneurotische Ablösung der Nägel eines 36jährigen Mannes und Heilung durch roborierende Diät können hier angereiht werden. Berücksichtigt man, wie Nagelknabberer und Titillomanen (vgl. S. 358) ihre Nägel bearbeiten, so wird man in Zukunft den Nagelerkrankungen Hysterischer noch skeptischer gegenüberstehen als bisher.

Epilepsie.

Nagelveränderungen bei der Epilepsie sind große Seltenheiten. Bins-wanger in Eulenburgs Realenzyklopädie, der Bearbeiter des Oppenheim-schen Lehrbuches (neueste Auflage), Hartmann-Gaspero in Lewandowskys großem Handbuch der Neurologie erwähnen ihr Vorkommen nicht.

Die Kasuistik ist klein:

DE Sanctis beschreibt einen Fall von totaler Nagelnekrose.

Die Nagelaffektion trat hier nach einer Serie heftiger Anfälle, die durch einen Diätfehler ausgelöst waren, auf. Will man aus einem post hoc auf ein propter hoc schließen, so kann man auch eine Beobachtung Klotz' hierher zählen.

Ein 49jähriger Zimmermann hatte vor 4 Jahren einen mit Bewußtlosigkeit und Ver-zerrung des Gesichts verlaufenden Anfall, der für apoplektiform gehalten wurde; es folgten dann ziemlich zahlreiche Anfälle, die epileptische zu sein schienen und nach Darreichung von Bromkali sich besserten. Vor 9 Wochen rötete sich die Haut der Finger (besonders des rechten V.) und sonderte eine wässerige Flüssigkeit ab. Die Oberfläche der Nägel wurde rauh, uneben, zeigte tiefe Querfurchen, die freien Ränder waren verdünnt und zackig. Während der Nagelwall gerötet und geschwollen war, war die Nagelplatte selbst dünn, weich und leicht zerbrechlich. Der Nagel des V. rechten Fingers fiel ab. Verschont blieben nur die Nägel des rechten und linken IV. Fingers. Sherwell (Diskussion des Vortrages) sah in dieser Intaktheit symmetrischer Finger einen Hinweis auf die „nervöse“ Natur der Affektion. Klotz selbst hielt die Erkrankung zum Teil auch mit Rücksicht auf den günstigen therapeutischen Erfolg eines 5%igen Salicylseifenpflasters für ein „Ekzem“.

Auf meine Bitte hatte Herr Dr. Hebold, Direktor der Berliner städtischen Anstalt für Epileptische in Wuhlgarten, 1899 über das Vorkommen von Nagel-erkrankungen bei Epileptischen Erhebungen angestellt. Aus den Ansichten der 6 Herren Assistenzärzte ergibt sich die große Seltenheit der Nagelerkran-kungen bei Epileptischen. Die gesehenen subungualen Blutungen und trophischen Störungen der Nägel werden entweder auf Trauma oder „andere Ursachen“ zurückgeführt. Nur die Herren Dr. Bratz und Dr. Ehrke geben an, ein- oder zweimal subunguale Blutungen nach epileptischen Anfällen gesehen zu haben.

Papillon beobachtete bei Epileptikern Querfurchen der Nägel (vgl. den Abschnitt). Diese Querfurchen können der pathologische Ausdruck der all-gemeinen Störung des Organismus durch starke epileptische Anfälle sein. So sah Papillon bei einem Epileptiker, dessen Allgemeinbefinden sonst gut war, Ende Oktober 2 Querfurchen auf den Daumennägeln, von denen die eine un-mittelbar im hinteren Nagelwall, die andere 5 mm von demselben entfernt waren. Der Kranke hatte am 25. August und 7. Oktober starke epileptische Anfälle gehabt. Es kommen ferner Querfurchen auf den Nägeln vor, die auf viscerale Erkrankungen zurückzuführen sind. Endlich finden sich, fast immer nur auf den Daumennägeln, gewöhnlich mehrere einander parallele, meist sehr wenig tiefe Querfurchen bei Epileptischen mit Verfolgungsideen und „körper-lichen und psychischen Krisen“.

Erkrankt ein Epileptiker an akuten Delirien, so müssen etwaige Quer-furchen auf den Nägeln von letzteren abhängig gemacht werden.

Bei einem 32jährigen Mann trat am 15. August ein heftiger Anfall auf, bei dem der Kranke sich eine schwere Kopfverletzung zuzog. Daran schlossen sich 14 Tage dauernde Delirien. Am 19. September fanden sich Querfurchen auf dem linken Daumennagel 1 mm, am rechten 2 mm, auf dem rechten Mittelfinger 3 mm vom hinteren Nagelwall entfernt. Am 12. November waren die Furchen der Daumen 3,5 mm links, 4 mm rechts vom hinteren Nagelwall entfernt (Papillon).

Nicht ganz klar diagnostiziert ist der Fall Bettmanns.

Eine 23jährige sehr nervöse Patientin litt an epileptiformen, mit Bewußt-seinsstörungen einhergehenden Konvulsionen. Es traten speziell in den Fingern anfallsweise reißende Schmerzen auf, die Haut wurde eiskalt und leichenfarben, die Sensibilität nahm ab, Parästhesien traten auf. Nach Beendigung des

Anfalls war die Haut der Finger normal. Die Kupierung des Anfalls gelang oft durch Eintauchen der Hände in heißes Wasser. Patientin litt ferner an Vitiligo. Die Hände waren jedoch völlig frei. Der proximale Abschnitt der Nägel war schneeweiß, die nach vorn konvexe Abgrenzungslinie ließ die partielle Leukonychie einer vergrößerten Lunula ähnlich erscheinen. $^1/_2$ Jahr später war totale Leukonychie vorhanden. Vielleicht hat durch den Gefäßkrampf eine verschlechterte Nagelzellenbildung stattgefunden, so daß Luftimbibition leichter war. Das Vorrücken der Erkrankung über die Nagelplatte spricht für Ausgang der Erkrankung von der Matrix.

Die Nägel als Objekte normaler und perverser Empfindungen.
(Nägelknabbern, Titillomanie, Hyperästhesie.)

Neue Versuche haben gezeigt, daß der jedem menschlichen Säugling angeborene Trieb an den Nagelgliedern der Finger zu saugen, als Erinnerungsvorstellung an jene Zeit aufzufassen ist, in der der tierische Säugling dauernd an der Brustwarze der Mutter hing und nach Belieben die Nahrungsaufnahme vollzog. PFUNGST hat durch schöne Versuche gezeigt, daß der Affensäugling, wenn er durch Aufzucht mit der Flasche verhindert wird, seinen gewohnten Dauerplatz an der Zitze der Affenmutter einzunehmen, das Lutschen an den Fingern, gleich dem Menschensäugling vornimmt, ja auch, wenn er längst an die Altersnahrung gewöhnt ist, zum Fingerlutschen zurückkehrt, wenn er in Verlegenheit einem ungewohnten Ereignis gegenübersteht. Die Vorstellung von der Sicherheit, die er an der Brust der Mutter hat, mag das im Unbewußten tätige treibende Moment sein.

Es sprechen aber auch Gründe dafür, daß das Saugen an den Fingern, an Bettzipfeln, an sog. Schnullern, kurz, daß die Anwesenheit eines Fremdkörpers im Munde vermehrte Speichelsekretion und vielleicht reflektorische Vorstellungen von befriedigtem Nahrungsbedürfnis auslösen. Zweifellos handelt es sich um angenehme Empfindungen. Eine Analogie bildet das Bedürfnis vieler Erwachsener nicht nur dauernd zu rauchen, sondern auch eine Zigarre, eine Pfeife dauernd im Mund zu halten, ohne selbst zu rauchen.

Vom Fingerlutschen zum eigentlichen Nägelknabbern ist kein sehr weiter Weg. Sehr bald entwickelt sich bei den Kindern, die das Fingerlutschen über die Säuglingszeit beibehalten oder in späteren Jahren erst damit beginnen, die Neigung, die Nägel abzubeißen, d. h. zu Nägelknabberern zu werden. Hierbei sind Empfindungen vorhanden, die in der Kinderzeit unbewußt, in späterer Zeit bewußt masochistisch-erotische Empfindungen körperlicher Art auslösen. JOLLY beobachtete bei einem Knaben nach dem Fingerlutschen und Nägelknabbern Erektionen. Das Fingerlutschen wurde vikariierend für Onanieren vorgenommen. Ein älteres Dienstmädchen und eine kinderlose 43jährige Frau gaben mir an, daß sie beim Bearbeiten ihrer Nägel (die im ersten Fall zum großen Teil, im zweiten ganz zerstört waren) erotische Empfindungen hätten. Wir werden später auf diese masochistische Triebe näher eingehen.

Sieht man das Nagelknabbern von diesem Gesichtspunkte an, so versteht man, wie BÉRILLON das Nagelknabbern als Degenerationszeichen ansehen konnte. Er fand Anomalien an den Ohren und Zähnen der untersuchten Kinder, die bei körperlicher Arbeit weniger geschickt, bei geistiger unlustiger sein sollten. Drei mir befreundete Volksschullehrer hatten die Güte, statistische Erhebungen über Nägelknabbern und Begabung anzustellen.

Wir nahmen drei Grade des Nagelknabberns an: I. Schwach: Nur der Rand der Nägel ist benagt. II. Mittel: Ein Stück des Nagels fehlt. III. Stark: $^1/_2$—$^2/_3$ des Nagels fehlen.

Herr Lehrer M. fand unter 20 8—14 Jahre alten nägelknabbernden Knaben der VI.—II. Schulklasse 5 mit stark, 12 mit mittelstark, 3 mit schwach angeknabberten Nägeln. Die Schulleistungen waren bei 7 schwach, bei 9 mittel, bei 4 gut resp. sehr gut. Bei 5 Knaben wurde Blutarmut, bei 5 Skrofulose, bei 1 englische Krankheit, bei 2 ungesundes Aussehen festgestellt.

Noch ausführlicher sind die Angaben des Herrn Lehrer L., der mit Hilfe seiner Kollegen bei den Schülern einer ganzen Schule Erhebungen anstellte. Von 640 Schülern waren 155, also 25$^0/_0$, Nägelknabberer, von denselben 45 = etwa 30$^0/_0$ starke Knabberer. Von den Knabberern waren 92 normal, 63 oder 40$^0/_0$ schwach begabt. Die Angaben über das körperliche Befinden sind zu ungenau, als daß auf sie Wert gelegt werden könnte. Auffallend ist in der Statistik des Lehrers M. der Umstand, daß eine so große Zahl von nagelknabbernden Kindern blutarm, rachitisch, skrofulös war (Untersuchung aus der Vorkriegszeit!).

Recht interessant ist eine Tabelle des Herrn Lehrers W.

Geschlecht	Alter	Zahl	Zahl der Knabberer	Starkes Knabbern	Mittleres Knabbern	Schwaches Knabbern	Begabung		
							gut	mittel	schwach
Mädchen	6—10 Jahre	249	49 = 19,8$^0/_0$	11	26	16	11	22	16
,,	10—14 ,,	203	40 = 19,7$^0/_0$	7	22	17	10	25	5
Knaben	6—10 ,,	225	38 = 16,8$^0/_0$	11	19	8	6	21	11
,,	10—14 ,,	177	36 = 20,3$^0/_0$	6	15	15	7	19	10
		854	163 = 18,4$^0/_0$	35	82	50	34	87	42
								129	

Von 452 Mädchen waren also 89 = 19,75$^0/_0$, von 402 Knaben 74 = 18,4$^0/_0$ Knabberer. Von den 163 Knabberern waren 129 schwach oder mittelmäßig begabt = 79$^0/_0$, schwach begabt 42 = 25$^0/_0$. Bei 75 Nägelknabberern = 45$^0/_0$ der Gesamtzahl soll das körperliche Befinden ungünstig gewesen sein. Herr W. gibt Bleichsucht, Kopfschmerzen und Kopfschwindel als Krankheitssymptome an.

Ähnliche Zahlen führt auch Bérillon an. In einzelnen Schulen sind die Nägelknabberer etwa 20—30$^0/_0$, in den Pariser weit über 33,3$^0/_0$. Er hatte auch Gelegenheit, einen 72jährigen Herrn und eine 56jährige Dame mit dieser Leidenschaft zu beobachten, die seit früher Kindheit an diesem Übel litten.

Man wird an den Zahlen Kritik üben können, jedenfalls aber einen gewissen Kausalnexus zwischen schlechter Begabung und Nägelknabbern annehmen müssen. Es gibt aber meiner Erfahrung nach auch Erwachsene, die als völlig normale, gut begabte Menschen anzusehen sind und die unausrottbare Gewohnheit trotz bester Erziehung und Verkehr in den vornehmen Gesellschaften nicht lassen können (z. B. der Leiter eines der größten Berliner Geschäfte und ein ausgezeichneter Bankfachmann, Sohn eines weltbekannten Arztes).

Nicht angängig ist es, nach dem Vorgang von Pospelow die Ursache des Nägelknabberns in körperlichen Zuständen, lokaler Asphyxie erblicken zu wollen. Auch die Beobachtung von Clarke über Nägelknabbern bei 3 herzkranken Kindern dürfte ein Zufallsbefund sein (vgl. auch Nägelknabbern bei Idioten, S. 353).

Die Schädigungen der Nägel durch das Knabbern sind verschieden, je nachdem die Ränder benagt oder ein großer Teil der Nagelplatte zerstört ist. In allen mittelschweren Fällen wird der sog. Nagelwinkel vernichtet und die Nägel bis zur festen Verwachsung auf dem Nagelbett abgenagt. Sonderbarerweise treten schwere Störungen, Infektionen, Panaritien, Lymphangitiden nur selten auf. Die eigenen Mundbakterien müssen eben für das Individuum selbst nicht pathogen sein.

In einzelnen Fällen nimmt das Nägelknabbern sonderbare Formen an. Eine an Diabetes leidende, 43jährige, kinderlose Frau (K.-H.-Abt. Prof. BLEICHRÖDER) hatte einzig und allein beide Kleinfingernägel, diese aber vollständig, durch Knabbern und sonstige Bearbeitung zerstört, während alle übrigen durchaus normal waren. Hier liegt sicher ein Übergang zu dem von mir *Titillomanie* genannten Zustand vor.

Titillomanie möchte ich den Trieb nennen, durch äußere Maßnahmen Teile des Nagelorgans ohne vernünftige Veranlassung rein triebartig zu zerstören. Einige Beispiele mögen das Gesagte erläutern.

RUSCH erwähnt eine dem Nägelknabbern ähnliche Gewohnheit eines neuropathisch veranlagten 26jährigen Mannes, die darin bestand, daß Patient fortwährend das Nageloberhäutchen zurückschob und sich völlig zwischen Nagel und hinterem Wall einbohrte. Nagelentzündungen mit konsekutiven Folgen für das Nagelwachstum waren die Folgen.

Bei einer an Tuberkulose und Lues latens leidenden 47jährigen Patientin der II. inneren Charitéklinik (frühere Puella publica) bestand seit frühester Kindheit die Neigung nicht nur an den Nägeln zu knabbern, sondern auch an dem Nageloberhäutchen zu reißen und zu schaben. Recht häufig scheint es zu entzündlichen Reizungen gekommen zu sein. Die Nagelplatten waren nicht nur zur Hälfte durch Abnagen verkleinert, sondern auch in ihrer Totalität verändert. Etwa das proximale Drittel war zwar stark gebuckelt, aber sonst ziemlich normal, die Lunula gut erhalten. Das zweite Drittel nach der Fingerspitze zu war eine atrophische, nach dem freien Rande zu mit ganz unregelmäßigen Hornspitzen und -Zacken endende Platte geworden.

Am deutlichsten war die Titillomanie bei einem 34jährigen Journalisten (extremen Politiker) ausgesprochen, der mir schilderte, wie er bei allen Erregungszuständen seine Nägel mit den anderen oder mit einem Taschenmesser bearbeiten und abschaben müsse. Die angrenzenden Nagelwälle und die Fingerbeere waren gleichfalls diesen Angriffen ausgesetzt. Es hatte sich am linken Daumen, der für die rechte Hand am besten zugängig war, ein deutliches Ekzem gebildet. Der proximale Teil der Nagelplatte zeigte Koilonychie, der distalste eine gelbe, opake Hornmasse. Antiekzematöse Therapie brachte Besserung.

Therapeutisch wird man bei Nägelknabberern mit Ermahnungen usw. nicht allzuviel ausrichten.

Recht häufig allerdings ist die Eitelkeit im Pubertätsalter ein guter Heilfaktor; es kann aber auch die Ablenkung des Geistes, das Vorwiegen anderer Interessen viele Knabberer zum Aufgeben ihrer Gewohnheit veranlassen. Die von DIDSBURG ausgesprochene Idee durch Aufsetzen von Goldprothesen auf die Zähne ein Schließen des Mundes und damit das Beißen auf die Nägel zu verhindern, ist einfach grotesk. Zweckmäßig versuche man die Nägel morgens und abends mit Chininlösung einzupinseln. Mehrfach empfohlen ist eine Mischung von Tinct. Chinae und Tinct. Absinth. oder eine Abkochung von Quassia.

Hyperaesthesia unguium, Onychalgia nervosa OPPENHEIM.

Unter der in der Überschrift genannten Bezeichnung hat H. OPPENHEIM ein Krankheitsbild beschrieben, das wohl als Typus einer funktionellen Nagelneurose aufgefaßt werden kann. Die Nagelorgane sind normal gebaut, Neuritis ist nicht nachweisbar, trotzdem macht die Berührung des Unternagelraumes heftige Schmerzen; ganz besonders empfindlich ist das Beschneiden der Nägel. Die Intensität des Schmerzes ist verschieden; ein 36jähriger Beamter ängstigte sich als Kind tagelang vor der Prozedur; noch jetzt empfindet er nach dem Beschneiden der Nägel stunden-, ja tagelang Hyperästhesien, die ihm alle Manipulationen mit den Händen sehr erschweren. Ein 12 jähriger Knabe konnte nur mit Zwang zum Beschneiden der Nägel veranlaßt werden; noch 1—2 Stunden nachher saß er mit gespreizten Fingern und weit von sich gestreckten Armen da, ohne einen Gegenstand anzufassen, weil ihm jede Berührung unsägliche Schmerzen bereitete. OPPENHEIM konnte feststellen, daß das Beschneiden an sich schmerzlos war, daß erst die Berührung des Unternagelraumes die Schmerzen selber auslöste. Bei einem anderen Kinde bildete die Nagelschneidenfurcht eine alte Zwangsvorstellung. Interessant ist die Mitteilung OPPENHEIMs, daß auch der Dichter HEBBEL an dieser Onychalgia nervosa litt. HEBBEL sagt in seiner Selbstbiographie, daß ihm das Beschneiden der Nägel wegen des damit verbundenen prickelnden Gefühls in den Nervenenden äußerst verhaßt war. Eine weitere Patientin OPPENHEIMs war so empfindlich, daß der Druck des Handschuhs auf die Nägel unerträglich war; sie mußte das Klavierspielen aufgeben. Der Fall stellt den höchsten Grad des Leidens dar, weil hier jeder Druck auf den Nagel, nicht erst die Berührung des Unternagelraumes die Schmerzanfälle auslöste.

Alle Patienten OPPENHEIMs stammten aus nervöser Familie und zeigten selbst nervöse Symptome. Therapeutisch wurde einmal Besserung des Allgemeinbefindens, aber Bestehenbleiben der Hyperästhesie, einmal Besserung der Onychalgie bei Anwendung von Anästhesinsalben, galvanischen Handbädern und entsprechender Allgemeintherapie erzielt.

Die Nägel bei Knochenerkrankungen.

Knochenbrüche.

GUENTHER machte zuerst 1842 darauf aufmerksam, daß nach Frakturen der großen Extremitätenknochen das Nagelwachstum aufhört. Die erste Beobachtung stellte er an einem Patienten an, der einen komplizierten Bruch des rechten Unterschenkels erlitten hatte. Dem Kranken selbst fiel der Unterschied im Nagelwachstum des gesunden und erkrankten Unterschenkels auf. Erst nach 50 Tagen wurde ein Wachstum des Nagels der rechten kleinen Zehe festgestellt. Einige Wochen später war auch das Wachsen des Großzehennagels deutlich. Der Kranke hatte selbst jetzt erst das Gefühl der wiedererlangten Festigkeit der Knochen. Objektiv wurde Konsolidation der Knochen nachgewiesen. MALGAIGNE bestritt die Richtigkeit der Beobachtung. BROCA stellte jedoch durch Färbung der Nägel beider Extremitäten mit Höllenstein bei einem Kranken, der einen Bruch der Tibia im Tibio-Tarsalgelenk erlitten hatte, die Richtigkeit des GUENTHERschen Symptomes fest. DUPLAY sah nach Bruch des linken Vorderarms in einem Falle, in dem die Konsolidierung des Bruches aus besonderen Gründen 4 Monate auf sich warten ließ, völligen Stillstand des Nagelwachstums. Die Nägel wurden schwärzlich-gelb und hatten die Neigung, nach innen zu wachsen. Nach interner Darreichung von phosphorsaurem Kalk begann die Konsolidierung des Bruches und das Wachstum der Nägel. Von neueren Autoren ist das GUENTHERsche Symptom wenig beachtet worden. Um so mehr Interesse verdient die Selbstbeobachtung eines Arztes.

Dr. ZEISSLER brach am 6. August 1896 die rechte Tibia. Zu der Zeit waren die Nägel aller Zehen so weit geschnitten, daß mit Ausnahme der großen Zehe sie einen freien Rand nicht hatten. Nach 4 Wochen konnte der freie Rand der Nägel des linken Fußes bereits abgeschnitten werden. Nach 6 Wochen konnten an den Nägeln der gebrochenen Extremität noch keine Spuren von Wachstum festgestellt werden. Jetzt wurde der Gipsverband abgenommen. Erst 10 Wochen nach dem Unfall wurde ein freier Rand der Nägel gefühlt.

Das weitere Wachstum der Nägel war normal. Einige Wochen später wurde an der Basis aller Nägel des rechten Fußes eine Querfurche konstatiert, die langsam mit dem Wachstum der Nägel vorrückte. ZEISSLER sieht als Ursache des mangelnden Nagelwachstums und der Querfurchenbildung die mangelhafte Ernährung der Haut infolge der Immobilisierung der Extremitäten durch den Gipsverband an. Im Kapitel Querfurchenbildung ist jedoch gezeigt, daß zur Entstehung trophischer Störungen keineswegs eine Ruhigstellung der Extremität erforderlich ist.

Tritt ein auffallend schnelles Wachstum der Nägel nach Knochenbrüchen ein, so ist, wie dies in einem Falle VILLEBRUNEs wirklich der Fall war, eine Komplikation, und zwar eine Erkrankung der großen Nervenstämme anzunehmen.

In neuester Zeit haben die Chirurgen leider auf das Symptom kaum geachtet. Die Röntgenologie hat die Beobachtung feinster Lebensvorgänge unnötig gemacht.

Luxation der Nagelphalanx.

Die Luxation der Nagelphalanx ist selten oder wenigstens sehr selten beschrieben.

Der Grund für die Seltenheit der Luxation der Interphalangealgelenke im Verhältnis zu der der 1. Phalanx ist in den ungünstigen Bedingungen zu suchen, die die Interphalangealgelenke wegen der Kürze des einen am Gelenk angreifenden Hebelarmes, wegen der größeren Beschränkung der Beweglichkeit und wegen der im Vergleich mit den kurzen Knochen ziemlich strammen Kapsel- und Bandmassen und ziemlich breiten Gelenkflächen bieten (RIEDINGER).

Beobachtungen liegen nur für die Luxation der Nagelphalanx des Daumens und der großen Zehe vor.

Nach RIEDINGER sind seitliche Verrenkungen der Nagelphalanx des Daumens nicht so selten, wenn sie auch nicht in der Literatur beschrieben sind. RIEDINGER kennt 2 Kranke, die behaupten, diese Verrenkung gehabt und durch Zug am Finger wieder eingerichtet zu haben. Der eine Kranke war vom Pferd gestürzt und auf die Radialseite des Daumens gefallen. Der andere war auf die gleiche Gegend des Daumens rücklings umgefallen und hatte dabei, um den Fall abzuschwächen, den rechten Arm rückwärts gehalten. Diese Verrenkung war kompliziert; heilte unter Eiterung bei Ankylosierung des Gelenkes. RIEDINGER hat gleichfalls eine Luxation des Nagelgliedes des Daumens nach innen gesehen und reponiert.

Die Luxation der Nagalphalanx des Hallux ist nach GURLT neunmal beschrieben. Siebenmal lag Gewalteinwirkung auf die Nagelphalanx, einmal auf die Grundphalanx vor. Die Richtung der Verrenkung war nach oben in 6, nach unten in 2, nach innen in 1 Fall.

BROCA (zitiert bei HOFFA) sah eine Luxation der II. Phalanx der großen Zehe, die durch einen Fußtritt gegen einen Hund entstanden war. Die Einrichtung gelang durch Vorschieben der dorsalflektierten Phalanx. PINEL (zitiert bei HOFFA) beobachtete die gleiche Luxation bei einem Manne, der vom Pferde gestürzt war. Die zweite Phalanx war ganz nach innen umgelegt, die erste ragte aus einem Hautriß hervor. A. ROSENSTEIN stellte eine Patientin der Berliner medizinischen Gesellschaft, Januar 1898 vor, die auf der Treppe gestürzt und mit der rechten großen Zehe im Treppenläufer hängen geblieben war. Es war zu einer dorsalen Luxation der Nagelphalanx gekommen. Die Reposition gelang leicht.

SCHOLL beobachtete eine Plantarluxation des Nagelgliedes der rechten großen Zehe bei einem 33jährigen Kistenfabrikanten, der bei einem Sturz von einem Wagen mit der rechten Fußspitze zwischen 2 Stapel von Holzbohlen eingeklemmt geblieben war. An der Dorsalseite des Interphalangealgelenkes befand sich eine tiefe Grube, dementsprechend an der Plantarfläche eine erhebliche Vorwölbung. Die Längsachsen der gegeneinander verschobenen Phalangen waren nicht parallel, sondern bildeten einen nach oben stumpfen Winkel. Eine seitliche Verschiebung bestand nicht, die Spitze des Nagels sah nach aufwärts. Die Reposition gelang leicht durch Zug an der luxierten Phalanx und gleichzeitigen Druck auf das verrenkte Gelenkende von unten her.

Luxationsähnliche Deformation kommen bei manchen Formen des Lupus mutilans vor.

Abrißfraktur der Nagelphalanx am Ansatz der tiefen Fingerbeuge.

MASSARI beschreibt folgenden Fall:

Ein Mann faßte beim Aufspringen auf die Straßenbahn nach oben die Griffstange, die ihm entglitt; er spürte einen Knacks im Zeigefinger. Der Finger stand in leichter Beugung. Das Endglied konnte nicht gebeugt werden. An der Beugeseite befand sich über dem II. Zwischenfingerglied eine Vorwölbung mit hartem Inhalt, der von einem dem Endglied angehörenden Knochenstückchen gebildet wurde. Dieses war von der Sehne des tiefen Fingerbeugers abgerissen worden. Das Stück wurde zurückgebracht und mit Catgutnaht befestigt. Glatte Heilung.

Heterotopie der Nägel.

Unter Heterotopie der Nägel ist der Sitz der Nagelplatte an einer anderen Stelle als an der Dorsalseite des Endes der II. resp. III. Phalanx der Finger und Zehen zu verstehen.

Ob es eine kongenitale Heterotopie, also eine falsche Implantation der Nägel gibt, ist ungewiß. Den von EPHRAIMSOHN (leider falsch) zitierten Angaben von BARTHOLINUS stehe ich zweifelnd gegenüber: Bei einem Mädchen soll der Nagel des Zeigefingers „in interiore parte digiti" gesessen haben, bei einem Manne, der keine Finger hatte, sollen die Nägel sich auf dem „Truncus" befunden haben.

Die Heterotopie der Nägel spielt in der alten Onychopathologie eine große Rolle. In der ersten Auflage dieses Werkes habe ich eine Kasuistik gegeben, die historisch interessant ist, weil sie deutlich zeigt, wie wenig sich die Autoren den uns völlig klar erscheinenden Vorgang

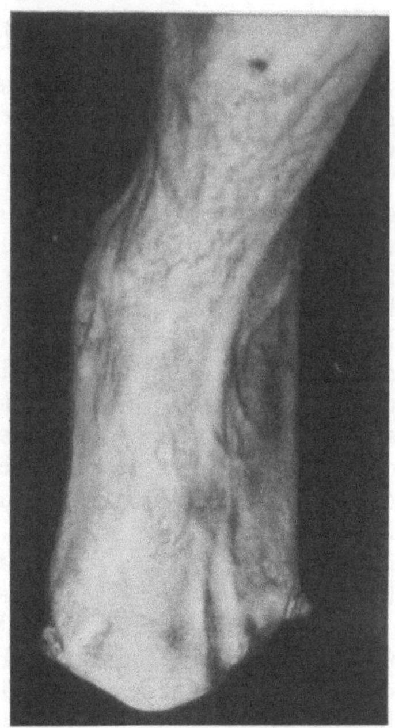

Abb. 139. Amputation der Zehen: Heterotopie der Nägel I und V auf der I. Phalanx (bei a).

erklären konnten. Eine Heterotopie des Nagels oder eines Nagelrudiments entsteht immer dann, wenn die ganze Nagelmatrix oder ein Teil derselben bei einem geschwürigen Prozeß an eine andere Stelle gezogen oder bei einem chirurgischen Eingriff an eine andere Stelle versetzt wird. Alle Beobachtungen (auch meine recht zahlreichen eigenen) lassen sich durch diese Theorie unschwer erklären. Die Größe der transplantierten Matrix ist für die Größe des Nagels, die Art und Weise für die Wachstumsrichtung, die Schädigung für die Bildung deformierter Nägel verantwortlich zu machen. Die sonderbare Form und Gestaltung des heterotopen Nagelrudiments ist durch die äußeren Druckverhältnisse an der falschen Stelle und durch innere Schädigungen der pathologischem Druck (Narben) ausgesetzten Matrix erklärt.

Es seien nur kurz Abbildung und Beschreibung eines charakteristischen Falles gegeben:

44jähriger Soldat, Erfrierung beider Füße November 1916. Dezember Operation des rechten Unterschenkels und der Zehen (meist nur die beiden ersten Phalangen) des linken Fußes. Auf der I. Phalanx der V. Zehe hat sich ein 1,5 cm hohes, 1 cm breites und langes Horngebilde entwickelt; auf dem Rest der I. Phalanx der I. Zehe ist ein 0,5:0,4 cm großes Horngebilde aus der Haut schräg nach außen gewachsen. Bei der Operation muß die ganze Matrix der V., ein Stück der Matrix der I. Zehe zur Deckung verwendet werden. Die Nagelrudimente sind pathologisch in der Form und pathologisch in der Wachstumsrichtung von den Matrixresten aus gewachsen (Abb. 139).

Ebenso wie Traumen wirken geschwürige Prozesse:

Ich habe bei einem 44jährigen, seit frühester Jugend an Lupus leidenden Manne, bei dem der ganze V. linke Finger durch langsame Eiterung (Tuberkulose) zerstört war, den mit seiner Spitze schulterwärts wachsenden, dunkelbraun gefärbten, an der Basis etwa 4 mm breiten, spitz zulaufenden, 1 cm langen Nagelrest auf der Gelenkhöhe des V. Metakarpal-Phalangealgelenkes gesehen. Zweifellos war ein Rest der Nagelmatrix in die Hautwunde an der erwähnten Stelle eingeheilt.

Greisenveränderungen.

Im Gegensatz zu den Haaren zeigen die Nägel durchaus nicht regelmäßig Alterserscheinungen. Über die Wachstumsverhältnisse ist das Wenige, was wir wissen, auf S. 34 zusammengestellt.

Ich habe nicht nur bei meiner Klientel auf diese Greisenveränderungen geachtet, sondern in Altersheimen und Irrenanstalten methodische Untersuchungen angestellt. Ein Unterschied zwischen den ihren Lebensabend friedlich beschließenden Asylisten und den an seniler Demenz leidenden Geisteskranken ist nicht wahrnehmbar (Zählungen wurden als zwecklos unterlassen). Bei einem recht hohen Prozentsatz findet sich ein stärkerer Betonung von Längsriffelungen, Längsleisten und Längsfurchen. Diese Längsstreifen sind sicher anatomisch nicht immer gleichartig. Größere Untersuchungsreihen wären sehr erwünscht (vgl. meine eigene Untersuchung). Während nämlich ein Teil der Greise die Veränderung nicht beachtet, klagen doch andere über eine Neigung der Nägel zum Splittern, Einreißen und Einbrechen an der Stelle der Längsleisten, Klagen, die auf eine Veränderung der Konsistenz der Nägel schließen lassen. Umwandlung der Längsleisten in Reihen von perlartigen Erhebungen habe ich bei einer 77jährigen an Marasmus senilis leidenden Frau gesehen.

Völlig unbekannt ist die Ursache der Ausbildung der Altersleisten. Es besteht sicher keine einfache Proportion zwischen der Längsleistenbildung und der Dekrepidität des Individuums. Man findet an seniler Demenz leidende, bettlägerige Geisteskranke frei und im besten Mannesalter stehende, nur wenige Stigmata des Alterns zeigende Menschen deutlich befallen. Ich sah z. B. bei einem 42jährigen Kollegen, der allerdings schon stellenweise völlig weißes Haar hatte, der schwere Lebensschicksale durchgemacht hatte, diese Längsleistenbildung.

Praktisch halte ich es für berechtigt, bei dem Vorhandensein der Längsleistenbildung bei jungen Leuten nach Symptomen des frühen Alterns zu forschen (Diabetes, zentrale Nervenkrankheiten).

Das Altern beginnt ja sicher durch Änderung der Funktion vor Änderung der Form. Auffallend ist das häufige Vorkommen der Längslinien bei verhältnismäßig jungen Carcinomatösen (43—50 Jahr).

Pathologische Anatomie.

Präparat: Gelegentlicher Befund an den Fingernägeln einer männlichen Anatomieleiche.

Querschnitte durch die Matrix und den vorderen Nagelabschnitt ergeben keine anderen, als die normal-anatomisch bedingten Unterschiede. Es genügt daher die Beschreibung eines Schnittes durch das vorderste (distale) Drittel des Nagels.

Färbung: Alauncarmin.

Alle Gewebe des Nagels erscheinen normal. Insbesondere ist in dem Zusammenhang der Zellen der eigentlichen Nagelplatte keine Veränderung gegen die Norm festzustellen. In einem, die kleinere Hälfte der Nagelplatte umfassenden Bezirk finden sich in den dem Nagelbett aufliegenden Schichten sehr viele, bei durchfallendem Licht schwarz, bei auffallendem weiß erscheinende Flecke, die anscheinend Luftimbibitionen darstellen. Makroskopisch fiel keine Leukonychie an dieser Stelle auf. Ich habe derartige „Lufteinsprengungen" in die Nagelplatte wiederholt gesehen und möchte keinen Wert auf dieselben legen.

Die makroskopisch charakteristische Veränderung, die Längsfurchenbildung, tritt im Präparat deutlich hervor. Auf Querschnitten macht der Nagel 6 bis 8 mehr oder weniger deutlich hervortretende Knickungen. Diese Knickungen werden durch Abweichungen der Verlaufslinie der Nagelplatte von dem sonst regelmäßigen Bogen deutlich. Die Länge der einzelnen Abschnitte, d. h. also das Intervall, durch das die Längsleiste voneinander getrennt ist, ist verschieden; mit dem Okularmikrometer wurden 1,75, 2,1 und 2,9 mm gemessen. Die Knickungen der Nagelplatte entsprechen dem Querschnitt einer Längsleiste. Irgendwelche Veränderungen in dem *Leistensystem* des *Nagelbettes* an der Knickungsstelle ist nicht vorhanden.

Es ist anzunehmen, daß im Alter eine Schrumpfung des Nagelbettes eintritt. Die Nagelplatte wird entsprechend der gleichbleibenden Nagelproduktion von der Nagelwurzel aus in ihrer Größe nicht verändert. Da nun die Nagelplatte mit dem Nagelbett fest verbunden ist, wird die für das Nagelbett relativ zu große Nagelplatte gewissermaßen gefaltet. Die Faltungen entsprechen den Längsleisten der Nagelplatte.

An den Nägeln der Greise kommen natürlich eine große Zahl von Veränderungen vor, die Alterskrankheiten, *Arteriosklerose des Gehirns*, *Gangrän*, *Diabetes*, *Gicht* usw. (vgl. die Kapitel) zuzuschreiben sind. Daneben finden sich Folgen lokaler Schädigungen, Ekzeme, Trichophytie, Schuhdruckdeformitäten, Onychogryphosis usw.

Diese Tatsachen sind von älteren Autoren [1]) (CANSTATT, METTENHEIMER, GEIST) verkannt worden. Die von ihnen publizierten Fälle halten daher der Kritik nicht stand. Am besten fundiert ist noch ein Fall METTENHEIMERs:

Bei einem 72jährigen, auf beiden Augen am grauen Star leidenden Mann fehlten an einigen Zehen die Nägel ganz, an anderen waren nur kleine rauhe Hornplatten übrig geblieben. Der Nagelschwund ging so vor sich, daß die Nagelplatte erst braun und rauh wurde und dann sich an Umfang verminderte. Schließlich blieb nur eine kleine Insel von Nagelsubstanz zurück.

Im allgemeinen aber muß man sagen, daß das Greisenalter mehr zu hypertrophischen Prozessen der Nägel (Onychogryphosis) neigt, ebenso wie auch viele Körperhaare (abgesehen natürlich von den Kopfhaaren), Cilien, Supercilien, Vibrissae, Hirci, Brusthaare zur Hypertrophie tendieren.

Auffallend ist die geringe Neigung zur Infektion (Panaritien) sowie zum Ekzem, wenn natürlich auch gelegentlich diese lokalen Affektionen vorkommen.

---

[1]) Neuere Autoren, z. B. DURAND PARDEL, SEYDEL, SCHLESINGER u. a., erwähnen keine speziellen Alterserkrankungen.

Intoxikationen und gewerbliche Schädigungen.

Über Veränderungen der Nägel bei Vergiftungen ist in der älteren Literatur wenig mitgeteilt. Gelegentlich sagt EPHRAIMSOHN einmal: „Ungues venenis sumptis livescent." MATECKI behauptet, daß nach Vergiftungen mit Belladonna, Opium, Brechnuß und anderen pflanzlichen Giften die Nägel bläulich und schwärzlich werden [1]. SAILLANT bemerkt, daß CESAR BORGIA (1503) nach verschiedenen Vergiftungsversuchen sich durch das Einnehmen aller möglichen Gegengifte rettete. Er soll 10 mal vergiftet und gerettet worden sein. Nach diesen Intoxikationen gingen ihm Haare und Nägel aus.

Auch die neuere toxikologische Literatur nimmt auf die Nägel nicht allzuviel Rücksicht. Es können selbstverständlich nur diejenigen praktisch wichtigen Gifte berücksichtigt werden, durch die Veränderungen der Nägel hervorgerufen worden sind.

Um Wiederholungen zu vermeiden, sollen die medikamentösen und gewerblichen Intoxikationen gemeinsam besprochen werden. Bei jedem als Gift wirkenden Stoff wird die äußere und innere Anwendung und Wirkung gesondert zu behandeln sein. Sind von einer gewerblich gebrauchten chemischen Verbindung allgemeine Intoxikationssymptome, die auch zu Nagelveränderungen Veranlassung geben, nicht bekannt, so erfolgt die Besprechung im Kapitel gewerbliche Schädigungen.

Argentum nitricum.
Allgemeine Vergiftungen.

An der durch lang andauernden medikamentösen Gebrauch des Argentum nitricum hervorgerufenen, schiefergrauen, in hohen Graden selbst bläulich violetten Hautfärbung (Argyrie, Argyrosis) nehmen nie die *Nagelplatten*, wohl aber die *Nagelwälle* und das *Nagelbett* teil. Nach KOBERT zeigen sich die ersten Erscheinungen der Argyrie am Rande des Zahnfleisches in Form eines grauvioletten Saumes oder an den Nagelgliedern der Finger. BEHREND (EULENBURGS Realenzyklopädie) tritt allerdings mit Rücksicht auf die in der Literatur vorliegenden Erfahrungen KOBERT entgegen und ist der Ansicht, daß keinerlei Regel über die Lokalisation der ersten Silberausscheidung aufzustellen sei.

Etwas genauere Mitteilungen über das Verhalten des Nagelbettes bei der allgemeinen Argyrie macht RIEMER.

Ein 43jähriger Mann hatte wegen Tabes dorsalis innerhalb von 2 Jahren 5672 Argentumnitricum-Pillen = 34,032 g Argentum nitricum = 21,015 g metallisches Silber genommen. Die ersten Spuren der argyrotischen Färbung zeigten sich nach 1290 Pillen = 15,40 g Argentum nitricum = 11,04 g metallisches Silber. Der Tod des Kranken erfolgte an Lungenschwindsucht. Im Nagelbett war die an das Rete grenzende Schicht des Corium besonders reich an Silberniederschlägen. In den Längsleisten waren Silberpartikel teilweise strichförmig angeordnet. Ein Teil des Silberniederschlages war direkt grobkörnig. Eine Färbung der elastischen Fasern, wie sie LEWIN und BLASCHKO bei lokaler Gewerbearygie beschreiben, und ich selbst bei lokaler medikamentöser Argyrie (nach forcierter Touchierung einer Warze) fand, scheint nicht stattgefunden zu haben.

Ich selbst sah im Charlottenburger Krankenhaus (Abt. Prof. GRAWITZ) eine medikamentöse Argyrie bei einem Tabiker, die das Bild des Morbus Addisonii vortäuschte. Alle Fingernägel erschienen grauweiß mit einem leichten Schimmer ins Bläuliche. Ein gewisser Grad von Färbung des Nagelbettes (schwächer als im Gesicht) lag vor.

Bemerkenswert ist die Argyrie der Nägel, charakterisiert durch ein graubläuliches Schimmern des Nagelbettes bei einem Mädchen nach 3 Kuren von

---

[1] Es handelt sich bei dieser an sich richtigen Angabe um Folgeerscheinungen der präagonalen Cyanose, also sensu strictiori — nicht um Intoxikationssymptome.

Hg und *Silbersalvarsan*. Kogoj stellte eine allgemeine Melanose auch der Schleimhäute (Conjunctiva, Genitalien, Anus) fest und nimmt eine Kombination von Arsen- und Argentumwirkung an. M. Friedmann beschreibt bei einer 33jährigen Frau nach 0,65 Silbersalvarsan wiederholte Dermatitis. An den Finger- und Zehennägeln, die zuweilen glanzlos und quergestreift wurden, kam es zur Onycholysis partialis semilunaris.

Lokale Schädigungen.

Bei Silberarbeitern kommt es zur Dunkelfärbung der Nägel (durch Silbernitrat). Bei der lokalen Gewerbeargyrie (G. Lewin) scheinen Veränderungen der Nägel nicht vorzukommen. An sich wäre es wohl denkbar, daß auch unter die Nägel der Silberarbeiter kleine Silberstücke dringen und im Nagelbett die von G. Lewin und Blaschko beschriebenen schwarzen Flecke hervorrufen. Keiner der Autoren erwähnt diese Lokalisation.

Arsen.

Allgemeine Intoxikation.

Saillant berichtet, daß man 1384 versuchte, Karl II. mit Arsen zu vergiften. Der König verlor Haare und Nägel infolge der Vergiftung. Nach erfolgreicher Darreichung eines Gegengiftes wuchsen die Nägel normal wieder. Bruce Clarke (Diskussion zu Aclands Vortrag) sah nach Arsenikvergiftungen eine eitrige Entzündung aller Nägel der Finger und Zehen sich entwickeln. Die Beobachtung wird durch die weiter unten folgende Schilderung Frosters ergänzt.

O. Rosenthal beobachtete bei einem Fall subakuter Arsenintoxikation den Ausfall von 3 Nägeln der Finger. Patient hatte innerhalb von 7 Monaten 3,8 g Arsen in Form von asiatischen Pillen mit Einspritzungen von Fowlerscher Lösung wegen Lichen ruber genommen. Neben Nerven- und Darmerscheinungen wurden auch Hautveränderungen (Schwielenbildung) festgestellt.

Aldrich sah in 3 Fällen von Arsenikvergiftung infolge Tentamen suicidii Leuconychia striata (vgl. das Kapitel). Reynold fand bei einer Arsenikintoxikation-Epidemie (verursacht durch den Genuß arsenhaltigen Bieres) in Manchester in vielen Fällen weiße Querlinien auf den Nägeln. Distal von dieser weißen Linie soll der Nagel weißer, dünner, leichter biegsam sein. Bei Arsenvergiftungen wurde in Nagelschnitzeln Arsen nachgewiesen.

L. Lewin erwähnt Nagelveränderungen bei akuter Arsenvergiftung nicht. Bei chronischer Intoxikation sind Trockenheit der Haut, Abschuppung der Epidermis, Hautfärbungen, Erytheme, Papeln, Urticaria, Vesikeln, Pusteln, Herpes zoster, Neubildungen, anormale Verhornungen und *Ausfall der Haare und Nägel* beobachtet worden.

Abb. 25 zeigt diese weißen Querlinien bei einem Patienten der Abteilung von Prof. Zadeck-Neukölln. Februar 1925 Selbstmordversuch mit Arsen; sehr schwere allgemeine Intoxikation, Polyneuritis, totale Parese der Oberextremitäten. Acht Wochen etwa nach dem Suicidversuch traten die weißen Querlinien (oder besser Querzonen) auf und schoben sich im Laufe der Monate über die Nägel fort. Die Lähmungssymptome haben sich allmählich gebessert.

Es gibt natürlich auch Fälle, in denen trotz stärkster Arsenmelanose der Körperhaut die Nägel völlig unverändert bleiben. Ich sah im Krankenhaus Weißensee (Abt. Prof. v. Domarus) eine schwere Arsenmelanose nach entsprechender Medikation bei Chorea. Die Nägel des jungen 18jährigen Mädchens

waren völlig unverändert. Mansenow (zitiert in Unnas Histopathologie) sah
bei allgemeiner Arsenmelanose eine bräunliche Färbung des Nagels auftreten,
die auf einer citronengelben Tingierung des Randes der Nagelzellen zu beruhen
schien.

Über den Arsengehalt der Nägel vgl. Physiologie, S. 31.

Salvarsanexantheme.

Auf das Wesen der Salvarsanexantheme soll hier nicht eingegangen werden.
Die Abhängigkeit der Hauterkrankung von der Arsenkomponente gilt heute
als erwiesen; sie wird auch durch das Vorkommen aller für Arsenexantheme
charakteristischen Symptome bei den Salvarsanausschlägen bewiesen.

Ich möchte unter Verzicht auf die nichts Abweichendes bringende Literatur
die wesentlichen Veränderungen an der Hand eigener Beobachtungen schildern.

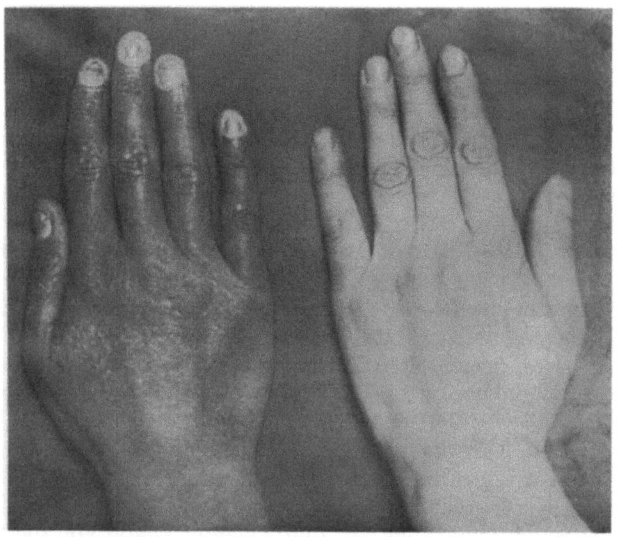

Abb. 140. Arsenmelanose nach schwerer Neosalvarsandermatitis. Rechts normale Hand eines Soldaten.

Erythem, Exanthem (lichenoid), Melanose, Hyperkeratose der Handteller
und Fußsohlen, sekundäre Furunculose sind die einzelnen das Salvarsanexanthem bildenden Hautveränderungen. Von ihnen finden sich am Nagelorgan die Melanosen durch Dunkelfärbung der Nagelwälle ausgesprochen.
Abb. 140 gibt die Verhältnisse wieder.

Bei diesem Kranken (23jähriger Leutnant, sehr schwerer Fall, 14 Tage hohes Fieber
bis 41°, Schüttelfröste, schwerste desquamative Dermatitis, geringe Hyperkeratose der
Handteller und Fußsohlen) haben sich auch Veränderungen in der Nagelmatrix und auf dem
Nagelbett abgespielt; die Nägel waren deformiert; eine Anzahl zeigte Aushöhlung (Koilonychie). Im Laufe der Jahre (ich habe den Kranken dauernd seit 1917 beobachtet) trat
völliger Rückgang der Melanose und normales Nachwachsen der Nägel ein.

In 2 anderen Fällen meiner Beobachtung kam es infolge der schweren Allgemeinstörung
des Organismus (wochenlanges Fieber bis 40,5°, verbreitete, dauernd chirurgische Eingriffe
erfordernde Furunculose) zur Ausbildung tiefer und in einem Falle mehrere Millimeter
breiter Querfurchen (vgl. Abb. 141). In beiden Fällen bestand schwere Hyperkeratose der
Handteller und Fußsohlen, in einem allerschwerste Melanose.

Allerschwerste Salvarsandermatitis. Keine Melanose. Sehr starke Furunculose.
Großer Decubitus. Beausche Querlinien auf allen Nägeln.

An einzelnen Nägeln fehlt zum Teil völlig der Nagelfalz und ein Nagelwall. Die Epidermis der Dorsalfläche der Finger geht unmittelbar in die Nagelsubstanz über. Letztere ist sehr weich, und ist leicht mit einem Stecknadelkopf eindrückbar, was dem Patienten Schmerzen verursacht. Mehr distal wird die Nagelsubstanz spröde und splitterig. Der Nagel hat keinen freien Rand, reicht nur so weit wie das Bett. Da, wo die Nägel über die gelbe Linie hinauswachsen, geschieht dies nur in einzelnen Zacken, nicht kontinuierlich. Patient kann keine feinen Gegenstände anfassen. Nervöse Beschwerden bestehen nicht.

Auch Petges und Rioux beschreiben nach einem recht schweren Salvarsanexanthem bei einem 20 jährigen Mädchen die Ausbildung tiefer Querfurchen.

Gewerbliche Arsenschädigungen.

Die Berührung der Haut mit arseniger Säure (As_2O_3) erzeugt eine vesiculäre Hautaffektion, die besonders bei Benutzung des Schweinfurtergrüns, bei

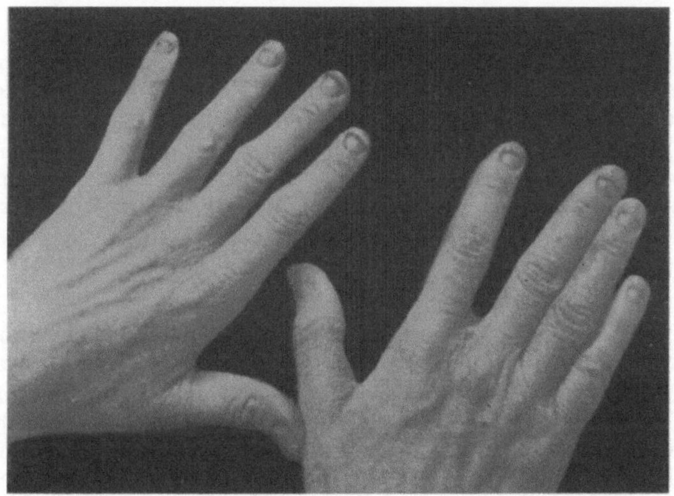

Abb. 141. Querfurchenbildung der Nägel nach schwerer Neosalvarsandermatitis.

Gerbern infolge Verwendung eines Arsenhydrid enthaltenden Enthaarungsmittels auftritt. Das Arsen kann sich auch in den Haaren und Nägeln ansammeln, ohne lokale Schädigungen hervorzurufen. In den Haaren gelang der chemische Nachweis bei einem Manne noch, der bereits zwei Jahre lang die Fabrik, in der er dreißig Jahre gearbeitet hatte, verlassen hatte. Bei chronischem Arsenicismus kommt es zum Ausfall der Haare und Nägel (Eulenburg).

Auch bei der *dauernden Berührung der Haut der Hände mit schwach arsenhaltigen Flüssigkeiten*, wie sie bei der Präparation von *Leichen* zu anatomischen Übungen benutzt werden, kommt es zu einer charakteristischen Erkrankung. J. Cooper-Foster beschreibt bei zwei Kranken zwei Fälle, die mit besonders morgens stark hervortretenden Schmerzen in den Fingerspitzen begannen. Nach einigen Tagen war Eiter unter den Nagelplatten sichtbar, der sich allmählich ausbreitete, schließlich aber resorbiert wurde. Die Nagelplatten wurden trocken und glanzlos, blieben vom Nagelbett abgehoben, so daß man zwischen Nagelbett und Nagelplatte Fremdkörper (Schmutzpartikel) leicht entfernen konnte. Nach der Sektion einer Leiche trat ein Rückfall auf. Es kam zu keiner allgemeinen Vergiftung, da nur ganz schwach wässerige Lösungen von Arsen (White common arsenic) verwendet waren (arsenige Säure löst sich nur wenig in Wasser). Noch nach drei Monaten war in den Nagelschnitzeln Arsen nachzuweisen.

Einen ähnlichen Fall beobachtete ich selbst bei einem Mediziner an den am meisten zum Präparieren benutzten Fingern. Die Leichenteile waren mit der Arsenik enthaltenden WICKERSHEIMERschen Flüssigkeit konserviert worden. Auch hier bestanden Schmerzen als erstes Symptom, es folgte Rötung der Nagelphalangen, die Nagelwälle schwollen an, aus den Falzen sickerte ein wenig eitrige Flüssigkeit hervor. Auf den Nagelplatten entstanden unregelmäßig distal nach proximal sich verbreitende dunkelbraune Zonen, die bei Durchleuchtung fast ganz durchsichtig waren. Es dürfte sich auch hier um eine akute Entzündung der Nägel, teilweise Abhebung der Nagelplatte und Imbibierung des Zwischennagelraumes mit chemischen Verbindungen gehandelt haben; der Patient benutzte in der Meinung, es handele sich um eine Infektion, alle möglichen Antiseptica.

Anilin.

Nach BOEHM kommt es bei akuten Anilinvergiftungen zu einer eigentümlich dunklen, cyanotischen Färbung der Schleimhäute, der Nase, der Ohrenmuscheln und *Nägel*, während die Haut eine blaugraue Färbung zeigt.

Die bei Anilinarbeitern so häufige Hyperhidrosis führt nach meinen Erfahrungen wohl zu einer gewissen Aufweichung der Nägel, nach meiner Erinnerung aber nicht zur krankhaften Veränderung. Diese „Aufweichung" hört auf, wenn die Hyperhidrosis schwindet.

Blei.

Blei ist bei fast allen Menschen in den Nägeln nachweisbar, muß also in geringem Maß bei den täglichen Hantierungen aufgenommen werden.

Bleivergiftungen scheinen wenig Einfluß auf die Pathologie der Nägel zu haben. TANQUEREL DES PLANCHES in seiner großen Monographie: „Die gesamten Bleikrankheiten" erwähnt nicht eine Erkrankung der Nägel. HILAIRET hat als ein häufig vorkommendes Symptom der chronischen Bleikachexie das Brüchigwerden und schmerzlose Ausfallen der Nägel an den Zehen beschrieben. Er gab an, daß die Arbeiter einer Bleifabrik in Clichy bei der Arbeit ihre Stiefel ablegen. Der Bleistaub dringt in die Nagelfalte der Finger- und Zehennägel. Während er durch häufiges Waschen von den Händen entfernt wird, bewirkt er lokal die oben geschilderte Schädigung der Zehennägel. ANCEL hat jedoch bei einer Nachprüfung der Angaben HILAIRETS von dem Fabrikarzt gehört, daß Nagelerkrankungen bei den Arbeitern der Bleifabrik nicht vorkommen, daß auch bei der Arbeit das Schuhwerk gar nicht abgelegt wird. ANCEL glaubt, daß HILAIRET vielleicht syphilitische Nagelerkrankungen bei Bleiarbeitern vor Augen gehabt hat.

Die trophischen Störungen der Nägel bei Bleilähmung sind wohl stets sekundärer Natur. ACHARD und RAMON beobachteten bei einem Kranken, der seit langer Zeit eine linksseitige typische Radialislähmung hatte, Längsstreifung und Trennung durch einen querverlaufenden Wall an den Nägeln der linken Hand und der Zehen auf beiden Seiten. An der rechten Hand war nur der Nagel des Daumens, des Zeige- und kleinen Fingers befallen.

GAUCHER und LOUSTE beobachteten bei einem 57 jährigen Maler als Zeichen einer chronischen Bleivergiftung eine lokale Asphyxie, die ihrerseits eine so starke Atrophie der Nägel zur Folge hatte, daß die Platten kaum die Matrix bedeckten. Linker und rechter III. und linker V. waren nur noch wuchernde Geschwürsflächen. Die noch vorhandenen Nagelreste waren längsgestreift und stark gewölbt. Einen ähnlichen Fall beschreiben THIBIERGE und WEISSENBACH:

Maler, Bleivergiftung, Muskel sehr weich, Beruf 1903 aufgegeben. Nägel erst leukopathisch, dann brüchig. 1898 Abfall. 1910 Nägel durch unregelmäßige Hornbildung vom Nagelbett aus ersetzt. Nagelwälle stark geschwollen, zum Teil mit Wucherungen bedeckt.

Kohlenoxyd.

Durch schwere Kohlenoxydvergiftungen werden auch die Nägel beeinflußt. Bei Bergleuten, die die Katastrophe von *Coumiers* durchgemacht hatten, wurden die Nägel brüchig, bekamen Querfurchen; es fielen die vorderen Teile ab. Bei einem Vergifteten kam es an allen Fingern zum Nagelabfall. Angeschuldigt werden postneuritische Nervendegenerationen als Ursache. Bei chronischer Kohlenoxydvergiftung treten rheumatische Schmerzen an den Enden der Extremitäten, besonders an den Nägeln, auf. Zuweilen sind sie von hyperästhetischen Plaques oder trophischen Störungen an der Haut begleitet (LEWIN).

Quecksilber.

Vergiftung bei medikamentöser Anwendung und bei gewerblicher Allgemeinintoxikation.

Die Quecksilberexantheme sind schon seit über 100 Jahren Gegenstand des wissenschaftlichen Interesses. In seiner berühmten Monographie: „Untersuchungen über den konstitutionellen Mercurialismus" (1861) bespricht KUSSMAUL alle Formen der mercuriellen Hauterkrankungen; Nagelaffektionen erwähnt er nur in zwei Fällen. So interessant auch gerade diese Beobachtungen sind, so beweisen sie für das Vorkommen von Nagelveränderungen nach Hg-Gebrauch nichts, da für beide Fälle der Nachweis der Quecksilberaufnahme in den Organismus nicht erbracht werden konnte, vielleicht also nur äußere Einwirkung auf die Nägel vorlag. Medikamentöse Darreichung ist ebenso wie allgemeine Intoxikation im Gewerbebetrieb in KUSSMAULS Fällen ausgeschlossen. Auch O. ROSENTHAL erwähnt in seiner 1896 erschienenen Arbeit über mercurielle Exantheme keine Nagelaffektionen, trotzdem er die verschiedenen Formen der Quecksilberdermatitis, Erythema, Eczema, Purpura usw. genau bespricht. Ich selbst habe während meiner 6jährigen Assistententätigkeit auf der Syphilisklinik der Charité sehr viele mercurielle Exantheme gesehen. Es waren unter denselben ungewöhnlich schwere Fälle; bei einem Kranken verlief das Exanthem unter starken Fiebererscheinungen ähnlich wie Scharlach; eine andere Kranke ging nach einer wegen Morpionen außerhalb der Charité vorgenommenen Einreibung von grauer Salbe unter Erscheinungen von Sepsis zugrunde. Die Hg-Intoxikation hatte sich auf der Haut in Form eines purpuraähnlichen Exanthems manifestiert. In keinem Falle habe ich eine Veränderung an den Nägeln festgestellt.

POROSCZ Befunde sind spärlich. ALMQUIST erwähnt in seiner großen Arbeit (38 eigene Beobachtungen mercurieller Dermatitis) keine Nagelveränderungen.

L. LEWIN (die Nebenwirkung der Arzneimittel) dagegen gibt an, daß den verschiedenen mercuriellen Exanthemen, insbesondere den mit wiederholten Nachschüben verlaufenden sehr ausgebreiteten Erythemen Ausfall der Nägel folgen könne. Die ausgebildeten Nägel sollen verdickt und gefurcht sein. LEWIN selbst hebt die Seltenheit dieses Vorkommnisses hervor.

SACHS sah bei einem 20jährigen Patienten an allen Fingernägeln im Anschluß an Hg-Intoxikation (7 Neosalv.-, 5 übliche Hg. salic.-Injektionen) eine durch Fieber, Albuminurie, Enteritis haemorrhagica und ausgebreitete Dermatitis des Stammes und Gesichtes charakterisierte Intoxikation. Pigmentierung der Haut, Defluvium capillitii, Onychie aller Finger, nach der Heilung der akuten Vergiftung: Nagelplatten verdickt, graugelb, uneben, quergefurcht, matt und brüchig, Neigung zur Gryphosis.

Eine Moulage der Charitésammlung zeigt eine nach mercurieller Dermatitis entstandene als trophisch bezeichnete Nagelaffektion, die in der Bildung tiefer Querfurchen (4 mm vor dem hinteren Nagelwall) und in partieller Ablösung der Nagelplatten sich äußert. Der nachwachsende Nagel ist sehr stark rot gefärbt, die vorderen Partien des alten Nagelbestandes sind unverändert, soweit sie nicht abgestoßen sind.

Ein 27 jähriger Arzt, der nie an Ekzemen, nie an Lues gelitten hatte, hatte seit 12 Wochen an einer Nagelerkrankung, nachdem er längere Zeit als Assistent der geburtshilflichen Klinik in Jena sich täglich sehr oft mit Seife und Sublimat desinfiziert hatte. Die Affektion ging von den Fingerspitzen aus und breitete sich über die Nägel proximal vorschreitend aus. Die Nagelplatten wurden gelblich gefärbt und zeigten gleichfalls intensiv gelblich gefärbte Längsstreifen; es bildeten sich quer verlaufende Buckel und zwischen ihnen Gruben. An einigen Stellen trat eine Schuppenbildung hervor. Die Lunulagegend blieb normal. Das

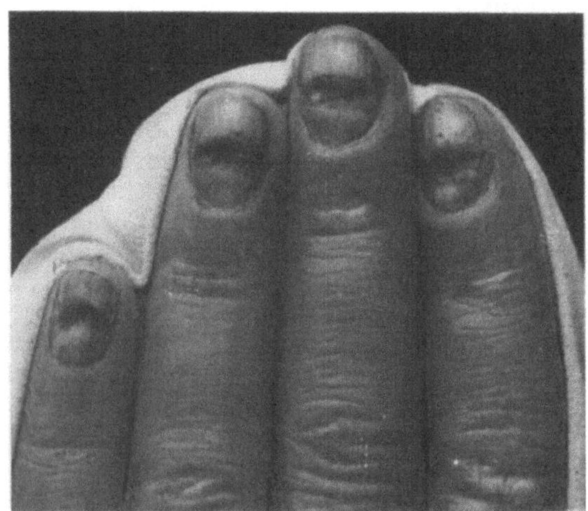

Abb. 142. Nagelerkrankung bei einem Quecksilberarbeiter (Moulage des Museums für Unfallverhütung, Berlin.)

Nachwachsen normalen Nagelgewebes erfolgte schnell. Patient behauptete, daß die kranken Nägel Sitz von Infektionsträgern sein müßten, da eine Anzahl von Operationen, bei denen er assistiert habe, ungünstig verlaufen seien. (Der Fall stammt aus 1904, vor Einführung der Operationshandschuhe.)

Äußere Quecksilberwirkung auf die Nägel.

Als lokale Wirkung ist die graue Färbung der Nägel nach Sublimatbädern anzusehen. Es handelt sich wohl nur um oberflächliche Einlagerungen, da der Belag beim Abschaben verschwindet.

Sehr bekannt sind die *Sublimatekzeme der Chirurgen*, die recht häufig auch zu Ekzemen der Nägel führen. Die Nagelplatten werden rauh, glanzlos, von kleinen Unebenheiten besetzt und durchsetzt; die Nagelwälle nehmen an dem allgemeinen Hautekzem teil. Die Brüchigkeit der freien Nagelränder führt zu Absplitterungen der Nagelplatten, die sehr lästig sind. Ich habe häufig milde Fälle dieser Erkrankung gesehen. Auch LASSAR beschreibt einen solchen Fall.

Es handelt sich aber hier um rein lokale Wirkung.

Gewerbliche Schädigung der Nägel.

Eine Schwarzfärbung der Nägel erfolgte bei der lokalen Anwendung des salpetersauren Quecksilbers für gewerbliche Zwecke, z. B. bei Hutmachern bei Zubereitung der Kaninchenhaare zur Herstellung mancher Filzarten. Eine außerordentlich schwere Störung stellt ferner die Erkrankung eines Quecksilberarbeiters dar, die eine Moulage der „ständigen Ausstellung für Wohlfahrtspflege der Arbeiter" veranschaulicht (Abb. 142).

Auch KUSSMAUL erwähnt kurz zwei nicht ganz einwandfreie Fälle gewerblicher Schädigung.

R. Hirschfeld beobachtete bei einem seit Jahren in einer Spiegelbelegerei beschäftigten Arbeiter, der eine schwere Allgemeinintoxikation (Stomatitis, Tremor, Enteritis) durchgemacht hatte, eine Erkrankung fast aller Nägel der Finger. Am wenigsten waren die Nägel des linken Daumens, linken kleinen Fingers und rechten Ringfingers affiziert. Außer einigen tiefgehenden, längsverlaufenden Rissen und Rinnen sieht man, wie der Nagel ein- oder zweimal dachfirstförmig nach oben zu geknickt ist, so daß die seitlich von diesen firstförmigen Erhebungen liegenden Teile dorsalwärts konkav gekrümmt sind.

Nicht auf allgemeiner Intoxikation beruhende, durch äußere Schädlichkeiten hervorgerufene Gewerbekrankheiten[1]).

Es sind, um Wiederholungen zu vermeiden, eine Anzahl der in der Überschrift umgrenzten Schädigungen bereits auf S. 366 behandelt, ein anderer Teil wird später auf S. 377 kurz skizziert werden. Es handelt sich bei letzteren eigentlich nicht um Krankheiten im strengen Sinne des Wortes als um Veränderungen, die ein gewisses forensisches und gewerbehygienisches Interesse haben. Als eigentliche Gewerbeerkrankungen sollen etwas genauer nur die folgenden beschrieben werden.

Erkrankung der Chlorkalkarbeiter.

An den Nägeln kommt es zu einer absolut typischen Arrosionswirkung, die, vom freien Rande der Nägel ausgehend, ekzematöse Veränderungen auf dem Nagelbett

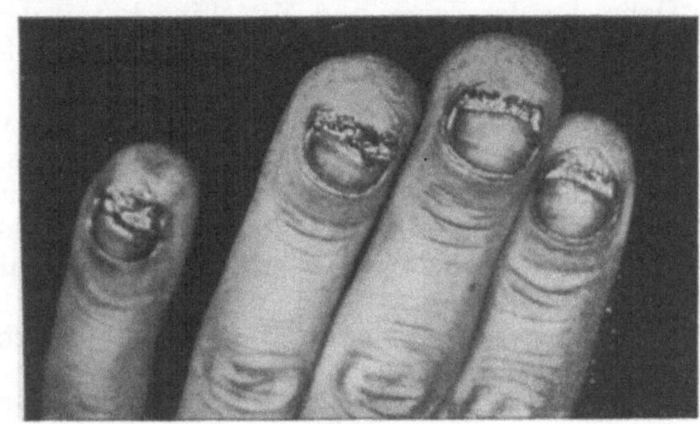

Abb. 143. Nagelerkrankung bei Chlorkalkarbeiten.
(Aus der Sammlung Koelsch-München.)

hervorruft. Die Nagelplatte fehlt meistens. Auch nach der Anwendung künstlichen Düngers kommen nach mir gewordenen Mitteilungen ganz ähnliche Anätzungen vor (Abb. 143).

Konditorerkrankung.

Französische Autoren haben zuerst in der großen Industrie der Konservierung kandierter Früchte Gelegenheit gehabt, die Krankheit zu beobachten. Bereits Rayet fiel die Häufigkeit der Ekzeme, Rémy und Brocca die des Ekthyma bei Zuckerraffineuren auf. Das „Mal des confiseurs" beschrieben zuerst genau Henri Chaussende, Albertin, Poncet. Ich gab in der ersten Auflage meines Buches eine ausführliche Darstellung der Krankheit. Max Strauss hat sie 1902 beschrieben. In neuester Zeit ist in Amerika[2]) eine ausgedehnte Epidemie von Paronychien bei Arbeitern einer Zuckerfrüchten-Konservenfabrik und deren Angehörigen von Kingery-Thienes Hicks (vgl. S. 191) beschrieben. Eine tierpathogene Hefeart sollte die Ursache sein. (Wahrscheinlich handelt es sich aber um nichtpathogene, nosoparasitäre Keime.) Ich selbst habe die Krankheit bei 4 Konditoren gesehen, die nur gelegentlich mit kandierten Früchten zur Garnierung von Torten usw. zu tun hatten. Thibierge und Legrain beschreiben die Krankheit als Périonyxie et melanodermie bei einer

<hr>

[1]) Ein Teil der folgenden Ausführungen ist meiner Arbeit: Schädigung der Nägel durch Beruf und Gewerbe in dem Handbuch von Oppenheim-Rille-Ullmann entnommen.

[2]) Bereits 1889 erwähnt Forwood eine bei Arbeitern von Konservenfabriken vorkommende Onychie.

Arbeiterin, die nur die Etikette auf die Waren klebte. Sie nehmen eine Einwirkung des mit Zucker durchsetzten Klebstoffs auf die Nägel an.

Es muß daher wohl Personen mit ganz besonderer Idiosynkrasie geben, die auch bei an sich unbedeutender äußerer Schädlichkeitswirkung erkranken. Für die Mehrzahl aber mag die folgende Schilderung zutreffen:

Bei der Zuckerbäckerei, insbesondere bei der in Frankreich weit verbreiteten Herstellung kandierter Früchte vereinigt sich die Schädlichkeit des Zuckers mit thermischen Insulten und mit der Einwirkung von Pflanzensäuren. Insbesondere scheint die Konservierung der kandierten Edelkastanien gefährlich zu sein. Bei der recht komplizierten Herstellung der Ware müssen die Arbeiter wiederholt in heiße Zuckerlösungen fassen, um den Hitzegrad derselben festzustellen. Sie müssen ferner aus der heißen Zuckerlösung die einzelnen weichen Früchte vorsichtig herausheben und zum Trocknen aufstellen. Bei der Arbeit kommen die Nägel, Fingerkuppen, überhaupt die erste und zweite Nagelphalanx des Daumens, des Zeige- und Mittelfingers mit dem Zucker in Berührung.

Da die Arbeit nur zur Zeit der Ernte stattfindet und in kurzer Zeit vollendet sein muß, ist Schonung des einzelnen Arbeiters unmöglich. CHAUSSENDE fand daher eigentlich alle im Betriebe beschäftigten Arbeiter erkrankt. Verschiedene Schädlichkeiten kommen zusammen. Die Haut wird durch die Eigenart der Tätigkeit maceriert; der Zucker dringt ein. Wie sehr der Zucker die Lebensfähigkeit des Gewebes herabsetzt, zeigen die Erfahrungen beim Diabetes. Unter den Nägeln behalten die Arbeiter, die sich nur wenig waschen, Massen von Zucker, der für Fermentation und Zersetzungen aller Art ein guter Nährboden ist.

Die Erkrankung beginnt mit leichten Erosionen am Nagelwall. Bald kommt es zur akuten oder subakuten Schwellung des Nagelwalls, die von Rötung und Schmerzhaftigkeit begleitet ist. Die Entzündung geht auch auf Matrix und Nagelbett über; durch die Exsudation wird der Nagel, zuerst am freien Rande, dann an seinen übrigen Partien, abgehoben. Darunter leidet seine Ernährung, er wird uneben, rauh, zerbrechlich, ja schließlich schwarz gefärbt. Langsam wächst die Schmerzhaftigkeit, die besonders nachts stark ist und die Kranken spontan veranlaßt, Kühlung durch Wasserumschläge zu suchen. Setzt der Arbeiter 2—3 Monate die Arbeit aus, so erfolgt Rückgang und Heilung. Im anderen Falle entstehen Abscesse, die bald hier, bald dort durchbrechen. Die Entzündung der Nagelwälle wird immer stärker; vor allem beteiligt sich die untere, dem Nagel aufliegende Fläche der Nagelwälle. Die Entzündung ergreift schließlich auch die Haut des ganzen Nagelgliedes bis zum Gelenk. Die Nagelwälle werden zu 1,5 cm hohen Wülsten, die bei selbst leisem Druck unerträglich schmerzen. Zu gleicher Zeit ist auch die Fingerkuppe erheblich breiter geworden; sie ist „spatelförmig" verdickt. In dieser Periode ist die Beweglichkeit der Finger sehr herabgesetzt. Spontane Abstoßung des Nagels kann erfolgen. Im allgemeinen ist aber die Loslösung des Nagels in toto selten, weit häufiger sind Nekrose und Losstoßung kleiner Fragmente mitten aus der Nagelplatte. Zweifellos sind dies Bezirke, die durch darunterliegende kleine Abscesse arrodiert und schließlich verdaut (peptonisiert) werden.

Die *Diagnose* ist durch die Anamnese erleichtert. Beim Panaritium ist der Verlauf weit stürmischer; die Schmerzen sind gleich beim Beginn stärker; die Eiterung tritt schneller ein; eine Bildung kleiner Abscesse findet nicht statt, meist ist nur ein Finger erkrankt. Schwer ist die Diagnose der Syphilis gegenüber. Bei Syphilis kommt es früher zur Abstoßung des Nagels, das Nagelbett hat mehr Neigung zu entzündlicher Granulationsbildung, es erkranken mehrere Finger.

Die *Therapie* besteht im Aussetzen der Arbeit und in der Anwendung von Handbädern von 4%iger Borsäure, Applikation von Borvaselin (4:30),

Jodoformvaselin (3:30). Okklusivverbände sind nicht erforderlich. *Prophylaktisch* ist möglichste Ersetzung der Finger durch geeignete Instrumente zu fordern. Freilich wird praktisch die Forderung schwer zu erfüllen sein, da Instrumente die weichen Früchte leicht verletzen und damit unansehnlich, d. h. wertlos machen.

Fellarbeiter.

GILBERT beobachtete bei Arbeitern, die von den Tierfellen die anhaftenden Fleischteile entfernen, eine von den Nagelfalzen ausgehende, die umgebende Haut des Nagels intakt lassende, ohne entzündliche Erscheinung verlaufende, aber anfangs schmerzhafte Erkrankung, die zu Abhebungen des Nagels führte. GILBERT nimmt als Ursache Mikroben an. In die durch die professionelle Beschäftigung der Kranken und durch die Wirkung des zur Spülung der Häute benutzten Wassers erweichten Hornschichten des Nagels und Unternagelraums dringen die Mikroorganismen leichter ein, als in die gesunden Gewebe.

Formalinarbeiter.

Bei Personen, die beruflich dauernd mit Formalinlösung zu tun haben, insbesondere Ärzten und Laboratoriumsdienern, entwickelt sich eine eigenartige Nagelerkrankung (Formalinonychia), die ich bereits in der ersten Auflage dieses Buches beschrieben habe, auf die GALEWSKY später die Aufmerksamkeit lenkte. Durch die Einwirkung der 4—10%igen Formalinlösung auf die Finger beim Einlegen, Herausnehmen, Präparieren, Mikroskopieren anatomischer Präparate werden die Nägel bräunlich gefärbt. Es kommt zur Erweichung und Auffaserung der Platte, Schwellung der Nagelwälle, Verdickungen, d. h. pathologischen Hornbildungen auf den Nagelbetten. Die Braunfärbung beruht vielleicht auf Zerstörung der Hämoglobinreste, zum Teil auch auf Luftimbibition und gleichzeitigem Eintritt von zerstörten Substanzen in die so gebildeten Zwischenräume zwischen den Zellen. Am schwersten erkrankte ein Laboratoriumsdiener. Die Erweichung der Nagelplatten soll ein Unterschiedsmerkmal gegenüber den Ekzemen darstellen. (Ich selbst habe die Affektion wiederholt beobachtet.) Subjektiv klagen die Kranken über Brennen und Bohren in den Fingerspitzen; zuweilen strahlen die Schmerzen in den Unterarm aus. Die Krankheit kann $^3/_4$—$1^1/_4$ Jahr dauern. Die Therapie ist die des Ekzems, prophylaktisch ist das Arbeiten mit Gummihandschuhen zu empfehlen.

Gemüseschaber.

PEYRI beobachtete bei einer 53jährigen, seit zehn Jahren mit dem Schälen von Bohnen und Erbsen beschäftigten Frau eine Erkrankung beider Daumen-, Mittelfinger- und Zeigefingernägel. Unter starken Schmerzen röteten sich die Nagelwälle, schwollen an und ließen Eitermassen hervortreten. Die Nägel hoben sich vom Bett ab und wurden zum Teil losgestoßen. Es kam zu Störungen der Nagelproduktion, die sich durch langsames Nachwachsen eines atrophischen Nagels (Onychatrophie) dokumentierten. Interkurrent traten neue paronychieähnliche Entzündungsprozesse auf. Die Ursache der Erkrankung war das Eindringen von Pericarpfasern in den Unternagelraum beim Herausnehmen der Bohnen und Erbsen aus ihren Schalen. Man fand die Fasern im Eiter. Aussetzen der Tätigkeit ließ spontan vorübergehende Besserung eintreten. Die Onychien, die der Behandlung trotz Aufgabe der Tätigkeit trotzten, wurden durch Kohlensäure geheilt.

Glaser.

M. OPPENHEIM beschreibt bei einem Glasergehilfen infolge der dauernden Ätznatron-Anwendung Resorption der Nagelplattensubstanz und mangelnde

Neigung zum Nachwachsen. Der Fall hat nur kasuistisches Interesse, da andere ähnliche Beobachtungen nicht vorliegen.

Hutmacher.

Bei Hutmachern entstehen an den Fingerspitzen und an den Nägeln entzündliche Prozesse, die teils durch chemische, teils durch mechanische Noxen veranlaßt sind. Die Tierhaare schieben sich zwischen das Nagelbett und die Nagelplatten vom freien Rande aus ein. Die bei der Herstellung des Filzes benutzten, die Haut reizenden Chemikalien, Kalk und Schwefelsäure, schlagen sich auf den unter der Nagelplatte befindlichen Haaren nieder und erhöhen dadurch den Entzündungsgrad. Es kommt zu Zerstörungen des vorderen Abschnittes des Nagels.

Strohhülsenarbeiter.

DREUW sah bei einem Kranken, der Flaschen aus verfaulten Strohhülsen zu entfernen hatte und das anklebende Stroh mit den Fingernägeln abkratzte, die Bildung von schmutzig gefärbten, krümeligen Hornmassen unter den unterminierten, opak erscheinenden Nagelplatten. Die Krankheit griff auf die Zehen über. Mikroskopisch und kulturell wurden Hyphomyceten gefunden, die Ähnlichkeit mit Trichophyten hatten. Da der klinische Verlauf für Onychomycosis trichophytina, die Kultur eigentlich nicht dagegen spricht — die Variabilität der Trichophytenkulturen ist heute allgemein bekannt —, ist die Abtrennung der Krankheit von der lokalisierten Nageltrichophytie schwer verständlich.

Wollarbeiter (Zupferkrankheit).

Bei den mit Zerzupfen der Wolle beschäftigten Arbeitern zeigte sich in Frankreich (NEISSER) eine eigenartige Verletzung der Fingerspitzen, die sich allmählich über die Umgebung der Nägel ausbreitet. Heilung tritt spontan ein, wenn die Arbeit ausgesetzt wird.

Forensische Bedeutung der Nägel.

Der folgende Abschnitt stützt sich vielfach auf die These EMIL VILLEBRUNES.

ORFILA hat bemerkenswerte Beobachtungen über das Verhalten der Nägel nach dem Tode des Individuums gemacht. Je nach der Art der Aufbewahrung der Leiche ergeben sich Unterschiede. Bei der *Beerdigung* der Körper in *besonderen Gräbern* werden die Nägel weich, nehmen eine graue Färbung an, verlieren ihre Elastizität, werden weniger durchscheinend. Selbst wenn die Leiche erst 20—30 Tage beigesetzt ist, kann man die Nägel durch Zug leicht entfernen. Das Nagelbett ist zu dieser Zeit feucht, lebhaft rot (wie Himbeergelee) gefärbt. Später fallen die Nägel, nachdem sie ganz trocken geworden sind, ab.

Bei der Mumifizierung bleiben die Nägel meist an ihrer Stelle; sie können sogar ihr frisches Aussehen bewahren, wie dies die Mumiennägel beweisen. Immerhin ist ein wesentlicher Unterschied in der Konservierung der Mumiennägel vom Jahre 1200 vor Christus und 200 vor Christus vorhanden. Während letztere in der Tat „frisch" aussehen, sind die ersteren doch mehr vom Zahn der Zeit angenagt. Ob die größere Brüchigkeit der älteren Nägel mit einer geringeren Technik der Einbalsamierung zusammenhängt oder dem um 1000 Jahr höheren Alter zuzuschreiben ist, muß unentschieden bleiben.

Bei Leichen, die in *Abtritte* geworfen wurden, werden die Nägel zuerst weißgrau und verlieren nach und nach ihre Konsistenz. Das Nagelbett, zuerst himbeerrot, nimmt später eine rotweinartige Färbung an. Die Nägel sind dann rot oder schwarz und lösen sich schließlich ab.

Bei Leichen, die in einen *Misthaufen* geworfen wurden, bleiben die Nägel zuerst unverändert; nach einiger Zeit werden sie biegbar, grau und leicht entfernbar. Sie lösen sich ab, wenn sie nicht durch eine fettige, mit Mist gemischte Masse an Ort und Stelle gehalten werden.

Bei Leichen, die längere Zeit im *Wasser* gelegen haben, lösen sich die Nägel am schnellsten ab. Häufig hängt der Nagel an handschuhfingerförmigen Epidermisfetzen. DEVERGIE sah bei einer Leiche, die 125 Tage im Wasser gelegen hatte, am rechten Fuß noch einen Nagel.

An den zarten Händen kleiner Kinder geht die Quellung der Haut nach 2 Beobachtungen von HOFFMANN und HABERDA langsam vor sich. Es hafteten die Nägel noch, obwohl die Leichen nach dem Zeitpunkt des Selbstmordes der Mutter einen Monat im Wasser gelegen hatten und ganz mit Schleim und Algen überzogen waren.

Die Bedeutung der Nägel für die Erkennung des Standes des Individuums und die Schädigung der Nägel durch Beruf.

Eine Bedeutung für die Erkennung eines Individuums, ganz unabhängig vom Stande, haben Spuren des Nägelknabberns und Nachweis der Rechts- und Linkshändigkeit. (Vgl. die Kapitel S. 358 und 38.)

Eine Zusammenstellung der einzelnen Berufsarten alphabetisch geordnet zeigt am besten unser Wissen auf diesem Gebiet. Es muß dabei betont werden, daß die moderne Gewerbehygiene recht viele der früher wirksamen Schädlichkeiten ausgeschaltet hat, daß ferner der soziale Aufstieg der gewerblichen Arbeiter zu einer besseren Pflege des Körpers und auch der Nägel Veranlassung gegeben hat. Ein großer Teil der angeführten Tatsachen und Beobachtungen hat für die große Mehrheit der heute vor allem in den Großstädten tätigen Gewerbetreibenden keine Gültigkeit. Ich selbst habe bei meiner Arbeiterklientel doch nur ausnahmsweise charakteristische Veränderungen der Nägel gesehen. Ein Teil der Angaben ist TARDIEU und VERNOIS entnommen.

In der folgenden Tabelle ist unter dem Buchstaben U Fremdkörper im Unternagelraum, F Färbung der Nägel, E Entwicklung der Nagelform verstanden. Der Buchstabe K bedeutet, daß eine besondere gewerbliche Krankheit an anderer Stelle dieses Werkes beschrieben ist.

Diese Tabelle ist meiner Arbeit: Schädigung der Nägel durch den Beruf aus ULLMANN-OPPENHEIM-RILLE, Schädigung der Haut durch Beruf und gewerbliche Arbeit, entnommen.

Abtrittreiniger: U: Fäkalmassen.

Ameiseneiersucher: F: Von April bis Juni Schwarzbraunfärbung der Nägel durch Ameisensäure.

Argentumarbeiter: vgl. Silber.

Arsenarbeiter: U: Arsen unter den Nägeln (Schweinfurtergrün). Auch Arsen *in* den Nägeln nachgewiesen, vgl. auch K.

Bäcker: U: Mehlstaub. F: Weißfärbung, die oft an Leukonychia erinnert. (Reaktion mit Jod = Jodstärke.)

Bergarbeiter: U: Verschiedene Mineralstaubarten.

Bierbrauer: F: Falls das Klären des Bieres durch Anwendung von Holzspänen aus Kirsch- oder Haselnußstrauchholz erfolgt: Nägel licht-, fast carminrot.

Bleiarbeiter: U: Weiße oder rote Staubpartikel (Bleicarbonat, Bleioxyd). F: Schwarzfärbung unter dem Einfluß von Schwefelsäure (Schwefelblei), vgl. auch K.

Blumenarbeiter: F: Gelbfärbung der Nägel durch Pikrinsäure.

Bronzearbeiter: U: Kohlen- oder Stärkepuder, herrührend von der an der Innenseite der Form angewandten Schicht, die das Haften der Gußmassen in der Form verhindern soll.

Bürstenarbeiter: U: Schwarzer Staub, zusammengesetzt aus Überresten von Epidermis, Haaren, getrocknetem Blut.

Chemiker und *Photographen:* F: Durch Höllenstein schwarz, Färbung ist schwer zu tilgen; durch Pyrogallussäure dunkelgelb bis schwarz. Die Färbung schwindet schnell bei Schwefelsäureanwendung. E: Nägel durch benutzte Chemikalien vielfach erodiert. Kali macht die Nägel rauh und dünn.

Chininarbeiter: U: Weißes Pulver von schwefelsaurem Chinin.

Chirurgen: K = Sublimatschädigungen.

Chlorkalkarbeiter: vgl. K.

Conditor: K, vgl. S. 373.

Darmsaitenarbeiter: E: Usur der Nägel der linken Hand, die das Bündel Darmsaiten hält.

Diamantarbeiter: U: Bei Herstellung künstlicher Diamanten, feiner glänzender Glasstaub.

Ebenholzarbeiter: F: mahagoniert, schwarz, dunkelblau oder gelb. U: Schwarzer Staub.

Eichenholzverarbeiter: F: braunschwarz.

Ekrasit-Munitionsarbeiter: F: Intensive Gelbfärbung durch Pikrinsäure; Färbung schwindet nur durch Nachwuchs normaler Nagelsubstanzen. (M. OPPENHEIM.)

Emailleure: E: Abplattung beider Daumennägel und der Nagelphalangen durch gewerbliches Verreiben der Emailmasse bei Porzellanarbeiten. Vgl. HELLER, Platonychie (S. 118).

Erbsenenthülser: F: Grünbraunfärbung des rechten Daumennagels. E: Usur des radialen Randes des rechten Daumennagels. Nagelwall erkrankt.

Erdarbeiter: U: Erde, Ackerkrume.

Erlenholzfäller: F: braunschwarz.

Färber: E: Arrodierung der Nägel. Zuweilen außerordentlich dünne, atrophische, bläuliche, biegsame Nagelplatten; auch völliges Abreißen derselben mit Wiederbildung sehr zarter und dünner Nagelsubstanz (gleichzeitig starke Schweißsekretion der Haut (GOTTHILF).

Feilenarbeiter: U: Eisen- oder Kupferspänchen.

Fellarbeiter: U: Haare und Staub von salpetersaurem Quecksilber. E: Störungen, die an lokalisiertes akutes Nagelekzem erinnern. Vgl. K (S. 375).

Feuerwerker: U: Grüner Staub von arsenigsaurem Kupfer.

Filzwalker, vgl. Tuchwalker.

Fluorwasserstoffarbeiter: E: Korrosion der Nägel der Lunula durch die zum Ätzen benutzte, dampfförmige Fluorwasserstoffsäure. Die Ätzung kann tiefer dringen und Absterben und Abstoßung der Nagelplatte zur Folge haben (EULEN-BERG).

Formalin, gewerblich benutzende Arbeiter vgl. K (S. 375).

Friseure: U: Fett und Parfüm.

Galvaniseure: F: Freier Rand intensiv dunkelblau. E: Ulcerationen an den Volarflächen der Fingerspitzen (vgl. K. Nickelkrätze).

Gärtner: U: Erde mit Schimmelpilzen; Vorsicht bei Beurteilung dieser Saprophyten bei der Diagnose gegenüber den Nagelhyphomykosen. Fund von

Sporangien spricht für saprophytische gegen pathogene Nagelschimmel-
pilze [1]).

Geigenspieler: E: Nägel sehr kurz und rundgeschnitten.

Gerber: U: Tanninpulver.

Gemüseschäler, vgl. K (S. 375).

Geschirrwäscher: U: Fett.

Glaser: U: Mastix, Ton. E: Infolge dauernder Ätznatronwirkung fortschreitende Resorption der Nagelplatten und fehlende Neubildung von Nagelsubstanz (M. OPPENHEIM) (vgl. K auf S. 375).

Goldschmiede: U: Goldstaub. E: Radialer Rand des rechten Daumennagels
durch Druck der Goldstichel abgenutzt.

Graveure: E: Vgl. Goldschmiede.

Harzarbeiter: U: Harz.

Heizer: U: Staub, Kohle, Fett (Schmieröl).

Hutarbeiter: F: Schwarzfärbung, untermischt mit kleinen gelben Flecken
(salpetersaurem Quecksilber), vgl. K (S. 371).

Jäger: U: Jagdpulver, getrocknetes Blut.

Indigoarbeiter: U: Blauer Indigostaub. F: Blaufärbung des rechten Daumennagels.

Kapselarbeiter: E: Laugewirkung.

Kesselarbeiter: U: Schwarzer Staub von Kupfer- und Eisenoxyd.

Köhler: F: Durch Holzdestillation braunrot.

Kohlenarbeiter: U: Kohlenstaub.

Korkarbeiter: (Flaschenfüller): F: braun.

Krämer: U: Verschiedene charakteristische Gebrauchs- und Verkaufsgegen-
stände (z. B. Zimt, Kochsalz, Mehl usw.).

Maurer: U: Kalk. F: Weißfärbung durch Kalkstaub. E: Abschürfungen,
unregelmäßige Ränder.

Müller: U: Mehlstaub. F: Weißfärbung durch Mehlstaub. E: Nagelplatten
kurz über die Fingerkuppe vorspringend, nach der Dorsalfläche durch Reibung
am Mühlstein gedrängt.

Nadelarbeiterinnen: Stiche und kleine Substanzverluste des rechten Zeigefingernagels und seiner Umgebung.

Nickelarbeiter: E: Häufig akutes Ekzem (Nickelkrätze). Fortgeleitete
Nagelekzeme selten beschrieben (BLASCHKO), kommen aber vor.

Nußschälerinnen: U: Dunkelschwarze Färbung der Nägel.

Ockerarbeiter: F: Gelb- oder Rotfärbung der Nägel.

Ofensetzer: U: Ton.

Orseillearbeiter: F: Violettfärbung der Nägel.

Packerinnen: E: Nägel der drei letzten Finger jeder Hand durch das Falten
des Papiers abgenutzt und am freien Rande ausgehöhlt.

---

[1]) KARL PICHLER hat folgende Zusammenstellung über die Färbung der Nägel durch
Pflanzen gebracht:
Grasjäterinnen bekommen eine echtfarbige schmutzige Färbung der Finger und
Nägel; besonders verrufen ist das Unkraut Chenopodium album. Auch das Kraut des
Paradiesapfels soll ähnliche Wirkung haben, desgleichen das Kraut der Kartoffel und der
Saft der Kartoffelknollen, vor allem beim Zerstückeln für das Setzen neuer Pflanzen. Die
Blätter des *Maulbeerbaumes* färben ebenso wie das Holz des Baumes gelb, ebenso der
Löwenzahn. Dunkelgelb tingiert der *Maiskolben,* dunkelbraun die *Roßkastanie,* schwarz-
braun die grüne Deckschale der *Walnüsse.* Die Wirkungen der *Obstarten* (Preißelbeeren,
Heidelbeeren, Weintrauben) sind bekannt.
Die Färbung der Haut durch die Walnußschalen beruht auf der Wirkung des Gerbstoffs,
sowie des *Juglan,* eines Ox-α-Naphthochinins, das durch verdünnte Alkalien allmählich
braun wird. Sicher spielen außer der Gerbstoffkomponente bei der Färbung der Haut
durch Pflanzensäfte noch chemische Vorgänge eine Rolle, die bisher nicht bekannt sind.

Parfümarbeiter: U: Seife, Parfüm. F: Verschiedene Färbungen der Nägel.

Pastillenarbeiter: E: Nagel des rechten Daumens unregelmäßig mißgestaltet und aufgefasert durch den Druck der Presse.

Patronenarbeiterinnen: E: Von der Mitte an beginnende Verdickung und Abschrägung der Nägel des vierten und fünften Fingers oft beider Hände. Der freie Nagelrand wird von einem medial normalen, einem lateral abgeschrägten und verdickten Rande gebildet. Ursache: mechanische und chronische Schädigung der Nägel beim Herausnehmen der Patronenhülsen aus den Löchern der Blechplatten, auf welche jene zur Reinigung in Säurelösungen gebracht werden (M. OPPENHEIM).

Patronentaschenarbeiterinnen: K: Paronychien, Granulationsbildung durch mykotische Infektion infolge des benutzten Kleisters (COVISA und BEJANARIO).

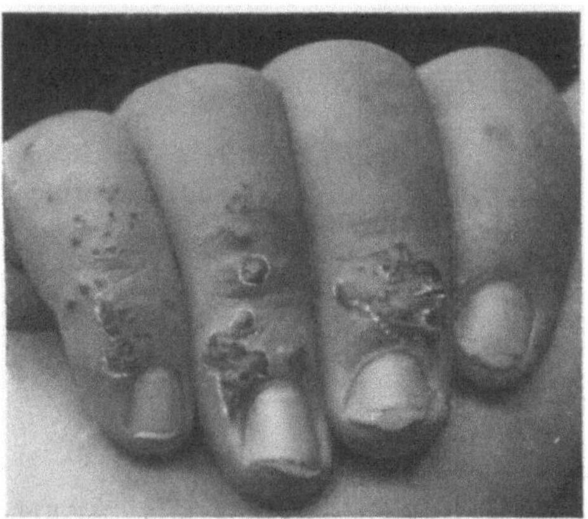

Abb. 144. Ätzung durch Platinoxyd. (Moulage aus der Sammlung der ständigen Ausstellung für Wohlfahrtspflege der Arbeiter in Charlottenburg.)

Perlmutterarbeiter: U: Perlmutterstaub. E: Nägel abgenutzt und schief geschnitten durch die Wirkung der Schleifscheibe.

Pianospieler: F: Nägel kurz, rund geschnitten.

Platinarbeiter: Ätzungen durch Platinoxyd (Abb. 144).

Quecksilberarbeiter: U E: Quecksilbersalze gewerbsmäßig gebrauchende Arbeiter, vgl. verschiedene Betriebe: Hutmacher, Chirurgen, Photographen, Chemiker usw.

Röntgenröhrenarbeiter, vgl. K, S. 240.

Salzarbeiter: U: Salz.

Salpetersäurearbeiter: F: Rotfärbung der Nägel.

Schießbaumwollearbeiter: U: Schießbaumwolle.

Schlächtergesellen: U: Getrocknetes Blut, Fett.

Schlosser: U: Eisen- oder Kupferfeilspäne.

Schornsteinfeger: U: Ruß.

Sealskinfärber: K: Flachwarzige Excrescenzen und Keratosen unter den Nägeln (Noxen: Pyrogallussäure, Anilinschwarz).

Seiler: U: Schwarze, pechartige Massen. E: Nagel des linken Daumens stark verdickt, hart, verbreitert; der freie Rand ist gezahnt, streifig, gefurcht infolge des Darüberhingleitens des Fadens.

Silberarbeiter: F: Dunkelfärbung der Nägel. (Dunkelfärbung auch bei medikamentöser Intoxikation.) Vgl. K (S. 366).

Steinschläger und *Steinsetzer:* U: Steinstaub und Kalk.

Strohhutmacher, vgl. K.

Spitzenarbeiterinnen: E: Nagel des linken Zeigefingers sehr entwickelt, um die Nadeln beim Klöppeln aus dem Kissen herausziehen zu können. Rechter Zeigefingernagel sehr kurz, um ein Abschneiden des Fadens zu verhindern.

Tabakarbeiter: F: Braunfärbung der Nägel. E: Dorsale Verdickung des *Endgliedes* (KOELSCH).

Terpentinarbeiter: K: Periunguale Dermatitiden.

Tischler: Färbungen der Nägel durch Politur.

Töpfer: U: Ton.

Tuchwalker (vgl. K bei HELLER: in OPPENHEIM-RILLE-ULLMANN: Abbildung der Abnutzung der Nägel).

Uhrmacher: U: Kupferstaub. E: Nagel des rechten Daumens länger als normal, um die Uhren leichter öffnen zu können, dagegen innerer Rand des linken Daumennagels und äußerer des linken Zeigefingers durch die Feile abgenutzt.

Waffenschmiede: U: Schwarze Massen aus Schmieröl, Eisenoxyd und Jagdpulver.

Wäscherinnen: E: Alle Nägel stark abgenutzt, sehr weich, brauchen nicht beschnitten zu werden, vgl. auch K.

Weinbauarbeiter: F: Weinrote Färbung der Nägel in gewissen Jahreszeiten. U: Weinhefe.

Wollzupfer, vgl. K (S. 376).

Zeitungssortierer: K: Die scharfen Zeitungsblätter schneiden die Haut am freien Rande ein und schädigen den Nagel (LEVISEUR).

Ziegelarbeiter: U: Tonstaub und Ziegelmehl.

Zuckerbäcker: U: Zucker. K = Konditorerkrankung.

Fremdkörper unter den Nägeln als Indizien für begangenes Verbrechen.

Eingetrocknetes Blut unter den Nägeln verdächtiger Individuen kann von Bedeutung sein, wenn der Beruf der letzteren eine Beschmutzung der Nägel mit Blut ausschließt.

Teil von Haaren im Nagelraum der Mörder und der Gemordeten kann in vielen Fällen zur Identifizierung des Täters führen.

VILLEBRUNE zitiert einen Fall von Arsenikvergiftung eines Kindes. Es war unmöglich festzustellen, auf welche Weise dem Kinde das Gift beigebracht war. Es ergab sich, daß die eigene, von dem Kind getrennt lebende Mutter Arsenik unter die Fingernägel gebracht und durch Bestreichen des Zahnfleisches des Kindes bei ihren öfter wiederholten Besuchen die Intoxikation veranlaßt hatte.

Im Todeskampfe krallen sich die Nägel in die zunächst erreichbaren Gegenstände. Sand vom Boden, Kalk von den Wänden, Erde vom Acker usw. finden sich dementsprechend im Unternagelraum. Aus den Tatsachen lassen sich wichtige Schlüsse ziehen. So weist z. B. der Befund von Kalk im Unternagelraum eines im Freien ermordet gefundenen Individuum auf den Mord im Zimmer (oder jedenfalls in der Nähe einer Wand) und auf eine mit der Leiche vorgenommenen Ortsveränderung hin.

Wie vorsichtig man aber diese Befunde verwerten muß, zeigt eine Zusammenstellung von BODE.

Er untersuchte den Nagelschmutz von 86 im Beruf tätigen Handwerkern, 6 Kopfarbeitern, 18 nichtberufstätigen Individuen. Er entnahm mit einem stumpfen, knöchernen Nagelreiniger — spitze Instrumente bringen noch überflüssige Unternagelraum-Hornzellen in das Präparat — den Nagelschmutz und untersuchte mit dem Mikroskop. Epidermiszellen finden sich stets; es werden wahrscheinlich bei dem Wachstum und der Regeneration, bei Maceration durch Schweiß und Fettsäure Epithelien des Nagelbesitzers selbst gelöst, so daß man nur bei größeren, aus dem Zusammenhang gelösten Epidermisfetzen auf Kratztätigkeit (an anderen Individuen) schließen darf. Die Erkennung der einzelnen Staub- und Fremdkörperarten, die Unterschiede zwischen Menschen- und Tierhaaren, die chemischen Reaktionen zur Identifizierung sind bei BODE u. a. nachzulesen. Wie zu erwarten, findet sich im Nagelschmutz vielfach das im Beruf verwendete Material; da aber bei verschiedenen Berufsarten z. B. Eisen gebraucht wird, ist der Wert des Befundes zum Nachweis der Berufsart höchst problematisch. Es fand sich 14 mal Eisen (12 mal durch Beruf bedingt),

57 mal verholzte Fasern und Holzschliff (9 mal bei eigentlichen Holzarbeitern, 40 mal Pflanzenfasern und chlorophyllhaltige Membranen (18 mal durch Beruf erklärt), 40 mal Brotkrumenreste und Stärkekörner (4 Bäcker), 5 mal Blut (bei 4 Schlächtern), 2 mal bei Friseuren menschliche Haare, 19 mal mineralische Fragmente (13 mal durch Beruf erklärt).

Sehr vorsichtig ist der Befund von Menschenblut zu beurteilen, das auch vom Kratzen am eigenen Körper herrühren kann.

Die Bedeutung der Querfurchen für die gerichtliche Medizin.

In einem früheren Kapitel (S. 60) ist ausführlich das Material, das bisher über die Querfurchenbildung vorliegt, zusammengestellt. Es hat sich ergeben, daß die infolge der verschiedensten allgemeinen und lokalen trophischen Störungen entstandenen Querfurchen, die BEAUschen Linien, im allgemeinen ein typisches Schicksal haben. In ganz bestimmten Zeitintervallen — pro Tag etwa 0,1 mm — werden sie von dem hinteren Falz nach dem freien Rande fortgeschoben[1]). Befindet sich diese Querfurche in einer bestimmten Breite des Nagels, so können Schlüsse auf die Zeit gezogen werden, die von der Entstehung der Furche bis zum Moment der Beobachtung verflossen ist. Selbstverständlich ist dieser Schluß nur in bestimmten, ziemlich breiten Grenzen richtig. Der Schluß wird durch 2 ganz unkorrigierbare Fehler in seiner Richtigkeit beeinträchtigt: 1. Die individuelle Wachstumsschnelligkeit der Nägel ist verschieden. 2. Die Störungen in der Schnelligkeit des Nagelwachstums und die eventuelle Dauer des Aufhörens des Nagelwachstum infolge jener allgemeinen oder lokalen, eben zur Furchenbildung Veranlassung gebenden Schädigung sind nicht genau zu bezeichnende Größen. Trotzdem hat die Berechnung in den allermeisten Fällen ergeben, daß aus der Stellung der Querfurche auf dem Nagel ein, zwar nicht auf Tage, wohl aber auf Wochen richtiger Schluß auf ihre Entstehungszeit zu ziehen ist.

CONTAGUE erzählt folgenden Fall: Bei einem Einbruchsdiebstahl fanden sich Blutspuren, die darauf schließen ließen, daß der eine der Verbrecher sich bei der Einbruchsarbeit verletzt hatte. Bei einem verdächtigen Individuum sah man auf dem Nagel des rechten Mittelfingers, 8 mm von dem hinteren Falz entfernt, eine mattweiße bis gelblich gefärbte Querfurche, die sich sehr wesentlich von den bekannten Flores unguium unterschied. Der Beschuldigte behauptete, sich eine Verletzung vor 6 Monaten zugezogen zu haben; CONTAGUE glaubte bestimmt ein Trauma, das vor 2 Monaten stattgefunden hatte, annehmen zu können. Das Verbrechen hatte nun in der Tat 63 Tage zuvor stattgefunden. Nach unserem Schema hätten wir mehr, nämlich 80 Tage angenommen, eine Zahl, deren Korrektur auf 63 durch die oben genannten Fehlerquellen wohl als zulässig erschienen wäre.

HOFFMANN führt einen Fall an, in dem die BEAUschen Linien bei völlig verkohltem Gesicht einer zu rekognoszierenden Leiche zur Identifizierung führten.

SCHICK will sogar die physiologische Nagellinie des Säuglings für forensische Zwecke verwerten. Beträgt die Distanz der Nagellinie Millimeter vom hinteren Nagelwall, so ist

Distanz 2 mm das Kind mindest. 7 Wochen alt, wahrscheinl. nicht älter als 12 Wochen
„ 2 „ „ „ „ 8 „ „ „ „ „ „ 12 „
„ 4 „ „ „ „ 8 „ „
„ 5 „ „ „ „ 16 „ „

---

[1]) Es gibt auch auf diesem Gebiet zweifellos eine Idiosynkrasie, die sogar erblich ist. Bei einer in auskömmlichen Verhältnissen lebenden Frau wurden die Nägel bis auf $\frac{1}{4}$ ihrer ursprünglichen Länge abgenutzt, sobald sie einige Tage waschen mußte, z. B. während des Wochenbettes ihrer Tochter. Der freie Nagelrand, der nur etwa 4 mm vom hinteren Nagelfalz entfernt war, war nach oben gerichtet. Der Nagel selbst war außerordentlich weich. Ich fand bei der Tochter dieser Frau dieselben Nagelveränderungen; eine andere Tochter soll auch an denselben leiden.

Verletzungen, die durch die Nägel hervorgerufen werden.

Die Bedeutung der durch die Nägel hervorgerufenen Verletzung am Opfer der Verbrechen und am Verbrecher selbst ist eine sehr große. Krallen sich die Finger des Verbrechers oder die des Opfers des Verbrechers in die Haut des Gegners ein, so entstehen Erosionen, die durch ihre elliptische Form, ihre Größe, ihre Entfernung voneinander als durch die Nägel hervorgerufen charakteristisch sind.

Aus der Form der Eindrücke, aus Fremdkörpern, die evtl. von den Nägeln auf sie übertragen sind, kann man gewisse Rückschlüsse machen. Bewegen sich die in die Haut des Gegners eingekrallten Finger oder bewegt sich der von den Fingern ergriffene Körperteil, so entstehen weit weniger charakteristische größere Erosionen, die jedoch an einem ihrer Enden, evtl. auch an beiden, durch elliptische Nageleindrücke begrenzt sind. Je heftiger die Gewalt, mit der die Nägel in die Haut eingekrallt werden, war, desto stärker sind die begleitenden Ekchymosen. Wenn die Haut sehr schlaff ist, wird gewöhnlich nur die oberflächliche Hornschicht abgestreift; beim Fetus findet man nur eine Abstreifung der Haut, jedoch keine Erosion. In ihrem Bereich ist die Haut auffällig trocken (Abb. 145).

Nach P. DITTRICH rufen die Nägel nicht immer halbmondförmige Male hervor; lange und weiche Nägel können ganz anders geformte Verletzungen bedingen.

Die Nägel allein bewirken keine subcutanen Ekchymosen; sind solche vorhanden, so muß man auf eine gleichzeitige Wirkung des Druckes der Fingerkuppen und der Handflächen schließen.

Diagnostische Irrtümer können vorkommen, wenn andere Fremdkörper Nageleindrücken ähnliche Verletzungen hervorrufen; z. B. Rollen des Gesichtes auf Kieselsteinen, Fall auf Glasscherben usw. HOFFMANN erwähnt einen Fall, in dem bei einem Erhängten durch die Knöpfe des als Strick benutzten zusammengerollten Hemdes Nageleindrücken ähnliche Verletzungen längs der Strangulationsmarke entstanden waren.

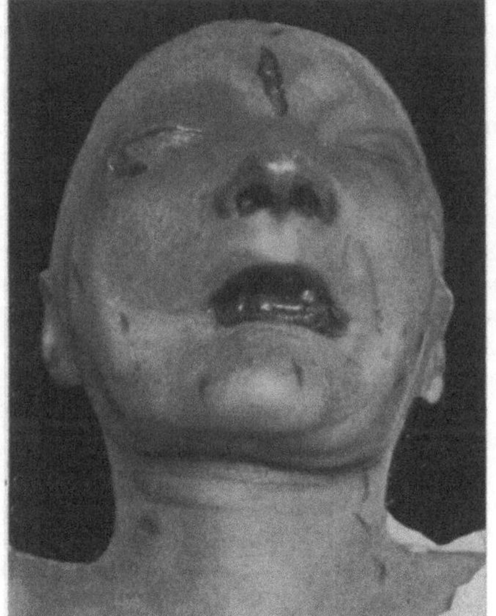

Abb. 145. Nageleindrücke beim Abwürgen einer Frau. (Sammlung des Berliner Instituts für gerichtliche Medizin. Prof. Dr. F. STRASSMANN.)

Hat das Verbrechen an bekleideten oder zwischen bekleideten Individuen stattgefunden, so finden sich die Nageleindrücke naturgemäß an den Händen, am Hals, im Gesicht, d. h. den unbekleideten Teilen.

Bei unbekleideten ist natürlich der ganze Körper Sitz der Verletzungen. Insbesondere sind die Nageleindrücke bei Sittlichkeitsverbrechen von Bedeutung. Bei der Notzucht finden sich die Nageleindrücke vorwiegend an den Genitalien und der Brust des Mannes.

Bei den Erdrosselten kann man aus den Nageleindrücken schließen, ob der Mörder seine Tat mit der rechten, der linken oder mit beiden Händen ausgeführt hat. Linkshändigkeit kann evtl. dabei eine für den Mörder verhängnisvolle Rolle spielen. Die Frage, ob eine Person rechtshändig oder linkshändig gewesen ist, kann von Bedeutung sein sowohl für die Identifizierung bei starker Veränderung des Gesichtes, als auch für die Frage nach der Entstehung von Wunden. Wunden können so verlaufen, daß entweder die eigene linke Hand oder eine andere Person sie gesetzt haben muß. Die Nagelmessung gibt hier wichtige Aufschlüsse. MINAKOW weist mit Recht darauf hin, daß die zu diesem Zweck vorgenommene Messung der Breite und des Umfanges der Hand zu Fehlern führt, da Blutfülle und Leichenimbibition Faktoren sind, die das Resultat der Messung modifizieren. Messungen der Nagelbreiten führen dagegen nach dem auf S. 3 dargestellten Prinzip zu fehlerlosen Ergebnissen.

Hygiene der Nägel.

Die Hygiene der Nägel ist ein Gebiet der praktischen und prophylaktischen Medizin, dessen Bedeutung, man darf sagen, von Jahr zu Jahr mehr gewürdigt wird. Freilich darf man nicht glauben, daß frühere Jahrhunderte ganz achtlos an Beobachtungen, die uns zur Aufstellung hygienischer Forderungen veranlassen, vorübergegangen sind. 1689 machte JOHANNES DOLAEUS bereits auf die Gefahren aufmerksam, die dem menschlichen Organismus aus einer Infektion mit den unter den Nägeln aufgespeicherten Stoffen erwachsen können.

In seiner Encyclopaedia chirurgica erwähnt er, daß LOUIS BOURGEOIS, in dessen Hebammenbuch die weisen Frauen ermahnt: „sie sollen mit Nichten sich unterstehen das Band (Nabelschnur) zu zerreißen, denn die Nägel an den Fingern seien giftig und könnten dem Kind ein fressendes Geschwür als Krebs und anderes verursachen." DOLAEUS verwirft die Anschauung von der Giftigkeit der Nägel [1] und weist als Grund für die Gefährlichkeit des von BOURGEOIS getadelten Vorgehens auf die Infizierung der Nägel durch ihre Berührung mit allerlei giftigen Stoffen hin.

Der Unternagelraum muß als eine Brutstätte für Bakterien angesehen werden.

MITTMANN fand bei 25 Impfungen des Nagelschmutzes 84 Reinkulturen, von denen 78 verschiedene Bakterienarten waren. 35 mal wurden Mikrokokken, 21 mal Diplokokken, 18 mal Stäbchen, 3 mal Sarcine, 1 mal ein Sproßpilz gefunden. Unter diesen Mikroorganismen befinden sich auch pathogene nach WERNICH und PREINDLSBERGER [2], z. B. Staphylococcus pyogenes aureus und Streptococcus pyogenes. BREMER konstatierte in 10, 5 Phthisikern entnommenen, nach KOCH-EHRLICH gefärbten Präparaten von Nagelschmutz typische Tuberkelbacillen, deren Lebensfähigkeit und Virulenz durch Tierversuche bewiesen wurde. PREISISCH und SCHÜTZ fanden im Unternagelraum teils durch Tierimpfung, teils durch Färbung von 66 Proben 14 mal = $21{,}2\%$ Tuberkelbacillen, daneben andere Mikroorganismen. LASSAR wies auf der internationalen Lepra-Konferenz darauf hin, daß die große Häufigkeit des Beginnes des Lupus an der Nase auf die Infektion der letzteren durch die Fingernägel zurückzuführen sei. Höchstwahrscheinlich erklärt sich das von JEANSELME, STRICKER u. a. festgestellte Vorkommen primärer Leprageschwüre in der Nase in ähnlicher Weise.

Seit langer Zeit ist bekannt, daß Syphilis durch die mit infektiösem Material beschmutzten Fingernägel auf andere Individuen übertragen werden kann.

Die atavistische Neigung der Säuglinge zum Lutschen der Finger ermöglicht die Einbringung eines großen Bakterienmaterials in die Mundhöhle. Der Keim zu mancher Form der Hals- und vor allem der Drüsenerkrankung kann so gelegt werden.

---

[1] MEEKREN sagt z. B. noch 1682: Die Nägel werden nie vom Gift frei.
[2] EULENBURG: Realencyklopädie.

Die Bedeutung der Asepsis der Nägel bei der aseptischen Operation ist allgemein bekannt.

Die Arbeiten von FÜRBRINGER, KRÖNIG u. a. haben gezeigt, wie schwer eine völlige Keimfreiheit des Unternagelraumes zu erzielen ist. Die Operation mit Handschuhen war die Folge.

In all diesen Fällen sind die Nägel gewissermaßen die aktiven Infektionsträger. Für eine Reihe von Krankheiten bilden aber auch die Nägel die Eingangspforte für die Infektion. Natürlich ist hier Nagel im anatomischen Sinne und nicht im Sinne von horniger Nagelplatte zu verstehen. Es seien noch einmal die hier in Frage kommenden Affektionen zusammengestellt:

1. Onychia, Onychia maligna, Panaritium.

2. Onychomycosis favosa und trichophytina, Oidiomykosen.

3. Syphilis (Tuberkulose, Lepra ??).

Auf den Infektionsmodus, auf die Arten der Infektion ist in den entsprechenden Abschnitten eingegangen.

Die Pflege der Nägel.

Die Pflege der Nägel ist schon von den Alten hoch gehalten worden. Bei den Griechen wurden diejenigen, die aus Faulheit oder Geiz eine Pflege ihrer Nägel unterließen λειποκόνδυλοι genannt. POLLUX bezeichnet sie als τρυγοβίους (vom Kote oder im Kote lebenden).

Die Römer widmeten der Nagelpflege viel Aufmerksamkeit. Besondere „Tonsores" und „Servae" vertraten die Stelle unserer „Manicure". Die genaue Technik der Nagelpflege ist uns überliefert. Da Handschuhe unbekannt waren, konnten die schön gehaltenen Nägel der Römerinnen von den bewundernden Blicken stets eingesehen werden. OVID: Ars amandi, III, 275: „Mit geringer Bewegung begleite die Schöne die Rede, ist ihr der Finger zu fett, ist ihr der Nagel zu stark." Auch im Mittelalter waren nach PASCHKIS eine ganze Reihe von Mitteln und Vorschriften zur Nagelpflege bekannt. In neuester Zeit scheint, wie die Zunahme der „gewerbsmäßigen Nagelpfleger" beweist, die Kosmetik der Nägel mehr und mehr in Aufnahme zu kommen.

In neuester Zeit ist die Ausübung der Nagelpflege geradezu eine Berufsart geworden. Weibliche Manicures preisen ihre Künste täglich in den Zeitungen an. Beachtung verdient dabei eine Beobachtung ZEISSLERs. Er konstatierte bei einem Architekten einen Schanker an dem Nagelfalz, der auf Infektion durch ein Instrument des Nagelpflegers zurückzuführen war. Der Name des bekannten Chicagoer Syphilidologen spricht dafür, daß jede andere Infektionsmöglichkeit ausgeschlossen ist. Die amerikanischen Dermatologen BRONSON und ALLEN behaupten geradezu, daß die Manicures durch Verletzung der Nägel erst eine ganze Anzahl von Krankheiten hervorrufen. In der Tat kann man sich leicht überzeugen, daß durch Verletzungen beim Zurückschieben des Nageloberhäutchens künstliche Querfurchen entstehen. Diese unterscheiden sich jedoch häufig von den spontan entstandenen durch geringere Tiefe und geringerer Ausdehnung, kommen auch nicht auf allen Nägeln gleichzeitig vor.

Die Nägel sollen wenig gefärbt, schön gekrümmt und nur so lang sein, daß der freie Nagelrand 3—4 mm breit ist und in gleicher Höhe mit der Fingerbeere abschließt. Der freie Rand selbst soll glatt und parabolisch gekrümmt sein. Die Lunula soll, wenn sie vom hinteren Nagelfalz nicht überdeckt ist, gut und unbedeckt vom Nageloberhäutchen hervortreten.

Wirklich gut gepflegte Nägel erfordern einen nicht unbedeutenden Aufwand an Zeit bei allen Menschen, die ihre Hände zur Arbeit gebrauchen. Schön gepflegte, *fehlerlose* Fußnägel gibt es infolge des modernen Schuhzeugs wohl überhaupt nicht. Will man normale Fußnägel sehen, so muß man Säuglinge untersuchen.

Das Beschneiden der Nägel geschieht am besten mit einer nach der Fläche gekrümmten, nicht spitzen Schere. Die Übergangsstelle der Nagelplatte in den Falz ist nicht zu tief abzuschneiden, weil sonst leicht Neigung zum Einwachsen entsteht. Nach PASCHKIS ist es sogar nützlich den Großzehennagel nach vorn etwas konkav zu schneiden.

Zweckmäßig ist es, dem Beschneiden der häufig sehr harten Fußnägel ein erweichendes Seifen- oder Sodabad vorangehen zu lassen.

Dem Beschneiden folgt die Anwendung der Feile. An Stelle derselben kann man auch feines Sand- oder Schmirgelpapier benutzen.

Die Entfernung des unter dem freien Nagelrand angesammelten Schmutzes geschieht am zweckmäßigsten mit einem stumpfspitzigen, elastischen Hölzchen (Enonymus, Pfaffenkäppchenholz); Nagelfeilen aus Stahl oder Elfenbein veranlassen leicht Verletzungen. Ist die Epidermis unter dem freien Nagelrande sehr empfindlich, so kann man über das spitze Instrument ein feines Tuch legen und so den Nagelschmutz entfernen.

Zur Beseitigung des Nageloberhäutchens benutzt man entweder das erwähnte Hölzchen oder die Nägel der anderen Hand. Erleichtert wird das Zurückschieben des Häutchens, wenn die Nägel vorher mit warmem Wasser und Seife gebürstet worden sind.

Bei mangelnder Pflege wächst das Nageloberhäutchen und reißt ein, weil die auf der Nagelplatte aufliegenden Teile eintrocknen und einreißen. Die Einrisse gehen auf die die Nagelwälle bedeckende Epidermis über und veranlassen hier die Neid- oder Nietnägel genannten, oberflächlichen Verletzungen. Gerade die Nietnägel sind häufige Eingangspforten für pathogene Mikroorganismen. Sorgfältiges Abschneiden der sich ablösenden Epidermisfetzen, sorgfältiges Verkleben der kleinen Wunde mit Kollodium oder Pflaster, prophylaktisch gute Nagelpflege sind indiziert. Zweifellos besteht bei einzelnen Menschen eine besondere Disposition zur Bildung der Nietnägel.

Um die Nägel glatt und glänzend zu machen, kann man Citronensaft verwenden, der allerdings bei anhaltendem Gebrauch die die Nägel umgebende Haut austrocknet, runzlig und rissig macht. Zweckmäßiger ist eine Mandelpaste: Rp. Farin. amygdal. decort. 30, Mellis rosat. q. s. ut f. pasta mollis.

Als Poliermittel empfiehlt PASCHKIS Schmirgel, Zinnober und Zinnoxyd, die am besten geschlemmt, erstere beiden als Paste, letzteres als Polierpulver angewendet werden. Zerkratzt das Zinnoxyd die Nägel, so kann man 20 bis 30% Talci veneti zusetzen. Zum Beispiel: Rp.: Lapidis smiridis pulver.; Cinnabor. factit. subl. pulv. ana 10,0, Ol. amygdal. dulc.; Ol. odor. ana q. s. ut f. Pasta mollis. DS. Die Nägel nach dem Waschen vor dem Schlafengehen mit der Paste bedecken, morgens mit einem Rehleder abreiben und mit Mandelpaste abwaschen (PASCHKIS). Oder aber: Rp. Stanni oxydati laevigati 10,0, Essent. lavendul., Carmino tinct. q. s. ad color. S. Nach dem Waschen ist der Nagel mit diesem Pulver mit Hilfe des Fingers oder eines Rehleders oder mit dem Polissor abzureiben. Das letztere ist ein in Holz, Elfenbein oder dergl. gefaßtes ledernes Kissen. Ein feineres Polierwasser: Aq. dest. 60, Spirit. vin. 40, Stanni oxydat. 20, Carmin 1,0.

Ein sehr gutes Poliermittel ist nach LEISTIKOW das Zinnoleatpulver. Zinnoleat entsteht durch Zersetzung einer Zinnchlorid- mit Natronoleatlösung; hierauf Lösung des Niederschlags in Benzin; beim Verdunsten entsteht das reine Zinnoleat von braungrauer Farbe und weicher Salbenkonsistenz.

Gegen spröde, trockene Nägel empfehlen SPIETSCHKA und GRÜNFELD warme Seifenbäder mit nachfolgender Einwicklung der Nägel in folgendes Pflaster: Emplast. hydrargyr. ciner.; Emplast. saponat. ana 20; u. f. Empl. Liquefac. sub leni igni; Extende supra Calicot.

Als Nagelbleichwasser: (Onylophine) Aq. dest. 60, Hydrog. hyperoxydat. 40, oder Aq. dest. 150, Acid. sulf. 10,0, Tinct. Benzoe 5, Acid. nitr. 5,0.

Der Modus der Nagelpflege ist etwa folgender: Alle 14 Tage schneide man die Nägel mit einer gekrümmten Schere, die ebenso leicht mit der rechten wie mit der linken Hand gebraucht werden kann; dann reibe man den Nagelrand mit Nagelpapier zuerst mit der rauheren, dann mit der feineren Fläche ab. Täglich entfernt man das Nageloberhäutchen, reinigt dann die Nägel mit Nagelbleichwasser, trocknet sorgfältig ab, reibt die Nägel mit einer Nagelcreme ein und poliert vermittels des Polierkissens mit einem Nagelpolierpulver. Vor dem Polieren müssen Nägel und Hände völlig trocken sein[1]).

Die moderne Industrie hat dafür gesorgt, daß alle kosmetischen Mittel zur Nagelpflege in größeren Parfümeriegeschäften vorhanden sind. Vor der Empfehlung irgend eines Mittels wird man sich von der Zusammensetzung desselben durch Anfrage bei der Fabrik zu überzeugen haben.

Des historischen Interesses halber sei erwähnt, daß bereits vor 210 Jahren der allgemeinen Diätetik selbst bei Nagelkrankheiten eine gewisse Bedeutung zugeschrieben wurde. DOLAEUS empfiehlt bei Nagelkrankheiten frische Luft, gute, nicht gesalzene und nicht gezuckerte Speisen als Heilmittel. Den Genuß von Kaffee, Wein und Bier erlaubt er, saure Weine und kalte Waschungen der Hände verbietet er dagegen. Wenn man auch mit diesen allgemeinen diätetischen Vorschriften (ganz wie in der modernen Medizin) nicht viel praktisch anfangen kann, so ist dagegen die Empfehlung von Pech (Teer) enthaltenden, aus Harzen (Kautschuk, Guttapercha) bestehenden Pflastern noch heute völlig berechtigt.

Allgemeine Diagnostik.

Ich glaube in der Schilderung der speziellen Nagelerkrankungen und in der Darstellung der Nagelaffektionen bei den Krankheiten der Gesamtorgane den Beweis gegeben zu haben, daß ich es für unwissenschaftlich halte, die Diagnose einer Krankheit aus den Veränderungen der Nägel stellen zu wollen. Die Diagnose darf nie auf *ein* Symptom, sondern muß auf die Ergebnisse der Untersuchung des ganzen kranken Menschen basiert werden. Jeder Versuch einer Onychodiagnostik ist eine unwürdige, unwissenschaftliche Spielerei. Trotzdem ist es vielleicht nicht überflüssig für praktische Zwecke, die Tatsachen aus der Onychopathologie zusammenzustellen, welche eine diagnostische Verwertung im konkreten Fall unter Umständen *erleichtern* können. Nur von diesem Gesichtspunkt aus ist die folgende „allgemeine Diagnostik" aufzufassen. Berücksichtigt ist nur das Typische.

Vergrößerung der Nägel.

Die Nägel zu groß für die Nagelglieder = Megalonychosis.

Die Nägel übernormal groß, entsprechend den übernormal großen Nagelgliedern = Akromegalie, Riesenwuchs.

Die Nägel übernormal groß und dick, dabei in der Wachstumsrichtung verändert = Onychogryphosis.

---

[1]) Eine eingehendere Schilderung der Nagelpflege habe ich in der Kosmetik der Nägel (JOSEPH: Handbuch der Kosmetik 1912, Leipzig bei VEITH) gegeben.

Verkleinerung der Nägel.

Alle Fingernägel normal, aber dünn, noch im Bereich des Nagelbettes aufhörend = Resultat des Nägelknabberns.

Die Nägelplatten klein, dünn, in ihrer Struktur verändert = Onychatrophie.

Onychogryphosis.
Ätiologie.

1. Idiopathische Onychogryphosis (prädisponierend Alter).
2. Onychogryphosis bei Hallux valgus.
3. Onychogryphosis nach Traumen der Finger und Zehen und der Nerven.
4. Onychogryphosis nach entzündlichen Prozessen des Nagelbettes:
     a) Syphilis,
     b) Pocken,
     c) Trichophytie.
5. Onychogryphosis nach Störungen der Blutzirkulation:
     a) Thrombosen,
     b) Aneurysmen.

Gleichmäßige Verdickung und Verhärtung der Nägel.

Pachonychie.

Abplattung der Nägel.

Platonychie.

Aushöhlung der Nägel.

Koilonychie.

Verlust des Nagels ohne Zeichen eines vorangegangenen ulcerösen Prozesses.

Angeborene Anonychie.
Allgemeine Dermatitis (Scarlatina).
Erfrierung.
Idiopathischer Nagelabfall (Onychomadesis).
Diabetes.
Erkrankungen des Zentralnervensystems.

Verlust der Nägel nach voraufgegangenen ulcerösen Prozessen.

Onychia infectiosa.
MORVAN-RAYNAUDsche Krankheit.
Onychia mycotica (Trichophytie).
(Psoriasis ulcerosa HUTCHINSON?)
Syphilis.
Lepra tuberosa et anaesthetica.

Übermäßige Krümmung der Nagelplatte im Längsdurchschnitt.

Hippokratische Krümmung (Tuberkulose, Stauungen).
Onychogryphosis.
Keratosis subungualis.

Übermäßige Krümmung der Nagelplatte im Querdurchmesser.

Narben des Nagelbettes.
Eczema unguium.
Keratosis subungualis.

Querfurchenbildung.

Meist alle Nägel, seltener einzelne Finger, vor allem Daumen befallen.
Typhus abdominalis et exanthematicus.
Gastrische Erkrankungen.
Intoxikationen (Arsen).
Pneumonie.
Erysipel.
Angina.
Parotitis.
Epididymitis.
Scarlatina.
Influenza.
Akuter Gelenkrheumatismus.

Längsfurchen.

Alterserscheinung Geistige Überanstrengung	} Schwach ausgebildet.
Skleronychie	{ Stark ausgeprägt. Nägel hart.
Onychorrhexis (Schizonychie)	{ Stark ausgeprägt. Nägel weich.

Form der Lunula.

Große Lunula	Rasseneigentümlichkeit. Germanen ?
Fehlen oder sehr geringe Ausbildung der Lunula auch am Daumen	Rasseneigentümlichkeit.
Unregelmäßige Lunula	Vorangegangene geheilte Trichophytie? Vorangegangenes geheiltes Ekzem [1]). Vorangegangene Verletzung.

Mangel der Lunula bei zum Teil erhaltenem Nagel.

Subunguales Angiom.
Sklerodermie.
Hautatrophie.

Bildung weißer Flecken im Nagel.

Flecke	Leuconychia punctata.
Striche	Leuconychia striata.
Völlige Weißfärbung . .	Leuconychia totalis.

---

[1]) Bei einem 25jährigen Ingenieur sah ich eine unregelmäßige Lunula des rechten nie erkrankt gewesenen Daumens. Dagegen hatte der Patient am linken Daumen eine Verletzung vor etwa 3 Jahren durchgemacht, die unter Hinterlassung eines ekzematösen Reizzustandes des Daumens geheilt war. In der Mitte des Nagels in einer Ausdehnung von etwa 3 mm wechselten etwa 15 Erhebungen und Vertiefungen (Furchen) miteinander ab.

Färbung des Nagelbettes.
Nägel normal in Gestalt u. Transparenz; Nagelwälle nicht verändert.
Gewerbliche Veränderungen vgl. S. 366.

Weiß	Leuconychia totalis.
	„ striata.
	„ punctata.
	„ partiell auch bei Trichophytie.
Gelb total	Ikterus.
partiell	1. Eiteransammlung,
	2. Favusscutulabildung.
Grün	Starke Eiteransammlung.
Braun (teilweise)	Abstammung von gefärbten Rassen. Nävus.
	Morbus Addisonii (sehr selten); Argyrie.
Braunschwarz	Bei Hg-Kuren und Schwefelbädern.
	Strichweise Färbung: Melanie.
Schwarz [1])	Gangrän infolge *Diabetes*.
	„ „ *Thrombose*.
	Gewerbliche Tätigkeit (salpeters. Quecksilber).
Blau	Stauungen im kl. Kreislauf. Herzkrankh.
	Cholera.
Blau-livide.	Ohnmachten, Kachexie.
Blaurot	Angiome des Nagelbettes.
Blauschwarz	Subunguale Blutungen.
Blauschwarzbraun partiell	
fleckenförmig	Subunguales Angiosarkom.
Rotbraun	Färbung mit Henna bei vielen Völkerstämmen.

Subunguale Exsudation.

Blutig.	Hämorrhagie.
Eitrig	Onychie.
Serös-fibrinös	Eczema acutum.
Hornige Produktion	Eczema chronicum.
	Hyperkeratosis subungualis.
	Onychomycosis trichophytina.
Staubförmig bröcklig	Onychomycosis favosa.

Subunguale Blutungen.
Trauma.

Pemphigus, Purpura, Morbus	
maculosus, Neuritis.	Skorbut, Barlowsche Krankheit.
	Tabes dorsalis. Epilepsie.
	Apoplexie.

Grübchenbildung im Nagel.

Sehr ausgeprägte, wohlcharakterisierte, regel-	
mäßige Gruben	Psoriasis.
Oberflächliche, ungleichmäßige Grübchen . .	Ekzem.
Unregelmäßige Vertiefungen und Abschup-	
pungen	Scabrities unguium syphilitica.

---

[1]) Die Erzählung von Waitz, daß arthritische oder rheumatische Kranke nach längerem Gebrauch von Schwefelbädern ganz schwarz geworden seien, daß die Färbung sich verloren und am längsten an den Nägeln geblieben sei, ohne daß die Kranken jemals vorher metallische Mittel (Hg) angewandt hätten, ist wohl kaum glaubwürdig.

Erkrankungen am freien Nagelrande.

Bildungen verhornter Massen . . . . Trichophytie.
Bildung bröckliger gelber Massen . . . . . Favus.
Bildung von Warzen . . . . Clavus subungualis.
Bildung schuppender Plaques . . . . Psoriasis.

Erkrankungen auf den Nagelwällen.

Kondylome . . . . Syphilis.
Blasenbildung . . . . Pemphigus.
Warzenbildung . . . . Warzenbildung.
Geschwürige Prozesse um die Nagelwälle . . Syphilis ulcerosa.
Starke Schmerzhaftigkeit des gesunden Nagels Onychalgie nervosa.

Starke Schmerzhaftigkeit des erkrankten Nagels (meist der großen Zehe).

Eingewachsene Nägel . . . . Nagelgeschwür.
Subunguale Tumoren . . . . Clavus subungualis (enges Schuhzeug).
Papilloma subunguale.
Exostosis subungualis (Härte bei Sonden-Palpation.)
Kolloidsarkom . . . . Durchschimmern eines bläulichen Fleckes.
Angiosarkom . . . . Durchschimmern eines bräunlichen Fleckes.

Schmerzhaftigkeit als erstes Zeichen der Erkrankung.

Akutes Ekzem.
Röntgen-Dermatitis.
Erythromelalgie.

Schmerzhaftigkeit als einziges Zeichen der Erkrankung.

Onychalgia nervosa.

Gleichzeitig oder schnell aufeinanderfolgende geschwürige Erkrankung mehrerer Nägel.

Syphilis.
(Hutchinsons ulceröse Form der Psoriasis ? ?)
Morvan-Raynaudsche Krankheit.
Syringomyelie.

I. Nachtrag.

Paronychie durch Monilia onychophila (Pollacci und Nannizzi).

Marengo glaubt einen von Pollacci näher bestimmten Sproßpilz als Erreger einer eigenartigen Paronychia ansprechen zu müssen, die er bei einer 30 jährigen Frau nach einem Dornenstich in den Falz beobachtete. Die Affektion ging auch auf mehrere andere Finger über. Die erkrankten Nägel waren glanzlos, das Nagelbett und seine Umgebung entzündlich gerötet; auf Druck entleerte sich aus der Nagelfurche gelbgrüner, zäher Eiter, in dem mikroskopisch hefeartige Pilzelemente von 3—5 μ Durchmesser nachgewiesen wurden. Dieselben Gebilde fanden sich auch innerhalb von Nagelpartikeln nach Aufhellung in 40$^0/_0$iger Kalilauge. In Kulturen aus dem Eiter wuchsen außer Streptokokken auf Sabouraud-Agar cremegelbe, feuchtglänzende Kolonien, die, anfangs nur aus Sproßzellen bestehend, nach 20—25 Tagen septierte Hyphen von 2—3 μ Durch-

messer, häufig mit endständigen Conidienketten, bildeten, was den Pilz als
zur Moniliagruppe gehörig kennzeichnet.

Der Pilz wird vom Serum der Kranken bis zu einer Verdünnung von 1 : 200
agglutiniert, von Kontrollseren nur bis 1 : 25. — Heilung der Affektion erfolgte
nach 1 Monat langer Anwendung einer 4% igen Chrysarobin-Vaseline. (Arch.
di biol. Vol. 3, H. 4, p. 25—37. 1926.)

Literatur.

ABRAHAM: Leuconychia associated with Alopecia areata. The Brit. journ. of dermatol.
1900 March. — ACHARD et RAMON: Troubles trophiques des ongles chez un saturnin. Soc.
franç. de neurol. 1 avril 1909. — ACLAND: Symmetrical trophic lesions of the nails. Lancet.
Vol. 1, p. 652. London 1890. — ADRIAN, C.: Über Neurofibromatose und ihre Komplikationen. Beiträge zur klinischen Chirurgie. Bd. 31, H. 1. — ALBERT: Lehrbuch der Chirurgie.
1890. — ALBERTIN: Note sur le mal des confiseurs. Gazette hebdomadaire. Mars 1889. —
ALDERSON: (a) Onychauxis and thyreoid-therapy. Arch. of dermatol. a. syphilol. Vol. 5. 1922.
(b) Onychauxis and thyreoid-therapy. Arch. of dermatol. a. syphilol. Vol. 5, p. 603. May
1922. — ALDRICH, C. T.: Americ. journ. of the med. sciences. April 1904. — ALEXANDRE:
Sur un cas d'onychogryphosis. Rev. de chirurg. Tom. 27, p. 317. 1903. — ALFÖLDI: Das
Nagelbettödem. Dtsch. med. Wochenschr. 1916. S. 878. — ALIBERT: Monographie des
dermatoses. Paris 1835. — ALLEN: Nagelekzem. Ref. Monatsschr. f. prakt. Dermatol.
1886. S. 414. — ALLEN, C. W.: Favus of the nails. Journ. of cutan. 1902. p. 130. — ALLIOT:
Du sillon des ongles et de sa valeur prognostique. Gaz. des hôp. civ. et milit. 1861. p. 492.
— ALMKQVIST, JOHANN: Über mercurielle Dermatosen. Arch. f. Dermatol. u. Syphilis.
Bd. 141. — ALQUIÉ: Recherches sur la forme des doigts. Bull. méd. du midi 1838. — AMAT:
Traitement de l'ongle incarné. Gaz. méd. 1888. Nr. 50. — DE AMICIS: Scabies norwegica.
Iconographie dermatol. 1902. Tafel I. — v. AMMON: Die angeborenen chirurgischen Krank-
heiten des Menschen. Berlin 1842. — ANCEL: De l'ongle au point de vue anatomique,
physiologique et pathologique. Thèse pour le doctorat. Paris 1868. — ANDERSON, MC CALL:
On the treatment of diseases of the skin. London 1872. — ANNENDALE, THOMAS: The
malformations, diseases and injuries of the fingers and toes and their surgical treatment.
Edinburgh 1865. — ANSIAUX, N.: Clinique chirurgicale. Liège 1816. — APOLANT: Verhornungsprozeß. Arch. f. mikroskop. Anat. Bd. 57. 1901. — DALL AQUA: Osservazione
di un caso di onicoelcosi settica. Giorn. ital. d. malatt. vener. e d. pelle Vol. 23, p. 299—302.
2 pl. Milano 1882. — ARLOING: Poils et ongles, leurs organes producteurs. Thèse d'aggrégation. Paris 1880. — ARNOZAN: (a) Chute spontanée des ongles aux mains et aux pieds.
Pelade de la barbe et des deuxièmes phalanges. Journ. de méd. de Bordeaux. Juillet 1888.
(b) Pelade et chute des ongles. Mem. et Bull. de la soc. de méd. et de chirurg. de Bordeaux.
1889. p. 695. — ARNOZAN et DUBREUILH: De la tricophytie des mains et des ongles. Arch.
clin. de Bordeaux 1889. — ARTOM, MARIO: Nagelerkrankung durch Bact. coli. Arch. ital.
di dermatol. Vol. 1, p. 562. 1926. — ASH: Transact. philosoph. Vol. 15, p. 176. — ASHMEAD:
Antirheumatic treatments of psorias. Journ. of cut. dis. 1905. p. 480. — AUCHÉ: De la
chute spontanée des ongles chez les diabétiques. Journ. de méd. de Bordeaux 1891. —
AUDRY: Lésions des ongles au cours d'une pelade vitiligineuse généralisée. Journ. des maladies cut. 1902. Mars. — AUERBACH: Über Erythromelalgie. Dtsch. Zeitschr. f. Nervenheilk.
Bd. 11, S. 1 und 2. 1897. — BABICEK: Keratoma palmare et plantare. Rev. de méd. Aschèque
1910. — BALL, BEY: Affection singulière des ongles causée par l'action de la lessive de
potaise. Gaz. méd. de Paris 1874. p. 563. — BALLET: Leuconychie généralisée. Bull. de
la soc. franç. de dermatol. 1923. p. 77—78. — BALZER, BOYER et BARCAT: Tuberculom
primitif de la matrice de l'ongle. Bull. de la soc. franç. de dermatol. 1909. p. 8. — BALZER
et SERESTRE: Mycosis fongoide. Alteration des ongles. Bull. de la soc. franç. de dermatol.
Tom. 1909. — BAMBERGER: Ein Fall von Scabies crustosa seu norwegica. Würzburger
med. Zeitschr. 1860. S. 134. — BARBAUX: De l'ongle incarné. Thèse pour le doctorat. Paris
1877. — BARDIGNAC: De l'ongle incarné. Rev. de chirurg. 1895. — BÄRENSPRUNG: Die
Hautkrankheiten. Berlin 1859. — BARETTI: Hereditary occurence of hyper-thyreoidisme
with dystrophie of nails. Arch. of neurol. Dec. 1919. — BARKER: Endocrinologie and Meta-
bolisme. Appleton and Compos. p. 363. New York 1922. — BÄRMANN, S.: (a) Über hyperkeratotische Exantheme bei schwer gonorrhoischer Infektion. Arch. f. Dermatol. u. Syphilis.
Bd. 69. (b) Framboese Veränderungen der Hände und Füße. Arch. f. Schiffs- u. Tropenhyg.
Beih. Nr. 15. 1911. — BARTHOLINUS, TH.: (a) Crisis per ungues. Acta med. 1680. p. 87.
(b) Ungues nigri. Arch. med. Hafniae. 1671 a. 1672. p. 64. (c) Histor. anatomic. rariorum.
Centur III a IV. Hist. Cent. III. Nr. 78, p. 154. (d) Anatomia Lugd. Batav. 1669. p. 377.
— BARRÉ et MASSON: Étude anatomo-clinique de certaines tumeurs sous-unguéeles doulou-
reuses. Bull. de la soc. franç. de dermatol. et de syphiligr. Juillet 1924. — BARRET, ALBERT M.:

Hereditary occurrence of hypothyroidism with dystrophie of the nails and hair. Arch. of neurol. a. psychiatry. Vol. 2. 1919. — BATUT: Syphilis des ongles. Gazette hebdomadaire. 7 et 14 avril 1894. — BAUDE: Les dermatonevroses indicatrices. Thèse de Lille 1889. — BAUER: Heredofamiliäre Leukonychie, multiple Atherombildung. Zeitschr. f. angew. Anat. u. Konstitutionslehre Bd. 5. 1919. — BAUM: Onychomycosis. Arch. f. physiol. Heilk. Bd. 12, S. 193. — BAZIN: (a) Leçons théoretiques et cliniques sur les affections cutanées-artificielles. Paris 1862. (b) Leçons sur les affections cutanées parasitaires rédigées par Pouquet. 2. édit. Paris 1862. — BEATTY, WALLACE: Epidermolysis bullosa. The Brit. journ. of dermatol. Aug. 1897. — BEAU: Certains caractères de séméiotique retrospective, présentés par les ongles. Arch. générales de méd. 1846. p. 447. Gaz. des hôp. civ. et milit. 1860. p. 398 et 434. — BEHREND, G.: Fall von idiopathischer angeborener Hautatrophie. Berlin. klin. Wochenschr. 1886. Nr. 6. (b) Über die unter dem Einfluß der Röntgenstrahlen entstehenden Hautkrankheiten. Berlin. klin. Wochenschr. 1898. — BENEDICT, A. L.: The growth of the finger-nails. Med. News Philad. Vol. 513, p. 531. 1893. — BENEKE: Nagelwachstum. Sitzungsber. d. Marb. med. Ges. Dez. 1880. — BENJAMIN: Nonnulla de morbis unguium. Inaug.-Diss. Berlin 1848. — BÉRARD et LUMIÈRE: Hématome subunguénal chez tetanus. La Presse méd. 1924. Nr. 32. — BERGH: Altération des ongles dans la syphilis. Hospitalstidende. Ref. Ann. de dermatol. et de syphiligr. 1882. — BERGÉ und WEISSENBACH: Kongenitaler Mangel der Fingernägel. Ann. de dermatol. et de syphiligr. Avril 1912. — BERGMANN, C. A.: Die Krankheiten der Haut, Haare und Nägel am menschlichen Körper. Leipzig 1842. — BERING: Bericht über Nagelfälle. Münch. med. Wochenschr. 1903. S. 1777. — BERNARD: Einige Beobachtungen über das Längenwachstum der Nägel. Virchows Arch. f. pathol. Anat. u. Physiol. Bd. 86. 1881. — BERNHARD: Die Krankheiten der peripherischen Nerven. Nothnagels spezielle Pathologie und Therapie. — BÉRILLON: Bitting the nails. Ref. Med. Week 1894. p. 357. Ann. de psychiatrie. Aout 1894. — BERTACCINI: Onicodistrofia in eredoluetica. Pathologica. Vol. 3, p. 1. 1925. — BERTHOLD, A. A.: Beobachtungen über das quantitative Verhältnis der Nägel und Haarbildung beim Menschen. Göttingen 1850. (Verhandl. d. Göttinger gelehrten Ges.) — BESNIER: Observations pour servir à l'histoire du pityriasis rubra pilaire. Ann. de dermatol. et de syphiligr. Paris 1889. — BESSERER, A.: Observationes de unguium anatomia et pathologia. 8. Bonnae 1834. — BETTMANN: Leuconychia totalis. Dermatol. Zeitschr. 1906. H. 7. — BIELSCHOWSKY: (a) Beitrag zur Lehre von den trophischen Veränderungen der Nägel bei multipler Neuritis. Neurol. Zentralbl. Bd. 9, S. 741—744. 1890. (b) Über eine seltene Form von Atrophie der Nägel. Jahresber. d. schles. Ges. f. vaterl. Kultur 1889. Bd. 512, S. 44. Breslau 1890. — BILLETER et MARFURT: De la teneur normale en arsenic dans le corp humain. Helvet. chim. act. Vol. 6, H. 5, p. 780—784. 1924. — BILLINGS: The national medical dictionary. Philadelphia 1890. — BILLROTH: (a) Onychia maligna chronica. Chirurg. Klinik. 1879. S. 427. (b) Onychogryphosis. Arch. f. klin. Chirurg. Bd. 10. — BINAUD: Onyxis unilatéral. Gaz. des hôp. de Toulouse. VIII. 57. Tom. 3. 1875. — BIRGER: Nagelsyphilis. Nord. dermatol. Verein. 2. Kongreß 1913. 5—7. VI. — BLANC, H. W.: A case of skin-shedding. Journ. of cutan and genito-urinary diseases. Jan. 1893. — BLASCHKO, A.: Beiträge zur Anatomie der Oberhaut. Arch. f. Physiol. 1889. Erg.-Bd. 1892. — BLECH: Tractatio de mutationibus unguium morbosis. Berlin 1846. — BLOCH: (a) Nagelerkrankung bei Tabes. Berlin. psychiatr. Ges. 13. Sept. 1898. Neurol. Zentralbl. (b) Bemerkungen on de indgewede Negel. Hospitalstidende. Vol. 3, p. 401. (c) Nagelmykose. Schweiz. med. Wochenschr. 1921. S. 27. — BLOTEVOGEL: Beiträge zur Kenntnis der Ichthyosis hystrix. Dermatol. Wochenschr. Bd. 74, S. 1. — BLUMENBACH: Institutiones physiologicae. p. 511. — BLUMER: Epidermolysis bullosa hereditaria. Arch. f. Dermatol. u. Syphilis. XXIV. — BOAS: Zur Morphologie der Wirbeltierklaue. Morpholog. Zentralbl. 1894. 21. — BOCK: 3000 Fälle von Hautkrankheiten. Berlin 1888. — BODE: Nagelschmutz des Menschen. Inaug.-Diss. Göttingen 1921. — BOECK: Vier Fälle von DARIERscher Krankheit. Arch. f. Dermatol. u. Syphilis 1891. S. 857. — BOEHM: Intoxikation. In ZIEMSSENs Handbuch. — BOGUNOW und TSCHERNOGUBOW: Trichophytie. Monatsschr. f. prakt. Dermatol. 1913. II. — BOINEAU, H.: De la chute des ongles, de la chute des dentes et des douleurs névralgiques dans l'ataxie locomotrice et dans le diabète. Thèse pour le doctorat de Paris 1883. — BOISSON: Sur le diagnostic de l'impaludisme. Gazette hebdomadaire de méd. 1896. Nr. 50. — BONNET: Über Hypotrichosis congenita universalis. Anat. Hefte. 1892. H. 3. — BORWING: Zur Pathologie der vegetativen Funktion der Haut. Dtsch. Zeitschr. f. Nervenheilk. Bd. 76, S. 307. 1923. — BOSELLI: Distrofia aplasica ungueale malarica. Giorn. ital. d. malatt. vener. e d. pelle 1915. III. — BOURGEOIS: Über Onychomycosis saccharomycetica. Dermatol. Zeitschr. 1915. H. 7. — BOX: Onyxis ulcéreux latéral. Thèse de Paris 1878. — BRAULT: Anatomie de l'ongle etc. Ann. de dermatol. et de syphiligr. 1910. — BRAUNS: Zur Kenntnis der Leukonychie. Arch. f. Dermatol. u. Syphilis. Bd. 67, S. 63. — BRAYTON HICKS: Perionychixis due to en Blastomyces. Lancet 19 janv. 1924. — BREITUNG, MAX: Über den eingewachsenen Nagel. Dtsch. Med.-Zeitg. 1885. Nr. 102. — BRENNER: Über Tuberkelbacillen unter den Fingernägeln des Menschen. Inaug.-Diss. Würzburg 1887. — BRESCIANS, G.:

Onicomicosis du microsporon Audouini. Giorn. ital. di dermatol. Vol. 60, p. 1045. 1925. — Broca: (a) Altération de la nutrition des poils et des ongles consécutives à diverses lésions organiques. Gaz. des hôp. civ. et milit. Paris 1874. Nr. 92, p. 330. (b) Sur un cas de panaris analgésique. Ann. de dermatol. et de syphiligr. Paris 1885. 23. VI. 282—286. — Brochard-Rigaud: Considérations sur les onyxis diathésiques et en particulier l'onyxis congénital et héréditaire surtout au point de vue de traitement. Thèse pour le doctorat. Paris 1883. — Brocks: Hypernephrom mit Sklerodactylie. Journ. of cut. dis. 1914. p. 191. — Brocq: Cliniques de dermatologie. Paris 1924. — Browns: Transactions of the society of medecine of London 1870. XVI. p. 409. — Brünauer: Dyskeratosis congenita usw. K. V. Wien. dermatol. Ges. 8. Nov. 1923. Zentralbl. f. Haut- u. Geschlechtskrankh. Bd. 11, Nr. 405 und Dermatol. Zeitschr. Bd. 42, S. 6. — Brünauer, Stefan Rob.: Epidermophytia inguinalis generalisata mit Beteiligung der Nägel. Dermatol. Zeitschr. Bd. 30, S. 148. 1922. — v. Brunn: Die Anatomie der Haut (aus K. v. Bardelebens Handbuch der Anatomie des Menschen). Jena 1897. — Buchala: Über die Mengenverhältnisse des Cystins in den verschiedenen Hornsubstanzen. Zeitschr. f. physikal. Chem. Bd. 52, S. 74—81. — Buchan: Myxödem in Eulenburgs Realenzyklopädie. Das Myxödem. Leipzig 1896. — Bulkley, Duncan: (a) Syphilis in the Innocent. New York 1894. (b) Analysis of one thousand cases of skin-diseases. Louisville 1875. — Buri: Dermatitis nach Röntgenstrahlen. Dermatol. Monatshefte. Mai 1899. — Burrows, Monterose: Significance of the lunula of the nails. Johns Hopkins hosp. reports Vol. 8, p. 357. 1919. — Buschke: (a) Blastomykose. (b) Hyperkeratose bei Infektion der Harnwege. Arch. f. Dermatol. u. Syphilis Bd. 113. — Cachet: Considérations sur l'onyxis. Thèse de Paris 1874. — Cahn: Pityriasis rubra. Inaug.-Diss. Würzburg 1884. — Calmann: Zur Kenntnis der Raynaudschen Krankheit. — Camerarius, Joh. Rudolph: Syllog. memorabilium medicinae et mirabilium naturae arcanorum. Centur. IV. 1624. August. Terebocov. Centur. VI. Kap. 47. — Camilli Baldi Benoni: Philosoph sermonibus collecta. Bononiae 1629. — Campana: Pityriasis versicolor der Nägel. Clin. derm. delle Univ. di Roma 1903. p. 13. — Canstatt, C.: Die Krankheiten des höheren Alters und ihre Heilung. Erlangen 1839. — Carini: Onyxis ulcerosa phagedaenica. Presse méd. 1916. Nr. 4. Dermatol. Wochenschr. Bd. 68, Nr. 853. 1917. — Cassirer: Die vasomotorischen Neurosen. 2. Aufl. Dez. 1913. — Castellani: Frambosia tropica. Journ. of cut. dis. 1908. p. 152. — Casteret: Altérations des ongles d'origine inconnue. Ann. de dermatol. et de syphiligr. 1897. — Castro, Orsini de: Melanonychie. Soc. derm. bella horizont. 22 fevr. 1923. Brasil méd. Tom. 1, Nr. 3, p. 102. 1923. — Caspary: Über Ichthyosis foetalis. Arch. f. Dermatol. u. Syphilis 1886. — Cavagnis: Due casi di onychia maligna curati col iodoformos. Gaz. med. lomb. Milano 1883. V. 5. p. 287—290. — Cazenave und Schedel: Praktische Darstellung der Hautkrankheiten. Weimar 1839. S. 466. — Censi: Onychogryphosis triphophytica. Clin. derm. della R. Univ. de Roma 1898. p. 5. — Chambard: Revue générale de l'anatomie normale et pathologique de la peau. Ann. de dermatol. et de syphiligr. 1880. Avril. — Charles: Considérations sur les ongles. Thèse Nr. 262. 1834. — Chassaignac: Rupture de la matrice de l'ongle par l'ongle; ecchymose sous-ungueale. Gaz. des hôp. civ. et milit. Paris 1854. 3 s. XXVII. 26. — Chaussende, H.: Du mal des confiseurs; onyxis et périonyxis professionels. Lyon 1889. Nr. 476, Cpl. 4, p. 66. — Cheadle: Pemphigus. Journ. of cut. med. Vol. 7, p. 415. 1869. — Chipman, E. Dwight: The clinical diagnose of syphil. California and West. med. Vol. 22, Nr. 7, p. 307—311. 1924. — Chotzen: Nagelpsoriasis. Verhandl. d. Breslauer dermatol. Ges. 1900. Arch. f. Dermatol. u. Syphilis 1900. — Christinson: Case of thrush (Soor) etc. Americ. journ. of dis. of childr. Vol. 29, p. 2. 1925. — Clarke: Beobachtung über Nägelknabbern. New York med. journ. May 17. 1884. — Clauss: Ichthyosis congenita. Inaug.-Diss. Berlin 1897. — Clouston: Familiary disease of nails. Americ. journ. of the med. sciences 1922. p. 2023. — Collas, A.: Note sur la teigne des ongles (Onychomycosis Purser), indépendant de toute autre manifestation de favus. Arch. de méd. navale. Paris 1867. VIII. 453. — Collineau et Thibierge: Dystrophie unguéale généralisée. Ann. de dermatol. et de syphiligr. 1897. p. 1135. — Colombini: Über Atrophia idiopathica cutis. Monatshefte f. prakt. Dermatol. Bd. 28. 1899. — Columbini: Un caso di leuconichia (canities unguium). Rif. méd. Napoli 1894. X. pt. 3. 2—5. — Contague: Des blessures des ongles au point de vues des données chronologiques qu'elle peuvent fournir en médecin legale. Lyon méd. 1881. XXXVII. 381—385. — Mac Comac: Observations sur l'onyxis malin. Brit. med. journ. 1874. p. 675. — Cooper, Astley: Observations of the anatomy and diseases of the nail. London med. and physical journ. 1827. p. 298. — Corper, Cosman Black: Hypertrophie osteoarthropathy in pulmonary tubercul. Americ. review of tubercul. 1921. p. 353—354. — Covisa und Bejarano: Nagelveränderungen durch Berufsschädigung. Actas dermato-sifiliogr. Vol. 15, p. 131—132. 1923. — Craik: Simple treatment of ringworm of the nails. Brit. med. journ. 1920. p. 185. — Crisis: Morbi per ungues. Acta med. et philosoph. Hafn. 1680. p. 87. — Crocker, Radcliffe: A case of dermatitis from Roentgen-rays. Brit. med. journ. Jan. 2. 1897. — Cruveilhier: Traité d'Anatomie descriptive. Paris 1865—1868. — Cummiskey: Americ. journ. of dermatol. and syphilis. Oct. 1872. — Curtis, F.: Sur le développement de l'ongle chez le foetus humain jusqu'à la naissance. Journ. de l'anatomie et physiologie. Paris 1889. XXV. 125—186. 2 plances. — CZERMAK: Beschreibung und mikroskopische Untersuchung zweier ägyptischer Mumien. Sitzungsber. d. K. K. Akad. d. Wiss. Wien 1852. — CZEPA, ALOIS: Experimenteller Beitrag zum Problem der wachstumssteigernden Wirkung der Röntgenstrahlen. Fortschr. a. d. Geb. d. Röntgenstr. Bd. 31, H. 5/6. S. 731—734. 1919. — DALOUS: Paronyxis tuberculeuse d'inoculation. Ann. de dermatol. et de syphiligr. 1902. p. 218. — DALPÉ: Albinismus. Montreal med. journ. June 1907. — DAMÉE, GASTON: De l'ongle incarné. Thèse pour le doctorat de Paris 1881. — DANDOIS: Cas d'hérédo-syphilis revelé dans l'âge adulte par des dystrophies unguéales. Bull. de la soc. de dermatol. de belge 1905. Nr. 4. — DANIELSEN et BOECK: Traité de la Spédalsked. Paris 1848. — DARAIGNEZ, J.: Altération unguéale après la variole. Bull. de soc. anat. Bordeaux 1888. — DARDIGNAC: Réflexions sur l'ongle incarné. Rev. de chirurg. 1896. Nr. 576. — DARIER: Psorospermose. Internat. Atlas seltener Hautkrankheiten. — DARIER et LE SOURD: Pelade décalvante totale avec des lesions des ongles. Soc. de dermatol. 10 Nov. 1898. — DELBANCO and P. UNNA jun.: Pityriasis rubra pil. Arch. f. Dermatol. u. Syphilis. Bd. 135, S. 137. — DEHIO: (a) Über Erythromelalgie. Berlin. klin. Wochenschr. 1896. (b) Septisches maculo-papulöses Erythem im Anschluß an eine follikuläre Angina. Petersb. med. Wochenschr. 1900. Nr. 19. — DEICKE, GEORG: Lepra in KRAUSE-BRUGSCH: Spezielle Pathol. u. Therapie. — DELAMARE: Troubles trophiques des ongles du cours de l'hystérie et de la maladie de Raynaud. Nouvelle Iconographie de la Salpetrière. Nov. 1896. — DELATTRE: Traitement des corps étrangers sous les ongles. Gaz. des hôp. civ. et milit. Nr. 83. — DELBET: Geschwür der großen Zehe mit Vortäuschung eines eingewachsenen Nagels. Indep. belge 1900. Nr. 39. — DELIGNY: L'eczema des ongles. L'union méd. Paris 1887. 3 s. XDIV. 817—823. — DEMITSCH: Pityriasis rubra. St. Petersburger med. Wochenschr. 1885. Nr. 11. — LE DENTU: Dictionnaire de méd. et de chirurgie pratique. Tom. 24, p. 539. Paris 1877. Artikel „Ongles". — DESCHWANDER, JOSEF: Spezielle Form der chronischen Paronychie. Schweiz. med. Wochenschr. 1925. S. 821. — DIDAY: Traitement de l'onyxis ulcéreux par les solutions de nitrate de l'argent. Ann. de dermatol. et de syphiligr. 1872. — DIDSBURY: Behandlung des Nägelknabberns. Lancet 1907. 10. III.—IV. p. 413. — DIETER und CHON SUY SHENG: Zur Physiologie und Morphologie der Capillaren am Nagelwall bei gesunden Personen. Lehrb. f. d. ges. exp. Med. Bd. 28, S. 234. 1922. — DIMITZ, L.: Sekretorische, vasomotorische, trophische Störungen bei transitorischen Läsionen der Extremitätennerven. Wien. klin. Wochenschr. 1916. Nr. 20, S. 942. — DIXEY, F. A.: Preliminary note on the relation of the ungual corium to the periosteum of the ungueal phalanx. Proc. of the roy. soc. of London 1892—93. DII. 392. — DOCTOR: Psorospermosis. Arch. f. Dermatol. u. Syphilis. Bd. 36, H. 3. — DOLAEUS, JOHANEI: Encyclopaedia chirurgica. Frankfurt a. M. 1689. — DOMECQ-TURON: De la chute et de la dystrophie des ongles chez les ataxiques. Thèse pour le doctorat de Bordeaux 1881. Nr. 15. — DONATI, P.: Trois cas nouveaux d'onyxis malin guéris par le nitrate de plomb. Annali universali di medicina. Vol. 232. Giulio 1875. — DORE: Cutaneous affections occurring in the course of GRAVES's disease. The Brit. journ. of dermatol. Oct. 1900. — DOUBLE: Considérations séméiotiques sur les ongles. Journ. de méd. et de chirurg. et de pharm. Paris 1808. XXXIII. 397—418. — DOUMIE: Onyxis syphilitique. Union médicale de Paris. 1858. Nr. 89. — DOUTRELEPONT: Über den Wechsel der tierischen Materie. Reils Arch. f. Physiol. Bd. 4. 1800.— DREUW: Ein neuer Nagelparasit. Monatsh. f. prakt. Dermatol. Bd. 36, Nr. 7. 1903. — DÜBENDORFER, EMMA: Fall von Onychomycosis blastomycetica. Zentralbl. f. Haut- u. Geschlechtskrankh. 1924. Nr. 10, S. 290. — DU-BREUILH: (a) Lichen plan des ongles. Ann. de dermatol. et de syphiligr. Juillet 1901. (b) Carcinome melanique unguéal. Bull. de la soc. franç. de dermatol. 1914. p. 399. (c) Botryomycosis unguéal. Bull. de la soc. franç. de dermatol. 1921. p. 518. (d) Fibromes multiples du lit de l'ongle. Bull. de la soc. franç. de dermatol. 19 avril 1923. — DUBREUILH, W.: (a) Deux cas d'onychomycosis. Bull. de la soc. de méd. et Journ. de méd. de Bordeaux 1890. (b) Onychomycosis. Traitement de l'onychomycose par la pommade au pyrogallol. Journ. de méd. de Bordeaux. Ann. de dermatol. et de syphiligr. 1895. p. 592. (c) Über die Dermatitis herpetiformis. Journ. de méd. de Bordeaux 1888. — DUBREUILH et FRÈCHE: (a) Onychorrhexis. Transact. of the third. Congress of dermatology. London 1898. (b) Sidération on arrêt de croissance brusque des ongles. Ann. de dermatol. et de syphiligr. Mai 1902. (c) Décollement des ongles. Bordeaux 1901. — DU CASTELLE et DRUELLE: Lichen plan des ongles. Ann. de dermatol. et de syphiligr. 1903. p, 580. — DUFOUR, L.: De la vitesse de l'accroissement des ongles. Bull. de la soc. vaudoise des sciences naturelles. Tom. 11. 1872. — DUHRING, A. L.: A case of tinea trichophytina unguium. Med. and surg. reporter. Philadelphia 1878. XXXIX. 89—92. — DULLES, W.: Note on the treatment of onychia. Med. News 1885. XDVI. 320. — DUPUYTREN: Leçons de clinique chirurgicale. Paris 1833. Tom. 4. — DURAND: Décollement des ongles. Mém. et bull. de la soc. de méd. et de chirurg. de Bordeaux 1888—89. 610—613. — DURAND-FARDEL: Traité pratique des maladies des vieillards. Paris 1874. — EBSTEIN, WILH.: Pathologie und Therapie der Lepra. 1901. — EBSTEIN: Angeborene familiäre Erkrankung an den Nägeln. Dermatol. Wochenschr.

1919. Nr. 8. — ECHEVERRA, EMILIO: Ein histologischer Beitrag zur Kenntnis des gesunden und kranken Nagels. Monatsh. f. prakt. Dermatol. Bd. 20, Nr. 2, S. 78—93. — EDWARDS, H. MILM: Leçons sur la Physiologie et l'Anatomie comparée. Paris 1881. — EGER: Über Nagelveränderungen nach akuten Krankheiten. Berlin. klin. Wochenschr. 15. Mai 1905. — EHRMANN: Onychoschisis. Monatsh. f. prakt. Dermatol. 1904. — EICHHORST, H.: Angeborener Nagelmangel. Zentralbl. f. klin. Med. 1893. XIV. S. 289—291. — EINER, SYLVEST.: Leuconychia arteficiale. Hospitalstidende 1917. Nr. 3. — EISENSTAEDT: Thre cases of family dystrophy of the hair and nails. Journ. of the Americ. med. assoc. Vol. 60, p. 27 bis 29. 1913. — ELLENBERGER und SCHEUNERT: Physiologie der Haussäugetiere. — ELSNER, P. W.: Two cases of fungus disease of the nails (Onychomycosis). 1. Tinea favosa unguium. 2. Tinea trichophytina unguium et universalis. Austral. med. journ. Melbourne 1891. n. s. XIII. 479—483. — EMMERT: Zur Operation des eingewachsenen Nagels. Zentralbl. f. Chirurg. 27. Nov. 1884. — ENGELHARDT und BRUCKERTZ: Dermatol. Wochenschr. Bd. 82, S. 153. — EPHRAIMSON: De unguibus humanis. 8. Inaug.-Diss. Berlin 1883. — EELGNER, P. G. B.: Über den im Fleisch eingewachsenen Nagel. Leipzig 1869. — ERB: Akromegalie. Arch. f. klin. Med. 1887. — ERCOLANI: Dell onychomyosis dell uomo et dei solipedi. Journ. de microl. Paris 1880. IV. 131, 187, 337. 1 pl. — ESBACH: Modification de la phalangette dans la sueur, le rachitisme et l'hippocratisme. Thèse de doctorat. Paris 1876. — ESCHERICH: Epidermolysis bullosa. Pediatrics. January 1897. — ESMARCH und KULENKAMPF: Die Elephantiasis. Hamburg 1885. — FABRY: Onychomycosis favosa. Arch. f. Dermatol. u. Syphilis 1890. — FALCONE, T.: Alterazione trofiche e caduta spontanea delle unghie in una donna isterica. Gaz. degli osped. Milano 1887. VIII. 156. — FALKENSTEIN: Anthropologie des Loango-Negers. Zeitschr. f. Ethnol. IX. 187. — FALTA: Späte Eunuchoidismen. Berlin. klin. Wochenschr. 1912. S. 1417. — FASAL: Colorimetrische Methode der quantitativen Tryptophanbestimmung. Bioch. Zentralbl. Bd. 44, S. 392. 1912. — FAYE, M.: Considération sur le ongles suivies d'un nouveau procédé pour la cure de l'ongle incarné. Thèse 1822. Nr. 164. — FEARNSIDES: Abnormität der Fingernägel in Verbindung mit sekundärem Carcinom. Roy. soc. dermatol. Section 2 mars 1912. — FEER: Nagelveränderungen nach Scharlach und Masern. Münch. med. Wochenschr. 1904. — FICK, R.: Über die Maßverhältnisse der Hand. Preuß. Akad. d. Wiss. 26. Juli 1923. — FILHO, MONCORVO: Angioma vesiculor na rain da unha. Brazil-med. XI. 127. Sept. 1921. — FINDEL: In SCHWIENNING: Lehrb. d. Militärhygiene. Bd. 4. Berlin: August Hirschwald 1912. — FINGER und OPPENHEIM: Die Hautatrophien. Wien 1910. — FISCHER: (a) Über Riesenwuchs. Zeitschr. f. Chirurg. (b) Koppelung der Erbfaktoren. Med. Ges. Freiburg i. B. 18. Okt. 1919. — FISCHER, W.: Querfurchenbildung der Nägel. Dermatol. Wochenschr. Bd. 67, S. 995. 1918. — FISCHL: Lupus verrucosus der Nägel. K. V. Wiener dermatol. Ges. 26. Juni 1919. Arch. f. Dermatol. u. Syphilis 133. S. 110. — FLESCH: Syringomyelie mit eigentümlicher Hautveränderung. Kongreß f. inn. Med. 17. Mai 1906. Dtsch. med. Wochenschr. 1906. S. 1973. — FOGGIE: Psoriasis of the nails recurring with pregnancy. Lancet 1901. 17. VIII. p. 461. — FOHN: Ein Fall von abnormer angeborener Nagelbildung. Tagebl. d. Versamml. dtsch. Naturforsch. u. Ärzte. Graz 1875. XDVIII. 225—227. — FOLEY: The morbids changes and surgery of the nails. Boston med. a. surg. journ. 1887. CXVII. 301—303. — FOLLET: Chute des ongles dans la glycosurie. Gaz. hebdomadaire de Paris. 1894. p. 66. — FORTAINE, F. L. DE LA: Chirurg.-med. Abhandlungen verschiedenen Inhalts, Polen betreffend. Breslau 1792. — FOOT: New York Akademy of med. Ref. Dtsch. med. Zeitg. 1899. Nr. 52. — FORBES: Oidium albicans. Roy. soc. of med. sect. of dermatol. June 17. 1909. — FOKDYCE: Diskussion über Nagelerkrankungen. Americ. dermatol. Congr. 1901. Journ. of cut. etc. 1902. Nov. — FÖRSTER: Allgemeine pathologische Anatomie. 1865. S. 144. — FORSTER: Description of a wax model illustrating a case of disease of the finger nails arising from arsenic. Guys Hospital Rep. London 1859. 3 s. v. 160—162. — FORWOOD, M. SHAMP: Onychia. Phil. med. and surg. reporter. XLVIII. 1889. p. 705. — FOURNIER: Études sur la tricophytie des ongles. Journ. des maladies cutanées et syphilitiques. 1889/90. 3—11. (b) Chancre syphilitique de la main et des doigts. La semaine med. 1893. Nr. 13. — FOURNIER, ED.: Pelade héréditaire, onyxis. Soc. de dermatol. 5. Juli 1906. — FOURNIER, H.: Behandlung der chronischen Nagelaffektion mit Kauterisation. Journ. de maladies cut. Janviér 1902. — FOX COLCOT and FRANK BAXALL: On ringworm and inquiry into the plurality of fungi. London 1897. H. U. Lewis. — FOX, HOWARD: Koilonychie. Arch. of dermatol. a. syphilol. Aug. 1920. p. 200. — FOXWELL: Atrophie of the nails. Brit. med. journ. February 16. 1890. Miland med. soc. Vol. 23. 1889. — FRAENTZEL: Akromegalie. Dtsch. med. Wochenschr. 1888. S. 651. — FRANCOIS: Gangrène rapide à la suite d'un panaris superficiel. Arch. méd. belges. Bruxelles 1887. 3 s. XXXI. 77—83. — FRANKENAU, G. F. FRANKUS, DE: Onychologia curiosa sive de unguibus. Jenae 1646. — FRANKL-HOCHWARDT: Erkrankung der weiblichen Geschlechtsorgane in Beziehung zur inneren Medizin. — FRANZ, G. A.: De signis ex unguibus. Inaug.-Diss. Berlin 1840. — FRATINI, F.: La guarigione radicale e senza dolore delle onichia maligna. Riv. ital. di te rapia. Piacenza. 1884. p. 236—240. — FRÈCHE: Trichophytie familiale des ongles. Soc. de méd. de Bordeaux.

Ann. de dermatol. et de syphiligr. 1897. p. 801. (b) Quelques cas de psoriasis unguéale. Ann. de policlinique de Bordeaux. Tom. 5, p. 517. 1897. (c) Coilonychie. Ann. de dermatol. et de syphiligr. 1902. p. 322. — Frei: Soormykose der Nägel bei einer Salvarsandermatitis. Arch. f. Derm. u. Syphil. Bd. 129, S. 402. — Friedmann, M.: Über einige seltene Nagelkrankheiten. Arch. f. Dermatol. u. Syphilis. Bd. 135, S. 159. — Frommann: Ein Fall von Argyrie. Virchows Arch. f. pathol. Anat. u. Physiol. Bd. 17, S. 135. 1859. — Frottier: De l'onyxis septique. Paris 1887. 64 pp. Inaug.-Diss. Nr. 246, 64 pp., 4. — Fuchs: Die krankhaften Veränderungen der Haut. Göttingen 1846. — Fürst, L.: Allgemeiner Fingernagelwechsel bei einem ½ jährigen Kinde. Virchows Arch. f. pathol. Anat. u. Physiol. Bd. 96, S. 355—357. — Galewsky: (a) Pityr. rubra pilar. Verhandl. d. dtsch. dermatol. Ges. Wien 1891. (b) Über berufliche Formalinonychien usw. Münch. med. Wochenschrift 1905. S. 164. — Gassmann: Ichthyosis 1904. — Gaston et Loiselet: Présencc de levures dans un cas d'onychomycos. Bull. de la soc. franç. de dermatol. 1909. p. 139. — Gaucher: Onychose atrophique exfoliante hérédo-syphilitique. Ann. des maladies vénér. 1907. Nr. 605, p. 2. — Gaucher et Druelle: Lichen des ongles. Ann. de dermatol. et de syphiligr. 1904. p. 78. — Gaucher et Louste: Troubles trophiques des ongles. Asphyxie totale. Bull. de la soc. franç. de dermatol. 1908. p. 109. — Gautier et Bertrand: Cpt. rend. de l'acad. de méd. de Paris. Tom. 134, p. 129—131. — Gay: Treatment of ingrown toe-nails. Boston med. a. surg. journ. 1879. — Gegenbauer: (a) Zur Morphologie des Nagels. Morphol. Jahrb. Bd. 10, S. 465—479. Leipzig 1884—85. (b) Lehrbuch der Anatomie. — Geist, L.: Klinik der Greisenkrankheiten. Erlangen 1860. — Gerhardt, C.: Die Hand des Kranken. Volkmanns Samml. klin. Vortr. N. F. Chirurgie 1897—1900. Nr. 68. — Ginglinger, J.: Abnorme Lokalisation der Ichthyosis. Inaug.-Diss. Straßburg 1897. — Giovanni, S.: Un caso di canizie ungueale. Rif. med. Vol. 7, pl. 2, p. 865—867. Napoli 1891. — Given, J. C. U.: Clinical and microscopical varieties of ringworm. The Brit. journ. of dermatol. Sept. 1899. — Glibert: Contribution à l'étude d'une maladie des ongles des ouvriers écharneurs de peaux. Acad. roy. de méd. de belgique. 28 juin 1902. — Goldscheider: Acromegalia. Arch. f. Physiol. 1889. Physiol. Abt. — Görl und Voigt: Münch. med. Wochenschr. 1924. S. 457. — Gosselin: Clinique chirurgicale de la charité. T. 1, p. 113. 1879. — Gottheil: Onychomycosis favosa. Journ. of cut. dis. 1909. p. 226. — Gotthilf: Nägel der Färber. Münch. med. Wochenschr. 1907. Nr. 36. — Gougerot et Monod: Oedeme neuro-arthritique. Ongles en accordéon. Bull. de la soc. franç. de dermatol. 1914. p. 324. — Graf: Syringomyelie. Beitr. z. Chirurg. Bd. 10. 1893. — Grub: Scabies norwegica. Wien. klin. Wochenschr. Bd. 37, S. 504—505. 1924. — Gruber: Semiotice physiologicam et pathologicam generalem complexa. Halae 1775. p. 621. — Grünfeld: Ein Fall von Epidermolysis bullosa hereditaria. Arch. f. Dermatol. u. Syphilis. Bd. 43. 1898. — Gudden, Hans: Über Alkoholneuritis. Arch. f. Psychiatrie. 1896. — Gudzent: Über gichtische Nagelerkrankung. Charité-Annalen. — Guélin: De la keratodermie palmaire et plantaire symétrique congenitale. Thèse de Bordeaux 1901. — Guenther: Nouveau signe de la consolidation des os dans les fractures des membres. Gaz. des hôp. civ. et milit. 1842. — Guggenheim, R.: Über Onychomycosis oidiomycetica. Arch. f. Dermatol. u. Syphilis. Bd. 142, H. 2. — Guldberg, G. A.: Über die Nagelmatrix und die Verhornung des Nagels. Monatsh. f. prakt. Dermatol. Bd. 4, S. 7—16. 1885. — Gumpertz, K.: Über Veränderungen der peripherischen Nerven bei Tabes und einigen anderen Nervenkrankheiten. Zeitschr. f. klin. Med. 1897. — Günther, Hans: Bedeutung der Hämatoporphyrine in Physiologie und Pathologie. Ergebn. d. allg. Pathol. u. pathol. Anat. Bd. 20 I, Nr. 36, S. 755. 1922. — Güterbock: Über lupöse Verkrümmung der Finger. Virchows Arch. f. pathol. Anat. u. Physiol. Bd. 99, S. 218—226, 1 pl. 1883. — Haake, Wilh.: Lange Haare und Krallen als Erzeugnisse der Rückbildung durch Nichtgebrauch. Biol. Zentralbl. 1895. S. 238. — Habs, R.: Vier Fälle von Makrodaktylie, gepaart mit Syndaktylie. Dtsch. Zeitschr. f. Chirurg. Bd. 37, S. 511—522. Leipzig 1893. — Hackenbroch: Über obliterierte Wachstumsstörung und Chondromatose des Skelets. Fortschr. a. d. Geb. d. Röntgenstr. 1922/23. S. 432. — v. Hacker: Nagelimitation bei Fingerplastik. Zentralbl. f. Chirurg. 1919. S. 21. — Haden, L. Russel and William H. Jordan: Multiple onychia as a manifestation of focal infection. Arch. of dermatol. a. syphilol. July 1923. — Hadden: Akromegalie. Brit. med. journ. 21. IV. 1888. — Hallé et Dawort: Psoriasis des ongles chez un enfant. Bull. de la soc. de pédiatr. de Paris Tom. 22, Nr. 4/5, p. 179—182. 1924. — Haller. Ed.: Praelectiones academicae. Vol. 3, p. 714. Göttingen 1741. — Hallopeau, H.: Sur une corne unguéale. Ann. de dermatol. et de syphiligr. Tom. 4, 3. s., p. 750. Paris 1893. — Hamilton: (a) Syphilitic ulcers of the fingers and toes. Dubl. Hospital gaz. 1858. p. 358. (b) Case of myxoedem. Med. News 1882. p. 694. — Hammersten: Lehrbuch der physiologischen Chemie. Wiesbaden 1891. — Hamy: Sur les ongles chinois, anamites, et siamois. Bull. de la soc. d'anthropol. de Paris. Tom. 11, 2. s., p. 80—85. 1876. — Hansemann: Akromegalie. Berlin. klin. Wochenschr. 1897. Nr. 20. — Hare: Psoriasis of the matrices of the nails. Lancet. Vol. 1, p. 119. London 1838. — de la Harpe: Note sur l'eczéma des ongles. Rev. méd. de la Suisse romande e Genève. Tom. 9, 1 pl., p. 78—82.

1889. — Hartert: Über Xanthosarkom. Bruns' Beitr. z. klin. Chirurg. Bd. 84, H. 3. — Hartigan: Atrophie of the nails following measles. Brit. journ. of dermatol. 1905. p. 147. — Hartzell: Decase of the nails accomp. by arthritis of different joints of fingers and toes. Univ. of Pennsylvania med. Bulletin. Vol. 13, p. 260. Oct. 1904. — Hase, J. G.: Experimenta anatomica ad nutritionem unguium declarandam capta commemorata. Lipsiae 1774. — Haslund: Über Dermatitis herpetiformis Duhring. Arch. f. Dermatol. u. Syphilis. Bd. 39, S. 457. — Hauff: Caconychia syphilitica. Med. Konversationsbl. Hildburghausen 1832. Nr. 38. — Haza: De la dystropie unguéale des ongles dans l'aliénation mentale et particulièrement dans la paralysie générale progressive. Thèse de Bordeaux 1884. Nr. 35. — Hebra: Hautkrankheiten. Handbuch der Pathologie von Virchow. 1860. — Hebra, H.: Beitrag zur Anatomie des Nagels. Med. Jahrbuch. Wien 1880. pl. 1, S. 59—66. — Hebra, H. v.: Über Hyperkeratosis subungualis. Monatsh. f. Dermatol. 1887. — Heidingsfeld: Leucopathia unguium. — Heller, J.: (a) Über eine seltene Deformität der Nägel (Koilonychie). Dermatol. Zeitschr. 1898. (b) Beiträge zur Dactylitis syphilitica. Dermatol. Zeitschr. 1897. (c) Beiträge zur Histopathologie der Nägel. Dermatol. Zeitschr. 1898. (d) Halbseitige Teleangiektasie mit Angioelephantiasis. Verhandl. d. Berlin. med. Ges. 1898. Berlin. klin. Wochenschr. (e) Onycholysis. Dermatol. Zeitschr. Bd. 8, H. 3. (f) Nägel bei Krankheiten des Gesamtorganismus. Wien. klin. Wochenschr. 1903. Nr. 28. (g) Lupus erythematodes der Nägel. Dermatol. Zeitschr. Bd. 12, H. 9. (h) Striae long. med. ung. Dermatol. Zeitschr. Bd. 16, H. 1. (i) Nagelkrankheit. Mračeks Handb. Bd. 4. (k) Kosmetik der Nägel in Josephs Handbuch der Kosmetik. (l) Onychogryphosis Nachkrankheit des Herpes zoster. Dermatol. Zeitschr. 1915. (m) Kongenitale Nagelsyphilis. Dermatol. Zeitschr. Bd. 31. (n) Berufsschädigung der Nägel und Schädigung der Hand durch Gewerbe und Beruf (Ullmann-Rille-Oppenheim). — Heller, Karl: Zur Kenntnis der Fibrome und Sarkome der Hand und der Finger. Inaug.-Diss. Leipzig 1912. — Hempel, C. et J. Spiesmacher: Ex ungue hominem. Lipsiae 1865. — Henle, J.: Das Wachstum des menschlichen Nagels und des Pferdehufs. Göttingen 1889. Abhandl. d. kgl. Ges. d. Wiss. zu Göttingen. — Henning, E.: Eine Krise durchs Abfallen der Nägel. Journ. d. prakt. Arzneikunde u. Wundarzneikunde. Bd. 16, 1 St., S. 150—160. Berlin 1803. — Hermanides: Les affections parasyphilitiques. Haarlem. Paris 1903. — Hertwig, O.: Entwicklungsgeschichte. 1893. — Hertzler, Arthur E.: Melanoblastoma of the nail-bed. Arch. of dermatol. a. syphilol. Dec. 1922. — Herz, Max: Zur Messung des Nagelpulses. Onychographie. Wien. med. Presse. 1896. Nr. 12. — Herzfeld, E.: Über Epidermolysis bullosa. Berlin. klin. Wochenschrift. 1893. Nr. 42. — Heubach: Über Hallux valgus. Dtsch. Zeitschr. f. Chirurg. Bd. 46. — Heubner, O.: Syphilis im Kindesalter. Gerhardts Handb. Tübingen 1896. — Heusler: Vom abendländischen Aussatz. Hamburg 1790. — Heuss: Abnorme Fälle von Alopecia. Monatsh. f. prakt. Dermatol. Bd. 32, S. 632. 1896. — Heuss, E.: Ein ungewöhnlicher Fall von Ichthyosis. Verhandl. d. 6. dermatol. Kongr. Straßburg 1898. — Heynold: Beiträge zur Histologie und Genese der Nägel. Virchows Arch. f. pathol. Anat. u. Physiol. Bd. 65, S. 270. 1875. — Hilbert, A.: Ein Fall von spontanem wiederholten Nagelwechsel. Memorabilien. Heilbronn 1884. Neue Folge. Bd. 4, S. 462—464. — Hildebrandt: (a) Über den eingewachsenen Nagel. Dtsch. med. Wochenschr. 1884. Nr. 6. (b) Bericht über die chirurgische Poliklinik. 1895. Charité-Annalen. — Hillairet et Gaucher: Maladies de la peau. Tom. 1. 1889. — Hilton-Fagge: Case of ringworm of the nails. Transact. of pathol. soc. of London 1870. — Hirschberg: Onychatrophie nach Verletzung des N. peroneus superf. Krankenvorstellung. Verein f. inn. Med. 1899. 29. Mai. — Hirschfeld, Hans: Nagelerkrankung nach gewerblicher Quecksilbervergiftung. Berlin. klin. Wochenschr. 1901. S. 489. — Hodges: Ringworm of the nails. Arch. of dermatol. a. syphilol. July 1921. — Hoffa, A.: Lehrbuch der Frakturen und Luxationen. Würzburg 1888. — Hoffmann: (a) Lehrbuch der gerichtlichen Medizin. Wien 1898. (b) Dermatologische Mitteilungen. Münch. med. Wochenschr. 1895. Nr. 3—4. — Hoffmann, H.: Prüfung von Dermatosen auf endokrine Störungen. Klin. Wochenschr. 1925. — Hoffmann, J.: Zur Lehre von der Tetanie. Dtsch. Arch. f. klin. Med. Bd. 43. — Hofmann, R.: Dystrophie der Nägel bei Struma. Arch. f. Dermatol. u. Syphilis. Bd. 3, H. 3. — Holländer: Onychauxis due to the hypopituitarisme. Arch. of dermatol. a. syphilol. July 1920. — Holschewsky: Syringomyelie und Akromegalie. Virchows Arch. f. pathol. Anat. u. Physiol. Bd. 119. — Holschewsky: Akromegalie. Virchows Arch. f. pathol. Anat. u. Physiol. Bd. 119. — Horand: (a) Trichophytie des ongles. Lyon méd. Tom. 9, p. 468—470. 1872. (b) Abondance extrême de tréponème pallida dans l'onyxie syphilitique. Belgique méd. Gard-Harless 1906. Nr. 13, p. 75. — Hornkohl: Über Lichen ruber. Inaug.-Diss. Berlin 1883. — Howe: Koilonychia. Journ. of cut. dis. 1903. p. 432. — Hufeland, C. W.: Journ. d. prakt. Heilk. Berlin 1803. Bd. 16, H. 2, S. 22. Weiteres über Erfahrungen in Bädern mit besonderer Rücksicht auf Nenndorf. — Huma, Henny, Prudden and Mitchell: Myxödem. Americ. journ. of the med. sciences. Vol. 96, p. 1. 1888. — Hunter, Charles: Treatment of ingrown toe-nail. Med. times. 1879. 1. II. — Hutchinson: (a) Effects of nerve section on nutrition an a animal heat. Med. times and Gazette. London 1863. p. 328. (b) On the nails and the diseases, to which they are liable. Med. times and Gazette. Vol. 1, p. 426. 1878. (c) Onychia maligna usually a syphilitic disease. Med. times and Gazette. Vol. 14, p. 62. 1858. (d) Cases of illustrating diseases of the nails. Arch. of surg. Vol. 2, p. 237—253. London 1890—1891. (e) Chronic inflammatory disease of many finger - nails, beginning in early childhood and continuing for ten years; history of syphilis in the father but no signs whatever of it in the child. Brit. med. journ. Vol. 1, p. 984. London 1887. (f) Diseases of the nails with special references to their significatisme as symptoms. The Brit. journ. of dermatol. 1899. — Hüttenbrenner: Lehrbuch der Kinderheilkunde. Wien 1876. — Hyde: (a) The eggshell nail. Journ. cut. dis. in syphil. Vol. 24, p. 145. 1906. (b) Diskussion über die Erkrankungen der Nägel. Americ. dermatol. assoc. Journ. of cut. and genito-urin. dis. Nov. 1901. — Imfrey: An Handbook of leprosy. 1896. — Jackson, George T.: Some cases of diseased nails. Journ. of cut. dis. 1905. p. 153. (Unwesentlich, gute Abbildungen.) — Jacob, Paul: Anonychie. Krankenvorstellung. Verein f. inn. Med. Dtsch. med. Wochenschr. 1896. S. 217. — Jacobi, F.: Zur Kasuistik der Ichthyosis palmaris. Inaug.-Diss. Erlangen 1896. — Jadassohn: (a) Über Pityriasis rubra. Arch. f. Dermatol. u. Syphilis. 1891 u. 1892. (b)'Psoriasis. Berlin. Klinik. 1898. — Jadassohn and Lewandowsky: Pachonychia congenita. Iconograph. dermatol. Vol. 1. — Jahn, Ulrich: Über den Zauber mit Menschenblut und anderen Teilen des menschlichen Körpers. Zeitschr. f. Ethnol. Bd. 20, S. 132. — Jaksch, v.: Eigenartige Exantheme und Nagelveränderungen bei Typhus. Zeitschr. f. Heilk. 1905. S. 297. — James, D.: Case of onychomycosis. Med. press and circular. London 1893 u. s. Vol. 505, p. 91. — Janes, J. B.: Remarcable malformation af finger nails. Illustr. med. news. Vol. 4, p. 124. London 1889. — Jamiesson, Allan: Congenital malformation of nails. Transact. of the med.-chirurg. soc. of Edinburgh 1892—93. — Jardon: Considérations sur les ongles. Thèse. 1836. Nr. 102. — Jaubert: Onychie par bact. coli. Bull. de la soc. franç. de dermatol. 10 janv. 1924. — Jaubert et Goy: Affection à levures etc., Cpt. rend. des séances de la soc. de biol. Tom. 89. Nr. 25, p. 400—401. 1923. — Jeanselme, E.: Troubles trophiques dans la blennorrhagie. Ann. de dermatol. et de syphiligr. 1895. p. 525. — Jessner und Kleiner: Sproßpilze an normalen Nägeln. Arch. f. Dermatol. u. Syphilis. Bd. 149, H. 2. 1925. — Joffroy: Tabetische Nagelveränderungen. Arch. de physiol. 1 janv. 1882. L'union med. 1882. p. 210. — Jones, Frederic Word: Of the causation of certain hair tract. Journ. of anat. Vol. 59, Nr. 1. 1924. — Jones, B. T. Barford: Melanoma of the nail-bed. Ann. of surg. Vol. 80, Nr. 6, p. 839—47. 1924. — Jordan: (a) Pityr. rubra pilar. Monatsh. f. prakt. Dermatol. Bd. 1, S. 206. 1897. (b) Kantenbildung der Nägel. Dermatol. Zeitschr. 1908. S. 47. (c) Querfurchenbildung der Nägel nach Arthritis gonorrhoica. Dermatol. Zeitschr. 1908. S. 378. Onychogryphosis nach Apoplexis. Zeitschr. f. Hautkrankh. Bd. 113. Mai 1907. — Joseph: Über Nagelerkrankungen. Berlin. Klinik. Nov. 1902. Nr. 173. — Joseph, M.: (a) Beiträge zur'Lehre von der extragenitalen Infektion. Festschrift für G. Lewin. Berlin 1895. (b) Epidermolysis bullosa. Monatsh. f. prakt. Dermatol. Nr. 2. (c) Leuconychia. Stereoskop. med. Atlas. Bd. 199. (d) Leuconychia totalis. Dermatol. Zeitschr. 1898. Verhandl. d. Berlin. dermatol. Ges. — Jullien, L.: Maladies vénériennes. 2. éd. Paris 1886. — Jung: Schamanismus der Australier. Zeitschr. f. Ethnol. Bd. 9, S. 19. — Kannegiesser: Singularis effectus et notabile e terrore damnum. Acta physio-medica. Bd. 7, Ob. 43. Nürrenberg 1749. — Kappis, Max: Die Chirurgie des Sympathicus. Ergebn. d. inn. Med. u. Kinderheilk. Bd. 25. 1924. — Kast und Recklinghausen: Über multiple Enchondrome. Virchows Arch. f. pathol. Anat. u. Physiol. Bd. 118. — Keither: Vikariierende Menstruation. Wien. klin. Wochenschr. 1918. Nr. 15—18. — Keyes: Megalonychosis. Med. record. 1898. p. 587. — King: Ingrowing nails. Phil. med. a. surg. Reporter. Dec. 27. 1884. — Kingery-Thienes: Mycotic paronychie and dermatits. Arch. of dermatol. a. syphilol. 1925. p. 186. — Kleinhaus, A.: Haut, Haare und Nägel. Ihre Pflege und Erhaltung usw. Leipzig 1871. — Klemm: Über Arthritis deformans bei Tabes und Syringomyelie. Zeitschr. f. Chirurg. Bd. 39. — Klingmüller: Lichen ruber verrucosus vegetans. Arch. f. Dermatol. u. Syphilis. Bd. 113. — Klinische Jahrbücher: Frequenz der Nagelkrankheiten. — Klippel, G.: Incarnatio unguis. Inaug.-Diss. Würzburg. — Klotz, H. G.: Lésions trophonévrotiques des ongles. Ann. de dermatol. et de syphiligr. 1897. Nr. 1191. — Klotz: Disease of the nails. Journ. of cut. and genit.-urin. dis. N.W. Vol. 6, p. 311. 1888. — Kobert: Über Argyrie in Vergleich mit Siderose. Arch. f. Dermatol. u. Syphilis. Bd. 25, S. 773. 1873. — Köbner: (a) Onychomycosis tonsurans (Herpes tonsurans). Virchows Arch. f. pathol. Anat. u. Physiol. Bd. 22, S. 911—915. 1861. (b) Epidermolysis bullosa. Dtsch. med. Wochenschr. 1886. Nr. 20. — Kogoj: Sibersalvarsanmelanose. Acta dermato-venerol. Vol. 4, Nr. 1. — Köhler: Onychogryphosis symmetrica congenita et hereditaria. Münch. med. Wochenschr. 1909. S. 661. — Kohn, E.: Beiträge zur Pathologie und Therapie der Nagelerkrankungen Syphilitischer. Wien. med. Presse. 1870. Nr. 24, 27, 28. — Kolaczek: Über Angiosarkom. Dtsch. Zeitschr. f. Chirurg. Bd. 9. — v. Kölliker, A.: Über die Entwicklung der Nägel. Sitzungsber. d. phys.-med. Ges. zu Würzburg. 1888. S. 53—61. Zeitschr. f. wiss. Zoologie 1888. — König: Lehrbuch der Chirurgie. — König, F.: Über multiple Angiosarkome. Arch. f. Chirurg. 1899. — Körbl:

Manicurinfektion. Wien. klin. Wochenschr. 1920. Nr. 6, S. 127. — KRAFFT, G. W.: De vegetatione plantarum experimenta et consectaria. Novi commentarii. Academiae scient. impr. Petropolit. ad annum 1749. Petropolit. 1751. — KRASKE: Über subunguale Geschwülste. Münch. med. Wochenschr. Bd. 2, S. 1063. 1887. — KRAUSE, W.: Favus der Nägel. Göttinger Nachrichten. 1865. S. 298. — KREIDL, ALOIS: Beobachtungen über das Verhalten der Hautgefäße auf thermische Reize mit Hilfe des Onychographen. Wien. klin. Rundschau. 1903. S. 7. — KREN: Defekt fast sämtlicher Nagelplatten. Wien. klin. Wochenschr. 1919. Nr. 44, S. 1081. — KRONER: Demonstration eines Falles von urämischer lokaler Asphyxie. Dtsch. Med.-Zeitg. 1899. S. 967. Verein f. inn. Med. 16. Okt. 1899. — KRÖNIG: Beitrag zur Kenntnis der DARIERSchen Dermatose. Monatsh. f. prakt. Dermatol. Bd. 15, S. 848. 1892. — KUMER, LEO: (a) K. V. Dermatol. Wochenschr. Bd. 70, S. 104. Wien. dermatol. Ges. (b) Über eine Form der chronischen Paronychie. Grenzgeb. d. Med. u. Chirurg. 1921. H. 1—2. — KUSSMAUL, A.: Untersuchungen über den konstitutionellen Mercurialismus. Würzburg 1861. — KUTHE: Über Pemphigus chronicus. Inaug.-Diss. Greifswald 1891. — KÜTTNER, H.: Über den Lupus der Finger und Zehen. Beitrag zur klinischen Chirurgie. Bd. 18. 1897. — LACHER: Trommelschlegelfinger nach Emphysem. Münch. med. Wochenschr. 1901. Nr. 14. — LAESE: Ein Beitrag zur Ätiologie und Symptomatologie der Syringomyelie. Dtsch. med. Wochenschrift. 1898. Nr. 18. — LAJARD: Trophische Störungen der Nägel, Haare und Zähne bei den Kretins. Pariser Ges. f. Biol. 15. Oktober 1892. Ref. Monatsh. f. Dermatol. Bd. 16, S. 341. 1893. — LALLUYAUX D'ORMAY: Explosion du croisier Roland. Gaz. méd. de Paris. 1859. p. 26. — LANCERAUX: Ann. de thérapeut. méd.-chirurg. Février 1890. — LANG: Ichthyosis congenita. Straßburger Naturf.-Versamml. Sekt. f. Dermatol. — LANGECKER, HEDWIG: Vergl. Untersuchungen über die chemische Zusammensetzung von menschlichen Nägeln. Hoppe-Seylers Zeitschr. f. physiol. Chem. Bd. 115. 1921. — LANGDON DOWN: Case of markings of the nails after illness. Transact. of the pathol. soc. of London. Vol. 21, p. 409. 1870. — LAU: Zur symptomatischen Behandlung der Psoriasis. St. Petersburger med. Wochenschr. 1899. Nr. 34. — LAUTH: Sur la disposition des ongles. Mém. de la soc. d'histoire naturelle de Straßbourg. 1830. — LAWRENCE, HERMANN: Leucopathia. The Australian med. journ. Oct. 15. 1893. — LAYET: Hygiène des professions et des industries. Paris 1875. — LEBERT, H.: Über Keratosen. Breslau 1864. — LEBOUCQ, H.: Über Nagelrudimente an der fetalen Flosse der Cetaceen und Sirenier. Anat. Anzeiger. Bd. 4, S. 190 bis 192. Jena 1889. — LEBOUC, L.: Etude clinique et anatomique sur quelques cas de tumeurs sous-unguéales. Thèse de Paris. 1889. — LEDERER: De unguibus humanis. Inaug.-Diss. Berlin 1834. — LEDERMANN und RATKOWSKI: (a) Dermatitis herpetiformis. Arch. f. Dermatologie u. Syphilis. (b) Die mikroskopische Technik im Dienste der Dermatologie. Wien und Leipzig: Braumüller 1894. — LEFEBRE: Cure radicale de l'ongle incarné. Gaz. des hôp. civ. et milit. 26 mars 1925. — LEIBKIND: Trophische Störung der Nägel mit Braunfärbung. K.-V. Dresdener dermatol. Ges. 1. Okt. 1924. Zentralbl. f. Haut- u. Geschlechtskrankh. Bd. 16, S. 21. 1925. — LEICHTENSTERN: Myxödem. Dtsch. med. Wochenschr. 1893. Nr. 49 bis 50. — LEISTIKOW: Die Therapie der Hautkrankheiten. Hamburg 1898. — LELOIR: Affections cutanées d'origine nerveuses. 1882. — LÉLUT: Etudes anatomiques et pathologiques sur l'onglade. Répertoire gén. d'anat. et de phys. pathol. Tom. 4, p. 25. Paris 1829. — LEMPERT, LEONARD: Über subunguale Angiosarkome. Inaug.-Diss. Berlin, 2. Mai 1905. — LEOPOLD: Günstige Zeichen bei Lungenschwindsucht. Caspers Wochenschr. f. d. ges. Heilk. 1847. Nr. 35. — LE PILEUR: Trophoneurotische Veränderung der Nägel nach Syphilis. Soc. franç. de dermatol. 20 mai 1897. — LESPINASSE, H. E.: Etudes sur les onychomycoses trichophytiques et faviques et la pelade unguéale. Paris 1889. G. H. Steinheil. 11 l. 86 pp. 8. Thèse pour le doctorat. Bordeaux 1871. — LEUDET: Clinique méd. de l'Hotel Dieu. 1874. p. 282. — LEUNIS: Synopsis der Tierkunde. Hannover 1883. — LEVISEUR: Treatment and clinical aspect of some affections of the nails. Journ. of cut. dis. 1902. p. 502. — LEVRIER, ANDRÉ H.: Contribution à l'étude de l'eczéma des ongles. Thèse pour le doctorat. Bordeaux 1890. — LEWANDOWSKY: Handb. d. Neurol. — LEWEN: Alopecia areata totalis (maligna) mit Nagelatrophie. Monatsh. f. prakt. Dermatol. Bd. 35. 1902. — LEWIN, G. und TH. BENDA: Die Erythromelalgie. Berlin. klin. Wochenschr. 1895. (Enthält die ganze Literatur über die Erythromelalgie.) — LEWIN, G.: (a) Keratosis multiformis. Berlin. klin. Wochenschrift. 1895. (b) Beiträge zur Phalangitis syphilit. Charité-Annalen. Bd. 4. 1877. Berlin 1879. — LEWIN, L.: Toxikologie. Nebenwirkung der Arzneimittel. — VAN LEYDEN, P.: De unguibus. Inaug.-Diss. Lugd. Batav. 1845. — LEYDEN, E.: Über multiple Neuritis. Charité-Annalen. Bd. 5. — LEYDEN und GOLDSCHEIDER: Krankheiten des Rückenmarks. (Spezielle Pathologie von NOTHNAGEL.) — LHERMENIER: De l'onyxis chronique. Thèse de Paris. 1862. — LIÉTIÉVANT, E.: Traité des sections nerveuses. Paris 1873. — LIMA DE PIRES: Onychatrophie familiale congénitale. Ann. de dermatol. et de syphiligr. Tom. 5, p. 260—271. 1924. — LINDSTREM: Atrophie des ongles idiopathique. Soc. physico-méd. de Kief. 20 mars 1897. Ann. de dermatol. et de syphiligr. 1897. p. 805. — LISSER: Onychauxis in a eunuchoid. Arch. of dermatol. a. syphilol. Vol. 10, Nr. 2, p. 180—182. 1924. — LITTLE GRAHAM: (a) Onychogryphose. Brit. journ. of dermatol. 1920. p. 340. (b) Brit.

journ. of dermatol. 1906. p. 290. — LOCKE: An account of one who had horny excrescencies or extraordinary large nails on his fingers and toes. Philosoph. Transact. 1695—1697. Nr. 230. — LOEWENHEIM: Symmetrische Nagelerkrankung. Arch. f. Dermatol. u. Syphilis. Bd. 56, S. 196. — LOMBARDO: (a) Pigmentation der Nägel. Giorn. ital. d. malatt. vener. e d. pelle. Vol. 55, H. 2. 1914. (b) Endomyceten in den Nägeln. Soc. ital. di dermatol. e sifilogr. Vol. 14—16. 1922. — LONGSTRETH, N.: On changes in the nails in fever and especially relapsing fever. Transact. Coll. Phys. Philadelphia 1877. 3 s. III. 113—125. — LUTEMBACHER: Atroph. unguéale cong. Ann. de dermatol. et de syphiligr. Paris 1920. p. 461. — LYON: Pemphigus traumatique congénital héréditaire etc. Clin. de dermatol. et de syphiligr. Univ. Toulouse. Ann. de dermatol. et de syphiligr. Tom. 5, Nr. 3, p. 163—167. 1924. — MAC LEOD: (a) Hämorrhagie der Nagelmatrix und des Nagelbettes. Roy. soc. dermatol. sect. Oct. 19. 1911. (b) On the developpement of the human epidermis and its appendages. Brit. journ. of dermatol. Aug. 1898. — MADDOX: On the different tissues found in the muscles of a mummy. Journ. of the roy. microsoop. soc. Aug. 1887. — MADER: Trophische Affektion der Zehennägel bei chronischer Myelitis (Tabes), ungeheilt entlassen. Bericht der k. k. Krankenanstalt Rudolph-Stiftung in Wien 1881. 1882. S. 314. — MAGITOT, M.: Moulages de doigts recueillis sur les cagots de Salies de Béarn. Soc. d'anthropol. de Paris. 10. Octobre 1892. — MARÉCHAL DE ROUGÈRES: Lettre sur la régéneration d'un ongle à la suite de la mutulation d'un doigt. Journ. de méd., chirurg., pharmac. etc. Tom. 27, p. 177. Paris 1767. — MARIE PIERRE: Krankheiten des Rückenmarks. — MARTEL: Corne durillon sous-unguéale ou hypertrophie unguéale. Rev. internat. des sciences méd. Tom. 5, p. 217—229. Paris 1888. — MASSARI: Abrißfraktur der Nagelphalanx. Wien. klin. Wochenschrift. 1921. Nr. 8. — MATECKI, TH. THEOPH.: De ungue humano. Wratislaviae 1837. Inaug.-Diss. — MATRUCHOT et SEÉ: Sur un cas d'onychomycose typique. Cpt. rend. des séances de la soc. de biol. 1921. p. 317. — MAURIAC: Maladies vénériennes. Paris 1883. — MAZZUCHELLI, ANGELO: Della onico-elcosi settica. Ann. univers. di med. e chirurg. Vol. 257, Fasc. 774. Dec. 1881. — MEACHEN: Das systematische Studium der Nagelkrankheiten. Brit. med. assoc. Sect. of dermatol. Brit. med. journ. Aug. 10. 1912. — MECKEL: Pathol. Anatomie. Leipzig 1811. — MEEKRÉN, JOBI À: Observationes med.-chirurgicae. Amstelodami 1682. — MEISSNER: Pilzbildung in den Nägeln. Arch. f. physiol. Heilkunde. Bd. 12, S. 193—196. Stuttgart 1853. — MÉNARD: Sillons sur les ongles à la suite d'une entérite cholériforme. Gaz. des hôp. civ. et milit. 1860. p. 434. — MÉNAU: Contribution à l'étude du psoriasis unguéal. Ann. de dermatol. et de syphiligr. 1893. p. 418. — MENDES DA COSTA: Trichophytie des ongles. Vereenig. v. Neederl. Dermatologen. 1900. — MERCURIALIS, HIERONYMUS: De decoratione liber. Venetis 1585. Kap. 29, p. 28. — MERIAN, L.: Haar- und Nagelveränderungen nach Grippe. Korresp.-Blatt f. Schweiz. Ärzte. 1919. Nr. 5, S. 139. — MERK, LUDWIG: Die Hauterscheinungen der Pellagra. 1909 bei Engelmann. — DU MESNIL DE ROCHMONT: Zur Ätiologie des Pemphigus vulgaris. Arch. f. Dermatol. u. Syphilis. Bd. 30. — METTENHEIMER, C.: (a) Krankheiten der Nägel im höheren Alter. Memorabilien. Bd. 17, S. 104—108. Heilbronn 1873. (b) Nosologische und anatomische Beiträge zur Lehre von den Greisenkrankheiten. Leipzig 1863. — MEYER, F.: Akromegalie. Inaug.-Diss. Kiel 1894. — MEYER, FRITZ: Heilung der Nageleiterung durch Quarzlicht. Dtsch. med. Wochenschr. 1918. Nr. 18. — v. MEYER, E.: Beziehungen der Tuberkulose zur Onychia maligna. Bd. 20, S. 8. Berlin 1887. Inaug.-Diss. — MICHAELIS, H. S.: Über das Einwachsen des Nagels. Graefes Journ. f. Chirurg. u. Augenkrankh. Bd. 14, S. 237. — MILTIEWITCH, DÉMÈTRE: Considérations sur quelques troubles trophiques des ongles dans quelques maladies des centres nerveux. Thèse de Paris. 1883. — MINAKOW: Über die Nägel der Menschenhand. Vierteljahrsschr. f. gerichtl. Med. Bd. 20, H. 4. 1900. — MINNE: Onycholysis. Bull. de la soc. belge de dermatol. 1907/8. — MIRAMOND, FRANCIS: Exostose sous-unguéal. Thèse de Lyon 1894. Nr. 478. — MITCHELL, S. W.: On the growth of the nails as a pronostic indication in cerebral paralysis. Trans.-Coll. Phys. Philad. 1870 n. s. Vol. 4, p. 364 bis 366. — MITTMANN: Untersuchungen von Fingernägelschmutz auf Mikroorganismen. Inaug.-Diss. Würzburg 1887. — MOERLOOSE: Traitement de l'onyxis ulcéreux par le nitrate de plomb. Abeille méd. 16 et 17. Août 1865. — MOLESCHOTT, J.: Über die Erzeugung von Nagelstoff an Händen und Füßen. Untersuchung zur Nagelbildung der Menschen und Tiere. Bd. 15, S. 1—11. Gießen 1893. — MOLLOW, W.: Ein Fall von eigenartiger Nagelveränderung bei Malaria quartana chronic. Arch. f. Schiffs- u. Tropenhyg. Bd. 29, S. 186—189. 1925. — MONACELLI: Onicatrofia famil. di origine endocrin. Giorn. ital. di dermatol. Vol. 66, p. 948. — MONOD et REBOUC: Contribution à l'étude du panaris analgésique (maladie de Morvan). Arch. gén. du méd. Tom. 2, p. 28—42. Paris 1888. — MONRO, THOMAS KIRKPATRICK: RAYNAUDS Disease. Glasgow 1899. — MONTGOMERY, DOUGLASS W.: (a) A case of hereditary and continuous shedding of the fingernails. Journ. of cut. and genit.-urinary diseases. June 1897. (b) Deep. transversal furrowing of the fingernails. The journ. of cut. dis. Vol. 34, p. 285. (c) A pigmented stripe of the thumb nail. Journ. of cut. dis. Febr. 1917. p. 99. — MONTGOMERY and CULOW: Verrucae of the nails fold. Arch. of dermatol. a. syphilol. Vol. 10, Nr. 4. 1924. — MONTPELLIER et LACROIX:

Epidermolysis bullosa. Ann. de dermatol. et de syphiligr. 1920. p. 574. — MORAND: La femme aux ongles. Veuve Mélin. Mém. de l'acad. des sciences franç. 1764. — MOST: Kongenitale Bildungsanomalie. Anonychie und Onychatrophie. Allg. med. Zentral-Zeit. 1903. Nr. 8. — MORGAGNI, JOH. BAPT.: Venetiae 1762. Animaders. Nr. 5. — MORRISSON: Leucopathia unguium. Vierteljahrsschr. f. Dermatol. Bd. 15, S. 1. 1888. — MORITZ: Magazin der Erfahrungsseelenkunde. Berlin 1786. — v. MOSETIG MOORHOF: Incarnatio unguis. Zeitschr. f. Therapie. S. 1—4. — MORVAN: De l'onyxis malin et de son traitement par l'iodoforme. Gazette hebdomad. de Paris. Tom. 25, p. 360, 372. 1880. 2 s. — MÜLLER, C.: Kongenitale Onychogryphosis. Münch. med. Wochenschr. 1904. S. 2180. — MÜLLER, D. GODEFRED: De raro unguium morbo. Nova acta physio-medica Academ. Caesar. Leopoldino Carolin. Nürrenberg 1767. — MÜLLER, R.: Zur Kenntnis der Fingergeschwülste. Arch. f. klin. Chirurg. Bd. 63, S. 369. — MURRAY F. ANDERSEN: Vier Fälle weicher Hypertrophie des Nagelbettes usw. Brit. journ. of dermatol. 1921. Nr. 11. — MUSAEUS: Diss. de unguibus monstrosis. Hafniae 1716. — NAEGELI: Über Onychogryphosis sämtlicher Zehen. Dtsch. Zeitschr. f. Chirurg. Bd. 16, S. 104. 1882. — NÄGELIN CHARLES: Onyxis par intoxication professionelle (Teinturs à bases d'anilins). Thèse de Paris. 1903. Nr. 467. — NASH: Onychogryphosis. Brit. med. journ. July 23. 1524. p. 52. — NATAN: Tetanie. Prag. med. Wochenschr. 1902. S. 14. — NAUNYN: Der Diabetes mellitus (NOTHNAGEL, Spez. Pathologie. Wien 1898). — NAYLOR: Treatise of the diseases of the skin. London 1876. — NEES: Merkwürdige Verunstaltung der Gliedmaßen aus gichtischer Ursache. Hufelands Journal. Bd. 16, S. 173, 2. Teil. 1803. — NEGRETTO: Contribuzione alla terapia dell' onichia. Gaz. med. ital. lomb. Vol. 7, p. 283—288. Milano 1885. 8 s. — NÉLATON: Panaris syphilitique. Gaz. des hôp. civ. et milit. Tom. 33, p. 105. Paris 1866. — NEUMANN, J.: (a) Über Argyrie. Wien. med. Jahrb. 1887. S. 369. (b) Ein Fall von Nagelpilzen. Wien. med. Wochenschr. Bd. 42, S. 822. 1867. (c) Über Pemphigus vegetans. Arch. f. Dermatol. u. Syphilis. 1886. (d) Syphilis. Wien 1895. — NEUMANN, R.: Beziehungen des vegetativen Nervensystems zu inneren Krankheiten. Therapie d. Gegenw. 1919. — NICAISE, E.: De l'ongle incarné. Rev. de chirurg. Tom. 13, p. 945—951. Paris 1893. — NICOLLE et HALLIPRÉ: Maladies familiales des cheveux et des ongles. Ann. de dermatol. et de syphiligr. 1895. p. 804. — NIECKE, G. E.: Subunguale Exostosen. Südost-chirurg. Vereinig. Beuthen. Sitzg. vom 28. Februar 1925. — NIEDEN: Über Erythomelalgie und Augenleiden. Arch. f. Augenheilk. Bd. 28, S. 1. — NIELSEN: Psoriasis. Monatsh. f. prakt. Dermatol. Bd. 10. 1892. — NIEMANN: De foedo unguium mollitie puellae chloroticae martialium usu feliciter curata. Magdeburg 1774. — NIEUWENHUIS: Tinea albiginea und die Züchtung ihres Pilzes. Arch. f. Dermatol. u. Syphilis. Bd. 89, S. 1. — NOBL, G.: (a) Subunguale Hyperkeratose und Onychatrophie. Arch. f. Dermatol. u. Syphilis. Bd. 78, S. 377. (b) Beiträge zur Onychopathologie. Wien. klin. Rundschau. Bd. 27 u. 28. 1905. — NÜRNBERGER, C. F.: Meletemata super digitorum unguibus. Wittenbergae 1786. — OCHS: Pigmentation of the nails. Manhatt. dermatol. society. Oct. 1913. — OEHLER: Der eingewachsene Nagel. Allg. med. Zentral-Zeit. 1900. Nr. 79. — OHMAN-DUSMENIL: (a) Koilonychie. Americ. journ. of dermatol. Jan. 1903. (b) Cornu cutaneum unguale. Tri state med. journ. St. Louis. — OKAMURA: Die Entwicklung des Nagels. Arch. f. Dermatol. u. Syphilis. Mai 1900. — OLLIVIER: La pathologie des ongles. Dictionnaire de med. — O'NEILL, BERNARD: Ein Fall von angeborenem Fehlen der Nägel. 9. Dezemb. Lancet. 1916. Ref. Dermatol. Wochenschrift. 1919. — OPPENHEIM, H.: Hyperaesthesia unguium. Monatsschr. f. Psychiatrie u. Neurol. 1903. — OPPENHEIM, M.: (a) Drei noch nicht beschriebene Gewerbekrankheiten der Haut. Österr. Sanitätswesen. 1913. Nr. 38. (b) Nagel der Munitionsarbeiter. Wien. dermatol. Ges. 1918. (c) Onycholysis partialis der Wäscherinnen. Wien. Arch. a. d. Geb. d. soz. Krankheiten. 1910. (d) Keratoma hereditarium subunguale. Wien. dermatol. Ges. 3. April 1919. Arch. f. Dermatol. u. Syphilis. Bd. 135, S. 82. (e) Österr. Sanitätswesen. 1913. Nr. 1913. — OTTO: Monstr. sexcentor. descriptio anatom. Tab. V. 3. Vratislaviae 1841. — OTTO, A. W.: Handbuch der pathologischen Anatomie des Menschen und der Tiere. Breslau 1814. S. 161 oder 361. — OUDIN, BARTHÉLEMY und DARIER: Über Veränderungen der Haut und der Eingeweide nach Durchleuchtung mit X-Strahlen. Monatsh. f. prakt. Dermatol. Bd. 11. 1897. — OZANAN: Remarques sur quelques maladies des ongles. Rev. méd. de Paris. 1823. — PAGENSTECHER, R. ALEXANDER: Allgemeine Zoologie. Berlin 1881. — PAGET: Congenital syphilitic affection of nails in an infant. Brit. med. journ. Febr. 2. 1889. — PAIS-TICHON: Onychogryphosis nach Nervenverletzung. Ref. Ann. de dermatol. et de syphiligr. 1916/17. p. 160. — PAPILLON, ANDRÉ: Des sillons des ongles chez les aliénés. Gaz. hebdom. de méd. 1896. Nr. 92. — PARK, R.: Two further suggestions for the relief of ingrowing toe-nail. Med News Phil. Vol. 514, p. 110. 1894. — PAWLOFF: Zur Frage der sog. Psorospermose folliculaire végétante Darier. Erg.-Heft. Arch. f. Dermat. u. Syphilis. 1893. — PAYNE, J. F.: Two cases of pemphigus. St. Thomas's Hospital reports. Vol. 12. 1882. — PELIZARRI: Über Trichophytie. 12. Kongreß d. ital. Ärzte zu Pavia. Monatsh. f. prakt. Dermatol. Bd. 2, S. 1049. 1887. — PELLIER: Soor. Ann. de dermatol. et de syphiligr. 1912. p. 563. — PERITZ, GEORG: Infantilismus.

Ergebn. d. inn. Med. u. Kinderheilk. 1914. — Pernet: Leuconychia and Alopecia areata. Brit. journ. of dermatol. March 1900. — Pernet, George: (a) Tinea unguium. Brit. journ. of dermatol. 1902. p. 16. (b) Pityriasis rubra pilaris. Brit. journ. of dermatol. 1923. p. 374. — Perossi: Malignant onychia succesfully treated by nitrate of lead. L'independante janv. 1873. — Peter: Über Pityriasis rubra pilaris. Dermatol. Zeitschr. H. 4, S. 347. 1895. — Petermann: Trophic changes in nails in bronchectasis. Central states pediatr. society Rochester. Oct. 30. 1924. — Petersen: Eingewachsener Nagel. Dtsch. med. Wochenschr. 1884. Nr. 13. — Petges et Rioux: Nagelfurchen nach Salvarsaneinspritzung. Journ. de méd. de Bordeaux. Tom. 92, Nr. 19. 1921. — Peruzzi: Case of traumatic malignant onychia succesfully treated by means of nitrate of lead. The Lancet, 2 nov. 1872. Tom. 2, p. 640. — Petit: Sur une suite éloignée et case du panaris. Des analgies du panaris osseux avec l'ostéose myélite infectieuses. Union méd. Tom. 494, Nr. 3, p. 505, 517. Paris 1887. — Peyri: Paronyxi professional de los decascarilladores. Actas dermosifiliogr. 1913. p. 221. — Pfahler, G. C.: Chronic pyogenic onychitis cured by the X-rays. Journ. of cut. and gen. 1905. p. 355. — Phatezon: (a) Note sur l'arrèt de nutrition des ongles dans les maladies los de leur acrossement. Bull. méd. de vosges. Rambervillers. Tom. 8, p. 76—79. 1893—94. (b) Observations de cutite exfoliatrice. — Pichler, Karl: Verfärbung der Haut und Nägel der Finger durch pflanzl. Stoff. Wien. Arch. f. inn. Med. Bd. 10. 1925. — Pierrot: Querfurchen der Nägel. La méd. moderne. 1902. Nr. 179. — Pigeaux: Etiologie symptomatologie et mécanisme du dévellopement fusiforme de l'extrémité de doigts. Ann. de gén. de méd. Tom. 29, p. 174. 1832. — Pineles: Zur Pathogenese der Tetanie. Dtsch. Arch. f. klin. Med. Bd. 85. — Pinheiro: Carcinoma in nail-matrix of big toe. Brazil-med. May 7. 1921. (Americ. journ. 1921. p. 326.) — Pinkus, F.: Haar- und Nagelveränderungen nach fieberhaften Krankheiten. Med. Klinik. 1919. S. 45. — Pires da Lima: Onychatrophie familiale congénitale. Ann. de dermatol. et de syphiligr. 1924. p. 266—271. — Pisko: Onychia syph. Journ. of cut. dis. 1911. p. 234. — Pitres: Progr. méd. 25 févr. 1882. — Pitres et Vaillard: (a) Trophische Nagelstörung und Mal perforant. Arch. internat. de neurol. Tom. 36, p. 182. 1883. (b) Arch. internat. de neurol. Tom. 2. 1883. (c) Névritis peripherique. Rev. de méd. Tom. 5. 1885. — Plater, Felix: Observationes tres III. Basel 1641. p. 588. — Plenk: Doctrina de morbis cutaneis. Vienna 1783. — Ploss-Bartels: Das Weib. Berlin 1898. — Polland: Fibromatosis subungualis. Dermatol. Zeitschr. 1916. S. 542. — Pollitzer, S.: Über die Natur der von Zander im embryonalen Nagel gefundenen Körnerzellen. Monatsh. f. prakt. Dermatol. 1889. S. 346 bis 348. — Poncet: Note relative à une variété d'onyxis propre aux confiseurs. Bull. de l'acad. de méd. Tom. 20, p. 330—332. Paris 1889. 2 s. — Poor: Innere Sekretion und Hautkrankheiten. Dermatol. Wochenschr. 1913. Nr. 27/28. — Poroscz: Das Abstoßen des Nagels. Monatsh. f. prakt. Dermatol. Bd. 51. — Pospelow: Morsura unguium. Venerologische Ges. zu Moskau. 22. Okt. 1897. — Poster: Extragenital chancres. Arch. of dermatol. a. syphilol. 1920. p. 18. January. — Pouget: De la chute des ongles dans le affections nerveuses et en parties dans l'ataxie locomotrice. Thèse pour le doctorat. Paris 1882. — Pozzi: Rev. de chirurg. 1890. p. 162. — Pradier, P.: Note sur la réproduction des ongles. Gaz. des hôp. civ. et milit. Tom. 34, p. 197. 1861. — Praetorius: Lupöse Verkrüppelung der Finger. Inaug.-Diss. Rostock 1906. — Preisich und Schütz: Die Gefahr des Nagelschmutzes. Berlin. klin. Wochenschr. 1902. Nr. 20. — Pribram: Traumatische Transplantation von Fingernägeln. Arch. f. Dermatol. u. Syphilis. Bd. 112, H. 5—6. 1912. — Prioleau: (a) Deux cas nouveaux d'ataxie locomotrice avec dystrophie unguéale. Bull. soc. d'anat. et physiol. de Bordeaux. Tom. 4, p. 157—165. 1883. (b) De la croissance des ongles dystrophiés. Bull. soc. d'anat. et physiol. de Bordeaux. Tom. 4, p. 195—197. 1883. — Pürkhauer: Zur Behandlung des eingewachsenen Nagels. Münch. med. Wochenschr. Bd. 33, Nr. 24. 1890. — Purser: Two cases of onychomycosis. The Dublin journ. of med. sciences. 1865. — Putnan: Myxödem. Americ. journ. of med. sciences. 1893. Aug.-Okt. — Queckett, Joh.: On the structure and formation of the nails. Transact. of the microscop. soc. April 21. 1827. — Querner: Exostosis subungualis. Inaug.-Diss. Berlin 1884. — Rabl: Histologie der Haut in Mráčeks Handbuch. — Randow: Sillons sur les ongles dans un cas de pneumonie. Gaz. des hôp. civ. et milit. 1860. p. 506. — Ranvier: (a) Keratinisation de l'ongles. Acad. des sciennes. 30 sept. 1899. (b) De l'éléidine etc. Arch. de physiol. Paris 1884. — Rasch: Syndactylie und Polydactylie. Beitr. z. klin. Chirurg. 1897. — Rayer: Maladies de la peau. Übersetzt von Stannius. Berlin 1839. — Reclus: De l'onyxis et sou traitement. Gaz. des hôp. civ. et milit. Tom. 510, p. 958—960. 1887. — Rehm: Ein Fall von Onychogryphosis. Arch. d. Heilk. 1875. S. 80. — Reil: Unguium vitia in convalescentibus a febre maligna observata. Memorabilia clinica med. pract. Halle Jan. III. 1792. — Reinke: Untersuchungen über die Horngebilde der Säugetierhaut. Arch. f. mikroskop. Anat. Bd. 30, S. 203. 1887. — Remak und Flatau: Neuritis. Spez. Pathol. von Nothnagel. — Remy: Les annexes de la peau. Journ. de méd. de Paris. 1889. — Renault, Alex.: Notes relatives des troubles trophiques exeptionnels d'origine rheumatismale. Gaz. hebdom. Tom. 43. 17 juin 1887. — Reynault, F.: Accroissement des ongles de la main. Bull. de la soc. de anthropol. Paris et Sc. Tom. 9, p. 50 ff. 1898. — REYNOLDS: Arsenic in the nails. Lancet, 2 mai 1904. — RICARD, A.: Du traitement de l'ongle incarné. Gaz. des hôp. civ. et milit. 1888. Nr. 99. — RICHARDSON: On a diseased condition of the nails. RICHARDSONS „Asclepid". Vol. 1, p. 30. 1862. — RIECKE, E.: (a) Künstliche Querfurchenbildung der Nägel. Dermatol. Wochenschr. Bd. 67, Nr. 39. 1918. (b) Koilonychie. NEISSERs stereoskopischer Atlas. Tafel 595. — RIEDINGER, J.: Zur Kenntnis der Verrenkungen in den Interphalangealgelenken der Finger und Zehen. Zeitschr. f. Chirurg. Bd. 36, S. 628. — RIEMER: Ein Fall von Argyrie. Arch. d. Heilk. 1875. S. 296, 385. — RIKETT: Onychogryphosis. Cincin. Lancet clinic. 1887 n. s. XVIII. p. 302. — RILLE: K. V.: Albinismus totalis congenitus. Münch. med. Wochenschr. 1908. Nr. 11. — RIPPING, S. H.: Über die Therapie der Onychomykosis. Dtsch. Klinik. Bd. 17, S. 360—362. Berlin 1865. — RIST, E.: Dystrophie unguéale douloureuse à evolution progressive accompagnée d'arthropathies. Ann. de dermatol. et de syphiligr. 1897. p. 1132. — RIZOLLI: Delle onychia ulcerosa livida della maligna. Bologna 1875. — ROBERT: Onyxis syphilitique. Avulsion de l'ongle et destruction de la matrice. L'union méd. 1858. Nr. 89, p. 359. — ROESER: Semiotische Bedeutung der Querfurchen auf den Fingernägeln. Memorabilien. Bd. 7, S. 13. Heilbronn 1862. — ROKOCH, C.: Über die chirurgischen Affektionen der Nagelglieder mit besonderer Berücksichtigung der geschwulstbildenden Prozesse. Bonn 1889. 41 pp. 8. — ROLLESTONE: Diphtherische Nagelgeschwüre. Brit. journ. of dermatol. 1916. Ref. Dermatol. Wochenschr. — RONHAUT: Histoire de l'academie royale 1719 oder 1711. p. 38. — ROSC et GALLAVIELLE: Onychomycose trichophytique. Étude anatomique et biologique. Congr. franç. de méd. Nancy 1896. Ann. de dermatol. et de syphiligr. 1896. p. 1365. — ROSENAU, WILLIAM H.: Changers in finger-nails after Rheumatic fever and tuberculos. Journ. of the Americ. med. assoc. Vol. 78, 1. T., p. 1783. 1922. — ROSENBERGER, E.: Über Formenlehre der Nagelfalzgefäße. Zentralbl. f. inn. Med. 1921. Sup. 1., S. 26. — ROSENTHAL, O.: Über typische und atypische Psoriasis. 2. Internat. dermatol. Kongreß in Wien. 1892. Arch. f. Dermatol. u. Syphilis. — ROTH: Über Veränderungen der Nägel nach akuten Krankheiten. Wien. allg. med. Zeitg. 26. Oktober 1875. — ROTH, JOH.: Über subunguale Sarkome. Inaug.-Diss. Rostock 1903. — ROUSSEL, TH.: Cagots et lépreux. Soc. d'anthropol. de Paris 2. mars 1893. — ROYER-COLLARD, H.: Des quelques altérations des ongles et de la peau qui les entoure. Reper. gén. d'anatom. et physiol. pathol. Tom. 2, p. 108—136, 2 pl. Paris 1826. — ROUTIER: Sur la dactylite unguéale scrofuleuse des enfants. La franç. méd. 1880. — RUSCH: Seltene Selbstschädigung der Nägel. Wien. dermatol. Ges., 7. Dez. 1922. — SABOURAND: (a) Pelade de goître exophthalmique. Ann. de dermatol. et de syphiligr. 1913. p. 140. (b) Traitement de l'onychomycose trichophytique. Soc. franç. de dermatol. 1896. p. 33. — SABRAZÈS: (a) Annales de la policlinique de Bordeaux. Janviér 1890. Eczéma primitif des ongles. (b) Nature des onychomycoses démontrée par la culture et les inoculations. Cpt. rend. de l'acad. des sciences. Tom. 119, p. 172. Paris 1894. — SACHS, A.: Die Verschwärung des Nagelbettes in geschichtlicher und praktischer Beziehung erörtert. Journ. d. Chirurg. u. Augenheilk. Bd. 22, S. 108—152. Berlin 1839. — SACRESTE: De l'onyxis ulcéreux lateral. Thèse de Paris 1873. — SAKAGUSHI: Epidermolysis bullosa hered. Arch. f. Dermatol. u. Syphilis. Bd. 121, S. 379. 1915. — SALVAT, ANDRÉ FELIX: Etudes sur les névrites consécutives aux injections hypodermiques d'Ether. Thèse pur le doctorat de Bordeaux 1884. — SANCTIS, S. DE: Sopra un caso di necrosi totale delle unghie in ambedue le mani. Sperimentale. Vol. 31—34. Firenza 1887. — SANGSTER, A.: Diseases of the nails. Med. times and Gazette. 1882. p. 238. — SANTON, La léprose. Paris 1901. — SAPHIER, J.: Dermatoskopie. Arch. f. Dermatol. u. Syphilis. Bd. 128, 132, 136. — SAPPEY: Description et Iconographie des vaisseaux lymphatiques. Paris 1885. — SARTORY: Onychogryphose et onychomycose. Bull. de l'acad. de méd. Tom. 82, p. 162. 1919. Straßburger med. Journ. Bd. 83, Nr. 15. 1922. — SAVILLE: Epidemische Hautkrankheit. Brit. med. journ. 1891 and Lancet 1894. — SAXER: Syringomyelie. Beitr. z. pathol. Anat. u. z. allg. Pathol. 1896. — SCHÄFER, ERICH: Zur Lehre der kongenitalen Dyskeratosis. Arch. f. Dermatol. u. Syphilis. Bd. 198, S. 425. — SCHÄFFER: Lehrbuch, Histologie und Histiogenese. Leipzig 1922. — SCHERER: Über einen Fall von symmetrischer Poly- und Syndactylie. Arch. f. Kinderheilk. Bd. 17. 1894. — SCHEUER: Syphilis der Unschuldigen. Berlin-Wien 1910. — SCHICK: Die physiologische Nagellinie des Säuglings. Jahrb. f. Kinderheilk. Bd. 67, H. 146. 1908. — SCHILLING, GALL. WILH.: Diatribe de morbo in Europe pine ignoto, quem. Americ. Yaws vocant. Utrecht 1770. — SCHLÄPFER, V.: Eine eigentümliche Veränderung an den Fingernägeln bei einem Fall von Polyneuritis acuta. Schweiz. Korresp.-Blatt 1905. S. 390. — SCHLEGEL, F.: De unguium structura corumque physiologia. 8. Inaug.-Diss. Jena 1848. — SCHLEGENTHAL: Eingewachsener Nagel. Dtsch. med. Wochenschr. 1884. Nr. 91. — SCHLEICHER: Ätiologie der Onychogryphosis. Dermatol. Wochenschr. 1916. S. 691. — SCHLESINGER, H.: Die Syringomyelie. Franz Deuticke. 1895. — SCHLOSSBERGER: Erster Versuch einer allgemeinen und vergleichenden Tierchemie. Leipzig und Heidelberg. Bd. 1, S. 281. 1856. — SCHMIDT: Descriptio ichthyosis corneae congenitae in virgine observatae. Inaug.-Diss. Berlin 1830. — SCHMIDT, L. G. (Chicago): Ulcus molle. Journ. of cut. dis.

Vol. 22, Nr. 7. — SCHMIDT, RICHARD: Indische Erotik. 2. Aufl. 1911. — SCHNÜTGEN, ROBERT: Onychographische Studien. Inaug.-Diss. Greifswald 1903. — SCHOCH: Farbenveränderung der Nägel. Dermatol. Wochenschr. 1925. S. 12. — SCHOLL, A.: Ein Fall von Plantarluxation des Nagelgliedes der rechten großen Zehe. Dtsch. med. Wochenschr. 1900. Nr. 13. — SCHOLZ und DÖBEL: Arbeiten aus dem Institut. Arch. f. Dermatol. u. Syphilis. Bd. 92. — SCHOTTEN: Myxödem. Münch. med. Wochenschr. 1893. Nr. 50/51. — SCHUH: Operationslehre. Wien 1867. S. 786. — SCHUH, FREDERIK W.: Two cases of thrush (Soor). Americ. journ. of dis. of childr. 1925. p. 282—284. — SCHULTZ, H.: Haut, Haare und Nägel. Ihre Pflege usw. Leipzig: Weber 1879. — SCHÜTTE, C.: Anatomie und Therapie des eingewachsenen Nagels. Inaug.-Diss. Berlin 1893. — SCHWENNIGER und BUZZI: DARIERsche Krankheit. Internat. Atlas seltener Hautkrankheiten. — SCHWIMMER: Die neuropathischen Dermatosen. Wien 1883. — SCOTT, LEONARD CARL: Zur Anatomie der Rassenhände. Inaug.-Diss. Berlin 1912. — SECRETAN: Nouveau procédé pour l'exstirpation des ongles incarnés. 1887. — SEEMANN: Leuconychia striata. Brit. journ. of dermatol. June 1922. — SEEMANN and RAJKA: Tinea of nails etc. Arch. f. Dermatol. u. Syphilis. April 1923. S. 43. Deyl. Gyógyászat 1923. p. 535—537. — SELENOW: Onychia blastomycetica. Iconograph. fasc. III. — SEYDEL: Die Pathogenese. Komplikation und Therapie des Greisenalters. Berlin 1889. — SHERWELL: Onychatrophia. Journ. of cut. and genito-urinary diseases. Vol. 4, p. 310. 1888. — SHOEMAKER, J. V.: Some notes on the nails. Journ. of the med. Americ. assoc. Vol. 20, p. 427. Chicago 1890. (b) Treatment of diseases of the nails. N. Engl. Med. Mouth Danbury. Conn. Vol. 13, p. 197—203. 1893—1894. (c) Diseases of the nails. Journ. of cut. a. genito-urinary diseases. Vol. 8, p. 334, 386, 419, 476. 1890. — SIBLEY, W., KNOWSLY: Case of onychatrophia. Proc. of the roy. soc. of the dermatol. Pest 1919. Nov. — SICK: Zur Radikaloperation des Unguis incarnatus. Zeitschr. f. ärztl. Fortbild. 1908. Nr. 12. — SIEMENS, H. W.: Literarstatistische Untersuchungen über Epidermolysis. Arch. f. Dermatol. u. Syphilis. Bd. 123, H. 3. (b) Hydroa vacciniforme. Arch. f. Dermatol. u. Syphilis. Bd. 140, H. 2. SIEMENS, H. W.: Keratosis follicularis. Arch. f. Dermatol. u. Syphilis. Bd. 139, H. 1, — SIMONS, A.: Experimentaler Beitrag zum Problem der wachstumssteigernden Wirkung der Röntgenstrahlen. Fortschr. a. d. Geb. d. Röntgenstr. Bd. 30, H. 3/4, S. 100. 1923. — SIMON: Hautkrankheiten. — SINDIG: Verdoppelung des Nagels am rechten Mittelfinger nach einem Trauma. Arch. f. Dermatol. u. Syphilis. Bd. 93, H. 3. — SMITH: Symmetrische Nagelablösung. Brit. med. journ. Febr. 26. 1898. — SMITH, ELLIOT G.: A contribution to the study of mummification in Egypten. Mém. de l'institut egyptien. Tom. 5. Kairo 1906. — SMITH, HERBERT A.: Psoriasis of the nails. Brit. med. journ. Vol. 1, p. 425. London 1883. — SMITH, W. R.: A case of abnormality of the finger-nails. Journ. of anat. a. physiol. Vol. 26, p. 406—408. London 1891—92. — SÖMMERING, W.: Beschreibung und Abbildung knolliger Auswüchse der Hände und Füße. Arch. gén. de méd. P. XIII. p. 260. — SONNENBURG: Über Verbrennungen und Erfrierungen. Dtsch. Chirurg. Lfg. 14. — SOUFFLET: Sillons aux ongles, suite de dyspepsie. Gaz. des hôp. civ. et milit. 1860. p. 506. — SPADARO: Alcune osservati di dermotopatia. Riv. clin. di Bologna. Agosto 1887. — SPERINO, G.: Sulla disposizione del tessuto elastico nel letto ungueale. Giorn. della R. Academia di med. di Torino. Dec. 1894. p. 639. — SPÉVILLE: Maladies de Morvan. Thèse p. le doct. Paris 1888. — SPIETSCHKA und GRÜNFELD: Die Pflege der Haut und ihrer Adnexe. Stuttgart 1896. — SPIRO, CHARLES: L'exostose sous-unguéale des doigts. Thèse de Lyon. Tom. 189, Nr. 13. — SPITZER, E.: DARIERsche Krankheit. Arch. f. Dermatol. u. Syphilis. Bd. 135. — SPRINZ, O.: Schwielenbildung der Nagelwälle. Ber. d. Dermatol. Ges., 9. Dez. 1913. (b) Über angeborene Nagelanomalien. Dermatol. Wochenschr. Bd. 68, S. 337. — STAPLE, J. D.: The treatment of ingrowing toe-nails. Med. tim. and Hospital Gazette. Vol. 22, p. 339. London 1894. — STARKE: Die Mißgestaltung der Füße durch unzweckmäßige Bekleidung. Samml. klin. Vorträge. Nr. 194. — STEIN, R. O.: Rezidivierende Alopecia areata. Arch. f. Dermatol. u. Syphilis. Bd. 145, S. 335. — STEINBERG: Beitrag zur Kenntnis der trophischen Störungen bei Schußverletzungen der peripherischen Nerven. Wien. klin. Wochenschr. 1915. S. 833. — STEMBO: Akromegalie. St. Petersburger med. Wochenschr. — STERNTHAL, A.: Mitteilungen über extragenitale syphilitische Infektionen. Festschrift zur Braunschweiger Naturf.-Versamml. 1897. — STEUDEL: Multiple Enchondrome der Knochen. Beitr. z. klin. Chirurg. 1892. S. 504. — STOKES, JOHN: Tuberculosis paronychia. Arch. of dermatol. a. syphilol. Bd. 8, Nr. 1, p. 44—47. 1923. — STOUT: Leucopathia unguium. Med. news. Vol. 64, p. 212. Phil. 1894. — STRANDERG, JAMES: (a) Beitrag zur Kenntnis seltener Nagelkrankheiten. Dermatol. Zeitschr. Bd. 22, H. 5. (b) Syphilonychia sicca. 2. Kongreß des Norweg. dermatol. Vereins. 5.—7. Juni 1913. c) Innere Sekretion und Dermatologie. Stockholm 1917. — STRAUSS, M.: Konditor-Erkrankung. Dtsch. med. Wochenschr. 1902. — STÜHMER: Epidermolysis bullosa congenita. Arch. f. Dermatol. u. Syphilis. 1919. S. 570. — SUCHARD: Modification des cellules de la matrice et du lit de l'ongle. Arch. de physiol. Tom. 10, p. 445. 1882. — SUTTON: A nail-tumor of unusual types. Arch. of dermatol. a. syphilol. Sept. 1922. —

Suzanne: Dystrophie unguéale. Bull. de la soc. d'anat. de Bordeaux 1884. — Sympson: Congenital deformity of the nails (Onychogryphosis). Lancet. London 1888. I. 722. — Tandler und Gross: Eunuchen und Eunuchoide. Arch. f. Entwicklungsmech. d. Organismen. Bd. 29 u. 30. — Tardieu, A.: Mémoires sur les modifications physiques et chirurgiques que détermine dans certaines parties du corps l'exercice des diverses professions pour servir à la recherche de l'identité. Annal. d'hyg. publ. et de méd. lég. Tom. 62 et 63. 1849—1850. — Taylor: Ingrown toe-nails mechanically treated. Americ. med. surg. bull. 1896. Nr. 35. — Taylor und Geloneck: Neue Studien über die Hornsubstanz. Monatsschr. f. prakt. Dermatol. Bd. 44. — Taylor und Josef Schumacher: Lebensvorgänge in der Haut des Menschen und der Tiere. Leipzig 1925. — Telling: Unbekannte Tylosis der Nagelmatrix. Leeds and West-Riding med. clin. soc. Dec. 20. 1908. — Templeton, H. J.: Pigmented stripe in the nail. Arch. of derm. a. syphilol. Vol. 14, Nr. 5, p. 533. 1926. — Tharsiensis, Marc. Aurel. Severin.: De efficaci medicina. Lib. III. Francofort. ad Moen. 1646. — Thibierge, M. G.: Sidération unguéale. Bull. de la soc. franç. de dermatol. 1920. p. 292. — Thibierge et Legrain: Perionychie et melanonychie professionale. Bull. de la soc. franç. de dermatol. 1921. p. 229. — Thibierge et Weissenbach: Altérations unguéales chez un ancien saturnin. Bull. de la soc. franç. de dermatol. Tom. 1910, p. 350. — Thiéry: (a) Durillon sous-unguéal. Bull. et mém. de la soc. anat. de Paris 1888. (b) Variété de durillon sous-unguéal. Rev. de chirurg. 1888. p. 423. — Thin, G.: Ein Fall von Unterschied im Nagelwachstum während der Krankheit. Bd. 1, S. 445. Lancet 1880. — Thost: Ichthyosis palmaris et plantaris. Inaug.-Diss. Heidelberg 1880. — Thousey, S.: Ingrowing toe-nails; Cotlings operation with Thiersch skin-grafting on the seconde day; complete healing in a week, report of few cases. New York med. journ. a. med. record. Vol. 509, p. 624. 1894. — Tièche: Erkrankung des Nagelfalzes und zwar durch Bacillus fusiformis. Schweiz. med. Wochenschr. 1922. S. 1259. — Tilesius: Ausführliche Beschreibung der Stachelschweinmenschen. Altenburg 1802. — Tillaux: Affections chirurgicales des nerfs. Thèse d'aggrégation. Paris 1866. — Tilley, R.: Kongenitale Atrophie der Augenbrauen und Nägel. Journ. of the Americ. med. assoc. Jan. 12. 1889. — Tobias Norman: (a) A case for diagnosis. Arch. of dermatol. a. syphilol. Vol. 9, p. 140/141. 1924. (b) Hereditary familial dystrophic of the nails. Journ. of the Americ. med. assoc. Vol. 83, p. 1568—69. 1925. — Török: Lichen ruber accum. Monatsh. f. prakt. Dermatol. 1889. S. 125. — Toupet: Epithelioma sous-unguéal. Bull. et mém. de la soc. anat. de Paris. 1889. p. 30. — Touton: Hautatrophie. Dtsch. med. Wochenschr. 1885. — Troisfontaines: Alopecia et chute des ongles périodiques. Journ. des maladies cut. et syphiligr. 1908. Juillet. — Tronchet: Panaris symmetriques superficiels chez une hysterique. Bull. soc. de méd. et de chirurg. de la Rochelle. 1891. p. 64. — Truffi: Trichophytie. Giorn. ital. d. malatt. vener. e d. pelle. 1912. 21. Maggio. — Tschernogubow: Onychie, mit Röntgenstrahlen behandelt. Mosk. venerol.-dermatol. Ges. 9./22. April 1910. (Vgl. auch Bogunow.) — Tulpius: Observ. med. Amsterdam 1672. Lib. IV. C. 56. p. 370. — Tyson: Krankenvorstellung in der Société clinique de Londres. 12. Febr. 1886. (Zitiert bei Lespinasse.) Lancet. Bd. 1, S. 351. — Tytler, P. (Manchester): Methode, durch Kompression den Großzehennagel zu entfernen. Brit. med. journ. July 17. 1909. — Ugo-Gay: La morfologia delle unghie nel degeneration. Arch. d. psychol. Tom. 22, p. 1. 1905. — Ullmann, K.: Weicher Schanker auf dem Nagelwall. Münch. med. Wochenschr. 1902. Nr. 2. — Ullmann, Oppenheim, Rille: Die Schädigung der Haut durch Beruf und gewerbliche Arbeit. 1924—26. — Ulmo y Truffin: Considération sur les ongles séméiotique et médecine légale. Thèse de doctorat. 1875. — Universallexikon, großes vollständiges. Leipzig und Halle: Johann Heinrich Zedler 1740. — Unna: (a) Anat.-physiol. Vorstudien zu einer künftigen Onychopathologie. Arch. f. Dermatol. u. Syphilis. 1881. S. 3. (b) Beiträge zur Onychopathologie. Arch. f. Dermatol. u. Syphilis. 1882. S. 3. (c) Über das Wesen der normalen und pathologischen Verhornung. Monatsh. f. prakt. Dermatol. Bd. 24, S. 1. (d) Leuconychia und Leucotrichia. Internat. Atlas seltener Hautkrankheiten. (e) Parakeratosis scutularis. Internat. Atlas seltener Hautkrankheiten. Bd. 8. (f) Histopathologie der Hautkrankheiten. Berlin 1895. (g) Heilung der eingewachsenen Nägel ohne Operation. Dermatol. Wochenschr. 1917. 14. IV. — Vajda: Onyxis hypertrophica syphilitica. Cpt. rend. de Congr. period. internationale des sciences méd. Tom. 3, p. 63. 1884. Sect. de dermatol. Copenhague 1886. — Vanoy, R.: Influence du rhumatisme sur les ongles. Ann. méd. de la Flandre occidentale. Tom. 2, p. 500. Roulers 1852/53. — Vanzetti: Intorno all' onichia maligna ed al modo di curarla. Mem. dell' Instituto Veneto. Venezia 1872. — Velpeau: Médicine opérat. Tom. 2, p. 466. — Verduc: Pathologie de chirurgie. Paris 1710. — Vergely: Altération des ongles après la scarlat. Bull. et mém. de la soc. de méd. de Bordeaux. — Vérité: Le psoriasis herpétique aux eaux d. la Bourboule. Psoriasis superunguéale. Ext. des Ann. de la soc. d'hyp. méd. de Paris. Tom. 21. 1876. — Vernois: (a) Des diverses circonstances, qui semblent pendant le cours des maladies déterminer la forme courbée des ongles. Arch. gén. de méd. Tom. 6, 3. série, p. 310. 1839. (b) De la main des ouvriers et des artisans au point de vue de l'hygiène et de la médecine légale. Ann. d'hyg. et de méd. légaie. Paris

1862. — Verstraeten: Akromegalie. Rev. de méd. 1889. p. 377. — Vidal, E.: Gonor-rhoische Hauterkrankung. Ann. de dermatol. et de syphiligr. 1893. — Vidal: (a) Onycho-mycose trichophytique ou trichophytie unguéale. Gaz. des hôp. civ. et milit. 1880. D. III., p. 227—229. (b) Lésions trophiques d'origine congénitale à marche progressive. Ann. de dermatol. et de syphiligr. 1889. p. 577. — Vigener, Josef: Ein Beitrag zur Morphologie des Nagels. Morphol. Arbeiten, herausgegeben von Schwalbe. Bd. 6, H. 3. 1896. — Villebrune, Emilie: (a) Des ongles, leur importance en médecine judiciaire. Thèse de Lyon 1883. (b) Gaz. des hôp. civ. et milit. 1894. — Vincent, Joseph: Tumeurs sous-unguéales douloureuses. Thèse de Lyon 1900. Nr. 151. — Vincent und Rochet: Krankenvorstellung. Rev. de chirurg. Tom. 33, p. 360. 1906. — Virchow: (a) Arch. IX, S. 587. (b) Zur normalen und pathologischen Anatomie der Nägel, insbesondere über hornige Entartung und Pilz-bildung an den Nägeln. Verhandl. d. Würzburg. med.-physikal. Ges. 1855. (c) Cellular-pathologie. S. 34. — Vogel: Die Nägel bei fieberhaften Krankheiten. Dtsch. Arch. f. klin. Med. 1873. — Vogt: Die chirurgischen Krankheiten der oberen Extremität. Pitha-Billroth: Handb. d. Chirurg. — Vörner: Über Onychia pigmentosa. Münch. med. Wochen-schrift. 1907. S. 2483. — Waelsch: Koilonychie und Platonychie hereditaria. Arch. f. Dermatol. u. Syphilis. Bd. 67, S. 251. — Wagner, E.: Arch. f. Heilk. Jg. 6, S. 92. 1865. — Wagstaffe, W.: On cross furrows in the nails. St. Thomas Hospital Reporter 1888/89. Vol. 18, p. 173—178. London 1890. — Waldenström: Onychomycosis. Upsala läkare-förenings forhandl. 1869—1870. p. 97—104. — Waldeyer, W.: Untersuchungen über die Horngebilde, insbesondere die Haare und Federn. Festschrift für Jacob Henle. Bonn 1882. — Walsh, D.: Ringworm of the nails. Lancet. Vol. 2. London 1893. — Wardrop: A account of some diseases of the toes and fingers. Med.-chirurg. Transactions. Vol. 5, p. 129. London 1814. — Wechselmann: Onychoschisis lamellina. Monatsh. f. prakt. Dermatol. 1905. — Weber, E. P.: Nagelabfall auf tropho-neurotischer Grundlage. Roy. soc. dermatol. sec. 15 juin 1911. — Weber und Krieg: Leuconychia totalis. K. V. Lond. dermatol. Ges. Brit. journ. of dermatol. March 1899. — Weil et Gaudin: Les onycho-mycoses. Cpt. rend. des seances de la soc. de biol. 8 févr. 1919. — Weir Mitchell: (a) Traité des lésions nerveux traduit par Dastre. 1874. Injuries of nerves and their consequences. London 1872. (b) Rare vaso-motrice neurose of extremities. Americ. journ. of med. sciences. 1878. July. — Weitz: Kasuistisches zur familiären Trophoneurose der Hände und Füße. Dtsch. Zeitschr. f. Nervenheilk. Bd. 82, S. 57. 1924. — Wende, E. W.: Alopexie und Nagel-erkrankung. Journ. of cut. and genito-urin. dis. Vol. 23, H. 1. — Wende, Grover William: A case of epidermolysis bullosa hereditaria etc. Journ. of cut. dis. 1904. — Wesenberg, Gertrud: Inaug.-Diss. Bonn 1920. — White, Ch.: Dystrophia unguium de pilorum hereditaria. Journ. of cut. dis. 1896. p. 210. — White, Charles J.: The clinicae study of 485 cases of nail-diseases. Boston med. a. surg. journ. Nov. 13. 1902. — Wichmann, R.: Der Gelenkrheumatismus. Braunschweig 1890. — Widemann: Über partiellen Riesen-wuchs. Beitrag zur klinischen Chirurgie. 1892. — Wile, J.: Arsenical cancer. Journ. of cut. dis. 1912. p. 192. — Wilkin, Wilson: Cutaneous medicine. Vol. 2. 1858. — Wilks, S.: (a) Transverse furrowes on the nails. Lancet. Vol. 1, p. 574. London 1888. (b) Description of wax models illustrating two cases of inflammation of the roots of the nails follod by their decay. Guys Hospital rep. Vol. 5, 3 s., p. 158—160. London 1859. — Williams: The middle Kingdom. — Wilson: Lectures on dermatology. London 1871. — Wilson, A. Garsick: Three cases of hereditary hyperkeratosis of the nail-bed. Brit. journ. of dermatol. 1905. p. 13. — Winkler, Max: Nagelatrophie. K. V. Schweiz. med. Wochenschr. 1922. S. 568. — Winternitz: Nageldystrophie nach Typhus. K. V. Wien. klin. Wochenschr. 1901. S. 196. — Wirz: Eigentümlichkeiten bei Nagelmykose. Dermatol. Wochenschr. 1923. S. 568. — Wölfler: Über einen Fall von Sklerodermie und Onychogryphosis. Zeit-schrift f. Heilk. 1881. — Wolkomirzki: De l'emploi de l'azoate de plomb dans le traite-ment d'onyxis malin. Journ. de méd. de Moscou. 1873. Nr. 37. — Wolters: Zur patho-logischen Anatomie der Sklerodermie. Arch. f. Dermatol. u. Syphilis. Bd. 30. 1895. — Wuttke, A.: Der deutsche Volksaberglaube. Hamburg 1860. — Yemans, C. C.: Diseases of the nails. Detroit Lancet. Vol. 7, p. 396—398. 1884—1885. n. s. — Zambaco-Pascha: Les lépreux ambulants de Constantinopel. Paris 1897. — Zander, R.: (a) Die Histogenese des Nagels beim menschlichen Fetus. Arch. f. Anat. u. Entwicklungsgesch. 1886. S. 273—306. 3 Taf. (b) Die frühesten Stadien der Nagelentwicklung und ihre Beziehungen zu den Digitalnerven. Arch. f. Anat. u. Entwicklungsgesch. Leipzig 1884. S. 103 bis 144. — Zechanowski: Ein Fall von Paronochia syphilit. mit tiefgreifender Affektion des Knochens. Medicinskoe Obosrenie. Bd. 50, H. 5. 1898. — Zeissler: Trophic affections of the nails. Journ. of cut. and genito-urinary dis. Nov. 1901. — Zinsser: Ein Fall von symmetrischer Hautatrophie. Arch. f. Dermatol. u. Syphilis. 1897. — Zuntz, N.: Beeinflussung des Wachs-tums der Horngebilde (Haare, Nägel, Epidermis) durch spezifische Ernährung. Dtsch. med. Wochenschr. 1920. Nr. 6, S. 145. — Zur Verth: Das Panaritium. Berlin: Julius Springer 1923.

II. Nachtrag
Sogenanntes subunguales Angiosarkom.

INGEBORG CARSTENSEN (Arch. f. klin. Chirurg. Bd. 144, S. 409, 1927)
beschreibt den Fall einer 27jährigen Dame, die seit 12 Jahren an stets zunehmenden Schmerzen und zunehmendem Kältegefühl in der Kuppe des rechten
IV. Fingers litt. Unter dem Nagel (Abb. 146 a) war ein erst winziger, allmählich an Größe zunehmender Punkt sichtbar. Bei Druck auf den freien Rand
des Nagels verschwand das Gebilde, statt seiner erschien eine sehr zierliche
Gefäßneubildung (Abb. 146 b). Bei der Operation fand sich ein erbsengroßer,
zum Teil in einer Druckusurstelle des Knochens liegender Tumor. Die sehr genaue

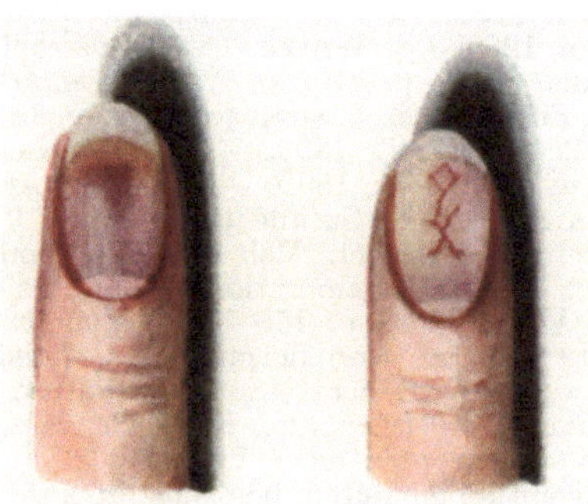

a   b

Abb. 146. Angiosarkom (Endothelioma perivasculare). Fall von INGEBORG CARSTENSEN.
a Bild der durchscheinenden Geschwulst; b Bild bei starkem Druck auf den freien Rand des Nagels.
(Aus Arch. f. klin. Chirurg. Bd. 144. S. 409. 1927. Berlin: Julius Springer.)

mikroskopische Untersuchung zeigte, daß das Gebilde große Ähnlichkeit
mit den als Angiosarcoma myxomatosum beschriebenen Tumoren hatte. J. CAR-
STENSEN will das Gebilde von den Angiosarkomen getrennt und als *Endothelioma
perivasculare* angesehen wissen. Eigentlich handelt es sich um ein Peritheliom,
weil die Geschwulstzellen dem Endothel aufsitzen. Wenn auch die Endothelien histogenetisch zu den Bindegewebszellen (also zur sarkombereiten
Zellgruppe) gehören, so haben sie doch eine epithelähnliche Metamorphose durchgemacht, die eine besondere Stellung rechtfertigen. Die Tumoren haben gute
Prognose. Auch im beschriebenen Falle erfolgte nach der Operation Heilung
und Wiederwachsen eines normalen Nagels.

Namenverzeichnis.

(Die schrägen Zahlen verweisen auf das Literaturverzeichnis.)

Sachverzeichnis.